AF544559

# Autoimmun-erkrankungen

Verstehen – Erkennen – Behandeln

Dirk-Rüdiger Noschinski

104 Abbildungen

Karl F. Haug Verlag · Stuttgart

*Bibliografische Information der Deutschen Nationalbibliothek*

Die Deutsche Nationalbibliothek verzeichnet diese Publikation in der Deutschen Nationalbibliografie; detaillierte bibliografische Daten sind im Internet über http://dnb.d-nb.de abrufbar.

Ihre Meinung ist uns wichtig! Bitte schreiben Sie uns unter: www.thieme.de/service/feedback.html

*Anschrift des Autors*
Dirk-Rüdiger **Noschinski**
Gartenstr. 2
65812 Bad Soden
Deutschland


Karl F. Haug Verlag in Georg Thieme Verlag KG

Rüdigerstr. 14
70469 Stuttgart
Deutschland
www.haug-verlag.de

Printed in Germany

Covergestaltung: © Thieme
Grafiken: BITmap, Mannheim
Redaktion: Dr. med. Stefanie Gräfin von Pfeil, Kirchheim/Teck
Satz: L42 AG, Berlin
Druck: Grafisches Centrum Cuno, Calbe

DOI 10.1055/b-006-163284

ISBN 978-3-13-242490-6 1 2 3 4 5 6

Auch erhältlich als E-Book:
eISBN (PDF) 978-3-13-242491-3
eISBN (epub) 978-3-13-242492-0

# Vorwort

*Es gibt nichts Mächtigeres auf der Welt als eine Idee, deren Zeit gekommen ist.*

Victor Hugo

Liebe Leserin,
lieber Leser,

jetzt halten Sie es in Ihren Händen: das Ergebnis von vier Jahre Schreibarbeit, unzähligen Arbeitsstunden, der Sichtung einer großen Zahl an Studien, Promotionsarbeiten, medizinischen Büchern, Fachartikeln und der Recherche zahlreicher Fälle aus meiner 27-jährigen Praxistätigkeit, in der ich hunderte Patienten mit Autoimmunerkrankungen begleiten durfte.

Sie können dieses Buch einfach vom Beginn bis zum Ende durcharbeiten. Dann führt es Sie Schritt für Schritt von den immunologischen Grundlagen über die schulmedizinische Sicht der Dinge zu einer erweiterten Sichtweise darüber, welche Ursachen sich hinter Autoimmunerkrankungen verbergen können und wie man in diesem Kontext die bestehenden Diagnostik- und Therapiesysteme sinnvoll erweitert, um das Beste für die uns anvertrauten Menschen zu erreichen. Von Kapitel zu Kapitel steigt Ihre Kompetenz, wenn es um das Verständnis und den Umgang mit Autoimmunerkrankungen geht.

Für den erfahrenen Praktiker hält dieses Buch viele wertvolle Tipps bereit, z. B. bei der Beschreibung konkreter Diagnostik- und Behandlungsvorschläge für ausgewählte Krankheitsbilder. Sie alle haben das härteste Prüfverfahren hinter sich: Die tägliche Arbeit mit einer großen Klientel in einer erfolgreichen Praxis. Zusätzlich erfährt naturheilkundliches Denken und Handeln rationale Erklärungen, i. d. R. auf der Basis zitierfähiger Studien und wissenschaftlicher Arbeiten. Damit verliert manches Verfahren hoffentlich das Œuvre des nicht belegbaren, über das schon viel zu lange von mancher Seite die Nase gerümpft wurde.

Für den Patienten selbst bedeutet das Wissen in diesem Buch die Chance, dass nun tatsächlich alle zur Verfügung stehenden Möglichkeiten synergistisch für seine Behandlung und ein optimales Ergebnis genutzt werden. Außerdem wird er endlich als das gesehen, was er ist: Ein einzelner Mensch mit einem individuellen Stoffwechsel, einer eigenen Genetik und damit auch einer einzigartigen Erkrankung.

Wenn Sie selbst von einer Autoimmunerkrankung betroffen sein sollten, dann bitte ich Sie, dieses Buch nicht als Anleitung zur Selbstbehandlung zu verstehen, denn dazu ist es nicht konzipiert. Suchen Sie sich stattdessen bitte eine*n Behandler*in Ihres Vertrauens. Mit dem Wissen, das Sie in diesem Buch erwerben, können Sie allerdings miteinander auf Augenhöhe sprechen.

Ich bedanke mich beim Thieme Verlag für dieses einmalige Projekt und die viele Arbeit, die sich alle gemacht haben, allen voran Christian Böser, Carolin Frotscher und Dr. med. Stefanie Gräfin v. Pfeil. Bei meiner wunderbaren Familie bedanke ich mich, weil sie mir mit Engelsgeduld vier Jahre den Rücken freigehalten hat. Last but not least: Vielen Dank an alle meine Patienten. Ich habe durch sie mehr lernen dürfen als es in allen Büchern steht.

**Bad Soden, im Februar 2021**
**Dirk-Rüdiger Noschinski**

# Inhalt

## Teil 4 Krankheitsbilder

## Teil 5 Anhang

# Autorenvorstellung

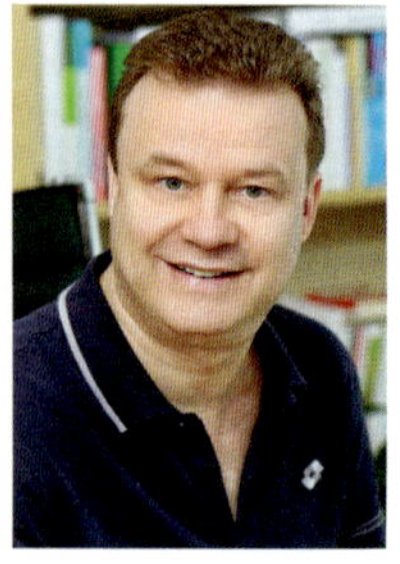

Nach Abitur und Zivildienst absolvierte ich eine 3-jährige Vollzeitausbildung zum Heilpraktiker an der Hessischen Heilpraktikerschule Hochheim und eröffnete nach weiteren vier Jahren als Assistent und freier Mitarbeiter bei verschiedenen Kolleginnen und Kollegen im Jahr 1994 meine eigene Naturheilpraxis in Bad Soden am Taunus.
Seit vielen Jahren publiziere ich regelmäßig in naturheilkundlichen Fachmagazinen und spreche als Referent auf Fachfortbildungen und bei Selbsthilfegruppen.
Ich bin Inhaber der DO.CN®-Lizenz des Arbeitskreises Chiropraktik, Osteopathie und Neuraltherapie Deutscher Heilpraktiker ACON® e. V.
www.der-naturheilpraktiker.de

# Teil 1
# Grundlagen



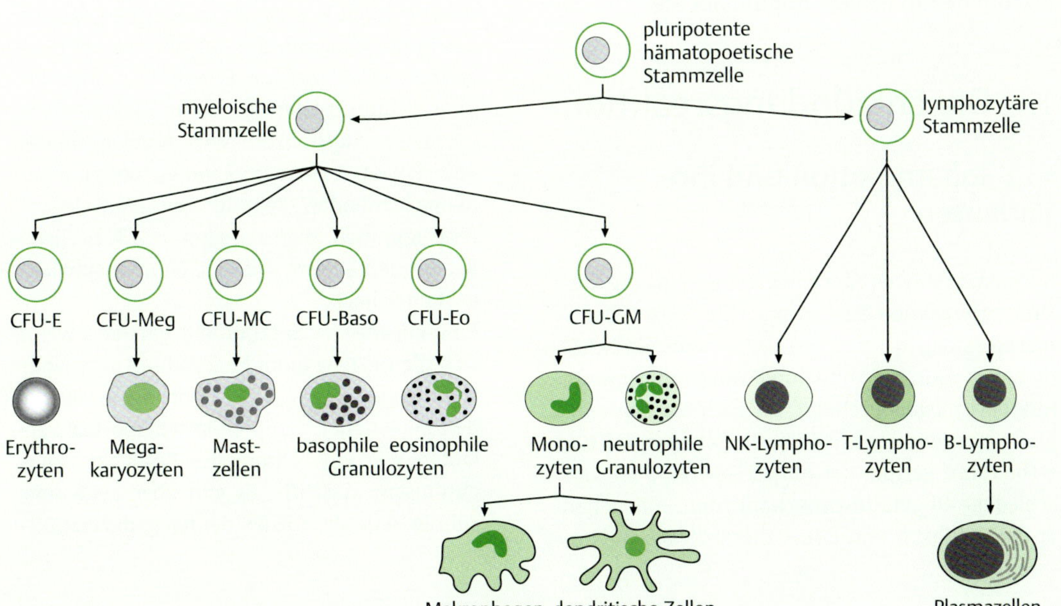


Quelle: Trautmann A, Kleine-Tebbe J. Humanes Immunsystem. In: Trautmann A, Kleine-Tebbe J, Hrsg. Allergologie in Klinik und Praxis. 3., vollständig überarbeitete Auflage. Stuttgart: Thieme; 2017.

# 1 Aufbau und Funktion des Immunsystems

*Was wir wissen, ist ein Tropfen. Was wir nicht wissen, ist ein Ozean.*

Isaac Newton

**Im menschlichen Abwehrsystem arbeiten viele unterschiedliche Akteure eng verzahnt miteinander, damit körperfremde Erreger zerstört, körpereigene Strukturen aber verschont werden. Um die komplexen Vorgänge autoimmuner Reaktionen zu verstehen, sind solide physiologische Kenntnisse eine wichtige Voraussetzung. Ihre Reise beginnt mit den immunologischen Grundlagen: Sie warten hier in diesem Kapitel auf Sie.**

## 1.1 Die Entzündungsreaktion

### 1.1.1 Inflammation und ihre Varianten

In einem gesunden Abwehrsystem gehört die Entzündungsreaktion zu den normalen Überlebensmechanismen, die unseren Organismus vor Schädigungen durch Fremdeinwirkung, allen voran Mikroorganismen, schützt. Da auch die physiologische Entzündungsreaktion zu Schäden im Gewebe führt, verfügt der Körper sowohl über verschiedene **Regulationsmechanismen**, mit denen er die Heftigkeit und Dauer dieser Reaktion kontrollieren kann, als auch über **Reparaturmechanismen** für die Zeit nach der Infektion.

Man kann Entzündungen in **4 Kategorien** einteilen:

1. Die **akute Entzündung** richtet sich v. a. gegen Erreger, nach deren Vernichtung die Immunreaktion zurückgefahren wird und Lern- bzw. Reparaturprozesse in Gang gesetzt werden. In diesem Kontext ist die Entzündung das Universalheilmittel des Körpers bei allen extern bedingten Schädigungen.
2. Bei der **Allergie** reagiert das Immunsystem ebenfalls gegen Antigene, die als „fremd" und damit als „feindlich" eingestuft werden. Auch dabei handelt es sich um eine akute Reaktion des Immunsystems, die sich aber nicht gegen „echte" Feinde, wie z. B. Erreger und deren Toxine, richtet, sondern gegen im Grunde meist harmlose Substanzen wie Nahrungsmittel oder Pollen. Außerdem kann es hier zu einer überschießenden Reaktion des Abwehrsystems kommen, die sich dann in z. T. heftigen Reaktionen äußert, wie z. B. beim anaphylaktischen Schock.
3. Eine **chronische Entzündung** entsteht, wenn sich die Ursache einer Entzündung nicht vollständig beseitigen lässt. Dabei kann sie für den Betroffenen symptomatisch spürbar verlaufen wie eine chronische Bronchitis oder chronische Gastritis. Es gibt aber auch sehr subtile Verläufe, z. B. bei der fettig-degenerati-

ven Osteonekrose des Kieferknochens (FDOK), die für den Betroffenen in aller Regel lokal völlig symptomlos sind. Das Phänomen der unmerklichen chronischen Entzündungen, die sich aber trotzdem systemisch auswirken können, wird auch als „Silent Inflammation“ bezeichnet. Es wird diskutiert, inwieweit diese stummen Entzündungen an der Entstehung verschiedenster Krankheitsbilder beteiligt sind, z. B. Autoimmunerkrankungen, Krebs, Alzheimer, Herzinfarkt oder Depressionen.

4. Bei der **autoimmunen Entzündung** richtet sich die Immunabwehr gegen körpereigene Zellen oder Gewebe, die irrtümlich als „fremd“ eingestuft und vernichtet werden.

## 1.1.2 Ablauf

Um Autoimmunerkrankungen zu verstehen, ist es zuerst notwendig, den **Entzündungsprozess** zu verstehen. Bakterien sind in die Wunde eines Menschen eingedrungen, als sich dieser z. B. während der Gartenarbeit an einem Rosendorn geritzt hat. Die Bakterien dringen nun von der Oberfläche immer tiefer in das Gewebe vor und genau das ruft das Immunsystem auf den Plan: Toll-like-Rezeptoren an der Außenmembran patrouillierender Immunzellen reagieren aufgrund ihrer Bindungsaffinität mit Bestandteilen der angreifenden Bakterien – das körpereigene Immunsystem beginnt damit, den Eindringling zu registrieren.

Dessen erstes Ziel ist es nun, diese Infektion lokal zu stoppen, damit sich die Bakterien nicht im gesamten Körper verbreiten. Die betroffenen Hautzellen beginnen, körpereigene Antibiotika zu produzieren, die als AMP (antimikrobielle Peptide, z. B. Cathelicidin) bezeichnet werden und neben ihrer keimtötenden Wirkung weitere Immunabwehrzellen an den Ort des Geschehens locken, was als Chemotaxis bezeichnet wird.

Die erste Phase der Entzündung wird **initiale Ischämie** genannt und tritt nur fakultativ auf. Ausgelöst wird sie durch einen kurzfristigen Spasmus der lokalen Arteriolen, der durch das in der Nebenniere produzierte Hormon Adrenalin ausgelöst wird. Sinn und Zweck ist, das weitere Ausbreiten der eingedrungenen Erreger zunächst lokal zu begrenzen und damit zu verhindern, dass diese die Blutbahn als weiteren Transitweg in den Körper benutzen. Diese lokale Minderdurchblutung dauert nur wenige Minuten und auf sie folgt dann das genaue Gegenteil: eine **vermehrte Durchblutung**, die von lokalen Gewebshormonen eingeleitet wird, den Kininen. Diese lösen den Spasmus der Arteriolen auf und führen gleichzeitig zu einer Verengung der Venolen im Entzündungsgebiet. Durch die vermehrte Durchblutung entsteht eine **lokale Rötung (lat. rubor)** und es kommt zu einem Anstieg der **Temperatur (lat. calor).** Der Grund für diese Umkehrreaktion ist, dass durch die Infektion und die dadurch entstandenen Immunbotenstoffe nun erste **Abwehrzellen angelockt** werden. Am schnellsten gelangen diejenigen Immunzellen an den Ort des Geschehens, die ihren Weg über die Blutgefäße nehmen. Andere müssen sich den Weg durch das Bindegewebe bahnen. Bildlich gesprochen, nehmen Erstere die Autobahn, Letztere den Feldweg. Damit die Abwehrzellen die Autobahn an der richtigen Ausfahrt verlassen können, muss der Blutfluss in den Gefäßen am Entzündungsort entsprechend gebremst werden. Andererseits wird eine verbesserte lokale Durchblutung benötigt, damit möglichst schnell möglichst viele Immunzellen im betroffenen Bereich ankommen. Für diese Quadratur des Kreises sorgt eine fein abgestimmte Interaktion von bestimmten Zellbotenstoffen und Gewebshormonen: Kinine, Histamin und verschiedene Prostaglandine, die von den unterschiedlichen Zellen im Entzündungsgebiet freigesetzt werden.

Im Einzelnen geschieht Folgendes: Vor Ort entsteht in den Kapillaren eine Abflussstörung, indem sowohl vermehrt Gerinnungsfaktoren gebildet als auch das Aneinanderhaften von Blutplättchen (Thrombozytenaggregation) gesteigert werden. Die in der Blutbahn befindlichen Immunzellen werden auf diese Weise „ausgebremst“ und gewinnen damit Zeit, um an der Gefäßwand anzuhaften. Dies wird **Margination** genannt. Dann durchdringen die Immunzellen das Gefäßendothel, um zum Entzündungsort vorzudringen, was als **Emigration** bezeichnet wird.

Zusätzlich sondern Bindegewebszellen (Fibroblasten) und Gefäßzellen (Endothelzellen) Immunbotenstoffe wie Interleukin-1 ab. Dadurch können die Endothelzellen spezielle Andockstellen (Rezeptoren) ausbilden, an die dann weitere Immunzellen binden. Alle diese Signale und Bindungsmöglichkeiten dienen als Wegweiser und Einfallstor, damit möglichst viele Abwehrzellen möglichst schnell den Weg in den betroffenen Bereich finden.

Durch die vermehrte lokale Durchblutung treffen vor Ort zuerst unspezifische Abwehrzellen ein, v. a. **neutrophile Granulozyten**. Diese gehören, genauso wie die Fresszellen (Makrophagen), zum angeborenen Immunsystem, das im Folgenden als inertes Immunsystem bezeichnet wird. Um eingedrungene Bakterien zu erkennen, verfügen sie an ihrer Zellhülle über spezielle Erkennungsproteine, die **Membranrezeptoren** genannt werden. Diese **binden** über physikalische Anziehungskräfte an typische unveränderliche Merkmale von Erregern, z. B. an das Flagellin im Geißelapparat der Bakterien. Bindet ein Granulozyt an ein Bakterium, dann beginnt er damit, dieses zu zerstören.

Mittlerweile sind auch diejenigen Abwehrzellen an den Entzündungsort gelangt, die den längeren Weg über das Bindegewebe genommen haben (Gewebsmakrophagen bzw. Histiozyten), außerdem kommen nun über die Blutbahn immer mehr Granulozyten und **Makrophagen** an den Ort des Geschehens. Dies führt dort zu einer **lokalen Schwellung (lat. tumor)**, die vom Körper noch verstärkt wird, indem aus den Gefäßen **Eiweiße und eiweißhaltiges Blutplasma** austreten. Einerseits führt dies zu einem lokalen Verdünnungsprozess (je verdünnter, desto weniger toxisch sind die Stoffe, die von den Erregern gebildet werden), zusätzlich sorgt der dadurch entstehende Druck im Gewebe dafür, dass es wieder zu einer Hemmung der lokalen Durchblutung kommt, damit einzelne versprengte Erreger nicht doch noch entkommen und in den Körper weiter vordringen können. Man nennt diesen Teil der Entzündungsreaktion die **Exsudationsphase** (lat. exsudare = abfließen). Der Flüssigkeitsdruck im Gewebe und das Vorhandensein verschiedener chemischer Botenstoffe (wie Kinine und Prostaglandine) führen zu einer Nervenreizung und damit zu einem lokalen **Schmerz (lat. dolor)**. Dadurch soll der Betroffene dazu animiert werden, den befallenen Körperbereich zu schonen und sich auszuruhen. Außerdem können die betroffenen Zellen und Gewebe ihrer eigentlichen physiologischen Aufgabe nicht oder nur eingeschränkt nachkommen, was zum fünften Entzündungszeichen führt: der **Functio laesa**.

### Merke

Setzt ich das Immunsystem mit einem Erreger auseinander, dann geschieht dies grundsätzlich im Rahmen einer Entzündung. Dabei arbeiten das angeborene und das adaptive Immunsystem eng verzahnt zusammen. Im Entzündungsbereich kommt es zu den 5 **klassischen Zeichen** nach Galen:

1. Rubor (Rötung)
2. Calor (Wärme)
3. Tumor (Schwellung)
4. Dolor (Schmerz)
5. Functio laesa (eingeschränkten Funktion)

In den ersten Minuten der Infektion produziert die Nebenniere **Adrenalin und Noradrenalin**, die einerseits in den lokalen Entzündungsprozess eingreifen (lokale Minderdurchblutung), aber auch systemisch die Aktivierung des Immunsystems unterstützen. Im Lauf der Infektion produziert die Nebenniere dann zunehmend **Kortisol**, damit überschießende Immunreaktionen vermieden werden.

Mittlerweile haben verschiedene Arten von **Fresszellen** (dendritische Zellen und Makrophagen) ganz typische Merkmale der eingedrungenen und von ihnen aufgefressenen Bakterien analysiert und **präsentieren** diese Information nun auf speziellen Molekülen an ihrer Zelloberfläche, die **MHC-II-Moleküle** genannt werden. Dies führt dann zur Aktivierung der **erlernten (adaptiven)** Immunabwehr, also der **T- und B-Zellen**. Damit diese aktiviert werden, benötigen sie, anders als die Granulozyten und Makrophagen, immer erst spezielle „Feindinformationen“, die i. d. R. vorher von patrouillierenden Abwehrzellen ermittelt werden müssen. Die Hauptrolle bei dieser Aktivierung spielen die dendritischen Zellen.

Mit Unterstützung spezialisierter Zellen, der **NK-Zellen** bzw. der **T-Helferzellen**, werden zusätzlich Immunbotenstoffe (Chemokine bzw. kostimulatorische Signale) erzeugt, durch die es zur endgültigen Aktivierung der **zytotoxischen T-Zellen** kommt, die aufgrund ihrer Schlagkraft eingedrungene und erkannte Erreger höchst effizient vernichten können. Die zytotoxischen T-Zellen teilen sich nun rasch und bilden exakte Kopien ihrer selbst (sog. Zell-Klone), die dann mit ihrem T-Zell-Rezeptor passgenau an die Zellmembran der eingedrungenen Bakterien binden und diese zerstören. Gleichzeitig produzieren aktivierte **B-Lymphozyten, Plasmazellen** genannt, **Antikörper**. Diese haben 2 Aufgaben: Erstens machen sie die Antigene für alle Immunzellen kenntlich, indem sie an die Oberfläche dieser Erreger binden (Opsonierung, „Leckermachen"), und zweitens haben sie selbst auch eine zellschädigende Wirkung auf die Antigene. Nun werden alle eingedrungenen Bakterien endgültig vernichtet. Aktivierte B- bzw. T-Zellen, die eine spezifische Antigeninformation erhalten haben, werden als Effektorzellen bezeichnet. **Effektorzellen** sind also aktivierte zytotoxische T-Zellen, T-Helferzellen und Plasmazellen.

Im Rahmen dieser Infektion bilden die Zellen der adaptiven Immunabwehr ein Immungedächtnis aus, falls es in der Zukunft zu einem erneuten Kontakt mit demselben Erreger kommen sollte. In diesem Fall käme es sehr schnell zu einer erneuten Aktivierung der Immunabwehr und dadurch zu einer umfassenden und raschen Zerstörung aller eingedrungenen Erreger, da das Immunsystem sofort weiß, dass es sich um feindliche Zellen handelt und dies nicht erst wieder in einem aufwendigen Prozess lernen muss.

Aber auch bei Autoimmunreaktionen kommt es zu einem Entzündungsprozess. Dieser läuft also unabhängig davon ab, ob es sich um eine normale physiologische Reaktion handelt, z. B. nach Eindringen eines Erregers in den Körper, oder um eine fehlgeleitete Autoimmunreaktion gegen eine köpereigene Struktur. Wenn es z. B. bei einer rheumatoiden Arthritis zu einer Schädigung an Gelenkstrukturen oder Knochen kommt, dann liegt auch hier ursächlich eine Entzündungsreaktion zugrunde.

# 1.2 Inertes und adaptives Immunsystem

## 1.2.1 Aufgaben des Immunsystems

Diese physiologischen Abläufe der Immunabwehr finden permanent in unserem Körper statt, denn lebende Systeme befinden sich in einer ständigen Auseinandersetzung mit ihrer Umgebung, v. a. mit Mikroorganismen wie Bakterien, Viren, Pilzen und Parasiten. Die Aufgabe des Immunsystems ist es, neben diesen aber auch andere für den Körper schädliche Substanzen oder Zellen zu identifizieren und sie daran zu hindern, in den Organismus einzudringen bzw. sich dort auszubreiten, z. B. Tumorzellen. Gelingt es ihnen dennoch, besteht eine weitere Aufgabe des Immunsystems darin, diese zu bekämpfen, damit sie keinen weiteren Schaden im Körper anrichten. Dabei muss es auch in der Lage sein, zwischen krank machenden (pathologischen) und körpereigenen bzw. gesunden (physiologischen) Strukturen zu unterscheiden, da Letztere keine Bedrohung darstellen und deswegen auch nicht bekämpft werden dürfen. Diese Unterscheidungsfähigkeit wird **immunologische Kompetenz** genannt.

## 1.2.2 Antigenerkennung

Die vom Körper als **fremd** und damit als feindlich identifizierten Strukturen werden mit dem Begriff Antigene bezeichnet. Für die Erkennung existieren 2 verschiedene Mechanismen:

1. Einerseits identifiziert das Immunsystem **Antigene** dadurch, dass es bestimmte **Merkmale auf deren Zelloberfläche** erkennt, z. B. Fortbewegungsorgane von Bakterien, den Geißelapparat. Dabei wird nicht das gesamte Organ (z. B. der Geißelapparat) erkannt, sondern nur bestimmte Proteine, die Flagelline genannt

werden, und als Fadenstrukturen Hauptbestandteil des Geißelapparats sind. Bei den Viren sind es typische Merkmale der RNA bzw. DNA, bei Pilzen werden meistens Teile ihrer Hüllstruktur aus Kohlenhydraten erkannt, die als Chitingerüst bezeichnet werden.

2. Wenn aber andererseits Erreger bereits in eine Körperzelle eingedrungen sind, kann das Immunsystem dies an einer **Veränderung bestimmter Merkmale an der Oberfläche der betroffenen Zelle** ablesen. Auch bei Krebserkrankungen kommt es zu einer Veränderung an der Oberfläche der betroffenen Zellen, was ebenfalls eine Immunreaktion auslöst.

Das Immunsystem unterscheidet zwischen „Freund“ und „Feind“ also primär anhand bestimmter typischer Strukturmerkmale von „Feinden“ bzw. Veränderungen an physiologischen Strukturen von Körperzellen, die vom gewohnten und normalen Bild abweichen.

### 1.2.3 Zellen und Organe des Immunsystems

Die „Urzellen“ aller im Blut befindlichen Zellen sind die pluripotenten Stammzellen (**Abb. 1.1**). Sie differenzieren sich im Knochenmark zunächst in 2 Gruppen, die als lymphatische bzw. myeloische Stammzellen bezeichnet werden. Die lymphatischen Stammzellen entwickeln sich zu B- bzw. T-Lymphozyten und natürlichen Killerzellen, während sich aus den myeloischen Stammzellen zuerst koloniebildende Einheiten (CFU, Colony Forming Units) bilden, aus denen dann die Granulozyten und Mastzellen hervorgehen. Zusätzlich entwickeln sich aus den CFU auch die Megakaryozyten als Vorstufe der Blutplättchen (Thrombozyten) und die roten Blutkörperchen (Erythrozyten). Die Monozyten wandeln sich erst außerhalb des Knochenmarks zu dendritischen Zellen oder Makrophagen um.

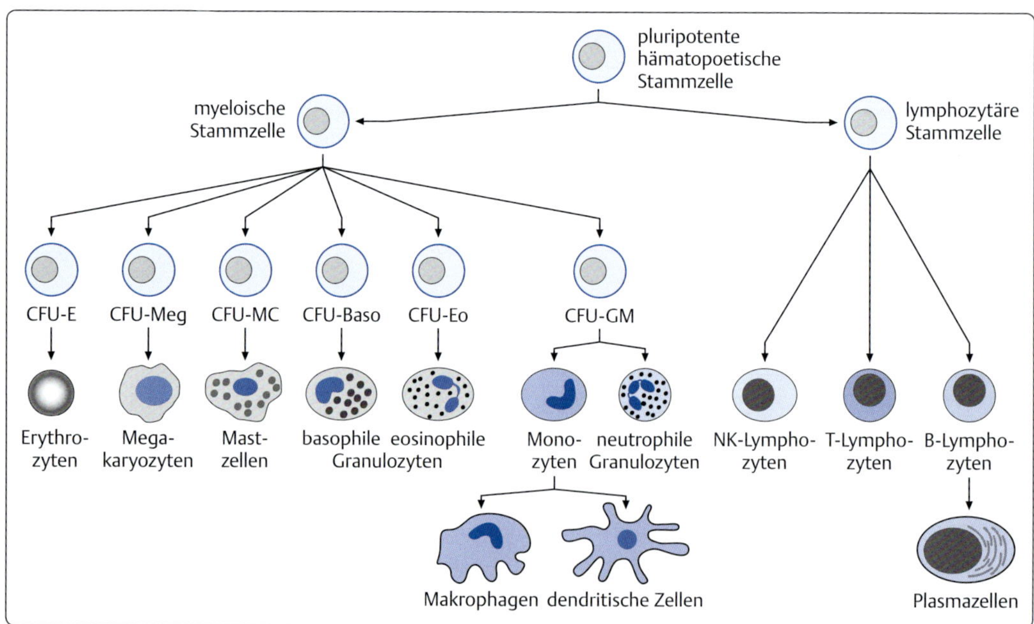


**Abb. 1.1** Entwicklung der Zellen des Immunsystems. (Quelle: Trautmann A, Kleine-Tebbe J. Humanes Immunsystem. In: Trautmann A, Kleine-Tebbe J, Hrsg. Allergologie in Klinik und Praxis. 3., vollständig überarbeitete Auflage. Stuttgart: Thieme; 2017)

## 1.2.4 Aufbau des Immunsystems

Menschen und Tiere verfügen über 2 Mechanismen der Immunreaktion, die als **inerte (angeborene)** bzw. **adaptive (erlernte)** Immunantwort bezeichnet werden (**Tab. 1.1**). Beide können zwischen „körperfremd" und „körpereigen" unterscheiden, um dann bestimmte Abläufe zu aktivieren.

Man kann prinzipiell zwischen **humoralen** und **zellulären** Immunmechanismen unterscheiden (**Tab. 1.1**). Der Begriff „humoral" (lat. Humor = Feuchtigkeit, Saft, Flüssigkeit) bezeichnet Substanzen bzw. Eiweißstrukturen, die in Flüssigkeiten gelöst sind, „zellulär" bedeutet, dass es sich um Körperzellen handelt.

Das **inerte Immunsystem** steht 24 Stunden am Tag zur Verfügung und rezipiert pausenlos den gesamten Organismus. Es verfügt über zahlreiche Abwehrstoffe und reagiert im Falle eines Antigenkontakts sehr schnell. Der Nachteil ist: Es ist nicht lernfähig, besitzt also kein Immungedächtnis. Jede Infektion ist für das inerte Immunsystem neu, egal, ob bereits vorher Erregerkontakt bestanden hat oder nicht.

Das **adaptive Immunsystem** reagiert viel langsamer, da es erst durch inerte Immunzellen mittels Antigenpräsentation informiert werden muss. Es verfügt im Gegensatz zum inerten Immunsystem über weitaus weniger Abwehrmechanismen, aber dafür sind diese hoch effizient und können ein Immungedächtnis aufbauen.

## 1.2.5 Inertes Immunsystem

Das inerte Immunsystem ist entwicklungsgeschichtlich viel älter als das adaptive und seine Funktionen sind genetisch determiniert, also im Genom festgelegt. Es **reagiert** immer **als Erstes und unmittelbar**, sobald es zu einem Erregerkontakt kommt. Schätzungen zufolge können 90 % aller eingedrungen Keime von ihm erkannt und erfolgreich vernichtet werden, allerdings baut es **kein Immungedächtnis** auf.

Allerdings spielt es eine zentrale Rolle bei der **Aktivierung des adaptiven Immunsystems**. Dieser entwicklungsgeschichtlich jüngere Teil des Immunsystems kann aus jeder durchgemachten Antigenkonfrontation lernen und sich mit Hilfe bestimmter Zellen an ein Antigen erinnern, wenn es mit diesem erneut in Kontakt kommt. Dadurch können Erreger schnell und hocheffizient bekämpft werden, was einen deutlichen Überlebensvorteil bietet.

Das inerte Immunsystem besteht aus:

- **mechanischen Barrieren** wie der Haut oder den Schleimhäuten
- **chemischen Barrieren**
- **reaktiven Sauerstoff- und Stickstoffspezies**
- humoralen Bestandteilen, die hauptsächlich aus **Eiweißen** bestehen und antimikrobiell wirken; dazu gehören z. B. Lysozyme, Defensine, Entzündungsmediatoren wie Interleukine, Komplement
- bestimmten **Immunzellen**, wie Granulozyten, die den größten Teil der Leukozyten bilden, Monozyten bzw. Makrophagen, dendritische Zellen und natürliche Killerzellen (NK-Zellen)

**Tab. 1.1** Komponenten des inerten (angeborenen) und adaptiven (erlernten) Immunsystems.

| | humorale Komponenten | zelluläre Komponenten |
|---|---|---|
| **inerte Immunität** | • Prostaglandine (Eicosanoide)<br>• Zytokine (Immunbotenstoffe) wie Interleukine, Interferone<br>• Komplementsystem<br>• Lysozym<br>• Akute-Phase-Proteine wie MBL, Ferritin<br>• antimikrobielle Proteine wie Defensine, Cathelicidin | • Granulozyten (neutrophile, basophile, eosinophile)<br>• Mastzellen<br>• Monozyten, Makrophagen<br>• dendritische Zellen<br>• NK-Zellen |
| **adaptive Immunität** | • Antikörper | • T-Lymphozyten<br>• B-Lymphozyten |

## Mechanische und chemische Barrieren: die „Burgmauer“ des Körpers

Die mechanischen Barrieren, z. B. die Haut und die Schleimhäute, enthalten verschiedene chemische Substanzen wie antimikrobielle Peptide oder Zytokine, mit denen potenzielle Feinde daran gehindert werden, weiter in den Körper vorzudringen und beim Versuch vernichtet werden.

## Reaktive Sauerstoff- und Stickstoffspezies: molekulare Zerstörer

ROS (Reactive Oxygen Species, freie Sauerstoffradikale) sind Sauerstoffmoleküle, auf deren äußerer Schale ein Elektron fehlt. Dies führt dazu, dass sie anderen Molekülen ein Elektron entreißen, was i. d. R. zur Zerstörung der jeweiligen biochemischen Struktur führt.

Sowohl die Zellen des inerten als auch des adaptiven Immunsystems setzen ROS im Kampf gegen Antigene ein, um diese zu vernichten. Auch bei der autoimmunen Entzündung spielen sie eine wichtige Rolle, da die Schädigungen an angegriffenen Zellen eine direkte Folge des Kontakts mit ROS sind.

Eine Sonderform stellen reaktive Stickstoffspezies dar, die als **nitrosativer Stress** bezeichnet werden. Kommt es im Rahmen einer Entzündung zu einer übermäßigen Bildung von Stickstoffmonoxid (NO), dann bilden sich zusätzlich weitere Metaboliten wie das hochaggressive Radikal Peroxynitrit. Sie führen zu einer Schädigung intrazellulärer Organellen, allen voran der Mitochondrien.

## Prostaglandine: Gewebshormone mit systemischer Bedeutung

Prostaglandine sind Botenstoffe, die im Körper eine ganze Reihe wichtiger Funktionen erfüllen. Sie wurden zuerst in Prostatasekret nachgewiesen, was zu ihrer Namensgebung führte. Anders als Hormone, die lokal in einer Drüse gebildet und dann ins Blut abgegeben werden, damit sie an weiter entfernten Geweben eine Wirkung erzeugen, werden Prostaglandine **lokal** im Körper produziert, also direkt an dem Ort, an dem sie benötigt werden. Man spricht von einer **parakrinen** Wirkung, also in unmittelbarer Umgebung der substratproduzierenden Zellen, bzw. von einer **autokrinen** Wirkung, wenn die Substanz direkt innerhalb der Zellen wirkt, in der sie produziert wurde. Deshalb werden die Prostaglandine auch als **Gewebshormone** bezeichnet.

Die Fettsäuren, aus denen die Prostaglandine gebildet werden, befinden sich in Form von Phospholipiden in der Zellmembran fast jeder Körperzelle. Mittels des Enzyms Phospholipase A2 werden diese abgespalten und dann über die Enzyme Cyclooxygenase-1 bzw. Cyclooxygenase-2 weiter in Prostaglandin G2 und dann in Prostaglandin H2 umgebaut. Prostaglandin H2 ist die Ausgangssubstanz für viele weitere Prostaglandine.

Bei den Prostaglandinen kann man insgesamt **3 Gruppen** unterscheiden (**Tab. 1.2**): Prostaglandine der Serie II wirken proinflammatorisch, während Prostaglandine der Serie I und III als Ge-

**Tab. 1.2** Prostaglandingruppen.

| Prostaglandine | Serie I | Serie II | Serie III |
|---|---|---|---|
| Bildung | aus Omega-6-Fettsäure (Dihomogammalinolensäure, DGLA) | aus Omega-6-Fettsäure (Arachidonsäure, A) | aus Omega-3-Fettsäure (Eicosapentaensäure, EPA) |
| Wirkung | antiinflammatorisch | proinflammatorisch | antiinflammatorisch |
| Eicosanoide | • Prostaglandin E1 (PGE1)<br>• Prostaglandin F1a (PGF1a)<br>• Prostaglandin D1 (PGD1)<br>• Thromboxan A1 (TXA1) | • Prostaglandin H2 (PGH2)<br>• Prostaglandin I2 (PGI2, auch als Prostacyclin bezeichnet)<br>• Prostaglandin F2 (PGF2)<br>• Prostaglandin D2 (PGD2)<br>• Thromboxan A2 (TXA2)<br>• Leukotrien B4 (LTB4)<br>• Leukotrien C4 (LTC4)<br>• Leukotrien D4 (LTD4)<br>• Leukotrien E4 (LTE4) | • Prostaglandin E3 (PGE3)<br>• Thromboxan A3 (TXA3)<br>• Prostaglandin I3 (PGI3)<br>• Leukotrien B5 (LTB5)<br>• Leukotrien C5 (LTC5)<br>• Leukotrien D4 (LTD4)<br>• Leukotrien D5 (LTD5) |

genspieler antiinflammatorisch und damit reizregulierend wirken. Mittlerweile werden die Prostaglandine in der Literatur auch als Eicosanoide bezeichnet.

Einige Medikamente zur Entzündungshemmung setzen an diesen Mechanismen an. COX2-Hemmer, die z. B. bei rheumatoider Arthritis eingesetzt werden, hemmen das Enzym Cyclooxygenase-2, das Arachidonsäure in 2 Schritten zu Prostaglandin H2 oxidiert. Aminosäuresalicylate, z. B. Mesalazin, ein wichtiges Basismedikament bei Colitis ulcerosa, hemmen die Bildung der Arachidonsäure, was dazu führt, dass generell weniger Prostaglandine der Serie II zur Verfügung stehen.

## Zytokine: Botenstoffe der Immunantwort

Den Zytokinen kommt eine besondere Bedeutung bei der **Regulation von Entzündungsprozessen** zu. Es handelt sich um Eiweiße, die von Makrophagen, B- und T-Lymphozyten, natürlichen Killerzellen und Fibroblasten gebildet werden und die umfangreiche Wirkung auf immunologische Prozesse haben. Man kann die folgenden Zytokine voneinander unterscheiden (**Tab. 1.3**):

- Interleukine (IL)
- Interferone (IFN)
- Tumornekrosefaktoren (TNF)
- koloniestimulierende Faktoren

In der Schulmedizin werden verschiedene Substanzen eingesetzt, die sich auf die Zytokinbildung auswirken, um damit Entzündungsprozesse zu hemmen. Dazu gehören z. B. TNF-α-Hemmer bei rheumatoider Arthritis oder rekombinant hergestelltes IFN-β zur Behandlung der multiplen Sklerose (rekombinant bedeutet, dass diese Proteine künstlich hergestellt wurden, meist unter Verwendung gentechnisch veränderter Organismen bzw. Zellen). Aber auch Rezeptoren, an die Zytokine binden, um eine Wirkung zu erzeugen, können das Ziel rekombinant hergestellter Wirkstoffe sein. In diesem Fall blockiert das Medikament den entsprechenden Rezeptor, z. B. den IL-6-Rezeptor bei rheumatoider Arthritis.

**Tab. 1.3** Zytokine und ihre Auswirkung auf immunologische bzw. autoimmune Prozesse (Auswahl).

| Zytokin | Entstehungsort | Effekt |
|---|---|---|
| IL-1 (IL-1α, IL-1β) | • Makrophagen<br>• Monozyten<br>• Fibroblasten<br>• Endothelzellen | • Reaktion von Endothelzellen mit IL-1 und Bildung von Rezeptoren, an denen Leukozyten andocken können, um vom Gefäßsystem in das Bindegewebe und damit zum Infektionsort vorzudringen<br>• bei chronischen Entzündungen Anlagerung an die Knorpelzellen (Chondrozyten) der Gelenke und Freisetzung knorpelzerstörender Enzyme<br>• Aktivierung von IL-6<br>• Aktivierung von T- und B-Lymphozyten<br>• Freisetzung von Prostaglandinen, z. B. PGE2<br>• Stimulation von ACTH und damit Kortisolausschüttung in der Nebenniere |
| IL-2 | • T-Lymphozyten | • Aktivierung der T-Helferzellen<br>• Vermehrung von T-Zellen durch klonale Expansion<br>• Aktivierung von B-Lymphozyten und natürlichen Killerzellen<br>• Produktion der TH2-Zytokine IL-4 und IL-5<br>• Beteiligung bei Entstehung des systemischen Lupus erythematodes (SLE) |
| IL-3 | • T-Helferzellen | • Stimulation pluripotenter hämatopoetischer Stammzellen im Knochenmark durch Freisetzung der Wachstumsfaktoren GM-CSF und M-CSF → Knochenmark Bildung von Erythrozyten, Granulozyten, Thrombozyten, Monozyten und dendritischen Zellen |

► **Tab. 1.3** Fortsetzung.

| Zytokin | Entstehungsort | Effekt |
|---|---|---|
| IL-4 | • T-Lymphozyten | • Hemmung der Bildung von TH1-Zellen und Makrophagen bzw. von IFN-γ und IL-12<br>• wichtiger Wachstumsfaktor<br>• Aktivierung von B-Lymphozyten<br>• Förderung der Bildung von Antikörpern der Klassen IgE und IgG4<br>• Degranulation von Mastzellen → Ausschüttung von Histamin<br>• zentrales Zytokin der TH2-Immunantwort |
| IL-5 | • TH2-Zellen<br>• Mastzellen | • Steigerung der Synthese von sekretorischem IgA und damit der unspezifischen humoralen Immunabwehr an den Schleimhäuten<br>• Steigerung der Chemotaxis der eosinophilen Granulozyten |
| IL-6 | • verschiedene Zellen, u. a. Makrophagen, Monozyten, Mastzellen | • wichtig für die Antwort des inerten Immunsystems nach Kontakt mit Antigenen (Pilze, Bakterien, Viren, Fremd-DNA, Zellreste)<br>• sehr kurze Halbwertszeit von wenigen Sekunden → Blutspiegel normalisiert sich nach abgelaufener Immunreaktion sehr schnell |
| IL-7 | • Stromazellen in Knochenmark und Thymus | • Stimulation der Differenzierung pluripotenter hämatopoetischer Stammzellen im Knochenmark, die sich dann zu Vorläuferzellen von B- und T-Lymphozyten differenzieren |
| IL-8 | • verschiedene Zellen, u. a. Endothelzellen, Monozyten | • als Entzündungsmediator hauptsächlich bei lokalen Prozessen, v. a. Mobilisierung neutrophiler Granulozyten |
| IL-9 | • verschiedene Zellen, u. a. TH17-, TH2-Zellen, Treg, NK-Zellen, Mastzellen | • Stimulation des Wachstums von T-Zellen und Mastzellen und deren Einwanderung in verschiedene Gewebe<br>• Verstärkung eines TH2-Switches in B-Lymphozyten<br>• Unterstützung der immunologischen Regulation, da viele unterschiedliche Typen von Immunzellen angesprochen werden |
| IL-10 | • Makrophagen<br>• Lymphozyten | • Hemmung von Entzündungen<br>• Herstellung einer immunologischen Toleranz<br>• wird v. a. von TH2-Zellen und Treg produziert<br>• spielt wahrscheinlich eine wichtige Rolle im Pathomechanismus bei SLE |
| IL-11 | • Stromazellen im Knochenmark | • Hemmung von Entzündungen<br>• Herstellung einer immunologischen Toleranz<br>• pharmazeutisch als rekombinantes IL-11 (Oprelvekin) zur Behandlung der zytostatikainduzierten Thrombozytopenie in den USA zugelassen |
| IL-12 | • dendritische Zellen<br>• Makrophagen<br>• neutrophile Granulozyten<br>• B-Zellen | • Differenzierung naiver T-Zellen in TH1-Zellen<br>• Stimulation der Produktion von IFN-γ und TNF-α<br>• Reduktion der IL-4 induzierten Hemmung von IFN-γ |

► **Tab. 1.3** Fortsetzung.

| Zytokin | Entstehungsort | Effekt |
|---|---|---|
| IL-13 | • TH2-Zellen | • Zytokin der TH2-Antwort, da IL-4 und IL-13 biochemisch gesehen strukturelle Gemeinsamkeiten aufweisen<br>• Beteiligung an humoraler Immunantwort<br>• Stimulation der Differenzierung von B-Lymphozyten |
| IL-16 | • Epithelzellen<br>• Mastzellen<br>• Lymphozyten<br>• Makrophagen<br>• synoviale Fibroblasten<br>• eosinophile Granulozyten<br>• zytotoxische T-Zellen | • proinflammatorisches Zytokin, das auf T-Helferzellen, Monozyten und eosinophile Granulozyten stimulierend wirkt<br>• hinsichtlich biochemischer Struktur keine Ähnlichkeit mit anderen Zytokinen → einzigartig<br>• wahrscheinlich Beteiligung am Entzündungsgeschehen bei verschiedenen Autoimmunerkrankungen (z. B. SLE, MS, rA) und Asthma<br>• Unterdrückung der Bildung von HI-Viren → regulierende Wirkung bei HIV-Infektionen |
| IL-17 | • TH17-Zellen | • Schlüssel-Interleukin bei Autoimmunerkrankungen (S. 74) |
| IL-18 | • verschiedene Immunzellen, u. a. Makrophagen, dendritische Zellen, Kupffer-Zellen | • proinflammatorisches Zytokin der IL-1-Zytokinfamilie mit ähnlichen Eigenschaften<br>• zentraler Vermittler der TH1-Immunantwort |
| IL-21 | • T-Helferzellen<br>• NK-Zellen<br>• manche Gewebe | • bedeutendes regulatorisches Zytokin für angeborene und adaptive Immunantwort, u. a. gegen Viren und Tumorzellen |
| IL-22 | • aktivierte T-Zellen<br>• NK-Zellen | • einziges Interleukin, das zwar in Immunzellen gebildet wird, aber ausschließlich auf Gewebezellen, v. a. von Haut- und Schleimhäuten, wirkt<br>• Bildung von Defensinen, die eine antibiotische Wirkung haben |
| IL-23 | • dendritische Zellen<br>• Makrophagen | • zentraler Überlebensfaktor für TH17-Zellen, die bei Autoimmunerkrankungen (S. 74) eine zentrale Rolle spielen<br>• bei TH17-Zellen Induktion u. a. der Bildung des Zytokins GM-CSF<br>• Förderung der Produktion von IFN-γ<br>• Proliferation von Gedächtniszellen |
| IL-31 | • aktivierte TH2-Zellen<br>• Mastzellen<br>• Makrophagen<br>• dendritische Zellen | • wichtige Rolle bei der Pathogenese allergischer Erkrankungen wie Neurodermitis und allergischem Asthma sowie entzündlichen Darmerkrankungen<br>• eventuell Induktion von pruritogenen Signalen (Jucksignale) in peripheren Nerven, da an Nozizeptoren (freie Endigungen sensibler Neuronen) von Nervenganglien IL-31-Rezeptoren gefunden wurden |
| IL-33 | • Stromazellen in vielen verschiedenen Geweben | • Mitglied der IL-1-Superfamilie<br>• Wirkung auf intrazelluläre Barrierefunktion<br>• Wirkung auf adaptive Immunabwehr, u. a. bei Differenzierung von T-Helferzellen |
| IFN-α | • Leukozyten<br>• NK-Zellen<br>• Fibroblasten | • wichtige Rolle bei Virusinfektionen, Synthese wahrscheinlich durch Doppelstrang-RNA ausgelöst, die sich nur in Viren findet, nicht aber in Körperzellen |

▸ **Tab. 1.3** Fortsetzung.

| Zytokin | Entstehungsort | Effekt |
|---|---|---|
| IFN-β | • Leukozyten<br>• NK-Zellen<br>• Fibroblasten | • antivirale Wirkung<br>• Stimulation der Monozyten<br>• Hemmung der T-Zell-Proliferation und -Aktivität<br>• Induktion der Bildung des antiinflammatorischen IL-10 → Einsatz von rekombinant hergestelltem IFN-β bei der Behandlung der multiplen Sklerose (MS) |
| IFN-γ | • Leukozyten<br>• NK-Zellen<br>• Fibroblasten | • wichtig bei der Abwehr von Viren und Tumorzellen<br>• Aktivierung der Makrophagen und Unterdrückung der TH2-Zellen und damit der TH2-Immunantwort<br>• wichtigstes Zytokin der TH1-Immunantwort<br>• bei einer Entzündungsreaktion Aktivierung der Indolamin-2,3-Dioxygenase |
| TNF-α | • Makrophagen | • wichtiges proinflammatorisches Zytokin<br>• Induktion von Fieber<br>• Anregung der Zellproliferation und -differenzierung verschiedener Immunzellen durch Aktivierung des Transkriptionsfaktors NfkB<br>• Bildung von Akute-Phase-Proteinen |
| TNF-β | • T-Lymphozyten | • ähnliche Wirkungen wie TNF-α<br>• zusätzliche Wirkung auf die Migration der Leukozyten aus dem Endothel ins Bindegewebe und auf die Entwicklung der Peyer-Plaques |
| G-CSF (Granulozyten-Kolonie-stimulierender Faktor) | • Monozyten<br>• T-Zellen<br>• Makrophagen | • Steigerung der Granulozytenproduktion im Knochenmark |
| GM-CSF (Granulozyten-Makrophagen-Kolonie-stimulierender Faktor) | • Monozyten<br>• Makrophagen | • möglicherweise Schlüsselrolle bei der Entstehung der MS<br>• Steigerung von Phagozytose und Zytotoxizität<br>• Differenzierung hämatopoetischer Stammzellen |
| M-CSF (Makrophagen-Kolonie-stimulierender Faktor) | • Makrophagen | • Steigerung von Phagozytose und Zytotoxizität<br>• Differenzierung hämatopoetischer Stammzellen |

## Komplementsystem: ein starkes Team gegen Mikroorganismen

Im Regelkreislauf der körpereigenen Immunabwehr ist das Komplementsystem ein wesentlicher Bestandteil, der aus 20 verschiedenen Komponenten besteht. Es handelt sich um **Plasmaproteine**, die sowohl zellgebunden als auch im Plasma gelöst vorkommen. Einige dieser Plasmaproteine haben eine enzymähnliche Wirkung. Die Aktivierung der Komplementproteine erfolgt **kaskadenartig**, indem inaktive Vorstufen andere Komplementproteine proteolytisch aktivieren. Die Reaktion des Komplementsystems verläuft schnell, ist gebunden an einen festen Ablauf und unumkehrbar.

Die **Aufgaben** des Komplementsystems bestehen darin, die Oberfläche von Mikroorganismen zu bedecken, um diese für Fresszellen erkennbar zu machen (**Opsonierung**), Bakterien durch Perforation ihrer Zellmembran zu zerstören (**Zell-**

**lyse**) und als Botenstoffe (Chemokine) weitere Abwehrzellen an den Ort des Geschehens anzulocken (**Chemotaxis**). Darüber hinaus lösen sie im Blut zirkulierende Antigen-Antikörper-Komplexe auf.

Eine Besonderheit des Komplementsystems stellt seine **Aktivierung** dar. Es kann auf 3 verschiedenen Wegen aktiviert werden:

- Der **klassische Weg** läuft über die Bindung eines Antikörpers der Klasse IgM oder IgG an ein Pathogen (= Antigen). Der Komplementfaktor C 1 bindet mittels seiner q-Untereinheit (C 1q) an den Antikörper, der das Antigen gebunden hat.
- Beim **Lektin-Weg** aktiviert das mannosebindende Lektin (MBL) das Komplementsystem, indem es an kohlenhydrathaltige Strukturen auf Pathogenoberflächen bindet. Lektine sind kohlenhydratbindende Proteine.
- Beim **alternativen Weg** binden Bestandteile des Komplementsystems spontan an die Oberfläche von Pathogenen. Er ist antikörperunabhängig.

Das Komplementsystem spielt bei bestimmten Autoimmunerkrankungen eine Rolle im Pathomechanismus der autoimmunen Entzündung, speziell bei Rheuma und beim SLE.

## Akute-Phase-Proteine: unspezifische humorale Kampfstoffe

Lokale Gewebsschädigungen (z. B. durch Verletzungen) führen zuerst zu einer **unspezifischen Immunreaktion**, bei der es noch nicht zu einer Mitreaktion des adaptiven Immunsystems kommt. Diese 1. Reaktion wird auch „Akute-Phase-Reaktion" genannt. An dieser sind vor Ort v. a. Makrophagen, Endothelzellen und Fibroblasten beteiligt. Sie setzen im betroffenen Gebiet Zellbotenstoffe (Zytokine) wie Interleukin-1 (IL-1), Interleukin-6 (IL-6), γ-Interferon (IFN-γ) oder Tumornekrosefaktor-α (TNF-α) frei, die dann über die Blutbahn in die Leber gelangen. In Anwesenheit von Kortisol stimulieren diese dort dann die Synthese von Akute-Phase-Proteinen, deren Konzentration in den nächsten Stunden auf das 1000–2000-Fache ansteigen kann. Einige von ihnen werden als Collectine bezeichnet und bilden innerhalb der Akute-Phase-Proteine eine eigene Gruppe, zu der das C-reaktive Protein (CRP) und das mannosebindende Lektin (MBL) gehören. Akute-Phase-Proteine haben im Rahmen der unspezifischen Immunantwort verschiedene Aufgaben (**Tab. 1.4**).

Bei der Serumelektrophorese, einer Laboruntersuchung, werden die Eiweiße des Blutserums aufgetrennt. Man unterscheidet folgende Fraktionen: Albumin, $\alpha_1$-, $\alpha_2$-, β- und γ-Globuline. Anhand von Abweichungen von der normalen Verteilung kann man Rückschlüsse auf mögliche Erkrankungen ziehen. Albumin bildet den mengenmäßig größten Anteil der Serumproteine. Es ist hauptverantwortlich für die Aufrechterhaltung des kolloidosmotischen Drucks und ein wichtiges Transportprotein, da durch die Bindung an Albumin wasserunlösliche Substanzen wasserlöslich gemacht werden können.

In den jeweiligen Fraktionen finden sich:

- **$\alpha_1$-Globulin**:
  - Transcortin (Transporteiweiß für Kortisol)
  - Transcobalamin (für Vitamin-$B_{12}$-Bindung)
  - Thyroxin-bindendes Globulin (Schilddrüsenhormon)
  - Bilirubintransporter (Gallefarbstoff)
  - Prothrombin (für Blutgerinnung)
  - Gc-Globulin (für Vitamin-D-Bindung)
- **$\alpha_2$-Globulin**:
  - Haptoglobin (für Hämoglobinbindung)
  - Coeruloplasmin (für Kupfertransport)
- **β-Globulin**:
  - lipidtransportierende β-Lipoproteine
  - Transferrin (für Eisentransport)
  - Fibrinogen (für Blutgerinnung, Wundheilung)
  - Hämopexin (für Bindung und Transport von Häm)
  - CRP
- **γ-Globulin**: Antikörper aller Klassen

**Tab. 1.4** Akute-Phase-Proteine und deren Aufgaben.

| Akute-Phase-Protein | Aufgaben |
|---|---|
| Fibrinogen | • Steigerung der Viskosität des Blutes im Entzündungsgebiet → leichteres Anhaften der Leukozyten am Endothel durch Verlangsamung des Blutflusses und Hemmung der Ausbreitung von Pathogenen in den Gefäßen |
| $\alpha_1$-Antitrypsin | • Neutralisierung der durch die Immunantwort im Entzündungsgebiet freigesetzten Proteasen (eiweißspaltende Enzyme) → Verminderung des Gewebeschadens |
| CRP | • Bindung an bestimmte Teile der Pathogene zur Opsonierung<br>• Aktivierung des Komplementsystems |
| Haptoglobin | • Schutz der Niere durch Bindung an freies Hämoglobin, das bei einer Entzündung freigesetzt wird und ohne diese Bindung nephrotoxisch wirken würde |
| Coeruloplasmin | • Hemmung von freien Sauerstoffradikalen (ROS) |
| Komplement C3 | • Bindung an bestimmte Teile der Pathogene zur Opsonierung<br>• Aktivierung des Komplementsystems |
| Mannose-bindendes Lektin (MBL) | • Komplementaktivierung |
| Plasminogen | • hält als Gegenspieler von Fibrin die Gerinnung im Entzündungsgebiet unter Kontrolle, damit es zu keiner Thrombose kommt |
| Ferritin (Transportprotein für Eisen) | • Bindung von Eisen bei einem Infekt, damit das Eisen, das die Erreger für ihr Wachstum benötigen, diesen nicht zur Verfügung steht (Cave: ein erhöhtes Ferritin im Blutbild, an dem man eigentlich den Zustand der Eisenspeicher abliest, kann bei einer Entzündung zu falschen Rückschlüssen führen) |
| Procalcitonin (PCT; Vorstufe des Nebenschilddüsenhormons Calcitonin) | • Anstieg speziell bei bakteriellen Infekten → zur Differenzierung zwischen bakteriellen und nicht bakteriellen Infektionen eingesetzt |
| Thrombopoetin | • vermehrte Bildung von Vorstufen der Thrombozyten im Knochenmark im Rahmen der Megakaryopoese (Bildung von Thrombozyten aus Stammzellen) |
| Hepcidin | • Hemmung des Eisentransporters Ferroportin, der Eisen aus der Nahrung aufnimmt, und damit der Eisenaufnahme während eines Infekts, da Bakterien Eisen für ihre Vermehrung benötigen |

## Antimikrobielle Peptide: zelluläre Selbstverteidigung und immunologisches Netzwerk

Antimikrobielle Peptide (AMP; **Tab. 1.5**) sind **antibiotisch wirkende Substanzen**, die von befallenen Körperzellen gebildet werden. Beim Menschen sind die bekanntesten **Lysozym, Defensine und Cathelicidin**, die eine breit gefächerte Wirkung gegen Bakterien, Pilze und behüllte Viren haben. Ihnen ist gemeinsam, dass sie die **Zellmembran bzw. Hülle der Erreger zerstören** und diese dadurch abtöten. Ihre maximal vernichtende Wirkung erhalten sie v. a. durch die Interaktion mit anderen körpereigenen Abwehrstoffen, z. B. Lactoferrin.

Eine weitere wichtige Funktion liegt in ihrer **immunmodulierenden Wirkung** während der Infektion. Einerseits optimieren sie die Wirkung von dendritischen Zellen und T-Lymphozyten, indem sie deren Fähigkeit verbessern, das Antigen zu neutralisieren. Andererseits bremsen sie die Heftigkeit der Immunantwort, indem sie z. B. an

**Tab. 1.5** Übersicht über die antimikrobiellen Peptide (AMP).

| AMP | Lokalisation | induzierbar | grampositive Keime | gramnegative Keime | Pilze bzw. Hefen | Viren |
|---|---|---|---|---|---|---|
| α-Defensine 1–4 | Granulozyten | nein | ++ | ++ | ++ | +++ |
| α-Defensine 5 und 6 | Panethzellen (im Darmepithel), Urogenitaltrakt | nein | ++ | +++ | + | + |
| β-Defensin 1 | Urogenitaltrakt | nein | - | ++ | ? | ? |
| β-Defensin 2 | Epithelien | ja | - | +++ | ++ | ++ |
| β-Defensin 3 | Epithelien | ja | +++ | +++ | +++ | +++ |
| β-Defensin 4 | Hoden | ja | + | + | ? | ? |
| β-Defensin-artige Dietide | Nebenhoden | nein | ? | + | ? | ? |
| Calprotectin | Granulozyten, Epithelien | ja | +++ | - | +++ | ? |
| Cathelizidine | Granulozyten, Epithelzellen | nein | ++ | ++ | ++ | ? |
| Lactoferrin | Drüsen, Sekrete, Granulozyten | nein | + | + | + | ? |
| Lysozym | Drüsen, Sekrete, Granulozyten | nein | ++ | ++ | ++ | ? |
| RNase-7 | Epithelien | ja | +++ | +++ | +++ | ? |
| Psoriasin | Epithelien | ja | + | +++ | ? | ? |

bakterielle LPS (Lipopolysaccharide, Oberflächenmerkmale bestimmter Bakterien) binden, und mildern so die Entzündungsreaktion. So schützen AMP auch vor einem septischen Schock während einer Infektion, der durch einen unkontrollierten LPS-Kontakt entstehen kann. Ein großer Vorteil gegenüber synthetisch hergestellten Antibiotika ist, dass bisher keinerlei Resistenzen gegen AMP bekannt sind.

Speziell die Wirkung von **Cathelicidin** hängt von aktivem Calcitriol (1,25$(OH)_2$-Vitamin-$D_3$) ab. Hier spielt weniger der Erregerkontakt eine Rolle (z. B. über Toll-like-Rezeptoren) als vielmehr die Anwesenheit und Aktivität von Vitamin D und dessen Wirkung auf den Vitamin-D-Rezeptor. Interessant dabei ist, dass Cathelicidin eine Schlüsselrolle bei den entzündlichen Schüben der Schuppenflechte (Psoriasis) spielt und dass die Behandlung dieser Patienten z. B. mit Vitamin-$D_3$-Analoga (Medikamenten, die in ihrer Wirkung Vitamin $D_3$ ähnlich sind, ohne die gefährliche Wirkung auf den Kalzium und Phosphathaushalt zu zeigen) zu einer Besserung der entzündlichen Situation bei dieser Autoimmunerkrankung der Haut führt.

## Zellen des inerten Immunsystems

Monozyten und Granulozyten zirkulieren im Blut, während sich Makrophagen, Mastzellen und dendritische Zellen im Gewebe befinden (**Tab. 1.6**). Granulozyten sind zusammen mit den Monozyten bzw. Makrophagen die „Landsknechte" des inerten Immunsystems. Sie kämpfen immer direkt an vorderster Front und binden an Antigene,

**Tab. 1.6** Zellen des inerten Immunsystems und ihre Funktionen.

| Zelle | Funktion |
|---|---|
| neutrophile Granulozyten | • gehören zusammen mit Makrophagen, Monozyten und dendritischen Zellen zu den Phagozyten (Fresszellen)<br>• migrieren vom Endothel in das betroffene Gewebe, phagozytieren dort Erreger und bilden beim Abbau von Gewebe Eiter<br>• bei bakteriellen Infekten relativer Anstieg von Neutrophilen bei relativem Absinken der Lymphozyten (Linksverschiebung) |
| basophile Granulozyten | • bilden bei Aktivierung u. a. Histamin, was die lokale Gefäßpermeabilität erhöht und dadurch zu lokaler Schwellung (Ödem) und Rötung führt<br>• migrieren ins Gewebe und siedeln sich dort als Mastzelle an<br>• als Mastzelle Beteiligung an der allergischen Typ-I-Sofortreaktion |
| eosinophile Granulozyten | • binden Histamin und dämpfen dadurch allergische Reaktionen<br>• wichtig bei der Bekämpfung von Parasiten<br>• sind in der Abheilungsphase bakterieller Infekte im Differenzialblutbild erhöht („Morgenröte der Heilung") |
| Mastzellen | • schütten bei einer Infektion lokal wirksame Gewebshormone aus, v. a. Heparin und Histamin<br>– Heparin vermindert die Blutgerinnung, was z. B. bei Schnittverletzungen sinnvoll ist (die Wunde blutet aus, wodurch eingedrungene Erreger ausgespült werden)<br>– Histamin erhöht lokal die Gefäßpermeabilität und damit die Durchblutung, wodurch angelockte Immunzellen schneller ins betroffene Gebiet vordringen können |
| Makrophagen (große Fresszellen) | • werden als Monozyten bezeichnet, wenn sie sich im Blut befinden<br>• befinden sich in den Geweben und phagozytieren alle Arten von Antigenen<br>• Antigenpräsentation |
| Monozyten | • wandern ins Gewebe und werden dort zu Makrophagen |
| dendritische Zellen | • überwachen permanent das Gewebe, durch das sie ständig patrouillieren<br>• aktivieren nach Kontakt mit Fremdantigen die adaptive Immunabwehr als antigenpräsentierende Zellen |
| NK-Zellen | • erkennen Körperzellen, die mit einem Virus befallen bzw. maligne entartet sind |

um sie zu zerstören, oder fressen diese einfach auf. Die eosinophilen Granulozyten haben eine Sonderaufgabe: Sie räumen das Schlachtfeld nach einer durchgemachten Infektion gründlich auf und leiten so die Gewebsheilung ein.

## Dendritische Zellen

Dendritische Zellen sind die wichtigsten **antigenpräsentierende Zellen** (APC) des inerten Immunsystems. Morphologisch handelt es sich um große, unförmige Zellkörper mit langen zytoplasmatischen Ausläufern (Dendriten), mit denen sie zwischen den T-Zellen ein verzweigtes Netzwerk bilden. Sie können ein weitaus größeres Spektrum an Antigenen aufnehmen bzw. präsentieren als Makrophagen oder Monozyten. Außerdem verfügen sie über spezielle Rezeptoren, mit denen sie Antigene so effizient aufnehmen, dass sie diese sogar noch im Bereich von Pico- bzw. Nanomol präsentieren, während alle anderen APC dazu nur im mikromolaren Bereich in der Lage sind.

Dendritische Zellen, die zwar Antigene aufgenommen, aber diese noch nicht präsentiert haben, werden als unreife dendritische Zellen bezeichnet. Nachdem sie in die sekundären lymphatischen Organe (Lymphknoten, Milz, Tonsillen, mukosaassoziierte Lymphfollikel im Darm) ausgewandert sind, um dort ihre Antigene zu präsentieren, sind sie „gereift" und heißen reife dendritische Zellen.

Neben der Vermittlung von Immunität durch Präsentation von Antigenen spielen dendritische Zellen ebenfalls bei der Aufrechterhaltung der **immunologischen Toleranz** eine Rolle.

## Natürliche Killerzellen

Die natürlichen Killerzellen (NK-Zellen) gehören ebenfalls zum angeborenen Immunsystem. Sie patrouillieren durch die Gewebe und sind in der Lage, Fremdantigene nicht nur zu erkennen, sondern auch sehr effizient zu vernichten. Neben der Identifikation von Viren besteht eine ihrer Hauptaufgaben darin, Tumorzellen zu erkennen und zu zerstören. NK-Zellen nutzen zur Identifikation fremder Strukturen einen Mechanismus, der als „fehlendes Selbst" (Missing Self) bezeichnet wird. Das funktioniert wie folgt: Auf nahezu allen gesunden Zellen des Köpers finden sich MHC-I-Moleküle, die man sich wie einen Ausweis vorstellen kann, anhand dessen die T-Lymphozyten erkennen können, ob es sich um eine körpereigene Zelle handelt. Ist das MHC-I-Molekül verändert, kann das dazu führen, dass der T-Lymphozyt erkennt, dass in dieser Zelle eine virale Infektion stattgefunden hat. Allerdings können diese Oberflächenmerkmale bei viralen Infektionen, aber auch im Rahmen der Tumorentstehung, verloren gehen. Dies führt dann dazu, dass die T-Lymphozyten nicht erkennen können, dass in der Zelle eine pathologische Veränderung bzw. ein viraler Befall stattgefunden hat, weswegen diese Zelle dann auch nicht angegriffen wird. NK-Zellen sind aber in der Lage, dies zu bemerken und eine Immunantwort gegen die betroffene Struktur einzuleiten. Warum die MHC-I-Moleküle verloren gehen, ist noch nicht völlig erforscht, man vermutet, dass sich virusinfizierte bzw. Tumorzellen auf diese Weise davor schützen, als solche erkannt zu werden.

Aktuelle Forschungen einer Arbeitsgruppe des Deutschen Krebsforschungsinstituts (DKFZ) beschreiben einen Subtyp von NK-Zellen, der Peptidantigene erkennen kann, die auf der Zelloberfläche präsentiert werden. Kommt es häufiger zu Kontakt mit diesen Antigenen, dann reagiert die NK-Zelle viel stärker auf die präsentierten Antigene und eliminiert die Zellen, auf denen diese präsentiert werden, wesentlich effizienter. Die Wissenschaftler sprechen in diesem Zusammenhang von einer Art „immunologischer Konditionierung".

## Antigenerkennung

Für die Erkennung des Erregers, also der Unterscheidung zwischen fremd und körpereigen, nutzen v. a. Makrophagen, neutrophile Granulozyten und NK-Zellen verschiedene unveränderliche Merkmale der Erreger. Diese werden als **pathogenassoziierte molekulare Muster** (PAMPs) bezeichnet. Das angeborene Immunsystem stützt sich bei der Feinderkennung also auf ganz typische **Merkmale von Keimen**, an denen diese schnell und v.a. sicher zu erkennen sind. Diese Merkmale können sich auf der Zelloberfläche von Erregern befinden, es gibt aber auch Erkennungssysteme für intrazellulären Keimbefall und solche für lösliche Merkmale.

Bei Bakterien handelt es sich bei den PAMPs häufig um Lipopolysaccharide (chemische Verbindungen aus Zuckern und Fetten in gramnegativen Bakterien), Flagelline (Hauptbestandteil der Geißel, mit denen sich Bakterien fortbewegen) oder Peptidoglykane (Biopolymer aus Zuckern und Eiweißen, Bestandteil der Zellwand vieler Bakterienarten). Viren werden über virusspezifische DNA- bzw. RNA-Muster erkannt, Pilze über typische Komponenten ihrer Zellwand, die als Chitine bezeichnet werden.

## Feinderkennung: PRR

Um **PAMPs erkennen** zu können, verfügen neutrophile Granulozyten, Makrophagen und NK-Zellen über spezielle Rezeptoren an ihrer Zelloberfläche, die Membranrezeptoren oder **PRRs** (Pattern Recognition Receptors, mustererkennende Rezeptoren). Man kann sich die PRRs wie Außenantennen vorstellen, die auf die Erkennung bestimmter Gefahren geeicht sind. Kommt es zu einem Kontakt zwischen dem PRR und einem passenden Gegenstück, z.B. auf einem Erreger, dann verbinden sich diese beiden miteinander. Physikalisch gesehen verläuft diese Bindung über schwache physikalische Wechselwirkungen zwischen Atomen und Molekülen, die als Van-der-Waals-Kräfte bezeichnet werden und zu einer ge-

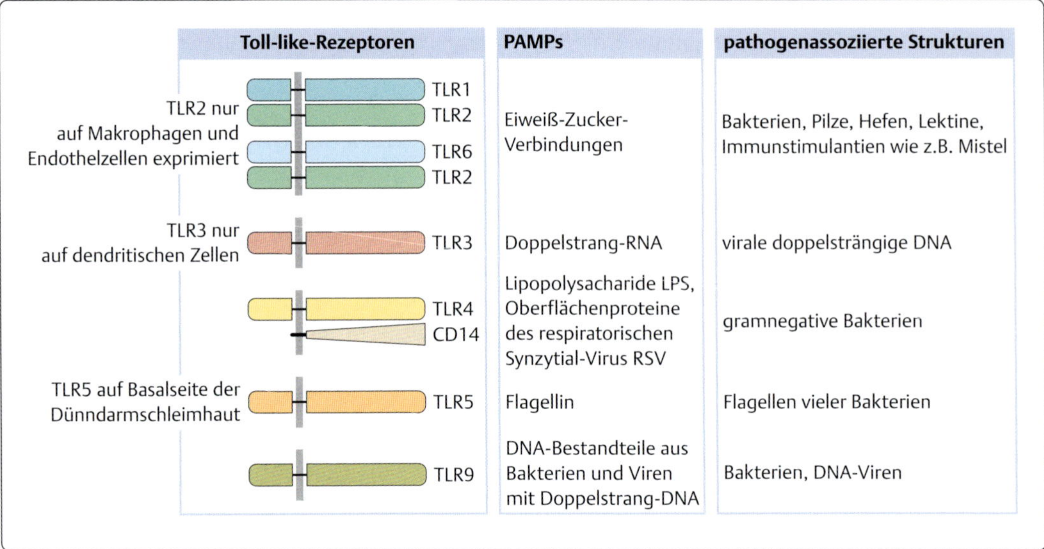


**Abb. 1.2** Toll-like-Rezeptoren sind Erkennungsstrukturen von Fremdmolekülen (PAMPs).

genseitigen Anziehung führen. Bindet ein Rezeptor an einen passenden Bindungspartner, also ein PAMP, wird dieser auch als **Ligand** bezeichnet. Liganden binden an Rezeptoren und lösen dadurch eine Reaktion in der Zelle aus.

Die Immunzelle hat also einen Erreger aufgrund der Bindung eines PRR an einen Liganden erkannt und dies löst in der Zelle eine **Immunantwort** aus. Dazu werden im Genom der Immunzelle bestimmte Mechanismen aktiviert. Die intrazelluläre Reaktion auf ein Signal von außen wird als **Signaltransduktion** bezeichnet (Umwandlung eines extrazellulären Signals in eine intrazelluläre Reaktion).

## Beispiel für Oberflächen-PRR: Toll-like-Rezeptoren (TLRs)

Toll-like-Rezeptoren (TLRs) wurden ursprünglich in der Fruchtfliege Drosophila melanogaster entdeckt. Exemplare dieser Fruchtfliege, die keine solchen Rezeptoren besaßen, waren sehr anfällig gegenüber Pilzbefall. Aufgrund dieser Beobachtung begann man, gezielt nach solchen Rezeptoren in Säugetierzellen zu suchen. Mitte der 1990er-Jahre entdeckten japanische Wissenschaftler den ersten menschlichen TLR. 1997 konnten Janeway und Medzhitov nachweisen, dass TLRs nach ihrer Bindung an einen Liganden bestimmte Gene aktivieren, die dann eine Antwort des angeborenen Immunsystems auslösen.

Toll-like-Rezeptoren sind die größte Familie der PRRs und finden sich sowohl auf Abwehrzellen wie Granulozyten, Monozyten, Makrophagen und dendritischen Zellen, als auch auf Epithelzellen oder Fibroblasten (**Abb. 1.2**). Im Lauf der Jahre wurden verschiedene TLRs entdeckt. Sie binden u. a. an bakterielle und virale Strukturen, aber auch an Pilze, Lektine und pflanzliche Immunmodulatoren.

TLRs können auch in die Pathogenese **autoimmuner Prozesse** involviert sein, und zwar, wenn sie quasi zweckwidrig von Autoantigenen aktiviert werden. Dies kann z. B. im Rahmen einer viralen Infektion geschehen, bei der TLRs, die auf die Detektion viraler DNA bzw. RNA spezialisiert sind, auch Teile der DNA der Wirtszelle als feindlich erkennen.

Es gibt im Kontext zwischen TLRs und Autoimmunität eine Theorie, die auf den US-amerikanischen Herzchirurgen Steven R. Gundry zurückgeht. Die TLRs sind evolutionär gesehen sehr alt. Die Gattung Homo sapiens erschien wahrscheinlich vor 2 Millionen Jahren auf diesem Planeten und ihr Immunsystem nutzte diese Art von

PRR zur Erkennung von Antigenen. Der Mensch lebte als Nomade in Familien oder Gruppen und ernährte sich vorwiegend von Pflanzen, Obst und Nüssen und hatte ab und zu das Glück, Fleisch von gejagten Tieren essen zu können. Seit etwa 10000 Jahren ist er sesshaft und begann erst mit dem Beginn des Ackerbaus, sich regelmäßig von Getreide und der Milch domestizierter Tiere zu ernähren. Getreide enthält eine Vielzahl verschiedener Aminozucker, die biochemisch als Lektine bezeichnet werden, und die der Pflanze als Schutz vor Fressfeinden dienen. Laut Gundry kann es hier zu Kreuzreaktionen kommen, indem bestimmte TLRs, v. a. der TLR4, auch auf Lektine reagieren und an diese binden. Dies führt zu einem vermehrten immunologischen Stress, da die Abwehrmechanismen mehr oder weniger ständig auf eine feindliche Bedrohung reagieren, die im Grunde gar nicht besteht. Gundrys Theorie wird durch das Ergebnis einer Studie aus dem Jahr 2017 bestätigt, in der nachgewiesen wurde, dass TLR4 an typische Bestandteile von modernen Kulturweizen bindet, die als Amylase-Trypsin-Inhibitoren (ATI) (S. 253) bezeichnet werden. Eine Studie, die 5 Jahre vorher publiziert wurde, zeigt, dass ATI an TLR4 binden und damit eine Entzündungsreaktion im Dünndarm auslösen können, und zwar sowohl bei Menschen, die an Zöliakie leiden, als auch bei Gesunden.

Neuere Forschungen haben aber auch gezeigt, dass es PRR gibt, mit denen das Immunsystem körpereigene Zellen identifizieren kann. Diese werden als Siglecs bezeichnet (Sialic acid-binding immunglobuline-type lectins). Siglecs finden sich allerdings nicht nur auf der Oberfläche von Immunzellen des angeborenen, sondern auch auf solchen des adaptiven Immunsystems, v. a. auf B-Lymphozyten. Sie sind in den letzten Jahren zunehmend in den Fokus der Forschung rund um Autoimmunerkrankungen (S. 251) gerückt.

Zur den **PRR** gehören folgende **Untergruppen**:

- **lösliche PRR: Mannose-bindendes Lektin** (MBL) gehört zu den Akute-Phase-Proteinen und liegt gelöst im Blut vor. Es hat eine große Affinität zu bestimmten Kohlenhydratverbindungen (Mannose und N-Acetylglukosamin), die sich auf zahlreichen Protozoen, Pilzen, Bakterien und Viren befinden. Wenn es an den jeweiligen Erreger gebunden hat, aktiviert es das Komplementsystem.
- **Oberflächen-PRR:**
  - **Scavenger-Rezeptoren** werden auch als Fress-Rezeptoren bezeichnet, weil sie die Endozytose funktionsloser oder toxischer Komponenten induzieren, die sich in extrazellulären Flüssigkeiten befinden
  - **C-Typ-Lektin-Rezeptoren** erkennen spezifische Kohlenhydratstrukturen, wie Mannose-, Glukose- oder Fruktosereste, und leiten daraufhin verschiedene immunologische Signalprozesse ein, u. a. aktivieren sie den Transkriptionsfaktor NF-κB
  - **TLR**
  - **Siglecs**
- **intrazelluläre PRR** befinden sich innerhalb der Körperzellen im Zytosol und binden dort an bereits in die Zelle eingedrungene Viren, indem sie Teile deren spezifischer RNA bzw. DNA erkennen
  - **NOD-like-Rezeptoren** Die wichtigsten sind Inflammasome (Proteinkomplexe, die aus einem NOD-like-Rezeptor als Sensoreinheit, einem Adapterprotein zum Binden einer Caspase und der Caspase (S. 44) selbst bestehen, deren Aufgabe die Aktivierung proinflammatorischer Zytokine ist. Bei der Pathogenese der Schuppenflechte (Psoriasis) wird als mögliche Ursache das Inflammasom AIM2 diskutiert, das auf die Erkennung intrazellulärer viraler DNA spezialisiert ist und dabei Interleukin-1b aktiviert, ein wichtiges proinflammatorisches Zytokin. In menschlichen Körperzellen befindet sich die DNA normalerweise ausschließlich im Zellkern. AIM2 reagiert irrtümlich auf die eigene menschliche DNA, weil es diese an einem Ort vorfindet, an dem es normalerweise nur virale DNA erwarten würde: Im Zytosol von Keratinozyten.
  - **RIG-I-ähnliche Proteine** (Retinoic Acid Inducible Gene) spielen bei der Erkennung von RNA-Viren eine wichtige Rolle, u. a. von Hepatitis-C- und Influenza-Viren

## 1.2.6 Adaptives Immunsystem

Das Wort „adaptieren“ bedeutet „anpassen“ und das ist der wichtigste Unterschied zum inerten Immunsystem: Der Mechanismus, mit dem „fremd“ und „nicht fremd“ erkannt wird. Während das angeborene Immunsystem selbstständig bestimmte Oberflächenmerkmale an Zellen untersucht und aufgrund des Ergebnisses bestimmt, ob eine Immunantwort erfolgen soll oder nicht, benötigt das adaptive Immunsystem spezifische Informationen dafür.

Ein gutes Beispiel dafür ist der Unterschied zwischen einem Streifenpolizisten und einem Zielfahnder. Der Streifenpolizist (Makrophage, dendritische Zelle) kontrolliert ein bestimmtes Gebiet und achtet darauf, ob ihm etwas verdächtig vorkommt (z. B. ein offenes Fenster mit einer Leiter davor). Erkennt er ein pathogenes Muster, z. B. einen maskierten Einbrecher (PAMP eines Bakteriums), der gerade über die Leiter sein Diebesgut in Sicherheit bringen will, dann greift er in das Geschehen ein. Er versucht, den Einbrecher zu verhaften, alarmiert weitere Kollegen (weitere Immunzellen) und informiert das Polizeipräsidium (schaltet auch das adaptive Immunsystem ein).

Der Zielfahnder (T-Lymphozyt) hat eine ganz andere Aufgabe. Er streift nicht einfach durch ein Gebiet und kontrolliert, ob alles in Ordnung ist. Stattdessen hat er den Auftrag, eine ganz bestimmte Zielperson (ein Antigen, gegen das er vorher sensibilisiert wurde) zu suchen. Dafür hat er vorher spezifische Informationen zur gesuchten Person erhalten, die meistens vorher von Streifenpolizisten (Makrophagen, dendritische Zellen) gesammelt wurden. Damit wird sichergestellt, dass sich seine Tätigkeit ausschließlich auf die gesuchte Zielperson konzentriert und nicht aus Versehen ein Unschuldiger in das Visier der Ermittlungen gerät. Findet er die gesuchte Person, dann schlägt er sofort zu.

### Unterschiede zwischen inertem und adaptivem Immunsystem

Das adaptive Immunsystem benötigt für seine Aktivierung eindeutige Informationen, bevor es tätig werden kann. Diese werden auch als Signale bezeichnet und dazu gehört z. B. eine **spezifische Antigeninformation**. Ein weiterer Unterschied besteht darin, dass das adaptive Immunsystem aus jeder Auseinandersetzung lernt. Es ist in der Lage, die wichtigsten Informationen zu einem Erreger in **Gedächtniszellen** (Memory Cells) zu speichern. Kommt es erneut zu einem Erregerkontakt, dann kann das adaptive Immunsystem diesmal schnell und gezielt in das Geschehen eingreifen und die eingedrungenen Erreger vernichten. Das spart Zeit und sichert somit einen Überlebensvorteil gegenüber Erregern, die sich schnell vermehren.

### Einteilung des adaptiven Immunsystems nach Oberflächenmerkmalen

Die Zellen des adaptiven Immunsystems (**Abb. 1.3**) tragen verschiedene **Oberflächenmerkmale**. Diese werden mit dem Begriff **CD** (Cluster of Differentiation) bezeichnet, was man sinngemäß mit „Unterscheidungsmuster“ übersetzen könnte. Anhand dieser unterscheidet man zwischen Immunzellen, die entweder Antigene vernichten (**zytotoxische T-Zellen**), bei der immunologischen Reaktion eine regulierende Funktion haben (**T-Helferzellen, regulatorische T-Zellen**) oder Antikörper produzieren (**B-Lymphozyten**). Auch alle anderen Zellen des adaptiven Immunsystems, z. B. die Gedächtniszellen, werden nach einem spezifischen CD-Oberflächenmerkmal unterschieden. Die CD-Nomenklatur umfasst derzeit ca. 300 verschiedene Cluster.

Wichtige Zellen des adaptiven Immunsystems und deren Aufgaben sind:

- **zytotoxische T-Zellen** (CD8): Vernichtung von Antigenen
- **T-Helferzellen** (CD4): Einleitung bzw. Regulation einer Immunantwort durch die Produktion von Immunbotenstoffen (Zytokinen)
  - **TH1-Zellen** (entstehen durch vermehrte Bildung von IL-12 durch Makrophagen): Induktion der zellulären Immunantwort, v. a. durch die Sekretion von IFN-γ und IL-2
  - **TH2-Zellen** (entstehen durch vermehrte Bildung von IL-4 durch Makrophagen): Induktion der humoralen Immunantwort, v. a.

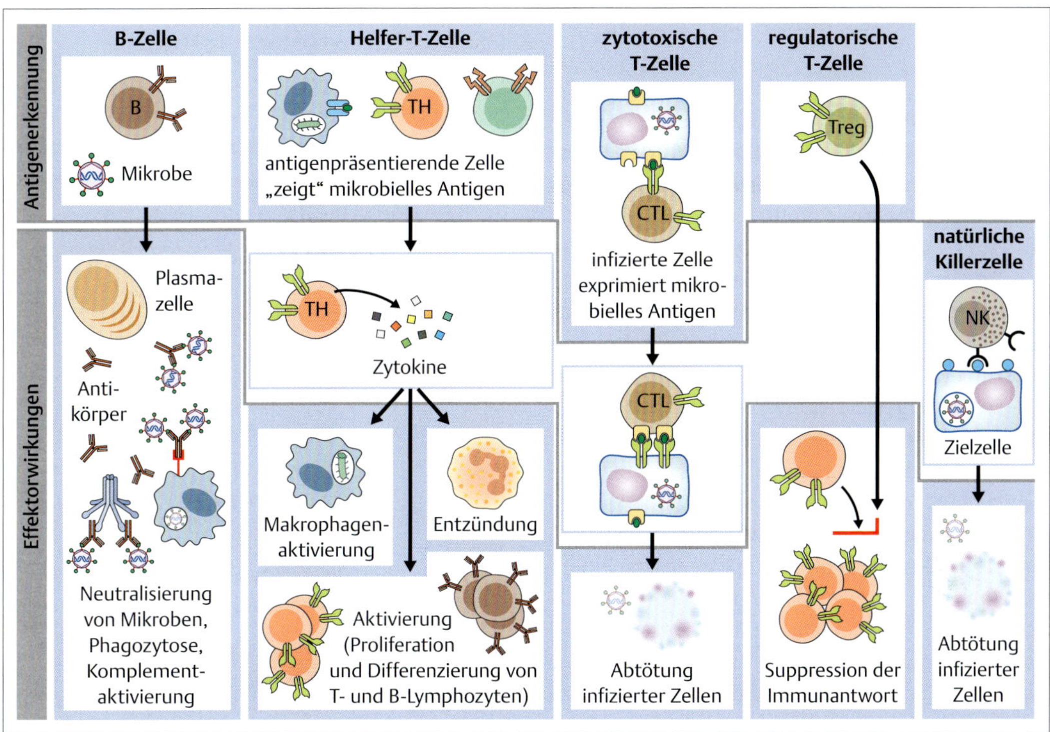


**Abb. 1.3** Lymphozytenklassen und ihre Funktion.

durch die Sekretion von IL-10 und Transforming Growth Faktor β (TGF-β)

- **TH17-Zellen** (CCR6, CCR4 u. a.): Aktivierung neutrophiler Granulozyten, wichtige Schlüsselfunktion bei Autoimmunerkrankungen
- **regulatorische T-Zellen** ($CD4^+$–$CD25^+$ u. a.): Regulation immunologischer Vorgänge, verfügen über verschiedene Immunbotenstoffe

- **B-Lymphozyten** (CD19) bzw. Plasmazellen (CD26, CD28 u. a.): Produktion von Antikörpern, Antigenpräsentation
- **B-Gedächtniszellen** ($CD19^+$, $CD27^+$ u. a.): Immungedächtnis
- **T-Gedächtniszellen** (CD40, RO u. a.): Immungedächtnis

## Histokompatibilitätskomplex: Freund oder Feind?

Für die T-Lymphozyten, aber auch für die NK-Zellen, spielt der Haupthistokompatibilitätskomplex (Major Histocompatibility Complex, MHC) eine zentrale Rolle. Mit diesem Begriff wird eine Gruppe von Genen bezeichnet, die sich beim Menschen auf dem kurzen Arm von Chromosom 6 befindet und deren Aufgabe die Codierung von Proteinen für die **Immunerkennung** ist. Diese speziellen Eiweißstrukturen, die als MHC-Immunkomplexe bezeichnet werden, befinden sich auf der Oberfläche von fast allen Körperzellen. Man kann sie sich als eine Art „Betriebsausweis" vorstellen, anhand dessen erkannt wird, ob eine Zelle körpereigen ist oder ob es sich um eine fremde und damit feindliche Zelle handelt. Zu diesem Zweck präsentieren MHC-Moleküle auf ihrer Oberfläche Eiweißbestandteile aus dem Inneren der Zelle.

Auch bei Veränderungen innerhalb der Zelle, z. B. bei intrazellulärem Virusbefall, verändern sich die MCH-Moleküle auf der Zellmembran und das Immunsystem kann daran erkennen, dass die Zelle erkrankt ist und zerstört werden muss. Da die ersten MHC-Immunkomplexe zuerst auf Leukozyten nachgewiesen werden konnten, hat man sie HLA-System genannt (Human Leucocyte Antigen). Man kann 2 MHC-Komplexe voneinander unterscheiden: den MHC-I- und den MHC-II-Komplex.

## MHC-I-Komplex

Der MHC-I-Komplex befindet sich auf den Oberflächen von allen **kernhaltigen Körperzellen** außer den Trophoblasten (Zellschicht zur Ernährung des Embryos während der Schwangerschaft) und den Erythrozyten (kernlos). Seine Hauptaufgabe ist die **Präsentation** von Eiweißbestandteilen aus dem Inneren der Zelle, die als **antigene Peptide** bezeichnet werden und quasi ein Abbild der in den Zellen hergestellten Eiweiße sind (**Abb. 1.4** A). Dadurch signalisiert die Zelle, dass ihr Stoffwechsel ordnungsgemäß abläuft und dass es sich bei ihr um eine **gesunde Zelle** handelt. Da dies im Grunde permanent abläuft, hat das Immunsystem eine stetige Kontrolle über mögliche intrazelluläre Infektionen, v. a. mit Viren.

Bei einer viralen Infektion bzw. bei der Umwandlung von einer gesunden in eine Tumorzelle verändern sich die Proteinstrukturen auf dem MHC-I-Komplex. In der Folge kommt es dazu, dass die NK-Zellen bzw. die zytotoxischen T-Zellen (T-Killerzellen) dies erkennen und die betroffene Zelle zerstören. Bei manchen Virusinfektionen bzw. Tumorerkrankungen kann es dazu kommen, dass keine MHC-Moleküle ausgebildet werden, was einen Schutz vor der Erkennung durch zytotoxische T-Zellen darstellt. In diesem Fall schützt sich der Körper, indem die NK-Zellen diesen Zustand erkennen („missing self") und die betroffene Zelle vernichten.

## MHC-II-Komplex

Wenn es zu einem Kontakt zwischen Erregern und bestimmten Abwehrzellen des angeborenen Immunsystems kommt, werden die Erreger zunächst phagozytiert und deren Eiweißstrukturen innerhalb der Abwehrzelle mittels eiweißspaltender Enzyme (Proteasen) zu einfachen Eiweißbausteinen (Peptiden) abgebaut. Diese stellen **erregerspezifische Informationen** dar, die auf der Zelloberfläche als MHC-II-Komplex präsentiert werden (**Abb. 1.4** B). Nicht jede Immunzelle ist in der Lage, diese Aufgabe zu erfüllen, weshalb sie auch als **antigenpräsentierende Zellen** (Antigen Presenting Cells, APC) bezeichnet werden.

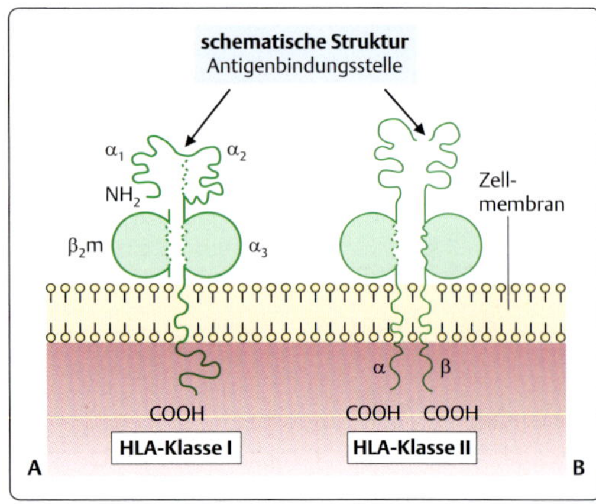


**Abb. 1.4** Histokompatibilitätskomplexe. (Quelle: Voll R, Lamprecht P, Warnatz K et al. HLA-Struktur. In: Blum H, Müller-Wieland D, Hrsg. Klinische Pathophysiologie. 11., unveränderte Auflage. Stuttgart: Thieme; 2020. doi:10.1055/b000000121; basierend auf: Bjorkman PJ, Saper MA, Samraoui B et al. Structure of the human class I histocompatibility antigen HLA-A2. Nature 1987; 329: 506–512 und Brown JH, Jardetzky TS, Gorga JC et al. The three-dimensional structure of the human class II histocompatibility antigen HLA-DR1. Nature 1993; 364: 33–39)

**A** MHC-I-Komplex: Die antigenen Peptide befinden sich in der Grube zwischen der $\alpha_1$- und der $\alpha_2$-Untereinheit.

**B** MHC-II-Komplex: Die antigenen Peptide befinden sich in der Grube zwischen der $\alpha_1$- und der $\beta_1$-Untereinheit.

Zu den APC gehören hauptsächlich **dendritische Zellen** und **Makrophagen**, aber auch **Monozyten, B-Lymphozyten** und Epithelzellen der Thymusdrüse. Sie geben Informationen über erregerspezifische Oberflächenmerkmale mittels MHC-II-Komplex auf ihrer Oberfläche an T-Helferzellen weiter.

# Immunologische Toleranz

Die Fähigkeit einer **ausbleibenden oder stark verminderten Reaktion** des Immunsystems wird Selbsttoleranz oder immunologische Toleranz genannt. Das aktuelle wissenschaftliche Modell der Selbsttoleranz beruht auf der Theorie der **klonalen Deletion** des Mikrobiologen Joshua Lederberg (1925–2008). Danach lernen die unreifen T-Zellen (Thymozyten) im Rahmen der Selektion, dass sie nicht an einen unveränderten MHC-I-Komplex binden, sondern nur an solche mit Veränderungen bei den auf dem MHC-I-Komplex präsentierten Peptiden, was auf das Vorliegen einer viralen Infektion der Zelle hindeutet. Dieser Mechanismus ist essenziell dafür, dass das Immunsystem nicht irrtümlich gesunde Zellen angreift.

**Merke**

Selbsttoleranz kann auf 2 Wegen induziert werden:

- zentral in der Thymusdrüse
- peripher in den sekundären lymphatischen Organen wie Milz, Tonsillen, Lymphknoten, mukosaassoziierten Lymphfollikeln im Darm

## Zentrale Toleranz

**Unreife Thymozyten**, also Vorstufen von T-Lymphozyten, die noch keine spezifische Ausrichtung als Abwehrzelle haben, werden im **Thymus** zu reifen Lymphozyten, indem sie einen positiven oder negativen Deletionsprozess durchlaufen (lat. delere = vernichten) (**Abb. 1.5**).

Bei der **positiven Deletion** werden den Thymozyten im Thymusepithel mittels MCH-Molekülen körpereigene Peptide präsentiert. Dabei überleben nur diejenigen Thymozyten, welche die MCH-I- oder MHC-II-Moleküle erkennen können und dabei mit mittlerer Affinität an sie binden. Bindet ein T-Lymphozyt überhaupt nicht an das MCH-I-Molekül, dann ist er nicht imstande, diese körpereigene Struktur zu erkennen und somit nutzlos. Diese Zellen bekommen im weiteren Reifungsprozess kein Überlebenssignal und gehen zugrunde.

Bei der **negativen Deletion** geht es darum, dass der Thymozyt an keine Selbstpeptidkomplexe bindet. In diesem Fall würde diese Reaktion bei einer reifen T-Zelle zu einer Autoimmunreaktion führen und der Thymozyt würde durch Apoptose getötet werden. So überleben letztlich nur T-Zellen, welche die spezifischen körpereigenen MHC-I-Moleküle erkennen können, aber nicht mit körpereigenen Peptiden reagieren. Tatsächlich schaffen das nur 1–2 % der Thymozyten und entwickeln sich zu zytotoxischen T-Zellen und T-Helferzellen.

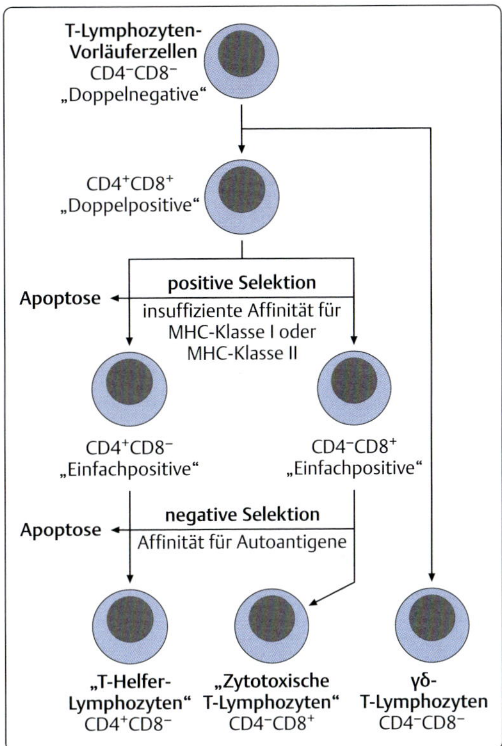


**Abb. 1.5** Reifung von T-Lymphozyten im Thymus. (Quelle: Trautmann A, Kleine-Tebbe J. T-Lymphozyten. In: Trautmann A, Kleine-Tebbe J, Hrsg. Allergologie in Klinik und Praxis. 3., vollständig überarbeitete Auflage. Stuttgart: Thieme; 2017)

## Periphere Toleranz

Neben der zentralen Induktion der autologen Toleranz im Thymus existieren auch Mechanismen in der Peripherie, die in den **sekundären lymphatischen Organen** stattfinden. Dabei spielen die **dendritischen Zellen** eine wesentliche Rolle. Neben der Aufnahme von Antigenen sammeln diese Zellen des angeborenen Immunsystems auch körpereigene Proteine, die aus dem allgemeinen Umbau der Zellen stammen. Diese werden in den lymphatischen Organen den T-Zellen präsentiert. Es kommt dadurch aber nicht zu einer autoimmunen Reaktion, sondern stattdessen werden **T-Zellen**, die sich **gegen körpereigene Proteine** sensibilisiert haben, **abgeschaltet** (Anergie) bzw. **sterben ab** (Apoptose). Zusätzlich bilden sich bestimmte Formen von T-Zellen, sog. regulatorische

T-Zellen (Treg), denen eine Schlüsselrolle bei der Selbsttoleranz zukommt.

Ein weiterer Mechanismus, mit dem die dendritischen Zellen die Aktivität von T-Zellen beeinflussen, ist die Fähigkeit, die essenzielle Aminosäure **Tryptophan enzymatisch abzubauen**. Tryptophan wird für die Proliferation der T-Zellen benötigt. Dendritische Zellen bauen diese Aminosäure mittels des Enzyms Indolamin-2,3-Dioxygenase (IDO) ab, sodass sie nicht mehr bzw. nicht mehr in ausreichendem Maß für die T-Zell-Proliferation zur Verfügung steht. Einmal in ihrer Proliferation gehemmt, ist es kaum noch möglich, diese wieder zu restimulieren. Auf diese Weise sind dendritische Zellen in der Lage, autoreaktive T-Zellen zu inaktivieren. Dieser Effekt zeigt sich auch bei B-Lymphozyten und NK-Zellen, allerdings wirkt sich die Tryptophandepletion nicht auf die Aktivität der dendritischen Zellen aus.

### Dendritische Zellen: wichtige Immunregulatoren

Dendritischen Zellen (DC) kommen im Immunsystem 2 grundlegende Aufgaben zu, die sich diametral voneinander unterscheiden: **Immunität und (Selbst-)Toleranz**. Verschiedene Faktoren können DC im Rahmen der Antigenaufnahme aktivieren, z. B. virale RNA oder bakterielle Lipopolysaccharide (LPS), die über entsprechende Toll-like-Rezeptoren zu einer Aktivierung der DC führen. Im weiteren Verlauf präsentiert dann die aktivierte DC ihre Antigene und es kommt zu einer immunologischen Reaktion. Diskutiert wird, ob es Unterschiede in der Art der Aktivierung der DC gibt, die dann zur (Selbst-)Toleranz führen, z. B. durch voll differenzierte, aber nicht aktivierte DC. In einem anderen Modell werden unreife DC diskutiert, die über die Expression von IL-10 und TGF-β die Bildung von Treg-Zellen anregen.

## Differenzierung von T-Helferzellen

Prinzipiell entstehen alle Lymphozyten im Knochenmark. Dort wandern sie aus und erhalten ihre spezifische Prägung in den primären lymphatischen Organen, also der Thymusdrüse und im Knochenmark. T-Zellen werden im Thymus ausgebildet. In ihrem Genom befinden sich alle Informationen, um in zytotoxische T-Zellen oder T-Helferzellen zu transformieren. Stellen Sie sich einen Abiturienten vor, der nach seinem Schulabschluss viele Möglichkeiten für eine Berufsausbildung hat. Er könnte z. B. Jurist, Kaufmann oder Architekt werden, hat sich im Moment aber noch nicht entschieden. Nun kommt es zu einem „zündenden Funken" und er entschließt sich für eine ganz bestimmte Ausbildung. Bei den naiven T-Zellen besteht dieser aus Zellbotenstoffen (Zytokinen), die von antigenpräsentierenden Zellen (APC) ausgeschüttet werden.

Zum einen präsentieren die APC auf **MHC-I-Molekülen** Antigenfragmente (Peptide) von intrazellulären Antigenen **CD8-positiven T-Lymphozyten**. Zum anderen phagozytieren APC extrazelluläre Antigene, verstoffwechseln sie zu Peptiden und präsentieren diese auf **MHC-II-Molekülen CD4-positiven T-Lymphozyten** (**Abb. 1.6**). Durch die Präsentation der Peptide kommt es zur Aktivierung, also klonalen Expansion und Differenzierung der T-Zellen.

Aus **T-CD4** werden unter dem Einfluss von IL-2 **TH0-Zellen**. Wenn es sich um einen intrazellulären Erreger (Viren, bestimmte Bakterien) handelt, wird durch die Einwirkung bakterieller Endotoxine auf Monozyten vermehrt **IL-12** produziert, wodurch sich aus TH0-Zellen **TH1-Helfer-Zellen** entwickeln, weil diese nun für den aktuellen Erregerkontakt benötigt werden. Durch die Einwirkung von TH1-Helfer-Zellen können zytotoxische T-Zellen bzw. deren TCR an die befallenen Zellen binden und diese zerstören. Bei extrazellulärem Erregerkontakt kommt es vermehrt zur Produktion von **IL-4**, was dann dazu führt, dass vermehrt **TH2-Helfer-Zellen** gebildet werden. Je nachdem, ob es sich also um eine IL-12 oder IL-4 vermittelte Signalübertragung handelt, wird in der TH0-Zelle ein bestimmter **Transkriptionsfaktor** aktiviert. Transkriptionsfaktoren sind Proteine, welche die RNA-Polymerase dazu veranlassen, bestimmte Genabschnitte abzulesen und damit zu aktivieren. Durch IL-12 wird der Transkriptionsfaktor T-bet aktiviert und es erfolgt die Umwandlung in eine TH1-Helfer-Zelle, während IL-4 durch Aktivierung

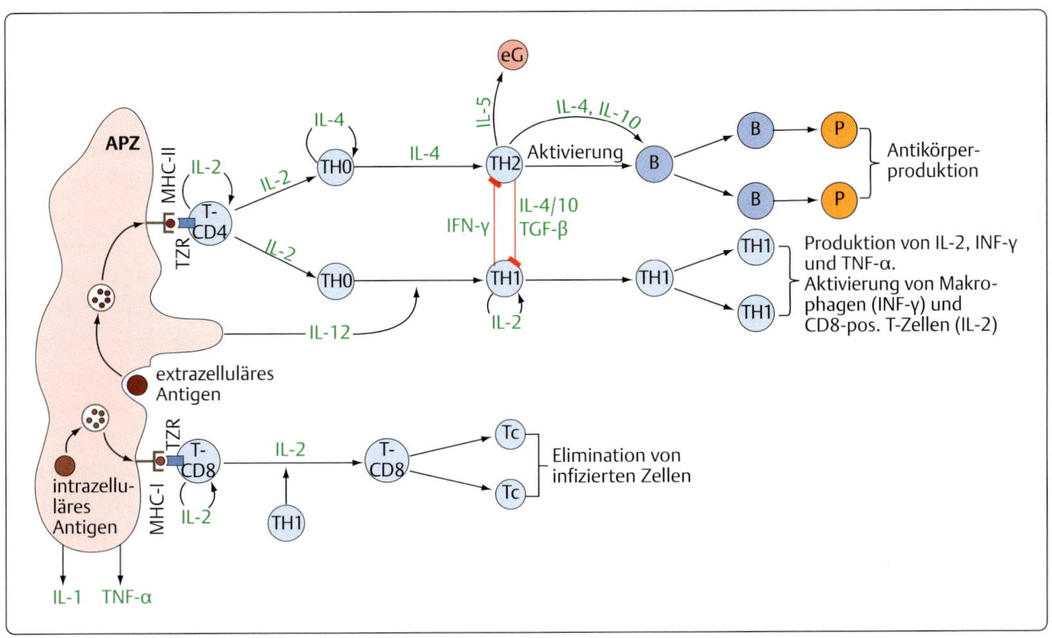


**Abb. 1.6** Aktivierung naiver T-Lymphozyten und Differenzierung der T-Helferzellen (TNF-α = Tumornekrosefaktor-α, TH0 = naive T-Helferzellen, TH1 = T-Helferzellen vom Typ TH1, TH2 = T-Helferzellen vom Typ TH2, eG = eosinophile Granulozyten, TGF-β = Transforming Growth Factor β, B = B-Zellen, P = Plasmazellen, Tc = zytotoxische T-Zellen). (Quelle: Graefe K. Spezifische (erworbene) Immunabwehr. In: Bönisch H, Hrsg. Duale Reihe Pharmakologie und Toxikologie. 2., vollständig überarbeitete Auflage. Stuttgart: Thieme; 2016)

des Transkriptionsfaktors GATA-3 dafür sorgt, dass eine TH2-Helfer-Zelle gebildet wird.

Die spezifische Immunantwort verläuft sowohl auf humoraler als auch auf zellulärer Ebene, und bei beiden Reaktionen spielen T-Helferzellen eine wichtige Rolle: **TH1-Zellen** aktivieren die **zelluläre**, während **TH2-Zellen** die **humorale** Immunantwort stimulieren, indem sie mithilfe von IL-4 und IL-10 die Proliferation von B-Zellen und deren Differenzierung zu Plasmazellen induzieren, die dann antigenspezifische Antikörper produzieren (**Abb. 1.6**). Einige der B-Lymphozyten werden zu B-Gedächtniszellen, die den Körper bei einer erneuten Infektion mit demselben Erreger viel effizienter schützen können, da in diesem Fall sofort Plasmazellen bzw. Antikörper gebildet werden können.

Aus **T-CD8** werden unter dem Einfluss von IL-2 und unter Mithilfe von TH1-Zellen **zytotoxische T-Zellen**, die dann mit einem passenden Rezeptor (TCR-Rezeptor) an erkrankte Zellen binden, um diese zu zerstören. Die Ausbildung eines spezifischen Rezeptors, der passgenau und ausschließlich an dieses spezielle Antigen bindet, ist eines der besonderen Merkmale des adaptiven Immunsystems. Erinnern Sie sich noch an das Beispiel vom Streifenpolizisten und dem Zielfahnder?

Ein weiterer wichtiger Faktor ist, dass für die endgültige Aktivierung eines zytotoxischen T-Lymphozyten neben der Antigenpräsentation immer auch Kofaktoren notwendig sind, ohne die es nicht zur Ausbildung einer immunologischen Reaktion kommt. Das ist eine der Vorsichtsmaßnahmen des Körpers, um eine Reaktion gegen körpereigene Zellen, also eine Autoimmunreaktion, zu verhindern. Bisher sind 2 kostimulatorische Moleküle identifiziert worden, die in die Aktivierung von T-Zellen involviert sind: die Glykoproteine CD28 und CTLA-4 (Cytotoxic T-Lymphocyte-Associated Protein), die von T-Zellen exprimiert werden. Diese sind u. a. notwendig, damit T-Helferzellen bzw. zytotoxische T-Zellen IL-2 produzieren können, dem eine zentrale Bedeutung bei der entzündlichen Reaktion zufällt. Unter anderem regt IL-2 die Bildung von NK-Zellen bzw. zytotoxischen T-Zellen an, es verstärkt die zellzerstörende Kraft in den Fresszellen (Makrophagen) und regt die Produktion weiterer Immunbotenstoffe wie Interferone und Tumornekrosefaktoren an. Ohne diese Kofaktoren kommt es zu keiner Immunreaktion; der T-Lymphozyt wird entweder inaktiviert (Anergie) oder er stirbt ab (Apoptose).

Wird der T-Lymphozyt aktiviert, spielt das Enzym **Calcineurin** eine wichtige Rolle bei der weiteren Einleitung der Immunantwort. Es aktiviert den Transkriptionsfaktor NF-AT (Nuclear Factor of Activated T-Cells). Dieser ist für das Ablesen verschiedener Geninformationen der T-Lymphozyten verantwortlich. Diese produzieren dann bei einer Entzündungsreaktion verschiedene Zyotokine wie Interleukine, Interferone oder auch koloniestimulierende Faktoren, die bei der Koordination der Immunantwort eine wichtige Funktion einnehmen.

Eine weitere Schlüsselsubstanz für die Aktivierung bzw. die klonale Expansion von T-Lymphozyten ist **Pyrimidin**, das als Ausgangssubstanz für die Bildung der Basen Uracil, Thymin und Cytosin dient. Bei einer Aktivierung genügen den T-Lymphozyten die üblicherweise zur Verfügung stehenden bzw. aus dem Zellstoffwechsel recycelten Mengen an Pyrimidin nicht, weshalb sie enzymatisch neues Pyrimidin bilden (De-novo-Synthese).

Die meisten **Lymphozyten** befinden sich in den Lymphknoten, u. a., um dort antigene Informationen aufzunehmen. Um die **Lymphknoten verlassen** zu können, wird ein Gewebshormon aktiviert, das als **Sphingosin-1-phosphat** bezeichnet wird. Es führt zu einer vermehrten Migration der Lymphozyten aus den Lymphknoten bzw. hemmt deren Rückkehr. Diese Interaktion wird von Sphingosin-1-Phosphat-Rezeptoren vermittelt, die sich auf der Oberfläche der Lymphozyten befinden.

## Zytotoxische T-Zellen: unbesiegbare Kampfmaschinen

Auch die zytotoxischen T-Zellen entstehen im Knochenmark und durchlaufen in der Thymusdrüse den Prozess der Deletion. Sie verfügen über ein Arsenal an chemischen „Kampfstoffen“, hauptsächlich Eiweiße mit zellzerstörender Wirkung wie Perforin, Granzyme oder Granulysin. Auf ihrer Oberfläche tragen sie Rezeptoren, an die nur jeweils ein ganz bestimmter Krankheitserreger andocken kann. **Aktiviert** werden die zytotoxischen T-Zellen **mittels dendritischer Zellen**, welche die Antigene erkennen und den zytotoxischen T-Zellen präsentieren. Die dendritischen Zellen patrouillieren permanent durch die Gewebe und Zellverbände. Entdecken sie Antigene, dann aktivieren sie zuerst T-Helfer- und NK-Zellen. Finden diese dann ebenfalls dasselbe Antigen, produzieren sie bestimmte Eiweißstoffe (Signalproteine oder Chemokine genannt), mit deren Hilfe dann diejenigen zytotoxischen T-Zellen angelockt werden, deren T-Zell-Rezeptor mit dem jeweils entdeckten Antigen übereinstimmt. Für die endgültige Aktivierung der zytotoxischen T-Zellen ist darüber hinaus noch die Präsentation weiterer kostimulatorischer Signale notwendig. Einmal aktiviert, beginnen die zytotoxischen T-Zellen, sich permanent zu teilen und identische Zellklone zu bilden, die dann direkt in den Abwehrkampf eingreifen. Sie binden schließlich an die Zielzelle und **zerstören** mit ihren Eiweißen deren **Zellmembran**, sodass diese absterben. Zytotoxische T-Zellen haben eine derart zellzerstörende Wirkung, dass das Immunsystem absolut sicher gehen muss, dass es sich bei dem erkannten Antigen tatsächlich um eine fremde Zelle, z. B. um einen bakteriellen Erreger, handelt. Dazu braucht es 2 Signale, die ein und dasselbe aussagen. Allerdings sind dendritische Zellen auch in der Lage, die Aktivität von T-Zellen zu bremsen.

Im Rahmen der **T-Zell-Aktivierung** spielen verschiedene chemische Substanzen eine Rolle, u. a. auch die essenzielle Aminosäure **Tryptophan**. Dendritische Zellen verfügen über das Enzym Indolamin-2,3-Dioxygenase (IDO), mit dessen Hilfe sie das Tryptophan aufspalten können. Wenn kein bzw. zu wenig Tryptophan zur Verfügung steht, verändert sich die Immunantwort in den T-Zellen. Dabei sterben sie entweder ab (Apoptose) oder werden inaktiv (Anergie), was dazu führt, dass sie keine Antigene mehr vernichten. Die Anergie ist i. d. R. unumkehrbar.

Ein weiterer wichtiger Faktor zur Aktivierung von zytotoxischen T-Zellen ist **Glutathion** (S. 233), ein körpereigenes Tripeptid aus den Aminosäuren

Cystein, Glutamin und Glycin. Es hat starke Radikalfängereigenschaften, die von T-Zellen dazu genutzt werden, Oxidationsprodukte zu entgiften bzw. freie Radikale zu neutralisieren, die im Rahmen der klonalen Expansion, des Zellwachstums und der Auseinandersetzung mit Pathogenen entstehen. Darüber hinaus spielt Glutathion aber ebenfalls eine Schlüsselrolle bei der Aktivierung von T-Zellen. Ohne Pathogene befinden sich diese in einem inaktiven Zustand, den man sich als eine Art „Schlafzustand" vorstellen kann. Dieser gewährleistet, dass nur ein Minimum an Energie verbraucht wird. Um diesen Schlafzustand aufzuheben und die T-Zellen quasi aufzuwecken, ist Glutathion essenziell notwendig. Ohne Glutathion fehlt eine ganze Reihe an Signalereignissen, die dazu dienen, die Stoffwechselaktivität zu erhöhen und damit die T-Zelle zu aktivieren. In der Folge wird diese also nicht aktiviert.

Einige der aktivierten zytotoxischen T-Zellen differenzieren sich im Lauf des Entzündungsprozesses zu **T-Gedächtniszellen**, damit sie bei einer möglichen erneuten Präsentation dieses spezifischen Antigens wieder schnell zur Verfügung stehen können.

## B-Lymphozyten: Antikörperbildung und Immungedächtnis

Auch die B-Lymphozyten werden, wie die T-Lymphozyten, im **Knochenmark** gebildet. Dabei steht der Buchstabe „B" für Bursa fabricii (Bursa cloacis), ein lymphatisches Organ bei Vögeln, das bei diesen zur primären Differenzierung der B-Lymphozyten dient. Da dieses Organ und seine besondere Bedeutung zuerst bei Vögeln entdeckt wurden, tragen diese Immunzellen den Namen „B-Lymphozyten". Mittlerweile steht der Buchstabe „B" auch für „Bone Marrow" (engl. Knochenmark), weil das der Ort ist, an dem die B-Lymphozyten gebildet werden. Ihre **Hauptaufgabe** ist die **Bildung von Antikörpern;** sie sind also für die spezifische humorale Immunabwehr im Körper verantwortlich.

Im Knochenmark werden aus hämatopoetischen Stammzellen zuerst **Pro-B-Zellen** gebildet. Diese haben noch keine Immunglobuline (Immuneiweiße) auf ihrer Zelloberfläche ausgebildet und sind daher noch nicht in der Lage, sich zu sensibilisieren und Antikörper zu bilden. In mehreren Stadien erfolgt nun ein Umbau derjenigen Genabschnitte, die für die Codierung der Immunglobuline verantwortlich sind. Am Ende dieses Prozesses kommt es zur Ausbildung **membrangebundener Immunglobuline**, die als **B-Zell-Rezeptoren** bezeichnet werden.

Im Knochenmark erfolgt dann eine **negative Selektion**, ähnlich wie bei den T-Lymphozyten, bei der sie nicht auf präsentierte MHC-I-Moleküle reagieren dürfen. Tun sie das doch, werden sie zerstört (im Mausmodell sind das ca. 90 % der täglich produzierten Zellen). Wenn sie erfolgreich das Knochenmark verlassen haben, beginnen sie mit der Expression verschiedener B-Zell-Rezeptoren der Klassen IgM und IgD auf ihrer Oberfläche. IgD findet man kaum im Blut als freies Immunglobulin, stattdessen liegt es hauptsächlich an ruhenden B-Lymphozyten als Rezeptor für Antigene vor (**Abb. 1.7**). Diese Zellen hatten noch keinen Antigenkontakt und patrouillieren im Blut und in der Lymphe. Wenn es zu einem Kontakt zwischen dem B-Zell-Rezeptor und einem Antigen kommt, wird dieses zunächst vom B-Lymphozyten aufgenommen (rezeptorvermittelte Endozytose) und die antigenspezifischen Peptide werden in Form eines MHC-Klasse-II-Moleküls auf der Zelloberfläche des B-Lymphozyten präsentiert.

Analog zu den T-Zellen benötigt ein B-Lymphozyt ebenfalls 2 **kostimulatorische Signale**, um endgültig aktiviert zu werden. Diese werden von **T-Helferzellen** geliefert, die in Blut und Lymphe zirkulieren und dort Antigene aufnehmen. Dabei bilden sie einen spezifischen T-Zell-Rezeptor (TCR) für dieses spezielle Antigen aus. Dieser bindet dann an das MHC-Klasse-II-Molekül auf der Oberfläche desjenigen B-Lymphozyten, der ebenfalls diese spezifische Antigeninformation trägt. Man kann sich das wie 2 Teile eines Puzzles vorstellen, die genau ineinanderpassen müssen, damit es zu einem Kontakt zwischen T-Helferzelle und B-Lymphozyt kommt und dieser dann aktiviert werden kann. Das 2. kostimulatorische Signal erfolgt über die Bindung von 2 Oberflächenrezeptoren, sog. CD40 (B-Zelle) bzw. CD40 L (T-Zelle), die an den Oberflächen beider Zelltypen ausgebildet sind.

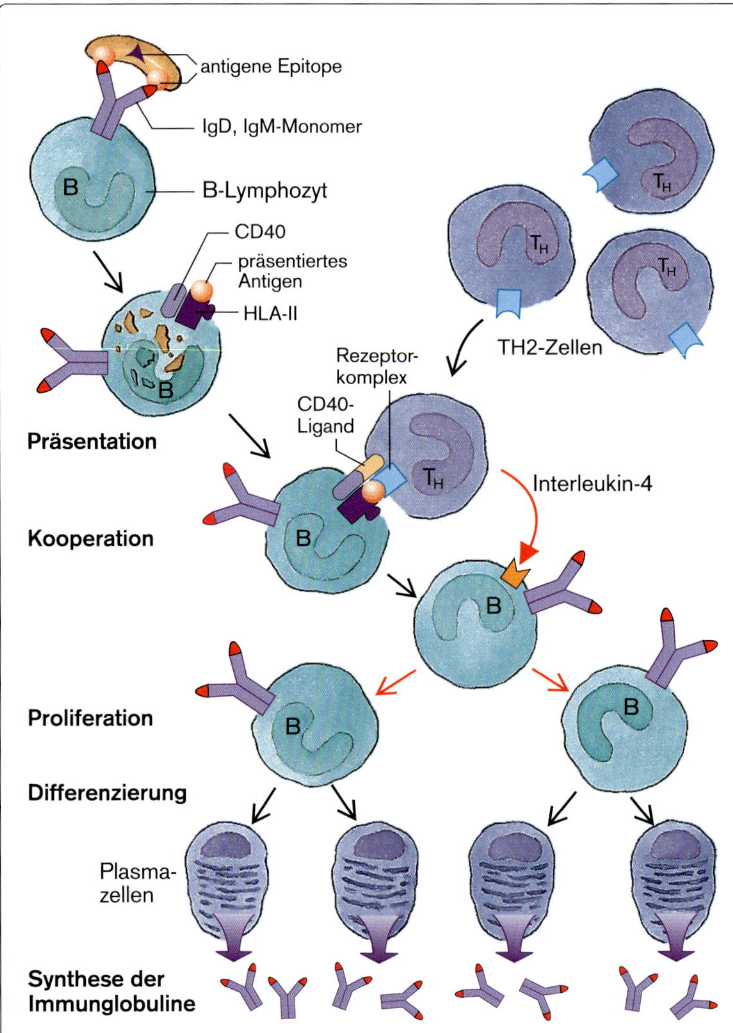


**Abb. 1.7** Stimulierung von B-Lymphozyten durch T-Helferzellen. Präsentation: Ein B-Lymphozyt erkennt über IgD und IgM ein Antigen, fängt es ein, verdaut es und präsentiert es im MHC-II-Komplex auf seiner Zelloberfläche. Kooperation: TH2-Zellen mit dem passenden Rezeptorkomplex auf ihrer Zelloberfläche erkennen es und binden daran. Das CD40-Protein stabilisiert die Bindung zwischen den beiden Zelltypen. Proliferation: Unter der stimulierenden Wirkung von IL-4 vermehren und differenzieren sich die B-Lymphozyten zu Plasmazellen. Differenzierung: Der Vorteil der spezifischen Erkennung eines antigenen Epitops durch TH2-Zellen und der Epitoperkennung durch B-Lymphozyten liegt in der erhöhten Zuverlässigkeit, mit der die Epitope eines Antigens durch immunkompetente Zellen identifiziert werden können. (Quelle: Walzog B, Fandrey J. Spezifische zelluläre Abwehr. In: Pape H, Kurtz A, Silbernagl S, Hrsg. Physiologie. 9., vollständig überarbeitete Auflage. Stuttgart: Thieme; 2019)

Stimuliert durch diese beiden Signale beginnt die B-Zelle sich zu teilen, was als **klonale Expansion** bezeichnet wird, weil sich immer wieder neue Zellklone der ursprünglichen Zelle bilden, welche die spezifischen Antigeninformationen in sich tragen. Gleichzeitig schüttet die T-Helferzelle verschiedene Zytokine aus, u. a. IL-4, das als Wachstumsfaktor für B-Zellen wirkt. Am Ende der klonalen Expansionsphase entstehen aktivierte B-Zellen, die nun **Plasmazellen** genannt werden und **antigenspezifische Antikörper produzieren** sowie B-Gedächtniszellen.

## Antikörper: Feindmarkierung

Im Körper finden sich zahlreiche Eiweiße (Proteine), z. B. Albumin und β-Globulin, die im Labor mittels Serumelektrophorese dargestellt werden können. Die Antikörper bestehen aus einem bestimmten Eiweiß, das als **γ-Globulin** bezeichnet wird. Es gibt 5 **Antikörperklassen**, die sich hinsichtlich Struktur und Funktion unterscheiden:

- **IgA**:
  - kommt als sekretorisches und Serum-IgA vor
  - aktiviert das Komplementsystem
  - neutralisiert Mikroorganismen
  - induziert Entzündungsreaktionen

- **IgD**:
  - ist in membrangebundener Form Teil der B-Rezeptoren auf naiven B-Lymphozyten
  - Effektorfunktionen sind nicht genau bekannt
- **IgE**:
  - bindet an Mastzellen und Granulozyten
  - wichtige Funktion bei Allergien und Abwehr von Parasiten
- **IgM**:
  - ist in membrangebundener Form Teil der B-Rezeptoren auf naiven B-Lymphozyten
  - wird als 1. Immunglobulin bei einer Immunreaktion gebildet
  - bildet Pentamere und besitzt dadurch 10 Antigenbindungsstellen
  - aktiviert das Komplementsystem
- **IgG**:
  - wird nach IgM bei der Primärantwort gebildet und im Rahmen der Sekundärantwort bei wiederholtem Antigenkontakt
  - ist plazentagängig und kann daher Feten und Neugeborene vor Gefahren schützen
  - aktiviert das Komplementsystem

Antikörper können im Blut zirkulieren (IgM, IgG), sich in Körperflüssigkeiten befinden (z. B. IgA), aber auch gebunden an Immunzellen vorliegen, z. B. an Mastzellen (IgE) oder an B-Lymphozyten (IgD, IgM). Sie gehören zur **spezifischen humoralen Abwehr** und dienen dazu, einen erkannten Erreger zu markieren und ihn auf diese Weise für Immunzellen erkennbar zu machen. Diese Eigenschaft wird auch als **Opsonierung** (Leckermachen) bezeichnet und hilft, dass die Immunabwehr möglichst schnell möglichst viele Erreger abtöten kann. Im Rahmen der Labordiagnostik kann man anhand von Antikörperbestimmungen Aussagen über eine akute bzw. abgelaufene Infektion mit einem bestimmten Erreger treffen.

### 1.2.7 Proteine und Enzyme

#### Transkriptionsfaktoren: essenziell für die Umsetzung genetischer Informationen

Transkriptionsfaktoren sind Proteine, die an die **DNA** binden und das **Ablesen** der dort gespeicherten Information **steuern**. Im ersten Schritt der Genexpression, der **Transkription**, kommt es zur Synthese von RNA (Ribonukleinsäure), die dann durch RNA-Polymerasen zu verschiedenen RNA-Typen (z. B. m-RNA, t-RNA) synthetisiert wird. Bei der Transkription wird nur ein bestimmter Teil des DNA-Codes abgelesen und von DNA in RNA „umgeschrieben" (transkribiert).

Bei **Entzündungen** spielen verschiedene **Transkriptionsfaktoren** eine wichtige Rolle, die i. d. R. von Zellbotenstoffen (Zytokinen) aktiviert werden. T-Helferzellen werden durch den Transkriptionsfaktor T-bet in TH1-Zellen umgewandelt, während der Transkriptionsfaktor GATA-3 dafür sorgt, dass sich eine TH2-Zelle entwickelt. Beide Varianten sind also schon im Genom der Helferzelle enthalten, die Entwicklung in die eine oder andere Richtung wird aber jeweils durch einen Transkriptionsfaktor bestimmt.

Der Transkiptionsfaktor NF-κB (Nuclear Factor Kappa Light Chain Enhancer of Activated B-Cells) hat eine zentrale Bedeutung bei der Immunabwehr, der Zellproliferation und der Zellapoptose (programmierter Zelltod). Er ist in fast allen Körperzellen vorhanden und wird im Rahmen der Immunantwort von TNF-α und Interleukin-1 aktiviert. Intrazellulär kann NF-κB aber auch durch Bakterienbestandteile (Lipopolysaccharide) oder Doppelstrang-RNA (diese kommt ausschließlich in Viren vor) aktiviert werden. Im Kontext von Autoimmunerkrankungen und deren Behandlung ist interessant, dass die immunsupprimierende Wirkung von Kortison an NF-κB ansetzt, indem es an diesen Transkriptionsfaktor bindet und ihn damit inaktiviert.

### Indolamin-2,3-Dioxygenase: Bremse für das Erregerwachstum

Viele Erreger (Viren, Bakterien, Parasiten) benötigen die essenzielle Aminosäure Tryptophan für einen funktionierenden Stoffwechsel, v. a. für ihr Wachstum bzw. ihre Vermehrung, und nehmen diese bei einer Infektion aus der Umgebung auf. Tryptophan dient vielen Erregern als essenzielle Vorstufe für die De-novo-Produktion von NAD bzw. NADP und damit für die Energiebildung.

Im Körper regulieren die beiden Enzyme **Indolamin-2,3-Dioxygenase** (IDO) und Tryptophan-2,3-Dioxygenase (TDO) den **Tryptophanabbau**, wobei bei Immunreaktionen der IDO eine wesentliche Bedeutung zukommt. Bei einer Entzündung sezernieren T-Lymphozyten und NK-Zellen das Zytokin IFN-γ, das u. a. die IDO aktiviert. In der Folge kommt es zu einer Verschiebung des Tryptophanstoffwechsels, bei dem vermehrt Tryptophan in Kynurenin abgebaut wird. In der weiteren Folge sinkt der Gewebespiegel an Tryptophan und dadurch steht es nicht mehr für den Stoffwechsel der Erreger zur Verfügung. Dieser Vorgang wird auch als Tryptophandepletion bezeichnet. Erreger, die sich langsam vermehren, können von der Immunabwehr leichter besiegt werden.

### Caspasen: Katalysatoren im Zellstoffwechsel

Die Apoptose findet im Körper ständig statt, da rund um die Uhr Zellen auf-, um- und abgebaut werden. Auch bei der Elimination autoreaktiver Immunzellen spielt die Apoptose eine wichtige Rolle.

Die Caspasen (Cysteinyl-Aspartate Specific Protease) sind eine Gruppe von Enzymen, denen eine Schlüsselrolle bei der **Apoptose** zukommt. Sie liegen im Zytoplasma jeder Zelle in einer inaktiven Form als Pro-Caspasen vor. Ihre Aktivierung verläuft kaskadenartig und wird durch Initiator-Caspasen ausgelöst (Caspase 8 und Caspase 9). Insgesamt werden in der Literatur 12 Caspasen beschrieben, die man in 3 Gruppen einteilt (proinflammatorische Caspasen, Initiator-Caspasen und Effektor-Caspasen). Wenn eine Körperzelle durch einen Virusinfekt oder eine Bestrahlung geschädigt wird, dann lösen Caspasen die Apoptose dieser Zelle aus. Manche Viren verfügen über biochemische Gegenstrategien, mit denen sie die Caspasen hemmen und damit die Apoptose unterbinden. Ziel ist es, die virusbefallene Zelle zu erhalten, damit diese dann weiter virale Klone produziert. Tumorzellen kennen keine Apoptose und könnten so theoretisch ewig leben. Das liegt daran, dass auch sie in der Lage sind, die Caspasen zu inaktivieren.

Neben der Apoptose sind einige Capsasen darüber hinaus an der **Reifung von T-Zellen** beteiligt, außerdem an der Reifung von **Erythrozyten** und **Myeloplasten**.

## 1.3 Literatur


[1] Alberts B, Johnson A, Lewis J et al. Molekularbiologie der Zelle. 5. Aufl. Weinheim: Wiley-VCH; 2011

[2] Auphan N, DiDonato JA, Rosette C et al. Immunosuppression by glucocorticoids: Inhibition of NF-kappaB acitivity through induction of IkappaB synthesis. Science 1995; 270.5234: 286

[3] Bauer TM. Inhibition der allogenen T-Zell-Antwort durch Indolamin-2,3-Dioxigenase-exprimierende dendritische Zellen: Tryptophan Metaboliten als Ursache der Suppression und deren Wirkung „in vivo“ [Dissertation]. Heidelberg: Universität Heidelberg; 2005

[4] Brenk MM. Regulation des Immunsystems durch Tryptophan-Depletion: Rolle der dendritschen Zellen [Dissertation]. Bonn: Rheinische Friedrich-Wilhelms-Universität Bonn; 2008

[5] Codarri L, Gyülveszi G, Magnenat L et al. RORγt driven GM-CFS secretion by TH cells is essential for the effector phase of EAE pathogenesis. Nature Immunology 2011; 12: 560–567

[6] Eder M, Gedigk P. Lehrbuch der allgemeinen Pathologie und der pathologischen Anatomie. 31. Aufl. Berlin: Springer; 1984

[7] El-Behi M, Bogoljub C, Dai H et al. The encephalitogenicity of TH 17 cells is dependent on IL-1 and IL-23 production of the cytokine GM-CSF. Nature Immunology 2011; 12: 568–575

[8] Gramlich RM. Die kombinatorische Stimulation von Toll-like-Rezeptoren auf dendritischen Zellen und ihr Effekt auf die Polarisierung von $CD4^+$ Zellen [Dissertation]. Berlin: Humboldt-Universität Berlin; 2012

[9] Groß K. Die Wirkung von Vitamin-$D_3$-Analoga auf die Cathelicidin-Expression in der Haut bei Psoriasis [Dissertation]. München: Ludwig-Maximilians-Universität; 2010

[10] Hähnel V. Die transkriptionelle Regulation der Toll-like-Rezeptoren (TLR2, TLR3 und TLR 4) in mononukleären Phagozyten [Dissertation]. Regensburg: Universität Regensburg; 2003

[11] Junker Y, Zeissig S, Kim SJ et al. Wheat amylase trypsin inhibitors drive intestinal inflammation via activation of toll-like receptor. J Exp Med 2012; 209 (13): 2395–2408

[12] Kaplan MH, Hufford MM, Olson MR. The development and in vivo function of T helper 9 cells. Nature Reviews Immunology 2015; 15: 295–307

[13] Mak TW, Grusdat M, Duncan GS et al. Glutathione primes T-cell metabolism for inflammation. Immunity 2017; 46 (4): 675–689

[14] Martin N, Martin M. Interleukin 33 is a guardian of barriers and local alarmin. Nature Immunol 2016; 17: 122–131

[15] Miller A. Role of IL-33 in inflammation and disease. J Inflamm 2011; 8: 22

[16] Mühl H. Interleukin-18 als Angriffspunkt antientzündlicher Therapie. Biospektrum 2005; 1: 38–40

[17] Onishi RM, Gaffen SL. Interleukin-17 and its target genes: mechanisms of Interleukin-17 functions in disease. Immunology 2010; 129 (3): 311–321

[18] Oosting MJ, Cheng SC, Bolscher JM et al. Human TLR10 is an anti-inflammatory pattern-cognition receptor. PNAS 2014; 111 (42): E4478–4484

[19] Quing Z, Prabhakar P, Quiang Z et al. Structures and biological functions of IL-13 and IL-31 receptors. Cytokine Growth Factor Rev 2008; 19 (5–6): 347–356

[20] Ragland S, Criss AC. From bacterial killing to immune modulation: Recent insights into the functions of lysozyme. PLoS Pathog 2017; 13 (9): e1006512

[21] Rölle A, Meyer M, Calderazzo S et al. Distinct HLA-E peptide complexes modify antibody-driven effector functions of adaptive NK cells. doi:10.1016/j.celrep.2018.07.069

[22] Schröder JM. Körpereigene Antibiotika schützen Haut und Schleimhaut. Pharmazeutische Zeitschrift Online vom 19.4.2010

[23] Schuchmann M. Caspasen – Schaltstellen im Apoptose-Programm. PZ Online 2002; 35

[24] Semmling V, Lukacs-Korneck V, Thaiss, CA et al. Alternative cross-priming through CCL 17-CCR4-mediated attraction of CTLs toward NKT-cell-licensed DCs. Nature Immunology 2010; 11: 313–320

[25] Spolski R, Leonard WJ. Interleukin-21: a double-edged sword with therapeutic potential. Nature Rev Drug Disc 2014; 13: 379–395

[26] Suerbaum S, Burchard GD, Kaufmann SHE, Schulz TF. Medizinische Mikrobiologie und Infektologie. 8. Aufl. Berlin: Springer; 2016

[27] Tan JK, O'Neill HC. Maturation requirements for dendritic cells in T cell stimulation leading to tolerane versus immunity. J Leukoc Biol 2005; 78 (2): 319–324

[28] Todo T, Ryo H, Takemori H et al. High-level expression of the photorepair gene in Drosophila ovary and its evolutionary implications. Mutation Res/DNA Repair 1994; 315 (3): 213–228

[29] Wolk K, Kunz S, Witte E et al. IL-22 increases the innate immunity of tissues. Immunity 2014; 21 (2): 241–254

[30] www.bu.edu/interleukin-16/; Stand: 28.6.2020

[31] www.klinikum.uni-heidelberg.de/Komplementsystem.100412.0.html; Stand: 28.6.2020

[32] www.mpg.de/403104/forschungsSchwerpunkt1?c = 147242&force_lang = de; Stand: 28.6.2020

[33] www.pharmazeutische-zeitung.de/ausgabe-162010/koerpereigene-antibiotika-schuetzen-haut-und-schleimhaut/; Stand: 28.6.2020

[34] Zevallos VE, Raker V, Tenzer S etv al. Nutritional Wheat Amylase-Trypsin Inhibitors Promote Intestinal Inflammation via Activation of Myeloid Cells. Gastroenterology 2017; 152 (5): 1100–1111

# 2 Autoimmunreaktion und schulmedizinische Therapie

*Alles nämlich, was im Staate nach Ordnung und Gesetz geschieht, bewirkt jegliches Gute. Das meiste Ordnungswidrige und schlecht Angeordnete dagegen hebt wieder anderes, was wohl angeordnet war, auf.*

Platon

**Die genauen Ursachen autoimmuner Reaktionen sind bis heute wissenschaftlich nicht vollständig geklärt. Hier lernen Sie die Sichtweise und die Behandlungsmethoden der Schulmedizin kennen. Ein Schwerpunkt dieses Kapitels liegt auf den dort verwendeten Substanzen sowie den Risiken und Nebenwirkungen, die bei deren Anwendung auftreten können.**

## 2.1 Pathophysiologie der Autoimmunreaktion

### 2.1.1 Einführung

Die Vorstufen der adaptiven Immunzellen (naive T-Zellen und Pro-B-Zellen) lernen im Thymus bzw. im Knochenmark, zwischen körpereigenen Strukturen und Fremdantigenen zu unterscheiden, was essenziell dafür ist, dass sie in einem späteren und reifen Stadium nicht irrtümlich körpereigene Zellen angreifen und diese zerstören.

Noch längst sind nicht alle Vorgänge, die im Körper zu **Autoimmunerkrankungen** führen, aufgedeckt und verstanden. Auch bei der Autoimmunreaktion kommt es zu einer Entzündung. Diese richtet sich allerdings nicht gegen ein Fremdantigen (z. B. einen Erreger), sondern gegen körpereigene Zellen und Gewebe. Auch hier bilden Plasmazellen Antikörper; man spricht in diesem Zusammenhang dann von **Autoantikörpern**. Es kommt zur Produktion von Zellbotenstoffen wie proinflammatorischen Zytokinen (z. B. TNF-α, IL-2) und die zytotoxischen T-Zellen bilden Klone und greifen die betreffenden Gewebe an, um sie zu zerstören. Man spricht in diesem Zusammenhang vom **Verlust der Selbsttoleranz**.

Nach einem aktuellen Modell der Wissenschaft kommt den **TH17-Zellen** bei Autoimmunprozessen eine zentrale Bedeutung zu. Sie produzieren die Zytokine IL-17, TNF-α sowie GM-CSF und spielen physiologisch eine wichtige Rolle bei Entzündungen. Bei Anwesenheit von IL-6 und TGF-β differenzieren sich naive CD4-Zellen durch Aktivierung der Transkriptionsfaktoren STAT 3 und RORγt zu TH17-Zellen.

Dabei kann man verschiedene Subsets von TH17-Zellen unterscheiden. Nicht pathogene TH17-Zellen sezernieren vermehrt IL-17, IL-22 und IL-10. Ihre Aufgabe besteht hauptsächlich in der Aufrechterhaltung der Barrierefunktion im Körper, v. a. im Bereich der Darmschleimhaut, da sie gegenüber kommensalen Erregern protektiv wirken. Laut aktuellem Stand der Forschung (Stand Juli 2020) spielen sie in der Pathologie autoimmuner Entzündungsprozesse keine Rolle. Kommt es bei der Aktivierung einer naiven CD4-Zelle aber dazu, dass neben IL-6 und TGF-β zusätzlich IL-23 von dendritischen Zellen bzw. IL-21 von aktivierten CD4-Zellen sezerniert wird, dann aktiviert dies in den naiven T-CD4 weitere Transkriptionsfaktoren, die dazu führen, dass diese TH17-Zellen neben IL-17 vermehrt proinflammatorische Zytokine wie IL-6 oder GM-CFS produzieren. Sie spielen eine Schlüsselrolle bei autoimmunen Entzündungsprozessen.

Man kann also mit Recht behaupten, dass die Th 17-Zellen zwei Gesichter haben: Im Dünndarm sorgen TH17-Zellen für die immunologische Kontrolle der sich im Darm befindlichen Zellen und haben dort eine antiinflammatorische Wirkung. Andererseits sind TH17-Zellen (S. 73) an der Aktivierung neutrophiler Granulozyten beteiligt und spielen bei verschiedenen Autoimmunerkrankungen wie der multiplen Sklerose oder rheumatoiden Arthritis eine wichtige Rolle. Für das weitere Überleben aller TH17-Subsets ist IL-23 von entscheidender Bedeutung.

## 2.1.2 Ursachen der Autoimmunität

Im Folgenden werden die möglichen Ursachen für eine Autoimmunität näher erläutert und diskutiert.

### Molekulares Mimikry

Molekulares Mimikry bedeutet, dass bestimmte **Teile von Erregern** hinsichtlich ihrer **Oberflächeninformation** eine so **deutliche Ähnlichkeit mit körpereigenen Strukturen** haben, dass es zu einer Sensibilisierung des Immunsystems kommt. Dies kann z. B. im Rahmen einer Virusinfektion geschehen.

Viren haben keinen eigenen Stoffwechsel und benötigen deswegen einen Wirt, um sich zu vermehren. Dazu bauen die Viren einen Teil ihrer DNA bzw. RNA (dies geschieht mittels der reversen Transkriptase, einem viralen Enzym, das ein einzelsträngiges RNA-Genom in eine doppelsträngige DNA umbaut) in die DNA der Wirtszelle ein (**Abb. 2.1**). Die so befallene Zelle wird dadurch gezwungen, immer mehr Viren zu bilden, die dann am Ende die zerstörte Zelle verlassen, um weitere Zellen zu infizieren. Bei diesem Vorgang ist es möglich, dass sich virale DNA mit Wirts-DNA vermischt. Werden nun diese viralen Klone von einer APC phagozytiert, kann es dazu kommen, dass sich auf dem MHC-II-Rezeptor nicht nur ausschließlich Peptide aus viraler DNA bzw. der Virushülle befinden, sondern dass diese mit genetischen Informationen aus der Wirtszelle vermischt sind. In diesem Fall besteht die Möglichkeit, dass sich die adaptive Immunabwehr gegen Zellbestandteile der Wirtszelle sensibilisiert und es infolgedessen zu einer Autoimmunreaktion kommen kann.

### Genetische Faktoren

Es gibt Familien, bei denen Autoimmunerkrankungen gehäuft auftreten. Dies legt nahe, dass es eine genetische Komponente bei der Pathogenese von Autoimmunopathien geben könnte, was derzeit immer noch erforscht wird.

An **HLA-Antigene der Klasse I** binden zytotoxische T-Lymphozyten CD8, an HLA-Antigene der **Klasse II** binden T-Helferzellen CD4, die dann wiederum B-Lymphozyten dazu anregen, Antikörper zu bilden (**Abb. 2.2**). Das bedeutet, dass auf HLA-Klasse-I-Proteinen intrazelluläre Prozesse abgebildet werden (Viren, intrazellulär schmarotzende Bakterien, z. B. Chlamydien), während auf HLA-Klasse-II-Proteinen vorrangig extrazellulär phagozytierte Antigene (z. B. Bakterien) präsentiert werden.

Wahrscheinlich ist das individuelle **HLA-I- bzw. HLA-II-Muster** bei der genetischen Komponente von Autoimmunerkrankungen maßgeblich beteiligt, weil das Erkrankungsrisiko bei Vorliegen bestimmter HLA-Merkmale um das bis zu 80-Fache erhöht ist. Bei einem Morbus Bechterew findet man bei den Betroffenen in knapp 90 % der Fälle den HLA-Genotyp B27 (HLA B27) positiv, was auf eine genetische Komponente hinweist. Bei der multiplen Sklerose ist der HLA-Genotyp DRB1, genauer der Subtyp HLA-DRB1*15-Haplotyp, mit einem erhöhten Erkrankungsrisiko verbunden.

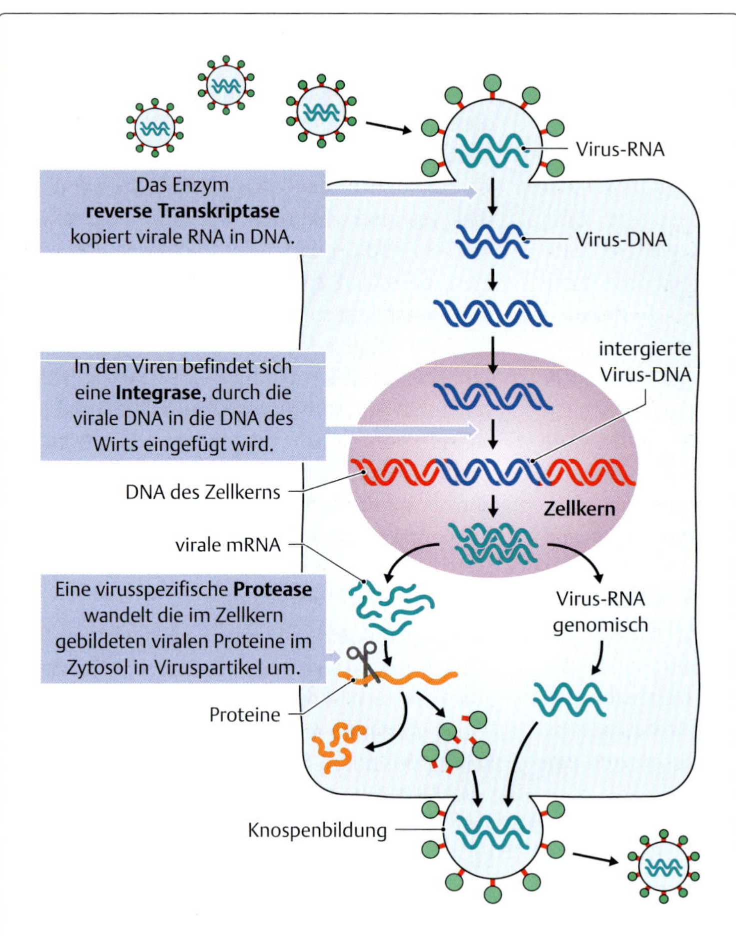


**Abb. 2.1** Kopie viraler RNA in DNA durch die reverse Transkriptase.

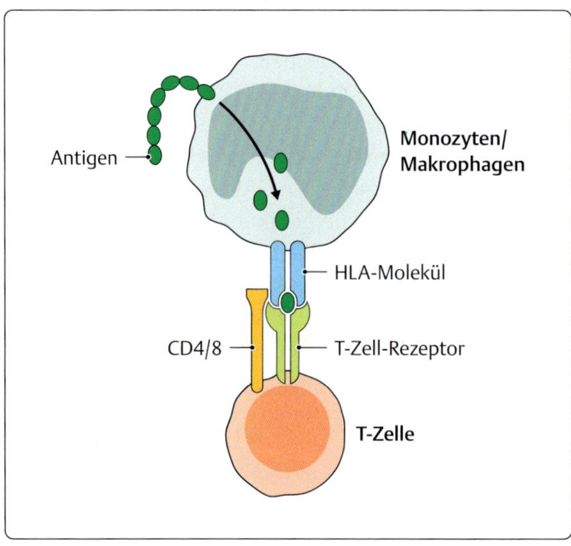


**Abb. 2.2** Funktion des HLA-Moleküls bei der Antigenpräsentation.

Unter dem Begriff Haplotyp versteht man Varianten einer genetischen Sequenz auf einem Chromosom. Was dabei aber ganz wichtig ist: Nur, weil solch eine genetische Determinante existiert, bedeutet das keinesfalls, dass ihr Träger im Laufe seines Lebens auch an der zugeordneten Autoimmunopathie erkrankt.

Im Rahmen von genomweiten Assoziationsstudien versuchen Wissenschaftler weltweit, mehr Klarheit über die **Zusammenhänge zwischen der Genetik und dem Auftreten von Autoimmunerkrankungen** zu erhalten. Bei diesen Studien werden Patienten, die an einer bestimmten Erkrankung leiden, hinsichtlich ihrer genetischen Variationen mit Probanden verglichen, die nicht an der jeweiligen Erkrankung leiden. Ziel ist es herauszufinden, welche genetischen Unterschiede zwischen Gesunden und Erkrankten bestehen bzw., ob sich bestimmte genetische Merkmale gehäuft bei den Betroffenen nachweisen lassen. Besonders im Fokus stehen dabei Gene, die ganz bestimmte Informationen kodieren, z. B. Rezeptoren für Entzündungsbotenstoffe oder Proteine, die bei der Signalverarbeitung des Immunsystems eine wichtige Rolle spielen, v. a. MHC-I-Proteine.

Gregory und Dendrou [46] untersuchten das Erbgut von 1853 MS-Patienten bzw. 5174 gesunden Probanden in der Kontrollgruppe und fanden heraus, dass bei den an MS Erkrankten eine genetisch bedingte Veränderung des TNF-α-R1-Rezeptors auf den Zellen im ZNS besteht. Diese Genvariante war nach den bisherigen Ergebnissen das stärkste mit MS verbundene Signal. Die Folge dieser Rezeptorveränderung ist, dass MS-Patienten bei einer systemischen Hemmung des proinflammatorischen TNF-α, z. B. durch ein entsprechendes Präparat, oft mit einem Schub bzw. einer Verschlechterung reagieren. Dieser Zusammenhang ist empirisch schon länger bekannt, durch diese britische Studie konnte nun aber die genetisch bedingte Ursache aufgedeckt werden.

In einer Studie wurde die Rolle der genetischen Prädisposition bei Autoimmunerkrankungen im Mausmodell untersucht, bei dem der Großteil der T-regulatorischen Zellen ausgeschaltet wurde [57]. Dabei konnte beobachtet werden, dass sich die restlichen Zellen schnell wieder erholen und die Mäuse effizient schützen. Die Schlussfolgerung aus dieser Studie ist, dass sich verschiedene Autoimmunerkrankungen nur ausbilden können, wenn bereits eine genetische Veranlagung besteht.

Die genetische Disposition **allein** kann **nicht auslösend** für Autoimmunerkrankungen sein. Zum Beispiel erkrankt nicht jeder Träger von HLA-B27 automatisch im Lauf seines Lebens an Rheuma oder einem Morbus Bechterew. Bei der autoimmun bedingten Glutenunverträglichkeit sieht es ähnlich aus: Von den Betroffenen mit dem für Zöliakie typischen Genotyp HLA-DQ2 bzw. HLA-DQ8 erkranken nur maximal 50%. Ganz offensichtlich müssen **mehrere Faktoren** zusammenkommen, damit sich aus der genetischen Disposition schlussendlich eine Autoimmunerkrankung entwickelt. In diesem Zusammenhang wird oft der Begriff der **Epigenetik** verwendet, der in diesem Kontext bedeutet, dass neben der genetischen Disposition weitere Faktoren (z. B. durchgemachte Infektionskrankheiten, Exposition mit Schadstoffen, Arzneimittel, Ernährung, Lebensstil oder Stress) notwendig sind, damit es zum Krankheitsausbruch kommt.

In einer Studie [45] wurden epigenetische Gemeinsamkeiten bzw. Unterschiede bei 80 eineiigen Zwillingen untersucht. Im Alter von 3 Jahren bestand noch eine sehr hohe epigenetische Übereinstimmung, die sich aber bis zum 50. Lebensjahr deutlich veränderte, und zwar immer dann, wenn diese wenig Lebenszeit miteinander verbrachten oder das Leben der beiden Zwillinge sehr unterschiedlich verlief. Anders gesagt: Je älter eineiige Zwillinge werden und je unterschiedlicher ihr Lebensstil ist, desto weniger spielen die genetischen Prävalenzen (die bei beiden gleich sind) eine Rolle bei der Entstehung von Erkrankungen.

So wird z. B. bei den Trägern des Genotyps HLA-DQ2 bzw. HLA-DQ8 eine Infektion mit dem Hefepilz Candida albicans als Auslöser der Zöliakie diskutiert. Bei Störungen der intestinalen Barrierefunktion, z. B. einem Mangel an sekretorischem IgA, und einer gleichzeitigen intestinalen Infektion mit Candida albicans kann es dazu kommen, dass bestimmte freigesetzte Enzyme aus der Darmwand, die Gewebstransglutaminasen, an die Oberfläche des Hefepilzes binden und zwar an das Protein HWP1 (Hyphen-Wand-Protein 1). Dessen Aufbau, man spricht in diesem Zusammenhang von der Aminosäuresequenz, ist mit denen des Weizengliadins identisch, einem Baustein aus dem im Weizen vorkommenden Getreideklebeeiweiß Gluten. Da Candida albicans ein Antigen ist, also ein körperfremder Mikroorganismus, kommt es zu einer Immunreaktion gegen diesen Hefepilz, dessen Strukturen aber Komponenten körpereigener Enzyme (Gewebstransglutaminasen) enthalten, die gleichzeitig eine frappierende Ähnlichkeit mit einem typischen Inhaltsstoff von Gluten aufweisen. Wenn das bei einem Träger des Genotyps HLA-DQ2 bzw. HLA-DQ8 geschieht, könnte dies die Grundlage für das Entstehen einer Zöliakie sein.

## Geschlecht

Epidemiologisch gesehen leiden wesentlich **mehr Frauen als Männer** an Autoimmunopathien. Diese Tatsache deutet auf eine hormonelle Komponente bei der Pathogenese hin. In der Literatur findet man auch Hinweise darauf, dass Männer und Frauen immunologisch unterschiedlich reagieren, z. B. auf Stressreize.

Eine Studie (Tiermodell) untersuchte [63] das gehäufte Auftreten von Autoimmunerkrankungen bei Frauen. Sie konnte nachweisen, dass Frauen im Lauf des Lebens vermehrt eine besondere Form von B-Lymphozyten bilden, die als Age-Associated B-cells (ABC-Zellen) bezeichnet werden. Diese Zellen kann man auch bei Patienten mit Autoimmunerkrankungen gehäuft nachweisen. Darüber hinaus werden diese ABCs über den Toll-like-Rezeptor 7 (TLR7) stimuliert, dessen Gen auf dem X-Chromosom liegt. Frauen verfügen also über doppelt so viele Genkopien dieses Rezeptors wie Männer.

## Umweltfaktoren

Bei der Frage, welche Umweltfaktoren zur Entstehung einer Autoimmunerkrankung beitragen, gibt es keinen einheitlichen wissenschaftlichen Konsens. Diskutiert werden u. a. Stress, Ernährung, Lebensstil, Aufwachsen in einer Industrienation, Umweltgifte und Infektionen.

Gleichmann et al. untersuchten die Auswirkung von Belastungen mit Gold- und Quecksilbersalzen auf das körpereigene Immunsystem [44]. Die Forscher konnten im Mausmodell nachweisen, dass die Behandlung eines Antigens mit Gold- bzw. Quecksilbersalzen dazu führt, dass sich die Immunantwort der T-Lymphozyten auf dieses Antigen entscheidend verändert. Während sich bei unbehandelten Mäusen der T-Zell-Rezeptor an das Antigen band und so eine Immunreaktion ausgelöst wurde, kam es bei den mit Schwermetallen behandelten Mäusen dazu, dass der T-Lymphozyt Teile des Antigens angriff, gegen die er gar nicht sensibilisiert war – eine der diskutierten Grundlagen bei Autoimmunreaktionen (**Abb. 2.3**). Auch die Ursache dieser Verwechslung konnten die Forscher aufdecken: Die giftigen Metallsalze veränderten die Antigenstruktur, sodass diese nicht mehr vom T-Zell-Rezeptor erkannt wurde. Warum er aber an einen anderen Teil des Antigens band, konnte nicht ermittelt werden.

Ein interessanter Aspekt dabei ist, dass sich Quecksilber auch als Adjuvans in Impfstoffen findet, bei denen der abgeschwächte Impferreger als

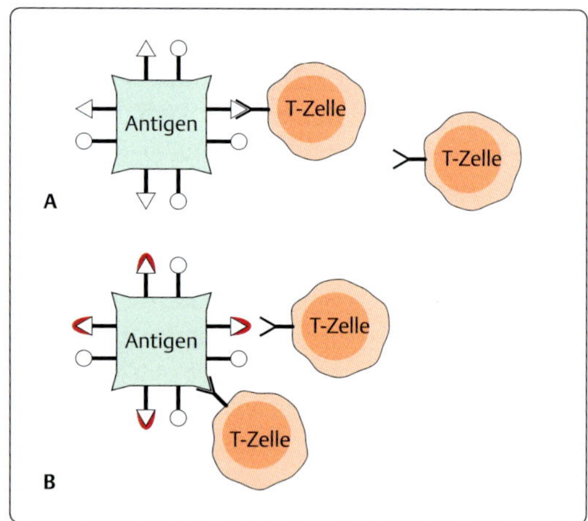


**Abb. 2.3** Ein Antigen hat verschiedene Oberflächeninformationen (hier als Dreieck und Kreis dargestellt).

**A** Eine T-Zelle bindet mit ihrem „Dreieck-TCR“ an das entsprechende passende dreieckige Oberflächenantigen.

**B** Das dreieckige Oberflächenantigen hat sich verändert. Die T-Zelle kann deshalb nicht mehr an dieses mit ihrem TCR binden. Gleichzeitig bindet aber eine andere T-Zelle an einen Teil des Antigens, der dafür nicht vorgesehen ist.

„Traningsantigen" für das Immunsystem genutzt wird. Impfungen werden ebenfalls als Ursache bzw. Auslöser von Autoimmunerkrankungen diskutiert. So haben verschiedene deutsche Gerichte in der Vergangenheit in Einzelfallentscheidungen eine MS als Impfschaden anerkannt, z. B. im Urteil S 15 VJ 1/06 des Sozialgerichts Landshut vom 8.4.2008 (Impfung gegen Hepatitis A und B) oder im Urteil L 6 VJ 4797/07 des Landessozialgerichts Baden-Württemberg vom 13.7.2010 (Impfung gegen FSME).

Neben Metallen können auch andere Noxen an der Entstehung von Autoimmunerkrankungen beteiligt sein, z. B. landwirtschaftlich genutzte Gifte wie Pestizide und Herbizide. Sie stehen u. a. im Verdacht, an der Entstehung von Sklerodermie, SLE oder dem Raynaud-Syndrom beteiligt zu sein. Die Exposition kann auf verschiedenen Wegen stattfinden: über die Nahrungskette, das Trinkwasser, aber auch über die Haut und die Atemwege, z. B., wenn Fungizide oder Insektizide in Holzschutzmitteln, Leder oder Textilien enthalten sind. In Deutschland ist das Grundwasser z. T. massiv durch die Landwirtschaft belastet, z. B. mit den Insektiziden Cypermethrin oder Fenvalerat. Die meisten dieser Giftstoffe bilden Depots im Fettgewebe, das über einen eher langsamen Stoffwechsel verfügt. Deswegen kann es auch noch Jahre nach der Kontamination zu Belastungen oder Beschwerden kommen, z. B. wenn Fettgewebe ab- oder umgebaut wird.

In einer Studie [58] zeigten Lungenzellen, die ausgasenden Chemikalien aus Farbe und Möbeln ausgesetzt waren (z. B. Chlorbenzol, Dichlorbenzol), bereits nach kurzer Zeit Veränderungen, obwohl die Konzentration dieser Schadstoffe weit unterhalb der Toxizitätsgrenze lag. Bei langfristiger Exposition ist daher gar keine toxische bzw. potenziell toxische Konzentration einzelner Giftstoffe notwendig, damit es zu Zellveränderungen und möglicherweise zu Autoimmunerkrankungen kommt. Die latente ständige Exposition mit subtoxischen Dosen scheint laut dieser Studie dafür vollkommen ausreichend zu sein.

## Stress

Chronischer Stress kann vielfältige Körperfunktionen beeinflussen, v. a. das System der Hormone und der Neurohormone. Die Zahl an Untersuchungen und Publikationen zu diesem Thema steigt von Jahr zu Jahr, was zeigt, dass das Thema Psychoneuroimmunologie auf ein immer größeres Interesse in der Wissenschaft stößt.

Stress wird zuerst in verschiedenen Teilen des Gehirns wahrgenommen und in neurohormonelle Signale umgewandelt. Im Großhirn, genauer im präfrontalen Kortex, wird eine im Moment erlebte Situation wahrgenommen und unter Einbeziehung des emotionalen Zustands als Reiz an das limbische System weitergeleitet. Dieses Signal wird dort v. a. in den Amygdala (Mandelkernen) und im Hippokampus weiterverarbeitet. Die **Amygdala** spielen eine wichtige Rolle dabei, Situationen emotional zu bewerten und mit bereits erlebten zu vergleichen, um eine möglichst genaue Risikoabschätzung vornehmen zu können. Über ein Nervenbündel, die Stria terminalis, stimulieren die Amygdala den Hypothalamus im Zwischenhirn und aktivieren so die Stressantwort über die Hypothalamus-Hypophysen-Nebennieren-Achse. Der **Hippokampus** arbeitet eng mit den Amygdala zusammen. Auch er ist für die Beurteilung einer Stresssituation verantwortlich, indem er eine Bewertung der Situation durch Vergleiche mit bereits Erlebtem durchführt.

Der **Hypothalamus** aktiviert über CRH (Corticotropin-Releasing-Hormon) zum einen die Hypophyse und zum anderen das sympathische Nervensystem. Als Folge davon werden die Stresshormone Kortisol (Nebennierenrinde) bzw. die Katecholamine Adrenalin, Noradrenalin und Dopamin (Nebennierenmark) vermehrt gebildet. Ziel dieser Hormonproduktion ist es, eine adäquate Reaktion auf die Stresssituation zu gewährleisten (Kampf oder Flucht).

### Hypothalamus-Hypophysen-Nebennieren-Achse

Bei Stress, aber auch als Reaktion auf chronische Entzündungen, wird im Körper die Hypothalamus-Hypophysen-Nebennieren-Achse oder **Stressachse** aktiviert. Ziel dieser Aktivierung ist es, den Blutzuckerspiegel anzuheben und den Körper in einem Alarmmodus der sympathikotonen Kampf-oder-Flucht-Reaktion zu halten.

Dazu erfolgt im Hypothalamus die Synthese von Corticoliberin oder CRH. Dieses stimuliert die Freisetzung von Corticotropin oder ACTH (adrenocorticotropes Hormon) in der Hypophyse. ACTH sorgt nun für eine vermehrte Bildung von Kortisol in den Nebennieren.

In der ersten Phase der Stressadaption führt dies zu einem – gewünschten – Anstieg des Kortisolspiegels. Wenn der Stressreiz aber über eine längere Zeit persistiert, kommt es über kurz oder lang zu einer Verminderung der Kortisolproduktion, langfristig sogar zu einem Hypokortisolismus mit niedrigen Kortisolspiegeln. Dieser Zustand, der auch als Adrenal Fatigue Syndrome oder funktionelle Nebennierenschwäche bezeichnet wird, findet in den aktuellen Leitlinien der Schulmedizin allerdings keine Anerkennung. Kortisol wirkt entzündungshemmend, bei einem Mangel reduziert sich die systemische antientzündliche Wirkung dieses Nebennierenhormons.

Bei MS-Patienten findet man signifikant häufig 4 Faktoren, die mit der Auslösung eines akuten Schubs zusammenhängen. Neben einem Infekt, großer Hitze und hormonellen Umstellungen wird auch immer wieder von akuten und chronischen Stresssituationen berichtet, die dem Schub vorausgegangen sind und somit als mögliche Schubauslöser fungieren.

Das **psychobiologische Stressmodell** von Bruce McEwen [65] verwendet 2 Begriffe:

- **Allostasis** bezeichnet eine Kumulation stressorischer Faktoren, die vom Einzelnen aber noch gut kompensiert werden können und sich auch positiv im Sinne von Eustress und persönlichem Wachstum auswirken können.
- **Allostatic Load** bezeichnet die Situation, wenn der Stress vom Einzelnen nicht mehr länger kompensiert werden kann und krank macht.

Der entscheidende Unterschied ist aber – und das ist das Besondere an diesem Modell –, wie der Einzelne selbst mit den Stressfaktoren umgeht, also die eigene **innere Einstellung zu den stressauslösenden Situationen**. Diese Ansicht geht auf das Modell der kognitiven Wende des US-Psychologen Richard Lazarus zurück [54]. Sein Modell (**Abb. 2.4**) ging erstmals davon aus, dass es weniger der Stress selbst ist, der für die vielfältigen immunologischen und endokrinologischen Veränderungen verantwortlich ist, als vielmehr die subjektive Einstellung des Einzelnen zu der jeweils stressauslösenden Situation.

Zusammenfassend kann man sagen, dass Stress, speziell chronischer Stress, zu Veränderungen u. a. im Immun- und im neuroendokrinen System führt. Der Schlüssel, um den Stress zu beherrschen, ist neben der Stressvermeidung die eigene innere Haltung zu den stressauslösenden Faktoren.

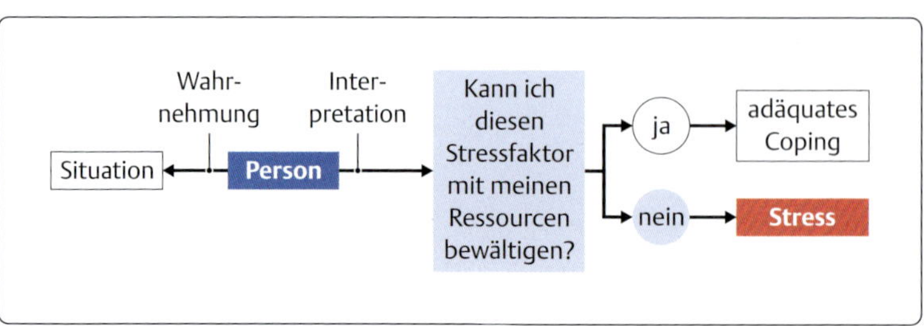


**Abb. 2.4** Das Lazarus-Modell.

## Antibiotika

Antibiotika werden zur Bekämpfung bakterieller Infektionen eingesetzt und gelten in der Anwendung als sicher und nebenwirkungsarm. Typische allgemeine Nebenwirkungen sind Magen-Darm-Beschwerden (z. B. Durchfall, Bauchschmerzen, Blähungen), allergische Reaktionen (z. B. Hautrötungen, Juckreiz) und Scheidenpilzinfektionen.

Zwischen Antibiotika und Autoimmunerkrankungen gibt es mehrere Schnittstellen. Antibiotika werden mittlerweile als (Mit-)Auslöser von chronisch entzündlichen Darmerkrankungen diskutiert. Das bedeutet aber nicht, dass man Antibiotika verteufeln muss. Die Wahrheit liegt eher in der Mitte. Die jahrzehntelange unkritische **Anwendung bei banalen Infekten** spielt sicher ebenso eine Rolle wie der ebenfalls mehr oder weniger kontrollierte Einsatz von **Antibiotika in der Tiermast**, durch die Spuren dieser potenten Pharmaka täglich auf deutschen Tellern landen (jeder Deutsche verzehrt pro Jahr statistisch etwa 60 kg Fleisch). Dies alles hat einerseits dazu beigetragen, dass wir heute vor der Herausforderung von zum Teil massiven Antibiotikaresistenzen stehen, andererseits gab es dadurch sicher auch eine ständige **Belastung für das menschliche Mikrobiom**, das vorher gut 2 Mio. Jahre ohne diese existierte. Bakterien sind extrem anpassungsfähig und können sich sehr gut an veränderte Umweltbedingungen adaptieren; es macht allerdings einen Unterschied aus, ob das irgendwo in einer Petri-Schale geschieht oder in einer Umgebung, in der Immunsystem und Mikrobiom besagte 2 Mio. Jahre Zeit hatten, sich aneinander evolutionär anzupassen. Dies alles erfuhr in den gut 70 Jahren seit Ende des Zweiten Weltkriegs mit dem zunehmenden Antibiotikaeinsatz Veränderungen, an die sich Bakterien als Spezies sehr gut anpassen können – aber wie ist es mit dem menschlichen Immunsystem?

Auch eine **Langzeitantibiose**, die z. B. bei MS-Patientinnen mit ständig rezidivierenden Blasenentzündungen zum Einsatz kommt, kann die Entstehung von Autoimmunerkrankungen begünstigen. Die Ursache dieser Blasenentzündungen ist i. d. R. der in der Blase verbleibende Restharn, bei manchen Patientinnen mit ausgeprägten Blasenstörungen oder bei Rollstuhlfahrerinnen mit Katheterisierung. Die Antibiose hält bei den meisten Betroffenen zwar die Blase – trotz Restharn – weitgehend bakterienfrei, hat aber auch Auswirkungen auf die Zusammensetzung des Mikrobioms. Dazu findet sich leider kaum Studienmaterial, aber der Zusammenhang zwischen einer langfristigen Antibiose, auch wenn diese niedrig dosiert durchgeführt wird, und der Wirkung auf das Mikrobiom ist naheliegend.

Die weitere Schnittstelle sind eine bestimmte Gruppe von Antibiotika, die **Fluorchinolone**. 2019 warnte das BfArM vor schweren und lang anhaltenden Nebenwirkungen durch sie, auch wenn diese nur sehr selten auftreten:

- Muskelschmerzen und -schwäche
- Gelenkschmerzen und -schwellungen
- Entzündungen oder Risse an Sehnen
- Gangstörungen
- Parästhesien
- brennende Schmerzen
- Müdigkeit, Depressionen, Schlafstörungen
- Seh- und Hörstörungen
- Veränderungen des Geruchs- und Geschmackssinns

Das Perfide an diesen Symptomen ist, dass sie zwar innerhalb weniger Tage nach der Einnahme auftreten und so vom Betroffenen eventuell noch zugeordnet werden können, aber dass es genauso gut möglich ist, dass die Beschwerden erst einige Monate nach Behandlungsende auftreten. Stellen Sie sich Folgendes vor: Bei einem vorher gesunden Menschen treten mehr oder weniger plötzlich Gangstörungen auf, er hat Missempfindungen, Sehstörungen und zusätzlich entwickelt er eine Depression, allerdings keinen Befund im Sinne der klassischen Medizin. Möglicherweise endet er als Patient mit einer „somatisierten Depression“ in einer Endlosschleife aus Psychopharmaka und Verhaltenstherapie. Aber wie ist es dann erst, wenn ein MS-Patient plötzlich solche Symptome entwickelt? Handelt es sich um einen Schub seiner Erkrankung? Ist diese progredient? Greift eventuell die Basistherapie nicht mehr und es muss an eine Eskalationstherapie gedacht werden? Ein MRT wird in der Folge zeigen, dass sich keine neuen Herde gebildet haben bzw., dass aktuell kein Herd aktiv ist. Beim Übergang in eine progrediente MS kommt es in vielen Fällen zwar zu Verschlechterungen, aber nicht unbedingt zur Ausbildung neuer, im MRT sichtbarer Herde. Handelt es sich etwa doch um eine Progredienz der MS? Eine ähnliche Situation findet sich bei einem Rheumatiker, der plötzlich Schmerzen und Schwellungen an den Gelenken entwickelt oder zusätzlich zu seinen Beschwerden noch an einer Tendovaginitis erkrankt. Wie schnell wird in einem solchen Fall die Diagnose „Rheumaschub" gestellt? Wie gründlich wird nach einem Entzündungsschub geforscht, wenn es doch ein eindeutiges klinisches Bild gibt? Was, wenn es dann nicht besser wird? Deshalb sollte man bei der Anamnese immer nach der Einnahme von Fluorchinolonen (S. 326) fragen.

## 2.2 Einteilung der Autoimmunerkrankungen

Autoimmunopathien (**Tab. 2.1**) zerstören körpereigene Zellen, Gewebe oder Organe. Dabei kann entweder eine eher **lokale** Reaktion im Vordergrund stehen, z. B. bei der autoimmunen Hepatitis, bei der Hepatozyten angegriffen werden, oder eine **systemische** Reaktion, z. B. beim SLE, der sich gegen Zellen und Gewebe richtet, die mehr oder weniger ubiquitär im gesamten Körper vorkommen.

Manche Autoimmunerkrankungen beginnen zunächst an **einer Gewebeart** und können sich dann im Verlauf zusätzlich auf **weitere Gewebe** ausbreiten. Die Psoriasis z. B. fängt als Entzündung der Haut an, allerdings kann es im weiteren Verlauf dazu kommen, dass auch die Gelenke mitbetroffen sind, was als Psoriasis-Arthropathie bezeichnet wird.

**Tab. 2.1** Häufig vorkommende Autoimmunopathien.

| Krankheitsname | Reaktion richtet sich gegen |
|---|---|
| Alopezia areata | Haarfollikel |
| Antiphospholipid-Syndrom | Phospholipide (Zellwandbestandteile) |
| Arteriitis temporalis | Gefäßzellen, speziell im Bereich der Schläfenarterien |
| Colitis ulcerosa | Dickdarmschleimhaut |
| Dermatomyositis | Muskel- und Hautzellen |
| Diabetes mellitus Typ 1 | Langerhans-Zellen |
| Gastritis, chronisch-autoimmune | Belegzellen (Parietalzellen) |
| Guillan-Barré-Syndrom | Nervenzellen des PNS |
| Hashimoto-Thyreoiditis | Schilddrüsengewebe |
| Hepatitis, autoimmune | Leberzellen |
| juvenile rheumatoide Arthritis | Gelenkzellen |
| Lichen sclerosus | Hautzellen |
| Mischkollagenosen | Bindegewebe, z. B. der Gefäße (Raynaud-Syndrom, CREST-Syndrom) |
| Morbus Addison | Nebenniere |
| Morbus Basedow | Schilddrüsengewebe |
| Morbus Bechterew | Bindegewebe, Sehnenansätze, Wirbelkörper, Augen, Lunge, Darmschleimhautzellen |
| Morbus Behçet | Gefäße, Gelenk- und Muskelzellen, Zellen des Magen-Darm-Trakts |

► **Tab. 2.1** Fortsetzung.

| Krankheitsname | Reaktion richtet sich gegen |
|---|---|
| Morbus Crohn | Darmschleimhaut |
| Morbus Reiter | verschiedene Bestandteile der Gelenke, Konjunktiven, Harnröhre |
| Morbus Wegener | Gefäßzellen |
| Morbus Werlhof | Thrombozyten |
| Multiple Sklerose | Teile der Nervenzellen (Myelin, möglicherweise auch Axon) |
| Myasthenia gravis | Teile der Nervenzellen |
| Pemphigus vulgaris | Hautzellen |
| Polymyalgia rheumatica | Skelettmuskulatur |
| Polymyositis | Muskelgewebe |
| Polyneuropathie, autoimmune | Teile der Nervenzellen (Myelin, Axon) |
| Psoriasis | Hautzellen, Hautanhangsgebilde, Gelenke, Bänder, Weichteile, Teile der Augen (Iris, Konjunktiven) |
| rheumatoide Arthritis | verschiedene Bestandteile der Gelenke |
| Sarkoidose | Bindegewebe, aber auch verschiedene Organgewebe |
| Sjögren-Syndrom | Speichel- bzw. Tränendrüsen |
| Sklerodermie | Bindegewebe |
| systemischer Lupus erythematodes (SLE) | Bindegewebe, aber auch verschiedene Organgewebe |
| Vitiligo | Melanozyten |
| Zöliakie | Dünndarmschleimhaut |

In der Praxis kann man außerdem immer wieder beobachten, dass bei Patienten, die bereits längere Zeit an einer Autoimmunerkrankung leiden, im weiteren Krankheitsverlauf neue Autoimmunopathien auftreten.

# 2.3 Therapieansätze in der Schulmedizin

## 2.3.1 Einführung

Da die Ursachen von Autoimmunprozessen nicht vollständig aufgeklärt sind, existiert derzeit auch keine ursächlich ansetzende Behandlungsmethode. Stattdessen werden **symptomatische** Therapieansätze verfolgt, die im Wesentlichen **immunsupprimierend** wirken. Bei allen immunsupprimierenden Therapien sollte man mit der Anwendung intramuskulärer Injektionen vorsichtig sein, da eine Abszessbildung nicht ausgeschlossen werden kann. Intrakutane oder subkutane Anwendungen, speziell homöopathischer Ampullen auf Basis von Kochsalzlösung, sind weitaus unproblematischer. Im Zweifelsfall sollte vor Beginn bzw. während einer Behandlungsphase ein Differenzialblutbild angefertigt werden, um eine Leukopenie auszuschließen.

Für die Immunsuppression stehen verschiedenen Substanzen zur Verfügung, die an unterschiedlichen Stellen des Inflammationsprozesses ansetzen. Zu diesen gehören u. a. Glukokortikoide und Zytostatika, aber auch Entzündungshemmer wie nichtsteroidale Antirheumatika. Alle diese Therapien haben eines gemeinsam: Sie **modulieren den Entzündungsprozess** an einer bestimmten Stelle und versuchen auf diese Weise, den gesamten Ablauf zu beeinflussen.

Alle diese Behandlungsmethoden haben ein mehr oder weniger ausgeprägtes Risiko für **Nebenwirkungen**, die bei manchen Substanzen durchaus lebensbedrohlich sein können. Darüber hinaus führen sie nicht zu einer Heilung, sondern bestenfalls zu einer verzögerten Progredienz der zugrunde liegenden Autoimmunerkrankung. Die langfristige Anwendung bei chronischen Erkrankungen wie Autoimmunopathien stellt bei manchen Substanzen ebenfalls eine Belastung dar, die der Körper kompensieren muss und zu Langzeitschäden führen kann.

## 2.3.2 Nichtsteroidale Antirheumatika (NSAID)

Nichtsteroidale Antirheumatika (NSAID = Nonsteroidal Anti-inflammatory Drugs) wurden früher als NSAR bezeichnet. Sie werden oft in Kombination mit $H_2$-Blockern (Protonenpumpenhemmer, z. B. Omeprazol) als Magenschutz verordnet. Zu Ihnen gehören **nicht selektive COX-2-Hemmer** wie Ibuprofen, Diclofenac, Naproxen und **selektive COX-2-Hemmer** wie Celecoxib (Celebrex®), Etoricoxib (Arcoxia®) oder Parecoxib (Dynastat®).

### Wirkweise

Cyclooxygenasen sind essenziell für die Synthese von Prostaglandinen, die im Körper aus den Omega-6-Fettsäuren Dihomogammalinolensäure (Serie-I-Prostaglandine) und Arachidonsäure (Serie-II-Prostagalndine) bzw. der Omega-3-Fettsäure Eicosapentaensäure (Serie-III-Prostaglandine) gebildet werden. Man unterscheidet die Cyclooxygenase-1 (COX-1) und Cyclooxygenase-2 (COX-2).

Die Wirkung von NSAID beruht auf einer Hemmung der Cyclooxygenasen, sodass weniger Prostaglandine gebildet werden. Speziell die Hemmung der Synthese proinflammatorischer Serie-II-Prostaglandine aus Arachidonsäure ist für die antientzündlichen Effekte der NSAID verantwortlich. Allerdings steigt dadurch das Angebot an nicht verbrauchter Arachidonsäure, was wiederum dazu führt, dass vermehrt Leukotriene gebildet werden. Deren Ausgangsprodukt ist ebenfalls die Arachidonsäure, allerdings werden die für die Leukotriensynthese notwendigen Enzyme von den NSAID nicht gehemmt. Leukotriene stehen sowohl mit entzündlichen als auch mit allergischen Pathomechanismen in Verbindung, z. B. beim allergischen Asthma bronchiale.

### Kontraindikationen

Selektive COX-2-Hemmer sollten nicht eingenommen werden, wenn eine Niereninsuffizienz, Leberfunktionsstörungen, Erkrankungen des Magen-Darm-Trakts (z. B. Magengeschwüre, Magen-Darm-Blutungen), oder bekannte Allergien gegen Schwefel bzw. Sulfonamide bestehen. Schwangerschaft und Stillzeit sind ebenfalls Kontraindikationen. Dehydrierte Patienten sollten ebenfalls keine COX-2-Hemmer einnehmen.

Aufgrund einer Neubewertung durch die US-amerikanische FDA bzw. die europäische EMA wurden folgende weitere Kontraindikationen aufgenommen: ischämische Herzerkrankungen wie Herzinsuffizienz oder koronare Herzerkrankung (KHK), zerebrovaskuläre Ereignisse, z. B. Schlaganfall, und Patienten mit arterieller Hypertonie, deren Blutdruck nicht ausreichend kontrolliert wird.

### Nebenwirkungen

Die **nicht selektiven NSAID** hemmen sowohl COX-1 als auch COX-2, häufigste Nebenwirkung sind Entzündungen der Magenschleimhaut bzw. Magengeschwüre, weswegen man sie meist mit Protonenpumpenhemmern kombiniert. Die **selektiven NSAID** hemmen ausschließlich COX-2, was zwar zu einer verbesserten Magenverträglichkeit führt, dafür scheint aber das Risiko für kardiovaskuläre Erkrankungen, z. B. einen Herzinfarkt, erhöht zu sein.

Bei einer Langzeittherapie mit Protonenpumpenhemmern kann es zu einem Mangel an Vitamin $B_{12}$, Magnesium und Eisen kommen. Zusätzlich können diese die Resorption und Aufnahme von Mikronährstoffen für die Knochenbildung einschränken, v. a. von Vitamin D und Kalzium.

Die Kombination von NSAID und Glukokortikoiden kann zur vermehrten Blutungsneigung führen, z. B. zu Magenblutungen. Bei latenten Blutungen kann ein Eisenmangel auftreten.

### 2.3.3 Sulfasalazin

Sulfasalazin ist eine Verbindung des Sulfonamids **Sulfapyridin** (ein Antibiotikum) mit **5-Aminosalicylsäure** (auch Mesalazin genannt). Sulfasalazin ist eine inaktive Pro-Drug. Das bedeutet, dass es selbst nicht wirkt, sondern erst von den Dickdarmbakterien mittels deren Enzym Azoreduktase in seine wirksamen Bestandteile gespalten werden muss. Die wirksame Komponente ist die 5-Aminosalicylsäure.

#### Wirkweise

Diese Substanz hemmt die Arachidonsäure als Vorstufe der entzündungsfördernden Prostaglandine der Serie II und wirkt so antientzündlich. Außerdem hat sie antioxidative Eigenschaften und kann freie Radikale neutralisieren. In der Regel ist Sulfasalazin gut verträglich.

Haupteinsatzgebiet sind die chronisch entzündlichen Darmerkrankungen (CED), Sulfasalazin findet aber auch bei der Behandlung verschiedener Rheumaerkrankungen Verwendung.

Sulfasalazin schränkt die Aufnahme von Folsäure ein. Mesalazin, ein Aminosalicylat ohne Sulfatkomponente, hat zwar weniger Nebenwirkungen, zeigt aber bei Morbus Bechterew keine ausreichende Wirkung, weswegen hier Sulfasalazin eingesetzt wird.

#### Nebenwirkungen

Häufige Nebenwirkungen sind Kopfschmerzen, Übelkeit und Erbrechen, Müdigkeit, Schwäche und eine vorübergehende Zeugungsunfähigkeit bei Männern. Außerdem können Leukopenie, Hepatopathie, Nesselsucht, Fotosensitivität, Hämolyse, Neuropathien und weitere Nebenwirkungen auftreten. In sehr seltenen Fällen kann es zu einer Agranulozytose kommen, einem lebensgefährlichen Schwund von Leukozyten.

### 2.3.4 Glukokortikoide

Das Nebennierenhormon wird v. a. zur Beherrschung akuter Krankheitsschübe eingesetzt, hat aber auch einen Platz als mittelfristige Low-Dose-Kortisontherapie (z. B. 5 mg/Tag) bei Erkrankungen des rheumatischen Formenkreises.

#### Wirkweise

Glukokortikoide binden intrazellulär an Glukokortikoidrezeptoren und bilden mit diesen einen Komplex, der an die DNA bindet und eine rezeptorvermittelte Änderung der Expression zahlreicher Gene induziert. Dies beeinflusst die Inflammation auf vielen Ebenen, u. a. durch Hemmung von NFκB, COX-2 und Phospholipase A2, und die Induktion des antiinflammatorischen Zytokins IL-10.

#### Nebenwirkungen

Häufig berichten Patienten in den ersten Tagen einer Behandlung mit Kortison oral oder per Injektion dosisabhängig von einem Hochgefühl (geringes Schlafbedürfnis, viel Energie und Antrieb), das dann zunehmend ins Gegenteil (Antriebslosigkeit, Müdigkeit, Reizbarkeit, Schlafstörungen, eher depressive Stimmungslage) umschlägt.

Bei einer Langzeitanwendung können als Nebenwirkungen auftreten: erhöhte Blutzucker- und Cholesterinwerte, Hautveränderungen (die Haut wird dünner), Heißhungerattacken, Gewichtszunahme, Bluthochdruck, Osteopenie bzw. Osteoporose, Akne (speziell im Gesicht, am Dekolleté und oberen Rücken), gesteigerte Infektanfälligkeit, erhöhtes Thromboserisiko, grauer oder grüner Star, Magengeschwüre, Cushing-Syndrom (Vollmondgesicht, Stammfettsucht, Akne, erhöhte Infektanfälligkeit, Bluthochdruck, Diabetes mellitus). Bei Kindern kann es zu Wachstumsstörungen kommen.

## 2.3.5 Zytostatika

### Allgemeines

Zytostatika sind Zellgifte, die v. a. in der Behandlung von Krebserkrankungen eingesetzt werden. Zytostatika kommen aber auch bei Erkrankungen des rheumatischen Formenkreises und Kollagenosen zum Einsatz.

### Wirkweise

Zytostatika hemmen das Zellwachstum oder die Zellteilung, indem sie die Stoffwechselvorgänge stören, die damit im Zusammenhang stehen. Je schneller das Zellwachstum vor sich geht, umso stärker wirken sie.

### Wechselwirkungen

Wechselwirkungen treten v. a. mit Pharmaka auf, die auch über die Leber entgiftet werden oder Zytostatika in der Leber aktivieren. Dazu zählen sehr viele verschiedene Pharmaka, z. B. Antibiotika, Virostatika, Psychopharmaka, aber auch Johanniskrautpräparate, Grapefruitsaft oder die Sternfrucht (Karambole).

### Nebenwirkungen

Zytostatika haben zahlreiche Nebenwirkungen, die allerdings von der Dosis und der individuellen Entgiftungsfähigkeit des einzelnen Patienten abhängig sind. Zu den häufigsten gehören u. a. Übelkeit, Bauchschmerzen, Durchfall, Geschwüre in Mund und Rachen, Kopfschmerzen, Erschöpfung, Benommenheit, Erhöhung der Leberwerte und Blutbildveränderungen. Eine interstitielle Pneumonie und Alveolitis (Entzündung von Lungengewebe bzw. -bläschen) sind als Nebenwirkungen gefürchtet, da sie sich völlig unabhängig von der Dauer der Behandlung und der eingesetzten Dosis entwickeln und zum Tod des Patienten führen können.

### Methotrexat (z. B. Lantarel®)

Methotrexat (MTX) wird bei rheumatischen Erkrankungen i. d. R. in einer Wochendosis von 7,5–15 mg appliziert, was im Verhältnis zum Einsatz als Zytostatikum bei Krebspatienten gering ist, denn es wird als Langzeittherapeutikum eingesetzt.

#### Wirkweise

Das Koenzym Tetrahydrofolsäure spielt eine wichtige Rolle als Methylgruppendonator und für die Synthese von Thymin durch die Thymidylat-Synthase. Für die Umwandlung von Folsäure in Tetrahydrofolsäure ist die Dihydrofolat-Reduktase verantwortlich. Folsäureantagonisten hemmen dieses Enzym, was dazu führt, dass es zu einer verminderten Synthese von Thymidin kommt. Tumorzellen benötigen diese Nukleinbase für ihr Wachstum, weshalb Folsäureantagonisten auch als Zytostatika eingesetzt werden.

#### Nebenwirkungen

Schwere Nebenwirkungen können auch bei niedriger Dosierung auftreten. MTX wird v. a. renal ausgeschieden, weshalb die Nierenfunktion regelmäßig kontrolliert und die Niere ggf. entsprechend unterstützt werden sollte. Bei Gesunden kommt es bei niedrig dosiertem MTX zwar eher selten zu Nierenschäden, aber es kann nicht ausgeschlossen werden, dass die Nieren bereits Vorschädigungen aufweisen.

Bei der Langzeitanwendung sind auch Leberschäden nicht ausgeschlossen, speziell bei Patienten, die noch weitere Medikamente, die hepatogen eliminiert werden, einnehmen, erhöhtem Alkoholkonsum, Diabetikern und deutlicher Adipositas.

Da MTX ein Folsäureantagonist ist, sollte bei der Behandlung auf zusätzliche Gaben von aktiver Folsäure (z. B. Metafolin) geachtet werden, weil diese u. a. auch die Nebenwirkungen von MTX reduzieren kann.

### Azathioprin (z. B. Imurek®) und 6-Mercaptopurin (Puri-Nethol®)

#### Wirkweise

Die Pro-Drug Azathioprin wird nach Einnahme im Körper durch das Enzym Thiopurinmethyltransferase zu den Metaboliten 6-Mercaptopurin und 1-Methyl-4-nitro-5-thioimidazol metabolisiert, wobei 6-Mercaptopurin der wirksame Bestandteil ist. 6-Mercaptopurin ist ein Antimetabolit, d. h. es wird bei der Zellteilung statt der Purinbasen (Adenin und Guanin) in die DNA eingebaut, sodass die DNA nicht funktionsfähig ist. Somit wird die Proliferation der Zellen des adaptiven Immunsystems (T- und B-Lymphozyten) gehemmt, weswegen es in der Transplantationsmedizin zur Verhinderung einer Abstoßungsreaktion eingesetzt wird. Azathioprin wird auch beim SLE, bei Rheuma und CED eingesetzt.

#### Nebenwirkungen

Zu den typischen Nebenwirkungen gehören Infektanfälligkeit, Leuko-, Thrombopenie und gastrointestinale Symptome bis hin zur Pankreatitis. Seltene bzw. sehr seltene Nebenwirkungen sind das Stevens-Johnson-Syndrom (lebensbedrohliche allergische Hautreaktion mit starker Beeinträchtigung des Allgemeinzustands), Krebserkrankungen, die aufgrund der Hemmung des Immunsystems auftreten können (z. B. Melanome, Lymphome, Sarkome, Karzinome) und die progressive multifokale Leukenzephalopathie (durch das JC-Virus verursachte Erkrankung, die nur bei immunsupprimierten Patienten mit einem erheblichen Defekt der T-Zell-Abwehr auftritt und innerhalb von 3–20 Monaten zum Tod führt, sofern es nicht zur Wiederherstellung der zellulären Immunität kommt).

## 2.3.6 Immunsuppressiva

### Mycophenolsäure (z. B. Myfortic®)

#### Wirkweise

Die Mycophenolsäure wirkt hemmend auf die Zellproliferation sowohl von T- als auch von B-Lymphozyten. Sie hemmt das Enzym Inosinmonophosphat-Dehydrogenase und damit die De-novo-Synthese von Guanosin-Nukleotiden. Außer den T- und B-Lymphozyten sind die meisten Zellen im Körper in der Lage, Guanosin-Nukleotide zu recyclen. Daher wirkt Mycophenolsäure v. a. auf die Lymphozyten zytostatisch. Mycophenolsäure wird u. a. zur Verhinderung einer Gewebsabstoßung nach Transplantationen eingesetzt.

#### Nebenwirkungen

Zu den Nebenwirkungen gehören Blutbildveränderungen, niedrige Kalium- und Magnesiumspiegel, Schwindel, Kopfschmerzen, gastrointestinale Symptome wie Durchfall, Übelkeit und Bauchschmerzen, Gelenkschmerzen, Schlaflosigkeit und Angstzustände. Als schwere Nebenwirkungen treten Blutungen im Magen-Darm-Trakt, schwere Verläufe von Infektionen aller Art, Haut-, Lymphdrüsenkrebs und eine Agranulozytose auf.

### Leflunomid (Arava®)

Leflunomid stammt aus dem Forschungslabor des Pharmakonzerns Hoechst®. Der Wirkstoff wurde dort in den 1970er-Jahren entwickelt und gehört zur Gruppe der Isoxazole, die auch als Grundlage für den COX-2-Hemmer Valdecoxib (Bextra®) dienen.

#### Wirkweise

Leflunomid hemmt das Enzym Dihydroorotat-Dehydrogenase, das bei der De-novo-Synthese von Pyrimidinen eine wichtige Rolle spielt. Wenn Lymphozyten bei einer Aktivierung vom Ruhe- in den Aktivitätszustand übergehen, benötigen sie für die Nukleotidsynthese größere Mengen an Pyrimidinen. Können diese nicht gebildet werden, wird die Vermehrung aktivierter Lymphozyten behindert. Zur Anwendung kommt Leflunomid bei der rheumatoiden Arthritis und Arthritis psoriatica.

Stoffwechselmetabolite von Leflunomid können bis zu 2 Jahre nach dem Absetzen im Körper nachgewiesen werden, weshalb eine Schwangerschaft frühestens 2 Jahre nach dem Absetzen eingeplant werden sollte.

#### Nebenwirkungen

Zu den Nebenwirkungen zählen u. a. Blutbildveränderungen, Leberschädigungen bis hin zu Leberzellnekrosen, erhöhte Infektanfälligkeit, Abschwächung der Impfreaktion bei Lebendimpfungen, Haarausfall, Juckreiz und gastrointestinale Beschwerden wie Durchfall, Übelkeit oder Erbrechen.

## 2.3.7 Calcineurininhibitoren

Diese Wirkstoffgruppe hemmt das Enzym Calcineurin, sodass die Signalweiterleitung von Immunzellen, speziell der T-Lymphozyten, unterbrochen wird. Dadurch wird die Aktivierung des Immunsystems verhindert.

### Ciclosporin (z. B. Ciclora®)

#### Wirkweise

Ciclosporin (auch Ciclosporin A) wird aus Schlauchpilzen gewonnen und besteht aus ringförmig angeordneten Aminosäuren (zyklische Aminosäuren). Seine immunsuppressive Wirkung beruht auf der Bindung an Calcineurin. Verwendung findet Ciclosporin z. B. bei Rheuma.

#### Wechselwirkungen

Es bestehen Wechselwirkungen mit zahlreichen Medikamenten, z. B. Antibiotika, ACE-Hemmern, Digitalis, NSAID und Johanniskrautpräparaten.

#### Kontraindikationen

Kontraindikation für die Anwendung von Ciclosporin sind Hypertonie, Lebererkrankungen, bestimmte Formen der Schuppenflechte und eine eingeschränkte Nierenfunktion.

#### Nebenwirkungen

Die Wirkung von Impfungen kann unter einer Behandlung mit Ciclosporin eingeschränkt sein, Lebendimpfstoffe sollten nicht verabreicht werden. Es besteht das Risiko eines Magnesiummangels, einer Hypertonie, Gicht, von Magengeschwüren, Blutbildveränderungen, lymphoproliferativen Störungen, malignen Tumoren (insbesondere der Haut) und Infektionen, die einen schweren Verlauf nehmen oder gar tödlich enden können, v. a., wenn weitere immunsupprimierende Medikamente eingenommen werden. Schwere Nebenwirkungen sind eine motorische Polyneuropathie, Enzephalopathien, Nierenversagen, Dickdarmentzündung oder eine Erhöhung des Hirndrucks.

### Tacrolimus (z. B. Advagraf®)

#### Wirkweise

Tacrolimus unterdrückt die Bildung von IL-2 und infolgedessen die klonale Expansion der T-Lymphozyten, allerdings ist der genaue Wirkmechanismus noch nicht vollständig verstanden. Es wird meist in Kombination mit Kortison verabreicht, vorzugsweise oral als Kapsel, seltener intravenös, da dann ein gewisses Risiko für eine Anaphylaxie besteht. Anwendung findet Tacrolimus z. B. als Creme bei schweren Formen der Neurodermitis.

#### Nebenwirkungen

Tacrolimus ist hepato-, nephro- und neurotoxisch. Entsprechend treten als Nebenwirkungen Übelkeit, Erbrechen, Durchfall, Tremor, Schlaflosigkeit, Depressionen, Krämpfe und Neuropathien auf. Durch die immunsupprimierende Wirkung besteht ein erhöhtes Risiko für Infektionen und das Auftreten von Tumoren.

## 2.3.8 Sphingosin-1-phosphat-Analoga

### Wirkweise

Es gibt im Körper insgesamt 5 verschiedene Sphingosid-Phosphat-Rezeptoren, von denen der Sphingosid-1-phosphat-Rezeptor (S 1P) hauptsächlich auf Lymphozyten zu finden ist. Er ist essenziell dafür, dass T- und B-Lymphozyten die lymphatischen Organe (Lymphknoten, Peyer-Plaques) verlassen und in die Blutbahn eindringen. Wird dieser Rezeptor gehemmt, verbleiben diese spezifischen Immunzellen in den lymphatischen Organen und es kommt zu einer Unterbindung der entzündlichen Reaktion.

Darüber hinaus benötigen naive T-Lymphozyten den S 1 P, um zwischen der Thymusdrüse und der Blutbahn zu zirkulieren. Auch das wird bei einer Hemmung des Rezeptors verhindert. Eine weitere Wirkung von S 1 P ist, dass die Barrierefunktion des Endothels verstärkt wird, d. h. es fällt Abwehrzellen unter einer Therapie mit einem S 1P-Analogon schwerer, aus der Blutbahn zu einem Entzündungsort vorzudringen.

Aktuell (Stand: Oktober 2020) gibt es 3 zugelassene SP1-Analoga in der EU: Fingolimod (Gilenya®), Siponimod (Mayzent®) und Ozanimod (Zeposia®).

### Nebenwirkungen

Durch die immunsupprimierende Wirkung kann es u. a. zu einer Sinusitis, Grippe, Pneumonie, Bronchitis oder zur Reaktivierung einer Infektion mit Herpesviren kommen. Weitere mögliche Nebenwirkungen sind Bluthochdruck, Bradykardie, AV-Block, Schwindel, Migräne, allgemeine Schwäche, Depressionen, Haarausfall, Juckreiz, Leuko-, Lymphopenie oder Makulaödem.

## 2.3.9 Chloroquin und seine Derivate (z. B. Resorchin®)

### Wirkweise

Chloroquin ist ein Medikament zur Malariaprophylaxe, das aber auch zur Behandlung des SLE eingesetzt wird und u. a. die Schubfrequenz vermindert. Der genaue Wirkmechanismus beim SLE ist nur zum Teil bekannt.

### Nebenwirkungen

Zu den häufigen Nebenwirkungen gehören Sehstörungen, die durch Hornhauttrübungen des Auges entstehen, gastrointestinale Symptome wie Appetitlosigkeit, Durchfall und Bauchschmerzen sowie Gewichtsverlust. Seltener können neurologische Beschwerden wie Schwindel, Kopfschmerzen und Missempfindungen auftreten, aber auch psychische Symptombilder mit Angst, Verwirrtheit, Benommenheit und Schlafstörungen. Unter der Behandlung mit Chloroquin wurde das Auftreten von Schuppenflechte, Muskelschädigungen und Kardiomyopathien beobachtet, die bei langfristiger Anwendung hoher Dosen zum Tode führen können.

## 2.3.10 Penicillamin (z. B. Metalcaptase®)

### Wirkweise

Penicillamin wird als Chelatbildner für Schwermetalle (Pb, Au, Cu, Hg, Co, Cd, Zn) und in der Rheumabehandlung verwendet. Wie Penicillamin bei Rheuma wirkt, ist bisher nicht geklärt, man kann aber eine Hemmung der T-Helferzellen und eine Proliferation von Fibroblasten beobachten. Außerdem hat Penicillamin antioxidative Eigenschaften.

### Kontraindikationen

Penicillamin darf nicht bei einem SLE oder einer starken Erhöhung der antinukleären Antikörper angewendet werden. Schädigungen von Leber, Nieren und Knochenmark gehören ebenso zu den Kontraindikationen.

### Nebenwirkungen

Bei länger dauernder Behandlung mit Penicillamin kann es zu einem Mangel an Vitamin $B_6$ kommen. Zu den Nebenwirkungen gehören Blutbildveränderungen, gastrointestinale Beschwerden, Hauterscheinungen, Fieber, Geschwürbildung im Mund, Haarausfall, Magen-Darm-Blutungen, eine Erhöhung der antinukleären Antikörper, Autoimmunerkrankungen wie Lichen oder Colitis ulcerosa und chronisch fortschreitende Veränderungen des Lungengewebes.

## 2.3.11 Goldverbindungen

### Wirkweise

Gold(III)-Verbindungen können die auf MHC-II-Molekülen präsentierten Peptide verdrängen [39]. Pharmazeutisch werden Gold(I)-Verbindungen als Medikament verabreicht. Im Rahmen des Entzündungsprozesses setzen Fresszellen den Stoff Hypochlorit frei, durch den der für die Oxidation notwendige Sauerstoff entsteht, damit dann am Ort der Entzündung Gold(III)-Verbindungen entstehen.

In den 1930er-Jahren behandelte der französische Arzt Jacques Forestier Rheumapatienten mit einer Goldverbindung. Die Anwendung verbreitete sich und es wurden auch andere entzündliche Autoimmunerkrankungen wie SLE damit therapiert. Aktuell werden Goldverbindungen kaum noch eingesetzt. Der Nachteil bei der Goldtherapie ist, dass es ca. 6 Monate dauert, bis eine Wirkung einsetzt.

## Nebenwirkungen

Häufige Nebenwirkungen sind eine Golddermatitis und -stomatitis, die aber nach dem Absetzen wieder verschwinden. Selten treten schwerere Nebenwirkungen auf, die sich als Blutbildveränderungen sowie Leber- und Nierenschäden zeigen.

# 2.3.12 Biologicals

## Wirkweise

Biologicals sind mittels Biotechnologie und gentechnisch veränderter Organismen hergestellte Arzneimittel. Dazu zählen u. a. monoklonale Antikörper und andere gentechnisch hergestellte Proteine sowie Nukleinsäuren. Sie greifen tief in immunologische Abläufe des Körpers ein (**Tab. 2.2**).

## Nebenwirkungen

Durch die immunsupprimierende Wirkung sind schwerwiegende bakterielle und virale Infektionen möglich, Veränderungen des Blutbilds (Anämie, Panzytopenie), gastrointestinale Beschwerden wie Übelkeit und Durchfall, Kopfschmerzen, Muskel- und Gelenkbeschwerden, eine Hepatose mit Anstieg der Transaminasen sowie eine Reaktivierung im Körper persistierender Viren wie Hepatitis-A- oder Herpes-Viren. Eine seltene, aber besonders schwere Nebenwirkung sind toxische epidermale Nekrolysen wie das Stevens-Johnson-Syndrom mit nekrotischer Ablösung der Oberhaut. Eine weitere seltene Nebenwirkung ist die progressive multifokale Leukenzephalopathie. Sie wird durch das JC-Virus hervorgerufen und ist nicht kausal behandelbar. In der Regel versterben diese Patienten innerhalb von 3 Jahren. Ebenso ist die Reaktivierung einer Tuberkulose möglich. Diskutiert wird, ob manche Biologicals die Tumorgenese steigern und damit das Risiko, an Krebs zu erkranken, erhöhen.

**Tab. 2.2** Biologicals und ihre Wirkung.

| Wirkstoff | Target | Präparatebeispiel |
|---|---|---|
| Adalimumab | TNF-α | Humira® |
| Secukinumab | IL-17A | Cosentyx® |
| Infliximab | TNF-α | Remicade® |
| Ustekinumab | p-40-Proteinuntereinheit von IL-12 und IL-23 | Stelara® |
| Ixekizumab | IL-17A | Taltz® |
| Brodalumab | Untereinheit A des IL-17-Rezeptors | Kyntheum® |
| Guselkumab | IL-23 | Tremfya® |
| Certolizumab | TNF-α | Cimzia® |
| Tildrakizumab | IL-23 | Ilumetri® |
| Apremilast | Hemmung der Phosphodiesterase-4 | Otezla® |
| Etanercept | TNF-α | Enbrel® |

## 2.3.13 Plasmapherese

### Wirkweise

Bei dieser Behandlung, die man sich wie eine Art Blutwäsche vorstellen kann, werden schädigende Autoantikörper mechanisch aus dem Körper entfernt. Allerdings kann es dazu kommen, dass sich im weiteren Verlauf der Autoimmunerkrankung neue Autoantikörper bilden.

### Nebenwirkungen

Da die Behandlung über einen venösen Zugang erfolgt (Venenverweilkatheter), kann es bei längerer Verweildauer zu einer bakteriellen Infektion bis zur Sepsis kommen. Eine allergische Reaktion gegen den eingesetzten Blutverdünner (Citrat) ist möglich. Während der Behandlung kann eine Hypokalzämie oder Hypotonie auftreten, nach der Behandlung eine temporäre Verringerung der Blutgerinnung.

## 2.3.14 UVA- und UVB-Bestrahlung (Fotochemotherapie)

Zur Behandlung von autoimmun bedingten Hauterkrankungen wie einer Vitiligo oder Psoriasis werden Bestrahlungen mit UVA- bzw. UVB-Licht angeboten.

Die **UVB-Bestrahlung** wird meist in Form der UVB-Schmalband-Bestrahlung mit UVB-Licht der Wellenlänge 311–315 nm durchgeführt, da die Begrenzung des Lichtspektrums das Nebenwirkungsrisiko verringern soll. Neben der reinen Lichtbestrahlung mit UVB existieren 2 Varianten: Bei der Balneotherapie wird der Patient vor der Behandlung im warmen Wasser mit verschiedenen Zusätzen gebadet, während vor der Foto-Sole-Therapie in Kochsalzlösung, Natursole oder einem Wasserbad mit Salz aus dem Toten Meer gebadet wird. Mögliche Nebenwirkungen sind Hautverbrennungen, Juckreiz, Haarwurzelentzündungen und ein erhöhtes Hautkrebsrisiko.

Bei der **PUVA-Therapie** wird die UVA-Bestrahlung mit der Anwendung von Psoralen kombiniert (PUVA = Psoralen-UVA). Psoralen ist ein Naturstoff, der u. a. in Limonen, Arznei-Engelwurz (Angelica archangelica) und Nelken vorkommt. Dabei sensibilisiert das Psoralen die Haut für die UVA-Bestrahlung. Es kann vor der Behandlung eingenommen werden, lokal als Creme aufgetragen oder in Form eines Bades verabreicht werden. Diese Behandlung wirkt stärker als die UVB-Bestrahlung und wird auch bei der Behandlung kutaner Krebsformen, z. B. des kutanen T-Zell-Lymphoms, eingesetzt. Mögliche Nebenwirkungen sind Juckreiz, Erythem, Übelkeit und ein erhöhtes Risiko für die Entstehung von Hautkrebs. Laut einer Studie [56] erkranken mit PUVA behandelte Männer 6-mal häufiger bzw. mit PUVA behandelte Frauen 5-mal häufiger an Plattenepithelkarzinomen der Haut als Unbehandelte. Es sollte hier also eine klare Risiko-Nutzen-Abwägung getroffen werden.

Neben Psoralen als fotosensibilisierende Substanz kann bei der Fototherapie auch Khellin eingesetzt werden, ein Wirkstoff aus dem Bischofskraut (Ammi visnaga); man spricht dann von **KUVA.** Eine dritte mögliche Substanz ist Phenylalanin, eine essenzielle Aminosäure, die Ausgangssubstanz der Melaninproduktion ist. Diese Variante wird **PAUVA** genannt.

## 2.3.15 Ergänzende pharmazeutische Substanzen

Die in diesem Kapitel beschriebenen Substanzen haben selbst keine Wirkung auf autoimmune Prozesse, werden in diesem Kontext aber dennoch aus unterschiedlichen Gründen eingesetzt. Beim Antiphospholipidsyndrom besteht ein erhöhtes Risiko für das Auftreten von Thrombosen, weswegen bestimmte Antikoagulanzien wie Acetylsalicylsäure (Aspirin®), Heparin oder Phenprocoumon (Marcumar®) verordnet werden. Bei der Behandlung mit Kortikosteroiden besteht das Risiko eines vermehrten Knochenabbaus und damit einer Osteopenie bzw. Osteoporose. Zur Behandlung stehen v. a. Vitamin D, Kalzium und Bisphosphonate zur Verfügung.

## Antikoagulanzien

Bei den Gerinnungshemmern kann man leichte, v. a. Acetylsalicylsäure (ASS), von stark wirkenden Substanzen unterscheiden, z. B. Heparin, Clopidogrel und Phenprocoumon. Die neuen oralen Antikoagulanzien (NOA, z. B. Eliquis®, Lixiana®, Pradasta® oder Xarelto®) wirken ebenfalls sehr stark.

Statt intramuskulärer Injektionen sollte man bei Patienten, die mit Clopidogrel (Plavix®), Phenprocoumon (Marcumar®) oder einem NOA behandelt werden, auf eine andere Applikationsform wechseln, z. B. eine orale Anwendung. Wenn injiziert werden muss, dann gilt die subkutane Injektion als die risikoärmste, aber auch bei ihr besteht das Risiko einer Nachblutung. Persönlich bin ich bei marcumarisierten Patienten und Patienten, die NOA einnehmen, auch bezüglich einer Behandlung mittels Infusionstherapie äußerst zurückhaltend.

Bei marcumarisierten Patienten sollten die folgenden Phytopharmaka nicht eingesetzt werden, weil sie entweder die Gerinnungswirkung verstärken können oder sich möglicherweise antagonistisch zum Wirkstoff verhalten: Ginkgoblätter (Ginkgo bilobae folium), Johanniskraut (Hyperici herba) und Ginsengwurzel (Ginseng radix). Außerdem ist die Gabe von Vitamin K bei diesen Patienten kontraindiziert, da es die Wirkung von Phenprocoumon abschwächen kann.

## Bisphosphonate (z. B. Bonviva®)

Bisphosphonate können bei 2–10 % der Betroffenen zu Oberbauchbeschwerden wie Erbrechen, Bauchschmerzen und Durchfall führen, was dadurch vermieden werden kann, dass das jeweilige Präparat in aufrechter Haltung eingenommen wird (Vermeidung eines Refluxes in die Speiseröhre). Außerdem kann es zu grippeartigen Symptomen wie Abgeschlagenheit, Muskel- und Gelenkschmerzen kommen. Ferner besteht die Gefahr einer Auflösung des Kieferknochens (aseptische Knochennekrose).

Bei einer Therapie mit Bisphosphonaten und gleichzeitigem Mangel an Vitamin D oder Kalzium kann es zu einer Verstärkung eines Kaliummangels und zu einem Magnesiummangel kommen. Im Extremfall kann dies sogar zu einer Verstärkung der Knochenentkalkung führen. Deswegen sollte man daran denken, den Magnesium- bzw. Kaliumhaushalt dieser Patienten zu kontrollieren und ggf. entsprechend zu substituieren.

# 2.4 Literatur


[35] Aliahmadi E. Polarisierung von naiven CD4⁺-T-Lymphozyten zu IL-17-produzierenden Th 17-Zellen durch TLR2-stimulierende dendritische Zellen [Dissertation]. Berlin: Humboldt-Universität; 2014

[36] Büch G. Entwicklung von Arzneiformen zur dermalen und ophtalmologischen Applikation schwerlöslicher Immunsuppressiva [Dissertation]. Berlin: Freie Universität Berlin; 2007

[37] Cutolo M, Straub RH. Insights into endocrine-immunological disturbances in autoimmunity and their impact on treatment. Arthritis Res Ther 2009; 11 (2): 218

[38] Chao MJ, Barnardo MCNM, Lincoln MR et al. HLA class I alleles tag HLA-DRB1*1501 haplotypes for differential risk in multiple sclerosis susceptibility. PNAS 2008; 105 (35): 13069–13074

[39] de Wall S, Painter C, Stone JD et al. Noble metals strip peptides from class II MHC proteins. Nat Chem Biol 2006; 2 (4): 197–192

[40] Edwards CJ, Cooper C. Early environment exposure and the development of lupus. Lupus 2006; 15 (11): 814–819

[41] Engler JB, Kursawe N, Solane ME et al. Glucocorticoid receptor in T cells mediates protection from autoimmunity in pregnancy. Proc Natl Acad Sci 2017; 114 (2): E181–190

[42] Falk J. D-Aminosäuren-substituierte Peptidepitope induzieren T-Zell-Toleranz in vivo [Dissertation]. Berlin: Humboldt-Universität; 2003

[43] Farrugia M, Baron B. The Role of Toll-Like Receptors in Autoimmune Diseases through Failure of the Self-Recognition Mechanism. Int J Inflam 2017; 2017: 1–12

[44] Forschungsinfo des Bundesministeriums für Bildung, Wissenschaft, Forschung und Technologie Nr. 24, 1995

[45] Fraga MF, Ballestar E, Paz MF et al. Epigenetic differences arise during the lifetime of monozytogic twins. PNAS 2005; 102 (30): 10604–10609

[46] Gregory AP, Dendrou CA, Attfield KE et al. TNF receptor 1 genetic risk mirrors outcome of anti-TNF therapy in multiple sclerosis. Nature 2012; 488: 508–511

[47] Herdegen T. Kurzlehrbuch Pharmakologie und Toxikologie. Stuttgart: Thieme; 2014

[48] Hess EV. Environmental chemicals and autoimmune disease: cause and effect. Toxicology 2002; 181–182: 65–70

[49] Hiller JM. Wege zur Th 17-Zelldifferenzierung in vitro [Dissertation]. Regensburg: Universität Regensburg; 2012

[50] Hirano T. Interleukin-6 in autoimmune and inflammatory diseaases: a personal memoir. Proc Jpn Acad Ser B Phys Biol Sci 2010; 86 (7): 717–730

[51] Hocher B, Kellner KH. Kynurenin und Indolamin-2,3-Dioxygenase (IDO) – Immunologische Marker und Akteure. Zeitschrift für Orthomolekularmedizin 2017; 15: 24–29

[52] Kai-How F, Marson A, Zhu J et al. Genetic and epigenetic fine mapping of causal autoimmune disease variants. Nature 2015; 518: 337–343

[53] Kiehl MG, Naß WP, Volk HD. Immunmodulation mit Immunglobulinen bei Autoimmunerkrankungen und Infektionen. Stuttgart: Thieme; 2000

[54] Lazarus RS, Averill JR, Opton EM. Ansatz zu einer kognitiven Gefühlstheorie. in: Bierbaumer N. Psychophysiologie der Angst. München: Urban & Schwarzenberg; 1977

[55] Leipe J, Skapenko A, Schulze-Koops H. Th 17-Zellen – eine neue pro-inflammatorische T-Zell-Population und ihre Bedeutung für rheumatologische Autoimmunerkrankungen. Zeitschr Rheumatol 2009; 68 (5): 405–408

[56] Lindelöf B, Sigurgeirsson S, Tegner E et al. PUVA and cancer: a large-scale epidemiological study. Lancet 1991; 338: 91–93

[57] Mayer CT, Ghorbani P, Kühl AA et al. Few FoxP3 + regulatory T cells are sufficient to protect adult mice from lethal autoimmunity. Eur J Immunol 2014; 44 (10): 2990–3002

[58] Mörbt N, Tomm J, Feltens J et al. Chlorinated benzenes cause concomitantly oxidative stress and induction of apoptotic markers in lung epithelial cells (A549) at nonacute toxic concentrations. J Proteome Res 2011; 10 (2): 363–378

[59] Mohr DC, Hart SL, Julian L et al: Association between stressful life events and exacerbation in multiple sclerosis: a meta-analysis. Brit Med J 2004; 328: 731–733

[60] Nogai A. Induktion von Autoimmunität durch Kreuzreaktivität und „Bystander-Aktivierung“ in transgenen Mäusen [Dissertation]. Berlin: Humboldt-Universität; 2004

[61] Noschinski DR. Krank durch Immungifte. DHZ 2016; 1: 15–19

[62] Peters U. Zöliakie im Erwachsenenalter. EHK 2005; 4: 261–264

[63] Rubtsov A, Rubtsova K, Fischer A et al. Toll-like receptor 7 (TLR7)-driven accumulation of a novel CD11C + B-cell population is important for the development of autoimmunity. Blood 2011; 118: 1305–1315

[64] Schott E. Mechanismen der T-Zell-Aktivierung und ihre Bedeutung für die Entstehung viraler und autoimmuner Lebererkrankungen [Habilitationsschrift]. Berlin: Humboldt-Universität; 2007

[65] Schulz KH, Heesen C, Gold SM: Das Stresskonzept von Allostase und Allostatic Load: Einordnung psychoneuroimmunologischer Forschungsbefunde an Beispielen zur Autoimmunität und Onkologie. Psychother Psych Med 2005; 55: 1–10

[66] Tetsch L. Epigenetik – Bindeglied zwischen Umwelt und Erbgut. Naturheilpraxis 2020; 2: 43–55

[67] Ulges A. Witsch EJ. Pramanik G et al. Protein kinase CK2 governs the molecular decision between encephalitogenic Th 7 cells and Treg cell development. PNAS 2016; 113 (36): 10145–10150

[68] von Ehlert U, von Känel R. Psychoendokrinologie und Psychoneuroimmunologie. Berlin: Springer; 2010

[69] www.autoimmun.org/autoimmun-erkrankungen (Stand: 28.6.2020)

[70] www.deutsche-apotheker-zeitung.de/daz-az/1999/daz-37–1999/uid-10848 (Stand: 1.7.2020)

[71] www.imd-berlin.de/spezielle-kompetenzen/hla-assoziierte-erkrankungen/genetik-funktion-und-nomenklatur-des-hla-systems.html (Stand: 1.7.2020)

[72] www.inflammatio.de/fileadmin/user_upload/inflammatio/OF-Vortr%C 3 %A4ge/2012/2012_10_24_TH17_-_Candida.pdf (Stand: 1.7.2020)

[73] www.pharmazeutische-zeitung.de/index.php?id = 1828 (Stand: 1.7.2020)

[74] www.pharmazeutische-zeitung.de/index.php?id = 2189 (Stand: 1.7.2020)

[75] www.pharmazeutische-zeitung.de/index.php?id = 32665 (Stand: 1.7.2020)

[76] www.pharmazeutische-zeitung.de/index.php?id = 37691 (Stand: 1.7.2020)

[77] www.ruhr-uni-bochum.de/homeexpneu/mam/content/c_autoimmunerkrankungen__3_.pdf (Stand: 1.7.2020)

[78] www.spiegel.de/wissenschaft/natur/landwirtschaft-gewaesser-an-aeckern-massiv-mit-insektiziden-belastet-a-848725.html (Stand: 1.7.2020)

# Teil 2
# Erweiterte Sichtweise



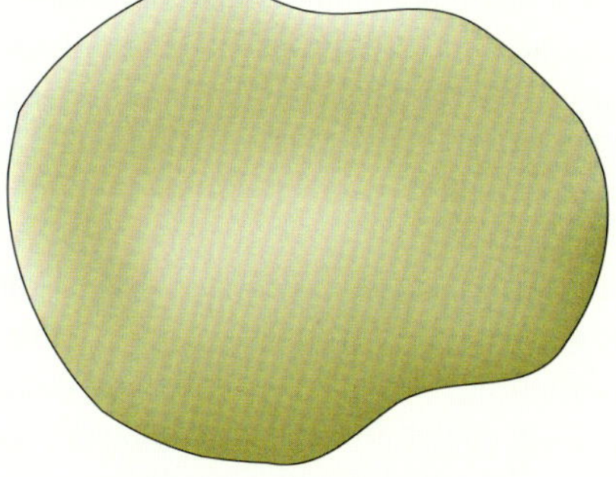


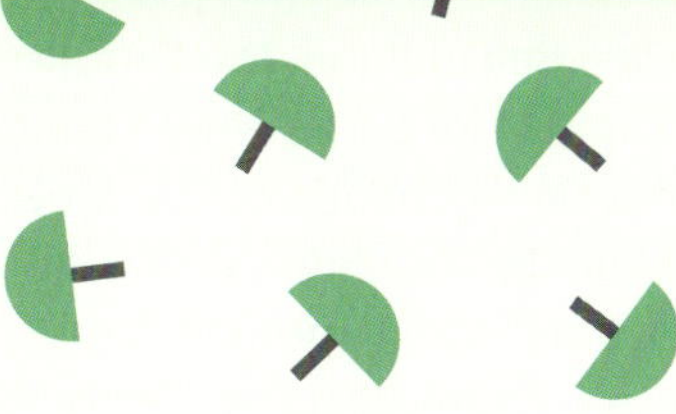


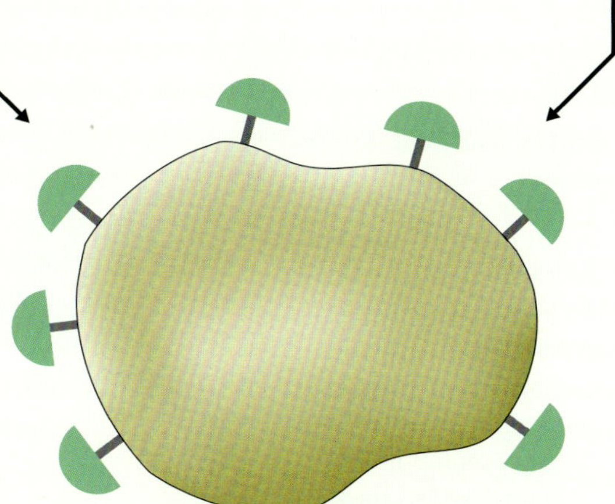

# 3 Autoimmunität: neue Perspektiven

*Um klar zu sehen, genügt oft ein Wechsel der Blickrichtung.*

Antoine de Saint-Exupéry

**Eine Autoimmunerkrankung ist so individuell wie der Mensch, der an ihr leidet. Diese Grundannahme ist die DNA jeder naturheilkundlichen Behandlung. Die Einführung in dieses Kapitel lädt Sie zu einem Rundgang durch das Denkgebäude der biologischen Medizin ein. Im Anschluss treffen Sie auf der Ebene der zellulären Immunität die beiden wichtigsten Gegenspieler bei autoreaktiven Geschehen und lernen deren faszinierende Interaktion näher kennen.**

## 3.1 Individualität: Der Schlüssel zum Ganzen

**Autoimmunität** bedeutet primär einen Verlust immunologischer Toleranz, aus der sich dann im Verlauf eine **Autoimmunerkrankung** entwickeln kann. Damit sich tatsächlich eine solche manifestiert, bedarf es bestimmter Voraussetzungen. Ein wesentlicher Faktor sind Genpolymorphismen, z. B. die HLA-Merkmale auf Immunzellen, die eine wichtige Rolle bei der Antigenpräsentation spielen. Menschen mit bestimmten **HLA-Merkmalen** besitzen eine verstärkte Affinität zur Ausbildung von Autoimmunerkrankungen. So findet man bei allen Patienten, die an einem Morbus Bechterew leiden, das Merkmal HLA-B27. Umgekehrt allerdings erkranken bei Weitem nicht alle Träger dieses Merkmals auch an dieser Rheumaform. Es bedarf also offensichtlich weiterer **Pathogenitätsfaktoren**, damit es zur Manifestation einer Autoimmunerkrankung kommt. Zu diesen gehören (**Abb. 3.1**):

- **Stress** (psychischer, chronisch-entzündlicher z. B. durch Herdbelastungen)
- **persistierende Infektionen**, z. B. viraler Genese
- Störungen in der Zusammensetzung der **intestinalen Mikrobiota** bzw. Gewebsläsionen der intestinalen Mukosa mit vermehrtem Antigeneinstrom und dadurch bedingtem immunologischen Stress

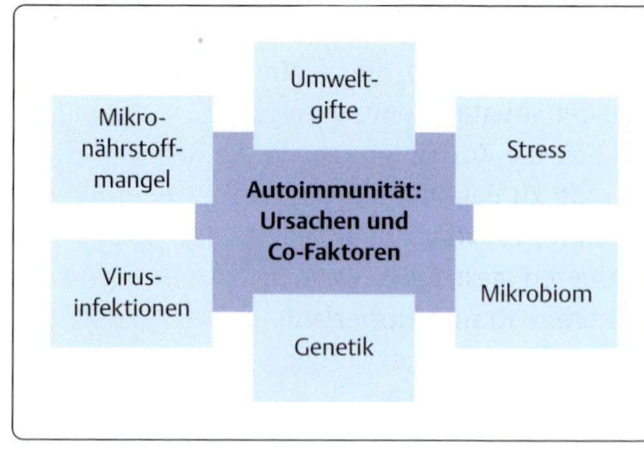


**Abb. 3.1** Ursachen und Kofaktoren der Autoimmunität.

- **toxische Umweltbelastungen** vielfältiger Art, bei denen sog. endokrine Disruptoren auch an der Entstehung hormoneller Dysbalancen beteiligt sind, die ebenfalls eine Rolle bei Autoimmunität spielen können
- **Fehlernährung**, die einerseits zu Mangelsituationen von wichtigen Schlüsselnährstoffen wie z. B. Zink und Selen, andererseits aber auch zu einer Dysbalance in der Zusammensetzung der Nahrungsfette zu Ungunsten der immunregulativ wirkenden Omega-3-Fettsäuren bzw. zu Gunsten fragwürdiger und bis heute in ihrer Wirkung auf den menschlichen Organismus kaum erforschter Transfettsäuren bzw. Epoxide mit potenziell prooxidativen bzw. proinflammatorischen Effekten im Stoffwechsel führt; dazu kommt die für Convenience-Food typische Belastung mit Zusatzstoffen aus der Lebensmittelchemie, großen Mengen Salz und Industriezucker
- Chronischer **Mikronährstoffmangel**, allen voran ein Mangel an Vitamin D, wobei Patienten, die an Autoimmunerkrankungen leiden, wahrscheinlich ohnehin einen weitaus höheren Bedarf an Vitamin D haben, weil sie möglicherweise eine Resistenz gegenüber diesem Secosteroid aufweisen
- Eine ungünstige Zusammensetzung des intestinalen Mikrobioms, dessen Bedeutung für die Aufrechterhaltung der immunologischen Homöostase in den letzten Jahren zunehmend in den Fokus wissenschaftlicher Forschung rückt

Im Verlauf des Pathomechanismus kommt es dann zu einem **Circulus vitiosus**, u. a., weil durch autoimmun bedingte Entzündungen neue Autoantigene entstehen, die zu einer weiteren Eskalation der Situation führen. Außerdem sinkt im Lauf der Zeit die Kortisolproduktion in den Nebennieren, die zu Beginn aufgrund der Aktivierung des Regelkreises von Hypothalamus-Hypophyse-Nebennieren gesteigert worden ist und dann im weiteren Krankheitsverlauf immer mehr abnimmt. Dem Körper entgleitet zunehmend die Kontrolle über die Situation.

Ein rein schematisches Vorgehen macht bei einem so individuellen Krankheitsbild wie einer Autoimmunopathie nur bei wenigen Betroffenen Sinn. Es ist wichtig, mit Hilfe einer gründlichen Anamnese und geeigneten Diagnosemethoden einen guten Einstieg zu finden sowie Augen und Ohren offenzuhalten, denn der Körper bzw. das Immunsystem geben auf eine Therapie Antworten. Diese gilt es zu lesen, zu verstehen und dann entsprechend flexibel darauf zu reagieren, was eine möglichst umfangreiche Toolbox nötig macht.

Das hat absolut nichts mit Polypragmasie zu tun, sondern damit, **dass niemals eine Krankheit, sondern immer der erkrankte Mensch behandelt wird** – und der ist ziemlich einmalig. Allein das hochkomplexe Zusammenspiel zwischen angeborener und erworbener Immunabwehr ist bis heute von der Wissenschaft nicht vollständig verstanden.

Meiner Erfahrung nach bedeutet die Behandlung von Patienten, die an Autoimmunopathien leiden, immer ein **individuelles Vorgehen** und braucht Therapeuten, die bereit sind, sich immer wieder neu einzulassen und lebenslang zu lernen. Die Schulmedizin fokussiert sich in ihrer grundlegenden Vorgehensweise primär auf die bestmögliche Blockierung inflammatorischer Vorgänge, die einen Bezug zur jeweiligen Autoimmunerkrankung haben. Dies geschieht meistens, indem vorrangig ein Teil dieser zum Teil hochkomplexen Mechanismen beeinflusst wird. Eine Behandlung oder ein Medikament blockiert dabei eine bestimmte Funktion oder einen einzelnen immunologischen Ablauf, um pars pro toto auf den gesamten Prozess Einfluss zu nehmen. Die so blockierten Zellen, Proteine oder Rezeptoren haben allerdings in anderen Geweben oder Organen physiologische Funktionen, die sie dort nun nicht mehr oder nur noch eingeschränkt ausüben können, was die Grundlage für Nebenwirkungen aller Art darstellt.

Eine ganzheitlich orientierte Sichtweise arbeitet anders: Hier werden **immunregulatorische Vorgänge optimiert**, indem an **vielen unterschiedlichen Stellen** angesetzt wird, z. B. an einem ständigen Entzündungsreiz in Form einer chronischen Tonsillitis, einer latenten viralen Infektion, einer IgG-vermittelten Nahrungsmittelallergie oder durch Wiederherstellung einer Balance zwischen autoaggressiven TH17-Zellen und

T-regulativen Zellen. Durch die Zurückgewinnung der ursprünglich verlorengegangen geglaubten immunologischen Homöostase übernimmt der Körper wieder zunehmend die Kontrolle über das Immunsystem. Wenn man es mit einem Satz ausdrücken möchte, dann erhält der Körper „Hilfe zur Selbsthilfe".

Dabei schließen sich Schulmedizin und Naturheilkunde nicht primär aus. Oft schaffen schulmedizinische Medikamente durch ihre schnellen und durchgreifenden Effekte überhaupt erst die Grundlage, damit naturheilkundliche Mittel bzw. Behandlungsweisen mit ihrer meist sanfteren und manchmal auch zeitlich verzögerten Wirkung beim Patienten greifen können. Die Stärke der Schulmedizin bei Autoimmunerkrankungen liegt v. a. darin, dass sie akute Krankheitsschübe meist schnell und sicher beherrscht. Dafür bergen nicht wenige ihrer therapeutischen Langzeitstrategien Risiken und Nebenwirkungen in z. T. erheblichem Ausmaß. Hier haben die ganzheitlichen, immunmodulierenden Therapieverfahren die Nase vorne, was aber im Umkehrschluss nicht bedeutet, dass man diese immer und bei jedem Betroffenen gleichermaßen erfolgreich und unter gänzlichem Verzicht auf Maßnahmen der klassischen Medizin einsetzen kann.

Der Schlüssel zu einem maximal wirksamen Therapiekonzept liegt darin, anstatt einer Autoimmunerkrankung den Betroffenen und seine Individualität zu behandeln und dafür alle Optionen zu nutzen, die für diese Person und ihre aktuelle Lebens- bzw. Erkrankungssituation notwendig sind, getreu dem Motto: *„Multum, non multa." (lat. „Vieles, aber nicht vielerlei")* (Plinius d.J.)

## 3.2 Von der antiken Heilkunde zur modernen Medizin

In der **chinesischen Medizin**, die von einer rein energetischen Sichtweise ausgeht, gibt es das Modell der **Abwehrenergie Wei-Qi**, die den Menschen vor pathologischen Einflüssen schützt. Diese Einflüsse können sowohl von innen als auch von außen auf den Menschen einwirken. Bei einer Erkrankung ist entweder ein Reiz aufgetreten, der so stark war, dass er das Wei-Qi überwinden konnte, oder eine Summation mehrerer kleiner Reize überfordert insgesamt das System. Die **traditionelle westliche Heilkunde** kennt die Begriffe **Konstitution** und **Disposition**, die in diesem Kontext ähnlich verwendet werden. Hier sind es die psychosomatische Widerstandsfähigkeit (Resilienz) und die Neigung zu bestimmten Erkrankungen (Disposition), die darüber entscheiden, ob ein Mensch einem pathologischen Impuls trotzen kann und gesund bleibt oder ob er erkrankt, und v. a., auf welche Weise dies geschieht (Konstitution). In der **Ökosystemtheorie** erklärt man den Begriff „Resilienz" als Fähigkeit, bei Störungen seine grundlegende Organisationsweise zu erhalten, anstatt in einen qualitativ anderen Systemzustand überzugehen.

Bei Autoimmunerkrankungen fällt auf, dass die individuelle **Krankengeschichte** der Betroffenen bei gleicher Diagnose durchaus sehr **unterschiedlich** ausfallen kann, selbst bei ähnlicher Erkrankungsdauer. So kann ein Patient, der an multipler Sklerose leidet, nach einem ersten Schub über Jahre beschwerdefrei bleiben, während die Krankheit bei einem anderen Patienten mit dem ersten Schub in einen galoppierenden Verlauf übergeht und dieser nach verhältnismäßig kurzer Zeit schwerbehindert ist. Auslösend sind oft Infektionen, andere Veränderungen im Immunsystem (z. B. nach einer Schwangerschaft) und belastende Lebensphasen, z. B. der Tod eines Angehörigen oder starker beruflicher Stress. Diese Situationen scheinen die körperliche Resilienz so weit zu schwächen, dass es zur ersten klinischen Manifestation einer Autoimmunopathie kommt. Es ist naheliegend, dass auch weitere Faktoren eine Rolle spielen, die bereits vor dem Auftreten des somatischen bzw. psychischen Reizes existierten, aber noch mehr oder weniger gut kompensiert werden konnten.

In der Tat findet man immer wieder bei der Laboruntersuchung **antinukleäre Antikörper** (ANA) im Blut der Patienten. Diese sind nicht organspezifisch, sondern richten sich allgemein gegen Bestandteile des Zellkerns. Speziell bei den Befunden mit nur geringen ANA-Titern kann man bei

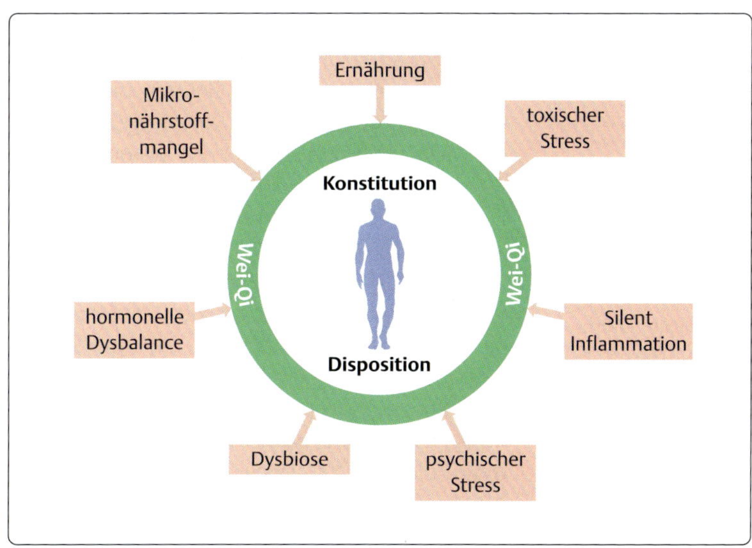


**Abb. 3.2** Faktoren, welche die körpereigene Resilienz beeinflussen können.

ansonsten subjektiv symptomlosen Menschen in manchen Fällen sehen, dass sich diese nach einiger Zeit wieder in den Normbereich absenken. Offensichtlich gab es hier eine autoimmune Reaktion, die aber vom Körper reguliert werden konnte. Möglicherweise kann man in diesem Zusammenhang von **„physiologischer Autoimmunität"** als Teil allgemeiner immunregulatorischer Vorgänge im Körper sprechen, bei der sich autoimmune Reaktionen und Selbsttoleranz durch einen permanenten Trainingsreiz in einem gegenseitigen Gleichgewicht befinden. Aus verschiedenen Gründen kann es zu Störungen dieser Balance kommen. Reicht die eigene körperliche Resilienz nicht mehr aus, um dies zu kompensieren und diese Entwicklung wieder rechtzeitig unter Kontrolle zu bringen, scheint es einen Break-Even-Point zu geben, nach dessen Überschreiten es zu einer pathologischen Autoimmunerkrankung mit fortschreitender Gewebedestruktion kommt. Deren histologische oder systemische Ausprägung wird dann z. B. durch den dispositionellen Locus minoris resistentiae oder durch die Infektion mit einem Antigen, das eine Affinität zu bestimmten Geweben hat, bestimmt.

Faktoren, welche die körpereigene **Resilienz unterstützen**, sind z. B. eine ausgewogene Ernährung mit einer individuell optimalen Versorgung mit allen notwendigen Mikronährstoffen, ein intaktes Mikrobiom, ein normaler BMI (Body Mass Index), eine generelle Lebenszufriedenheit und funktionierende Stressresistenz. Welche Faktoren die **Resilienz stören** und so ein autoimmunes Geschehen fördern oder möglicherweise sogar auslösen können, soll im Folgenden aufgezeigt werden (**Abb. 3.2**).

## 3.3 Dysbalance zwischen TH17- und Treg-Zellen

Lange wurde davon ausgegangen, dass sich T-Helferzellen nur in 2 Subklassen, in TH1- und TH2-Zellen, differenzieren können und Autoimmunerkrankungen vorwiegend über eine TH1-Antwort und allergische Erkrankungen über eine TH2-Antwort vermittelt werden. Mitte der 2000er-Jahre entdeckte man, dass 2 weitere Subklassen von T-Helferzellen offensichtlich eine Schlüsselrolle bei chronischen Entzündungen spielen: TH17-Zellen und T-regulatorische Zellen (Treg). Während die TH17-Zellen in die Entstehung und Aufrechterhaltung der autoimmunen Entzündungsreaktion involviert sind, können Treg die zugrunde liegende immunologische Dysbalance wieder unter Kontrolle bringen.

### 3.3.1 Differenzierung von naiven T-Zellen

Alle T-Helferzellen entstehen aus naiven T-Zellen. Im Zellkern jeder naiven T-Zelle befinden sich alle notwendigen Informationen, um sich zu jeder Form einer CD4-Zelle weiter zu differenzieren. Dies ist biologisch sinnvoll, damit das Immunsystem immer zeitnah und passend auf die verschiedenen Mikroorganismen reagieren kann. Die Entscheidung, in welche CD4-Zelle eine naive T-Zelle transformiert wird, fällt im Genom des Zellkerns durch die Phosphorylierung bestimmter Proteine, die als Transkriptionsfaktoren bezeichnet werden. Deren Aufgabe ist die Aktivierung von Genabschnitten, auf denen die jeweils notwendigen Informationen codiert sind, damit die naive T-Zelle z. B. zu einer T-Helferzelle wird. Die Anwesenheit bestimmter Zytokine legt fest, welche Transkriptionsfaktoren aktiviert und damit auch, welche genetischen Informationen abgerufen werden (**Abb. 3.3**).

In einem ersten Schritt kommt es zu einem Kontakt zwischen Zellen des angeborenen Immunsystems, meist dendritischen Zellen oder Makrophagen, und bestimmten Erregern. Je nachdem, um welchen Erreger es sich handelt bzw. ob die Infektion intra- oder extrazellulär stattgefunden hat, sezernieren die Zellen des angeborenen Immunsystems im Rahmen der Antigenpräsentation bestimmte **Zytokine**. Diese wiederum aktivieren dann die **Transkriptionsfaktoren** in den naiven T-Zellen: STAT 4 bzw. T-bet (TH1-Zelle), STAT 5 bzw. GATA-3 (TH2-Zelle), STAT 3 bzw. RORγτ (TH17) und STAT 5 bzw. FOXP3 (Treg). Entscheidend für die Frage, welcher Transkriptionsfaktor aktiviert wird, ist also die Anwesenheit bzw. Abwesenheit bestimmter Immunbotenstoffe (Zytokine) (S. 23).

Eine spezielle Gruppe von Transkriptionsfaktoren, die als STAT-Proteine bezeichnet werden (STAT = Signaltransduktoren und Aktivatoren der Transkription), benötigen zu ihrer Aktivierung durch Zytokine die Vermittlung durch eine ganz bestimmte Enzymgruppe, die Janus-Kinasen (JAK). Deswegen wird dieser Aktivierungsweg auch als **JAK-STAT-Signalweg** bezeichnet. In der Schulmedizin nutzt man bei der Behandlung von Rheuma Medikamente, mit denen dieser Signalweg gehemmt werden kann.

Für die Differenzierung zu **TH17-Zellen** sind v. a. IL-6 und TGF-β von größter Bedeutung. Aller-

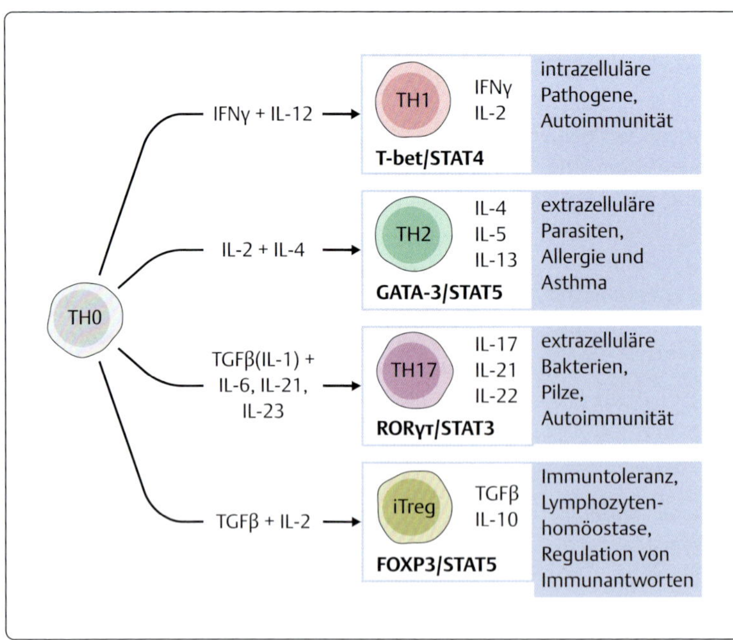


**Abb. 3.3** Differenzierung von T-Helferzellen.

dings benötigen speziell diejenigen TH17-Zellen, die an autoimmunen Prozessen beteiligt sind, zusätzlich IL-23 für ihre Transformation. IL-6 wird von sehr vielen verschiedenen Zellen hauptsächlich des angeborenen Immunsystems nach Kontakt mit Antigenen wie Bakterien oder Pilzen produziert und hat eine sehr kurze Halbwertszeit von wenigen Sekunden. TGF-β, eigentlich ein klassisches Zytokin der TH2-Schiene, spielt eine entscheidende Rolle für die Differenzierung einer naiven T-Zelle zu einer TH17-Zelle, aber auch für die zu einer **Treg-Zelle**. Während TGF-β die Differenzierung einer naiven T-Zelle in eine Treg-Zelle fördert, hemmt IL-6 diese Entwicklung entscheidend.

IL-23 ist ein Heterodimer, das aus Anteilen von IL-12B und IL-23A besteht. IL-12 ist ein proinflammatorisches Zytokin. IL-23 spielt physiologisch zusammen mit IL-22 und IL-17 eine Rolle bei der Aufrechterhaltung der immunologischen Homöostase im Bereich des GALT. IL-23 wird v. a. von Zellen des angeborenen Immunsystems gebildet, z. B. Makrophagen oder dendritischen Zellen.

## 3.3.2 TH17-Zellen

TH17-Zellen produzieren v. a. das Zytokin IL-17, aber auch IL-21 und IL-22. Ihre physiologische **Hauptaufgabe** besteht in der Aufrechterhaltung der immunologischen **Homöostase** zwischen **Mikrobiota und körpereigener Immunabwehr**. In der gesunden intestinalen Mikrobiota leben ca. 11000 Arten, überwiegend Bakterien, mit denen sich der Organismus in einer Symbiose befindet. Sie leben im Darm nicht wie Gefangene in Isolationshaft, sondern vielmehr kommt es zu einem beständigen informellen Austausch zwischen Darmbewohnern und Immunsystem, v. a. in den Peyer-Plaques und den M-Zellen, die ständig Antigeninformationen aufnehmen und an das Immunsystem weiterleiten. Diese Bakterien werden deshalb nicht vom Immunsystem angegriffen.

Andererseits ist es aber für unser Überleben absolut notwendig, pathogene Darmkeime zu vernichten bzw. solche physiologischen Keime anzugreifen, die aus dem Darmlumen heraus über die Schleimhautbarrieren ins Körperinnere vordringen. Normalerweise würde bei Kontakt mit bakteriellen Antigenen eine TH1-Immunantwort erfolgen. Stattdessen aber findet in diesem Kontext eine ständige Überwachung der Mikrobiota durch lymphatische Strukturen statt. Eine Schlüsselrolle kommt hier den TH17-Zellen zu, da diese einen **modulierenden Einfluss auf die Antigenreaktion** ausüben, indem sie die TH1-Immunantwort in diesem Gebiet hemmen und gleichzeitig bestimmte extrazelluläre Bakterien (v. a. Klebsiellen) und Pilze, allen voran Candida albicans, bekämpfen. Anders als bei einer Infektion, bei der das Immunsystem immer anstrebt, sämtliche Fremdantigene zu vernichten, benötigt die Aufrechterhaltung dieser Symbiose ein gewisses Maß an immunologischer Toleranz.

An der **primären Immunantwort**, z. B. bei einem Infekt, sind die TH17-Zellen ebenfalls beteiligt, denn sie sind die ersten Vertreter des adaptiven Immunsystems, die in Aktion treten. Sie sezernieren verschiedene Immunbotenstoffe (IL-17, IL-21 und IL-22) und regen so Epithel-, Bindegewebs- und weitere Immunzellen an, ihrerseits vermehrt Immunbotenstoffe (Zytokine, Chemokine, Wachstumsfaktoren) zu bilden. In der Folge steigt die Produktion von Granulozyten im Knochenmark, die dann zum Ort der Infektion rekrutiert werden.

IL-22 fördert nicht nur die Abwehr gegen Antigene, sondern **schützt** zusätzlich den Körper vor übermäßiger **Gewebezerstörung** und fördert dessen **Regeneration** bzw. Reorganisation. Außerdem unterstützt IL-22 die Keratinozyten (Hautzellen) bei einer Infektion der Haut, indem es deren Enddifferenzierung in Korneozyten induziert. Korneozyten bilden das Stratum corneum der Haut, das vor eingedrungenen Antigenen schützt und bei einer Infektion bzw. Verletzung den Wasserverlust verhindert.

> **Merke**
> **Funktionen der TH17-Zellen**:
> - **Kontrollfunktion im GALT**: koordinieren die Balance zwischen immunologischer Toleranz gegenüber den Antigenen der Mikrobiota auf der einen Seite und den notwendigen Abwehrmaßnahmen zur Kontrolle der Darmbewohner auf der anderen Seite
> - **primäre Immunantwort**: gehören zu den ersten Zellen des adaptiven Immunsystems, die bei Kontakt mit einem Erreger in Aktion treten, und sind essenziell, damit weitere Schritte zur Aktivierung der Abwehrreaktion eingeleitet werden
> - **Schutz**: schützen bei einer Infektion vor übermäßiger Gewebszerstörung und fördern die postinfektiöse Regeneration der Gewebe

## TH17-Zellen und Autoimmunität

Mitte der 2000er-Jahre mehrten sich die Publikationen, die den TH17-Zellen und damit IL-17 eine wichtige Rolle für die Krankheitsprogredienz in der Frühphase bei einer rheumatoiden Arthritis zuordnen konnten [92]. In der Synovialflüssigkeit betroffener Gelenke konnten signifikant erhöhte Spiegel an IL-17 nachgewiesen werden. Außerdem zeigte sich, dass erhöhte IL-17-Blutspiegel prädiktiv für einen schweren Verlauf waren. Auch bei Patienten mit Morbus Bechterew, SLE, Psoriasis und Morbus Crohn konnte man nachweisen, dass deren Spiegel an IL-17 im Serum erhöht waren [86] [96] [105] [106] [116].

Interessant dabei ist, dass nicht alle TH17-Zellen in der Lage sind, autoimmune Reaktionen zu induzieren. Im Tierversuch konnte gezeigt werden [94], dass ein Unterschied besteht, ob sich naive T-Zellen alleine unter Einfluss von TGF-β und IL-6 zu TH17-Zellen differenzieren oder ob dies durch die Kombination von TGF-β, IL-6 und IL-23 bzw. IL-1β, IL-6 und IL-23 geschieht. Zusätzlich spielt IL-21 bei der Entstehung pathogener TH17-Zellen (S. 74) eine wichtige Rolle.

Die Produktion bestimmter Zytokine durch Zellen des angeborenen bzw. adaptiven Immunsystems hängt vom Erregertyp ab, auf den das Immunsystem durch Produktion bestimmter Zytokine bzw. Zytokinkombinationen reagiert. Dies hat offensichtlich auch Einfluss auf die Bildung von TH17-Zellen bzw. bestimmter TH17-Subtypen und deren Rolle bei Autoimmunerkrankungen. Im Moment wird dies wissenschaftlich erforscht und diskutiert. Eine Schlüsselrolle kommt dabei IL-23 zu, denn alle TH17-Zellen, die an autoreaktiven Prozessen beteiligt sind, benötigen IL-23 zu ihrer Aktivierung [82].

Um Autoimmunerkrankungen therapeutisch erfolgversprechend zu beeinflussen, liegt es nahe, direkt oder indirekt an den TH17-Zellen bzw. an von diesen induzierten Immunbotenstoffen anzusetzen. So wurden 2017 Biologicals zur Behandlung der Psoriasis in Deutschland zugelassen, deren Wirkprinzip ein monoklonaler Antikörper ist, der sich gegen IL-17 richtet (z. B. Secukinumab, Brodalumab).

Für die Transformation von einer naiven T-Zelle in eine TH17-Zelle ist ein ganzes Netzwerk an immunologischen Substanzen und Mechanismen nötig, zu denen u. a. APC gehören (allen voran dendritische Zellen), Transkriptionsfaktoren, Interleukine, aber auch verschiedene Funktionsproteine wie Enzyme. Verschiedene Modelle werden derzeit diskutiert, bei denen man auf die Entstehung von TH17-Zellen einwirken möchte, indem bestimmte Proteine gehemmt werden, die entweder eine Schlüsselrolle bei der Transformation von naiven T-Zellen zu TH17-Zellen spielen oder denen eine wichtige Rolle bei der autoimmunen Reaktion zukommt.

## Protein-Kinase CK2

In einer Studie [113] konnte nachgewiesen werden, dass die Protein-Kinase CK2 (PKCK2) bei der **Entstehung von TH17-Zellen** eine **Schlüsselrolle** spielt. Protein-Kinasen sind Enzyme, die häufig im Körper vorkommen. Ihre biochemische Hauptaufgabe besteht darin, Phosphatgruppen, die meist aus ATP stammen, auf die Seitenketten-Hydroxygruppe bestimmter Aminosäuren (meist Serin, Threonin, Tyrosin) zu katalysieren, weswegen man sie zur Gruppe der Phosphotransferasen zählt. Sie spielen eine wichtige Rolle bei der Signaltransduktion, also der Weiterleitung von Signalen, aufgrund derer die Zelle dann eine bestimmte Funktion ausführt, z. B. ein Protein aktiviert. Die PKCK2 ist v. a. am zellulären Wachstum beteiligt. Fehlsteuerungen dieses Enzyms können zur Entstehung von malignen Erkrankungen und Spätschäden bei Diabetes führen.

Im Rahmen dieser Studie [113] wurde ebenso herausgefunden, dass eine Hemmung der PKCK2 dazu führt, dass die Wirkung von IL-6, IL-22 und IL-23 auf die Transformation von naiven T-Zellen zu TH-17 Zellen gehemmt wird. Der für diese Umwandlung notwendige Transkriptionsfaktor STAT 3 wurde nicht aktiviert, stattdessen kam es zur Expression des Transkriptionsfaktors FOXP3, was dazu führte, dass sich die naiven T-Zellen anstatt zu TH17-Zellen in Treg-Zellen transformierten. In einem ähnlichen Experiment [89] wurde nachgewiesen, dass durch die Hemmung von PKCK2 im ZNS weitaus weniger TH17-Zellen als erwartet gebildet wurden, welche die Zytokine Interferon γ (IFN-γ) bzw. GM-CFS (Granulozyten-Monozyten-Kolonie-stimulierender Faktor) exprimieren. Diese beiden Zytokine spielen eine Schlüsselrolle bei der Zellzerstörung im Pathomechanismus der MS.

### PKCK2 und Ernährung

Zu den **Hemmstoffen** der PKCK2 gehören das **Anthrachinon** Emodin aus dem chinesischen Medizinalrhabarber Rheum palmatum und folgende **Flavonoide**, die in den genannten Lebensmitteln enthalten sind:

- Apigenin (Sellerie, Kamille)
- Quercetin (Tee, Zwiebel, Heidelbeeren, Grünkohl, Apfel)
- Myricetin (Tee, schwarze Johannisbeeren, Heidelbeeren, rote Weintrauben, Walnuss)
- Fisetin (Erdbeere, Apfel, rote Weintrauben, Orange)
- Kaempferol (rote Weintrauben, Ginkgoblätter, Grapefruit, Kohlgewächse)
- Luteolin (Petersilie, Artischocke, Orange, Karotte, Sellerie, Olivenöl, grüner Pfeffer)

Apigenin und Luteolin haben in einer randomisierten plazebokontrollierten Studie [80] in Form eines **Schafgarbenextrakts** bei Patienten mit schubweise verlaufender MS als Add-On zu einer Basistherapie mit rekombinantem Interferon zu einer signifikanten Reduzierung der Schubrate bzw. einem reduzierten Volumen der auftretenden Läsionen geführt. Zusätzlich besserten sich v. a. kognitive Funktionen (Gedächtnis, strategische Handlungsplanung, Wortfindung) und depressive Verstimmungen deutlich. Innerhalb der Verumgruppe wurden 2 verschiedene Tagesdosierungen des Schafgarbenextrakts verwendet: 250 mg und 500 mg. Dabei gab es hinsichtlich der positiven Wirkung keinen signifikanten Unterschied, allerdings wurde die niedrigere Tagesdosis besser vertragen. Die Autoren merken an, dass der Schafgarbenextrakt nicht stark genug ist, um bereits entstandene Schäden im ZNS zu reparieren, und empfehlen einen frühzeitigen Einsatz, am besten innerhalb der ersten 4 Krankheitsjahre. Absolute Kontraindikation für den Einsatz ist eine bestehende Schwangerschaft, da die Schafgarbe in höheren Dosierungen wehenfördernd wirkt.

## Serin/Threonin-Kinase SGK1

Das Enzym Serin/Threonin-Kinase SGK1 hat im Körper verschiedene Aufgaben. Es ist u. a. an der Regulation der Salzaufnahme im Darm bzw. der Salzrückresorption in den Nieren beteiligt und eines der wichtigsten Funktionsproteine des regulatorischen Netzwerks zur Transformation naiver T-Zellen in TH17-Zellen. Sowohl in der Zellkultur als auch im Mausmodell zeigte sich, dass eine erhöhte Salzkonzentration dazu führt, dass sich nicht nur vermehrt TH17-Zellen bilden, sondern v. a. dasjenige Subset, das die Zytokine GM-CFS und IFN-γ produziert: die aggressive, autoimmune Form der TH17-Zellen.

In einer Studie sollte der Einfluss der Ernährung auf das Mikrobiom und die Autoimmunität untersucht werden [97]. Dazu wurden bei gesunden Probanden quantitativ die TH17-Zellen bestimmt, eine genetische Mikrobiomanalyse durchgeführt und ein Fragebogen zu den täglichen Ernährungsgewohnheiten ausgefüllt. Bei Probanden, die regelmäßig in Fast-Food-Restaurants aßen waren signifikant erhöhte Spiegel von TH17-Zellen nachweisbar. Im Hinblick auf die Funktion von SGK1 zogen die Autoren den Rückschluss, dass möglicherweise der vermehrte Salzkonsum eine Rolle spielen könnte. Allerdings handelt es sich bei dieser Studie um eine In-vitro-Studie, die keine Kausalität beim Menschen beweisen kann.

**Salzkonsum**

Sicher ist, dass sich der Salzkonsum in den letzten 200 Jahren massiv erhöht hat. Im Paläolithikum nahm der Mensch im Schnitt täglich etwa 11 g Kalium in Form von Pflanzennahrung auf, aber nur ca. 700 mg Natrium. Das wäre auch eine Erklärung dafür, warum der Mensch Natrium über die Niere rückresorbiert. Erst vor etwa 3000 Jahren begann die Menschheit damit, Salz abzubauen und mit Salz Handel zu treiben. Dabei galt Salz jahrhundertlang als besonders wertvoll und wurde sogar als Zahlungsmittel verwendet, selbst Kriege wurden um das „weiße Gold" geführt (z. B. der Ochsenkrieg 1611 um die Salinen von Reichenhall). In der heutigen Zeit ist Salz billig, in den Industrienationen werden täglich 2500–7500 mg konsumiert, vieles „unsichtbar" in Convenience-Food.

#### Mikrobiota und TH17-Zellen

Die Zusammensetzung der Mikrobiota im Darm scheint einer der Trigger für die Entstehung pathogener TH17-Zellen zu sein. Dies liegt nahe, da die TH17-Zellen für die immunologische Homöostase im Intestinum verantwortlich sind. Diskutiert werden Dysbiosen mit bestimmten Subspezies von Clostridien, aber auch eine Belastung mit pathogenen Hefen, speziell Candida. Bei Patienten mit Neuromyelitis optica, einer autoimmun bedingten Erkrankung des ZNS, bei der es sowohl zu Entzündungen des Sehnervs als auch des Rückenmarks kommt, besteht eine Kreuzreaktivität zwischen einem bestimmten Membranprotein des Sehnervs (Aquaporin-4) und einer homologen Peptidsequenz aus Clostridium perfringens, einem Anaerobier, der häufiger in der Darmflora vorkommt. Im Mausmodell konnte bei MS gezeigt werden, dass durch die Gabe von Lactobazillen die Schubrate signifikant gesenkt werden kann [98].

Prinzipiell scheint also die therapeutische Arbeit am Mikrobiom sinnvoll, am besten flankiert von entsprechenden diätetischen Maßnahmen (S. 289).

### 3.3.3 Treg-Zellen

Treg-Zellen wurden von dem japanischen Immunologen Shimon Sakaguchi entdeckt, der außerdem nachwies, dass sich Autoimmunreaktionen entwickeln können, wenn die Funktion dieser Immunzellen gestört ist.

#### Einteilung

Insgesamt kann man nach aktuellem Stand der Wissenschaft **5 verschiedene Subpopulationen** von Tregs mit unterschiedlichen Aufgaben unterscheiden, die z. T. noch genauer erforscht werden und sich u. a. in ihrem Phänotyp, ihrer Herkunft und dem Mechanismus ihrer Entstehung unterscheiden. Am besten untersucht sind die nTregs und die iTregs. Treg-Zellen entstehen entweder im Thymus als **nTregs** (natürliche Tregs) oder in peripheren Lymphknoten aus T-Zellen mittels Zell-Zell-Kontakt als **iTregs** (induzierte Tregs).

Dabei spielt es für die Funktion der **iTregs** eine Rolle, welche **Lokalisation der Lymphknoten** hatte, in dem sie induziert wurden. Im Mausmodell konnte nachgewiesen werden [85], dass es einen großen Unterschied für die iTregs macht, in welcher Region sich der jeweilige Lymphknoten befindet, in dem sie entstehen. In Lymphknoten aus dem Darm oder der Leber entstehen vermehrt iTregs, die eine Toleranz gegenüber Nahrungsmitteln vermitteln. Verpflanzte man in der Studie Lymphknoten aus dem Darm und aus der Leber in die Haut, behielten sie ihre Eigenschaft bei, die sie als Darm- oder Leberlymphknoten „gelernt" hatten. Umgekehrt wurden Lymphknoten, die ursprünglich unter der Haut lagen, nach ihrer Verpflanzung in die Nähe des Darms gegenüber Nahrungsmitteln nicht toleranter. Dies ist umso bedeutsamer, wenn man bedenkt, dass die Immunzellen, die sich zum Zeitpunkt der Verpflanzung noch in den Lymphknoten befanden, innerhalb kurzer Zeit durch Fluktuation ausgetauscht wurden. Man könnte sagen, dass Lymphknoten offensichtlich eine Art „Ortsgedächtnis" haben.

Weitere Versuche [85] konnten zeigen, dass ganz bestimmte Umweltfaktoren dieses **Lymphknotengedächtnis** entscheidend beeinflussen: Ein **intaktes Mikrobiom** nach der Geburt und eine adäquate Versorgung mit **Vitamin A**. Diskutiert wird, ob Störungen im Mikrobiom bzw. eine Unterversorgung mit Vitamin A zu Lebensmittelallergien oder Autoimmunerkrankungen im späteren Leben führen können.

## Aktivierung

Allen Tregs gemeinsam ist, dass die über den **Transkriptionsfaktor Foxp3** (Forkhead-Box-Protein P3) aktiviert werden. Im Jahr 2015 entdeckte man [110], dass sowohl für die Aktivierung von Tregs als auch von TH17-Zellen zusätzlich das Protein **IκBNS** eine Schlüsselrolle spielt. Fehlt es, dann bilden sich keine Tregs, da Foxp3 nicht aktiviert wird. TH17-Zellen werden zwar gebildet, vermehren sich aber deutlich langsamer und produzieren weniger Zytokine, wenn IκBNS fehlt. Der Vorteil ist jedoch, dass Autoimmunreaktionen deutlich schwächer verlaufen. Dafür arbeitet die Immunabwehr gegen pathogene Darmkeime nur noch eingeschränkt, z. B. gegen Citrobacter. Interessant dabei ist, dass IκBNS eigentlich den Transkriptionsfaktor NFκB beeinflusst, dem eine ganz zentrale Bedeutung bei allen Entzündungsprozessen zukommt. Die Natur hat das adaptive Immunsystem also ganz offensichtlich sehr fein ausbalanciert.

Zusätzlich fördert **Vitamin A** (Retinol) die Entwicklung von naiven T-Zellen in **Tregs**, indem es die Transformation naiver T-Zellen in TH17-Zellen hemmt und gleichzeitig in diesen die Expression des Transkriptionsfaktors FoxP3 verstärkt, was dazu führt, dass vermehrt Treg- anstatt TH17-Zellen gebildet werden. Interessant dabei ist, dass diese Wirkung vollkommen unabhängig von der Aktivierung der anderen, normalerweise dafür notwendigen Transkriptionsfaktoren STAT 3 (TH17) bzw. STAT 5 (TH2, Treg) erfolgt und dass IL-2, das an der Transformation zu TH1-, TH2- und Treg-Zellen mitbeteiligt ist, ebenfalls keine Rolle spielt. Vitamin A verändert somit die Balance von TH17- und Treg-Zellen zugunsten der immunregulativen Treg-Schiene, und zwar unabhängig vom üblichen physiologischen Ablauf, indem es direkt über die Aktivierung von FoxP3 wirkt [105].

Diskutiert wird auch, ob Treg-Zellen bei CED wie Morbus Crohn oder Colitis ulcerosa vom Mikrobiom in TH17-Zellen „reprogrammiert" werden können. Vitamin A scheint dies zu verhindern, jedenfalls zeigt sich dieses Ergebnis im Mausmodell [112]. Andererseits gibt es Hinweise darauf, dass autoreaktive TH17-Zellen in Treg-Zellen transformieren, wobei ebenfalls das Mikrobiom involviert ist. Eine besondere Rolle scheint hier die Propionsäure zu spielen, eine kurzkettige Fettsäure, die von bestimmten Darmbakterien gebildet wird (S. 525).

## Tregs und Autoimmunität

Tregs verfügen über ein ganzes Arsenal unterschiedlicher Zytokine, mit denen sie Immunreaktionen steuern, um autoimmune Fehlreaktionen zu verhindern. Auf welche Weise sie diese kontrollieren, wird immer noch wissenschaftlich erforscht. Es gibt aber verschiedene Modelle, die bereits experimentell untersucht wurden.

- **Unterdrückung der Antigenpräsentation dendritischer Zellen**: Dadurch erhalten Effektorzellen, z. B. zytotoxische T-Zellen, kein bzw. nur ein schwaches Signal.
- **Freisetzung antiinflammatorischer Zytokine**, v. a. IL-10 und TGF-β: Somit schränken Tregs die Funktion von Effektor- bzw. dendritischen Zellen ein.
- **Zerstörung von Effektorzellen**: Durch verschiedene Enzyme, v. a. Perforin und Granzyme B, induzieren die Tregs in Effektorzellen die Apoptose. Eine andere Möglichkeit ist, dass die Tregs im Rahmen von Zell-Zell-Kontakt zyklisches AMP (cAMP) in die T-Effektorzellen einschleusen. Dadurch kommt es in den T-Effektorzellen zur Aktvierung eines Proteins, das den nuklearen Faktor NFATc1 hemmt (Nuclear Factor of Activated T-Cells c1). In der Folge teilen sich die T-Effektorzellen nicht mehr, bilden also keine weiteren Zellklone ihrer selbst und stellen die Produktion proinflammatorischer Zytokine ein.

- **konkurrierende Aufnahme von IL-2**: IL-2 ist ein wichtiges Zytokin zur Stimulation von T-Effektorzellen. Tregs besitzen auf ihrer Oberfläche v. a. CD25-Rezeptoren, die auch als IL-2-Rezeptoren bezeichnet werden. Dadurch können Sie quantitativ größere Mengen dieses proinflammatorischen Zytokins aufnehmen, das dann den Effektorzellen nicht oder nicht mehr in ausreichenden Mengen als Ressource zur Verfügung steht. Außerdem induzieren sie in diesem Zusammenhang einen höheren Verbrauch an der essenziellen Aminosäure Tryptophan, die für die Aktivierung der T-Effektorzellen eine wichtige Rolle spielt.

### Treg-Zellen: Immer nur „good guys“?

Treg-Zellen kommt im Rahmen der Pathogenese autoimmuner Erkrankungen eine wichtige Rolle zu, weil sie in der Lage sind, die Selbsttoleranz zu induzieren und überschießenden Immunreaktionen gegenzusteuern. Bei **Krebserkrankungen** aber können sie dazu führen, dass die Tumorabwehr zu stark gebremst wird. Dies ist ein unerwünschter Effekt, der die Schlagkraft gegen Tumorzellen einschränken kann. Dies ist besonders wichtig, wenn man Patienten betreut, die an einer Autoimmunerkrankung leiden, aber gleichzeitig eine Krebserkrankung durchgemacht haben bzw. an einer solchen leiden. Bei der Behandlung dieser Patienten ist es wichtig, nicht ausschließlich die Tregs zu stärken und damit rein immunmodulierend zu therapieren. Stattdessen kommt es darauf an, die immunologische Balance sehr fein einzustellen, wozu i. d. R. eine sehr individuelle Vorgehensweise notwendig ist.

## Tregs: Bedeutung des Serotoninstoffwechsels

Bei Entzündungsprozessen besteht die Gefahr, dass die Immunabwehr überschießend reagiert. Um das zu verhindern, verfügt das Abwehrsystem über verschiedene Regulationsmechanismen. Einer dieser hängt mit der Serotoninbildung zusammen, einem Neurotransmitter mit entspannender, stimmungsaufhellender und motivationsfördernder Wirkung. Im Rahmen des Serotoninstoffwechsels entstehen Metaboliten mit immunregulatorischer Wirkung, die eine wichtige Bedeutung für die Tregs haben.

**Serotonin** wird aus der essenziellen Aminosäure Tryptophan gebildet, die u. a. in tierischem Eiweiß, Hülsenfrüchten, Bananen und Getreide vorkommt. Tryptophan ist in seiner aktiven Form als 5-Hydroxytryptophan (5-HTP) das Ausgangsprodukt für die Serotoninsynthese. Etwa 5 % des 5-HTP werden in Serotonin umgewandelt, während 95 % in den Kynureninstoffwechsel eingehen. Die Steuerung dieses Stoffwechselwegs erfolgt enzymatisch über die Indolamin-2,3-Dioxygenase (IDO) mit ihren Isoformen IDO 1 und IDO 2. Die im Verlauf des Synthesewegs entstehenden Kynureninsäuren werden durch die Tryptophan-2,3-Dioxygenase (TDO) zu Acetyl-CoA katabolisiert.

Kynurenine und ihre Metaboliten spielen bei der Immunbalance eine wichtige Rolle. Bei einer Entzündung wird v. a. die IDO aktiviert, was zu einer vermehrten Synthese von Kynurenin und dadurch gleichzeitig zu einer verminderten Serotoninsynthese führt, da für diese dann weniger 5-HTP zur Verfügung steht. Dies hat mehrere Konsequenzen: Kynurenin fördert die Apoptose von zytotoxischen T-Zellen und hemmt gleichzeitig deren Vitalität, während die Aktivität von Treg-Zellen verstärkt wird. Gleichzeitig fühlt sich die erkrankte Person müde, was dazu führt, dass sie ihre Aktivitäten reduziert und vermehrt ruht, was Energie einspart, die für die Abwehrreaktion genutzt werden kann.

Die Tryptophandepletion hat auch antimikrobielle Eigenschaften, indem sie den angreifenden Erregern die Möglichkeit erschwert, sich aus der Substratumgebung mit dieser essenziellen Aminosäure zu versorgen, die v. a. für deren Wachstum und Energiebereitstellung essenziell ist.

## 3.4 Literatur


[79] Annemann M, Wang Z, Plaza-Sirvent C et al. IkBNS regulates murine Th 17 differentation during gut inflammation and infection. J Immunol 2015; 194 (6): 2888–2898

[80] Ayoobi F, Moghadam-Ahamdi A, Amiri H et al. Achilea millefolium is beneficial as an add-on therapy in patients with multiple sclerosis: a randomized placebo-controlled clinical trial. Phytomed 2018; epib ahead of print. doi.org/10.1016/j.phymed.2018.06.017

[81] Brenk MM. Regulation des Immunsystems durch Tryptophan-Depletion: Rolle der dendritschen Zellen [Dissertation]. Bonn: Rheinische Friedrich-Wilhelms-Universität; 2008

[82] Burkett P, Meyer zu Horste G, Kuchroo VK. Pouring fuel on fire: Th 17 cells, the environment, and autoimmunity. Journal Clin. Invest 2015; 125 (6): 2211–2219

[83] Carcamo JM, Borquez-Ojeda O, Golde DW. Vitamin C inhibits granulocyte-macrophage-colony-stimulating factor-induced signaling pathways. Blood 2002; 99 (9): 3205–3212

[84] Codarri L, Gyülveszi G, Tosevski V et al. RORγt drives production of the cytokine GM-CSF in helper T-cells, which is essential for the effector phase of autoimmune neuroinflammation. Nat Immunol 2011; 12 (6): 560–567

[85] Cording S, Wahl B, Kulkarni D et al. The intestinal micro-environment imprints stromal cells to promote efficient Treg induction in gut-draining lymph nodes. Mucosal Immunol 2014; 7 (2): 359–368

[86] Crispin JC, Tsokos GC. Il-17 in systemic lupus erythematosus. Curr Opinion Rheumatol 2010; 22 (5): 499–503

[87] Elias KM, Laurence A, Davidson TD et al. Retinoid acid inhibits Th 17 polarization and enhances FoxP3 expression through a STAT-3/STAT-5 independent signaling pathway. Blood 2008; 111 (3): 1013–1020

[88] Gaboriau-Routhiau V, Rakotobe S, Lécuyer E et al. The role of segmented filamentous bacteria in the coordinated maturation of gut helper T cell responses. Immunity 2009; 31 (4): 677–689

[89] Gibson SA, Yang W, Yan Z et al. Protein Kinase CK2 controls the fate between Th 17 cells and regulatory T-cell differentation. J Immunol 2017; 198 (11): 4244–4254

[90] Gotot J. Rolle der regulatorischen T-Zellen in der Toleranzinduktion von B-Zellen [Dissertation]. Bonn: Rheinische Friedrich-Wilhelms-Universität; 2012

[91] Handono K, Firdausi SN, Pratama MZ et al. Vitamin A improve Th 17 and Treg regulation in systemic lupus erythematosus. Clin Rheumatol 2016; 35 (3): 631–638

[92] Harrington LE, Hatton RD, Mangan PR et al. Interleukin 17-producing $CD4^+$ effector T-cells develop via a lineage distinct from the T-helper type 1 and 2 lineages. Nat Immunol 2005; 6 (11):1123–1132

[93] Hernandez AL, Kitz A, Wu C et al. Sodium chloride inhibits the suppressive function of FOFP3 + regulatory T-cells. J Clin Invest 2015; 125 (11): 4212–4222

[94] Hiller JM. Wege zur Th 17-Zelldifferenzierung in vitro [Dissertation]. Regensburg: Universität Regensburg; 2012

[95] Hocher K, Kellner KH. Kynurenin und Indolamin 2,3-Dioxygenase (IDO) – immunologische Marker und Akteure. OM 2017; 15: 24–29

[96] Kirkham BW, Lassere MN, Edmonds JP et al. Synovial membrane cytokine expression is predictive of joint damage progression in rheumatoid arthritis. Arthritis Rheum 2006; 54 (4): 1122–1131

[97] Kleinewietfeld M, Manzel A, Titze J et al. Sodium chloride drives autoimmune disease by the induction of pathogenetic TH17 cells. Nature 2013; 496 (7446): 518–522

[98] Libbey JE, Sanchez JM, Doty DJ et al. Variations in diet cause alterations in microbiota and metabolites that follow changes in disease severity in a multiple sclerosis model. Benef Microbes 2018; 9 (3): 495–513

[99] Lolli G, Cozza G, Mazzorana M et al. Inhibition of protein kinase CK2 by flavonoids and tyrphostins. A structural insight. Biochemistry 2012; 51 (31): 6097–6107

[100] McGeachy MJ, Bak-Jensen KS, Chen Y et al. TGF-beta and IL-6 drive the production of IL-17 and IL-10 by T cells and restrain T(H)-17 cell-mediated pathology. Nat Immunol 2007; 8 (12): 1390–1397

[101] McWilliams I, Rajbhandari R, Nozell S et al. STAT 4 controls GM-CSF production by both Th 1 and th17 cells during EAE. J Neuroinflammation 2015; 12: 128

[102] Nir Y, Shalek AK, Gaublomme JT et al. Dynamic regulatory network controlling Th 17 cell differentation. Nature 2013; 496: 461–468

[103] Noschinski DR. Naturheilkunde als Therapieoption bei Autoimmunopathien. EBI-Forum 2014; 95: 4–7

[104] Noster R, Riedel R, Mashreghi M et al. Il-17 and GM CSF expression are antagonistically regulated by human helper cells. Sci Transl Med 2014; 6 (241): 241ra80

[105] Rauhut F. Untersuchung zur Relevanz von Interleukin-17 bei Patienten mit systemischem Lupus erythematodes [Dissertation]. Berlin: Charité; 2015

[106] Raza K, Falciani F, Curnow SJ et al. Early rheumatoid arthritis is characterized by a distinct and transient synovial fluid cytokine profile of T celll and stromal cell origin. Arthritis Res Ther 2005; 7 (4): R784–R795

[107] Rink L, Kruse A, Haase H. Immunologie für Einsteiger. 2. Aufl. Heidelberg: Springer; 2015

[108] Ritterhouse LL, Lu R, Shah HB et al. Vitamin D Deficiency in a Multiethnic Healthy Control and Altered Immune Response in Vitamin D Deficient European-American Healthy Controls. PLoS One 2014; 9 (4): e94500

[109] Schmidt A, Oberle N, Weiss EM et al. Human Regulatory T Cells Rapidly Suppress T Cell Receptor–Induced $Ca2^{+}$, NF-κB and NFAT Signaling in Conventional T-Cells. Sci Signal 2011; 4 (204):ra90

[110] Schuster M, Glauben R, Plaza-Sirvent C et al. IkB (NS) protein mediates regulatory T cell development via induction of the Foxp3 transcription factor. Immunity 2012; 37 (6): 998–1008

[111] Tabarkiewicz J, Pogoda K, Karczmarczyk A et al. The role of IL-17 and Th 17 lymphocytes in autoimmune disease. Arch Immunol Ther Exp (Warsz) 2015; 63: 435–449

[112] Tejón G, Manriquez V, Rosemblatt M et al. Vitamin A impairs the reprogramming of Tregs into IL-17 producing cells during intestinal inflammation. Biomed Res Int 2015; 2015: 137893

[113] Ulges A, Witsch EJ, Pramanik G et al. Protein kinase CK2 governs the molecular decision between encephalitogenic TH17 cell and Treg cell developement. PNAS 2016; 113 (36): 10145–10150

[114] Väth M, Gogishvili T, Bopp T et al. Regulatory T cells faciliate the nuclear accumulation of inducible cAMP early repressor (ICER) and supress nuclear factor of activated T cells c1 (NFATc1). PNAS 2011; 108 (6): 2480–2485

[115] von Baehr V. Th 17 Zellen – ist ein Defekt verantwortlich für persistierende Candida-Infektionen? www.inflammatio.de/de/webinar/details.html?tx_ajevents_eventarchive%5Bevent%5D=319&tx_ajevents_eventarchive%5Baction%5D=showArchive&tx_ajevents_eventarchive%5Bcontroller%5D=Event&cHash=8098b041030f3ef07e1860fbfa0d936b; (Stand: 18.7.2020)

[116] Wendling D. IL-23 and IL-17 in anklyosing spondylitis. Rheumatol Int 2010; 30: 1547

[117] Wu C, Yosef N, Thalhammer T et al. Induction of pathogenetic Th 17 cells by inducing salt-sensing kinase SGK1. Nature 2013; 496 (7446): 513–517

[118] www.inflammatio.de/fileadmin/user_upload/inflammatio/OF-Vortr%C 3 %A4ge/2015/2015_06_24_Regulatorische_T_Lymphozyten_-Funktionsweise_und_Bedeutung_im_Kontext_verschiedener_Erkrankungen.pdf (Stand: 18.7.2020)

[119] Yandell K. Salt at Fault? www.the-scientist.com/news-opinion/salt-at-fault-39653 (Stand: 18.7.2020)

[120] Zamvil SS, Spencer CM, Baranzini SE et al. The Gut Microbiome in Neuromyelitis Optica. Neurotherapeutics 2018; 15 (1): 92–101

[121] Zielinski CE. Autoimmunity beyond Th 17: GM-CSF producing T-cells. Cell Cycle 2014; 13 (16): 2489–2490

# 4 Vitamin D

*Es gibt mehr Ding' im Himmel und auf Erden, als Eure Schulweisheit sich träumt.*

William Shakespeare

**Vitamin D und seine dosisabhängige Wirkung auf das Immunsystem wurden in den letzten Jahren intensiv erforscht. Es ist der orthomolekulare Hoffnungsträger bei der Behandlung von Autoimmunerkrankungen. Noch wenig bekannt ist die Anwendung supraphysiologischer Vitamin-D-Dosen zur Behandlung von z. B. MS, SLE oder CED. Biochemische Hintergründe und die Umsetzung in der täglichen Praxis sind die Schwerpunkte dieses Kapitels.**

## 4.1 Biochemische Grundlagen

Vitamin D ist der Oberbegriff für verschiedene Substanzen, die alle dieselbe chemische Vorstufe 7-Dehydrocholesterol und eine ähnliche molekulare Grundstruktur haben sowie biochemisch eng mit dem Cholesterin verwandt sind. **Cholesterin** dient als **Vorstufe** für Vitamin D, aber auch für die Synthese der Steroidhormone, bei denen 5 Gruppen unterschieden werden können:

- Glukokortikoide: Kortisol, Kortikosteron
- Mineralokortikoide: Aldosteron, Desoxykortikosteron
- Androgene: Testosteron, Dehydroepiandrosteron (DHEA), Androstendion, Androsteron, Dihydrotestosteron (DHT)
- Östrogene: Östron, Östriol, Östradiol
- Gestagene: Progesteron

Aufgrund der Strukturähnlichkeit zu den Steroidhormonen gehört Vitamin D zur Gruppe der **Secosteroide**. Diese unterscheiden sich von anderen Steroiden dadurch, dass sie eine Veränderung in einem ihrer 4 Ringe aufweisen, nämlich eine Ringöffnung, sodass sie andere biochemische Eigenschaften besitzen.

Etwa 10–20 % des im Körper befindlichen Vitamin D werden aus der **Nahrung** (**Tab. 4.1**) aufgenommen. **Vitamin $D_3$ (Cholecalciferol)** ist nur in tierischen Lebensmitteln enthalten (z. B. fetter Fisch, Eier, Leber), **Vitamin $D_2$ (Ergocalciferol)** stammt aus Pflanzen und Pilzen. Vitamin D ist bis zu 180 °C hitzestabil, allerdings fotolabil, wird also bei Lichtbestrahlung schneller abgebaut, und ist empfindlich gegenüber Sauerstoff.

**Vitamin $D_3$** kann vom Menschen auch aus 7-Dehydrocholesterin **synthetisiert** werden (**Abb. 4.1**). Wird die **Haut** mit UV-Licht eines bestimmten Wellenspektrums bestrahlt (290–315 nm, z. B. Sonnenlicht), erfolgt eine fotochemische Reaktion, bei der aus 7-Dehydrocholesterin Provitamin $D_3$ entsteht, das in Abhängigkeit von der Hauttemperatur zu Vitamin $D_3$ isomerisiert. Auf diese Weise entstehen in der Haut ca. 80–90 % des benötigten Vitamins $D_3$. Bei übermäßiger UV-Bestrah-

**Tab. 4.1** Vitamin-D-Gehalt in Lebensmitteln (1 µg = 40 IE) [237].

| Nahrungsmittel | Vitamin D in µg/100 g | Vitamin D in IE/100 g |
|---|---|---|
| Lebertran | 330 | 13200 |
| Dorschleberöl | 210 | 8400 |
| Hering | 31 | 1240 |
| Lachs | 16 | 640 |
| Sardinen | 7,05 | 282 |
| Kalbfleisch | 3,80 | 152 |
| Hühnerei | 3,50 | 140 |
| Leber (Rind) | 1,70 | 68 |
| Leber (Geflügel) | 1,30 | 52 |
| Kabeljau | 1,30 | 52 |
| Sahne | 1,10 | 44 |
| Kuhmilch | 0,08 | 3,2 |
| Muttermilch | 0,1–0,12 | 4–4,8 |

lung, z. B. bei langem Sonnenbaden, kann es zwar zu einem Sonnenbrand, aber nie zu einer Vitamin-D-Vergiftung kommen, da in diesem Fall statt Cholecalciferol die inaktiven Vorstufen Lumisterol bzw. Tachysterol gebildet werden. Diese werden im Fettgewebe gespeichert und können in sonnenarmen Zeiten ohne die Einwirkung von UV-Licht zu Cholecalciferol umgewandelt werden.

Wie viel Cholecalciferol während eines Sonnenbads im menschlichen Körper gebildet wird, hängt von verschiedenen **Faktoren** ab. Zu diesen gehören die Hautfarbe, das Alter, der Ort, an dem sich die Person befindet, und zwar sowohl was den Breitengrad angeht als auch die Höhe über dem Meeresspiegel, ferner die Kleidung, die Jahreszeit und der verwendete Sonnenschutz.

Eine spanische Studie [223] untersuchte, wie lange sich ein Mensch (Skin Type III, die verbreitete mitteleuropäische Pigmentation der Haut) durchschnittlich in der Sonne aufhalten muss, um 1000 IE Vitamin $D_3$ zu erzeugen, wenn 25 % der Körperoberfläche bestrahlt werden. Im Frühling bzw. Sommer genügen dafür 10 Minuten, nach 30 Minuten kommt es zum Sonnenbrand. Im Herbst braucht es 30 Minuten, um denselben Effekt zu erzielen, und im Januar sogar 130 Minuten, wobei nach 150 Minuten ein Sonnenbrand entsteht. Man kann sich leicht vorstellen, dass ein durchschnittlich pigmentierter Mensch, der sich nur leicht bekleidet vormittags der Sonne in Südeuropa aussetzt, bis zum Erreichen eines Sonnenbrands mehrere 1000 Einheiten Vitamin D erzeugt.

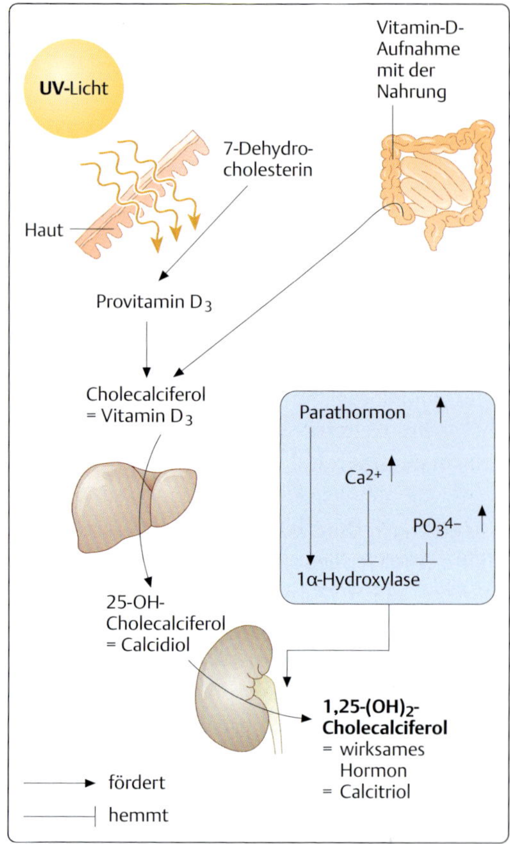


**Abb. 4.1** Stoffwechsel von Vitamin D. (Quelle: Scholz G, Schott M, Fritzen R et al. Kalziumhomöostase. In: Greten H, Rinninger F, Greten T, Hrsg. Innere Medizin. 13. Auflage. Stuttgart: Thieme; 2010)

Nach der Synthese in der Haut bzw. der Aufnahme im Darm wird **Cholecalciferol** innerhalb von 24 Stunden an das Vitamin-D-bindende Protein (VDBP) gebunden. Solange es ungebunden ist, wird es als freies Vitamin D bezeichnet und kann in dieser Form von praktisch jeder Körperzelle aufgenommen werden. Wenn es an VDP gebunden ist, wird es zur **Leber** transportiert. Mittels des Enzyms 25-Hydroxylase erfolgt die Umwandlung in **25(OH)-Cholecalciferol** (25-Hydroxycholecalciferol, **Calcidiol**), die Speicherform von Vitamin D. Allerdings sind auch fast alle Körperzellen in der Lage, mittels zelleigener 25-Hydroxylase Cholecalciferol in 25(OH)-Cholecalciferol umzubauen. Das in der Leber metabolisierte Calcidiol wird an das Vitamin-D-bindende Protein (VDBP) gebunden und kann auf diese Weise rund 21 Tage im Körper zirkulieren.

In einem weiteren Hydroxylierungsschritt entsteht in den **Nieren** durch das Enzym 1α-Hydroxylase die aktive Form von Vitamin D: das **1α,25(OH)$_2$-Cholecalciferol** (1α,25-Dihydroxycholecalciferol, **Calcitriol**). Calcitriol ist die **eigentliche Wirkform** dieses Vitamins. Auch dieser Syntheseschritt kann von den meisten Körperzellen durchgeführt werden, da sie ebenfalls über die 1α-Hydroxylase verfügen. Diese Erkenntnis ist in der Wissenschaft noch relativ neu. Jahrzehntelang hatte man angenommen, dass Vitamin D nur in der Leber und den Nieren umgebaut wird und im Körper mehr oder weniger ausschließlich für das Wachstum und die Festigkeit der Knochen zur Verfügung steht, was als endokriner Weg bezeichnet wird. Viele aktuelle Empfehlungen für die Vitamin-D-Tagesdosis beruhen immer noch auf diesem Modell. Die Verstoffwechslung von Vitamin D in den Körperzellen wird hingegen als autokriner bzw. parakriner Weg bezeichnet. Autokrin bzw. parakrin bedeutet, dass Stoffe, wie z. B. Hormone oder Zytokine, in einer Zelle oder in einem Gewebe hergestellt werden, um dann direkt vor Ort zu wirken und dort auch verbraucht zu werden. Sie stehen damit nicht dem Gesamtstoffwechsel zur Verfügung, sondern nur dem lokalen Gewebe bzw. den Zellen, in denen sie produziert werden. In diesen bindet die aktive Form von Vitamin D, das Calcitriol, an den Vitamin-D-Rezeptor im Zellkern und steuert auf diese Weise die Genregulation, also das Ein- bzw. Abschalten sehr vieler Gene bzw. Genabschnitte und die damit verbundenen Funktionen der jeweiligen Zelle. Aktuell schätzt man, dass es weit über 1000 Funktionen sind, die Calcitriol über die Genregulation beeinflusst [199].

Der Abbau von Calcitriol erfolgt über das Enzym 24-Hydroxylase, das es zur biologisch inaktiven Calcitroinsäure abbaut, die dann über die Niere ausgeschieden wird. Die 24-Hydroxylase hat darüber hinaus noch eine weitere Funktion: Sie kann 25(OH)-Cholecalciferol inaktivieren, indem sie dieses zu 24,25-Dihydroxycholecalciferol umwandelt. Auf diese Weise ist sie ein Gegenspieler der 1α-Hydroxylase. Auch der Abbau von Vitamin D in inaktive Formen kann von vielen Körperzellen durchgeführt werden, da diese ebenfalls über die 24-Hydroxylase verfügen.

### Vitamin-D-Metabolite

Unter dem Begriff Vitamin-D-Metabolite versteht man alle chemischen Formen, die im Rahmen des Vitamin-D-Stoffwechsels entstehen. Einige sind biologisch aktiv, z. B. das Calcitriol, andere nicht, z. B. Calcitroinsäure. Die wichtigsten sind:

- Ergocalciferol (Vitamin $D_2$ aus pflanzlicher Nahrung)
- Cholecalciferol (Vitamin $D_3$ aus tierischer Nahrung)
- 25-Hydroxycholecalciferol = 25(OH)-Cholecalciferol = Calcidiol (Speicherform von Vitamin $D_3$)
- 1,25-Dihydroxycholecalciferol = 1,25(OH)$_2$-Cholecalciferol = Calcitriol (aktives Vitamin $D_3$)
- 24,25-Dihydroxycholecalciferol (wahrscheinlich inaktives Vitamin $D_3$, Ausscheidungsform)
- Calcitroinsäure (Abbauprodukt aus dem Vitamin-D-Stoffwechsel)

## 4.2 Wirkungen

### 4.2.1 Knochenstoffwechsel: endokriner Weg

Calcitriol reguliert die Aufnahme von Kalzium und Phosphat im Darm, während es in der Niere die Rückresorption dieser beiden Mengenelemente steuert. Es kommt dabei zu einer wechselseitigen Beeinflussung, da die Spiegel von Kalzium, Phosphat und Parathormon gleichzeitig die Aktivierung der 1α-Hydroxylase und damit die Konversion von Calcidiol in Calcitriol beeinflussen (**Abb. 4.1**). Das aus der Nebenschilddrüse stammende Parathormon hat die Aufgabe, bei einem Kalziummangel diesen Mineralstoff aus den Knochen mittels Osteoklastenaktivierung zu mobilisieren und gleichzeitig sowohl die Rückresorption in der Niere als auch die Aufnahme im Darm zu steigern. Da das Kalzium im Knochen v. a. aus einer Kalzium-Phosphor-Verbindung besteht (Hydroxylapatit), wird das überschüssige Phosphat gleichzeitig vermehrt über die Niere ausgeschieden. Die Aufnahme im Darm erfolgt je nach Kalziumsättigung sowohl parazellulär im Rahmen des passiven Transports durch die Tight Junctions der Darmzellen als auch enzymatisch mittels der magnesiumabhängigen Kalzium-ATPase und über ein kalziumbindendes Protein (Calbindin). An diesen Prozessen ist auch Calcitriol beteiligt. Nur die passive Diffusion, die allerdings nicht sehr effizient ist, verläuft unabhängig von Parathormon und Vitamin D.

**Parathormon** und **Calcitriol** sind beim Knochenstoffwechsel **Gegenspieler** (**Tab. 4.2**). Während das aus der Nebenschilddrüse stammende Parathormon das Kalzium in den Knochen mittels Osteoklastenaktivierung mobilisiert und die Ausscheidung von Kalzium und Phosphat in der Niere verstärkt, sorgt Calcitriol durch Aktivierung der Osteoblasten für die Knochenmineralisierung. Das Nebenschilddrüsenhormon **Calcitonin** dient als weiterer **Gegenspieler** zum **Parathormon**, spielt allerdings nur eine untergeordnete Rolle. Es verlangsamt die intestinale Motilität, was zu einer verminderten Resorption von Kalzium führt.

### 4.2.2 Genom: autokriner Weg

Aktives 1,25$(OH)_2$-Cholecalciferol (Calcitriol) kann nur dann in einer Zelle wirken, wenn diese auch über einen **Vitamin-D-Rezeptor** (VDR) verfügt, an den es binden kann. Dieser sitzt am Zellkern und gehört deswegen zu den **Kernrezeptoren**. Die Aufgabe des VDR liegt hauptsächlich in der **Regulation von Genen**. Durch Aktivierung bzw. Inaktivierung von Genabschnitten steuert er die Produktion von Proteinen und damit verschiedene Funktionen. Im Körper verfügt der größte Teil der Zellen über einen solchen VDR, u. a. Immunzellen (Monozyten, dendritische Zellen, Lymphozyten), Hautzellen (Keratinozyten),

**Tab. 4.2** Wirkung von Parathormon, Calcitriol und Calcitonin.

| Wirkort | Parathormon | Calcitriol | Calcitonin |
|---|---|---|---|
| Kalzium im Serum | ↑ | ↑ | ↓ |
| Knochen | Kalziummobilisierung durch Aktivierung der Osteoklasten | Mineralisierung ↑ | Kalziumeinbau ↑ |
| Niere | • Reabsorption von Kalzium ↑<br>• Ausscheidung von Phosphat ↑<br>• Hydroxylierung von 25 (OH)-Cholecalciferol | Reabsorption von Kalzium und Phosphat ↑ | Ausscheidung von Kalzium und Phosphat ↑ |
| Darm | Resorption von Kalzium ↑ | Resorption von Kalzium ↑ | Resorption von Kalzium ↓ |

Nervenzellen im ZNS (präfrontaler Kortex, Hippokampus, Thalamus) oder Parenchymzellen der Nebenschilddrüse.

Anders als in der Leber, der Niere und im Darm wird die Konversion von Calcidiol in Calcitriol in den **Körperzellen** nicht über die Blutspiegel von Kalzium, Phosphat oder Parathormon reguliert, sondern über inflammatorische Signale, z. B. Zytokine oder Stickstoffmonoxid, welche die Aktivierung der 1α-Hydroxylase bzw. der 24-Hydroxylase beeinflussen.

**Vitamin D** kann mit der Zelle auf 2 Wegen interagieren (**Abb. 4.2**): Erstens über den **VDR im Zellkern**. Dies induziert eine **genomische Wirkung**, die eine gewisse Reaktionszeit benötigt (meist Stunden). Zweitens über den **Membranrezeptor MARRS** (Membran Activated Rapid Response to Steroids), über den Sofortwirkungen in der Zelle ausgelöst werden können, die **genomunabhängig** ablaufen. Der MARRS-Rezeptor befindet sich in Caveolen in der Zellmembran, die man sich als kleine (50–100 nm) sackförmige Einbuchtungen vorstellen kann. Die Signalübertragung über den MARSS-Rezeptor an der Zellmembran erfolgt durch Bindung an Calcitriol, was zur Aktivierung verschiedener Signalmoleküle innerhalb der Zelle führt (u. a. Phosphatidylinositol-3-Kinase, Phospholipase A2, Phospholipase C). Dadurch werden binnen Sekunden bis Minuten biochemische Reaktionen innerhalb der Zelle ausgelöst, die über Second Messenger vermittelt werden, z. B. Kalzium, zyklisches AMP (cAMP) oder Fettsäuren.

**Calcitriol** passiert entweder ungebunden oder gebunden an **VDPB** die Zellmembran über den Megalin-Transporter. Im Zytosol bindet es an den **Vitamin-D- Rezeptor** (VDR). Damit dieser zum Zellkern gelangen kann, muss der VDR im Zytosol an den **Retinoid-X-Rezeptor** (RXR) binden, der eng mit der Wirkung von Vitamin A in Körperzellen zusammenhängt. Gemeinsam wandern sie als Heterodimer (Molekülverbund aus 2 unterschiedlichen Molekülen; das Gegenteil ist ein Homodimer, eine Verbindung zweier gleicher Moleküle) in den Zellkern, um dort Gene zu regulieren. Der Sinn eines Heterodimers liegt darin, dass durch die Verbindung von 2 unterschiedlichen Molekülen verschiedene genetische Signale bzw. Signalwege innerhalb einer Zelle miteinander vernetzt werden, um möglichst viele Genabschnitte zu regulieren und somit eine breitere Wirkung im Genom zu entfalten. In der Biologie wird dies als genetisches Cross-Talking bezeichnet.

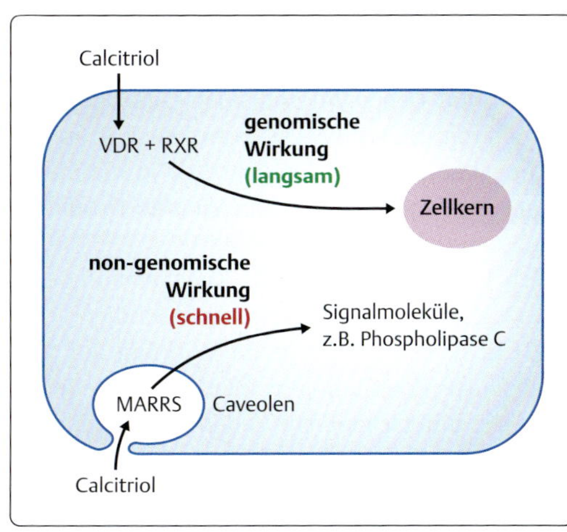


**Abb. 4.2** Genomische und nicht genomische Wirkung von Calcitriol.

Ein Störfaktor, der die Bindung von Calcitriol an den VDR behindern kann, ist das Epstein-Barr-Virus (EBV). Einer seiner Transkriptionsfaktoren, das EBNA3, bindet an den VDR und blockiert dadurch die Expression verschiedener Gene.

Ein weiterer limitierender Faktor bei der Wirkung von Vitamin D sind **Single Nucleotid Polymorphismen** (SNP, ausgesprochen „Snip", Einzelnukleotid-Polymorphismen). Diese sind nicht grundsätzlich gut oder schlecht, sondern in Millionen von Jahren als Antwort auf bestimmte Umweltreize entstanden und wir müssen nun in unserer modernen Zeit, in der sich sehr viel in für die Evolution unglaublich kurzer Zeit verändert hat, mit diesen Veränderungen leben. Manche sind nützlich, z. B. verdanken Europäer ihre Toleranz gegenüber Laktose einem Genpolymorphismus, der bei Afrikanern und Asiaten nicht vorkommt. Andere wiederum erhöhen das Risiko für bestimmte Erkrankungen. Beim VDR sind verschiedene Genpolymorphismen bekannt, die u. a. im Zusammenhang mit dem Auftreten von Karies stehen, aber auch mit Morbus Crohn oder MS. SNP können z. B. die Wirkung von Vitamin $D_3$ am VDR behindern oder einschränken. Es gibt in der Literatur [151] [185] [186] zahlreiche weitere Beschreibungen von Genpolymorphismen (**Abb. 4.2**), die den Vitamin-D-Stoffwechsel betreffen, z. B. an den Hydroxylasen, die für den Umbau von Vitamin D verantwortlich sind, oder dem Vitamin-D-bindenden Protein.

Neben der Regulation des Knochenstoffwechsels zeigt Vitamin D in zahlreichen Studien [138] [197] [215] [219] eine breite Wirkung auf verschiedenste Erkrankungen. Wenn man bedenkt, wie viele unterschiedliche Zellen im Körper über einen VDR oder die Möglichkeit eines parakrinen bzw. autokrinen Vitamin-D-Metabolismus verfügen, versteht man, warum Vitamin D so umfangreichen Einfluss auf den Körper und die Zellfunktion hat. Obwohl die Zahl der Veröffentlichungen zur Wirkung von Vitamin D im Organismus exponentiell zunimmt, liegen bis heute keine validen Daten aus großen Interventionsstudien vor, in denen die bereits publizierten Zusammenhänge dann tatsächlich zu einer evidenzbasierte Grundlage führen.

**Zusatzinfo**

Für folgende Erkrankungen wurde ein Zusammenhang mit Vitamin D bzw. einem Vitamin-D-Mangel untersucht und veröffentlicht:

- Rachitis
- Osteopenie bzw. Osteoporose
- Autoimmunerkrankungen, z. B. MS
- Hautkrankheiten, z. B. Psoriasis
- Kolonkarzinom
- Infektionskrankheiten, z. B. grippaler Infekt
- Muskelschwäche, Myopathien bis hin zu Rhabdomyolyse
- neurologische Erkrankungen, z. B. Morbus Alzheimer
- Depressionen

Diskutiert wird auch ein Zusammenhang mit der koronaren Herzkrankheit (KHK), Herzmuskelschwäche und Hypertonie.

### 4.2.3 Immunsystem

Bei einer **Entzündung** aktivieren proinflammatorische Zytokine, z. B. IFN-γ, die 1α-Hydroxylase und damit die Konversion von Calcidiol in **Calcitriol**. Calcitriol induziert die Bildung **antimikrobieller Peptide**, allen voran Cathelicidine, die von Makrophagen zur Bekämpfung grampositiver Bakterien gebildet werden und die man sich als eine Art „körpereigenes Antibiotikum" vorstellen kann. Obwohl Cathelicidine in die Pathogenese der Psoriasis eingebunden sind, scheint die immunregulative Wirkung von Vitamin D die Cathelicidinstimulation zu kompensieren, da Vitamin D bzw. Vitamin-D-Analoga bereits erfolgreich zur Behandlung eingesetzt werden [149]. Calcitriol dient im Körper u. a. auch als antimikrobielle Substanz zur Bekämpfung intrazellulärer Erreger, z. B. Mycobacterium tuberculosis.

Im adaptiven Immunsystem dominiert eine hemmende Wirkung auf die TH1-Immunantwort bzw. die Bildung verschiedener proinflammatorischer Zytokine wie IL-6, IL-2 oder TNF-α. Gleichzeitig wird die Bildung von Treg-Zellen gefördert. Man kann die Wirkung von Vitamin D auf das Abwehrsystem als **immunmodulierend** bezeichnen, da einerseits bestimmte Mechanismen gehemmt werden, andererseits aber keine Immunsuppression eintritt, wie z. B. bei der Anwendung von Kortison.

## 4.3 Vitamin D: praktische Hinweise

### 4.3.1 Diagnostik

Im Labor können 2 Formen von Vitamin D bestimmt werden, allerdings unterscheiden sich die Normwerte von Labor zu Labor und es werden unterschiedliche Maßeinheiten verwendet. Meiner Einschätzung nach wird man wahrscheinlich beim Calcidiol einen oberen Normwert von 250 nmol/l (100 ng/ml) festlegen. Aktuell gelten in vielen deutschen Laborinstituten die folgenden Grenzwerte:

1. **Calcidiol** (Norm: 50–150 nmol/l bzw. 20–60 ng/ml)
2. **Calcitriol** (Norm: 20–75 ng/ml)

Die Normwerte für Calcidiol werden in µg/l, ng/ml oder nmol/l angegeben, wobei gilt: 1 µg/l = 1 ng/ml = 2,5 nmol/l.

**Calcidiol** ist die Speicherform von Vitamin D und zeigt auf diese Weise am besten den **Versorgungsstatus** an. Die biologisch aktive Form Calcitriol wird je nach Bedarf aus Calcidiol enzymatisch synthetisiert, zeigt also nur an, ob und wieviel aktives Vitamin D im Blut zirkuliert.

### 4.3.2 Bedarf

Säuglinge sollten **täglich** 10 µg bzw. 400 IE Vitamin D aufnehmen, Kinder, Erwachsene, Schwangere und Stillende 20 µg bzw. 800 IE [240].

Physiologische **Tagesdosierungen** sollten sich am Vitamin-D-Serumspiegel orientieren. Spiegel zwischen 51 und 99 nmol/l (21–39 ng/ml) gelten allgemein als suboptimal und Spiegel zwischen 100 und 150 nmol/l (40–60 ng/ml) als optimal. In diesen Bereichen sind, bei normwertigem Serumkalziumspiegel, keine toxischen Effekte zu erwarten.

### 4.3.3 Mangel

Ein **Mangel** an Vitamin D wird über den **Serumspiegel von Calcidiol** definiert. Dabei gilt ein Wert von < 20 ng/ml (= 50 nmol/l) als Mangel bzw. ein Wert von < 8 ng/ml (= 20 nmol/l) als schwerer Mangel.

Eine Studie [182] untersuchte bei 1340 Probanden im Alter von 50–70 Jahren den Serumspiegel von Calcidiol. Dabei wiesen 80 % der über 70-Jährigen, 73 % der 50–60-Jährigen und 69 % der unter 50-Jährigen einen Calcidiolspiegel < 20 µg/l (50 nmol/l) auf, hatten also einen Mangel an Vitamin D. Insgesamt hatten nur 8 % der Untersuchten Serumspiegel von > 30 µg/l, der Rest bewegte sich zwischen diesen Werten.

Laut einer Studie [141], welche die Daten von über 55000 Einwohnern verschiedener europäischer Länder analysierte, ist der Vitamin-D-Mangel in Europa pandemisch. Im Mittel hatten 13 % der Untersuchten einen Blutspiegel < 30 nmol/l (im Winter 17,7 %, im Sommer 8,3 %). Im Vergleich zu hellhäutigen Einwohnern lag die Prävalenz bei dunkelhäutigen ethnischen Gruppen in den jeweiligen Ländern sogar um das 3–71-Fache höher. Das ist logisch, denn eine dunkelhäutige Person besitzt durch ihre Hautfarbe einen natürlichen Sonnenschutz, da sie genetisch aus einer sonnenreichen Region stammt. Nach einem Umzug in ein sonnenarmes Land ändert sich die Hautfarbe nicht, allerdings verringert sich die Intensität der Sonneneinstrahlung, weshalb es zu einer höheren Prävalenz in dieser Gruppe kommt.

Ein Mangel an Vitamin D ist übrigens auch im sonnenreichen Afrika mittlerweile weit verbreitet. Eine Metaanalyse [200] untersuchte die Calcidiolspiegel im Serum von Afrikanern und kam zu dem Schluss, dass jeder 3. Untersuchte einen Mangel an Vitamin D aufweist. Der Grund dafür ist, dass immer mehr Afrikaner einer Tätigkeit in geschlossenen Räumen nachgehen. Bei der Landbevölkerung, die sich vermehrt im Freien aufhält, ist die Prävalenz für einen Vitamin-D-Mangel erwartungsgemäß deutlich geringer.

### 4.3.4 Überdosierung

Bei Werten bis 160 µg/ml (400 nmol/l) ist laut dem Ergebnis zweier Studien nicht mit einer Vergiftung durch Vitamin D zu rechnen [239] [240]. Andererseits sollte man bei der therapeutischen Anwendung von Vitamin D immer daran denken, dass es auch bei normwertigen Vitamin-D-Spiegeln zu einer **Hyperkalzämie** kommen kann, wenn der Betreffende an einem Hyperparathyreoidismus erkrankt ist. Dabei handelt es sich um eine Erkrankung der Nebenschilddrüse, bei der durch eine vermehrte Sekretion von Parathormon eine Hyperkalzämie entsteht. Deswegen empfiehlt es sich in der täglichen Praxis, bei der Kontrolle von Calcidiol immer auch das Serumkalzium mitzubestimmen und, mindestens vor Beginn der Behandlung, ebenfalls das Parathormon. In meiner Praxis hat es sich bewährt, das Parathormon auch während der Behandlung im Auge zu behalten, da in manchen Fällen ein latenter Hyperparathyreoidismus erst unter der Einnahme von Vitamin D dekompensiert und damit auffällig wird.

Die **Symptome einer Hyperkalzämie** sind:

- Durst
- Appetitlosigkeit
- Übelkeit und Erbrechen
- Pankreatitis
- Obstipation
- Kopfschmerzen
- Muskel- und Gelenkschmerzen, bei MS-Patienten relativ plötzliche Verschlechterung der muskulären Leistung, d. h. verminderte Gehstrecke und das Gehen wird ohne erkennbare Ursache zunehmend schwieriger (dieses Symptom tritt fast immer auf)
- gedrückte Stimmung (dieses Symptom tritt fast immer auf)
- Mattigkeit und Somnolenz bis hin zum Koma mit letalem Ausgang

Als Komplikationen können Herzrhythmusstörungen und eine Nephrokalzinose auftreten, die zu Nierensteinen und einer Niereninsuffizienz führen kann.

**! Vorsicht**

Eine **Hyperkalzämie** bedeutet immer eine Gefahr für den Patienten. Daher sollte in jedem Fall sofort eine Überweisung zu einem Arzt oder in ein Krankenhaus erfolgen.

Es gibt 2 Einzelfallberichte [236], bei denen es nach der täglichen Einnahme von 10000 bzw. 50000 IE Vitamin D zu einer Hyperkalzämie mit Nierenversagen kam. Andererseits kommen die Autoren eines Reviews [160] zu dem Schluss, dass i. d. R. eine Tagesdosis von 10000 IE Vitamin D für einen gesunden, normgewichtigen Erwachsenen ohne bestehende Schwangerschaft eine sichere maximale Tagesdosis ist. Dafür spricht auch, dass der Körper eines gesunden Erwachsenen bei einem Sonnenbad durchschnittlich 10000 IE Vitamin D selbst produziert. Zu einem ähnlichen Ergebnis kommt die Endocrine Society [167], die 10000 IE Vitamin D als sichere obere Tagesdosis ansieht.

Eine Studie [181] untersuchte die Toxizität von einer Tagedosis von 40000 IE Vitamin $D_3$ über mehrere Wochen bei Patienten, die an MS erkrankt waren, und konnte keinerlei Hinweise auf eine Intoxikation dokumentieren. Eine andere Studie [139] kam zu einem ganz ähnlichen Ergebnis. Neunundvierzig Patienten (25 Verum, 24 Plazebo), die an der schubweisen Form der MS erkrankt waren, wurden über 28 Wochen mit einer Tagesdosis von 40000 IE Vitamin D behandelt und erhielten anschließend für weitere 12 Wochen 10000 IE Vitamin D. Es fanden sich keinerlei Hinweise auf eine Intoxikation, auch alle kalziumrelevanten Parameter (z. B. Serumkalzium, Kalzium im 24-Stunden-Urin) blieben während der gesamten Studiendauer unauffällig.

Eine Publikation [174] stellte fest, dass die Plasmakonzentration von Calcidiol über 750 nmol/l ansteigen muss, damit es zu einer Vitamin-D-Vergiftung kommt. Als Rückschluss wurde trotzdem empfohlen, die Toxizitätsgrenze weiterhin bei 250 nmol/l zu belassen, damit ein möglichst großer Sicherheitsabstand gewährleistet ist, z. B. bei der Selbstmedikation. Eine Beobachtung [187], bei der 73779 Patienten und 127932 Blutproben (Vitamin-D-Status) analysiert wurden, kam zu dem Schluss, dass symptomatische Vitamin-D-Vergiftungen unüblich sind und erhöhte Blutspiegel von Calcidiol nicht mit klinischen Symptomen oder dem Serum- bzw. Plasmaspiegel von Kalzium korrelieren.

Aus den kontroversen Standpunkten und Erfahrungen muss man ableiten, dass Vitamin D in der Praxis **nicht einfach so und völlig bedenkenlos** verordnet werden kann, ohne dass eine Ausgangsuntersuchung und im Verlauf ein entsprechendes Monitoring durchgeführt werden. Vitamin D wird offensichtlich individuell verstoffwechselt, weshalb jeder Mensch unterschiedlich reagieren kann. Das bedeutet aber auch, dass man als Behandler die Zeichen einer Hyperkalzämie, und zwar sowohl die vom Patienten subjektiv geschilderten als auch die objektiven Parameter der Laborchemie, bei der Behandlung mit Vitamin D stets im Auge behalten sollte. Es kann allerdings sinnvoll sein, bei Patienten mit Autoimmunopathien einen höheren Vitamin-D-Spiegel (S. 98) anzustreben.

## 4.4 Anwendung von Vitamin D

### 4.4.1 Diskussion des Tagesbedarfs

Zu Beginn des 20. Jahrhunderts war die Rachitis ein großes Problem in den Metropolen der industrialisierten Gesellschaft. In den 1930er-Jahren wurde ein Heilmittel entdeckt, mit dem die Rachitis nicht nur gestoppt, sondern ihr auch vorgebeugt werden konnte: Calcitriol. Da man eine ähnliche Wirkung wie bei der von Vitamin C gegen Skorbut vermutete, nahm man an, dass es sich bei Calcitriol ebenfalls um ein Vitamin handeln musste, und nannte es Vitamin D. Da man Calcitriol aber ausschließlich als Vitamin ansah, ging man davon aus, dass die Dosis, die zur Vermeidung der Rachitis notwendig ist, auch die korrekte und wirksame Tagesdosis ist – analog zu Vitamin C. Die Wissenschaft fokussierte sich jahrzehntelang ausschließlich auf die osteoanabole Wirkung von Vitamin D. Niemand interessierte sich für mögliche andere Wirkungen oder investierte Forschungsgelder für weitere Untersuchungen, da es sich bei Vitamin D um keine patentierbare Substanz handelt.

Im Rahmen einer Studie [220] wurde bei 6995 Teilnehmenden im Alter von 18–79 Jahren der Vitamin-D-Status anhand von Calcidiol im Serum bestimmt, in einer anderen Studie [130] bei 10015 Teilnehmenden im Alter von 1–17 Jahren. Zur Beurteilung der Vitamin-D-Versorgung wurde die Klassifizierung des Institute of Medicine (IOM) herangezogen, welche die Calcidiol-Konzentration nach ihrer Auswirkung auf die Knochengesundheit bewertet:

- Serumwerte < 30 nmol/l (< 12 ng/ml): mangelhafte Vitamin-D-Versorgung mit einem erhöhten Risiko für Krankheiten wie Osteomalazie und Osteoporose
- Serumwerte 30–50 nmol/l (12–20 ng/ml): suboptimale Versorgung mit möglichen Folgen für die Knochengesundheit
- Serumwerte > 50 nmol/l (> 20 ng/ml): ausreichende Versorgung zum Erhalt der Knochengesundheit

In beiden Studien wurde ebenso festgestellt, dass 56 % der untersuchten Erwachsenen bzw. 63 % der Kinder und Jugendlichen Werte von < 50 nmol/l aufwiesen. Mit anderen Worten: Selbst wenn man nur die Versorgung der Bevölkerung mit dem minimal Notwendigen zugrunde legt, weist etwa die Hälfte aller untersuchten Menschen eine unzureichende Versorgung mit Vitamin D auf. Dabei orientiert sich die Empfehlung des Institutes of Medicine ausschließlich an der Knochengesundheit und geht – so scheint es jedenfalls – davon aus, dass automatisch auch alle anderen Stellgrößen von Vitamin D, z. B. für die ordnungsgemäße Funktion des Immunsystems, optimal sind, wenn die Vitamin-D-Versorgung für die Knochen als ausreichend erscheint.

Ende 2019 wurde eine Studie [225] veröffentlicht, bei der die Wirkung verschiedener Vitamin-D-Tagesdosen bei Gesunden und ihre unterschiedlichen Effekte auf die Genregulation untersucht wurde. In der Verumgruppe wurden 3 verschiedene Tagesdosen eingesetzt: 600 IE, 4000 IE und 10000 IE Vitamin D, mit denen unterschiedliche durchschnittliche Serumspiegel von Vitamin $D_3$ erreicht wurden (**Tab. 4.3**).

Dabei konnte Folgendes festgestellt werden: Die maximale Genregulation trat ausschließlich in der Gruppe auf, die eine Tagesdosis von 10000 IE Vitamin $D_3$ zugeführt hatte. In dieser Gruppe wurden 1200 Gene reguliert. Bei einer Tagesdosis von 4000 IE wurde dieser Effekt nicht annähernd

**Tab. 4.3** Eingesetzte Tagesdosen und damit erzielte durchschnittliche Serumspiegel von Calcidiol [225].

| Tagesdosis Vitamin $D_3$ | durchschnittliche Serumspiegel von Calcidiol |
|---|---|
| 600 IE | 24,3 ng/ml (= 60,75 nmol/l) |
| 4000 IE | 40,8 ng/ml (= 102 nmol/l) |
| 10000 IE | 78,8 ng/ml (= 197 nmol/l) |

erreicht. In keiner der 3 Gruppen trat eine Hyperkalzämie auf, es wurden auch keine abnormen Abweichungen des Parathormonspiegels beobachtet.

Die US-amerikanische Endocrine Society [168] geht bei ihrer Empfehlung nicht von der Mindestdosis aus, die zum Erhalt der Gesundheit zwingend notwendig ist, sondern von der maximal tolerablen Tagesdosis, d. h. der Dosis, die für einen gesunden Menschen gerade noch tolerabel ist, damit durch eine regelmäßige Zufuhr kein Schaden auftritt. Wenn man die Ergebnisse der Studie von Shirvani et al. [225] entsprechend würdigt, kann man ergänzen: Die optimale Wirkung von Vitamin $D_3$ liegt hinsichtlich der Genregulation bei einem durchschnittlichen Spiegel von knapp 80 ng/ml (ca. 200 nmol/l), die von Gesunden mit einer durchschnittlichen Tagesdosis von 10000 IE Vitamin $D_3$ erreicht wird. Beide Untersuchungen kommen also auf unterschiedlichen Wegen zum selben Ergebnis.

### Optimale Dosis: mein Resümee

Die empfohlene tägliche Aufnahme für Mikronährstoffe orientiert sich an der Vermeidung eines Schadens durch einen Mangel und damit verbundene Erkrankungen, z. B. Rachitis (Vitamin $D_3$), funikuläre Myelose (Vitamin $B_{12}$) oder Beri Beri (Vitamin $B_1$). Sie soll also lediglich eine krank machende Unterversorgung vermeiden, orientiert sich dabei aber offensichtlich nicht an der Frage, ab welcher Dosis bzw. ab welchem Blutspiegel ein Mikronährstoff im Körper sein Optimum erreicht. Die Wirkung von Vitamin D hängt von verschiedenen Faktoren ab. Zu diesen gehören, neben der eingesetzten Dosis:

- die Galenik des eingesetzten Präparats
- die Aufnahme von Vitamin $D_3$ im Magen-Darm-Trakt
- die ausreichende Versorgung mit Kofaktoren für den Vitamin-D-Metabolismus
- eine normale Funktion des VDR (Genpolymorphismen, EBNA3)
- ein normaler Transport und Abbau von Vitamin D (Genpolymorphismen des VDBP bzw. der Hydroxylasen)

Wenn man Tagesdosen von Mikronährstoffen einsetzt, die sich oberhalb der schulmedizinisch allgemein anerkannten Empfehlungen bewegen, entsteht ein gewisses Risiko, dass bei dem behandelten Patienten ein Schaden eintritt. Andererseits sehen wir gerade am Beispiel von Vitamin D, dass es sinnvoll sein kann, eine für den Patienten **individuell optimale Dosis** und damit einen optimalen Blutspiegel anzustreben.

## 4.4.2 Kofaktoren für Vitamin D

Damit Vitamin D im Körper optimal wirken kann, werden verschiedene Kofaktoren benötigt. Liegen diese nicht in ausreichender Form vor, ist damit zu rechnen, dass es zu Einschränkungen z. B. bei der enzymatischen Verstoffwechslung von Cholecalciferol oder der Wirkung von Calcitriol am VDR kommen kann.

### Magnesium

Alle am Vitamin-D-Stoffwechsel beteiligten Enzyme, also die 25-Hydroxylase, 1α-Hydroxylase und 24-Hydroxylase, sind in ihrer Bildung bzw. Funktion von Magnesium abhängig, ebenso das VDBP. Lediglich der Transport von etwa 10 % des im Körper befindlichen D-Vitamins, das an Albumin und verschiedene Lipoproteine gebunden ist, benötigt kein Magnesium als Kofaktor.

### Vitamin $B_2$ (Riboflavin)

Alle am Vitamin-D-Stoffwechsel beteiligten Hydroxylasen werden nach ihrem Verbrauch wieder enzymatisch regeneriert. Dies geschieht durch das Enzym Cytochrom-P450-Reduktase, das für seine Aktivität NAD bzw. FAD benötigt. Essenzieller Kofaktor für beide ist Vitamin $B_2$. Manche Menschen, die an Autoimmunopathien leiden, reagieren empfindlich auf sehr hohe Dosen Vitamin $B_2$ ($\geq$ 100 mg/Tag). Ich setze in solchen Fällen einen B-Komplex statt einer Einzelgabe von Vitamin $B_2$ ein, da dies i. d. R. besser vertragen wird.

## Zink

Der VDR bindet nicht nur an Vitamin D, sondern auch an Zink, und die Aktivierung einiger vom VDR abhängigen Gene wird direkt von der intrazellulären Zinkkonzentration beeinflusst. Ohne eine ausreichende intrazelluläre Zinkkonzentration ist daher die Genexpression durch den VDR nur eingeschränkt möglich. Geeignete Präparate sind z. B. Dreisalz Zink 9 mg Kapseln (1–3 × tgl. 1 Kps. vor dem Essen), Zinkcitrat 50 mg Kapseln (1 × tgl. 1 Kps. vor dem Essen), Zinkpicolinat 15 mg Tabletten (1–2 × tgl. 1 Tbl. vor dem Essen). Denken Sie daran, dass Zink andere Spurenelemente verdrängen kann, v. a. Kupfer und Eisen. Deren intrazelluläre Verfügbarkeit sollte bei einer regelmäßigen und hoch dosierten Gabe (≥ 30 mg elementares Zink/Tag) gelegentlich mittels der Vollblutdiagnostik (S. 348) überprüft werden.

## Vitamin A

Bei Vitamin A handelt es sich nicht um eine einzige homologe Substanz, vielmehr besteht es aus Retinol, verschiedenen Retinsäuren bzw. Retinylestern, Retinal (Vitamin-A-Aldehyd), Retinylpalmitat und 3-Dehydroretinol. In seiner kompletten biochemischen Form findet man Vitamin A z. B. in Lebertran.

Zusammen mit Vitamin D steuert Vitamin A zahlreiche Gene. Die Frage, inwieweit es die Wirkung von Vitamin D ergänzt oder als Gegenspieler dient und damit genau das Gegenteil bewirkt, nämlich eine Schwächung der Vitamin-D-Wirkung, wird kontrovers diskutiert. Meine eigenen Beobachtungen aus der Praxis zeigen, dass die Lösung in der Dosis liegen könnte (Dosis facit venenum), außerdem in der Quelle, aus der das Vitamin A stammt.

Wirkt Vitamin D trotz passender Tagesdosis bzw. korrektem Blutspiegel nicht ausreichend, dann kann versuchsweise etwas Vitamin A eingesetzt werden, dies ist jedoch abhängig von der Höhe der Tagesdosis Vitamin D. Möglicherweise verbessert Vitamin A den Transport von Calcitriol von der Zellmembran zum Zellkern (und damit zum VDR), da beide denselben Transporter benutzen und gemeinsam verschiedene Gene steuern. Bereits in den 1930er-Jahren sah man in Tierversuchen, dass zusätzliche Gaben von Vitamin A den Körper vor einer Vitamin-D-Intoxikation schützen, wenn dieses in hohen Dosen verabreicht wurde [155].

Geeignete Präparate sind z. B. Vitamin AE Hevert® Tabletten (1 × tgl. 1 Tbl. zum Essen), Vitamin A Tropfen edubily® (1 × tgl. 5–10 Tr. zum Essen), Lebertran-Emulsion Hecht-Pharma® (1 × tgl. 15 ml zu oder nach dem Essen). Da die Synthese des Vitamin A bindenden Proteins zinkabhängig verläuft, sollte entweder eine ausreichende Versorgung mit diesem Spurenelement vorliegen (Zink im Vollblut) oder aber Zink substituiert werden. Im Rahmen der Behandlung mit supraphysiologischen Dosen von Vitamin D zeigt die Erfahrung in meiner Praxis, dass sich die Verträglichkeit entscheidend verbessern kann, wenn zusätzlich täglich 3000–10000 IE Vitamin A eingenommen werden.

## Omega-3-Fettsäuren

Kleinere Studien [124] [188] zeigen einen Zusammenhang zwischen einer guten Versorgung mit Omega-3-Fettsäuren aus tierischen Quellen und dem Blutspiegel von Calcitriol. Man kann daraus den Rückschluss ziehen, dass eine Tagesdosis von etwa 3000 mg die Umwandlung von Calcidiol und Calcitriol verbessert bzw. fördert. Da Omega-3-Fettsäuren ohnehin einen positiven Einfluss auf Autoimmunerkrankungen zeigen [189] [226], erscheint der Einsatz auch hinsichtlich einer möglichen Beeinflussung des Vitamin-$D_3$-Stoffwechsels sinnvoll.

## Progesteron

Sowohl das Hormon Progesteron als auch Vitamin D haben eine wichtige Bedeutung für die Regulation der T-Zell-Abwehr, allerdings war lange nicht bekannt, warum das so ist. Eine Studie [230] fand heraus, dass Progesteron die **Expression des VDR in T-Zellen hochreguliert** und so dafür sorgt, dass dieser **sensibel auf Vitamin D** reagiert, selbst wenn der Vitamin-D-Spiegel nicht besonders hoch ist. Auf diese Weise lässt sich das Verhältnis von Tregs zu TH1- bzw. TH17-Zellen im Sinne einer deutlichen immunmodulierenden Wirkung verbessern. Möglicherweise ist das eine Erklärung dafür, dass einige Autoimmunerkrankungen, v. a. MS, während einer Schwangerschaft oft ohne nennenswerte Krankheitsaktivität verlaufen.

In der Praxis sieht man bei manchen Patienten, dass bei gleichbleibender Tagesdosis mit Vitamin $D_3$ durch Verbesserung des Progesteronstoffwechsels (z. B. mittels homöopathisiertem Pregnenolon oder Progesteron) das Parathormon absinkt, was einerseits durch die Verbesserung des Knochenstoffwechsels zu erklären ist, andererseits aber auch durch eine verstärkte Wirkung von Vitamin D. Progesteron wirkt osteoanabol, v. a., weil es in der Osteoblastenmembran G-Proteine aktiviert. Dies führt zu einer verstärkten Aktivität der knochenaufbauenden Zellen, ohne dass dies über den – zeitlich längeren – Weg der Aktivierung über nukleäre Faktoren im Zellkern erfolgt.

Progesteron fällt unter die Verschreibungspflicht. In homöopathischer Form, z. B. als Progesteron D 4, dürfen auch Heilpraktiker diese Substanz einsetzen, z. B. HSC Progesteron Globuli (1–3 × tgl. 2–5 Globuli vor dem Essen) oder Progesteron D 4 Creme (Dosierung (S. 222) je nach Ausgangsbefund). Eine weitere Alternative stellt Pregnenolon dar, eine körpereigene Hormonvorstufe der Steroidsynthese, die rezeptfrei erhältlich ist, z. B. Pregnenolone 1 % Creme (1–3 × tgl. 1 Hub in die Innenseite der Unterarme).

## Bor

Bor scheint das Ansprechen von Non-Respondern bei der Behandlung mit Vitamin D zu verbessern, speziell dann, wenn gleichzeitig auch Magnesium substituiert wird. Allerdings wird diskutiert, ob Bor den Abbau von Vitamin D bremst und es so zu einer Vergiftung mit Vitamin D kommen könnte. Diesen Effekt konnte ich aber bisher in meiner Praxis nicht beobachten.

Das Spurenelement Bor kann die Wirkung von Vitamin $D_3$ verstärken, hat aber im Körper zahlreiche weitere Wirkungen:

- Verbesserung von Knochendichte und Wundheilung
- sensibleres Ansprechen der Rezeptoren auf Vitamin D, Progesteron und Östradiol
- Erhöhung der Resorption von Magnesium im Dünndarm
- antiinflammatorisch, u. a. Senkung von CRP hs und TNF-$\alpha$
- Erhöhung der Blutspiegel körpereigener nicht enzymatischer Scavenger wie SOD, Katalase und Glutathionperoxidase
- Schutz vor oxidativem Stress durch Pestizide und Schwermetalle
- Verbesserung kognitiver Funktionen, z. B. des Kurzzeitgedächtnisses bei älteren Menschen
- Einfluss auf die Bildung und Aktivität verschiedener Moleküle wie S-Adenosylmethionin (SAM) und NAD

Tagesdosierungen von 3–9 mg Bor gelten als nebenwirkungsfrei und nicht toxisch. Die WHO gibt die Toxizität von Bor mit 0,4 mg/kg KG an, das entspricht z. B. bei einem 70 kg schweren Menschen einer Tagesdosis von 28 mg. Die maximale Tagesdosis, unter der in Studien keine schädigende Auswirkung zu beobachten war, liegt bei 9,6 mg. Geeignete Präparate sind z. B. Bor loges® Tabletten (1 × tgl. 1 Tbl.), Bor 3 mg Kapseln (1 × tgl. 1 Kps.).

Da Bor konzentrationsabhängig die Ausscheidung von Vitamin $B_2$ verstärken kann, ist es zweckmäßig, bei Tagesdosierungen von > 3 mg parallel Riboflavin bzw. Riboflavin-5-phosphat zu substituieren, zumal auch die Bildung von NAD von Vitamin $B_2$ abhängig ist. Die höchste Konzentration von Bor findet sich in der Nebenschilddrüse. Speziell bei Patienten mit Osteopenie bzw. Osteoporose ist der Einsatz von Bor sinnvoll und kann die Knochendichte verbessern.

## Weitere Mikronährstoffe

### Kalzium

Das Mengenelement Kalzium ist u. a. bei der Knochenbildung, der Hormonausschüttung, der Nervenleitfähigkeit oder als Botenstoff innerhalb der Körperzellen beteiligt. Vitamin D hat im Kalziumstoffwechsel verschiedene Funktionen:

- Verbesserung der Kalziumaufnahme im Darm
- Steuerung der renalen Kalziumrückresorption
- Wirkung auf die Osteoblasten bzw. Osteoklasten beim Knochenauf- bzw. -abbau

Kalzium ist für die Bildung der Gla-Proteine Osteocalcin und Matrix-Gla-Protein (MGP) notwendig. Osteocalcin reguliert den Kalziumeinbau im Knochen, MGP sorgt dafür, dass sich kein überschüssiges Kalzium in den Geweben bzw. im Endothel der Gefäße einlagert. Allerdings müssen die Gla-Proteine noch durch Vitamin $K_2$ carboxyliert (und damit aktiviert) werden.

## Phosphor

Phosphor ist nach Kalzium das quantitativ häufigste Mengenelement im Körper. Es ist einer der Hauptbausteine für die Bildung organischer Strukturen, wie z. B. Nukleotiden, und für die Bildung von Knochen und Zähnen mitverantwortlich, denn es ist für den Aufbau von Hydroxylapatit essenziell, aus dem Knochen und Zähne zum größten Teil bestehen. Seine Funktion ist daher eng mit Kalzium und Vitamin D verbunden.

## Kalium

Vitamin D induziert eine erhöhte renale Kaliumausscheidung. Je höher die Vitamin-D-Tagesdosis ist, desto mehr Kalium wird über die Niere ausgeschieden [148]. Bei einer hoch dosierten Therapie mit Vitamin D ist es also sinnvoll, in regelmäßigen Abständen die Kaliumspiegel zu kontrollieren, sowohl extrazellulär (Kalium im Serum) als auch intrazellulär (Kalium im Vollblut).

## Vitamin $K_2$

Bei Vitamin K handelt es sich um eine Gruppe fettlöslicher Vitamine (**Abb. 4.3**), die in verschiedenen biochemischen Formen vorliegen und die sich dadurch auch in ihrer Wirkung im Körper unterscheiden. **Vitamin $K_1$** (Phyllochinon) findet sich vorwiegend in Pflanzen, während Vitamin $K_2$ (Menachinon) in tierischer Nahrung vorkommt bzw. ein kleinerer Teil von der menschlichen Mikrobiota gebildet wird, sofern diese einigermaßen intakt ist. **Vitamin $K_2$** aus tierischen Quellen wird auch als Menachinon-4 (MK4) bezeichnet, während Vitamin $K_2$, das von Darmbakterien synthetisiert wird, je nach seiner Molekularstruktur als Menachinon-5, Menachinon-6 usw. bis Menachinon-13 bezeichnet wird. Die Zahlen von 4–13 beziehen sich auf die jeweilige Anzahl an Doppelbindungen zwischen den Kohlenstoffatomen (siehe Strukturformel). **Vitamin $K_3$** (Menadion) kann nur künstlich hergestellt werden und ist für den Einsatz am Menschen nicht vorgesehen.

Biochemisch ist Vitamin K mit Ubichinon (Koenzym $Q_{10}$, Q-10) verwandt und Vitamin $K_1$ erfüllt in Pflanzen auch eine ähnliche Aufgabe wie Q-10 im menschlichen Körper, denn es ist für den Elektronentransport verantwortlich. Vitamin $K_1$ spielt beim Menschen eine wichtige Rolle bei der Blutgerinnung, weil es verschiedene Proteine aktiviert, die für diese verantwortlich sind.

Vitamin $K_2$ wirkt nur wenig auf die Blutgerinnung, stattdessen ist es essenziell dafür, dass eine Gruppe bestimmter Proteine aktiviert wird, die als Gla-Proteine bezeichnet werden. Gla-Proteine wie Osteocalcin oder Matrix-Gla-Protein (MGP) sorgen dafür, dass Kalzium aus dem Blut in Knochen und Zähne eingelagert wird bzw., dass das Bindegewebe nicht verkalkt. Damit es zu einer möglichst vollständigen Aktivierung aller Gla-Proteine im Körper kommt, ist es sinnvoll, Vitamin $K_2$ MK7 in einer Tagesdosis von wenigstens 360 µg einzusetzen, sofern keine gleichzeitige Behandlung mit einem Gerinnungshemmer vom Cumarintyp erfolgt (Marcumar®, Warfarin®). Vitamin $K_2$ MK7 ist auch in höheren Dosen von mehreren hundert Mikrogramm nicht toxisch [212].

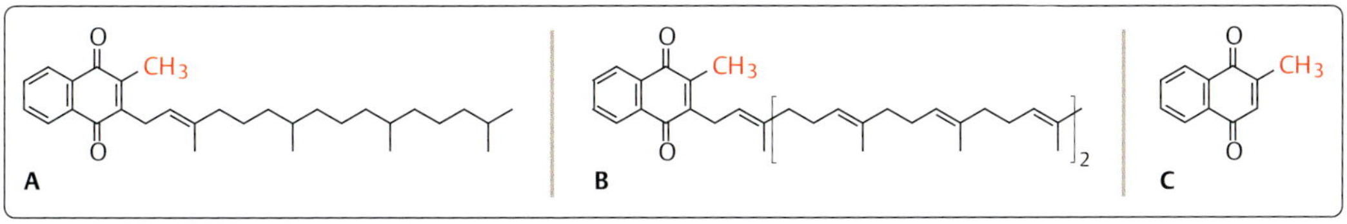

O
$CH_3$
O
A
O
$CH_3$
O
2
B
O
$CH_3$
O
C

**Abb. 4.3** Strukturformeln der verschiedenen Formen von Vitamin K. (Quelle: Hauser K. Struktur. In: Rassow J, Hauser K, Deutzmann R et al., Hrsg. Duale Reihe Biochemie. 4. Auflage. Stuttgart: Thieme; 2016) **A** Vitamin $K_1$ (Phyllochinon). **B** Vitamin $K_2$ (Menachinon). **C** Vitamin $K_3$ (Menadion).

### 4.4.3 Tägliche Gabe

Die meisten **Vitamin-D-Metabolite**, die im Körper zirkulieren, sind an **Transportproteine gebunden**, und zwar ca. 90 % an VDBP und ca. 10 % an Albumin bzw. Lipoproteine. Weniger als 1 % des im Körper vorhandenen D-Vitamins ist frei im Plasma verfügbar. Die gebundenen Formen von Vitamin D dienen als Reserve, um Schwankungen im Blut- bzw. Gewebespiegel auszugleichen, und haben daher **unterschiedliche Halbwertszeiten** (HWZ) (**Tab. 4.4**). Während die Depotform Calcidiol, die an VDP gebunden ist, eine durchschnittliche HWZ von ca. 21 Tagen hat, hat das freie Vitamin D gerade mal eine HWZ von 24 Stunden.

Für die Genregulation in den Körperzellen ist die wichtigste Versorgungsquelle freies Vitamin D. Bei der wöchentlichen Gabe einer Einzeldosis ist **freies Vitamin D** nur 24 Stunden vorhanden. Danach ist es an VDP gebunden und steht den Zellen, wenn überhaupt, nur noch eingeschränkt zur Verfügung. Das könnte eine der Erklärungen dafür sein, dass zur Wirkung von Vitamin D bei bestimmten Erkrankungen unterschiedliche Studienergebnisse vorliegen. Für eine optimale Versorgung ist deshalb die **tägliche Anwendung** eines Vitamin-D-Präparats sinnvoll.

Der **Abbau** von Calcidiol kann nach meiner Erfahrung in seiner HWZ äußerst **differieren**. Immer wieder konnte ich feststellen, dass diese trotz ausreichender Versorgung mit Magnesium und Vitamin $B_2$ zwischen 21 Tagen und 4 Monaten liegen kann. Es liegt nahe, dass die Ursache dafür in Genpolymorphismen zu suchen ist, welche die Hydroxylasen bzw. das VDP beeinflussen und so zu einem schnelleren bzw. langsameren Katabolismus von Vitamin $D_3$ führen.

**Tab. 4.4** Halbwertszeiten der verschiedenen Metabolite von Vitamin D.

| Metabolit | Halbwertszeit |
|---|---|
| Vitamin $D_3$ | 24 Stunden |
| Calcidiol | 3 Wochen |
| Calcitriol | wenige Stunden |

### 4.4.4 Cholecalciferol statt Ergocalciferol

In Europa wird hauptsächlich **Vitamin $D_3$ (Cholecalciferol)** als Nahrungsergänzungsmittel angeboten, das meist aus Lanolin (Wollwachs) von Schafen gewonnen wird. In den USA hingegen ist in Nahrungsergänzungsmitteln v. a. **Vitamin $D_2$ (Ergocalciferol)** enthalten, das aus pflanzlichen Quellen stammt, v. a. aus Pilzen. Mittlerweile ist es aber auch möglich, Vitamin $D_3$ pharmazeutisch aus Flechten herzustellen, was Veganern und Vegetariern entgegenkommt.

Welche Form von Vitamin D besser wirkt, wurde unabhängig voneinander in 2 Metaanalysen untersucht [136] [206]. Die Ergebnisse beider Studien waren eindeutig: Vitamin $D_3$ wirkt weitaus effizienter als Ergocalciferol. Der Fokus der Studien lag auf der Mortalitätsrate der Probanden.

### 4.4.5 Regelmäßige Kontrollen

Bei der therapeutischen Anwendung von Vitamin D muss man größte Sorgfalt walten lassen, gerade wenn größere Tagesdosen bzw. höhere Blutspiegel angestrebt werden. Dazu gehören sowohl **vor Beginn** der Behandlung als auch im **Verlauf** regelmäßige **Laborkontrollen** der folgenden Parameter:

- Calcidiol im Serum
- Kalzium im Serum
- Gesamteiweiß, Albumin oder Serumelektrophorese
- anorganisches Phosphat im Serum
- Harnstoff im Serum
- Harnsäure im Serum
- Kreatinin im Serum
- Parathormon im tiefgekühlten EDTA-Plasma
- Kalzium und Phosphat im 24-Stunden-Urin

## 4.5 Vitamin D und Autoimmunität

Vitamin D spielt bei den verschiedensten Autoimmunerkrankungen eine Rolle. Bei CED weisen Patienten mit guter Vitamin-D-Versorgung niedrigere Spiegel des proinflammatorischen Zytokins TNF-α auf, was sich u. a. auf die Schwere der Entzündung auswirkt. Sie haben auch ein geringeres Risiko für Krankenhausaufenthalte, notwendige chirurgische Eingriffe und Dickdarmkarzinome als Spätfolge einer CED [215]. Patienten, die an einem SLE erkrankt sind, profitieren von höheren Vitamin-$D_3$-Spiegeln, da die Krankheitsaktivität und damit verbundene Symptome signifikant reduziert sind [123] [145].

Überhaupt sieht man bei vielen Patienten mit Autoimmunerkrankungen wie CED, SLE, Hashimoto-Thyreoiditis, Vitiligo, Schuppenflechte oder Rheuma, dass sie im Vergleich zu Gesunden deutlich reduzierte Vitamin-D-Blutspiegel aufweisen und dass ein niedriger Vitamin-D-Status häufig mit einer vermehrten Krankheitsaktivität einhergeht [138] [149] [152] [176] [197] [224].

### 4.5.1 Multiple Sklerose

Epidemiologisch ist gut dokumentiert, dass MS in Ländern rund um den Äquator sehr viel seltener vorkommt als in Gebieten, die sich auf den nördlichen Breitengraden befinden. Als Ursache wird die insgesamt verminderte **Sonneneinstrahlung** auf der Nordhalbkugel angenommen [229] [231]. Dabei gibt es einige Ausnahmen, die aber das „Sonnenmodell" eher bestätigen: In der Schweiz findet man eine deutlich unterschiedliche Morbidität für MS, die sich allerdings erklärt, wenn man die Verteilung der Gebiete nach ihrer Höhe über dem Meeresspiegel unterscheidet. In niedrigen Höhen finden sich häufiger MS-Erkrankungen als in großen Höhen, was sich mit der Sonneneinstrahlung erklären lässt. Im Iran gab es nach der Islamischen Revolution im Jahr 1979 einen langsamen aber stetigen Anstieg von MS-Neuerkrankungen. Es wurde dort üblich, dass sich die Frauen verschleiern, v. a. mit dem Tschador, einer Kombination aus einem langen Mantel und einem Tuch, mit dem der Kopf bedeckt wird. Auch hier liegt es nahe, dass die bedeckten Hautstellen und die damit verringerte Sonnenbestrahlung eine Rolle spielen könnten.

Allerdings kann man auch feststellen, dass die **Prävalenz** für MS in vielen Ländern **angestiegen** ist, und zwar nicht nur auf denen der Nordhalbkugel. Ändern sich in Gegenden am Äquator die Lebensumstände und die dortigen Bewohner übernehmen einen **westlichen Lebensstil**, v. a. was die Ernährung angeht, findet man einen dramatischen Anstieg der Neuerkrankungen.

Auf den ersten Blick passen diese Daten scheinbar nicht zueinander. Ist es Vitamin D oder der westliche Lebensstil, der entscheidet? Die Antwort ist naheliegend: Es sind beide. Die **Kombination** hoher **Vitamin-D-Spiegel** in Verbindung mit einer bestimmten **Ernährung** schützt Menschen am Äquator vor einer Erkrankung mit MS. Ändert sich einer der Parameter, dann ändert sich auch die Morbidität für diese Erkrankung. Bei Menschen, die vor Beginn einer MS einen westlichen Lebensstil führen, schützt Vitamin D spiegelabhängig vor dem Krankheitsausbruch – nicht immer, nicht alle Menschen, aber immerhin einen Teil.

In einer Studie mit 92253 Frauen und einer anderen mit 95310 Frauen konnte gezeigt werden, dass das relative Risiko einer Frau, an MS zu erkranken, signifikant niedriger lag, wenn täglich eine Supplementation mit 400 IE Vitamin D durchgeführt wurde [205]. **Vitamin D** scheint also ein entscheidender Faktor zu sein, Menschen mit einem westlichen Lebensstil bzw. in bestimmten Lebenssituationen, z. B. unter umwelttoxischen Belastungen oder in Stresssituationen, vor dem Ausbruch einer Autoimmunerkrankung wie MS zu **schützen**. Dazu passt eine Theorie von Harald zur Hausen, die eine Kombination aus einem Mangel an Vitamin D und der Reaktivierung viraler DNA in Viren aus der Herpesgruppe als Ursache für MS ansieht [172]. Diese DNA stammt vorwiegend aus Milch- und Milchprodukten bzw. Rindfleisch und bei einem Mangel an Vitamin D, z. B. durch eine standortbedingte verminderte Sonnenbestrahlung, kommt es zu einem vermehrten Anstieg des Zytokins TGF-β, was die virale Reaktivierung auslöst, da TGF-β insbesondere auf die TH1-Immunantwort hemmend wirkt. In Folge der dadurch ausgelösten Entzündung beginnt das Immunsystem, diese Viren zu bekämpfen, was zur MS führt. Voraussetzung für eine MS wären nach dieser Theorie also:

- Eine Doppelinfektion der Hirnzellen sowohl mit Herpesviren als auch mit viraler DNA aus Milch- und Milchprodukten bzw. Rindfleisch
- Ein Mangel an Vitamin D, der zu einer Aktivierung des Zytokins TGF-β führt, durch das die Herpesviren aktiviert werden

Durch die viralen Klone wird auch die virale DNA in den doppelt infizierten Zellen vervielfältigt, wodurch es zu einer Entzündung im ZNS kommt. Diese Theorie passt insofern zum Modell der MS, da hier eine Modifikation der Ernährung nach westlichem Muster mitverursachend für Autoimmunopathien ist, denn dazu gehören Kuhmilch und Produkte aus dieser wie Joghurt, Quark, Käse, Sahne oder Eiscreme. In der traditionellen Küche der Länder am Äquator spielt Kuhmilch oft nur eine untergeordnete Rolle bzw. es wird die Milch anderer Säugetiere verwendet, z. B. Ziegen- oder Kamelmilch. Allerdings gibt es bezüglich der Frage, inwieweit Kuhmilch bzw. Produkte aus dieser die Prävalenz für das Ausbrechen einer MS erhöhen könnten, auch andere Erklärungen (S. 252). Die Einführung eines westlichen Lebensstils hat in Gegenden, in denen vorher kaum MS aufgetreten ist, zu einer z. T. sehr deutlichen Zunahme geführt. Allerdings steht zur Hausen klar auf dem Standpunkt von Louis Pasteur und Robert Koch, nach dem ein Erreger auch zu einer Infektion führt. Deswegen rät er davon ab, auf Kuhmilch oder Rindfleisch zu verzichten, da die Menschen in den Industrieländern ohnehin mit viraler DNA aus diesen Lebensmitteln durchseucht seien und ein Verzicht nichts mehr ändere. Der naturheilkundliche Ansatz hingegen, der sich eher an Max von Pettenkoffer oder Claude Bernard orientiert, sieht das Milieu im Vordergrund, d. h. die Gesundheit eines Milieus ist wichtiger als die Pathogenität eines Erregers. Man könnte sagen: Wenn das Milieu gesund gehalten wird, dann spielt es keine oder nur eine untergeordnete Rolle, ob eine Infektion z. B. mit viraler DNA vorliegt.

Auf die Frage, wie Vitamin D bei MS wirkt, liefert das Tiermodell brauchbare Antworten [175]. Calcitriol zeigt im Modell der EAE (experimentelle autoimmune Enzephalitis) eine **Modulation der Produktion von IL-17 in TH17-Zellen** in vivo und sowohl bei TH17-Zellen von Mäusen als auch bei humanen TH17-Zellen in vitro. Konkret beobachtete man in dieser Studie eine Reduzierung der TH17-Zellen sowohl im ZNS als auch in der Peripherie, was sowohl mit einem Rückgang der Symptome als auch mit einer Verlangsamung der Krankheitsprogredienz einherging. Diese wurde über den VDR (VDR/PLC-γ1/TGF-β1 Pathway) vermittelt, der u. a. eine Aktivierung des Transkriptionsfaktors Foxp3 induzierte.

Zusätzlich fördert Calcitriol die Bildung von IL-10 in B-Lymphozyten. Dieses Zytokin zeichnet sich durch antiinflammatorische und immunsupprimierende Eigenschaften aus. IL-10 hemmt die Proliferation von IL-1 und TNF-α und gehört neben TGF-β zu den wichtigsten antientzündlich wirkenden Zytokinen. In einer randomisierten plazebokontrollierten Doppelblindstudie konnte bei MS-Patienten die Wirkung hoher Vitamin-D-Dosen auf die Produktion von IL-10 nachgewiesen werden [126] [162].

Neben einem Mangel wird auch eine **verminderte Wirkung von Vitamin D** diskutiert. Ursache dafür sind verschiedene **Genpolymorphismen**, die zu einer veränderten Proteinbiosynthese von Zellen führen, was sich im Extremfall grundlegend auf deren Funktion auswirken kann. Dies kann beim Vitamin-D-Metabolismus sowohl die Enzyme betreffen, die für die Umwandlung der einzelnen Vitamin-D-Metabolite verantwortlich sind, als auch VDBP und VDR. Genpolymorphismen, die den Vitamin-D-Stoffwechsel, Transport- oder Signalweg beeinflussen, werden als Ursache bzw. Promotor verschiedener Erkrankungen diskutiert, u. a. Osteoporose, Diabetes Typ 1 oder atopische Dermatitis. Typische Genpolymorphismen im Vitamin-$D_3$-Stoffwechsel sind z. B.:

- rs1544410, rs731236 (betreffen den VDR)
- rs2282679 GC, rs1155563 GC, rs7041 GC, rs1851024 GC (betreffen das VDBP)
- rs703842 CYP27B1 (betrifft die 1α-Hydroxylase, also die Aktivierung von Calcitriol)

- rs2060793 CYP2R1, rs61495246 CYP2R1 (betreffen die 25-Hydroxylase, also die Umwandlung von Vitamin D in Calcidiol)

Das Labor Biovis in Limburg bietet seit Ende 2020 ein Screening zur Bestimmung der häufigsten SNP im Vitamin-D-Stoffwechsel an. Zu beachten ist, dass Gentests in Deutschland nur durch Ärzte in Auftrag gegeben werden dürfen.

Aktuelle Forschungen zeigen [185], dass ein bestimmter **Genpolymorphismus am VDBP** (rs4588- bzw. T420K-Polymorphismus) im Lauf der Evolution als **Anpassung an eine sonnenärmere Umgebung** entstand und somit sogar einen Selektionsvorteil bedeutet. Der Körper produziert bei dieser Variante weniger VDBP, damit sichergestellt ist, dass immer ausreichend ungebundenes Vitamin D zur Verfügung steht, denn nur das freie Vitamin D ist tatsächlich bioverfügbar, und das wenige Vitamin D, das durch die verminderte Sonnenbestrahlung gebildet wird, braucht etwas länger, um an das VDBP zu binden, da davon weniger zur Verfügung steht. Bei diesen Menschen sieht man unter einer Supplementierung mit Vitamin D oft nur einen unzureichenden Anstieg der Serumkonzentration an Calcidiol, obwohl ausreichend freies Vitamin D zur Verfügung steht.

Bedeutsamer für die Entstehung von Autoimmunerkrankungen scheinen **Polymorphismen des VDR** zu sein, z. B. für Morbus Crohn, Diabetes Typ 1, Autoimmunopathien der Schilddrüse, MS, SLE oder rheumatoide Arthritis. Eine Beeinträchtigung im Signalweg des VDR kann aber auch andere Ursachen haben. In einer Studie [246] konnte gezeigt werden, dass EBNA-3, ein Transkriptionsfaktor des Epstein-Barr-Virus, an den VDR bindet und auf diese Weise die Aktivierung verschiedener Gene verhindert.

Seit einigen Jahren ist bekannt, dass Vitamin D bzw. der VDR direkt mit dem für das Auftreten von MS wichtigsten Gen, HLA-DRB1*1501, interagiert, indem es dessen Expression reguliert [125][214]. Damit wird nun auch immer klarer, wie es dazu kommt, dass Vitamin D ein so entscheidender Faktor bei dieser Erkrankungen ist.

Ein weiterer, nicht zu unterschätzender Faktor, ist die **immunmodulierende Wirkung von Vitamin D**, speziell die hemmende Wirkung auf die TH1-Immunantwort und auf die Bildung von IL-2 und IL-17, was direkten Einfluss auf TH17-Zellen und damit auch auf autoimmune Prozesse hat, und auf die Stimulation der Bildung von Treg-Zellen bzw. von IL-10.

Ein letzter Aspekt ist eine mögliche **Wirkung** von Calcitriol auf die **Stressadaption**. Im Nebennierenmark werden in den chromaffinen Zellen die Katecholamine Adrenalin und Noradrenalin produziert, die zur Bewältigung von Stress sehr wichtig sind. Ausgangssubstanz für die Katecholamin-Biosynthese ist die nicht essenzielle Aminosäure Tyrosin, für deren Umwandlung die Tyrosin-Hydroxylase verantwortlich ist. Calcitriol aktiviert im Zellkern der chromaffinen Zellen die Expression dieses Enzyms und sorgt auf diese Weise dafür, dass ausreichend Tyrosin-Hydroxylase für die Katecholamin-Biosynthese bereitgestellt wird. Da Tyrosin vom Körper aus anderen Aminosäuren hergestellt werden kann, ist es kein Problem, ausreichend Tyrosin bereitzustellen. Der limitierende Faktor bei der Katecholamin-Biosynthese ist das Hormon Tyrosin-Hydroxylase. Kommt es hier zu einem Engpass, muss der Körper die Produktion der Katecholamine drosseln. Calcitriol verbessert die Produktion dieses Enzyms.

Über Vitamin D und MS wurden zahlreiche weitere Studien durchgeführt [193][201][194], deren Ergebnisse mehr oder weniger übereinstimmend zeigen, dass ein Vitamin-D-Mangel bzw. das Vorhandensein bestimmter Genpolymorphismen am VDR das Erkrankungsrisiko signifikant erhöhen. Außerdem haben Patienten mit MS abhängig vom Vitamin-D-Spiegel ein höheres oder niedrigeres Risiko für das Auftreten neuer Läsionen im Hirn, sodass eine Studie [202] sogar davon ausgeht, dass man anhand des Vitamin-D-Status quasi eine Vorhersage treffen kann, ob der Patient in einer MRT-Kontrolluntersuchung neue Herde, also eine Krankheitsprogredienz, aufweist oder nicht.

## 4.6 Vitamin-D-Hochdosistherapie

**Vorsicht**

Im Folgenden handelt es sich um keine Behandlungsanweisung. Diese Therapie darf nur nach entsprechender Ausbildung auf diesem Gebiet erfolgen, weil toxische Dosen von Vitamin D verwendet werden.

### 4.6.1 Historie

Bereits in den 1930er-Jahren wurde Vitamin D in Tagesdosen von bis zu 1000000 Einheiten als experimentelle Therapie der rheumatoiden Arthritis in Einzelfällen eingesetzt. Dieser Ansatz scheint allerdings später nicht mehr weiter verfolgt worden zu sein. Eine der ersten systematischen und über einen längeren Zeitraum dokumentierten Anwendungen von supraphysiologischen Dosen von Vitamin D mit einer großen Zahl von Patienten, die an Autoimmunerkrankungen leiden, geht nach meiner Beobachtung auf den brasilianischen Neurologen und Wissenschaftler Dr. Cicero Coimbra von der Universität Sao Paulo zurück. Um die Jahrtausendwende begann er damit, die Literatur zum Thema Autoimmunität und Vitamin D zu sichten. Er behandelte erste Patienten, die an Morbus Parkinson litten, mit Vitamin D. Anstatt sich an einem vorgeschriebenen Blutspiegel zu orientieren, verordnete er diesen Patienten pauschal 10000 IE Vitamin $D_3$ pro Tag [244]. Das ist die Menge, die im Rahmen eines intensiven Sonnenbads durchschnittlich vom Körper selbst produziert wird. Coimbra ging davon aus, dass eine solche Dosis, obwohl sie weit über den üblichen Empfehlungen zur RDA liegt, physiologisch und damit ungefährlich ist.

Zur Überraschung der brasilianischen Wissenschaftler stabilisierten sich viele der so behandelten Patienten oder zeigten sogar Zeichen einer Remission. Ermutigt von diesen ersten Ergebnissen begannen Coimbra und sein Team, weitere Patienten mit Vitamin D zu behandeln und diese Therapie auch auf andere Indikationen auszudehnen. Es wurden v. a. Patienten behandelt, die an MS erkrankt waren. Im Rahmen einer zunehmenden Schematisierung der Vorgehensweise wurde ein Protokoll entwickelt [244].

### 4.6.2 Wirkmechanismus

Bei der Behandlung mit supraphysiologischen Dosen Vitamin D geht man davon aus, dass Patienten, die an einer **Autoimmunopathie** leiden, eine **Resistenz gegenüber Vitamin D** aufweisen. Der Begriff „Resistenz“ bedeutet in diesem Kontext, dass eine wesentlich höhere Dosis Vitamin D eingesetzt werden muss, um bestimmte Effekte im Immunsystem zu erreichen als es bei Gesunden der Fall ist; dabei geht es hauptsächlich um eine verbesserte Wirkung der Treg-Zellen. Im Behandlungsverlauf scheint ein Teil der Behandelten diese **Resistenz zu verlieren**, was dazu führt, dass langfristig oft wesentlich geringere Tagesdosen erforderlich sind.

Die meisten der behandelten Patienten leiden an MS, allerdings werden auch andere Autoimmunerkrankungen mit hohen Dosen Vitamin D therapiert, z. B. CED, Hashimoto-Thyreoiditis, rheumatoide Arthritis oder Kollagenosen. Bei MS gibt Coimbra [244] eine Erfolgsquote von 95 % an, was bedeutet, dass bei 95 von 100 Patienten die Erkrankungsprogredienz gestoppt wird. Die Betroffenen berichten aber auch von **Verbesserungen der Symptome**, was nach meiner Beobachtung verschiedene Gründe haben könnte, zu denen auch eine **Reparatur von Myelin** gehört.

Kommt es im ZNS zu einem Schaden am Myelin, wandern adulte Stammzellen (Oligodendrozyten-Vorläuferzellen, Oligodendrocyte Progenitor Cells), die durch Signalmoleküle angelockt werden, an den Ort der Verletzung, differenzieren sich zu Oligodendrozyten und bilden zusammen mit Schwann-Zellen aus dem Axon neues Myelin. An dieser Reparatur ist der Retinoid-X-Rezeptor γ (RXRγ) im Zellkern der Oligodendrozyten beteiligt, der mit Vitamin A, Vitamin D und Schilddrüsenhormonen bestimmte Verbindungen, sog. Heterodimere, eingeht. Diese heterodimere Verbindung führt zu einer bis zu 80 % gesteigerten Bildung von Oligodendozyten [157]. **Vitamin D** kann also bei Schädigungen am Myelin (z. B. durch eine MS-bedingte Entzündung) zelluläre Reparaturprozesse induzieren, indem es **an den RXRγ in Oligodendrozyten** bindet.

### 4.6.3 Voruntersuchungen

Damit die Behandlung möglichst risikoarm durchgeführt werden kann, muss **vor Beginn** sichergestellt werden, dass der Patient internistisch gesund ist. Dazu sind **Blut- und Urinuntersuchungen** notwendig (**Tab. 4.5**). Zusätzlich sollte durch eine **Knochendichtemessung** eine Osteoporose bzw. Osteopenie ausgeschlossen und mittels einer Ultraschalluntersuchung sichergestellt werden, dass **keine Nierensteine** oder sonstigen Abflussstörungen der Nieren vorliegen.

**Tab. 4.5** Laborparameter, die vor einer Vitamin-D-Hochdosistherapie kontrolliert werden müssen.

| Parameter | Interpretation |
|---|---|
| Calcitriol | ein ungünstiges Verhältnis von Calcitriol zu Calcidiol kann sich u. U. auf die Verträglichkeit der Therapie auswirken |
| Calcidiol | bei sehr niedrigen Calcidiolspiegeln kann es zu einem sekundären Hyperparathyreoidismus kommen (Parathormon erhöht) |
| Vitamin $B_{12}$ | Ausschluss Mangel |
| Parathormon | Ausschluss Hyper-, Hypoparathyreoidismus |
| Harnstoff, Harnsäure, Kreatinin, Phosphat | Ausschluss Nierenfunktionsstörung |
| alkalische Phosphatase | Erhöht z. B. bei Osteoporose oder Erkrankungen der Gallenwege |
| Bilirubin gesamt, Transaminasen | Ausschluss Erkrankungen Leber |
| Lipase | Ausschluss Erkrankungen Pankreas |
| CRP | Ausschluss eines akut-entzündlichen Prozesses |
| Kalium, Natrium und Kalzium im Serum, Kalium, Kalzium und Magnesium im Vollblut | Ausschluss Störungen im Elektrolythaushalt |
| ionisiertes Kalzium | Das Kalzium im Serum ist zur Hälfte an Transportproteine gebunden, zur Hälfte liegt es frei als ionisiertes Kalzium vor, das biologisch aktiv ist. Für den täglichen Praxisalltag genügt es zwar, sich am Kalzium im Serum zu orientieren, bei der Hochdosis-Behandlung mit Vitamin D sollte aber auch das ionisierte Kalzium beachtet werden, v. a., wenn das Serumkalzium im Grenzbereich liegt. |
| Ferritin, Transferrin | Ausschluss Eisenmangel |
| Eiweißelektrophorese | Ausschluss Hypo-, Hyperproteinämie, Paraproteinämien |
| TSH, $fT_3$, $fT_4$ | Ausschluss Hypo-, Hyperthyreose |
| Kalzium und Phosphat im 24h-Urin | Ausschluss Hyperkalzurie, Hyperphosphaturie |
| Osteocalcin uc (untercarboxyliertes Osteocalcin) oder Matrix Gla Protein (dp-ucMGP) | Biomarker für die Versorgung mit Vitamin $K_2$ |

### 4.6.4 Ablauf

#### Mindestanforderungen

Liegen alle Untersuchungsergebnisse vor und es bestehen keine Kontraindikationen (S. 112) für die Anwendung supraphysiologischer Dosen von Vitamin $D_3$, sind mehrere Vorgehensweisen möglich. Generell muss der Patient mindestens **2,5 l Flüssigkeit/Tag** trinken, vorzugsweise stilles Wasser mit einem geringen Kalziumgehalt, und eine **kalziumarme Ernährung** durchführen. Dies ist speziell ab Vitamin-D-Tagesdosen > 10000 IE notwendig, weil hohe Vitamin-D-Spiegel die Kalziumaufnahme deutlich steigern, was das Risiko einer Hyperkalzämie bzw. eines akuten Nierenversagens erhöht. Die Flüssigkeitsmenge von > 2,5 l verdünnt die Kalziumkonzentration im Urin. Stilles Wasser ist zu bevorzugen, weil Kohlensäure die Entkalkung der Knochen fördert. Um einer Osteoporose vorzubeugen, sollte der Patient sich täglich mindestens **30 Minuten bewegen.** Die zusätzliche Einnahme bestimmter **Mikronährstoffe** unterstützt die Verstoffwechslung von Vitamin $D_3$.

#### Niedrige Tagesdosis (≤ 10000 IE Vitamin $D_3$)

Eine niedrige Tagesdosis von **≤ 10000 IE Vitamin $D_3$** empfiehlt sich, wenn aufgrund der Eingangsuntersuchungen und Labortests eine spezielle Diät eingehalten werden sollte, bei der Milch bzw. Milchprodukte, Nüsse, Samen oder sonstige kalziumhaltige Lebensmittel wichtige Nahrungsquellen darstellen, oder wenn eine Entgiftungstherapie durchgeführt werden soll, bei der die Nieren stark belastet werden.

Bei einer maximalen Tagesdosis von 10000 IE Vitamin D muss i. d. R. **keine kalziumarme Diät** eingehalten werden, trotzdem sollten zumindest zu Beginn der Behandlung die notwendigen Kontrolluntersuchungen durchgeführt werden, wenigstens aber Kalzium und Phosphat im 24-Stunden-Urin, Kalzium, anorganisches Phosphat, Harnsäure, Harnstoff, Kreatinin, Gesamteiweiß bzw. Albumin im Serum und Parathormon. Oft ist die **zusätzliche Gabe** von Mikronährstoffen wie Magnesium, Vitamin $K_2$ MK7 und Vitamin $B_2$ sinnvoll.

Ziel ist, dass der Patient einen **Serumspiegel von 140–200 nmol/l (56–80 ng/ml)** erreicht, da darunter kaum mit einer nennenswerten Wirkung von Vitamin $D_3$ bei einer Autoimmunopathie zu rechnen ist. Kommt es zu Spiegeln von > 200 nmol/l (80 ng/ml) oder sogar 250 nmol/l (100 ng/ml), sollte über eine kalziumarme Ernährung nachgedacht werden. Außerdem muss bedacht werden, dass die Nieren bei einer gleichzeitigen Behandlung z. B. mit Chelatinfusionen vermehrt belastet werden. Im Zweifelsfall können die Kontrolluntersuchungen Klarheit über eine notwendige Restriktion der Kalziumzufuhr bringen. Nach meiner Erfahrung ist die alleinige Behandlung einer Autoimmunerkrankung mit einer Tagesdosis von ≤ 10000 IE nicht ausreichend, um langfristig einen Stopp der Progredienz zu erreichen. In diesem Fall kann Vitamin D aber ein sinnvoller Baustein im Rahmen eines multimodalen Behandlungskonzepts sein, bei dem sich mehrere unterschiedliche Maßnahmen sinnvoll ergänzen, z. B. Diätetik, mikrobiologische Therapie, Entgiftung.

#### Moderate Tagesdosis (20000–40000 IE Vitamin $D_3$)

Ab einer Tagesdosis ≥ 10000 IE Vitamin $D_3$ sollte ausschließlich bei einem unauffälligen Befund gestartet werden. Außerdem muss **Folgendes beachtet** werden:

- eine kalziumarme Ernährung einhalten
- 2,5 l kalziumarmes Wasser täglich trinken
- keine Medikamente oder Nahrungsergänzungen einnehmen, welche die Nierenleistung beeinträchtigen
- täglich bewegen
- regelmäßige Kontrollen durchführen

Die Übergänge sind bei diesen Tagesdosen fließend, d. h., man sieht in der Praxis sowohl Patienten, die ab 10000 IE Vitamin $D_3$ bereits erste Veränderungen im Kalziumhaushalt zeigen (z. B. diskrete Hyperkalzurie), als auch solche, die selbst bei 40000 IE Vitamin $D_3$ und einer eher lässigen Umsetzung der diätetischen Maßnahmen vollkommen unauffällige Laborwerte haben. Entsprechend individuell sollte die Beratung zur Umsetzung aller notwendigen Maßnahmen sein. Auch über ein Boosten der Wirkung von Vitamin $D_3$ am VDR kann je nach Anschlagen dieser Behandlung bzw. Entwicklung der Laborparameter nachgedacht werden (S. 107).

Im Jahr 2013 wurde eine Pilotstudie [149] publiziert, bei der Patienten, die an Vitiligo oder Psoriasis erkrankt waren, mit einer Tagesdosis von 35000 IE Vitamin $D_3$ behandelt wurden. Bei allen 9 Psoriasis-Patienten konnten Verbesserungen des Hautbilds beobachtet werden und es kam bei 14 der 16 Vitiligo-Patienten zu einer Repigmentation von 25–75 %.

Die zusätzliche Anwendung der folgenden **Nahrungsergänzungen** ist sinnvoll (Angabe der Tagesdosis, die auf mehrere Gaben verteilt werden kann):

- Magnesium (300–600 mg elementares Magnesium, eventuell auch mehr)
- Vitamin $B_2$ in Form von Riboflavin (100–200 mg)
- Vitamin $K_2$ MK7 (≥ 360 mg)

Vitamin $B_2$ und Magnesium sind essenziell für die enzymatische Verstoffwechslung von Vitamin $D_3$ durch die Hydroxylasen.

Die Behandlung kann außerdem unterstützt werden durch:

- Zink (10–30 mg)
- Chrom (200 µg)
- Selen (100–200 µg)
- Vitamin-B-Komplex (dabei ist unbedingt darauf zu achten, dass Vitamin $B_6$, $B_{12}$ und Folsäure in einer aktiven Form vorliegen, denn die Erfahrung in der Praxis zeigt, dass Genpolymorphismen, die zur Limitation bei der Aktivierung dieser B-Vitamine führen, verbreiteter sind als allgemein angenommen)
- Vitamin A (3000–10000 IE)
- Cholin (bis zu 1200 mg/Tag) ist als zusätzliche Nahrungsergänzung bei Patienten mit MS sinnvoll

## Vitamin-D-Hochdosisbehandlung (≥ 40000 IE Vitamin $D_3$)

Für die Hochdosisbehandlung gilt im Grunde dasselbe, wie es bereits für den Einsatz moderater Tagesdosen Vitamin $D_3$ beschrieben wurde. Eine solche Therapie beginnt i. d. R. mit 1000 IE Vitamin D/kg KG pro Tag für 2–3 Monate, danach erfolgt die erneute Überprüfung einiger Laborparameter, v. a. Parathormon, Kalzium und Albumin bzw. Gesamteiweiß und eine Kontrolle der Ausscheidung von Kalzium und Phosphat im 24-Stunden-Urin.

Je nach Absenkung des Parathormonspiegels wird dann die Tagesdosis Vitamin $D_3$ entsprechend angepasst, i. d. R. erhöht. In meiner Praxis erfolgen dann regelmäßige Laborkontrollen in einem strikten zweimonatigen Rhythmus, da sich dieser Abstand am besten bewährt hat, um mögliche Veränderungen rechtzeitig zu erkennen. Einmal jährlich erfolgt eine umfangreiche Kontrolle (S. 104).

> **! Vorsicht**
>
> Bitte denken Sie daran, dass es sich hier um absolut toxische Dosen von Vitamin D handelt. Ohne entsprechende Kenntnisse und Erfahrung dürfen Sie niemals eine solche Behandlung an einem Patienten durchführen.

## Magnesium

Magnesium wird nur langsam in die Zellen aufgenommen. Daher ist immer eine längerfristige Einnahme sinnvoll. Der größte Teil wird über den Stuhl ausgeschieden, ein kleinerer Teil über den Urin. Da die Ausscheidung über den Urin relativ rasch verläuft, kann man die Aufnahme des Magnesiums aus dem Darm in den Körper gut über die Bestimmung von Magnesium im 24-Stunden-Urin ablesen. Eine zweite Möglichkeit ist die Bestimmung von Magnesium im Vollblut (= intrazelluläres Magnesium).

Die Aufnahme über den Darm erfolgt sowohl aktiv über einen Carrier als auch passiv über Diffusion und wird über die zugeführte Menge geregelt. Bei einem Magnesiummangel oder einer niedrigen Einzeldosis nimmt der Darm wesentlich mehr Magnesium auf als bei einer hohen Einzeldosis derselben Magnesiumverbindung. Da auch Nahrungsbestandteile wie Oxalate und Phytate aus Pflanzen die Magnesiumaufnahme hemmen können, empfiehlt es sich, die tägliche Magnesiumdosis auf **mehrere Gaben** zu verteilen und immer mit **Abstand von den Mahlzeiten** bzw. **vor dem Essen** einzunehmen. Beide Maßnahmen reduzieren das Risiko einer Diarrhö. Auch die Flüssigkeitsmenge spielt in diesem Zusammenhang eine wichtige Rolle: Je mehr getrunken wird, desto besser wird Magnesium aufgenommen.

Außerdem hat auch das Kation einen Einfluss auf die Bioverfügbarkeit von Magnesium. Anorganische Verbindungen weisen, mit Ausnahme von Magnesiumchlorid, eine deutlich niedrigere Bioverfügbarkeit auf als organische. Magnesium wird daher in Form von Citrat, Glycinat, Aspartat, Glukonat oder Threonat besser aufgenommen als wenn es in Form von Oxid, Carbonat oder Sulfat vorliegt. Bei einer Behandlung mit supraphysiologischen Dosen Vitamin $D_3$ ist v. a. **Magnesiumcitrat** geeignet, denn es ist, genauso wie Kaliumcitrat, in der Niere ein Gegenspieler von Kalziumoxalat und kann so das Risiko für Nierensteine reduzieren. Bei Unverträglichkeit von Magnesium, meist handelt es sich dabei um Durchfall, kann **Magnesiumglycinat** bzw. Magnesiumbisglycinat versucht werden.

Bei MS-Patienten ist es darüber hinaus sinnvoll, Magnesium in Form von **Magnesiumthreonat** einzusetzen, weil dies eine besondere Affinität zum ZNS hat. Bei einer Behandlung mit hohen Dosen Vitamin $D_3$ ist es wichtig, dass dort ausreichend Magnesium vorhanden ist, damit das Vitamin D enzymatisch in seine verschiedenen Formen umgewandelt werden kann.

## Vitamin $K_2$

In der Diskussion um die Wirkung von Vitamin $D_3$ wird oft auch über Vitamin K gesprochen, speziell Vitamin $K_2$ MK7. Es spielt zwar bei der Aktivierung bzw. der Verstoffwechslung von Vitamin D keine Rolle, allerdings kommt ihm eine große Bedeutung für den **Kalziumstoffwechsel** zu, der sowohl mit Vitamin D als auch mit PTH in Verbindung steht.

Die Bildung von verschiedenen Funktionseiweißen, die zur Gruppe der Gla-Proteine gehören, wird u. a. durch Vitamin D, Kalzium und Vitamin A angeregt, allerdings sind diese zunächst inaktiv. Ihre Aktivierung (durch eine Carboxylierung) erfolgt über Vitamin $K_2$. Erst carboxyliert sind sowohl Osteocalcin als auch MGP in der Lage, aktiv ihre Aufgabe im Körper zu erfüllen. Osteocalcin sorgt dafür, dass Kalzium in den Knochen eingelagert wird, während MGP verhindert, dass es sich im Bindegewebe absetzt und dort zu Ablagerungen und Plaques führt, z. B. in den Muskeln (Kalkablagerung) oder den Gefäßen (Arteriosklerose). Damit es zu einer möglichst vollständigen Aktivierung aller Gla-Proteine im Körper kommt, ist es sinnvoll, Vitamin $K_2$ MK7 in einer Tagesdosis von wenigstens 360 µg einzusetzen, sofern keine gleichzeitige Behandlung mit einem Gerinnungshemmer vom Cumarintyp erfolgt (Marcumar®, Warfarin®). Vitamin $K_2$ MK7 ist auch in höheren Dosen von mehreren hundert Mikrogramm nicht toxisch [212].

Die Untersuchung von Vitamin $K_2$ ist schwierig. Das Ergebnis spiegelt zunächst die unmittelbare Tagessituation wider, denn Vitamin $K_2$ hat nur eine Halbwertszeit von 60 Minuten ($K_2$ MK4) bzw. 72 Stunden ($K_2$ MK7). Deswegen wird empfohlen, diese Untersuchung generell mit tiefgekühltem Serum durchzuführen. Viele Labore bieten auch nur die Untersuchung von „Vitamin K im (ungekühlten) Serum“ an, also eine Bestimmung aller Fraktionen von Vitamin K ($K_1$, $K_2$ MK4, $K_2$ MK7), was zur Klärung der Versorgung speziell mit Vitamin $K_2$ nicht sehr hilfreich ist. Wesentlich sinnvoller ist die Bestimmung von untercarboxyliertem Osteocalcin (Osteocalcin uc) in Vollblut oder Serum bzw. dephosphoryliertem untercarboxylierten Matrix-Gla-Protein (dp-ucMGP) in tiefgekühltem EDTA-Plasma. Man sieht bei dieser Untersuchung zwar nicht, wie viel Vitamin $K_2$ quantitativ vorliegt, dafür aber, ob es zu einer ausreichenden Decarboxylierung der Gla-Proteine kommt und erhält also eine qualitative Aussage über die Wirkung von Vitamin $K_2$.

Man liest im Internet die unterschiedlichsten Empfehlungen für die Dosierung von Vitamin $K_2$, gerade auch hinsichtlich des Einsatzes im Rahmen einer Vitamin-D-Hochdosistherapie. Letztendlich besteht die biologische Funktion von Vitamin $K_2$ in der Decarboxylierung der Gla-Proteine, was unabhängig von der jeweils eingesetzten Vitamin-$D_3$-Dosis zu sehen ist.

Vitamin $K_2$ ist also immer dann ausreichend dosiert, wenn die Gla-Proteine vollständig decarboxyliert sind. Deswegen empfehle ich im Zweifelsfall, sich an der Bestimmung von dp-ucMGP bzw. Osteocalcin uc zu orientieren und die Tagesdosis von Vitamin $K_2$ entsprechend an diese anzupassen.

## Kalziumarme Ernährung

Kalziumreiches Mineralwasser, Milch und Milchprodukte, alle mit Kalzium angereicherten Nahrungsprodukte, größere Mengen an Nüssen und Samen, Nussmilch, Zubereitungen aus Kichererbsen wie Hummus, grüne Smoothies und Brennnesselsaft: Sie alle enthalten oft sehr große Mengen an gut verfügbaren organischen Kalziumverbindungen wie Kalziumcitrat und sollten deswegen im Rahmen einer Hochdosisbehandlung mit Vitamin $D_3$ nicht zugeführt werden, um eine Hyperkalzämie bzw. ein akutes Nierenversagen zu vermeiden. Coimbra empfiehlt außerdem eine vegetarische Ernährung, die mit Fisch ergänzt werden kann, allerdings ist Vegetarismus nach meiner Erfahrung keine zwingende Voraussetzung für eine erfolgreiche Anwendung der Hochdosisbehandlung mit Vitamin $D_3$. Wird Fleisch konsumiert, kann sich das auf das Verhältnis von Linolsäure bzw. Arachidonsäure (beides sind Omega-6-Fettsäuren, Letztere mit proinflammatorischer Wirkung) auf die antiinflammatorischen Omega-3-Fettsäuren (S. 261) auswirken. Welche Nahrungsmittel strikt gemieden werden müssen und welche erlaubt sind, zeigt **Tab. 4.6**.

Ferner müssen bei einer Vitamin-D-Hochdosistherapie **gemieden** werden:

- **Ascorbinsäure** als Nahrungsergänzung kann zur Auskristallisation von Oxalaten und damit zu einem Nierenversagen führen. Vitamin-C-reiche Lebensmittel wie Sanddorn, Paprika usw. sind unproblematisch und können gegessen werden.
- **Schmerzmittel** können die Niere belasten, allerdings gilt dies nur für hohe Dosen bzw. bei einer langen Einnahmedauer. Da Schmerzmittel sehr unterschiedlich verstoffwechselt werden, ist es ggf. sinnvoll, regelmäßig die Nierenfunktion zu kontrollieren.
- **Lithiumhaltige Psychopharmaka** und **$H_2$-Blocker** wie Ranitidin haben bei manchen Patienten unter Hochdosisbehandlung mit Vitamin $D_3$

**Tab. 4.6** Nahrungsmittelauswahl bei einer Hochdosisbehandlung mit Vitamin $D_3$.

| verboten | moderater Konsum | erlaubt |
|---|---|---|
| • Milch<br>• Joghurt<br>• Quark<br>• Sojaprodukte wie Tofu<br>• Baiser<br>• alle Arten von Käse (Frisch-, Hütten-, Hart-, Weichkäse, Ricotta)<br>• Gummibärchen<br>• grüne Smoothies<br>• Nussmilch (z. B. Mandelmilch)<br>• Milchschokolade<br>• Nussaufstrich<br>• Zubereitungen aus Kichererbsen<br>• Brennnesselsaft<br>• Pflanzenmilch und andere Produkte, denen Kalzium zugesetzt wurde | • Nüsse (maximal 1 Teelöffel/ Woche)<br>• dunkle Schokolade mit Kakaoanteil > 75 %<br>• Bananen<br>• Butter<br>• Kokoswasser, -milch (200 ml/ Woche)<br>• alkoholhaltige Getränke | • Brot, Brötchen (außer Milchbrötchen)<br>• süßes Gebäck ohne milchhaltige Füllung oder Schokolade<br>• Hartweizengrießnudeln<br>• Reis<br>• Kartoffeln<br>• Hülsenfrüchte<br>• Eier<br>• Honig, Marmelade, Gelee<br>• Pilze<br>• Gemüse<br>• Obst<br>• Marshmallows<br>• Tee, Kaffee<br>• Obstsaft (ohne Anreicherung von Kalzium)<br>• Pflanzenmilch wie Soja-, Reis- oder Hafermilch ohne Anreicherung von Kalzium<br>• Fleisch<br>• Fisch |

zu einer Einschränkung der Nierenfunktion geführt. Es handelt sich um eine rein empirische Beobachtung, der genaue Wirkmechanismus ist nicht bekannt.

- **Protonenpumpenhemmer** verstärken möglicherweise das Risiko einer Hyperkalzämie unter Hochdosisbehandlung mit Vitamin $D_3$. Auch hierbei handelt es sich um eine rein empirische Beobachtung, der genaue Mechanismus ist bisher nicht bekannt.

### Bewegung

Zusätzlich tragen Trainingseffekte der **täglichen gezielten Bewegung** sicher auch dazu bei, dass sich MS-bedingte motorische Störungen verbessern. In über 27 Praxisjahren konnte ich immer wieder beobachten, wie wichtig gezielte und regelmäßige Bewegung gerade für MS-Patienten ist und wie viele deutliche Verbesserungen sich dadurch erzielen lassen. Um bei der Behandlung mit supraphysiologischen Dosen von Vitamin $D_3$ die Knochendichte zu stabilisieren, ist ein tägliches Training von wenigstens **30 Minuten** notwendig, bei dem möglichst viele Muskeln bewegt werden und es zu Erschütterung des Körpers kommt (z. B. bei Aerobic).

### Entspannung bei Stress

Neben aktiven Entspannungsmethoden, wie Autogenem Training, Meditation, Yoga oder Tai-Chi, hat sich die Anwendung passiver Entspannungsmaßnahmen (S. 316) wie Hemi-Sync® oder Neurostreams® bestens bewährt, da Letztere auch von Patienten mit ausgeprägter körperlicher Behinderung angewendet werden können. Ein weiteres Argument ist die einfache Durchführung mit einem MP3-Player und Kopfhörer, und dass für eine erfolgversprechende Anwendung keinerlei Vorkenntnisse notwendig sind.

## 4.6.5 Verlaufskontrollen

### Parathormon

Normalerweise dient bei der Behandlung von Erkrankungen mit Vitamin $D_3$ entweder die Tagesdosis und/oder der dadurch erreichte Vitamin-$D_3$-Serumspiegel als Orientierung. Das ist bei der Hochdosisbehandlung mit Vitamin $D_3$ grundsätzlich anders. Um herauszufinden, ob die eingesetzte Tagesdosis Vitamin $D_3$ für den Patienten geeignet ist, wird in regelmäßigen Abständen das Parathormon (PTH) bestimmt. PTH ist ein Hormon der Nebenschilddrüse, das selbst keinerlei Einfluss auf autoimmune Prozesse hat. Allerdings sinkt der PTH-Blutspiegel als Reaktion auf ausreichend dosierte Vitamin-D-Gaben ab. Bei einer Behandlung mit supraphysiologischen Dosen von Vitamin D ist die individuell **richtige Tagesdosis** diejenige, mit der **PTH etwas unter die Normgrenze** abgesenkt werden kann. Die Tagesdosis Vitamin $D_3$ wird daraufhin **ggf. neu eingestellt**.

> **Praxistipp**
>
> Um diesen Effekt zu erreichen, beginnt man in dem nach Coimbra benannten Verfahren mit einer Tagesdosis von 1000 IE Vitamin $D_3$/kg KG. Ein 70 kg schwerer Mensch würde also mit einer Tagesdosis von 70000 IE Vitamin $D_3$ starten. Im weiteren Verlauf muss diese Dosis, zumindest anfänglich, in vielen Fällen weiter gesteigert werden, um das Parathormon weiter abzusenken. Tagesdosen zwischen 80000 und 200000 IE Vitamin $D_3$ sind in dieser Behandlungsphase durchaus üblich.
>
> Damit befinden sich sowohl die Tagesdosis als auch der dadurch erzeugte Serumspiegel von Calcidiol in einem toxischen Bereich – mit all den damit verbundenen Risiken wie akutes Nierenversagen, Hyperkalzämie, Herzrhythmusstörungen, Koma bis zum Tod. Bisher wurden weltweit mehrere 1000 Betroffene auf diese Weise behandelt, ohne dass es zu Todesfällen kam, allerdings wurden sowohl Hyperkalzämien als auch Fälle von akutem Nierenversagen beobachtet.
>
> **Voraussetzung für die Behandlung** sind daher engmaschige Laborkontrollen, die strikte Umsetzung aller für diese Behandlung notwendigen Empfehlungen und eine entsprechende fundierte Ausbildung.

Ist die Absenkung des Parathormons grundsätzlich notwendig, damit Vitamin $D_3$ bei einer Autoimmunerkrankung wirken kann? Das Parathormon selbst hat nichts mit der Autoimmunerkrankung zu tun, die behandelt wird, und es ist auch nicht verantwortlich für die therapeutischen Effekte von Vitamin D. Im Kontext des nach Coimbra benannten Verfahrens stellt es lediglich einen Surrogatparameter dar, mit dessen Hilfe die passende Tagesdosis von Vitamin $D_3$ ermittelt wird.

In der Praxis kann ich immer wieder beobachten, dass sich bei einer Behandlung mit supraphysiologischen Tagesdosen von Vitamin $D_3$ positive Effekte einstellen, obwohl sich das Parathormon noch nicht im Zielbereich befindet. Insofern ist davon auszugehen, dass es durchaus eine patientenindividuelle Vitamin-$D_3$-Optimaldosis unabhängig vom Parathormon gibt. Die Erfahrung zeigt allerdings, dass speziell bei Patienten, die an einer MS leiden, eher höhere Tagesdosen notwendig sind. Im Gegensatz dazu führen hohe Tagesdosen bei Patienten, die an Erkrankungen des rheumatischen Formenkreises leiden, nicht selten zu einer temporären Verschlechterung, weswegen hier meist moderate Tagesdosen eingesetzt werden. Ähnliche Erfahrungen konnte ich z. B. mit autoimmunen Hauterkrankungen wie Psoriasis oder Vitiligo machen.

## Verhältnis von Calcidiol zu Calcitriol

Das Verhältnis der Depotform von Vitamin $D_3$, Calcidiol, zur aktiven Form, Calcitriol, kann erste Hinweise auf die **Verträglichkeit** der Behandlung geben. Labormedizinisch sollte dieses Verhältnis < 4 liegen, erhöhte Werte finden sich u. a. bei einem primären Hyperparathyreoidismus.

Im therapeutischen Kontext ist ein Calcitriol-zu-Calcidiol-Verhältnis (Quotient aus Calcitriol und Calcidiol) von **1,0 ideal**. Patienten mit diesem Ausgangswert vertragen die Behandlung mit hohen Dosen Vitamin $D_3$ erfahrungsgemäß gut. Liegt das Verhältnis deutlich über 1,0, lohnt es sich, zunächst nur moderate Tagesdosen einzusetzen (z. B. 5000–10000 IE) und nach 6–8 Wochen sowohl die subjektive Verträglichkeit als auch das Verhältnis von Calcidiol zu Calcitriol erneut zu überprüfen. In manchen Fällen reguliert sich dieses und man kann dann schrittweise die Tagesdosis erhöhen.

Reguliert sich das Verhältnis nicht, ist es sinnvoll, nach einer **chronischen Entzündung** zu suchen, da diese das Verhältnis zu Gunsten des Calcitriols verändern kann. Das Immunsystem benötigt Calcitriol zur Bekämpfung von Entzündungen, da dieses u. a. an der Bildung von Cathelicidin beteiligt ist. Manche Autoimmunerkrankungen, z. B. CED oder eine rheumatoide Arthritis, können mit deutlichen Entzündungsschüben einhergehen, was man laborchemisch z. B. an einer Leukozytose, erhöhten Blutsenkung oder einem erhöhten CRP erkennen kann. Allerdings spielen auch chronische Herde nicht selten eine Rolle, z. B. ein latenter Zahnherd bei rheumatoider Arthritis oder eine mehr oder weniger ständig bestehende Blasenentzündung bei manchen MS-Patienten.

Ist das zu Grunde liegende Problem der autoimmune Entzündungsprozess selbst, was man z. B. bei Rheumapatienten beobachten kann, sollten antientzündliche Maßnahmen eingeleitet werden, z. B. proteolytische Enzyme (Wobenzym® Tabletten, in der 1. Woche 2 × tgl. 6 Tbl. mit Abstand von den Mahlzeiten, ab der 2. Woche 2 × tgl. 3 Tbl. mit Abstand von den Mahlzeiten), werden Tagesdosen < 10000 IE Vitamin D eingesetzt, dann auch Innovazym® Tabletten (morgens 3 und abends 4 Tbl., jeweils mit Abstand von den Mahlzeiten; sie enthalten Vitamin C in Form von Ascorbinsäure), lokale Kälteanwendungen, oder Intervallfasten bzw. Fasten, sofern das für den Patienten umsetzbar ist.

Bleibt es bei einem Verhältnis von deutlich > 1,0, sollte man bei der Behandlung dieser Patienten mit hohen Dosen Vitamin $D_3$ sehr umsichtig vorgehen bzw. Vitamin $D_3$ nur in subjektiv verträglichen Dosen einsetzen und stattdessen auf andere ergänzende Therapien ausweichen.

Liegt das Gegenteil vor, also eine unzureichende Umwandlung von Calcidiol in Calcitriol, kann man Folgendes einsetzen:

- Magnesium (z. B. Magnesiumcitrat, 300–600 mg elementares Magnesium pro Tag, verteilt auf mehrere Gaben, stets vor dem Essen): Das Mengenelement Magnesium ist essenziell für die Funktion der Hydroxylasen, die an sämtlichen Umbauprozessen von Vitamin $D_3$ beteiligt sind.
- Vitamin $B_2$ (Riboflavin, 100–200 mg pro Tag): Es ist für die Funktion der Hydroxylasen notwendig. Bei manchen Patienten scheint aktives Vitamin $B_2$ (Riboflavin-5-phosphat) effektiver

zu wirken als Riboflavin; möglicherweise liegt das an Genpolymorphismen, die sich auf die Aktivierung von Vitamin $B_2$ auswirken.
- Omega-3-Fettsäuren (Norsan® Omega-3 Arktis, 1 Esslöffel 1–2 × tgl. nach dem Essen): In einer koreanischen Studie sollte untersucht werden, ob die zusätzliche Gabe von Omega-3-Fettsäuren eine positive Wirkung auf die Gefäßverkalkung bei Dialysepatienten hat. Dabei fand man heraus, dass es bei einer Tagesdosis von 3000 Omega-3-Fettsäuren zu einem signifikanten Anstieg von Calcitriol kommt. Da dieses im Ausgangsprodukt nicht enthalten ist, ist davon auszugehen, dass eine solche Tagesdosis Omega-3-Fettsäuren die Konversion in aktives Vitamin $D_3$ steigert.

Haben diese Maßnahmen keinen Erfolg, sollte man an eine Belastung des Patienten mit Bisphenol A denken, einem Zusatzstoff in Weichmachern, der mittlerweile weit verbreitet ist und zur Gruppe der endokrinen Disruptoren gehört, da er eine biochemisch-strukturelle Ähnlichkeit mit Geschlechtshormonen und damit auch mit Vitamin D hat. Im Rahmen der NHANES-Study [173] wurden die Urinproben von 4667 Erwachsenen auf ihren Gehalt an Bisphenol A untersucht und diese in Relation zu den Vitamin-D-Blutwerten gesetzt. Es ergab sich ein signifikanter und reproduzierbarer Zusammenhang: Je höher die Belastung mit Bisphenol A war, desto geringer war der Blutspiegel von Calcitriol. Eine Belastung mit Bisphenol A kann durch eine Untersuchung im Urin oder im EDTA-Blut überprüft werden.

## Labor

Im Therapieverlauf werden in bestimmten Abständen verschiedene Parameter kontrolliert, um mögliche Nebenwirkungen und v.a. Nierenschädigungen rechtzeitig erkennen zu können.

Ich kontrolliere **alle 8 Wochen** die folgenden **Parameter**:
- Harnstoff, Harnsäure, Kreatinin, Kalzium, anorganisches Phosphat, Gesamteiweiß und Albumin im Serum
- Parathormon
- Kalzium und Phosphat im 24-Stunden-Urin

**Alle 12 Monate** erfolgt eine umfangreiche **Laboruntersuchung**:
- Harnstoff, Harnsäure, Kreatinin
- Transaminasen (γ-GT, GOT, GPT, ggf. GLDH), Bilirubin gesamt (bei Erhöhung zusätzliche Differenzierung in direktes und indirektes Bilirubin)
- Lipase
- TSH, $fT_3$, $fT_4$
- Kalzium in Serum und Vollblut, ionisiertes Kalzium, anorganisches Phosphat, Kalium in Serum und Vollblut, Magnesium im Vollblut, Natrium im Serum, Chrom und Bor im Serum (wenn diese zusätzlich gegeben werden)
- Ferritin, Transferrin
- Parathormon
- CRP
- ucOsteocalcin oder dp-ucMGP
- Eiweißelektrophorese
- Vitamin A im Serum (falls dies zusätzlich gegeben wird)
- Kalzium und Phosphat im 24-Stunden-Urin

## Sonografie und Knochendichtemessung

**Alle 12 Monate** sollten eine **Nierensonografie** und einer **Knochendichtemessung** mittels DXA-Scan erfolgen. Langfristig entwickeln manche Patienten im Lauf der Zeit eine Abnahme ihrer Knochendichte. Dies liegt zum einen daran, dass zu wenig Sport betrieben wird bzw. aufgrund der Behinderung betrieben werden kann, und zum anderen an der hohen Dosis Vitamin $D_3$.

## Ionisiertes Kalzium

Im Serum liegt Kalzium in verschiedenen Formen vor: an Proteine gebunden, komplexgebunden (z.B. Kalziumphosphat) oder frei in ionisierter Form. Der Laborparameter „Kalzium im Serum" zeigt also immer eine Mischung aus diesen 3 Formen. Bei Verschiebungen im Protein- bzw. Säure-Basen-Haushalt kann es sein, dass die Bestimmung des Kalziums im Serum, gerade wenn das Ergebnis grenzwertig ist, noch im Normbereich liegt, obwohl bereits eine Hypo- bzw. Hyperkalzämie besteht. Deswegen ist es bei der Behandlung mit supraphysiologischen Dosen Vitamin $D_3$ sinnvoll, das ionisierte Kalzium mitbestimmen zu lassen. In der Regel errechnet das Labor diesen Wert aus dem Kalzium im Serum und dem Albumin, da 70–80 % des an Proteine gebundenen Kalziums an Albumin gebunden sind. Man kann das ionisierte Kalzium aber auch selbst berechnen.

**Ionisiertes Kalzium selbst berechnen ($Ca_{korr}$ = ionisiertes Kalzium)**

- Berechnung aus Albumin im Serum: $Ca_{korr}$ [mmol/l] = gemessenes Ca [mmol/l] – (0,025 × Albumin [g/l]) + 1,0
- Berechnung aus Gesamteiweiß im Serum: $Ca_{korr}$ [mmol/l] = gemessenes Ca [mmol/l] / 0,6 + (Gesamteiweiß [g/l] / 194)

### Kalzium- und Phosphatausscheidung

Während einer Behandlung mit supraphysiologischen Dosen von Vitamin $D_3$ sollte die Kalziumausscheidung regelmäßig kontrolliert werden. Man unterscheidet dabei zwischen der Kalziumausscheidung pro Liter und derjenigen in 24 Stunden. Ideal liegt die Kalziumausscheidung pro Liter deutlich < 200 mg bzw. in 24 Stunden bei maximal 300 mg.

Werden renal ständig zu hohe Kalziummengen ausgeschieden, führt das zu einem gesteigerten Nierenstress. Dieser zeigt sich bei einer Hochdosisbehandlung mit Vitamin $D_3$ im Labor in Form einer erhöhten Harnsäure, einem ansteigenden Kreatinin, einer rückläufigen GFR und/oder einem ansteigenden Harnstoff. Zusätzlich führt die Belastung der Niere durch Kalzium zu einem höheren Risiko für das Entstehen von Nierensteinen, speziell vom Kalziumoxalat-Typ.

Werden sehr hohe Dosen von Vitamin $D_3$ eingesetzt, liegt die zirkadiane Kalziumausscheidung nicht selten zwischen 300 und 400 mg/Tag. In diesem Fall sollte die Tagesdosis entweder angepasst oder die Niere entsprechend unterstützt werden, z. B. mit Relix® spag. Peka Tropfen (3–4 × tgl. 20 Tr.), Phönix® Solidago spag. Tropfen (3–4 × tgl. 20 Tr.) oder Solunat® 16 Tropfen (3 × tgl. 10 Tr.). Bei einer Kalziumausscheidung von > 500 mg/Tag reduziere ich generell die Dosis von Vitamin $D_3$ oder breche im Extremfall die Therapie ab, z. B., wenn sich die Ausscheidung von Kalzium je Liter Urin der Grenze von 200 mg nähert.

Die Phosphatausscheidung pro Liter Urin ist bei einer Vitamin-D-Hochdosistherapie meist etwas vermindert.

## 4.6.6 Dosisanpassung

Im Verlauf der Behandlung mit supraphysiologischen Dosen Vitamin $D_3$ kommt es häufig dazu, dass der Patient seine ursprünglich bestehende Resistenz gegenüber Vitamin $D_3$ verliert bzw. sich diese abmildert. Das bedeutet, dass die Dosis, die oft über Monate sehr gut vertragen wurde, reduziert werden muss. Im schlimmsten Fall kann es dazu kommen, dass sich eine **Hyperkalzämie** einstellt. Durch **regelmäßige Kontrollen** kann man aber den Zeitpunkt, ab dem die **Tagesdosis reduziert** werden muss, in den meisten Fällen vorher abschätzen: Das PTH sinkt ab, obwohl die Tagesdosis nicht geändert wurde. Wenn man präanalytische Fehler durch das Labor ausschließen kann, sollte man dann beginnen, die Tagesdosis zu reduzieren. Je nachdem, wie schnell bzw. wie deutlich das PTH absinkt, sollte die Tagesdosis zwischen 10 und 50 % verringert werden, es gibt aber immer auch Situationen, in denen die Einnahme sogar völlig ausgesetzt werden sollte.

Eine **Vergiftung mit Vitamin D** scheint, zumindest wenn man Patienten mit Autoimmunerkrankungen betrachtet, nicht unbedingt vom Calcidiolspiegel abhängig zu sein. Werden diese Patienten mit supraphysiologischen Dosen Vitamin $D_3$ behandelt, entwickeln sie durchaus Spiegel bis 1000 nmol/l (400 ng/ml), manche sogar noch darüber, was labormedizinisch zwar als absolut toxisch gilt, ohne dass aber Symptome einer Vitamin-D-Vergiftung auftreten oder das Serumkalzium den oberen Normwert übersteigt. Beide Phänomene sind also nicht zwangsläufig miteinander verbunden. Liegt das Serumkalzium nur geringfügig über dem oberen Normwert, reagieren nicht alle Patienten sofort mit entsprechenden Symptomen einer **Hyperkalzämie** (S. 87). Dennoch sollte man in einem solchen Fall alle notwendigen Maßnahmen zum Schutz des Patienten einleiten, also

Dosisreduktion bzw. Absetzen von Vitamin D, Verweisung des Patienten an den Haus- oder Facharzt bzw. in ein Krankenhaus.

### 4.6.7 Krankheitsverlauf während der Therapie

Nach Behandlung von über 200 Patienten mit Tagesdosen zwischen 20000 und 200000 IE bin ich fest davon überzeugt, dass es sich bei der Anwendung von Vitamin D in supraphysiologischen Dosen um eine sehr wirkungsvolle Behandlungsmethode handelt, allerdings bin ich auch der Meinung, dass eine rein schematische Anwendung nur bei einem Teil der Betroffenen zum gewünschten Ergebnis führt.

Während des Behandlungsverlaufs kann es v. a. in den ersten 3–6 Monaten zu einem **Aufflackern alter Krankheitssymptome** kommen, was dazu führt, dass sich beschwerdefreie Phasen und solche mit Krankheitssymptomen abwechseln. Dies endet meist dann, wenn die optimale Vitamin-$D_3$-Dosis gefunden wurde. Trotzdem sollte auch in solchen Situationen genau hingeschaut werden, da sich auch tiefer liegende Ursachen hinter der Reaktivierung alter Symptome verbergen können, z. B. ein latenter viraler Infekt.

Die Wirkung dieser Therapie ist nach meiner Beobachtung sehr unterschiedlich. Es kann zu einem **Krankheitsstillstand** kommen, also keiner weiteren Progredienz sowohl von objektiven Befunden (z. B. Läsionen im MRT, Gehstrecke, neurologischer Status) als auch von Krankheitssymptomen. Bei einem Beobachtungszeitraum in meiner Praxis von über 4 Jahren hält dieser Zustand bei den meisten Patienten an, laut Coimbra liegen in Brasilien positive Erfahrungen über sehr viel längere Zeiträume vor [244].

Ebenso kann die destabilisierende Wirkung von Triggern wie Hitze oder Stress bei manchen Betroffenen so weit eingedämmt werden, dass sie dadurch nicht mehr die übliche Symptomverstärkung entwickeln (z. B. Uthoff-Phänomen bei MS-Patienten). Bei einigen **MS-Patienten** z. B. aktivieren sich scheinbar verloren gegangene neuronale Funktionen wieder, was sowohl motorische als auch sensible Nervenfasern betrifft. Manche Patienten berichten von einer deutlichen Verbesserung der Gehfähigkeit, oder dass Körperbereiche, die längere Zeit nur eingeschränkt spürbar waren, wieder wahrgenommen werden. Auffällig ist auch, dass sich die Fatigue bei vielen Patienten innerhalb weniger Wochen bzw. Monate nach Behandlungsbeginn signifikant verbessert.

Aber es gibt genauso Fälle, bei denen **keinerlei Verbesserungen** zu beobachten sind oder die auf die üblichen hohen Tagesdosen von Vitamin $D_3$ mit deutlicher **Symptomverschlechterung** reagieren, speziell was Gehstrecke, Koordination und Muskelkraft betrifft. Verschiedene **Störfaktoren** können dazu führen, dass es zu keinem Stopp der Krankheitsprogression kommt, wie chronische Entzündungen (bei MS v. a. eine latente Blasenentzündung, bei anderen Autoimmunopathien aber auch Herdinfektionen z. B. in den Nasennebenhöhlen oder den Zähnen), psychische oder physische Überanstrengung und Stress, Schlafmangel, Rauchen, Alkohol und exzessive heiße Anwendungen (Sauna, heiße Bäder). Wurden diese Störfaktoren ausgeschlossen, profitieren Patienten, die eine Verschlechterung ihres Zustands erfahren, von den folgenden **Maßnahmen**:

1. **Wechsel des Vitamin-D-Präparats und Änderung der Tagesdosis**: Vitamin-D-Präparate können in unterschiedlichen galenischen Zubereitungen vorliegen, z. B. als Kapsel, Tablette oder auch in flüssiger Form. Zusätzlich unterscheidet sich die Galenik der Kapseln, Tabletten oder Tropfen. Reagiert ein Patient auf einen bestimmten Arzneiträger mit einer offensichtlichen Verschlechterung, sollte die Dosis reduziert bzw. ein Präparat mit einem anderen Arzneiträger verwendet werden. **Beispiel**: Ein MS-Patient reagiert auf ein flüssiges Vitamin-D-Präparat auf der Basis von Olivenöl und einer Tagesdosis von 80000 IE mit einer Verringerung der Gehstrecke. Daraufhin wird das Präparat gegen ein Flüssigpräparat auf Basis von Kokosöl/MCT-Fetten getauscht und die Tagesdosis zunächst auf 30000 IE reduziert. Dadurch kommt es zu einer auffällig schnellen Normalisierung der Situation. Im weiteren Verlauf wird das auf Kokosöl/MCT-Fetten basierende Präparat beibehalten und die Tages-

dosis wieder auf 80000 IE Vitamin $D_3$ gesteigert, allerdings verteilt auf 2 × 40000 IE. Die anfangs beobachtete Verringerung der Gehstrecke tritt unter diesem veränderten Prozedere nicht mehr auf. Die Vitamin-$D_3$-Hochdosistherapie kann weiter wie geplant durchgeführt werden.

2. **Dosisreduzierung** von Vitamin $D_3$ auf 10000–20000 IE pro Tag: Führt eine Änderung des Präparats bzw. eine moderate Dosisreduzierung zu keiner Verbesserung, sollte die Tagesdosis von Vitamin $D_3$ zunächst deutlich reduziert werden, am besten auf eine physiologische Tagesdosis von max. 10000 IE. Im Anschluss sollte versucht werden, die Vitamin-D-Tagesdosis zu finden, mit der die besten subjektiven Ergebnisse erzielt werden.
3. **Absetzen aller anderen Nahrungsergänzungen**: Möglicherweise liegt die Ursache der Verschlechterung in einer Interaktion mit den Nahrungsergänzungen, die seitens ihrer galenischen Form für den Patienten nicht geeignet sind und/oder mit in den Geweben gespeicherten Umweltnoxen interagieren. Dies wurde in der täglichen Praxis v. a. für Magnesium und Vitamin $B_2$ beobachtet. In diesem Fall sollten Entgiftungsmaßnahmen in den Vordergrund gestellt werden.

Bei manchen Patienten hat es sich bewährt, die **Wirkung von Vitamin $D_3$** am VDR durch den zusätzlichen Einsatz weiterer Nahrungsergänzungen zu **verstärken (Boosten)**. Das bietet sich an, wenn nur geringe Tagesdosen Vitamin $D_3$ eingenommen werden und eine intensivere Wirkung erzielt werden soll. Im Gegenzug bedeutet ein Boosten der Wirkung von Vitamin $D_3$ aber auch, dass der Patient intensiver beobachtet und regelmäßig kontrolliert werden sollte. Die wichtigsten und praxisbewährtesten Substanzen zum Boosten sind:

- Progesteron (S. 91)
- Bor (S. 92)
- Zink (S. 91)
- Vitamin A (S. 91)

**! Vorsicht**

Besondere Vorsicht ist geboten, wenn der Patient bereits sehr hohe Dosen Vitamin $D_3$ einnimmt, weswegen ich dann vom Boosten abrate.

Ebenso kann beim Boosten nicht ausgeschlossen werden, dass es zu einer Hyperkalzämie kommt, weil dieselbe Dosis Vitamin $D_3$ plötzlich sehr viel besser wirkt.

Kommt es zu einer Stabilisierung des Krankheitszustands, sollte die gesamte Behandlung individualisiert werden.

Bei manchen Patienten ist es notwendig, die **Behandlung abzubrechen**, weil es zu einer deutlichen Verschlechterung renaler Parameter (Kreatinin, Harnsäure, Harnstoff, Cystatin C) kommt, die eine Weiterführung der Behandlung mit supraphysiologischen Dosen Vitamin $D_3$ unmöglich macht. Nach gründlicher Analyse kann ich das Fazit ziehen, dass bei den meisten Patienten bereits vor Therapieantritt eine **latente Nierenschädigung** vorlag, die in den Voruntersuchungen aber nicht deutlich sichtbar war, da der Körper diese kompensieren konnte. Ursachen für die Nierenschädigung waren, dass vor oder während der Behandlung häufiger Schmerzmittel eingenommen wurden (z. B. im Rahmen einer Behandlung mit rekombinanten Interferonen oder einer rheumatoiden Arthritis), Blasenentzündungen auftraten oder ein Rückstau zur Niere bestand, meist aufgrund einer Blasenspastik. Ob es bei einer Hochdosisbehandlung mit Vitamin $D_3$ und gleichzeitiger Schmerzmitteleinnahme zur Verschlechterung der Nierenfunktion kommt, ist von folgenden Faktoren abhängig:

- Dauer und Häufigkeit der Einnahme
- Einnahme anderer Präparate, welche die renale Ausscheidung einschränken
- Grunderkrankung: manche Autoimmunerkrankungen betreffen die Niere, z. B. beim SLE (Lupusnephritis), und führen allein dadurch zu einer Einschränkung der Nierenfunktion
- Konstitution und Disposition des Patienten

Nicht selten arrangiert sich der Körper mit der Belastung und man sieht im Labor keine auffällige Erhöhung der Nierenparameter wie Kreatinin oder Harnstoff. Generell führen hohe Dosen Vitamin D zu einer erhöhten renalen Kalziumausscheidung, was für die Nieren eine echte Belastung bedeutet. Bei einer **Nierenvorschädigung** kann es allerdings zu einer **Verminderung der renalen Kalziumausscheidung** kommen. Sensible Parameter, um diese frühzeitig zu erkennen, sind Cystatin C bzw. die aus Cystatin C berechnete GFR, Harnsäure und Harnstoff. Befinden sich diese im oberen Normdrittel, ist dies nach meiner Erfahrung immer verdächtig für eine latente Nierenschädigung, speziell wenn andere Ursachen wie ein vermehrter Konsum von Fleisch, Innereien oder Alkohol und Fastenperioden ausgeschlossen werden können.

### 4.6.8 Varianten der Hochdosistherapie

Neben dem Behandlungsschema nach Coimbra gibt es einige Varianten der Hochdosistherapie mit Vitamin $D_3$:

- Tiago Henriques [163] beschreibt eine Vorgehensweise analog dem von Dr. Coimbra entwickelten Schema, bei der allerdings der Parathormonserumspiegel lediglich in die Nähe der unteren Grenze gebracht wird und nicht darunter. Sinkt der PTH zu weit ab, wird die Tagesdosis von Vitamin $D_3$ reduziert. Außerdem empfiehlt Henriques eine im Vergleich zum Coimbra-Protokoll erweiterte Kombination von Nahrungsergänzungen, u. a. mit Vitamin $K_2$ MK7.
- Der irische Heilpraktiker Michael Cawley leidet selbst an MS und wurde von Dr. Coimbra in der Anwendung dessen Methode ausgebildet. Sowohl im Eigenversuch als auch bei der Behandlung seiner Patienten bemerkte er signifikante Unterschiede, wenn verschiedene Nahrungsergänzungspräparate mit unterschiedlichen galenischen Eigenschaften angewendet wurden. Patienten reagieren z. B. anders, je nachdem, welches Öl für die Zubereitung verwendet wird. Außerdem fand er heraus, dass Umweltbelastungen, v. a. solche mit toxischen Metallen, bei seinen Patienten nicht nur eine Rolle bei der Pathogenese spielen, sondern auch Auswirkungen auf die Verträglichkeit der eingesetzten Nahrungsergänzungen haben. Er plädiert für einen sehr individuellen Einsatz von Vitamin D, Magnesium und Vitamin $B_2$, die er als Basis seiner Behandlung anwendet und schrittweise einsetzt. Reagiert ein Patient auf die Anwendung von Vitamin D, Magnesium und Vitamin $B_2$ mit einer Symptomverschlechterung, kann das seiner Meinung nach entweder daran liegen, dass das eingesetzte Produkt nicht vertragen wird oder dass eine toxische Metallbelastung vorliegt. Im ersteren Fall sollte das Präparat gewechselt werden; führt das zu keiner Verbesserung, steht die Entgiftung im Vordergrund der weiteren Behandlung. Dazu setzt er modifiziertes Citruspektin und Alginate bzw. EDTA in Form von Suppositorien ein sowie eine spezielle galenische Form von natürlichem Vulkangestein. Außerdem plädiert er für den Einsatz der Earthing-Methode [208] bei MS-Patienten. Nach seiner Aussage ist das Erreichen eines Parathormon-Zielwerts weniger zielführend als die individuelle Behandlung des Patienten durch Auswahl passender Präparate, genaue Beobachtung der jeweiligen Reaktionen und eine Entgiftung, wobei das Wohlbefinden des Patienten die zentrale Richtschnur seines Vorgehens ist.
- Raimund van Helden [161] beschreibt die Zusammenhänge zwischen Vitamin-$D_3$-Mangelzuständen und dem Auftreten verschiedener Krankheitsbilder. Er empfiehlt ein Vorgehen, bei dem in einer Auffüllphase zuerst höhere Tagesdosen Vitamin D verabreicht werden, auf die dann eine Erhaltungsphase mit einer reduzierten Tagesdosis folgt. Allerdings handelt es sich bei diesem Modell streng genommen nicht um eine Behandlung im Sinne einer dauerhaften Hochdosisbehandlung mit Vitamin $D_3$, sondern um das Erreichen und den Erhalt einer optimalen Versorgung.
- Judson Somerville [228] geht nach Behandlung einer großen Patientenzahl und Sichtung der zur Verfügung stehenden Literatur davon aus, dass das pauschale Erreichen eines Serumspiegels von 100–140 ng/ml (250–350 nmol/l) für

die meisten Menschen optimal ist, also eines Vitamin-D-Spiegels, der über der offiziellen Obergrenze liegt. Um dies zu erreichen, empfiehlt er eine durchschnittliche Tagesdosis von 30000 IE Vitamin $D_3$. Auch bei dieser Behandlung handelt es sich nicht um eine Vorgehensweise analog der von Coimbra, da sich Somerville primär an einer bestimmten Tagesdosis Vitamin $D_3$ bzw. einem bestimmten Blutspiegel von Calcidiol orientiert. Allerdings rät er seinen Patienten, ihren Kalziumkonsum unter diese Behandlung einzuschränken und kombiniert Vitamin $D_3$ u. a. mit Magnesium, Vitamin $K_2$ und Bor [persönliche Mitteilung von Judson Somerville].

## 4.6.9 VDR-Blockade

Seit einigen Jahren wird eine **Störung am VDR** (= VDR-Blockade) diskutiert [122]. Diese Theorie geht auf den US-Amerikaner Trevor Marshall zurück. Er erkrankte an der Autoimmunerkrankung Sarkoidose und beobachtete, dass sich diese unter Sonneneinstrahlung verschlechterte, was bei dieser Erkrankung allerdings nicht ungewöhnlich ist, da manche Patienten ungünstig auf das dabei entstehende Vitamin D reagieren.

Vitamin D ist in Form von Calcitriol an der Bekämpfung von Infektionen beteiligt, u. a., weil es die Genexpression wichtiger antimikrobieller Peptide des inerten Immunsystems, wie Cathelicidin und β-Defensinen, steuert. Marshall entwickelte die Theorie, dass Bakterien (z. B. Chlamydien, Borrelien), Viren aus der Herpes-Gruppe und Pilze eine Abwehrstrategie besitzen, bei der sie den VDR im Zellkern besetzen und so die genomische und damit auch die immunologische Wirkung von Calcitriol blockieren, was ihnen einen Überlebensvorteil bietet, weil dem inerten Immunsystem dadurch weniger antimikrobiell wirkende Substanzen zur Verfügung stehen. Die Theorie der VDR-Blockade sieht daher die **Ursache von Autoimmunerkrankungen** in der intrazellulären Besiedlung mit Mikroorganismen und einer Vitamin-D-Resistenz durch eine **erregerbedingte Blockade des VDR**. Kommt es zu einer Zerstörung befallener Zellen, dann entwickelt sich aus einer immunologischen Kreuzreaktion zwischen körpereigener DNA und Merkmalen der intrazellulär lebenden Mikroorganismen (Oberflächenepitope, DNA-Bruchstücke usw.) eine autoimmune Reaktion. Das Modell der VDR-Blockade interpretiert die bei Autoimmunerkrankungen häufig vorkommenden genetischen Polymorphismen eher als Folge einer lokalen Verbreitung bestimmter Erregerpopulationen in einzelnen Gebieten auf diesem Planeten und sieht diese insgesamt als bedeutsamer als z. B. die HLA-Varianten an, die im Modell der klassischen Schulmedizin eine Schlüsselrolle bei der Genese von Autoimmunopathien spielen.

Die Diagnose einer VDR-Störung wird laut Marshall durch die Bestimmung des **Verhältnisses von Calcidiol zu Calcitriol** gestellt. Bei den Patienten, die kein Vitamin $D_3$ einnehmen, finden sich sehr niedrige Serumspiegel an Calcidiol und im Vergleich dazu sehr hohe Serumspiegel an Calcitriol. Sie sollten nach Marshall auch kein Vitamin $D_3$ einnehmen, weil dies zur Verschlechterungen des Krankheitszustands führe. Stattdessen empfiehlt er den Off-Label-Use des Blutdrucksenkers **Olmesartan**. Seiner Beobachtung nach führt die Einnahme in Kombination mit **zellgängigen Antibiotika** und der **Vermeidung von Vitamin D** in jeder Form zur Besserung des Krankheitszustands. Diese Behandlung wurde mittlerweile im Sinn eines Protokolls standardisiert [122]. Gleichzeitig würde die Beseitigung der VDR-Blockade dazu führen, dass der Blutspiegel von Calcitriol absinkt und der von Calcidiol ansteigt, obwohl keinerlei Vitamin $D_3$ eingenommen wurde.

Die VDR-Blockade wird mit zahlreichen Erkrankungen in Verbindung gebracht, darunter sehr vielen Autoimmunopathien (z. B. CED, SLE, MS, Raynaud-Syndrom), aber auch Autismus, Morbus Sudeck, manisch-depressive Störungen oder Refluxkrankheit.

Das Modell der VDR-Blockade würde die Beobachtung erklären, warum manche Patienten, die an Autoimmunerkrankungen leiden, auf die Behandlung mit Vitamin D in supraphysiologischen Dosen mit einer Erkrankungsprogredienz bzw. Symptomverschlechterungen reagieren, allerdings gibt es dazu auch andere Erklärungsmodelle.

Ich selbst habe in über 27 Praxisjahren eine sehr große Zahl Patienten mit den verschiedensten Autoimmunerkrankungen behandelt und konnte diese Verschlechterungen nur gelegentlich beobachten, während das Modell der VDR-Blockade davon ausgeht, dass die meisten Patienten mit Autoimmunopathien auch an einer VDR-Blockade leiden. Demgemäß müssten also auch die meisten dieser Patienten mit einer Verschlechterung reagieren, wenn man ihnen Vitamin D in therapeutisch wirksamen Dosen verabreicht – das ist aber zumindest in meiner Praxis nicht der Fall. Außerdem kommt ein großer Teil der medizinischen Literatur zu dem Ergebnis, dass sich therapeutische Gaben von Vitamin D positiv auf Patienten auswirken, die an Autoimmunerkrankungen unterschiedlichster Art leiden bzw. diesen zumindest nicht schaden. Die von mir beobachteten Verschlechterungen traten i. d. R. nur dann auf, wenn eine zu hohe Vitamin-$D_3$-Dosis ausgewählt wurde, und verschwanden nach einer Dosisreduzierung.

Das Modell der VDR-Blockade ist trotzdem für die Arbeit in der Praxis wertvoll. Kommt es im Rahmen einer Vitamin-D-Behandlung zu Verschlechterungen, entweder zu Beginn im Sinne einer Reaktion oder im Verlauf zu einer beschleunigten Krankheitsprogredienz, dann sollte man das eigene Vorgehen überprüfen, z. B. die eingesetzte Tagesdosis Vitamin $D_3$, und auch nach Faktoren Ausschau halten, welche die Wirkung von Vitamin D am VDR behindern bzw. blockieren, z. B. eine Infektion mit EBV (für den Transkriptionsfaktor EBNA-3 wurde nachgewiesen, dass er den VDR blockiert).

## 4.7 Kontraindikationen und individualisierte Anwendung von Vitamin $D_3$

### 4.7.1 Absolute Kontraindikation

Für die Behandlung mit supraphysiologischen Dosen von Vitamin $D_3$ gibt es absolute Kontraindikationen, die es in der Praxis zu beachten gilt:

- Hyper- bzw. Hypoparathyreoidismus
- Hyperkalzämie
- deutlich reduzierte Nierenleistung
- schwere Osteoporose (S. 112)
- Schwangerschaft und Stillzeit (S. 112)
- Nierensteine (S. 113)

#### Schwere Osteoporose

Bei fortgeschrittener Osteoporose muss ein Facharzt entscheiden, welche Therapiemaßnahmen geeignet sind. Oft werden bei diesen Patienten das Biological Denosumab (Prolia®) oder Bisphosphonate eingesetzt.

#### Schwangerschaft und Stillzeit

Schwangerschaft und Stillzeit sind meiner Meinung nach absolute Kontraindikationen für die Anwendung supraphysiologischer Tagesdosen von Vitamin D, obwohl u. a. aus Brasilien über positive Behandlungsverläufe bei Schwangeren berichtet wurde, ohne dass es zu Schäden am Kind kam.

Während der Schwangerschaft bildet der Körper große Mengen Progesteron (S. 219), was bei den meisten Patientinnen dazu führt, dass sie in dieser Zeit nur wenige Probleme mit ihrer Autoimmunerkrankung haben. In meiner Praxis halte ich es so, dass Vitamin D während einer Schwangerschaft nur in solchen Tagesdosen substituiert wird, mit denen ein optimaler normwertiger Calcidiol-Serumspiegel von 100–150 nmol/l (40–60 ng/ml) erreicht wird. Die dafür notwendige Tagesdosis ist bei jeder Schwangeren unterschiedlich und es empfiehlt sich, mit 1000–2000 IE Vitamin $D_3$ zu beginnen und nach etwa 6 Wochen eine Kontrolluntersuchung durchzuführen, damit die Tagesdosis ggf. angepasst werden kann.

Für die Stillzeit gibt es unterschiedliche Empfehlungen zur Supplementierung von Vitamin $D_3$. Eine randomisierte klinische Studie, bei der stillende Mütter und ihre Kinder untersucht wurden, konnte zeigen, dass eine Tagesdosis von 6400 IE Cholecalciferol sowohl für die stillende Mutter als auch für den Säugling ungefährlich ist [170].

## Nierensteine

Nierensteine stellen meiner Meinung nach eine absolute Kontraindikation für eine Hochdosisbehandlung mit Vitamin $D_3$ dar. Ich empfehle dann die folgende Vorgehensweise:

- **Entfernung** der Nierensteine durch einen **Facharzt**.
- Falls es medizinisch vertretbar ist, kann eine Litholyse mittels **spagyrischer Zubereitungen** von Weinstein versucht werden, z. B. Phönix® Tartarus spag. Tropfen (3–4 × tgl. 20 Tr.) oder Solunat® 18 Tropfen (3 × tgl. 5–10 Tr.). Der darin enthaltene spagyrische Weinstein (Tartarus) ist im Modell der Spagyrik ein mächtiges Mittel, um Verhärtungsprozesse im Sinne einer Steinbildung aufzulösen und zur Ausscheidung zu bringen [218]. Zusätzlich unterstützend wirkt Chanca-piedra-Tee.
- Außerdem sollte daran gedacht werden, den Vitamin-$K_2$-Stoffwechsel mittels der Bestimmung von ucOsteocalcin bzw. dp-ucMGP zu kontrollieren und ggf. **Vitamin $K_2$ MK7** zu substituieren.
- Solange die Nierensteine vorhanden sind, sollten zur Behandlung der Autoimmunerkrankung andere Methoden als supraphysiologische Dosen von Vitamin $D_3$ eingesetzt werden.

### Kontrolluntersuchungen

- Bei diesen Patienten sollte spätestens alle 6 Monate eine **sonografische Kontrolle** stattfinden, ob sich erneut Nierensteine gebildet haben.
- Zusätzlich ist es notwendig, den Urin regelmäßig auf die vermehrte Ausscheidung von Kalzium zu untersuchen. Wenn man den 24-Stunden-Urin von Patienten analysiert, die supraphysiologische Dosen von Vitamin $D_3$ einnehmen, fällt eine niedrige Phosphatausscheidung auf, während die **Ausscheidung von Kalzium oft erhöht** ist. Dies scheint im Rahmen der Behandlung eine physiologische Reaktion zu sein und macht die Ausfällung von Phosphatsteinen weitaus weniger wahrscheinlich als die von **Kalziumoxalatsteinen**, die zugleich die häufigste Form von Nierensteinen darstellen.

## Prophylaxe

Wurden die Nierensteine erfolgreich entfernt, ist es sinnvoll, eine Prophylaxe mittels Einstellung auf einen Urin-pH-Wechsel zwischen leicht sauer und alkalisch (pH 5,5 und pH 8) durchzuführen. Damit verhindert man die Ausfällung sowohl saurer (Kalzium-)Oxalate als auch basischer (Magnesium-)Phosphate. Man kann dies ergänzen durch Tees und Magnesium in Form von **Magnesiumcitrat**, ein Gegenspieler von Kalziumoxalat, aus dem sich Nierensteine häufig zusammensetzen. Die Zufuhr von Citraten, v. a. Magnesiumcitrat, wirkt der Bildung von Kalziumoxalatsteinen entgegen [127].

Auch bei einer täglichen Trinkmenge von 2,5 l und mehr liegt der gemessene Urin-pH-Wert bei den meisten Patienten nicht etwa bei 7,0, sondern schwankt ernährungs- und stressbedingt. Übliche Basenmischungen enthalten oft auch Kalziumsalze, die bei gleichzeitiger Gabe hoher Tagesdosen an Vitamin $D_3$ nicht zugeführt werden dürfen. Die Behandlung mit Natriumbikarbonat führt nach meiner Beobachtung bei gleichzeitiger Anwendung sehr hoher Dosen von Vitamin $D_3$ bei manchen Patienten zu Elektrolytstörungen, deren Ursache leider bisher unklar ist. Am einfachsten ist der vermehrte Konsum erlaubter **basischer Lebensmittel** wie Obst und Gemüse in Kombination mit Basentees, z. B. Salus® Basen-Aktiv-Tee® Nr. 1, Peter Jentschuras® Bio 7 × 7® Kräutertee oder Lebensbaum® Basenkräutertee. In Südamerika wird Tee aus Chanca piedra (Phyllanthus niuri) in der Volksheilkunde eingesetzt, um Nierensteine zu behandeln. Da die bei uns heimische kleine Bibernelle (Pimpinella saxifragae), die jahrhundertelang gegen Steinleiden eingesetzt wurde, eine Negativmonografie bekam, könnte Chanca piedra eventuell diese Lücke schließen. Kontraindikationen sind Kinderwunsch (Chanca piedra scheint eine empfängnisverhütende Wirkung zu haben), Medikamenteneinnahme, bei der Grapefruitsaft kontraindiziert ist (Chanca piedra hemmt, genauso wie Grapefruitsaft, CYP34A), Herzinsuffizienz mit gleichzeitiger Einnahme von Diuretika (die Anwendung sollte mit einem Facharzt abgesprochen werden). Da Chanca piedra blutzuckersenkend wirkt, sollten Diabetiker während der gesamten Zeit der Anwendung ihren Blutzuckerspiegel überprüfen, da möglicherweise die Insulinsensitivität gesteigert wird. Bei Einnahme von Statinen sollte während der ersten 3 Monate der Anwendung der Cholesterinspiegel kontrolliert und die Statineinnahme ggf. angepasst werden. Bei Einnahme blutdrucksenkender Mittel sollte der Blutdruck regelmäßig kontrolliert und die Einnahme der Blutdrucksenker ggf. angepasst werden, weil Chanca piedra den Blutdruck senken kann.

## 4.7.2 Relative Kontraindikationen und deren Prophylaxe

Es gibt einige Faktoren, die der Durchführung bzw. einer Besserung durch supraphysiologische Dosierungen von Vitamin $D_3$ entgegenstehen und die gleich zu Beginn der Behandlung in den Fokus rücken sollten. Bei diesen Patienten sind begleitende Therapiemaßnahmen indiziert, die selbst nicht unbedingt einen Bezug zur autoimmunen Grunderkrankung haben, aber notwendig sind, um die Hochdosistherapie durchführen zu können. Mit deren Hilfe und regelmäßigen Kontrollen kann man Patienten trotz relativer Kontraindikation sicher durch eine Behandlung mit supraphysiologischen Tagesdosen Vitamin $D_3$ führen.

### Osteopenie und leichte Osteoporose

Zum einen kann eine Osteopenie bereits **vor Therapiebeginn** vorliegen. Zum anderen kann es **unter der Einnahme** supraphysiologischer Vitamin-$D_3$-Tagesdosen durch die damit verbundene Absenkung des Parathormonspiegels dazu kommen, dass sich vermehrt Kalzium aus dem Knochen löst, was in der Folge zu einer verminderten Knochendichte führt. Auch eine (Vor-)Behandlung des Patienten mit Kortison, z. B. bei MS oder Rheuma, kann, je nach Dosis und Behandlungszeitraum, zu einer Entkalkung des Knochens geführt haben, was dann durch eine Hochdosisbehandlung mit Vitamin $D_3$ noch **verstärkt** wird.

Bei Tagesdosen bis **10000 IE** Vitamin $D_3$ und normwertigen Laborparamatern ist nach meiner Erfahrung meist keine kalziumreduzierte Ernährung notwendig, wobei auch hier die Ausnahme die Regel bestätigt. Daher ist es sinnvoll, zumindest vor Therapieantritt und im Verlauf die folgenden **Parameter** zu **kontrollieren**:

- Kalzium und Phosphat im 24-Stunden-Urin
- Parathormon
- Kalzium, Phosphat anorganisch, Harnstoff, Harnsäure, Kreatinin, Albumin und Gesamteiweiß im Serum

Liegen keine Auffälligkeiten vor, können Tagesdosen von 10000 IE Vitamin $D_3$ auch bei einer Osteopenie eingesetzt werden, v. a. in Kombination mit Vitamin $K_2$ MK7 (400 µg täglich), Bor (3–9 mg täglich), Aminosäuren (600 mg L-Arginin und 1200 mg L-Lysin täglich, getrennt voneinander und auf 2–3 Dosen verteilt, Lysin nicht bei Hochdosis-Vitamin-$D_3$, weil es die Kalziumausscheidung hemmen kann) und Vitamin A (3000–10000 IE täglich) sowie in Verbindung mit Sport. Bitte beachten Sie mögliche Gegenanzeigen, z. B. Einnahme von Marcumar® (Vitamin $K_2$), Schwangerschaft und Stillzeit.

### DXA-Scan

Bei einer Hochdosisbehandlung mit Vitamin $D_3$ oder bei Vorliegen einer Osteopenie sollten regelmäßige Verlaufskontrollen der **Knochendichte** durchgeführt werden. Bei der Knochendichtemessung mittels **DXA-Scan** wird der Patient aber einer Strahlenbelastung ausgesetzt, weshalb diese Untersuchung i. d. R. nur **1 × jährlich** durchgeführt wird. Aktuell ist nur diese Untersuchung als Nachweis einer verminderten Knochendichte schulmedizinisch anerkannt.

Ein Nachteil ist allerdings, dass man mit dem DXA-Scan v. a. den **Kalzifizierungsgrad der Knochenstruktur** sehen kann, also wie viel Kalzium in den Knochen eingelagert ist. Das ist sicher einer der Gründe, warum bei einer Osteopenie bzw. leichten Formen einer Osteoporose neben Vitamin D immer auch Kalzium, meist in Form von anorganischem Kalziumcarbonat, empfohlen wird, obwohl das Kalzium im Knochen hauptsächlich in Form von Kalziumhydroxyapatit vorliegt. Der Kalzifizierungsgrad des Knochens gibt aber nur über diesen Teil des Knochenstoffwechsels Auskunft, andere Parameter (z. B. tatsächliche mechanische Belastbarkeit des Knochens, Aktivität der Osteoblasten bzw. Osteoklasten) werden nicht berücksichtigt.

Ein weiterer Nachteil ist, dass sich Veränderungen der Knochenstruktur nur über einen größeren Zeithorizont nachweisen lassen, weswegen der DXA-Scan jährlich wiederholt wird. Das ist aber, bezogen auf die tatsächlichen Umbauprozesse in den Knochen, ein sehr **langer Zeitraum**. Ob eine Behandlungsmaßnahme angeschlagen hat, kann man also erst sehr spät nachweisen, außerdem definieren sich „Erfolg" oder „Misserfolg" im Wesentlichen dadurch, ob zwischenzeitlich wieder mehr Kalzium im Knochen eingelagert werden konnte oder nicht. Andere Merkmale eines gesunden Knochenstoffwechsels bzw. eines gesunden Knochens lassen sich damit nicht darstellen.

## Labortests

Um auch in der Zwischenzeit zumindest einen Einblick in den Verlauf der Knochendichte zu bekommen, stehen verschiedene Labortests zur Verfügung. Der menschliche Knochen besteht aus Kollagenfasern, die zur Erhöhung der Stabilität Quervernetzungen bilden, die als Pyridinium-Crosslinks bezeichnet werden. Knochenmaterial wird in einem gesunden Körper stets ab- und aufgebaut und erst die Balance zwischen diesen beiden Vorgängen garantiert einen gesunden und resistenten Knochen. Für den Knochenaufbau sind auf der zellulären Ebene Osteoblasten verantwortlich, während die Osteoklasten den Knochen abbauen. Bei allen Labortests, die den Knochenumbau im Fokus haben, lassen sich Stoffwechselmetabolite des Knochenauf- und -abbaus nachweisen. Bei einer Osteopenie (mögliche Vorstufe einer Osteoporose mit geringem ossärem Mineralsalzverlust) oder Osteoporose (Knochenschwund) finden sich vermehrt **Metabolite des Knochenabbaus**, z. B. Stoffwechselendprodukte knochenabbauender Zellen (Osteoklasten), ausgeschiedene Crosslinks oder Kollagenreste.

Bei einer Osteoporose bzw. Osteopenie mit einem schnellen Knochenumbau kann man den Verlauf kontrollieren, indem die **Ntx-Telopeptide im Urin** bestimmt werden. Es handelt sich dabei um Stoffwechselprodukte der Osteoklasten. Je höher der Gehalt an diesen im Urin ist, desto schneller baut sich der Knochen ab. Im Umkehrschluss kann man aber auch sagen: Wenn man im Rahmen der Behandlung einer Osteopenie oder Osteoporose einen Rückgang der Ntx-Telopeptide sieht, hat sich der Knochenabbau verlangsamt und die Behandlung ist erfolgreich. Deswegen führen wir in meiner Praxis alle 3–4 Monate eine Kontrolluntersuchung durch, bei der wir sehen können, ob die bisher durchgeführte Behandlung und die sportliche Betätigung auch zu einer Verbesserung des Knochenaufbaus geführt haben. Der entscheidende Vorteil ist, dass man bereits lange vor der nächsten Knochendichtemessung sehen kann, ob die durchgeführte Behandlung anschlägt.

Es gibt aber noch weitere Möglichkeiten, den Verlauf einer Osteopenie oder Osteoporose mittels Labortests zu überwachen. Kollagen ist der Hauptbestandteil der Knochenmatrix und bei einem erhöhten Knochenabbau finden sich auch vermehrt **Abbauprodukte des Kollagens** in Blut und Urin. Diagnostisch nutzt man dafür die Bestimmung der **β-CrossLaps im gefrorenen Serum**, einem Abbauprodukt von Typ-1-Kollagen, das im Knochen für die Strukturbildung und die mechanische Festigkeit von großer Bedeutung ist. Diese Untersuchung ist im Abstand von etwa 3–4 Monaten sinnvoll, um Veränderungen im Knochenstoffwechsel nachzuweisen. Für ein korrektes Ergebnis muss Folgendes beachtet werden:

- Die Blutabnahme sollte zwischen 7.30 und 8.30 Uhr beim nüchternen Patienten erfolgen (Trinken von Wasser ist erlaubt).
- Nach der Blutentnahme sollte das Blut vor dem Zentrifugieren 30–45 Minuten stehen.
- Nach dem Zentrifugieren erfolgt das sofortige Abpipettieren des Serums in ein neutrales Röhrchen und das Einfrieren der so gewonnenen Probe.
- Hohe Biotindosen (> 5 mg/Tag) sollten mindestens 1 Tag vorher abgesetzt werden, da sie das Ergebnis verfälschen können.

Auch **Desoxypyridinolin** entsteht beim Kollagenabbau, und zwar ausschließlich im Knochen, was es vom Pyridinolin unterscheidet, das im Knochen, aber auch in Knorpel, Sehnen, Bändern und in den Gefäßwänden vorkommt. Desoxypyridinolin ist **im Urin** nachweisbar, da es renal ausgeschieden wird. Die Untersuchung erfolgt vorzugsweise im 2. Morgenurin und kann einen vermehrten Knochenabbau nachweisen.

Wenn mittels DXA-Scan eine Osteopenie bzw. Osteoporose nachgewiesen werden konnte, ist es also durchaus sinnvoll, den weiteren Therapieverlauf durch Labortests zu monitoren, da diese Veränderungen mit einem wesentlich kürzeren Zeithorizont, i. d. R. von 3–4 Monaten, darstellen können. Bei einer **positiven** Veränderung sollte die Behandlung **weitergeführt** werden, bei einer **negativen** sollte die Therapie **angepasst** werden. Die verschiedenen Diagnosetools haben alle ihre Vor- und Nachteile, wobei das Hauptproblem ist, dass sich nicht alle Umbauprozesse in den Knochen auch im Labor darstellen lassen. Das liegt v. a. daran, dass diese unterschiedlich schnell ablaufen können und verschiedene Bereiche des komplexen Knochenstoffwechsels mit den jeweiligen Tests untersucht werden. Test A kann bei einem Patienten ein genaues Bild des Knochenstoffwechsels mit reproduzierbarem Ergebnis zeigen, während bei Patient B mit demselben Test absolut keinerlei Auffälligkeiten nachweisbar sind.

**Praxistipp**

In der täglichen Praxis ist die Bestimmung der Ntx-Telopeptide im Urin die einfachste Methode, weil Sie dafür dem Patienten lediglich ein vom Labor zur Verfügung gestelltes Testset aushändigen müssen. Falls der Knochenabbauprozess aber im Testergebnis nicht dargestellt werden kann, sollten Sie eine andere Methode wählen, um den Knochenstoffwechsel zu kontrollieren.

Arbeiten Sie, falls Sie über das nötige Equipment verfügen (Laborzentrifuge, Tiefkühlung), mit der Bestimmung der β-CrossLaps im tiefgefrorenen Serum. Ansonsten steht Ihne die Bestimmung von Desoxypyridinolin im Urin zur Verfügung.

## Bewegungstherapie

Ein wichtiger Baustein, um eine Osteopenie zu verhindern oder zu behandeln, besteht in **regelmäßiger Bewegung**. Diese sollte die folgenden Komponenten enthalten:

- Zug bzw. Druck auf die Knochenhaut
- Bewegung möglichst vieler Muskeln
- Erschütterung

Für Patienten **ohne Mobilitätseinschränkungen** ist z. B. eine Kombination aus Step-Aerobic (Erschütterung, Bewegung vieler Muskeln) und Calisthenics (Übungen, die mit dem eigenen Körpergewicht gegen die Schwerkraft durchgeführt werden, z. B. Liegestützen Kniebeugen, Klimmzüge = Druck und Zug auf die Knochenhaut) zur Vorbeugung gut geeignet, ebenso wie Jogging und gleichzeitiges Muskelaufbautraining im Fitness-Studio.

Allerdings können Patienten **mit Mobilitätseinschränkungen** diese Übungen oft nicht mehr oder nur eingeschränkt durchführen. Versuchsweise können diese z. B. ein Motomed®-Gerät benutzen (Bewegungstherapie für Arme bzw. Beine, die aktiv und passiv durchgeführt werden kann) und dies mit der Anwendung einer Vibrationsplatte kombinieren.

Zur Prophylaxe einer Osteopenie sind homöopathisch z. B. Renocalcin® HM Tabletten (3 × tgl. 1–2 Tbl.) geeignet. Es ist immer sinnvoll, durch die Bestimmung von ucOsteocalcin in Vollblut oder Serum eine mögliche Unterversorgung des Patienten mit Vitamin $K_2$ herauszufinden und dieses bei einem Mangel zu substituieren.

## Nahrungsergänzungen

Für die Behandlung einer Osteopenie bzw. Osteoporose haben verschiedene Substanzen eine **verbessernde Wirkung** auf die Knochendichte (**Tab. 4.7**).

**Tab. 4.7** Mikronährstoffe und deren Wirkung auf den Knochenstoffwechsel.

| Mikronährstoff | Nahrungsmittel | Wirkung auf den Knochen |
|---|---|---|
| Vitamin $K_2$ MK7 | grünes Blattgemüse, Brokkoli, Grünkohl, Kopfsalat, Spinat | • Decarboxylierung verschiedener Gla-Proteine, v. a. Osteocalcin und MGP |
| Bor | Heringsrogen, Austern, Pfirsiche, Gurken, Nüsse, Pflaumen, Datteln | • Erhöhung des 17-β Östradiol- bzw. Testosteronspiegels bei Frauen in der Postmenopause<br>• Regulation der Homöostase von Kalzium, Magnesium, Phosphat und Vitamin $D_3$ |
| B-Vitamine | Bierhefe, Innereien (v. a. Leber), Eier, Käse, Erdnüsse, Weizenkeime | • Senkung des Homozysteinspiegels durch Vitamin $B_6$, $B_{12}$ und Folsäure (erhöhtes Homozystein scheint mit einem vermehrten Risiko für Osteoporose einherzugehen) |
| Vitamin C | Paprika, Papaya, Brokkoli, Erdbeeren, Zitrusfrüchte | • Bildung von Osteoklasten<br>• Kollagenbildung |
| Magnesium | Nüsse, Bananen, Vollkornprodukte | • Teil der Knochenmasse |
| Kalzium | Milch und Milchprodukte, Nüsse, Grünkohl, manche Algensorten | • Teil der Knochenmasse<br>• Bildung der Gla-Proteine, die dann von Vitamin $K_2$ decarboxyliert werden |
| Kalium | Spinat, Karotten, Bananen, Petersilienwurzel | • Teil der Knochenmasse<br>• hohe Dosen von Vitamin $D_3$ führen zu einer vermehrten Ausscheidung von Kalium über die Niere |
| Zink | Austern, Kürbiskerne, Leber, Käse, Nüsse, Haferflocken, Linsen, Eigelb | • Unterstützung der Kollagenbildung<br>• Aktivierung der Osteoklasten |
| Proteine | Fleisch, Fisch, Soja, Hanfprotein, Leguminosen (Erbsen, Linsen) | • Teil der Knochenmasse |

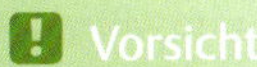


**Vitamin C** ist bei einer Vitamin-D-Hochdosistherapie **kontraindiziert** (Oxalatbildung).
**Bor** und **Progesteron verstärken** die Wirkung von Vitamin D. Man kann sich diesen Umstand aber auch zu Nutze machen, indem geringere Vitamin-$D_3$-Tagesdosen eingesetzt werden, deren Wirkung dann entsprechend geboostet wird.
**Kalzium** ist bei der Behandlung mit supraphysiologischen Tagedosen von Vitamin $D_3$ über 10000 IE **kontraindiziert**, da es dosisabhängig schnell zu einer Hyperkalzurie bzw. Hyperkalzämie führt. Bei niedrigeren Tagesdosen kann der Einsatz sinnvoll sein, z. B. um die Bildung von Knochenmasse zu unterstützen. Achten Sie bei der Auswahl der Kalziumdosis zur Behandlung einer Osteopenie bzw. Osteoporose auf die Kalziumausscheidung im 24-Stunden-Urin, die stets im Normbereich liegen sollte.

## Verminderte Nierenleistung

Wenn ein entzündlicher Prozess an der Niere durch einen Facharzt ausgeschlossen wurde, ist es auf jeden Fall sinnvoll, die **Nierenleistung zu unterstützen**, z. B. durch Solunat® Nr. 16 Tropfen (3 × tgl. 5–10 Tr. vor dem Essen mit etwas Wasser), Nestmann® Komplex Nr. 23 Solidago Tropfen (3 × tgl. 10–20 Tr.), Phönix® Solidago spag. Tropfen (3 × tgl. 20 Tr.) oder Relix® spag. Peka Tropfen (3 × tgl. 20 Tr., besonders bei erhöhter Harnsäure im Serum). Besteht eine grundsätzliche Schwächung der Lebensenergie (generelle Schwäche, Müdigkeit, Frieren), ist die zusätzliche Behandlung der Nierenzone Th 10–Th 12 mit Moxa sinnvoll. Gut bewährt hat sich auch eine Injektionsbehandlung mit Heweberberol® Ampullen, z. B. paravertebral untere BWS bzw. thorakolumbaler Übergang Th 12–L 1.

### Chronische Blasenentzündung

Eine chronische Blasenentzündung, speziell bei MS-Patientinnen, geht häufig darauf zurück, dass es durch Entleerungsstörungen zur Bildung von Restharn kommt. Bedingt durch die neurologischen Störungen können nicht wenige Patienten geeignete Beckenbodenübungen nur unzureichend oder auch gar nicht durchführen. Da ein mehr oder weniger ständig bestehender bzw. rezidivierender Entzündungsprozess das Immunsystem triggert und dadurch den Erfolg einer Behandlung mit supraphysiologischen Tagesdosen von Vitamin $D_3$ vermindern oder gar aufheben kann, sollte versucht werden, den Urin so weit wie möglich steril zu halten. **Bewährt** haben sich z. B.:

- Angocin® Anti Infekt Tabletten (bei akuten Blaseninfekten 4–5 × tgl. 4–5 Tbl. mit reichlich Flüssigkeit, zur Infektprophylaxe genügen meist 1–2 × tgl. 4 Tbl.)
- D-Mannose (2 g Pulver auf 200 ml Wasser 1–2 × täglich): funktioniert aber nur bei E. coli, d. h. Nitrit im Urin sollte in diesem Fall nachweisbar sein
- Phönix® Hydragyrum spag. Tropfen in Kombination mit Phönix® Solidago spag. Tropfen (von jedem Präparat 60–180 Tr. zusammen in 1 l Wasser geben und tagsüber auf mehrere Portionen verteilt trinken)

Die in meiner Praxis betreuten Patientinnen werden dazu angehalten, einen handelsüblichen Urintest anzuwenden, z. B. Combur® 5 Teststreifen, damit eventuelle Rezidive schnell erkannt werden können.

Solange keine Indikation für den Einsatz eines Antibiotikums besteht, kann im Akutfall unterstützend eine **Injektion s. c.** an der Kundalini-Linie nach Peter Mandel (Schamgrenze) sinnvoll sein, wobei die eingesetzten Präparate keinen Sonnenhut in niedrigen Potenzen enthalten sollten (kann autoimmune Prozesse triggern). Geeignet sind z. B. Infi Cantharis Injektion® N Ampullen, Cantharis Blasen Inject® Wala Ampullen oder Berberis/Apis comp. Wala Ampullen.

Außerdem ist es oft hilfreich, wenn diese Patienten außerhalb ihrer Entzündungsphase **osteopathisch** behandelt werden, auch wenn die Hauptursache für die Blasenstörung meist neurologischer Natur ist. Gerade bei ihnen wirken sich andere Faktoren nämlich viel deutlicher aus als bei Gesunden: Beckenbodenschwäche, Adhäsionen an den Blasenbändern, Gebärmuttervorfall, Beckendysfunktionen z. B. durch ISG-Blockaden, Narbengewebe im Bereich des Abdomens oder ein stark aufgeblähter Darm, dessen vektorielle Kraft bei manchen Patienten bis in das kleine Becken hineinreicht und die Motilität der Beckenorgane beeinträchtigen kann. Nicht selten finden sich auch weiter entfernt gelegene Dysfunktionen mit Auswirkung bis in das Becken, z. B. eine kraniomandibuläre Dysfunktion (Kieferstörung, die sowohl muskulär als auch arthrogen bedingt sein kann).

**Praxistipp**

Sie sollten die Untersuchung des Urins weiblicher MS-Patienten mittels Urinstix zur Routine werden lassen. Ich selbst war anfangs überrascht, wie häufig Leukozyten oder auch Nitrit nachweisbar waren – auch wenn die Patientin angab, subjektiv keinerlei Beschwerden in dieser Hinsicht zu verspüren.

### Blasenspastik

Bei Patienten, die an MS leiden, kann eine Blasenspastik dazu führen, dass es zu einem Rückstau des Urins zur Niere kommt, was u. a. zu einer Organschädigung führen kann. Hier sollte immer ein Urologe hinzugezogen bzw. die Untersuchung des Patienten in einer Neurourologischen Klinik in Erwägung gezogen werden.

## 4.8 Vitamin $D_3$: eigenes Fazit

Nach vielen Praxisjahren, in denen ich mich schwerpunktmäßig mit der Behandlung von Autoimmunerkrankungen beschäftigt habe, war die Anwendung von Vitamin $D_3$ in supraphysiologischen Dosen für mich ein völlig neuer Ansatz für eine Substanz, die ich in meinem Praxisalltag zwar regelmäßig verordnete, allerdings in Tagesdosen von maximal 10000 IE. Ich bin sehr dankbar dafür, dass ich diese Methode kennenlernen durfte, denn sie hat manches in der Behandlung vereinfacht und ganz neue Möglichkeiten eröffnet. Es ist meine tiefe Überzeugung, dass Vitamin D essenzieller Teil der Behandlung fast aller Autoimmunopathien sein sollte. Allerdings existiert keine One-Size-Fits-All-Anwendungsmethode, auch wenn der Gedanke verlockend erscheint.

Manche Patienten profitieren von der pauschalen Anwendung des nach Coimbra benannten Behandlungsschemas, das man bei diesen im Sinne einer Leitlinie einsetzen kann. Dabei handelt es sich v. a. um MS-Patienten. In diesem Modell besteht eindeutig ein Zusammenhang zwischen dem Blutspiegel von PTH als Parameter einer individuell optimalen Dosis von Vitamin $D_3$ und einer offensichtlich positiven Auswirkung auf den weiteren Verlauf der Autoimmunerkrankung. Patienten mit anderen Autoimmunopathien, z. B. Hashimoto-Thyreoiditis oder Kollagenosen, profitieren eher von moderaten Tagesdosen von 20000–40000 IE Vitamin D oder auch etwas darüber.

Andere Patienten zeigen wiederum eine Stabilisierung ihrer Autoimmunerkrankung oder sogar Verbesserungen, wenn bei der Hochdosistherapie mit Vitamin D die Dosis reduziert wird. Plötzlich bewirken Tagesdosen von 10000, 20000 oder 30000 IE Vitamin $D_3$ weitaus mehr als die vorher eingesetzten 80000–200000 IE. Möglicherweise liegt das daran, dass in der 1. Behandlungsphase bereits eine Verbesserung der Resistenz gegenüber Vitamin $D_3$ eingesetzt hat und dann niedrigere Dosen besser wirken können.

Bei manchen Patienten wirkt bereits eine initial eingesetzte moderate Tagesdosis von 10000–30000 IE Vitamin $D_3$ äußerst positiv auf den Allgemeinzustand und den weiteren Krankheitsverlauf, meist in Kombination mit ergänzenden Maßnahmen wie Ernährungsumstellung oder Entgiftung – alles in allem in einer sehr individuellen und maßgeschneiderten Therapie.

Generell sollte eine Behandlung mit Vitamin $D_3$ spätestens ab Tagesdosen von 20000 IE mit den folgenden Mikronährstoffen ergänzt werden:

- Vitamin $B_2$ in Form von Riboflavin bzw. Riboflavin-5-phosphat oder einem Vitamin-B-Komplex, der wenigstens Vitamin $B_6$, Vitamin $B_{12}$ und Folsäure in ihrer bioaktiven Form enthält
- Magnesium
- Zink
- Vitamin $K_2$ MK7
- je nach der gewählten Tagesdosis von Vitamin $D_3$ angepasste Mengen von Vitamin A, gerne in Form eines guten Lebertrans oder als Retinylacetat bzw. Retinylpalmitat
- Bor

Außerdem sollte der Hormonhaushalt, speziell das Verhältnis von Östradiol zu Progesteron, im Auge behalten werden, damit evtl. mittels bioidentischer Hormone bzw. homöopathisierter bioidentischer Hormone gegengesteuert werden kann (S. 222).

Um die für den Patienten die individuell beste Tagesdosis Vitamin $D_3$ zu finden, ist es also nicht immer notwendig, sich am Blutspiegel des Parathormons zu orientieren, wobei diese Vorgehensweise für die von Coimbra und Henriques beschriebene Methode eine zwingende Voraussetzung ist. Die beste Tagesdosis Vitamin $D_3$ für den jeweiligen Patienten ist diejenige, die am besten vertragen wird, die den Allgemeinzustand verbessert und dabei gute Resultate im Sinne eines Krankheitsstillstands oder sogar symptomatische Verbesserungen zeigt.

Die Erfahrung hat mich gelehrt, die Einstellung der individuellen Tagesdosis auf das subjektive Empfinden, das Bauchgefühl, die Laborergebnisse und den Krankheitsverlauf abzustimmen. Um dies zu erreichen, braucht der Behandler v. a. Folgendes:

- Menschenliebe
- Fachwissen
- Zuhören
- Nachfragen
- Kreativität
- Nachdenken (oft wie ein Detektiv…)
- intelligent ausgewählte und regelmäßig durchgeführte Laborkontrollen: Sie sind die Grundlage, mit denen man die objektive naturwissenschaftliche Grundlage für eine erfolgversprechende Behandlung schafft.

Allerdings braucht ein solch individuelles Vorgehen auch Patienten, die bereit dazu sind, sich auf Veränderungen einzulassen, und über das nötige Maß an Selbstreflektion verfügen. Typische Veränderungen, die sich einstellen, wenn die optimale individuelle Tagesdosis von Vitamin $D_3$ gefunden wurde, sind:

- erholsamer Schlaf mit dem Gefühl, am nächsten Tag frisch und munter aufzuwachen
- tagsüber vermehrte Energie: falls vorher aufgrund der Autoimmunerkrankung eine Fatigue bestand, bessert sich diese in vielen Fällen oder kann sogar verschwinden
- depressive Zustände mildern sich ab, treten seltener auf oder verschwinden gänzlich
- deutliche Resistenz gegenüber Infekten

## 4.9 Literatur

[122] Albert PJ, Proal AD, Marshall T. Vitamin D: the alternative hypothesis. Autoimm Rev 2009; 8 (8): 639–644

[123] Aboou-Raya A, Abou-Raya S, Helmii M. The effect of vitamin D supplementation on inflammatory and hemostatic markers and disease activity in patients with systemic lupus erythematosus: A randomized placebo-controlled trial. J Rheumatol 2013; 265: 265–272

[124] An WS, Lee SM. Son YK et al. Omega-3 fatty acid supplementation increases 1,25-dihydroxyvitamin D and fetuin-A levels in dialysis patients. Nutr Res 2012; 32 (7): 495–502

[125] Agliardi C, Guerini FR, Sarasella M et al. Vitamin D receptor (VDR) gene SNPs influence VDR expression and modulate protection from multiple sclerosis in HLA-DRB1*15-positive individuals. Brain Behav Immun 2011; 25 (7): 1460–1467

[126] Ashtari F, Toghianifar N, Zarkesh-Esfahani SH et al. Short-term effect of high-dose vitamin D on the level of interleukin-10 in patients with multiple sclerosis: a randomized, double-blind, placebo-controlled clinical trial. Neuroimmunol 2015; 22 (6): 400–404

[127] Barbera M, Tsirgiotis A, Barbera M et al. The importance of citrates in treatment and prophylaxis of calcium oxalate urinary stones. Arch Ital Urol Androl 2016; 88 (4): 343–344

[128] Barreto Mory D, Lima Gabbay MA, Rocco ER et al. High frequency of vitamin D receptor gene polymorphism FokI in Brazilian type 1 diabetes mellitus patients with clinical autoimmune thyreoid disease. Diabetol Metab Syndr 2016; 8: 29

[129] Bayer W, Schmidt KH. Vitamin-D-Mangel als Risikofaktor für Autoimmunerkrankungen, Diabetes mellitus und Herz-Kreislauf-Erkrankungen. Ernährung & Medizin 2004; 19: 169–177

[130] Bergmann KE, Bergmann RL, Richter R et al. Vitamin-D-Mangel bei Kindern und Jugendlichen in Deutschland (Teil 1). Monatsschr Kinderheilk 2015; 163: 1012–1019

[131] Bergmann P, Norlin AC, Hansen S et al. Vitamin D 3 supplementation in patients with frequent respiratory tract infections: a randomised and double-blind intervention study. BMC Res Notes 2015; 8: 391

[132] Beyer BA, Fang M, Sadrian B et al. Metabolomics-based discovery of a metabolite that enhances oligodrndrocyte maturation. Nature Chemical Biology 2018; 14: 22–28

[133] Bikle DD, Gee E, Halloran B et al. Assessment of the free fraction of 25-hydroxyvitamin D in serum and its regulation by albumin and the vitamin D-binding protein. J Clin Endocrinol Metab 1986; 63: 954–959

[134] Bikle DD. Vitamin D and immune function: understanding common pathways. Curr Osteoporos Res 2009; 7 (2): 58–63

[135] Bizarro G, Antico A, Fortunato A et al. Vitamin D and autoimmune diseases: is vitamin D receptor (VDR) polymorphism the culprit? IMAJ 2017; 19: 438–443

[136] Bjelakovic G, Gluud LL, Nikolova D et al. Vitamin D supplementation for preventing of mortality in studies. Cochrane Database Syst Rev 2011; 6 (7): CD007470

[137] Bjornevik K, Riise T, Cassetta I et al. Sun exposure and multiple sclerosis risk in Norway and Italy: The EnvIMS Study. Mult Scler 2014; 20 (8): 1042–1049

[138] Bozkurt N, Karbek B, Ucan B et al. The association between severity of vitamin D deficiency and Hashimoto's thyreoiditis. Endocr Pract 2013; 19 (3): 479–484

[139] Burton JM, Kimball S, Vieth R et al. A phase I/II dose-escalation trial vitamin D 3 and calcium in multiple sclerosis. Neurology 2010; 74 (23): 1852–1859

[140] Cantorna MT, McDaniel K, Bora S, et al. Vitamin D, immune regulation, the microbiota, and inflammatory bowel disease. Exp Biol Med 2014; 239 (11): 1524–1530

[141] Cashman KD, Dowling K, Skrabakova Z et al. Vitamin D deficiency in Europe: pandemic? Am J Clin Nutr 2016; 103 (4): 1033–1044

[142] Chen Y, Zhang J, Ge X et al. Vitamin D receptor inhibits nuclear factor kB activation by interacting with IxB Kinase β Protein. J Biol Chem 2013; 288 (27): 1945019458

[143] Conzade R, Koenig W, Heier M et al. Prevalence and Predictors of Subclinical Micronutrient Deficiency in German Older Adults: Results from the Population-Based KORA-Age Study. Nutrients 2017; 9 (12): 1276

[144] Craig TA, Benson LM, Naylor S et al. Modulation effects of zinc on the formation of vitamin D receptor and retinoid X receptor alpha-DNA transcription complexes: analysis by microelectrospray mass spectrometry. Rapid Commun. Mass Spectrom 2001; 15 (12): 1011–1016

[145] Cutillas-Marco F, Marquina-Vila A, Grant WB et al. Vitamin D and cutaneous lupus erythematosus: effect of vitamin D replacement on disease severity. Lupus 2014; 23 (7): 615–623

[146] Deng X. Song Y. Manson JE et al. Magnesium, vitamin D status and mortality: results from US National Health and Nutrition Examination Survey (NHANES) 2001 to 2006 and NHANES III. BMC Med 2013; 11: 187

[147] Eyles DW, Smith A, Kinobe R et al. Distribution of vitamin D receptor and 1 alpha-hydroxylase in human brain. J Chem Neuroanat 2005; 29 (1): 21–30

[148] Ferris T, Levitin H, Phillips ET et al. Renal potassium-wasting induced by vitamin D. J Clin Invest 1962; 41 (6): 1222–1229

[149] Finamor DC, Sinigaglia-Coimbra R, Neves LCM et al. A pilot study assessing the effect of prolonged administration of high daily doses of vitamin D on the clinical course of vitiligo and psoriasis. Dermato-Endocrinol 2013; 5 (1): 222–234

[150] Försch JA. Wirkung von Vitamin $D_3$ auf die zellvermittelte Immunantwort bei der Pathogenese des Typ-1-Diabetes [Dissertation]. München: Technische Universität; 2015

[151] Gisbert-Ferrandiz L, Salvador P, Ortiz-Masia D et al. A single nucleotid polymorphism in the vitamin D receptor gene is associated with decreased levels of the protein and a penetrating pattern in Crohn's disease. Inflamm. Bowel Dis 2018; 24 (7): 1462–1470

[152] Gisondi P, Rossini M, di Cesare A et al. Vitamin D status in patients with chronic plaque psoriasis. BJD 2012; 166 (3): 505–510

[153] Gröber U. Das Ultraspurenelement Bor. OM 2015; 4: 9–15

[154] Groß K. Die Wirkung von Vitamin-$D_3$-Analoga auf die Cathelicidin-Expression in der Haut bei Psoriasis [Dissertation]. München: Ludwig-Maximilians-Universität; 2010

[155] Gross-Selbeck C. Über die Verhütung von Vitamin-D-Schäden durch Vitamin-A-Zufütterung. Klin Wochenschr 1935; 14: 61–62

[156] Groves NJ, McGrath JJ, Burne TH. Vitamin D as a neurosteroid affecting the developing and adult brain. Annu Rev Nutr 2014; 34: 117–141

[157] Guzman de la Fuente A, Errea O, van Wijngaarden P et al. Vitamin D receptor-retoinoid X receptor heterodimer signaling regulates oligodendrocyte progenitor cell differentation. J Cell Biol 2015; 211 (5): 975–985

[158] Ham M, Longhi MS, Lahiff C et al. Vitamin D levels in adults with Crohn's disease are responsive to disease activity and treatment. Inflamm Bowel Dis 2014; 20: 856–860

[159] Hallau J. Häufigkeit von Gen-Polymorphismen im Vitamin D-Signalweg bei Patienten mit atopischer Dermatitis [Dissertation]. Berlin: Charité der Universität Berlin; 2015

[160] Hathcock JN, Shao A, Vieth R et al. Risk assesement for vitamin D. Am J Clin Nutr 2007; 85 (1): 6–18

[161] van Helden R. Gesund in sieben Tagen: Erfolge mit der Vitamin-D-Therapie. 18. Aufl. Dresden: Hygeia; 2015

[162] Heine G, Niesner U, Chang H-D et al. 1,25-dihydroxyvitamin D(3) promotes IL-10 production in human B-cells. Eur J Immunol 2008; 38 (8): 2210–2218

[163] Henriques T. How not to die with true High-Dose Vitamin D therapy – Coimbra's protocol and the secrets of safe high-dose vitamin D 3 and vitamin K2 supplementation. Eigenverlag; 2018

[164] Hii CS, Ferrante A. The non-genomic actions of vitamin D. Nutrients 2016; 8 (3): 135

[165] Holick MF. Environmental factors that influence the cutaneous production of vitamin D. Am J Clin Nutr 1995; 61 (3 Suppl): 638S–645S

[166] Holick MF. Vitamin D Deficiency. N Engl J Med 2007; 357 (3): 266–281

[167] Holick MF. Sunlight and vitamin D for bone health and prevention of autoimmune disease, cancers, and cardiovascular disease. Am J Clin Nutr 2004; 80 (6 suppl): 1678S–1688S

[168] Holick M, Binkley NC, Bischoff-Ferrari HA et al. Evaluation, treatment, and prevention of vitamin D deficiency: an Endocrine Society clinical practice guideline. J Clin Endocrinol Metabol 2011; 96 (7): 1911–1930

[169] Hollis BW, Wagner CL. The role of the parent compound Vitamin D with respect to metabolism and function: why clinical dose intervals can affect clinical outcomes. J Clin Endocrinol Metab 2013; 98 (12): 4619–4628

[170] Hollis BW, Wagner CL, Howard CR et al. Maternal Versus Infant Vitamin D Supplementation During Lactation: A Randomized Controlled Trial. Pediatrics 2015; 136 (4): 625–634

[171] Husar-Memmer E, Zwerina J. Vitamin D und Immunsystem. Osteologie 2014; 3: 189–194

[172] Jahn A, Könneker C. Wir sind alle infiziert. Interview mit Harald zur Hausen. Spektrum Spezial: Biologie. Medizin.Hirnforschung 2019; 3: 50–55

[173] John LE Ferguson KK. Meeker JD. Relationships between urinary phthalate metabolite and bisphenol A concentrations and vitamin D levels in U. S. adults: National Health and Nutrition Examination Survey (NHANES) 2005–2010. J Clin Endocrinol & Metabol 2016; 101 (11): 4062–4069

[174] Jones G. Pharmacogenetics of vitamin D toxicity. Am J Clin Nutr 2008; 88 (2): 582S–586S

[175] Joshi S, Pantalena L-C, Xikui LK et al. 1,25 Dihydroxyvitamin D 3 ameliorates Th 17 autoimmunity via transcriptional modulation of interleukin-17A. Mol Cell Biol 2011; 31 (17): 3653–3669

[176] Karagün E, Ergin C, Baysak S et al. The role of serum vitamin D levels in vitiligo. Postepy Dermatol Alergol 2016; 33 (4): 300–302

[177] Kimball SM, Ursell MR, O'Connor P et a. Safety of vitamin D 3 in adults with multiple sclerosis. Am J Clin Nutr 2007; 86 (3): 645–651

[178] Kaur P, Mishra SK, Mithal A. Vitamin D toxicity resulting from overzealous correction of vitamin D deficiency. Clin Endocrinol 2015; 83 (3): 327–331

[179] Khanal RC, Nemere I. The ERp57/GRp58/1,25D 3-MARRS receptor: multiple functional roles in diverse cell systems. Curr Med Chem 2007; 14 (10): 1087–1093

[180] Kisters K, Gröber U. Magnesium Update 2010. www.deutsche-apotheker-zeitung.de/daz-az/2010/daz-25–2010/magnesium-update-2010 (Stand: 11.8.2019)

[181] Kimball SM, Ursell, MR, O'Connor P et al. Safety of vitamin D 3 in adults with multiple sclerosis. Am J Clin Nutr 2007; 86 (3): 645–651

[182] Kipshoven C. Querschnittsstudie zur Abschätzung des Vitamin-D-Status in der Bevölkerung in Deutschland [Dissertation]. Köln: Universität Köln; 2010

[183] Kjaergaard M, Waterloo, K, Wang CE et al. Effect of vitamin D supplement on depression scores in people with low levels of serum 25-hydroxyvitamin D: case-control study and randomised clinical trial. Br J Psychiatry 2012; 201 (5): 360–368

[184] Krämer EM, Trotter J. Axon-Glia-Interaktion und Myelenisierung – oder wie ein erster Kuss in Umhüllung resultiert. NeuroForum 2004; 4: 232–239

[185] Lauridsen AL, Vestergaard P, Nexo E. Mean serum concentration of vitamin D-binding protein is related to the Gc phenotype in women. Clin Chem 2001; 47 (4): 753–756

[186] Lauridsen AL, Vestergaard P, Hermann AP et al. Plasma concentrations of 25-hydroxy-vitamin D and 1,25-dihydroxy-vitamin D are related to the phenotype of Gc (vitamin D-binding protein): a cross-sectional study on 595 early postmenopausal women. Calcif Tissue Int 2005; 77 (1): 15–22

[187] Lee JP, Tansey M, Jetton JG et al. Vitamin D Toxicity: A 16-year retrospective study at an academic medical center. Lab Med 2018; 49 (2): 123–129

[188] Lee SM, Son YK, An WS et al. The effects of omega-3-fatty acid on vitamin D activation in hemodialysis patients: a pilot study. Mar Drugs 2015; 13 (2): 741–755

[189] Li X, Bi X, Zhao AZ et al. Therapeutic potential of w3-polyunsaturated fatty acids in human autoimmune disease. Front Immunol 2019; 10: 2241

[190] Liu PT, Stenger S, Li H et al. Toll-like receptor triggering of a Vitamin D-mediated human antimicrobial response. Science 2006; 311 (5768): 1770–1773

[191] Lynch B. Schmutzige Gene. Kandern: Narayana; 2018

[192] Martinaityte I, Kamycheva E, Didriksen A et al. Vitamin D Stored in Fat Tissue During a 5-Year Intervention Affects Serum 25-Hydroxyvitamin D Levels the Following Year. Journal of Clinical Endocrinology and Metabolism 2017; 102 (10): 3731–3738

[193] Martinelli V, Dalla Costa G, Colombo B et al. Vitamin D levels and risk of multiple sclerosis in patients with clinically isolated syndromes. Mult Scleros 2014; 20 (2): 147–155

[194] Matias-Guiu J, Oreja-Guevara C, Matias-Guiu JA et al. Vitamin D and remyelination in multiple sclerosis. Neurologia 2018; 33 (3): 177–186

[195] Matsuzaki H, Katsumata S, Kajita Y et al. Magnesium deficency regulates vitamin D metabolizing enzymes and type II sodium-phosphate cotransporter mRNA expression in rats. Magnes Res 2013; 26 (2): 83–86

[196] McGrath JJ, Feron F, Eyles D et al. Vitamin D: the neglected neurosteroid? Trends Neurosci 2001; 24 (10): 570–572

[197] Meena N, Chawla SPS, Garg R et al. Assessment of vitamin D in rheumatoid arthritis and its correlation with disease activity. J Nat Sci Biol Med 2018; 9 (1): 54–58

[198] Mehta V, Agarwal S. Does Vitamin D deficiency lead to hypertension? Cureus 2017; 9 (2): e1038

[199] Mentrup B, Ebert R, Walther JN et al. Molekularbiologische Aspekte und Signalwege von Vitamin D. Osteologie 2011; 4: 293–298

[200] Mogire RM, Mutua A, Kimita W et al. Prevalence of vitamin D deficiency in Afrika: a systematic review and meta-analysis. Lancet 2020; 8 (1): E134–E142

[201] Mokry LE, Ross S, Ahmad OS et al. Vitamin D and risk of multiple sclerosis: a mendelian randomization study. PLOS Medicine 2016; doi:10.1371/journal.pmed.1001981

[202] Mowry EM, Waubant E, McCUlloch CE et al. Vitamin D status predicts new brain magnetic resonance imaging activity in multiple sclerosis. Ann Neurol 2012; 72 (2): 234–230

[203] Mpandzou G, Haddou AB, Reqraqui W et al. Vitamin D deficiency and its role in neurological conditions: A review. Rev Neurol 2016; 172 (2): 109–122

[204] Muindi JR, Adjei AA, Wu ZR. Serum vitamin D metabolites in colorectal cancer patients receiving cholecalciferol supplementation: correlation with polymorphisms in the vitamin D genes. Horm. Canc. 2013;4:242–250 susceptibility. Gut 2000; 47 (2): 211–214

[205] Munger KL, Zhang SM, O'Reilly E et al. Vitamin D intake and incidence of multiple sclerosis. Neuroloy 2004; 62 (1): 60–65

[206] Muff HJ. ACP Journal Club. Review: cholecaliferol (vitamin D 3) reduces motality in adults; other forms of vitamin D do not. Ann Intern Med 2011; 155 (10): JC 5–04

[207] news.doccheck.com/de/newsletter/4477/30432/ (Stand: 31.8.2020)

[208] Ober C, Sinatra S, Zucker M. Earthing – Heilendes Erden. Kirchzarten: VAK; 2012

[209] Pizzorno L. Nothing boring about boron. Integr Med (Encinitas) 2015; 14 (4): 35–48

[210] Prietl B, Treiber G, Mader JK et al. High-dose cholecalciferol supplementation significantly increases peripheral CD4+ Tregs in healthy adults without negatively affecting the frequency of other immune cells. Eur J Nutr 2014; 53 (3): 751–759

[211] Puchacz E. Stump W. Stachowiak EK et al. Vitamin D increases expression of the tyrosine hydroxylase gene in adrenal medullary cells. Brain Res Mol Brain Res 1996; 36 (1): 193–196

[212] Pucaj K, Rasmussen H, Moller M et al. Safety and toxicological evaluation of a synthetic vitamin K2, menaquinone-7. Toxicol Mech Methods. 2011 Sep; 21(7): 520–532.

[213] Rabl CRH. Organverkalkung unter dem Einfluss von Vitamin D. Dtsch med Wochenschr 1929; 55 (2): 63–64

[214] Ramagopalan SV, Maugeri NJ, Handunetthi L et al. Expression oft he multiple sclerosis-associated MHC class II Allele HLA-DRB1*1501 is regulated by vitamin D. PLOS Genetics 2009; 5 (2): e1000369

[215] Reich KM, Fedorak RN, Madsen K,et al. Vitamin D improves inflammatory bowel disease outcomes: basic science and clinical review. World J Gastroent 2014; 20 (17): 4934–4947

[216] Rhasheed K, Sethi P, Bixby E. Severe Vitamin D deficiency induced myopathy associated with rhabdomolysis. N Am J Med Sci 2013; 5 (5): 334–336

[217] Rhéaume-Bleue K. Vitamin K2 und das Calcium-Paradoxon. Rottenburg: Kopp; 2016

[218] Rippe O, Madjeski M, Amann M, Ochsner P, Rätsch C. Paracelsus-Medizin. Baden (Schweiz): AT; 2001

[219] Sakthiswary R, Raymond AA. The clinical significance of vitamin D in systemic lupus erythematosus: A systematic review. PLOS One 2013; 8 (1): 1–6

[220] Scheidt-Nave C, Kamtsiuris P, Gößwald A et al. German health interview and examination survey for adults (DEGS) –design, objectives and implementation of the first data collectionwave. BMC Public Health 2012; 12: 73014

[221] Schräder M, Benedik I, Becker M et al. Interaction between retinoic acid and vitamin D signaling pathways. J Biol Chemist 1993; 268 (24): 17830–17836

[222] Schwetz V, Obermayer-Pietsch B. Osteocalcin – ein Hormon stellt sich vor. J Clin Endocrinol Metabol 2013; 6 (2): 37–38

[223] Serrano MA, Canada J, Moreno JC et al. Solar ultraviolet doses and vitamin D in a northern mid-latitude. Sci Total Environm 2017; 574: 744–750

[224] Shin DY, Kim KJ, Kim D et al. Low serum vitamin D is associated with anti-thyroid peroxidase antibody in autoimmune thyroiditis. Yonsei Med J 2014; 55 (2): 476–481

[225] Shirvani A, Kalaijan TA, Song A, Holick MF. Disassociation of vitamin D's calcaemic and non-calcaemic genom activity and individual respinsiveness: a randomized controlled double-blind clinical trial. Sci Rep 2019; 9 (1): 17685 doi: 10.1038/s41598-019-53864-1

[226] Simopoulos A. Omega-3 fatty acids in inflammation and autoimmune diseases. J Am Coll Nutr 2002; 21 (6): 495–505

[227] Skaper S. Oligodendrocyte precursor cells as a therapeutic target for demyelinating diseases. Progr Brain Res 2019; 245: 119–144

[228] Somerville J. The optimal dose vitamin D 3. Gloucester: Big Bend; 2018

[229] Spelman T, Gray O, Trojano M et al. Seasonal variation of relapse rate in multiple sclerosis is latitude dependent. Ann Neurol 2014; 76 (6): 880–890

[230] Thangamani S, Kim M, Son Y et al. Progesterone directly up-regulates vitamin D receptor gene expression for efficient regulation of T-cells by calcitriol. J Immunol 2015; 194 (3): 883–886

[231] Tremlett H, Zhu F, Munger KL et al. Sun exposure over the life course and associations with multiple sclerosis. Neurology 2018; 90 (14): e1191-e1199

[232] Üsküdar Y. Vitamin D-Rezeptor-Gen-Polymorphismen und Knochenstoffwechsel bei türkischen Migranten in Deutschland im Vergleich zu einer gesunden Kontrollgruppe [Dissertation]. Gießen: Justus-Liebig-Universität; 2009

[233] Uwitonze AM, Razzaque MS. Role of magnesium in vitamin D activation and function. Journal of the American Osteopathic Association 2018; 118 (3): 181–189

[234] Valdivielso JM, Fernandez E. Vitamin D receptor polymorphisms and diseases. Clin Chim Acta 2006; 371 (1–2): 1–12

[235] Wergeland S, Torkildsen O, Myhr KM et al. Dietary vitamin D 3 supplements reduce demyelenisation in the cuprizone model. PLOS One 2011; 6 (10): e26262

[236] www.akdae.de/Arzneimittelsicherheit/DSM/Archiv/2017–42.html (Stand: 28.8.2020)

[237] www.chemie.de/lexikon/Cholecalciferol.html (Stand: 28.8.2020)

[238] www.deutsche-apotheker-zeitung.de/daz-az/2010/daz-25–2010/magnesium-update-2010 (Stand: 28.8.2020)

[239] www.dge.de/presse/pm/neue-referenzwerte-fuer-vitamin-d/ (Stand: 28.8.2020)

[240] www.dge.de/wissenschaft/referenzwerte/vitamin-d/ (Stand: 28.8.2020)

[241] www.msif.org/ (Stand: 28.8.2020)
[242] www.rki.de/SharedDocs/FAQ/Vitamin_D/Vitamin_D_FAQ-Liste.html (Stand: 28.8.2020)
[243] www.sge-ssn.ch/media/vitamin_d_korr.pdf (Stand: 28.8.2020)
[244] www.vitamind.net/interviews/coimbra-ms-autoimmun/ (Stand: 28.8.2020)
[245] Yang CY, Leung PS, Adamopoulos IE et al. The implication of Vitamin D and Autoimmunity: a comprehensive review. Clin. Rev. Allergy Immunol 2013; 45 (2): 217–226
[246] Yenamandra SP, Hellmann U, Kempkes B et al. Epstein-Barr virus encoded EBNA-3 binds to vitamin D receptor and blocks activation of its target genes. Cell Mol Life Sci 2010; 67 (24): 4249–4256
[247] Yu M, Jiang QZ, Sun ZY et al. Association between single nucleotid polymorphism in vitamin D receptor gene and permanent tooth caries susceptibility to permanent tooth caries in chinese adolescent. doi:10.1155/2017/4096316
[248] Yu XD, Yan CH, Yu XG et al. Effect of zinc deficiency on the protein expression of vitamin D receptor and calcium binding protein in growth-stage rats duodenal mucosa. Zhonghua Er Ke Za Zhi 2006; 44 (1): 11–14
[249] Zeeb H, Greinert R. Bedeutung von Vitamin D in der Krebsprävention. Dtsch Ärztebl Int 2010; 107 (37): 638–643
[250] Ziegler SF, Buckner JH. FOXP3 and the regulation of Treg/Th 17 differentation. Microbes and Infection 2009; 11 (5): 595–598

# 5 Umweltfaktoren und Impfungen

*Der größte Feind des Fortschritts ist nicht der Irrtum, sondern die Trägheit.*

Henry Thomas Buckle

**Xenobiotika wie Schwermetalle, Biozide oder Wohngifte werden schon lange als Ursache von autoimmunen Krankheitsbildern diskutiert. Ihre Ausleitung gilt in der Naturheilkunde als essenziell für eine erfolgreiche Behandlung. Die Natur hat in Jahrmillionen Evolution effiziente Mechanismen für die zelluläre Entgiftung entwickelt, deren Nutzung Sie in diesem Kapitel erlernen können.**

## 5.1 Umweltgifte und Xenobiotika

### 5.1.1 Bedeutung von Umweltfaktoren

Umweltfaktoren gehören zu den **zentralen Einflussgrößen**, wenn es um die Entstehung von Autoimmunerkrankungen geht. Sie sind weitaus bedeutsamer als z. B. die genetische Disposition. Das kann man daran sehen, dass bei eineiigen Zwillingen im Lauf des Lebens die Genetik immer dann eine untergeordnete Rolle spielt, wenn sich der Lebensstil, z. B. hinsichtlich Schadstoffexposition, durchgemachten Infektionen, Beruf, Ernährung oder Stress, deutlich unterscheidet.

Das noch junge biologische Fach der **Epigenetik** zeigt: Je länger Umweltfaktoren auf eine Person einwirken, desto weniger spielt die Genetik eine Rolle. Anders gesagt: Wenn bereits eine genetische Disposition für eine Erkrankung besteht, dann tragen Umweltfaktoren entscheidend dazu bei, ob es zum Ausbruch dieser Erkrankung kommt oder ob der Betreffende gesund bleibt. Das liegt einerseits an der Expositionsdauer, Toxizität, Konzentration der Substanz und Art der Exposition sowie andererseits daran, wie gut der Organismus in der Lage ist, den jeweiligen Schadstoff zu entgiften. Letzteres hängt von verschiedenen Faktoren ab wie Genpolymorphismen (SNP), welche die jeweiligen körpereigenen Entgiftungsenzyme in ihrer Funktion einschränken, und der Versorgung mit für die Entgiftung notwendigen Mikronährstoffen, z. B. Selen, Zink, Kupfer oder Mangan.

**Definition Epigenetik**

Die Epigenetik beschreibt eine übergeordnete Ebene der genetischen Regulation, bei der **äußere Einflüsse** der entscheidende Faktor sind, damit Gene ein- bzw. ausgeschaltet werden. Dieser Mechanismus sorgt in den starren Grenzen der DNA für eine gewisse Plastizität und ist dadurch ein essenzieller Überlebensfaktor, weil der Organismus mit seiner festgelegten DNA dadurch flexibel und individuell auf die verschiedensten Umweltreize reagieren kann.

### 5.1.2 Häufige Umweltgifte

Im Zusammenhang mit der Autoimmunität werden zahlreiche Umweltschadstoffe diskutiert, die mehr oder weniger zur Krankheitsentstehung beitragen können. Besonders seit dem Zweiten Weltkrieg ist die Anzahl der künstlich erzeugten chemischen Verbindungen, z. B. für die Industrie, exponentiell angestiegen. Die **Exposition** kann sowohl über den Magen-Darm-Trakt (v. a. konventionell angebautes Obst und Gemüse, das mit Herbiziden oder Insektiziden behandelt wurde, Trinkwasser), aber auch über die Haut und die Schleimhäute stattfinden.

**Häufig vorkommende Umweltgifte** sind:

- Aldehyde (z. B. Formaldehyd)
- aliphatische Kohlenwasserstoffe (z. B. Lösemittel)
- aromatische Amine in Haarfärbemitteln
- Asbest als Baustoff in älteren Gebäuden
- Azo-Farbstoffe, Chlorbenzol, Stilben in Textilien
- chlorierte Kohlenwasserstoffe z. B. in Holzschutzmitteln
- Formaldehyd in Tabakrauch, Klebern, Spanplatten, Dämmstoffen, Bodenbelägen und Kosmetika
- Halbmetalle und Metalle (z. B. Arsen, Quecksilber, Blei, Cadmium, Aluminium)
- Octylsalicylat, Styrol und Duftstoffe wie Galaxolid in Kosmetika und Körperpflegemitteln
- polychlorierte Biphenyle (z. B. Kühl- und Isolierflüssigkeit, Weichmacher)
- Pentachlorphenol (PCP) z. B. in Lacken, Altöl, Farben; ist zwar in Deutschland offiziell verboten, ob aber Importprodukte PCP enthalten, kann nicht in allen Fällen ausgeschlossen werden
- Pestizide, Herbizide, Insektizide (z. B. Phosphorsäure-Ester, in Wohntextilien oder Teppichen), Fungizide (in Holzschutzmitteln und Leder)
- PCB in Betonbauten, die zwischen 1955 und 1975 errichtet wurden, im Boden und in Gewässern nachweisbar
- polyzyklische aromatische Kohlenwasserstoffe (PAK) als Weichmacher in Kunststoffen verwendet, in Parkettkleber vor 1970, bei Energiegewinnung durch fossile Brennstoffe erzeugt
- Schimmelpilze z. B. in feuchten Gebäuden
- Tributylzinnverbindungen z. B. in Schiffanstrichen, weshalb sie sich mittlerweile praktisch in allen Meeren und deren Bewohnern finden

Generell ist unser Organismus einer ansteigenden Konzentration von **Metallen und Halbmetallen**, allen voran Arsen, Blei, Quecksilber und Cadmium, ausgesetzt. So hat sich von 1977–2002 der Quecksilbergehalt von Fischen und anderen Meerestieren vervierfacht [341]. Das dürfte ein Grund dafür sein, warum man in der Vollblutuntersuchung, speziell bei Fischessern, immer häufiger akute Belastungen mit Quecksilber findet. Auch das Trinkwassers ist immer mehr verunreinigt; besonders in der Nähe von Flüssen und Seen nimmt die Konzentration von abwasserbedürftigen Stoffen im Grundwasser zu, z. B. von Gadolinium [341].

Wenn man konventionell angebautes Obst und Gemüse konsumiert, ist man kaum in der Lage, eine mehr oder weniger regelmäßige Exposition mit **Herbiziden, Insektiziden oder Pestiziden** zu vermeiden. Dabei ist der Gehalt an diesen Schadstoffen u. a. vom Produkt selbst und den jeweiligen Anbaumethoden abhängig, es spielt aber auch das Herkunftsland eine Rolle. Da neben der Art der Substanz v. a. die Expositionsdauer eine wichtige Rolle spielt, sollte man Kumulationseffekte über längere Zeiträume nicht außer Acht lassen, wenn man sich mit diesem Thema beschäftigt. So kann es sein, dass bei einem älteren Patienten eine Belastung mit dem Holzschutzmittel Lindan (in der EU seit 2007 verboten) oder dem Insektizid Parathion (E605, Anwendung in der EU seit 2001 verboten) bei der Krankheitsentstehung eine Rolle spielt, obwohl Jahre zwischen dem Kontakt und dem Ausbruch der Autoimmunerkrankung liegen.

In Deutschland findet außerdem eine zunehmende Belastung des Grund- und damit Trinkwassers mit **Insektiziden** aus der Landwirtschaft statt. Die meisten dieser Substanzen lagern sich im Fettgewebe ab und bilden dort Depots. Da Fettgewebe nicht gut durchblutet wird, kann es sein, dass es beim Abbau von Fettgewebe (z. B. bei einer gewichtsreduzierenden Diät) erneut zu einer Exposition mit dem jeweiligen Giftstoff kommt. Dies kann auch noch Jahre nach dem ursprünglichen Kontakt stattfinden.

Das Unkrautvernichtungsmittel **Glyphosat** wird nicht nur in der professionell betriebenen Landwirtschaft verwendet, etliche Produkte sind auch im Gartenmarkt für den Privatanwender erhältlich. Die Wirkung von Glyphosat beruht auf der Hemmung des Enzyms 5-Enolpyruvylshikimat-3-phosphat-Synthase, das sowohl in Pflanzen als auch in Bakterien vorkommt. Während im menschlichen Körper v. a. physiologische Teile der Mikrobiota gehemmt werden, scheinen einige Clostridien- bzw. Salmonellenarten gegenüber der Wirkung dieses Herbizids resistent zu sein, was mit einem Überlebensvorteil im Magen-Darm-Trakt verbunden ist [315]. Speziell Clostridien und die von ihnen im Rahmen der Glyphosatbelastung produzierten Stoffwechseltoxine scheinen auch eine Auswirkung auf neurologische Prozesse zu haben. Darüber hinaus spielen das intestinale Mikrobiom und seine Zusammensetzung eine wichtige Rolle im autoimmunen Geschehen. Glyphosat führt somit laut dieser Studie zu einer fehlerhaften Zusammensetzung der Mikrobiota, die auch Auswirkungen auf neurologische Prozesse bzw. immunologische Funktionen (S. 289) haben könnte.

Ein weiteres Problem stellen die **endokrinen Disruptoren** dar. Darunter versteht man Umweltsubstanzen, die im menschlichen Körper aufgrund ihrer molekularen Struktur eine hormonähnliche Wirkung ähnlich wie Östradiol aufweisen. Diese finden sich u. a. auch in Plastikflaschen, die für Getränke wie Wasser, Limonaden oder Säfte verwendet werden [318]. Fatal dabei ist, dass man derzeit in den offiziellen Gremien nur die quantitativen Aspekte dieser Umweltschadstoffe berücksichtig, also die Frage, wie viel eines einzelnen Stoffs sich in 1 Liter Flüssigkeit befindet. Biochemisch viel entscheidender ist aber, dass sich die Wirkung der einzelnen Substanzen potenziert. In einer Studie [335] wurden 20 verschiedene Wässer (2 im Tetra-Pak, 18 sowohl in Glas- als auch in Plastikflaschen) untersucht und darauf überprüft, ob es in ihnen zu unterschiedlichem Wachstum hormonsensitiver Hefekulturen kommt. Darunter versteht man Hefezellen, deren Wachstum alleine von der Konzentration von Substanzen mit östrogenartiger Wirkung abhängt. Das Ergebnis war eindeutig und hochsignifikant: Es zeigte sich, dass die östrogene Belastung in Wasser aus PET-Flaschen etwa doppelt so hoch ist wie in Wasser aus Glasflaschen. Wenn das Auslaugen von endokrinen Disruptoren aus Kunststoffverpackungen ein generelles Phänomen wäre, würde dies bedeuten, dass nahezu alle Lebensmittel hormonell belastet sind.

Östradiol ist der hormonelle Gegenspieler von Progesteron, das eine Rolle bei der Autoimmunität spielt, die allerdings bis heute nicht vollkommen erforscht ist. Es ist bekannt, dass in einer Schwangerschaft, bei der im Körper hohe Progesteronspiegel vorliegen, bereits bestehende Autoimmunerkrankungen auffällig ruhig verlaufen und nur äußerst selten eine Progredienz zeigen. Nach Ende der Schwangerschaft und dem Absinken des Progesteronspiegels hebt sich diese Wirkung dann wieder auf. Progesteron (S. 219) wirkt an vielen Stellen auf das Immunsystem, u. a. hemmt es die Chemotaxis von neutrophilen Granulozyten, senkt die Produktion von γ-Interferon in NK-Zellen und CD8-Lymphozyten sowie von TNF-α in dendritischen Zellen und Makrophagen.

### 5.1.3 Xenobiotika

Im Zusammenhang mit Umweltgiften wird auch der Begriff „Xenobiotika“ verwendet. Darunter versteht man **Umweltgifte**, die aus **verschiedenen Quellen** stammen und eines gemeinsam haben: Sie erfüllen weder im Körper noch in Ökosystemen irgendeine natürliche Funktion. Im Gegenteil: Xenobiotika sind dem **Körper** und der **Natur** grundsätzlich **fremd**. Zusätzlich sind viele Xenobiotika nur **schwer abbaubar**. Zu dieser großen Gruppe von Giftstoffen gehören u. a. landwirtschaftliche Gifte, Gifte in Wohngebäuden wie Lacke, Farben oder Ausdünstungen aus Teppichen oder von Oberflächen, Umweltbelastungen am Arbeitsplatz, Genussgifte (v. a. Tabakrauch) oder Giftstoffe aus Medikamentenresten z. B. im Trinkwasser. Da es zusätzlich je nach Lebensführung (Beruf, Ernährung usw.) zu einer mehr oder weniger regelmäßigen Kontamination im Alltag kommt, führen sie beim Menschen zu einer langsamen aber stetigen Vergiftung, abhängig von der Toxinexposition und der individuellen Fähigkeit, diese zu entgiften.

Laut Weltgesundheitsorganisation WHO gehören Xenobiotika zu den wichtigsten Auslösern chronischer Erkrankungen wie Krebs und Autoimmunopathien. Der Gesetzgeber hat Grenzwerte festgelegt, allerdings berücksichtigen diese weder die Tatsache, dass Menschen unterschiedlich entgiften, noch die Kumulation verschiedener Umweltschadstoffe miteinander, denn der „Giftcocktail" kann toxikologisch gesehen durchaus schädlicher sein als seine jeweiligen einzelnen Inhaltsstoffe. Es existieren zwar Untersuchungen zur Schädlichkeit einzelner Substanzen [285], aber solche, die sich mit der Wirkung von Kombinationen von Umweltschadstoffen beschäftigen, sind eine Rarität. Hier ist noch sehr vieles vollkommen ungeklärt.

Auf der Liste der **toxischsten Umweltgifte**, die alle 2 Jahre von der US-Umweltbehörde EPA aktualisiert wird (Agency for Toxic Substances and Disease Registry), finden sich seit Jahren auf den ersten Ranglistenplätzen die folgenden Substanzen:

- Arsen
- Blei
- Quecksilber
- PVC (Polyvinylchlorid)
- PCB (polychloriertes Biphenyl)
- polyzyklische aromatische Kohlenwasserstoffe (PAK)
- Cadmium
- Benzapyrene (eine bestimmte Form von PAK, die z. B. beim Grillen entsteht)

### 5.1.4 Schädigungsmechanismen

Umweltgifte können den Körper auf zweierlei Weisen schädigen:

1. Durch ihr **toxisches Potenzial**, das von der Dosis, der Dauer der Exposition, der Art der Aufnahme in den Körper und der individuellen Entgiftungsfähigkeit abhängig ist. Beispiel: Eine Zigarette enthält durchschnittlich 13 mg Nikotin, wobei beim Rauchen nur 1–2 mg aufgenommen werden. Dies ist von verschiedenen Faktoren abhängig, u. a. der Art des Rauchens, der Bauart der Zigarette und der Lungenfunktion.
2. Durch eine **zelluläre Sensibilisierung** gegen das jeweilige Umweltgift, bei der man in diesem Zusammenhang auch von einer **Typ-IV-Allergie** spricht, wobei v. a. Metalle wie Quecksilber zu immunologischen Irritationen im adaptiven Abwehrsystem führen.

#### Allergiemodell nach Coombs und Gell

Die allergischen Reaktionen werden in 4 Typen unterteilt:

- **Typ-I-Allergie (Sofortreaktion)**: Sie wird durch IgE vermittelt. Die Reaktion tritt innerhalb weniger Minuten nach Allergenexposition auf. Beispiele sind die Insektengift- und Pollenallergie (Heuschnupfen).
- **Typ-II-Allergie (zytotoxische Reaktion)**: Sie wird durch IgM oder IgG vermittelt, die sich gegen Antigene auf körpereigenen Zellen richten. Diese Antigene können z. B. Blutgruppenantigene sein, häufig aber sind es Medikamente, die sich auf die Zelloberfläche setzen. Die Reaktionszeit liegt bei einigen Stunden. Beispiele sind die medikamenteninduzierte Agranulozytose oder die thrombozytopenische Purpura.
- **Typ-III-Allergie (Immunkomplexreaktion)**: Bei einer Immunreaktion werden Antigene von Antikörpern opsoniert und bilden einen Antigen-Antikörper-Komplex (Immunkomplex), der dann von Abwehrzellen phagozytiert und damit unschädlich gemacht wird. Wenn sich zu viele dieser Immunkomplexe bilden, was bei einem Überschuss an Antigenen oder Antikörpern der Fall sein kann, lagern sich diese in den Gelenken, den kleinen Gefäßen oder in der Lunge ab und müssen dort von Fresszellen abgebaut werden, was zu einer Entzündung führt. Auch hier liegt die Reaktionszeit bei einigen Stunden. Beispiele sind allergische Vaskulitiden und die Serumkrankheit bei Gabe fremder Immunglobuline.
- **Typ-IV-Allergie (Spätreaktion)**: Diese Reaktion wird durch T-Lymphozyten vermittelt, die auf einen exogen zugeführten Stoff (z. B. Chromverbindungen in gegerbtem Leder von Schuhen) reagieren und diesen dann im Zuge ihrer Sensibilisierung gegen das Antigen angreifen. Sie tritt erst 24–72 Stunden nach Antigenkontakt auf. Ein Beispiel ist das Kontaktekzem.

### 5.1.5 Umweltgifte und Autoimmunität

Es gibt zahlreiche Hinweise darauf, dass Umweltfaktoren bzw. -gifte bei vielen Autoimmunerkrankungen eine Rolle spielen [262] [273] [297] [305] [314]. Bei MS, Sklerodermie und dem Raynaud-Syndrom sind wahrscheinlich Metalle, Holzschutzmittel und Pestizide an der Pathogenese beteiligt, beim SLE vermutet man eine längerfristige Exposition mit Umweltgiften in der Kindheit. Ebenso werden landwirtschaftlich genutzte Giftstoffe wie Insektizide, Herbizide oder Fungizide bei der Entstehung von Autoimmunerkrankungen wie SLE oder Sklerodermie diskutiert [306]. In der deutschen Rechtsprechung haben verschiedene Gerichte in Einzelentscheidungen eine MS als Impfschaden anerkannt, z. B. im Urteil S 15 VJ 1/06 des Sozialgerichts Landshut vom 8.4.2008 (Impfung gegen Hepatitis A und B). Gerade Insektizide können sich auf das Nervensystem auswirken, weil die biochemische Grundlage vieler moderner Insektizide militärisch genutzte neurotoxische Kampfstoffe sind, aus denen diese weiterentwickelt wurden.

## 5.2 Metalle

Metallbelastungen können die verschiedensten Ursachen haben und kommen auch in den Industriegesellschaften mit ihren Umweltstandards häufiger vor als allgemein angenommen.

### 5.2.1 Wichtige toxischen Metalle bzw. Halbmetalle

#### Quecksilber

**Vorkommen**: Industrie-Emissionen (Erzhütten, Kohlekraftwerke, Müllverbrennungsanlagen, Metallverhüttung), Zahnmaterialien, Holzschutzmittel, Energiesparlampen, Pestizide, PVC, Impfstoffe

**Besonders belastete Lebensmittel**: Fisch, Meeresfrüchte

#### Arsen

**Vorkommen**: Industrie-Emissionen (Erzhütten, Kohlekraftwerke, Müllverbrennungsanlagen, Metallverhüttung), Glasproduktion, Petrochemie, Legierungen, Holzschutzmittel, Pestizide, PVC

**Besonders belastete Lebensmittel**: Reis, Fisch, Meeresfrüchte

#### Blei

**Vorkommen**: Industrie-Emissionen (Erzhütten, Kohlekraftwerke, Müllverbrennungsanlagen, Metallverhüttung), Stahlproduktion, Bautechnik, Verpackungsindustrie, Petrochemie, Kunststoffindustrie, Legierungen, Keramikherstellung, Farben, Grundierungen, Trinkwasserleitungen in Altbauten (offiziell in Deutschland verboten)

**Besonders belastete Lebensmittel**: Konserven, Fertigprodukte, Hülsenfrüchte

#### Cadmium

**Vorkommen**: Industrie-Emissionen (Erzhütten, Kohlekraftwerke, Müllverbrennungsanlagen, Metallverhüttung), Elektroindustrie, Stahlproduktion, Petrochemie, Glasproduktion, Keramikherstellung, Farben, Grundierungen, Düngemittel, Tabak, PVC

**Besonders belastete Lebensmittel**: Wurzelgemüse, Salat, Spinat, Sellerie, Grünkohl, Pilze, Leinsamen, Kartoffeln

#### Aluminium

**Vorkommen**: Elektroindustrie, Bautechnik, Verpackungsindustrie (Alufolie, Aluschalen z. B. für Fertiggerichte oder Grillgut), Kochgeschirr (Kochtöpfe aus Aluminium), Deodorant, Textilindustrie, Legierungen, Impfungen, Antazida

**Besonders belastete Lebensmittel**: Lebensmittelzusatzstoffe, Konserven, Laugengebäck, Hülsenfrüchte, Trinkwasser, Teeblätter, schwarzer Pfeffer (aber auch andere Trockengewürze), Spinat, Rucola, Feldsalat, Radieschen, Grünkohl, Buchweizen, Nordseekrabben, Schokolade

### Nickel

**Vorkommen**: Kunststoffindustrie, Modeschmuck, Münzen, Farben, Grundierungen, PVC, Wasserkocher mit freiliegender Heizspirale aus Nickel-/Chrom-Verbindungen

**Besonders belastete Lebensmittel**: Konserven, Nüsse, Kakao und kakaohaltige Lebensmittel wie Schokolade, Margarine, Hafer, Mais, Sojabohnen, Sojamehl, Bohnen, Tee

## 5.2.2 Schädigungsmechanismen

### Zellschädigung

Viele Metalle haben eine besonders **hohe Bindungsaffinität** an Schwefelwasserstoff- (SH-Gruppen), aber auch an Hydroxy- (OH-Gruppen) und Aminogruppen ($NH_2$-Gruppen). Mit Hilfe der Erythrozyten, deren Zellmembran reich an SH-Gruppen ist, gelangen Metalle über den Blutweg in den gesamten Körper. Sie lagern sich in Zellmembranen, Proteine, Enzyme und Co-Enzyme ein und sind in der Lage, diese **körpereigenen Strukturen** biochemisch so zu **verändern**, dass sie nicht mehr oder nur noch eingeschränkt funktionieren. Ferner besteht das Risiko, dass sie vom Immunsystem nicht mehr als körpereigen angesehen werden, was der Ausgangspunkt jeder Autoimmunreaktion ist. Dies geschieht hauptsächlich über die Freisetzung von freien Radikalen, durch die es zu einer Schädigung der Zellmembran und einer Veränderung zelleigener Proteine kommen kann. Lagern sich Metalle in den Mitochondrien ein, kann der Elektronentransport und damit die Energiebildung in den dortigen Enzymkomplexen verringert sein und die Zelle somit weniger Energie produzieren. Alterungsprozesse werden beschleunigt, die Zellfunktion wird eingeschränkt, es kann zu Mutationen und im schlimmsten Fall zur malignen Entartung der Zelle oder zum Zelluntergang kommen. Bei Schwermetallbelastungen geschieht dies v. a. im **Immun- und Nervensystem**.

Da Metalle fettlöslich sind, können sie nämlich auch ungehindert die **Blut-Hirn-Schranke überwinden**. Besonders fatal ist das beim **Quecksilber**. Beim Ausbohren von Amalgamfüllungen, die bis zu 51 % Quecksilber enthalten können, entsteht Quecksilberdampf. Dieser wird im Gehirn in seine ionisierte Form oxidiert und bindet dort an die SH-Gruppen verschiedener Strukturen. In dieser Form kann es nicht mehr über die Blut-Hirn-Schranke zurückdiffundieren, wodurch es – auch bei geringer Belastung – zu einer langfristigen Kumulation kommt [308]. Darüber hinaus konnte nachgewiesen werden, dass Quecksilber bereits in äußerst geringen Konzentrationen Neurone zerstören kann [292]. Eine Quecksilberbelastung kann zu zahlreichen Symptomen führen, die stark an eine MS erinnern, u. a., weil Quecksilber ein hohes neurotoxisches Potential aufweist. Ataxien, Koordinationsstörungen, Tremor, Lähmung motorischer und sensibler Nerven und Sprachstörungen können auftreten.

**Praxistipp**

Unabhängig davon, dass Metallbelastungen bei der Pathogenese von Autoimmunerkrankungen eine Rolle spielen, können sie generell Symptome und Beschwerden verursachen. So können z. B. Aluminium, Arsen und Blei aufgrund ihrer toxischen Wirkung für neurologische Störungen wie Parästhesien, Ataxie oder Paralysen verantwortlich sein, ohne dass gleichzeitig eine Autoimmunität vorliegt. Das ist im Praxisalltag besonders dann wichtig, wenn eine Erkrankung dieselben Symptome hervorrufen kann, z. B., wenn es unter einer Aluminiumbelastung bei einer bereits bestehenden MS zu einer Verschlechterung der Sprachstörung und der Ataxie kommt, und sich der Behandler die Frage stellen muss, ob es sich um die Neurotoxizität des Metalls und/oder eine Progredienz des autoimmunen Prozesses handelt. Nicht jedes beklagte Symptom bei einer Autoimmunerkrankung muss auch zwangsläufig von dieser hervorgerufen worden sein, auch wenn der Zusammenhang dies oft nahelegt. Um dies zu klären, ist es sinnvoll, über einige Monate gezielt das vermutete Schwermetall aus dem Körper auszuleiten und zu beobachten, ob es zu einem Stopp der Progredienz kommt.

Bei einer **Arsenbelastung** kommt es v. a. zu Schädigungen am PNS. Symptome sind Missempfindungen bis hin zu Nervenschmerzen an den Extremitäten. Im ZNS kann sich das Bild einer ausgeprägten Polyneuropathie entwickeln, die zunächst an den unteren Extremitäten beginnt und sich dann weiter nach oben ausbreitet, was zunehmend zu Paresen und Reflexausfällen führt. Sind Hirnnerven betroffen, kann es zu Beeinträchtigungen des Geruchs- und Geschmackssinns kommen.

Eine chronische Exposition mit **Thallium** führt zu einer Beeinträchtigung der Natrium-Kalium-Pumpe, weil Thallium das Kalium verdrängt und ersetzt. Im weiteren Verlauf der Intoxikation kommt es u. a. zu peripheren Neuralgien, Polyneuritis, Bulbärparalyse, Schluck- und Sprachstörungen. Häufig ist auch der Sehnerv betroffen.

Besteht eine längere Exposition mit **Blei**, können u. a. eine Polyneuropathie, eine Atrophie des Sehnervs und eine reduzierte Leitungsgeschwindigkeit sowohl motorischer als auch sensibler peripherer Nerven auftreten.

## Giftwirkung

Einige Metalle **verdrängen essenzielle Mikronährstoffe**, z. B. Blei das Kalzium aus den Knochen, was zu Osteoporose führen kann. Metalle können auch Schlüsselpositionen in Funktionsproteinen wie Enzymen einnehmen, indem sie den dort eigentlich benötigten Mikronährstoff (z. B. Kupfer, Zink, Eisen, Mangan) ersetzen und so das Enzym in seiner Funktion einschränken bzw. völlig blockieren.

## Immunreaktion

Bei der Typ-IV-Reaktion gegen Metalle kommt es zu einer Reaktion des adaptiven Immunsystems gegen diese körperfremden Metalle. Da die Metalle oft mit körpereigenen Strukturen verbunden sind, z. B. durch Einlagerung in Zellen und Geweben, werden auch diese von T-Zellen angegriffen und zerstört. Bei autoimmun-neurologischen Krankheitsbildern können neurotoxische Metalle sowohl eine bedeutende Rolle spielen als auch das Krankheitsbild verzerren.

Eine Vergiftung ist keine Autoimmunerkrankung, aber sie kann über eine lymphozytäre Sensibilisierung eine solche möglicherweise triggern. Daher sollte man bei Patienten mit therapieresistenten Autoimmunopathien auch an eine chronische Intoxikation mit Metallen denken und entsprechende Untersuchungen durchführen (**Abb. 5.1**).

## Hormonähnliche Wirkung

Speziell die Metalle Nickel, Chrom, Quecksilber, Blei und Cadmium haben – neben einer toxischen und allergisierenden Komponente – eine östrogenähnliche Wirkung, weswegen sie zu den endokrinen Disruptoren gezählt werden. Ihre Wirkung auf das Hormonsystem kann durch PCB und manche Pestizide verstärkt werden, da diese ebenfalls zu den endokrinen Disruptoren gehören.

## Kumulation und Potenzierung

Ein weiteres Problem ist die Kumulation. Metalle haben eine Affinität zu bestimmten Geweben, v. a. **Fettgewebe** und **Nervenzellen**, die beide einen langsamen Stoffwechsel haben. Das bedeutet, dass Metalle aus diesen Geweben nicht oder nur eingeschränkt ausgeschieden werden und im Laufe der Zeit **kumulieren**, selbst wenn die Exposition immer wieder unterbrochen wird. Zusätzlich potenziert sich die schädigende Wirkung im Körper, wenn eine Belastung mit mehreren Metallen oder mit Metallen und anderen Schadstoffen (z. B. PCB, PVC, Insektiziden) vorliegt. Konkret bedeutet dies, dass auch eine geringe Belastung mit einer oder mehreren Noxen – einen ausreichend langen Zeithorizont vorausgesetzt – für den Körper eine bedeutsame Belastung darstellen kann.

GANZIMMUN DIAGNOSTICS AG

GANZIMMUN AG - Hans-Böckler-Straße 109 - 55128 Mainz

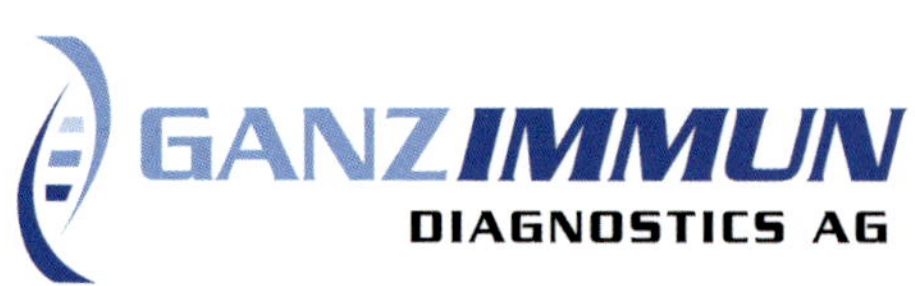

**Mustermann, Max**
geb. 01.01.1955 m
Barcode 123456
Labornummer 11223344
Probenabnahme am 15.10.2019
Probeneingang am 15.10.2019 11:57
Ausgang am 15.10.2019

Praxis
Dr. med. Karl Musterbefund
Facharzt für Allgemeinmedizin
Hans-Böckler-Str. 109
55128 Mainz

DAkkS Deutsche Akkreditierungsstelle D-ML-13147-01-00

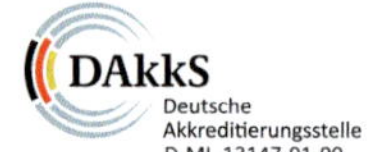

**Laborärztlicher Befundbericht** Endbefund, Seite 1 von 4

Benötigtes Untersuchungsmaterial: Lithium-Heparin-Blut

| Untersuchung | Ergebnis | Einheit | Vorwert | Referenzbereich/ Nachweisgrenze |
|---|---|---|---|---|
| Allergiediagnostik | | | | |
| **Typ IV - Allergie:** | | | | |
| LTT-Negativkontrolle | 1,0 | Index | 1,0 (26.2.19) | 1,0 |
| LTT-Positivkontrolle | 12,0 | Index | 8,0 (26.2.19) | > 4,0 |
| **Schwermetalle:** | | | | |
| **Sonstige Metalle:** | | | | |
| Silber | 3,0 | Index | | < 4,0 |
| Zinn | 1,9 | Index | | < 4,0 |
| Gold | 3,2 | Index | | < 4,0 |
| Nickel | 1,2 | Index | | < 4,0 |
| Blei | 2,4 | Index | | < 4,0 |
| Chrom | 5,4 | Index | | < 4,0 |
| Molybdän | 2,1 | Index | | < 4,0 |
| Zink | 2,1 | Index | | < 4,0 |
| Palladium | 1,3 | Index | | < 4,0 |
| Aluminium | 1,6 | Index | | < 4,0 |
| Titan | 2,0 | Index | | < 4,0 |
| Vanadium | 0,9 | Index | | < 4,0 |
| Kobalt | 7,8 | Index | | < 4,0 |
| Platin | 1,9 | Index | | < 4,0 |

**GANZIMMUN AG** Hans-Böckler-Straße 109 55128 Mainz
T. + 49 (0) 6131 - 7205-0 F. + 49 (0) 6131 - 7205-100 info@ganzimmun.de www.ganzimmun.de

**Abb. 5.1** Musterbefund eines Metall-LTT. (Quelle: GANZIMMUN Diagnostics AG, Mainz)

## 5.2.3 Diagnostik

### Blut

Blutwerte zeigen den **Transport** von Substanzen im Körper an, sodass man dort die **aktuelle Belastung** mit toxischen Stoffen bzw. die **Versorgungslage** mit physiologischen Substanzen wie Mineralstoffen, Spurenelementen und Vitaminen sehen kann. All diese haben eine mehr oder weniger kurze Halbwertszeit im Blut, bevor sie in die Gewebe übergehen. Nach einer Kontamination finden sich viele Metalle v. a. intrazellulär wieder, d. h. der Nachweis im Serum erscheint am wenigsten geeignet, da sich der Serumwert nach der Exposition am schnellsten wieder normalisiert. Um die akute Belastung mit einem (toxischen) Metall nachzuweisen, ist demnach die Untersuchung im EDTA- bzw. Heparinblut am sinnvollsten.

Die durchschnittliche Halbwertszeit im Blut nach Exposition ist für die jeweiligen Metalle unterschiedlich (Untersuchung im EDTA- oder Heparinblut):

- Nickel: 20–34 Stunden
- Arsen: 24 Stunden
- Aluminium: unklar, wahrscheinlich 24 Stunden
- Quecksilber: 3 Tage
- Blei: 21–35 Tage
- Cadmium: 30–90 Tage

### Ursachen erhöhter Quecksilberwerte

Quecksilber ist toxisch und hat im Körper keine physiologische Funktion. Ideal wäre es also, wenn überhaupt keine Belastung nachweisbar wäre und der gemessene Vollblutwert bei null liegen würde. Das ist aber praktisch nicht möglich, da es eine große Zahl von Kontaminationsquellen durch die weltweite Verbreitung von Quecksilber gibt.

Neben Amalgamfüllungen, Salzwasser-, aber auch Süßwasserfischen und Meerestieren findet sich Quecksilber zunehmend auch in Geflügelfleisch und Gemüse. Wein, Obst und Gemüse können sogar hohe Quecksilbermengen enthalten, wenn sie in der Nähe von Fernverkehrsstraßen, Müllverbrennungsanlagen, Krematorien oder Kohlekraftwerken gewachsen sind. Bei Importware ist zudem nicht auszuschließen, dass sie im Heimatland mit quecksilberhaltigen Spritzmitteln kontaminiert wurden.

Eine weitere Möglichkeit für einen Quecksilbernachweis im Vollblut kann der mehr oder weniger ständige Ionenaustausch zwischen Gewebedepots und dem Blut als Transportweg sein, v. a., wenn der Patient über entsprechende Depots verfügt, die über Jahre und Jahrzehnte entstanden sind.

### Urin

Die Urindiagnostik spiegelt mehr oder weniger das Bild der **aktuellen quantitativen Belastung** wider. Im Urin kann man die **Elimination** von Substanzen aus dem Körper nachweisen. Dies kann im Rahmen der Überwachung einer akuten Exposition sinnvoll sein, aber auch, nachdem therapeutisch Substanzen aus dem Gewebe gelöst wurden, z. B. bei der Therapie mit Chelatbildnern.

### Chelatbildner

Chelatbildner sind Substanzen, die eine Bindung mit verschiedenen Metallen in Form eines Komplexes eingehen und diesen dadurch zur Ausscheidung bringen, z. B.

- Dimercaptopropansulfonsäure (DMPS)
- Dimercaptobernsteinsäure (DMSA)
- Ethylendiamintetraessigsäure (EDTA), meistens in Form von Natrium-EDTA oder Kalzium-EDTA

Diese Substanzen werden in der Umweltmedizin und in der Metalltoxikologie **zur Entgiftung und Ausleitung** eingesetzt und in diesem Buch als **klassische Chelatbildner** bezeichnet. Sie verfügen über eine Ringstruktur, mit der sie positiv geladene Metallionen (Kationen) binden können. Im weiteren Verlauf werden diese Chelatkomplexe dann über den Urin und den Stuhl ausgeschieden. Neben toxischen bzw. potenziell toxischen Metallen binden sie auch an verschiedene physiologische Metalle, z. B. Kupfer, Zink, Magnesium, und können im Rahmen der Behandlung unter Umständen einen Mangel an diesen auslösen. Außerdem ist für eine Behandlung mit Chelatbildnern eine gute Nierenfunktion Voraussetzung, damit die renale Elimination der Chelatkomplexe gewährleistet ist. Klassische Chelatbildner sind i. d. R. nicht zellgängig, sondern binden Metallionen in den wässrigen Kompartimenten, z. B. im Interzellularraum.

Idealerweise untersucht man 2 Proben (unbehandelter Morgenurin und Urin nach der Chelatbehandlung) und vergleicht die Resultate miteinander. Damit lässt sich leichter feststellen, bei welchem Metall es sich eher um eine Akutbelastung handelt (z. B. aufgrund der Ernährung) und welche Belastung aus den Körpergeweben stammt. Für eine genaue Interpretation sind auch die Halbwertszeiten der jeweiligen Chelatbildner wichtig und Kenntnisse darüber, welcher Chelatbildner zu welchem Metall eine Bindungsaffinität aufweist.

Weitere Substanzen, die ebenfalls eine Bindungsfähigkeit für Metallionen besitzen und als Chelatbildner eingesetzt werden können, sind z. B.

- **reduziertes Glutathion**: entgiftet Xenobiotika, aber auch Quecksilber
- **α-Liponsäure**: wirkt sowohl lipophil als auch hydrophil, komplexiert viele Metallionen
- **Glycin**: Es entgiftet Blei und Quecksilber. Diskutiert wird, ob es Glyphosat durch Verdrängung entgiften kann, da es sich bei Glyphosat chemisch gesehen um N-(Phosphonomethyl-)Glycin handelt [290]. Außerdem hat Glycin antioxidative und immunmodulierende Eigenschaften [270] [353].
- **schwefelhaltige Aminosäuren** wie Cystein oder Taurin: Sie entgiften Schwermetalle wie Cadmium, Blei und Quecksilber, außerdem verschiedene Xenobiotika wie Herbizide, Pestizide und Lösungsmittel. Darüber hinaus haben sie antioxidative Eigenschaften. Die Verfügbarkeit von Cystein bzw. die Aktivität des Enzyms Glutamatcystein-Ligase (GCL), das die Verbindung von Glutamat und Cystein katalysiert, bestimmen die Schnelligkeit der De-novo-Synthese von Glutathion.
- **Selen** in Form von Natriumselenit: entgiftet Cadmium und Quecksilber

Alle diese Substanzen haben die Gemeinsamkeit, dass sie neben ihrer Chelatwirkung die körpereigene Entgiftung unterstützen und, unabhängig davon, auch andere physiologische Funktionen erfüllen. Deswegen werden sie in diesem Buch als **biogene Chelatbildner** bezeichnet. Sie haben, was die Menge an ausgeschiedenen Metallen je Behandlungssitzung angeht, ein deutlich **geringeres Entgiftungspotenzial** als DMPS, DMSA oder EDTA. Anders als die klassischen Chelatbildner erfüllen sie im Körper neben ihrer Entgiftungswirkung auch zahlreiche **physiologische Funktionen**. Glutathion (S. 162) ist für die Phase-2-Entgiftung in der Leber notwendig und sowohl Glutathion als auch α-Liponsäure regenerieren verschiedene essenzielle Mikronährstoffe, z. B. Vitamin E. Darüber hinaus ist α-Liponsäure in der Lage, Glutathion zu regenerieren. Biogene Chelatbildner haben nicht nur eine Affinität zu Metallen, sondern können auch **andere Stoffgruppen entgiften** (S. 157). Da in den Gewebedepots nicht nur Metalle, sondern auch andere Xenobiotika eingelagert sind, besitzen sie, was die Metallausscheidung angeht, zwar eine schwächere Wirkung, sind aber, was ihre Affinität zu anderen Noxen angeht, wesentlich breiter aufgestellt als klassische Chelatbildner.

Die Evolution hat in Millionen von Jahren sehr effiziente Entgiftungsstrategien entwickelt, die an unseren Körper und seine komplexe Biochemie perfekt angepasst sind. Innerhalb weniger Generationen haben sich die Umweltbelastungen exponentiell verstärkt (und verstärken sich noch), was für den Körper eine enorme Herausforderung bedeutet. Deswegen hat es sich nach meiner Erfahrung sehr bewährt, den Einsatz von biogenen Chelatbildnern in ein Gesamtkonzept zu integrieren, bei dem die Entgiftungsmöglichkeiten des Körpers optimal unterstützt werden, was zu wesentlich besseren Ergebnissen führt, als „nur“ α-Liponsäure oder Glutathion anzuwenden, z. B. als Infusion. Da sich dieses Gesamtkonzept eng an den Entgiftungsmechanismen orientiert, die sich in Jahrmillionen evolutinär entwickelt haben, wird dafür im weiteren Text der Begriff **evolutionsadaptierte Entgiftung** verwendet. Im Unterschied zur Chelattherapie, bei der klassische Chelatbildner eingesetzt werden, nutzt die evolutionsadaptierte Entgiftung mit biogenen Chelatbildnern körpereigene biochemische Mechanismen bzw. Prozesse und ist in der Lage, eine sehr große Zahl verschiedenster

Noxen wie Metalle oder Xenobiotika unschädlich zu machen.

## Bestimmung der Porphyrine

Eine andere Möglichkeit, um eine Belastung des Körpers mit Metallen zu diagnostizieren, ist die Untersuchung des Urins auf Porphyrine. Dazu wird der 2. Morgenurin gewonnen und gekühlt und lichtgeschützt ans Labor geschickt.

Porphyrine gehören zu den organischen Farbstoffen und bilden den Häm-Anteil des roten Blutfarbstoffs Hämoglobin. Man findet sie im Körper aber auch als **Bestandteil** einiger wichtiger **Entgiftungsenzyme** wie den Katalasen und Cytochromen. Normalerweise sind Porphyrine im Urin nicht bzw. kaum nachweisbar. Bei einer **erhöhten Ausscheidung** kommen folgende Ursachen in Frage:

- **Belastung mit Umweltgiften**: Verschiedene Metabolite der Porphyrinsynthese können auf bestimmte Umwelttoxine hinweisen (**Tab. 5.1**). Dabei zeigen diese eine chronische Belastung des Stoffwechsels an (im Gegensatz zu der Untersuchung im Blut, die lediglich akute Belastungen nachweisen kann).
- **Porphyrie**: Angeborene Stoffwechselstörung mit einer gestörten Häm-Synthese, deren Symptome kolikartige Bauchschmerzen, Polyneuropathie mit Paresen, Psychosen, Hypertonie, Tachykardie und eine Photodermatose sind. Die Betroffenen wissen oft gar nicht, dass sie an einer Porphyrie leiden, bis dann aufgrund eines Triggers, z. B. Infekt, Operation, Alkohol, Fasten und bestimmte Medikamente wie Barbiturate, der erste Anfall ausgelöst wird.
- **Toxische Störungen der Hämoglobinsynthese**: Bestimmte Giftstoffe können zu einer Erhöhung der Porphyrine führen. Da Häm in der Leber als prosthetische Gruppe an zahlreichen enzymatischen Reaktionen beteiligt ist, kann es durch verschiedene Medikamente bzw. Toxine zu einem vermehrten Bedarf an Entgiftungsenzymen und damit zu einem Häm-Mangel kommen. Um die Häm-Synthese anzuregen, wird die δ-Aminolävulinatsynthase (δ-ALAS), ein mitochondriales Enzym in den Hepatozyten aktiviert, was gleichzeitig zur vermehrten Bildung von Porphyrinen führt.

**Tab. 5.1** Porphyrin-Diagnostik.

| Umweltnoxe | Urinbefund |
|---|---|
| Arsen | • Uroporphyrin<br>• Coproporphyrin I<br>• Pentacarboxyporphyrin |
| Quecksilber | • Coproporphyrin I<br>• Coproporphyrin II<br>• Pentacarbocyporphyrin |
| Blei | • Coproporphyrin III |
| Hexachlorbenzol | • Uroporphyrin |
| Methylchlorid | • Coproporphyrin I<br>• Coproporphyrin III |
| Dioxin | • Uroporphyrin |
| Polyvinylchlorid | • Coproporphyrin I<br>• Coproporphyrin III |
| polybromiertes Biphenyl | • Coproporphyrin I<br>• Coproporphyrin III |
| Alkohol (chronisch-hepatische Porphyrie in der Frühphase) | • Coproporphyrin III |
| Alkohol (chronisch-hepatische Porphyrie in der Spätphase) | • Uroporphyrin |

Bei einer Porphyrinerhöhung im Urin könnte es also sein, dass die Ursache der Symptome keine Umweltbelastung, sondern eine angeborene Stoffwechselstörung ist. Daher sollte man den Patienten ggf. an einen Facharzt überweisen.

## Haare

Anhand der Haare kann man die **Speicherung** von Substanzen im Gewebe bei einer **längerfristigen Exposition** erkennen. Bei der **Haar-Mineral-Analyse** (HMA) werden die Haare auf ihren Gehalt an physiologischen Elementen wie Kalzium, Magnesium, Phosphor, Zink, Kupfer und Selen untersucht sowie zusätzlich auf toxische Metalle, z. B. Aluminium, Blei, Cadmium und Quecksilber (**Abb. 5.2**). Das zu untersuchende Haar sollte unbehandelt sein. Da ein Haar im Monat durchschnittlich 1–1,5 cm wächst, sieht man je nach Haarlänge immer eine Belastung über einen bestimmten Zeitraum und für jedes untersuchte

## Micro Trace Minerals Labor

Umweltmedizinische Untersuchungen

Röhrenstrasse 20, 91217 Hersbruck, Germany
P.O.Box 4613; Boulder, CO 80306-4613, USA

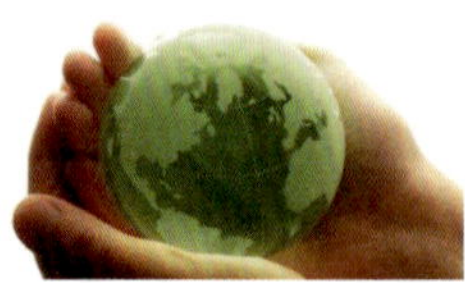

| MINERALSTOFF ANALYSE | | Haar | | | |
|---|---|---|---|---|---|
| | | Labornummer | | 123456 | |
| Praxis/Kunde | Muster Arzt | | | Testdatum | 01.01.2019 |
| Patientenname | Muster Patient | Geschlecht | w | Alter | 40 |
| Klinische Information | Muster Befund grosses Profil (P10) | | | Seite | 1/7 |

| | Referenzbereich | Messwert | |
|---|---|---|---|
| **Essentielle Spurenelemente (PPM = mg/kg =mcg/g)** | | | |
| Chrom (Cr) | 0,020 --- 0,210 | 0,050 | |
| Eisen (Fe) | 4,600 --- 17,700 | 4,080 | ↓ |
| Jod (I) | 0,050 --- 5,000 | 494,090 | ↑ |
| Kobalt (Co) | 0,010 --- 0,300 | 0,050 | |
| Kupfer (Cu) | 10,000 --- 41,000 | 37,220 | |
| Mangan (Mn) | 0,050 --- 0,920 | 0,330 | |
| Molybdaen (Mo) | 0,030 --- 1,100 | 0,070 | |
| Selen (Se) | 0,400 --- 1,700 | 0,910 | |
| Vanadium (V) | 0,010 --- 0,200 | n.n. | ↓ |
| Zink (Zn) | 150,000 --- 272,000 | 139,610 | ↓ |
| **Essentielle Elemente (PPM = mg/kg = mcg/g)** | | | |
| Calcium (Ca) | 220,000 --- 1.600,000 | 4.364,750 | ↑ |
| Magnesium (Mg) | 20,000 --- 130,000 | 303,480 | ↑ |
| **Nichtessentielle Spurenelemente (PPM = mg/kg = mcg/g)** | | | |
| Bor (B) | < 0,840 | 0,910 | ↑ |
| Germanium (Ge) | < 1,650 | n.n. | |
| Lithium (Li) | < 0,300 | 0,010 | |
| Strontium (Sr) | 0,650 --- 6,900 | 12,950 | ↑ |
| Wolfram (W) | < 0,010 | n.n. | |
| **Potentiell toxische Elemente (PPM = mg/kg = mcg/g)** | | | |
| Aluminium (Al) | < 8,000 | 2,270 | |
| Antimon (Sb) | < 0,300 | 0,020 | |

n.n. = nicht nachweisbar, < x = unterhalb Bestimmungsgrenze
Analytik & Qualitätskontrolle: Dipl. Ing. Müller, Akkreditierung: DIN EN ISO 12345; Befundvalidierung: Dr. M. Meyer PhD

**Abb. 5.2** Musterbefund für eine Haar-Mineral-Analyse. (Quelle: Micro Trace Minerals GmbH, Hersbruck)

## Micro Trace Minerals Labor

Umweltmedizinische Untersuchungen

Röhrenstrasse 20, 91217 Hersbruck, Germany
P.O.Box 4613; Boulder, CO 80306-4613, USA

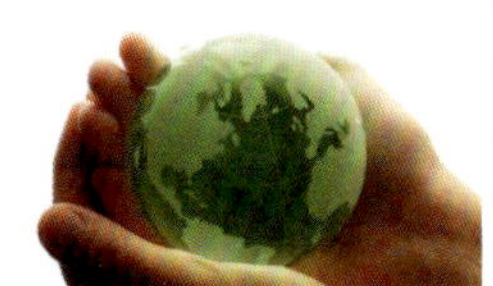

| MINERALSTOFF ANALYSE | | | | Haar | | | |
|---|---|---|---|---|---|---|---|
| Patientenname | Muster Patient | | | Labornummer | 123456 | Seite | 2/7 |
| | Referenzbereich | Messwert | | | | | |
| **Potentiell toxische Elemente (PPM = mg/kg = mcg/g)** | | | | | | | |
| Arsen-Gesamt (As) | < 0,200 | 0,030 | | | | | |
| Barium (Ba) | < 4,640 | 4,110 | | | | | |
| Beryllium (Be) | < 0,100 | n.n. | | | | | |
| Blei (Pb) | < 3,000 | 1,180 | | | | | |
| Cadmium (Cd) | < 0,200 | 0,010 | | | | | |
| Caesium (Cs) | < 0,010 | n.n. | | | | | |
| Cer (Ce) | < 0,100 | n.n. | | | | | |
| Dysprosium (Dy) | < 0,006 | n.n. | | | | | |
| Erbium (Er) | < 0,005 | n.n. | | | | | |
| Europium (Eu) | < 0,005 | n.n. | | | | | |
| Gadolinium (Gd) | < 0,100 | 0,810 | ↑ | | | | |
| Gallium (Ga) | < 0,200 | n.n. | | | | | |
| Iridium (Ir) | < 0,006 | n.n. | | | | | |
| Lanthan (La) | < 0,032 | n.n. | | | | | |
| Lutetium (Lu) | < 0,010 | n.n. | | | | | |
| Nickel (Ni) | < 1,000 | 0,430 | | | | | |
| Palladium (Pd) | < 0,100 | < 0,050 | | | | | |
| Platin (Pt) | < 0,010 | n.n. | | | | | |
| Praseodym (Pr) | < 0,013 | n.n. | | | | | |
| Quecksilber (Hg) | < 0,600 | 0,460 | | | | | |
| Rhenium (Re) | < 0,005 | n.n. | | | | | |
| Rhodium (Rh) | < 0,007 | n.n. | | | | | |
| Ruthenium (Ru) | < 0,100 | n.n. | | | | | |

n.n. = nicht nachweisbar, < x = unterhalb Bestimmungsgrenze
Analytik & Qualitätskontrolle: Dipl. Ing. Müller, Akkreditierung: DIN EN ISO 12345; Befundvalidierung: Dr. M. Meyer PhD

**Abb. 5.2** Fortsetzung. (Quelle: Micro Trace Minerals GmbH, Hersbruck)

**Micro Trace Minerals Labor**

Umweltmedizinische Untersuchungen

Röhrenstrasse 20, 91217 Hersbruck, Germany
P.O.Box 4613; Boulder, CO 80306-4613, USA

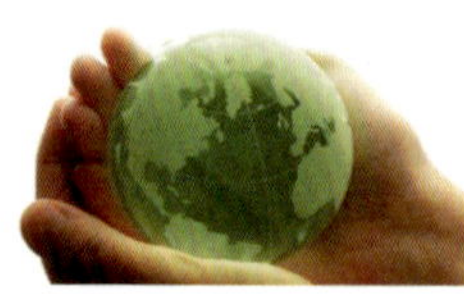

| MINERALSTOFF ANALYSE | | | Haar | | | |
|---|---|---|---|---|---|---|
| Patientenname | Muster Patient | | Labornummer | 123456 | Seite | 3/7 |
| | Referenzbereich | Messwert | | | | |
| **Potentiell toxische Elemente (PPM = mg/kg = mcg/g)** | | | | | | |
| Samarium (Sm) | < 0,011 | n.n. | | | | |
| Silber (Ag) | < 1,000 | 0,030 | | | | |
| Tantal (Ta) | < 0,011 | n.n. | | | | |
| Tellur (Te) | < 0,010 | n.n. | | | | |
| Thallium (Tl) | < 0,010 | n.n. | | | | |
| Thorium (Th) | < 0,010 | n.n. | | | | |
| Thulium (Tm) | < 0,002 | n.n. | | | | |
| Titan (Ti) | < 1,500 | 0,170 | | | | |
| Uran (U) | < 0,100 | 0,020 | | | | |
| Wismut (Bi) | < 0,200 | 0,010 | | | | |
| Ytterbium (Yb) | < 0,010 | n.n. | | | | |
| Zinn (Sn) | < 0,700 | 0,060 | | | | |
| Zirkonium (Zr) | < 0,500 | < 0,050 | | | | |

n.n. = nicht nachweisbar, < x = unterhalb Bestimmungsgrenze
Analytik & Qualitätskontrolle: Dipl. Ing. Müller, Akkreditierung: DIN EN ISO 12345; Befundvalidierung: Dr. M. Meyer PhD

**Abb. 5.2** Fortsetzung. (Quelle: Micro Trace Minerals GmbH, Hersbruck)

Element quasi einen Durchschnittswert. Sowohl die physiologischen als auch die toxischen Metalle haben zwar immer eine Affinität zu bestimmten Geweben (Blei und Kalzium findet man z. B. v. a. in den Knochen), aber sie lassen sich auch in den Haaren nachweisen.

In der klassischen Medizin ist die HMA umstritten, allerdings wird sie z. B. in der Arbeits- und Gerichtsmedizin eingesetzt, wenn es z. B. um die Beurteilung einer Langzeitvergiftung mit bestimmten Giften wie Arsen geht. Auch beim Nachweis von Drogen, z. B. Kokain, werden Haare untersucht.

In den Bekanntmachungen des Umweltbundesamts [349] liest man in einer Stellungnahme der Kommission „Human Biomonitoring“, dass im Vergleich zu Kontrollgruppen die Metall- bzw. Metalloidgehalte in Kopfhaaren bei entsprechend exponierten Personen grundsätzlich erhöht sein können. Es wird festgestellt, dass das Haar das beste Indikatormedium zur Beurteilung der individuellen Methylquecksilberbelastung ist.

Trotzdem zweifelt das Umweltbundesamt an der Validität der HMA. **Hauptkritikpunkte** sind:

- Stammt das gefundene Metall wirklich aus dem Haar selbst oder ist es durch äußere Kontamination in die Analyse geraten? Dieser Umstand lässt sich durch geeignete präanalytische Maßnahmen wie das Waschen der Haare im Labor in Aqua destillata beheben. Außerdem dürfen nur naturbelassene Haare (Kopf- oder Schamhaare) für die Untersuchung verwendet werden.
- Wie und in welchem Umfang werden die einzelnen Elemente während der Wachstumsphase vom Blut in die Haarmatrix eingebaut? Wie beeinflussen sich die Metalle im Haar gegenseitig, z. B. bei der Aufnahme in die Haarmatrix? Über die Korrelation zwischen dem Elementgehalt in den Haaren und den Metallkonzentrationen einzelner Körpergewebe ist nur wenig bekannt, außerdem beeinflussen zahlreiche Faktoren wie Haarpflege- und -färbemittel oder starkes Schwitzen den Elementgehalt in den Haaren. Haare gehören zum menschlichen Gewebe wie Bindegewebe oder Knochen. Für einige Substanzen wie Arsen, Thallium, Blei oder Quecksilber ist der Zusammenhang so gut geklärt, dass die Haaranalyse auch in der forensischen Medizin eine akzeptierte Methode ist.
- Außerdem wird an den Möglichkeiten der Qualitätssicherung der Labore für die HMA gezweifelt. Zwar müssen Prüflaboratorien im Rahmen staatlicher Zulassungsverfahren an Ringversuchen teilnehmen, um die Qualität ihrer Ergebnisse zu sichern, für die HMA liegen solche qualitätssichernde Maßnahmen, wie bei Blut- oder Urinuntersuchungen, derzeit (Stand: September 2020) aber nicht vor. Hingegen hat die US-amerikanische Umweltbehörde (United States Environmental Protection Agency) festgestellt, dass die Daten zuverlässig sind, wenn Haarproben ordnungsgemäß gesammelt und gereinigt werden sowie mit den besten analytischen Methoden, unter Verwendung von entsprechenden Standards und Blindproben, in einem sauberen und zuverlässigen Labor und von erfahrenem Personal untersucht werden.

## Speichel

Eine Sonderform der Diagnostik ist die Speicheldiagnostik. Sie eignet sich zur Überprüfung von **Abrieb aus Dentalmaterial.** Amalgamfüllungen bestehen aus einer Mischung verschiedener Metalle und können bei mechanischem Druck, wie z. B. beim Kauen, durch Abrieb Metallspuren in den Mundspeichel abgeben. Aber auch andere Dentalwerkstoffe, z. B. Goldkronen, können zugemischte Metalle enthalten, die beim Kauen herausgelöst werden können, z. B. Zinn, Indium oder Gallium.

Zwanzig Minuten vor Testbeginn sollte der Patient nichts mehr essen oder trinken und mindestens 1 Stunde vorher nicht rauchen bzw. die Zähne putzen. Zuerst entnimmt er 3 ml Speichel und füllt diesen in ein vorbereitetes Röhrchen, das sicher verschlossen und mit „Probe 1“ beschriftet wird. Dann wird ein vom Labor zur Verfügung gestellter Kaugummi für 5 Minuten gekaut und in dieser Zeit wird der gesamte Speichel in einem zweiten Röhrchen gesammelt. Dieses wird ebenfalls sicher verschlossen und mit „Probe 2“ gekennzeichnet.

## Zusammenfassung

Die Diagnostik einer chronischen Belastung mit toxischen Metallen ist nicht ganz einfach. Bei Verdacht ist eine gründliche Umweltanamnese immer der erste Schritt, auf den dann eine geeignete Labordiagnostik folgen sollte.

**Aktuelle** Belastungen lassen sich in Serum, Plasma und im Vollblut darstellen, ihre renale Elimination über den Urin. Allerdings ist dies von der Expositionsdauer, -menge und dem Zeitraum zwischen Exposition und Blutentnahme bzw. Uringewinnung abhängig, da die Metalle nach einiger Zeit entweder ausgeschieden werden oder in die Gewebe übergehen. Metallabrieb aus bestehenden Zahnmaterialien kann man mit der Untersuchung des Mundspeichels überprüfen.

Schwieriger wird es beim Nachweis von **chronischen** Belastungen, da sich die Metalle dann kaum noch im Blut oder im Spontanurin nachweisen lassen. Ist die Exposition einige Monate her, kann man an die Bestimmung der Porphyrine im Urin oder eine HMA als geeignete Untersuchung denken. Liegen Jahre seit der Exposition zurück, kommen v. a. die Untersuchung des Urins nach Chelatinfusion für den quantitativen Nachweis oder ein Lymphozytentransformationstest (LTT) in Frage, um herauszufinden, ob sich das adaptive Immunsystem gegen bestimmte Metalle sensibilisiert hat.

## 5.3 Impfadjuvanzien

An dieser Stelle soll weder eine Diskussion geführt werden, ob Impfen sinnvoll ist oder nicht, noch wird behauptet, es gäbe unwiderlegbare wissenschaftliche Belege dafür, dass Impfungen an der Entstehung von Erkrankungen, z. B. Autoimmunopathien, beteiligt sind. Vielmehr geht es darum, die **unterschiedlichen Sichtweisen** zusammenzufassen und diese dem mündigen Leser transparent zu machen, damit sich dieser eine eigene Meinung bilden kann.

### 5.3.1 Aufbau der natürlichen Immunität

Ein **Neugeborenes** kommt bereits mit spezifischen Antikörpern auf die Welt, die es während der Schwangerschaft von der Mutter über die Plazenta erhalten hat. Zusätzlich wird es über die Muttermilch mit weiteren Antikörpern der Klassen IgM, IgA und IgG versorgt, außerdem mit Aminosäuren und anderen wichtigen Nährstoffen. In den ersten Lebensmonaten stehen dem Neugeborenen also nur das **angeborene Immunsystem** und die **Antikörper der Mutter** zur Verfügung, es liegt also schon eine Form der TH2-Immunabwehr vor.

Das **adaptive Immunsystem** (S. 34) ist noch nicht ausgebildet, denn es benötigt Infektionen, um zu lernen und eine immunologische Kompetenz zu entwickeln. Deswegen sind **banale Infektionen** im Kindesalter immer eine gute Gelegenheit, **immunologische Kompetenz** aufzubauen und das TH1-System lernen zu lassen. Dazu ist es auch notwendig, dass das Kind bis zu einem gewissen Maß fiebert und die Infektion, wenn sie nicht bedrohlich ist, nicht sofort durch Antibiotika und fiebersenkende Mittel bekämpft wird. Dies hilft, eine gesunde und trainierte Immunabwehr aufzubauen, die einen im Lauf des Lebens effizient vor Infektionen schützt.

Dringen Erreger über die Schleimhäute in den Körper ein, kommt es über den Kontakt mit dendritischen Zellen und Makrophagen, die als antigenpräsentierende Zellen dienen, sowie durch Vermittlung von TH1-Helfer-Zellen zur Ausbildung spezifischer klonaler T-Zellen gegen den jeweiligen Erreger (TH1-Reaktion, zelluläre Schiene der adaptiven Immunabwehr). Im Zuge der Infektion vermitteln TH2-Helfer-Zellen die Aktivierung von B-Lymphozyten zu Plasmazellen, die dann erregerspezifische Antikörper produzieren (TH2-Reaktion, humorale Schiene der adaptiven Immunabwehr). Durch die Bildung von Gedächtniszellen wird das adaptive Immunsystem nach der Infektion in die Lage versetzt, sich an diesen speziellen Erreger zu erinnern, damit dieser bei einem eventuellen späteren Kontakt schnell und effizient vernichtet werden kann.

### 5.3.2 Verwendete Adjuvanzien

Impfstoffe bestehen aus einer Kombination von **Antigenen** und **Adjuvanzien**, die aus unterschiedlichen Gründen notwendig sind. Einer der wichtigsten ist, dass sich in Impfungen der Erreger entweder in abgetöteter Form, inaktiviert oder in Antigen-Untereinheiten, also immunologischen Bruchstücken, befindet. Damit das Immunsystem trotzdem ausreichend auf die Impfung reagiert, benutzt man verschiedene Substanzen bzw. -mischungen, um die **Reaktion** des Immunsystems auf die abgeschwächte Erregerinformation so weit zu **verstärken**, dass es auch tatsächlich zu einer Immunreaktion kommt.

Die wichtigsten Impfadjuvanzien sind **Thiomersal, Aluminiumhydroxid** und **Squalen**. Thiomersal, ein Quecksilbersalz, gehörte seit langem zu den klassischen Impfzusätzen, u. a., weil es eine desinfizierende Wirkung hat und die TH2-Reaktion und damit die humorale Antikörperbildung verstärkt. Quecksilber wurde im Lauf der Jahre vermehrt gegen Aluminiumhydroxid als Adjuvans ausgetauscht, das ebenfalls zur Verstärkung der TH2-Reaktion dient, und mit anderen Adjuvanzien kombiniert wird, die gleichzeitig die TH1-Schiene aktivieren sollen, z. B. Monophosphoryllipid. In aktuell entwickelten Impfstoffen wird vermehrt eine Mischung aus Polysorbat (Stabilisator), Vitamin E und Squalen als Impfverstärker eingesetzt. Squalen ist ein Triterpen, das in der Natur weit verbreitet ist (z. B. Lebertran, Fischöl, Olivenöl) und auch im menschlichen Körper vorkommt. Seinen Namen hat es von Squalus (lat. Haifisch), da es vermehrt in der Haifischleber nachgewiesen werden kann. Im Körper ist es u. a. eine biochemische Zwischenstufe bei der Steroidsynthese.

Da die TH1- und die TH2-Reaktionen des adaptiven Immunsystems grundsätzlich antagonistisch ablaufen, u. a. indem sie sich gegenseitig hemmende Zytokine produzieren, führt eine TH2-Stimulation automatisch zu einer Hemmung der TH1-Immunantwort und umgekehrt. Insofern erscheint in diesem Kontext die **Kombination verschiedener Adjuvanzien** sinnvoll, damit sowohl eine TH1- als auch eine TH2-Antwort induziert wird.

### 5.3.3 Metallexposition und Immunantwort

In den 1990er-Jahren wurde die Auswirkung von Gold- und Quecksilbersalzen auf das Immunsystem untersucht [267]. Dabei fand man heraus, dass diese Metallsalze Antigene molekular so verändern können, dass T-Zellen nicht mehr an die Teile des Antigens binden, gegen die sie sensibilisiert sind, sondern an andere Stellen, für die aber gar keine Bindungsaffinität vorliegt. Das bedeutet, dass es unter dem Einfluss von Gold- und Quecksilbersalzen zu einer Veränderung der Reaktion von T-Zellen auf Antigene kommen kann. Inwieweit es aber einen Zusammenhang von Impfungen, die Quecksilbersalze enthalten, und einer Autoimmunität geben könnte, wurde in wissenschaftlich allgemein anerkannten Studien bisher nicht mit ausreichender Evidenz evaluiert (S. 50).

2011 wurde ein Artikel [320] veröffentlicht, in dem der Begriff „ASIA-Syndrom" verwendet wurde (Autoimmune/Autoinflammatory Syndrome Induced by Adjuvants = Autoimmunität, die durch Impfadjuvanzien hervorgerufen wird). Dieses sei die Folge von Impfungen, bei denen die Kombination aus Erregern und Impfadjuvanzien, allen voran Aluminiumhydroxid, eine entscheidende Rolle gespielt habe. Zum Symptombild des ASIA-Syndroms zählen u. a. Schmerzen und Entzündungen an Faszien (Makrophagen-Myofasziitis), rheumatoide oder fibromyalgische Symptombilder mit Muskel- und Gelenkschmerzen, Muskelschwäche, neurologische Symptombilder ähnlich einem Guillain-Barré-Syndrom, chronische Müdigkeit und eine mehr oder weniger deutliche Empfindlichkeit des Patienten gegenüber Belastungen in Wohn- und Bürogebäuden (Sick Building Syndrome).

Interessant in diesem Zusammenhang erscheint auch eine amerikanische Studie [256], in der Patienten, die mit der allergenspezifischen Immuntherapie (IT) behandelt wurden, mit solchen verglichen wurden, die Impfungen gegen Hepatitis B und Humane Papillomaviren erhielten. Die IT wird bei Patienten angewendet, die an Typ-I-Allergien wie Heuschnupfen oder allergischem Asthma leiden, und entspricht der in Europa durchgeführten Hyposensibilisierung. Dabei werden den Patienten kleinste Mengen eines Allergens injiziert, die nach und nach gesteigert werden, um die Toleranz gegenüber dem jeweiligen Allergen zu erhöhen. Ähnlich wie Impfstoffe enthalten die in den USA verwendeten Desensibilisierungen Aluminiumhydroxid als Adjuvans. Da die Desensibilisierung meist über mehrere Jahre durchgeführt wird, bedeutet sie eine hohe Belastung mit Aluminiumhydroxid über einen längeren Zeitraum. Laut den Autoren der Studie müsste man bei diesen Patienten dadurch auch eine höhere Inzidenz für das ASIA-Syndrom finden, was aber nicht der Fall ist. Allerdings enthält die bei der IT verwendete Desensibilisierung keine abgeschwächten oder abgetöteten Erreger, sondern Antigene von Allergenen, meist Inhalationsallergenen. Ein Virus und ein Allergen, wie z. B. Blütenpollen, sind zwei völlig unterschiedliche Dinge. Dies könnte eine Erklärung für die Diskrepanz sein.

Laut den Autoren einer Studie [329] kann gesagt werden, dass hinsichtlich der Evidenz wissenschaftlicher Forschung Zweifel an der aktuellen Impfpraxis in der Tat gerechtfertigt sind. Denn die Sicherheitsüberprüfungen von Impfstoffen umfassen oftmals keine ausreichenden Untersuchungen zu deren Toxizität, da Impfstoffe nicht als toxisch betrachtet werden.

Laut einer Metaanalyse [321] scheint es so, dass manche autoimmunen Erkrankungen (z. B. Guillain-Barré-Syndrom) mit Impfungen in Beziehung stehen, obwohl die Daten hinsichtlich des Zusammenhangs zwischen Impfungen und Autoimmunerkrankungen widersprüchlich sind.

Bei der Schweinegrippen-Pandemie 2009/2010 kam es in Schweden im Rahmen der Impfung zu vereinzelten Fällen von Narkolepsie [253]. Dabei leiden die Patienten unter einer massiven Tagesmüdigkeit, die im Extremfall dazu führen kann, dass sie unkontrolliert einschlafen. Die Eudra-Vigilance-Datenbank der Europäischen Arzneimittelagentur listet mehr als 1300 registrierte Fälle aufgrund dieser Impfung auf, bei der ca. 60 % aller Schweden geimpft wurden. Das schwedische Parlament musste deswegen sogar ein spezielles Entschädigungsgesetz beschließen. Das aktuelle Erklärungsmodell für das Auftreten der Narkolepsie ist eine Autoimmunreaktion. Der in Schweden verwendete Impfstoff enthielt größere Mengen eines Nukleoproteins des H1N1-Virus als die anderer Hersteller. Aufgrund einer Ähnlichkeit in den Aminosäuresequenzen zwischen Nukleoproteinen des H1N1-Virus und dem Orexinrezeptor im Schlaf-Wach-Zentrum des Hypothalamus richten sich die Impfantiköper möglicherweise auch gegen den Orexinrezeptor. Allerdings waren davon nicht alle geimpften Schweden betroffen, sondern nur Träger einer bestimmten HLA-Variante und auch nur solche, bei denen es offensichtlich zu einer (mehr oder weniger kurzfristigen) Störung in der Durchlässigkeit der Blut-Hirn-Schranke kam.

Eine meines Erachtens sehr gute Zusammenfassung ist eine Metaanalyse [333], die folgende mögliche Zusammenhänge diskutiert:

- Grippeimpfung und Guillain-Barré-Syndrom, Diabetes Typ 1
- Hepatitis-B-Impfung (HBV) und MS, SLE
- Masern-Mumps-Röteln-Impfung (MMR-Impfung) und idiopathische Thrombozytopenie, rheumatoide Arthritis
- Impfung gegen HPV und primäre ovarielle Insuffizienz, SLE, ASIA-Syndrom, inflammatorische Myelitis

Die Autoren verglichen die verschiedenen Studienergebnisse miteinander. Sie stellen einerseits fest, dass es statistisch gesehen weltweit nur 0,01 % gemeldete Fälle von Autoimmunreaktionen nach Impfungen gibt und in den von ihnen gesichteten Publikationen weitere Kofaktoren wie chronische virale Infektionen (z. B. mit EBV), Umweltfaktoren oder Nährstoffmängel nicht oder kaum berücksichtigt wurden. Andererseits kritisieren sie die kurze Beobachtungszeit von 10–20 Tagen, wie sie mehrheitlich in den untersuchten Publikationen betrug.

Laut Paul-Ehrlich-Institut [345] gibt es hingegen derzeit keine wissenschaftlichen Belege dafür, dass Impfadjuvanzien wie Quecksilber oder Aluminium eine schädigende Wirkung auf den Menschen haben. Die derzeitige Datenlage lasse außerdem bei der Anwendung von Aluminiumhydroxid keine Erhöhung des Risikos erkennen, Allergien zu entwickeln. Es bestehe keine Notwendigkeit, die Verwendung von zugelassenen Impfungen zu ändern.

## Fazit

Sollten Autoimmunerkrankungen tatsächlich mit Impfungen im Zusammenhang stehen, dann handelt es sich offensichtlich um ein komplexes Geschehen, das mit der Zusammensetzung des Impfstoffs, der Auswahl und pharmazeutischen Aufbereitung des Impferregers und der individuellen Immunität des einzelnen Menschen zu tun hat.

### 5.3.4 Diagnostik

Um einen möglichen zeitlichen Zusammenhang zwischen einer Impfung und dem Auftreten einer Autoimmunerkrankung feststellen zu können, sollte eine entsprechend gründliche Anamnese unter Einbeziehung des Impfbuchs durchgeführt werden. Gibt es einen zeitlichen Zusammenhang zwischen der vorgenommenen Impfung und dem Krankheitsausbruch? In diesem Fall sollte dieser Umstand bei der Behandlung unbedingt berücksichtigt werden.

## 5.4 Körpereigene Entgiftungsmechanismen

Ist der Körper den täglichen Belastungen mit Giftstoffen schutzlos ausgeliefert? Die Antwort lautet: Nein. Im Gegenteil: Die Natur hat sich im Lauf der Evolution daran angepasst, **Gifte zu neutralisieren** und zur **Ausscheidung** zu bringen. Allerdings besteht das Problem, dass es immer mehr Giftstoffe gibt und diese z.T. kumulieren und sich in ihrer schädlichen Wirkung potenzieren können. Das kann in der Folge dazu führen, dass das körpereigene Entgiftungssystem überlastet wird. Normalerweise ist der Körper aber in der Lage, toxische Belastungen für eine gewisse Zeit zu kompensieren. Dazu stehen ihm verschiedene Entgiftungsmöglichkeiten zur Verfügung.

### 5.4.1 Evolutionsadapierte Entgiftung

**Mikronährstoffe** sind eine essenzielle Grundlage für die Funktion der körpereigenen Detoxifikationsmechanismen. Dazu gehören u.a. Aminosäuren, aber auch Spurenelemente wie Kupfer, Mangan, Selen und Zink. Damit diese in bestehende Strukturen, z.B. Enzyme, eingebaut werden können, bedarf es verschiedener Kofaktoren, zu denen v.a. Vitamine gehören. Mikronährstoffmängel sollten daher abgeklärt und je nach Ergebnis substituiert werden.

**Natürliche Entgiftungswege** des Körpers sind primär der **Darm** (Stuhl) und die **Nieren** (Urin), während die **Haut** (Schweiß) und die **Schleimhäute** (Sekret) als sekundäre Entgiftungswege bezeichnet werden können. Haupttransportweg für Toxine aller Art im Körper ist die **Lymphe.** Dieses Konzept ist uralt und findet sich in zahlreichen traditionellen Medizinsystemen, z.B. dem Ayurveda oder der Humoraltherapie. Man kann die körpereigene Entgiftung ganz allgemein anregen, z.B. über eine vermehrte Flüssigkeitszufuhr, die Regulation des Stuhlgangs oder Schwitzverfahren. Je individueller dies an den einzelnen Patienten und seine individuelle Genetik bzw. Konstitution und Disposition angepasst wird, desto effektiver sind die Ergebnisse in der täglichen Praxis. Man kann dazu sowohl Phytotherapeutika, z.B. Mariendistelfrüchte (Cardui mariae fructus), Goldrutenkraut (Solidaginis virgaureae herba) oder Walnussblätter (Juglandis folium), als auch homöopathische oder spagyrische Einzel- und Komplexmittel einsetzen. Auch physikalische Verfahren (Einläufe, heißer Leberwickel, Trockenbürsten, Sauna) haben sich bestens bewährt.

Alle Entgiftungsreaktionen sind aktive Stoffwechselprozesse, die unter Energieverbrauch ablaufen. Im Modell der Homotoxinlehre nach Reckeweg werden solche Prozesse mit **homöopathisierten intermediären Katalysatoren** unterstützt, um sowohl die Energiebereitstellung zu fördern als auch eventuelle Blockaden in diesen Stoffwechselprozessen zu beseitigen. Dazu stehen 2 Compositapräparate zur Verfügung (Coenzyme comp., Ubichinon comp.) und ein Präparat mit den wichtigsten intermediären Kataylsatoren des Citratzyklus als Potenzakkorde in Einzelampullen. Letztere werden i.d.R. in 4 Mischinjektionen mit zeitlichem Abstand angewendet:

- Injektion 1: Magnesium-Manganum-phosphoricum-Injeel® + Natrium-pyruvicum-Injeel® + Natrium-oxalaceticum-Injeel®
- Injektion 2: Acidum-citricum-Injeel® + Acidum-cis-aconiticum-Injeel®
- Injektion 3: Baryum-oxalsuccinicum-Injeel® + Acidum-α-ketoglutaricum-Injeel®
- Injektion 4: Acidum-succicinum-Injeel® + Acidum-fumaricum-Injeel® + Acidum-DL-malicum-Injeel®

Die Injektion mit den Katalysatoren des Citratzyklus ist immer dann sinnvoll, wenn der Intermediärstoffwechsel angeregt werden soll, v. a. dann, wenn zusätzlich symptomatisch eine Fatigue besteht. Die Compositapräparate setze ich meist intermittierend im Rahmen von Entgiftungstherapien ein. Auch als „Blockadebrecher", d. h., wenn der Körper auf eine gut gewählte Entgiftungstherapie nicht oder nicht ausreichend anspricht, haben sich diese Präparate in meiner Praxis seit vielen Jahren sehr gut bewährt.

Für die Entdeckung der zellulären **Autophagie** bekam der japanische Wissenschaftler Yoshinori Ohsumi 2016 den Nobelpreis [350]. Einfach ausgedrückt, kommt es zu einem intrazellulären Reinigungsprozess, wenn das Nährstoffangebot von außen abnimmt, z. B. beim Fasten. Da Entgiftungsprozesse meist einen längeren Zeithorizont haben, ist das Intervallfasten (innerhalb von 24 Stunden darf 8 Stunden gegessen werden, die restlichen 16 Stunden wird gefastet) eine alltagstaugliche Variante. Zusätzlich ist in diesem Zusammenhang der Abbau von Fettgewebe nützlich, da dort viele Xenobiotika eingelagert sind und auf diese Weise effizient abgebaut werden können.

**Biogene Chelatbildner**, z. B. Glutathion oder α-Liponsäure, binden an freigesetzte Noxen und leiten diese aus dem Körper aus. Ich setze Glutathion i. d. R. in Form von S-Acetylglutathion (Eumetabol®) meist in einer Dosierung von 1000–3000 mg je Infusion ein.

**Nosoden**, also homöopathisch potenzierte Noxen bzw. potenzielle Pathogene wie Viren, können für eine gezielte Entgiftung eingesetzt werden. Ein zweite Möglichkeit, auf Pathogene einzuwirken und diese zu entgiften sind **isopathische Mittel**, z. B. Haptene (S. 194).

## 5.4.2 Metallothioneine

Metallothioneine (MT) sind eine Familie von Proteinen mit 4 Isoformen (MT-1, MT-2, MT-3 und MT-4), die v. a. im Zytoplasma von Leber- und Nierenzellen vorkommen. Man findet die Isoformen MT-1 und MT-2 aber auch in allen anderen Körperzellen, während die Isoformen MT-3 und MT-4 speziell im ZNS und in bestimmten Hautzellen vorkommen. MT enthalten außergewöhnlich große Mengen der schwefelhaltigen Aminosäure Cystein und dadurch auch viele Schwefelwasserstoffgruppen (SH-Gruppen), die für die entgiftende Wirkung verantwortlich sind. Im Körper dienen Metallothioneine u. a. zur Bindung und damit **Entgiftung von Schwermetallen**, v. a. Quecksilber und Cadmium. Sie binden aber auch an Kupfer und Zink. Calcitriol induziert eine vermehrte Gentranskription für die Produktion von Metallothioneinen am Chromosom 16, weswegen ihnen auch ein gewisser fotoprotektiver Effekt nachgesagt wird [327]. Neben Cystein ist das Spurenelement Zink essenziell für die Bildung von Metallthioneinen.

## 5.4.3 Radikalfänger

### Körpereigene Radikalfänger (enzymatische und nicht enzymatische Scavenger)

Bei den körpereigenen Radikalfängern (**Tab. 5.2**), auch **als körpereigene Scavenger** bezeichnet, handelt es sich im Wesentlichen um **Enzyme** wie Superoxid-Dismutasen, Katalasen, Reduktasen und Peroxidasen. Im Gegensatz zu Radikalfängern, die der Körper von außen zuführen muss (z. B. Vitamin C, Vitamin E), zeichnen sie sich durch 2 Vorteile aus: Zum einen verfügen sie über eine erheblich **kürzere Reaktionszeit** und zum

**Tab. 5.2** Auswahl wichtiger Radikalfänger.

| körpereigener Radikalfänger | in seiner Bildung abhängig von |
|---|---|
| Glutathionperoxidase | Selen |
| Glutathionreduktase | Vitamin $B_2$ |
| Superoxid-Dismutasen:<br>• SOD1 (Cu/Zn) im Zellplasma<br>• SOD2 (Mn) in Mitochondrien<br>• SOD3 (Cu/Zn) im Extrazellularraum | Zink, Kupfer, Mangan |
| Katalasen | Eisen |

anderen **neutralisieren** sie das jeweilige Radikal **vollständig**. Dies ist von immenser Wichtigkeit und wird oft unterschätzt, gerade in der Diskussion um die Anwendung von Antioxidanzien.

Zur **Bildung** von körpereigenen Scavengern sind Spurenelemente und Aminosäuren essenziell notwendig, allen voran Eisen, Zink, Kupfer, Mangan und Selen sowie die schwefelhaltige Aminosäure Cystein und Vitamin $B_2$. Bei einem Mangel an einem oder mehreren dieser Spurenelemente kann es zu einer entsprechend reduzierten Bildung von körpereigenen Scavengern kommen, was dann dazu führt, dass vor Ort weniger dieser Radikalfänger zur Verfügung stehen.

Alle Radikalfänger, die biochemisch keine Enzyme sind, werden auch als **nicht enzymatische Scavenger** bezeichnet. Körpereigene sind:

- Harnsäure (Abbauprodukt des Purinstoffwechsels)
- Melatonin (Hormon der Epiphyse)
- Transferrin (Transporteiweiß für Eisenmoleküle)
- Albumin (quantitativ größte Eiweißfraktion im Blut)
- Coeruloplasmin (Transporteiweiß für Kupfermoleküle)
- Hämopexin (Transportprotein für bestimmte Eisenverbindungen)
- Haptoglobin (Transportprotein für Hämoglobin)
- Ubichinon-10 (ein Chinon-Derivat, bedeutendster Radikalfänger im fettlöslichen Bereich, außerdem zentrale Bedeutung für die Energiebildung im Mitochondrium)

## Körperfremde Radikalfänger (nicht enzymatische Scavenger)

Auch in der Natur bzw. der Ernährung gibt es zahlreiche Substanzen mit radikalbindenden Eigenschaften. Zu diesen gehören u. a. die Vitamine A, C und E und einige sekundäre Pflanzenstoffe, z. B. Carotinoide oder Polyphenole.

## Freie Radikale

Freie Radikale entstehen im Körper im Rahmen der Energiegewinnung in den Mitochondrien oder bei Entzündungen. Es handelt sich dabei um **kurzlebige, hochreaktive und sehr aggressive Molekülfragmente** aus Sauerstoff, denen in der äußeren Elektronenhülle ein oder mehrere Elektronen fehlen. Sie reagieren daher hochreaktiv mit anderen Atomen oder Molekülen, weshalb sie auch als ROS bezeichnet werden. Bei dem Versuch, anderen Strukturen diese Elektronen zu entreißen, kommt es zur Bildung weiterer Radikale, was schlussendlich zu einer Kettenreaktion führt, bei der immer mehr Radikale entstehen. Dies kann in der Folge zur Schädigung oder sogar völligen Zerstörung von Zellen und Geweben führen. Typische freie Radikale sind z. B. Superoxid, Hydroxyl oder Peroxynitrit.

Freie Radikale haben eine sehr kurze Entstehungs- und Einwirkzeit. Je schneller ein Scavenger ein Radikal neutralisiert, desto weniger wahrscheinlich kann es in der Zelle Schaden anrichten. Die nicht körpereigenen Scavenger wie Vitamin C oder Vitamin E wirken nicht nur langsamer, sondern neutralisieren das Radikal i. d. R. auch nicht vollständig und es bleibt ein „Semi-Radikal" übrig. Um dieses nun vollständig zu neutralisieren, wird ein Redoxpartner benötigt. Bei Vitamin E ist einer dieser Redoxpartner Vitamin C. Erst wenn das Vitamin-C-Molekül mit dem „Semi-Radikal" reagiert, ist das ursprüngliche freie Radikal tatsächlich neutralisiert und das an das Radikal gebundene Vitamin-E-Molekül ist wiederhergestellt und kann erneut freie Radikale binden.

Der Körper kann diese freien Radikale i. d. R. durch seine körpereigenen enzymatischen und nicht enzymatischen Scavenger kontrollieren. Im biochemischen Modell der Mithormesis (mitochondriale Hormesis = Anstoß einer Entwicklung im Mitochondrium) wird diese **„radikale Grundlast"** sogar als **erwünscht** angesehen, weil sie als Signalmolekül den Körper dazu bewegt, ständig die Produktion von körpereigenen Scavengern auf einem hohen Niveau zu halten und damit die Abwehrfähigkeit gegen freie Radikale quasi mehr oder weniger ständig zu trainieren. Als biologischer Grund dafür wird diskutiert, dass der Körper auf diese Weise in die Lage versetzt wird, singuläre Ereignisse, die mit größeren Mengen freier Radikale einhergehen, unbeschadet überstehen zu können. Wenn jedoch die **Belastung** mit freien Radikalen **zu stark** wird und diese nicht mehr vom Körper kontrolliert werden können, entstehen **Schäden**, die alle Zellstrukturen betreffen können, auch die Mitochondrien und die Zell-DNA. Mitochondriale Schäden können zu einer Verminderung der zellulären Energieproduktion und damit zu einer eingeschränkten Funktion der betroffenen Zellen führen, was als sekundäre Mitochondriopathie bezeichnet wird. Diskutiert wird, inwieweit diese an neurodegenerativen Krankheitsbildern (z. B. Morbus Alzheimer), Diabetes mellitus, kardiovaskulären Erkrankungen, Chronic Fatigue Syndrom, Multiple Chemical Sensitivity (MCS) oder Krebs beteiligt sind [287] [291]. Zelluläre DNA-Schäden sind eine mögliche Ursache von malignen Erkrankungen.

Im Kontext autoimmuner Entzündungen, egal welches Gewebe angegriffen wird und um welche Erkrankung es sich handelt, sind es immer die **freien Radikale**, die für die direkten Schädigungen vor Ort verantwortlich sind. Zur Behandlung einer Autoimmunopathie gehört es daher, die Belastung mit freien Radikalen zu überprüfen (z. B. Lipidperoxide im Serum) und diese dann mit entsprechenden Radikalfängern zu behandeln. Dieses Vorgehen löst zwar nicht das dahinterliegende Problem, aber kann nach meiner Erfahrung die Folgen für den Patienten entscheidend abmildern. Ein Aspekt ist dabei die Besserung beklagter Symptome, aber mindestens genauso wichtig ist, dass eine Verminderung von Schäden an Zellen und Geweben mit einer besseren Prognose verbunden ist.

**Metalle** schädigen Zellstrukturen aufgrund der vermehrten Produktion von freien Radikalen, durch deren Einwirkung zelleigene Strukturen, wie z. B. DNA, beschädigt werden. Das kann dazu führen, dass sich eine körpereigene Struktur so verändert, dass sie vom Immunsystem nicht mehr als körpereigen wahrgenommen wird (S. 131).

## 5.4.4 Entgiftungsorgan Leber

Die Leber entgiftet körpereigene und körperfremde Schadstoffe in 2 Phasen. Dieser Entgiftungsprozess wird auch als Biotransformation bezeichnet.

### Phase 1 der Entgiftung

Phase 1 ist abhängig von Enzymen, die alle zur Familie der **Cytochrome P450** (CYP) gehören. Ihre primäre Aufgabe ist es, die anfallenden Giftstoffe wasserlöslich zu machen, was in verschiedenen enzymatischen Prozessen geschieht (Oxidation, Reduktion, Hydrolyse bzw. Hydratation). Bisher sind 60 CYP-Isoenzyme bekannt, für die Phase 1 der Entgiftung in der Leber sind u. a. CYP1A1, CYP1A2, CYP2C9, CYP2C19 und CYP2D6 wichtig.

In der Phase 1 der Entgiftung entstehen Zwischenprodukte, die oft noch giftiger sind als das ursprüngliche Toxin, aus dem sie entstanden sind. Zusätzlich gibt es zahlreiche Medikamente, die erst in der Phase 1 der Entgiftung in ihren eigentlichen Wirkstoff umgebaut werden, z. B. β-Blocker (CYP2D6), NSAR wie Diclofenac und Ibuprofen (CYP2D19) oder Antidepressiva wie Citalopram und Amitriptylin (CYP2D19).

Wird der Körper vermehrt mit einem bestimmten Giftstoff belastet, wird genau das für diesen Giftstoff passende Cytochrom gebildet, indem im Zellkern jeweils der betreffende Genabschnitt aktiviert wird. Auch Präparate wie Barbiturate oder Carbamazepin, Wirkstoffe aus der Natur wie Johanniskrautextrakt, Nahrungsmittel wie Brokkoli oder Rosenkohl und Rauchen aktivieren Genabschnitte zur Bildung von Cytochromen. Es gibt aber auch Wirkstoffe, welche die Bildung von Cytochromen hemmen, beim CYP2D6 sind das z. B. bestimmte Antidepressiva und Grapefruitsaft.

Allerdings ist die **passgenaue Genexpression** auch die Ursache für 2 Schwachpunkte bei der Phase 1 der Entgiftung: Zum einen braucht es für die Bildung des Cytochroms einen gewissen **Zeitvorlauf**, oft 2–3 Wochen. Zum anderen weisen einige wichtige Cytochrome, allen voran CYP2D6 und CYP2C19, eine große **genetische Variabilität** auf, was dazu führt, dass es bei diesen häufiger zu **Polymorphismen** kommt. Die Cytochrome können also besser oder schlechter entgiften. Da in der Phase 1 die Wirkstoffe mancher Medikamente erst aktiviert werden, kann das bedeuten, dass es bei einer Schwäche in dieser Phase nicht zu einem ausreichenden Blutspiegel des jeweiligen Wirkstoffs kommt. Ebenso können sich die Einnahme von Medikamenten, welche die Phase 1 der Entgiftung hemmen, und eine genetisch determinierte Schwäche gegenseitig verstärken. Allerdings können manche Substanzen nicht nur von einem einzigen Cytochrom entgiftet werden, sondern andere Cytochrome können diese Aufgabe (zum Teil) mit übernehmen. So wird Amitriptylin sowohl durch CYP2D 6 als auch durch CYP2C 19 metabolisiert.

### CYP2D 6: Metabolisierungstypen

Bei **langsamen** Metabolisierern (ca. 7 % der Bevölkerung) funktionieren beide Allele für CYP2D 6 nicht. Metabolismus und Entgiftung laufen extrem langsam ab. Unter der Standarddosierung von Medikamenten kann es deshalb dazu kommen, dass viel höhere Wirkstoffspiegel (mit entsprechenden Nebenwirkungen) entstehen. Soll der Wirkstoff in der Phase 1 der Entgiftung durch CYP2D 6 aktiviert werden, dann kommt es zu einer mangelhaften Aktivierung bzw. Wirkung des jeweiligen Medikaments.

**Intermediäre** Metabolisierer (ca. 5–10 % der Bevölkerung) zeichnen sich dadurch aus, dass ein Allel nicht und das andere nur eingeschränkt funktioniert. Bei diesen werden Medikamente langsamer abgebaut bzw. weniger aktiviert als erwartet.

Die meisten Menschen (ca. 80 % der Bevölkerung) gehören zur Gruppe der **normalen** Metabolisierer. Sie werden auch als **extensive** Metabolisierer bezeichnet. Bei ihnen funktionieren beide Allele.

Eine sehr kleine Gruppe (2–3 % der Bevölkerung) sind die **ultraschnellen** Metabolisierer. Sie verfügen durch einen Genpolymorphismus über mehrere Allele, was dazu führt, dass sehr viel CYP2D 6 gebildet wird. Sie bauen Medikamente sehr schnell ab, sodass diese in der Standarddosis kaum wirken können.

Eine **eingeschränkte Phase 1 der Entgiftung** der Leber kann also folgende Ursachen haben:

- Einnahme von Wirkstoffen oder Nahrungsmitteln mit hemmender Wirkung
- genetische Polymorphismen

Bei Verdacht auf eine Schwäche dieser Phase sollte man bei der **Anamnese** auf Folgendes achten:

- Medikamente (z. B. β-Blocker, Antidepressiva)
- Ernährung (Grapefruitsaft, Kohlgewächse)
- Alkoholintoleranz: Sie kann ein Hinweis auf eine geschwächte Phase 1 der Entgiftung der Leber sein

Genpolymorphismen können mittels eines entsprechenden **Gentests** abgeklärt werden (in Deutschland nur Ärzten erlaubt). Die Untersuchung erfolgt mittels EDTA-Blut. Diagnostisch kann alternativ an einen **Koffein-Clearance-Test** gedacht werden, den auch Heilpraktiker durchführen dürfen. Wenn man Koffein oral zuführt, wird dieses innerhalb von 30–90 Minuten im Darm aufgenommen und anschließend in der Leber metabolisiert. Durch Messung des Koffeingehalts des Speichels über 8 Stunden kann ein Rückschluss auf die Entgiftungskapazität der Leber gezogen werden. Je geringer die Koffein-Clearance ausfällt, also je mehr Koffein nach 8 Stunden nachweisbar ist, desto eingeschränkter entgiftet die Leber.

### Koffein-Clearance-Test

Der Patient sollte für mindestens 12 Stunden vor Testbeginn und die 8 Stunden während des Tests folgende Nahrungs- und Genussmittel meiden:

- koffeinhaltige Lebensmittel wie Kaffee, Cola, Energy-Drinks, schwarzer, grüner und weißer Tee
- Schokolade
- Grapefruitsaft
- Kohlgewächse (Blumen-, Rosen-, China-, Grünkohl, Brokkoli, Kohlrabi, Weiß-, Rotkraut, Kresse, Radieschen, Kohl-, Steckrübe, Rettich, Wirsing, Senf)

Etwaige Medikamenteneinnahmen werden genau notiert.

Am Morgen des Tests gewinnt der Patient zuerst nüchtern eine Speichelprobe, anhand derer der Basalwert ermittelt wird, also der Koffeingehalt des Speichels vor Testbeginn. Er dient als Ausgangswert. Dann wird eine Dosis von 200 mg Koffein eingenommen (z. B. Coffeinum 0,2 g Tabletten) und die genaue Uhrzeit notiert. Im Lauf des Tages erfolgen 3 weitere Speichelproben, und zwar genau 2, 5 und 8 Stunden nach der Koffeineinnahme. Für die korrekte Speichelgewinnung dürfen 20 Minuten vor der jeweiligen Speichelgewinnung keine Nahrung oder Getränke mehr eingenommen werden. Die jeweils gewonnene Speichelprobe wird beschriftet („basal“, „2 h“, „5 h“ und „8 h“) und bis zum Versand im Kühlschrank aufbewahrt. Nach Ende des Tests sollten die Proben direkt auf den Postweg gebracht werden.
Besondere Vorsicht bei diesem Test sollte man bei Patienten mit den folgenden Erkrankungen walten lassen:

- kardiale Arrhythmien (Symptomverstärkung)
- Leberzirrhose (mangelhafter Abbau von Koffein)
- Hyperthyreose (Verstärkung der Nebenwirkungen von Koffein)
- Angstsyndrom (Symptomverstärkung)

Bei Kindern und Schwangeren darf der Test nicht durchgeführt werden.

## Phase 2 der Entgiftung

Im Normalfall schließt sich an die Phase 1 die Phase 2 der Entgiftung in der Leber direkt an. Die aus der Phase 1 angefallenen Stoffwechselmetabolite werden mit Hilfe von **Glutathion, Glucuronsäure** und verschiedenen **Aminosäuren** endgültig entgiftet und wasserlöslich bzw. ausscheidbar gemacht. Bei all diesen Prozessen spielen bestimmte Enzyme eine tragende Rolle, allen voran die **Glutathion-S-Transferasen** (GST) und die **N-Acetyltransferase 2** (NAT 2). Die GST sind essenziell für die Entgiftung mittels Glutathion, die NAT 2 ist wichtig für die Entgiftung durch Aminosäuren. Dabei werden die gut wasserlöslichen Stoffe über die Nieren und die weniger gut wasserlöslichen über die Galle ausgeschieden.

Um sich einen Überblick über die **Funktionsfähigkeit** der Phase 2 zu verschaffen, kann man die folgenden für diese Phase wichtigen Enzyme quantitativ untersuchen lassen (kein Gentest):

- Glutathion-Peroxidase: Erhöhte Werte sprechen für eine Mehrbelastung z. B. bei oxidativem Stress oder Umweltbelastungen
- Glutathion-S-Transferase θ: Verminderte Werte deuten auf einen Gendefekt hin
- Glutathion-S-Transferase α: Erhöhte Werte zeigen eine Leberzellschädigung im Rahmen von Umweltbelastungen

### 5.4.5 Ausscheidungsorgan Niere

Die wichtigste Aufgabe der Nieren ist die Filtration bzw. Ausscheidung harnpflichtiger Substanzen. Dies geschieht zunächst durch Ultrafiltration des Blutplasmas in den Glomeruli, bei der 180 l Primärharn entstehen, der noch weitgehend wie das Blutplasma zusammengesetzt ist. Anschließend wird der Primärharn im Tubulussystem verschiedenen Resorptions- und Sekretionsvorgängen unterworfen, sodass ca. 1,8 l proteinfreier steriler Endharn entstehen.

Labordiagnostisch wird das **Kreatinin** als zentraler Parameter der Nierenfunktion untersucht. Im Alter ist das aber ein unzureichender Screening-Test, da bei Menschen mit verringerter Muskelmasse, wie Senioren, trotz eingeschränkter Nierenfunktion das Serum-Kreatinin noch völlig normal sein kann. Geeigneter erscheint **Cystatin C** für die Kontrolle der Nierenfiltration bzw. die aus Cystatin C errechnete GFR.

Die **Ausscheidungsfähigkeit** der Nieren kann aus naturheilkundlicher Sicht auf verschiedenen Wegen **verbessert** werden. Der erste und wichtigste Schritt ist die Optimierung der täglichen **Trinkmenge**. Die Frage, wie viel Flüssigkeit täglich konsumiert werden sollte, ist Gegenstand zahlreicher Diskussionen und es existieren sehr viele unterschiedliche Empfehlungen hierzu. Persönlich empfehle ich bei ansonsten Nieren- und Herzgesunden eine tägliche Trinkmenge von 1,5–2 l. Getrunken werden sollten vorzugsweise kohlensäurefreies und mineralarmes Wasser oder ungesüßte Tees.

**Heilpflanzen** können ebenfalls die Diurese anregen. Sie finden ihre Anwendung als Tee, z. B. Schachtelhalmkraut (Equiseti herba), Orthosiphonblätter (Orthosiphonis folium, syn. Indischer Nierentee), Frischpflanzensaft, z. B. Birkenblätter (Betulae folium), Löwenzahnwurzel mit -kraut (Taraxaci radix cum herba), oder als Tinktur, z. B. Goldrutenkraut (Solidaginis virgaureae herba).

**Homöopathische, anthroposophische oder spagyrische Heilmittel** können über die reine Anregung der Diurese hinaus nach konstitutionellen Gesichtspunkten (z. B. aus der Irisdiagnose) oder zur Abdeckung des Gesamtbilds eingesetzt werden, z. B. Berberis D 3 Globuli (3–6 × tgl. 5 Globluli; Ausleitung über die Niere bei Hautekzemen), 35 Bucco Spezial Tropfen Nestmann® (3 × tgl. 10–20 Tr.; chronische Nephropathien bei Neigung zu Steinleiden), Asparagus Synergon® Nr. 58 Tabletten (4 × tgl. 2 Tbl.; Nephropathien mit Neigung zur Ödembildung und den typischen blassen Schwellungen am Unter- und Oberlid), Phönix® Solidago spag. Tropfen (3–4 × tgl. 20 Tr.; erhöhte Harnsäure im Serum), Equisetum comp. WALA® Globuli (3 × tgl. 10 Globuli; deutlich eingeschränkte Nierenfunktion, am besten anfangs zusätzlich mit Equisetum comp. Ampullen WALA® je nach Fall ergänzen).

# 5.5 Entgiftung von Umweltbelastungen

## 5.5.1 Allgemeine Therapieempfehlungen

### Entscheidungsgrundlage

Die Entgiftung von Umweltbelastungen, speziell bei Patienten, die an Autoimmunopathien leiden, ist immer eine therapeutische **Individualentscheidung** und von verschiedenen Faktoren abhängig, z. B.

- Reaktionslage
- Krankheitsverlauf
- Gesamtgrad der Belastungen
- individuelle Entgiftungsfähigkeit
- aktueller internistischer Befundstatus
- Möglichkeiten, aufgrund des Status als Arzt oder Heilpraktiker rezeptpflichtige Substanzen einsetzen zu dürfen

Mancher Patient und manche Erkrankung benötigen einen starken Reiz und ein beherztes Vorgehen, andere wiederum würden dadurch vollkommen aus ihrer mehr oder weniger bestehenden Stabilität geworfen werden. Bei diesen kann es u. U. notwendig sein, sachte und mit Pausen zu entgiften, z. B., indem Giftstoffe im Darm gebunden und ausgeschieden werden, um über die Homöostase einen (allerdings wirklich sehr langsamen) Abbau von Gewebedepots zu erreichen.

### Gesamtkonzept

Der häufigste Fehler bei **Entgiftungsbehandlungen** liegt nach meiner Erfahrung darin, dass diese nicht **breit** genug **aufgestellt** werden. Basis jeder Entgiftung sind daher folgende Schritte:

- Vermeiden einer weiteren Kontamination mit dem Giftstoff
- Beseitigung einer möglichen Verstopfung
- Optimierung der allgemeinen Entgiftungsfunktion von Leber, Galle, Nieren und Haut
- Substitution mit passenden Mikronährstoffen
- Unterbinden der Rückresorption von Schadstoffen über den enterohepatischen Kreislauf
- Anregung der zellulären Autophagie durch Intervallfasten
- intermediäre Katalysatoren
- biogene Chelatbildner
- Nosoden bzw. Isopathika

Wenn man im Internet in Patientenforen liest, dass es durch die Entgiftungstherapie zu einer Symptomverschlechterung gekommen ist oder dass weniger ausgeleitet als vielmehr nur Giftstoffe von A nach B verschoben worden sind, dann fehlten meines Erachtens die breite Aufstellung und/oder die individuelle Anpassung der Therapie an den jeweiligen Patienten und seine speziellen konstitutionellen Faktoren.

Auf jeden Fall ist es wichtig und grundlegend, eine weitere **Exposition** mit dem Giftstoff zu **vermeiden**. Dies bedeutet z. B.:

- Bei einer Quecksilberbelastung und gleichzeitig bestehendem Abrieb aus Amalgamfüllungen (Speicheltest) sollten diese lege artis entfernt werden.
- Bei Kontamination durch Giftstoffe aus dem Wohn- oder Bürobereich sollte eine entsprechende baubiologische Sanierung mit geeigneten Materialien erfolgen oder, falls das nicht möglich ist, ein Umzug ins Auge gefasst werden.
- Eine Belastung mit landwirtschaftlichen Giften sollten ab sofort gemieden werden, z. B. durch den Kauf von biologisch erzeugter Ware oder dem Einhalten arbeitsmedizinischer und hygienischer Maßnahmen.

## Nosodentherapie

Man kann die Behandlung grundsätzlich auch durch die Gabe entsprechender **Nosoden** unterstützen. Diese werden im Rahmen einer naturheilkundlichen Behandlung i. d. R. dazu benutzt, um Reste des betreffenden Stoffs aus dem Körper auszuleiten bzw. die Restinformationen zu löschen.

### Definition Nosode

Der Begriff „Nosode“ wurde von dem Arzt Dr. Constantin Hering (1800–1880) geprägt. Als Student bekam er den Auftrag, eine Abhandlung über die „Irrlehre“ der Homöopathie zu verfassen. Nach 2 Jahren intensiver Auseinandersetzung mit der Materie wurde er zu deren glühendem Verfechter. Nosoden sind homöopathische Potenzierungen von Stoffen, die ursächlich an der Entstehung von Krankheitsprozessen beteiligt sind. So gibt es z. B. Erregernosoden aus Viren, Bakterien und Pilzen, Nosoden toxischer Umweltchemikalien wie Aflatoxinen, Nosoden aus krankem Gewebe wie Dickdarmadenomen oder Medikamentennosoden.

Bei der Vorgehensweise gibt es verschiedene Ansätze, v. a. was die **Potenzauswahl** angeht. Es hat sich generell bewährt, vorsichtig zu beginnen, damit möglichst keine überschießenden Reaktionen ausgelöst werden. Dazu gehören neben klassischen Ausscheidungssymptomen wie Hautekzem, Magen-Darm-Symptomen wie Durchfall, Übelkeit oder Erbrechen, Kopfschmerzen und allgemeinem Unwohlsein auch eine unerwünschte symptomatische Verstärkung der Autoimmunerkrankung. Um dies zu verhindern, sollte die **Ausscheidung gut funktionieren**.

Ebenso muss das **Immunsystem** in der **Balance** gehalten werden. Verschiedene naturheilkundliche Therapien sind dazu geeignet, z. B. die Behandlung mit Vitamin D oder einem biologischen TNF-α-Hemmer. Solche Maßnahmen sollten nach meiner Erfahrung einer Nosodentherapie vorausgehen.

Außerdem ist der gewählte **Zeitpunkt** der Nosodentherapie ein weiterer wichtiger Faktor. Rheumapatienten beklagen oft eine Verstärkung ihrer Symptome bei feuchter Kälte (also im Herbst/Winter), Patienten, die an MS leiden, erleben oft eine deutliche Symptomverstärkung bei großer Hitze, also meist im Sommer (Uthoff-Phänomen). Diese Jahreszeiten sind also für die jeweiligen Patienten nicht geeignet, um eine Nosodenbehandlung durchzuführen. Auch Zeiten von vermehrtem Stress sollten als Therapiezeitpunkt gemieden werden.

**Therapiepausen** können ebenfalls wichtig sein, um überschießende Reaktionen zu vermeiden. Antwortet der Körper mit einer Überreaktion oder einer Antwort des Immunsystems (erhöhte Temperatur, Symptomverstärkung usw.) sollte die Behandlung mit der Nosode ausgesetzt werden, bis die Reaktion abgeklungen ist. Die Therapiepause kann zum Anlass genommen werden, über die nächsten Schritte nachzudenken: Behält man die Potenz der Nosode bei? Bleibt man bei der bisherigen Einnahmefrequenz? Besteht aufgrund des aufgetretenen Symptoms die Notwendigkeit, etwas an der bisherigen Vorgehensweise zu verändern? Dazu kann z. B. der Wechsel eines Leber- oder Lymphmittels gehören oder die Behandlung eines bestimmten Organs, z. B. Milz oder Darmschleimhäute.

Man kann die Nosodentherapie mit der **Wasserglasmethode** beginnen. Dabei werden wenige Globuli bzw. Tropfen der gewählten Nosode in 0,2 l stillem Wasser aufgelöst und über den Tag verteilt teelöffelweise eingenommen, z. B. 1–3 × tgl. Diese Frequenz kann dann, falls nötig, gesteigert werden. Für die Wasserglasmethode haben sich in meiner Praxis eher höhere Potenzen bewährt, z. B. C 30 oder C 200.

Im Allgemeinen sollte der Reiz einer Nosode anfangs immer vorsichtig eingesetzt werden, damit man sich ein Bild über die Reagibilität des Patienten machen kann. Kommt es zu keiner Reaktion, kann man den Reiz verstärken, indem man die Frequenz der Medikamentengabe erhöht oder die Potenz der Nosode verändert.

## 5.5.2 Anregung der körpereigenen Entgiftung

Die Entgiftung benötigt immer funktionierende Entgiftungsorgane, allen voran **Leber** und **Niere**, sowie als Transportsystem die **Lymphe**. Zusätzlich ist die Aus- und Ableitung über die **Haut** fester Bestandteil der Entgiftungsstrategien in der Humoralpathologie.

Der Patient sollte, sofern es dafür keine Gegenanzeigen gibt, ausreichend **trinken**, am besten täglich 2 l mineralarmes Wasser. Der **Stuhlgang** sollte regelmäßig sein, wozu u. a. auch ein genügender Gallefluss gehört (die Stuhlfarbe sollte mittel- bis dunkelbraun sein).

Auch regelmäßige **Bewegung** und **Atemübungen** gehören zur Entgiftung, da beide wesentliche Faktoren für den Lymphtransport im Körper sind.

Viele Firmen aus dem Bereich Naturheilkunde und Spagyrik bieten Entgiftungspräparate an, die meistens aus einem Leber-, einem Nieren-, einem Lymph- und einem Entgiftungsmittel bestehen, z. B. die Firmen Meta-Fackler, Pascoe, Pekana, Pflüger, Phönix oder Soluna.

### Beispiel für eine Entgiftung mit spagyrischen Mitteln

Spagyrische Mittel wirken nach meiner Erfahrung tiefgreifend auf den Stoffwechsel und werden i. d. R. von den Patienten sehr gut vertragen.

**1. Woche**: Anregung der Funktion von Leber und Nieren; jeweils 60 Tropfen gemeinsam auf 1 l Wasser
- Hechocur® spag. Peka Tropfen
- Relix® spag. Peka Tropfen

Ab der **2. Woche**: zusätzlich Aktivierung des lymphatischen Transports und der allgemeinen Entgiftung der Gewebe; jeweils 60 Tropfen gemeinsam auf 1 l Wasser
- Hechocur® spag. Peka Tropfen
- Relix® spag. Peka Tropfen
- Itires® spag. Peka Tropfen
- Toex® spag. Peka Tropfen

Wer lieber nur ein Präparat einsetzen möchte, z. B., weil der Patient noch weitere Medikamente bekommt, der kann das bewährte Derivatio der Fa. Pflüger einsetzen (Derivatio® Tabletten 3 × 1–2 Tbl. vor dem Essen). Dieser homöopathische Komplex beinhaltet verschiedene Einzelmittel für Leber, Niere und Lymphe.

## 5.5.3 Entgiftung über die Leber

### Mikronährstoffe

Bei einer Schwäche der Leberentgiftung können Sie versuchen, dieses Organ entsprechend zu **unterstützen**. Aus naturheilkundlicher Sicht gibt es dazu verschiedene Möglichkeiten. Da biochemische Reaktionen nicht ohne entsprechende Ausgangssubstanzen möglich sind, erscheint es sehr sinnvoll, orthomolekulare Substanzen mit leberstimulierenden Therapien zu verbinden. Der Erfolg ist allerdings von verschiedenen Faktoren abhängig. Dazu gehören u. a.
- der Grad der Schädigung des Leberzellparenchyms
- der Grad der biochemischen Einschränkung des jeweiligen Cytochroms (z. B. durch Genmutation oder die vermehrte Zufuhr von Substan-

**Tab. 5.3** Wichtige Modulatoren der Leberentgiftung.

| Modulatoren der Phase 1 | Modulatoren der Phase 2 |
|---|---|
| • Vitamin-B-Komplex<br>• Citrusbioflavonoide wie Hesperidin, Rutin, Quercetin<br>• Phospholipide, v. a. Phosphatidylcholin<br>• Vitamin C<br>• Ellagsäure (Wirkstoff aus Granatapfel) | • Curcumin<br>• schwefelhaltige Lebensmittel, z. B. Kohlgewächse und Knoblauch<br>• Selen<br>• reduziertes Glutathion<br>• Aminosäuren Glycin, Taurin, Glutamin, Arginin, Ornithin, Cystein und Methionin<br>• Methylgruppendonatoren wie Cholin, S-Adenosylmethionin (SAM), Carnitin, Betain, Tetrahydrofolsäure<br>• Glucuronsäure (Kombucha-Teepilzgetränk)<br>• Grüntee |

zen wie z.B. Medikamenten, die ebenfalls durch das jeweilige Cytochrom metabolisiert werden)

- die Verfügbarkeit anderer Cytochrome mit ähnlichen Eigenschaften
- die allgemeine toxische Belastung des Betroffenen (Medikamente, Rauchen, Alkohol, Umweltgifte)

Beim Einsatz der in **Tab. 5.3** genannten Substanzen handelt es sich immer um eine Behandlung, die auf die individuellen Faktoren des einzelnen Patienten abgestimmt sein sollte.

## Anregung des Galleflusses

Zur Anregung der Ausscheidung über die Leber, und damit über den Stuhl, sollte der Gallefluss angeregt werden. Wichtigste Kontraindikationen sind eine mechanische Abflussstörung der Galle, z. B. durch Gallensteine, eine Entzündung der Gallenblase und eine Allergie gegen die eingesetzten Medikamente. Zweckmäßigerweise sollte der Patient also vor einer Therapie mittels Abdomensonografie untersucht werden.

Die Aminosäuren Taurin und Glycin sind für die Konjugation der Gallensäuren essenziell und können gut als Basistherapie eingesetzt werden, v. a. Taurin. Die Tagesdosis variiert zwischen 500 und 3000 mg, z.B. Aminoplus® Taurin Kapseln (in 1 Kps. 500 mg Taurin). Taurin sollte immer mit Abstand von den Mahlzeiten eingenommen werden, damit es optimal resorbiert wird.

Phytopharmaka mit cholagoger Wirkung sind z. B. Artischockenblätter (Cynarae folium), Curcumawurzelstock (Curcumae longae rhizoma), Boldoblätter (Boldo folium), Wermutkraut (Absinthii herba) oder Pfefferminzblätter (Menthae piperitae folium).

In der Osteopathie werden verschiedene direkte und indirekte viszerale Mobilisationstechniken eingesetzt, um die Leber und Gallenblase zu behandeln bzw. die Drainage zu verbessern.

## Phytotherapie

### Naturstoffgemisch Silymarin

**Wirkstoffe**: Silymarin ist ein aus den Mariendistelfrüchten (Cardui mariae frucuts) isolierter bzw. angereicherter Flavanonolkomplex.

**Wirkungen**:

- hepatoprotektiv (schützt das Leberparenchym)
- regenerationsfördernd auf Hepatozyten: Durch eine gesteigerte und schnellere Bildung von ribosomaler RNA ist die Proteinbiosynthese und damit die Regenerationsfähigkeit der Hepatozyten erhöht, sodass die Entgiftungsleistung der Leber insgesamt verbessert wird

### Artischockenblätter (Cynarae folium)

**Wirkstoffe**: Caffeoylchinasäurederivate (darunter Chlorogensäure, Cynarin), bittere Sesquiterpenlactone (v. a. Cynaropikrin), Flavone (u. a. Rutin, Luteolin), Inulin, Enzyme und Cynarosid

**Wirkungen**:
- choleretisch
- hepatoprotektiv
- antioxidativ

### Curcumawurzelstock (Curcumae longae rhizoma)

**Wirkstoffe**: Curcuminoide (gelber Farbstoff, Dicinnamoylmethanderivate), ätherisches Öl (Zingiberen, Curcumol, Tumeron), B-Vitamine, Mengen- und Spurenelemente wie Kalium, Kupfer, Zink, Mangan, Carotinoide.

**Wirkungen**:
- cholekinetisch
- choleretisch
- antiphlogistisch
- antihepatotoxisch

### Sekundäre Pflanzenstoffe

Auch zahlreiche sekundäre Pflanzenstoffe zeigen eine signifikante Wirkung auf die Enzymaktivität der Leber. Im Sinne von Hippokrates' Maxime, dass Nahrungsmittel Heilmittel sein können, sollte man diätetisch v. a. an die Familie der Kreuzblütler mit ihren Glukosinolaten, Indolen oder Polyphenolen denken, z. B. Kohlrabi, Rotkohl, Sauerkraut, Blumenkohl bzw. seine mediterrane Cousine Brokkoli.

### Beispiel für eine Anregung der Leberentgiftung

### Phytotherapie

- Hepar-Pasc® Filmtabletten (Silymarin; 3–4 × tgl. 1 Filmtbl. zum Essen) zur Verbesserung der Entgiftungsleistung der Leber und zum Leberschutz

### Orthomolekulare Therapie

- Vitamin-B-Komplex komplett Tabletten (1 × tgl. 1 Tbl. zum Essen)
- Aminoplus® Basic Kapseln (3 × tgl. 1 Kps. 30–60 Minuten vor dem Essen)
- Taurin 500–1000 mg Kapseln (1–3 × tgl. 1 Kps. ca. 30–60 Minuten vor dem Essen mit reichlich Wasser einnehmen)
- Selen in Form von Paranüssen oder als organisches Selen, z. B. Selen natural Kapseln (1 × tgl. 1 Kps.)
- Symbio Detox® Pulver (3 g Diosmektit, 200 mg Myrrhe-Extrakt, 70 mg Weihrauch-Extrakt; 1 × tgl. 1 Beutel in einem Glas stillen Wassers zum Essen) zum Binden von Toxinen im Darm und damit zur indirekten Entlastung der Leber
- orthomolekulare Infusion mit Hepa-Merz® Infusionslösungskonzentrat (5000 mg Ornithinaspartat; 1 Ampulle auf 500 ml physiologische Kochsalzlösung, Infusionsdauer 1 Stunde)

### Neuraltherapie

- Hepar comp. Heel® oder Cholo-2-Injektopas Pascoe® s. c. an die Vopler-Punkte (rechter Rippenbogen)

## 5.5.4 Entgiftung über die Niere

**Phytotherapeutisch** kann die Harnausscheidung gesteigert werden u. a. mit Goldrutenkraut (Solidaginis herba), Orthosiphonblättern (Orthosiphonis folium; syn. Indischer Nierentee) oder Schachtelhalmkraut (Equiseti herba). Diese Drogen reizen nicht und können daher über einige Wochen angewendet werden. Zweckmäßigerweise kann man die Drogen auch alle paar Wochen wechseln.

Zahlreiche bewährte **homöopathische** und **spagyrische** Präparate stehen zur Verfügung, z. B.
- Šolunat® Nr. 16 Tropfen (2–3 × tgl. 5–10 Tr.)
- Relix® spag. Peka Tropfen (3 × tgl. 20 Tr.)
- Phönix® Solidago Tropfen (3 × tgl. 20 Tr.)
- 23 Equisetum Komplex Tropfen Nestmann® (3 × tgl. 10–20 Tr.)

## 5.5.5 Entgiftung über den Darm

Der **Stuhlgang** sollte **regelmäßig** sein. Eine Obstipation bedeutet in jedem Fall einen längeren Kontakt zwischen auszuscheidenden Reststoffen und der Darmschleimhaut, was dazu führen kann, dass bei 37 °C Körpertemperatur toxische Metabolite entstehen und u. a. die Darmwand reizen können. Eiweiße faulen und bilden toxische Amine, Leichengifte und Ammoniak. Kohlenhydrate vergären und bilden u. a. Fuselalkohole.

Wesentliche Faktoren für eine regelmäßige Darmausscheidung sind die Ballaststoffzufuhr, die tägliche Flüssigkeitsaufnahme und ausreichende Bewegung. Neben der **Regulation der Darmtätigkeit** kann der Enddarm durch **Einläufe** als effektives Entgiftungsmedium genutzt werden. Ganz allgemein sind eine ballaststoffreiche Ernährung, eine ausreichende Trinkmenge (2 l/Tag) und regelmäßige Bewegung essenziell für die Stuhlregulation. Weitere hilfreiche Informationen zu diesem Thema finden Sie im Kapitel Mikrobiom und Autoimmunität (S. 289).

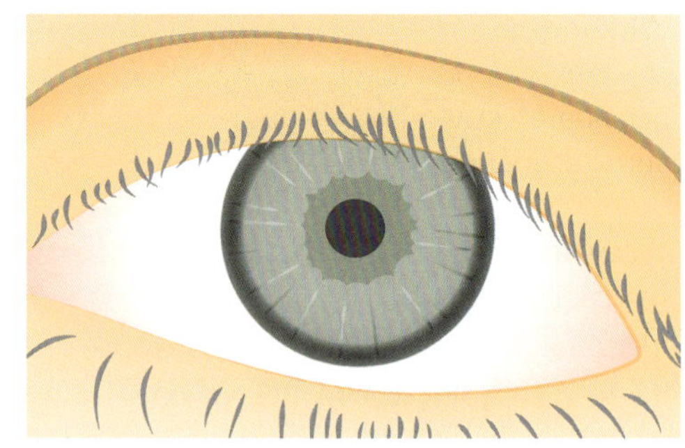

**Abb. 5.3** Iris mit einem tiefschwarzen Hautring. Dieser deutet darauf hin, dass die Entgiftungsfähigkeit der Haut eingeschränkt ist.

## 5.5.6 Entgiftung über die Haut

In der klassischen Naturheilkunde kennt man die Entgiftung über Galle, Leber und Darm (Stuhl), Nieren (Urin) und Haut (Schweiß), die auch als „3. Niere" bezeichnet wird. Ob die Hautentgiftung eingeschränkt ist, kann man einerseits anamnestisch erfragen (Schwitzen Sie gut?) aber auch mittels Irisdiagnostik (**Abb. 5.3**) erkennen.

### Verfahren

Die Hautentgiftung lässt sich vielfältig anregen, allerdings sollte man das jeweilige Verfahren individuell auf den Patienten abstimmen. Für eine **Ausleitung über die Haut** stehen u. a. zur Verfügung:

- Sauna (Trocken-, Dampf-, Infrarotsauna)
- Trockenbürsten (S. 155)
- Basenbäder
- Baunscheidtieren
- Schröpfen
- Salzhemd (S. 155)

Patienten, die an MS leiden, vertragen oft keine Hitze, da diese zu einer Symptomverstärkung führt. Hier wäre also die Empfehlung regelmäßiger Saunabesuche sicher weniger geeignet als z. B. das Trockenbürsten. Für Patienten mit niedrigem Blutdruck sind Basen-Vollbäder oft eine zu starke Belastung, während sie die Infrarotsauna meist erstaunlich gut vertragen. Bei Patienten mit Morbus Bechterew sind lokale Anwendungen mit der Baunscheidtmethode hilfreich, wenn diese eine lokale Wärmebehandlung gut tolerieren. Basenwickel und -bäder können je nach Anwendung sehr sanft sein (z. B. abendliche basische Fußbäder), aber als Basen-Vollbäder auch sehr anstrengend. Ein starker Reiz für eher unverwüstliche Naturen ist das Salzhemd, während man mit den verschiedenen Schröpfverfahren (trocken, blutig, Schröpfmassage) sehr unterschiedliche Impulse setzen kann, auf die der Organismus des Patienten dann entsprechend der jeweiligen Konstitution reagiert.

Wer die Irisdiagnostik in seine Routinediagnostik integriert hat, kann zusätzlich ein passendes Konstitutionsmittel einsetzen. Konstitutionsmittel werden in diesem Kontext dazu verwendet, um eine allgemeine Stoffwechselverbesserung zu erreichen und konstitutionelle bzw. dispositionelle Schwächen auszugleichen. Das verbessert oft das Ansprechen des Patienten auf eine entgiftende Therapie.

- lymphatische Konstitution: Calcium carbonicum N Oligoplex® Tabletten (3 × tgl. 1 Tbl.)
- lymphatisch-harnsaure Diathese: Berberis N Oligoplex® Tropfen (3 × tgl. 15 Tr.)
- hämatogene Konstitution: Carduus marianus Similiaplex® Tabletten (3 × tgl. 1 Tbl., wirkt mehr auf die Leber) oder Cholesterinum Similiaplex® R Tropfen (3 × tgl. 5–10 Tr., wirkt mehr auf die Galle)
- hämatogen-larviert tetanische Konstitution: Magnesium phosphoricum Synergon® Nr. 132 Tabletten (3 × tgl. 1–2 Tbl.)
- Mischkonstitution: Taraxacum Synergon® Nr. 164 Tropfen (3 × tgl. 15 Tr.)

## Trockenbürsten

Diese Bürstenmassage, die am besten mit einer guten Sisalbürste mit Handschlaufe durchgeführt wird, sollte langsam und mit kräftigem Druck ausgeführt werden. Geübte benötigen für das Trockenbürsten nur wenige Minuten, d. h., diese Anwendung kann morgens ohne großen Zeitaufwand durchgeführt werden.

- An den rechten Fußzehen wird begonnen. Von dort aus wird aufwärts entweder in Längsrichtung oder in kleinen Kreisen über den Fußrücken und das Schienbein bzw. die Wade über das Knie und den Oberschenkel bis zur Leiste hin gebürstet.
- Das Gleiche wird dann auf der linken Seite ausgeführt.
- Anschließend bürstet man von den Fingerspitzen der rechten Hand über den Handrücken, das Handgelenk und den Unter- bzw. Oberarm bis zur Schulter, dann auf der linken Seite.
- Als Nächstes streicht man den Nacken aus, und zwar seitlich nach vorne bis zur Schulter, zuerst die rechte, dann die linke Seite.
- An der Brust bürstet man vom Brustbein nach außen, und zwar ebenfalls erst auf der rechten, dann auf der linken Seite. Die Brustwarzen werden dabei ausgespart. Frauen sollten bei der Brustbürstung sehr vorsichtig vorgehen.
- Bei der abschließenden Bauchbürstung erfolgen die Bürstenstriche kreisförmig und im Uhrzeigersinn vom rechten Unterbauch zum rechten Oberbauch, linken Oberbauch und linken Unterbauch, und über die Blasengegend wieder zurück. Bitte bürsten Sie nur in dieser Richtung, um Störungen der Darmperistaltik (Darmbewegung) zu vermeiden.

Nach dem Trockenbürsten sollte man duschen, wobei ein abschließender Guss auch kühler sein darf. Es genügt bereits eine Temperatur, die etwas unter der Kerntemperatur des Körpers liegt, also bei 20–25 °C. Die Brause wird in der gleichen Reihenfolge wie beim Trockenbürsten geführt. Der Guss darf nur wenige Sekunden dauern. Nach dem Duschen sollte die Haut eingecremt oder eingeölt werden.

## Salzhemd

Vier Esslöffel eines guten Salzes, bevorzugt Meersalz oder echtes Steinsalz, werden in 1 l warmem Wasser aufgelöst. Dann taucht man ein altes T-Shirt in die Salzlösung, nimmt es heraus und wringt es gut aus. Nun wird das T-Shirt angezogen. Anschließend wickelt man sich in ein großes Badetuch oder zieht einen Frotteebademantel über und legt sich für 60–90 Minuten unter eine Bettdecke. Das Salzhemd wirkt ähnlich wie ein Saunagang und es kommt je nach Konstitutionstyp zu einem mehr oder weniger heftigen Schwitzen. Nach der Behandlung sollte die Haut gut abgeduscht werden.

**! Vorsicht**

Oft besteht durch die Anstrengung und das Liegen kurzfristig eine Hypotonie mit orthostatischer Kreislaufstörung. Daher muss man vorsichtig aufstehen, ggf. kurz an der Bettkante aufrecht sitzen bleiben oder evtl. ein Kreislaufmittel wie Korodin® oder Diacard® bereithalten.

### 5.5.7 Ausscheidung über die Schleimhäute

Auch die Schleimhäute können vom Körper als Ausscheidungsmedium genutzt werden. In der älteren naturheilkundlichen Literatur findet man z. B. noch den Begriff „Ausscheidungsgastritis". Auch in der bekannten 6-Phasen-Tabelle von Reckeweg findet sich die Absonderung der serösen Häute als Teil der physiologischen Exkretionsphase. Zwei bewährte Therapieformen zur Anregung der Ausscheidung über die Schleimhäute sind die morgendlichen Ölspülungen (Ölziehen) und die nasale Reflexzonentherapie nach Krack.

## Ölziehen

Die Menge eines Teelöffels Öl, z. B. Sonnenblumenöl, wird morgens nüchtern, am besten direkt nach dem Aufstehen, für 15 Minuten im Mund hin- und her gespült und durch die Zähne gezogen. Anschließend wird das Öl ausgespuckt und die Zähne werden gut geputzt.

### Nasale Reflexzonentherapie nach Krack (NRZ)

In der Praxis hat sich diese Therapie gut bewährt, z. B. bei chronischen Sinusitiden.

Um diese Technik zu beherrschen, sollte man sie in einem Kurs erlernen. Bei der NRZ werden die 6 Nasengänge nacheinander mit einem langen Wattestäbchen, das in einem speziellen Nasenöl getränkt wurde, ausgepinselt. Dabei kommt es oft zu heftigem Niesen und Schneuzen. Die Gefahr bei dieser Therapie besteht darin, die Lamina cribrosa des Os ethmoidale zu verletzten, da den oberen Nasengang nur eine poröse Knochenschicht davon trennt. Außerdem kann es zu Verletzungen der Nasenschleimhäute kommen.

## 5.5.8 Unterbrechung des enterohepatischen Kreislaufs

Stoffe werden im Darm aufgenommen, gelangen über die Pfortader zur Leber, werden dort entgiftet, im Körper verstoffwechselt und schlussendlich über die Nieren und den Darm ausgeschieden. Dabei ist es je nach Substanz möglich, dass diese nicht vollständig ausgeschieden wird, sondern stattdessen wieder über die Pfortader zur Leber kommt, entgiftet wird und wieder in den Darm gelangt.

Klassisches Beispiel dafür sind die Gallensäuren, die bis zu 95 % wieder über den enterohepatischen Kreislauf recycelt werden. Dies ist ein physiologischer Vorgang, mit dem der Körper wertvolle Ressourcen einsparen kann. Der enterohepatische Kreislauf ist auch der Grund, warum der Körper das wasserlösliche Vitamin $B_{12}$ so gut speichern kann. Durch das permanente Recycling beträgt der Tagesbedarf gerade einmal 1–3 µg. Da der Urmensch beileibe nicht jeden Tag eine Fleischmahlzeit zu sich nehmen konnte und oft lange Zeiten überbrücken musste, bis er wieder Fleisch zu sich nehmen konnte, ist das ein cleverer Überlebenstrick der Natur.

Allerdings gibt es auch Toxine, deren Giftwirkung auf dem enterohepatischen Kreislauf beruht. Bei der Knollenblätterpilzvergiftung kommt es durch den Wechsel zwischen Entgiftung, Ausscheidung und Rückresorption zu einer verlängerten Giftwirkung. Um die **Rückresorption** auszuscheidender Umweltgifte zu **verhindern**, stehen in der Naturheilkunde verschiedene Substanzen zur Verfügung, z. B.

- Mineralien wie Klinoptilolith, Bentonit, Diosmektit oder Zeolith
- Chlorella-Algen
- Aktivkohle (Carbo medicinalis) in sehr geringen Mengen und in Wasser gelöst (die innere Oberfläche von 2 g Aktivkohle entspricht etwa der Größe eines Fußballfelds)

Bei den Mineralien bzw. der Chlorella-Alge sollte man unbedingt darauf achten, dass diese rückstandskontrolliert sind. Aktivkohle kann, wenn sie zu hoch dosiert wird, eine Obstipation verursachen und sollte deswegen immer mit aller Vorsicht angewendet werden.

## 5.5.9 Substitution von Mikronährstoffen

Körpereigene Entgiftungssysteme, z. B. Metallthioneine oder enzymatische Scavenger, benötigen Aminosäuren und Spurenelemente für ihre Funktion, v. a. Eisen, Zink, Kupfer, Mangan und Selen. Auch die Vitamine des B-Komplexes sind als Kofaktoren an sehr vielen biochemischen Reaktionen im Organismus beteiligt, ebenso wie Magnesium.

Bei der Auswahl der Präparate sollte man nicht nur auf die Inhaltsstoffe, sondern auch auf die galenischen Zusätze achten und vermeiden, dass die Patienten im Rahmen der Entgiftungsbehandlung erneut mit unerwünschten Stoffen belastet werden.

## 5.5.10 Therapie bei Metallbelastung

### Grundsätzliches

Sollte es noch eine **Exposition** mit dem betreffenden Metall geben, dann ist der erste Schritt, diese zu **unterbinden**. Bei Belastungen mit Dentalmaterial wie Amalgamfüllungen sollten diese am besten sachgemäß von einem dafür ausgebildeten Zahnarzt entfernt werden (Adressen findet man z. B. auf der Homepage des Bundesverbands der naturheilkundlich tätigen Zahnärzte in Deutschland e. V. oder der Internationalen Gesellschaft für ganzheitlich-integrative Zahnmedizin e. V.).

Bei Belastungen in den Körpergeweben gibt es sehr viele unterschiedliche Behandlungsansätze; ich möchte mich an dieser Stelle auf diejenigen beschränken, die ich selbst in der Praxis anwende:

- biogene Chelatbildner wie α-Liponsäure oder S-Acetylglutathion
- modifiziertes Citruspektin (MCP)
- Vulkangesteine
- Lebensmittel und Naturstoffe mit entgiftender Wirkung bei Metallbelastung
- orthomolekulare Strategien
- Katalysatoren des Citratzyklus
- Nosoden
- Intervallfasten

Nicht alle genannten Substanzen sollten bei einem Patienten gleichzeitig eingesetzt werden. In der Regel sind das orthomolekulare Grundprogramm und die Infusionen mit biogenen Chelatbildnern die Basistherapie bei Metallbelastungen. Sie können gut mit der abendlichen Gabe von Zeolith kombiniert werden, um die Rückresorption im enterohepatischen Kreislauf zu unterbinden. Das Intervallfasten sorgt für zusätzliche Effekte, weil sich dadurch Gewebedepots schneller auflösen und intrazelluläre Belastungen durch Autophagieprozesse ausgeleitet werden. Je nach Metallbelastung kann es sinnvoll sein, z. B. Spirulina-Algen oder Propolis als entgiftende Nährstoffe einzusetzen. Kommt die Ausleitung nicht in Gang oder stockt, kann an die Gabe von Katalysatoren des Citratzyklus oder an Nosoden gedacht werden.

> **Metallhomöostase**
>
> Alle Ionen eines bestimmten Metalls stehen miteinander in einer Homöostase. Homöostase bedeutet, dass in einem offenen System immer weitgehend konstante biochemische Verhältnisse aufrechterhalten werden. Wenn nun Ionen eines bestimmten Metalls aus dem Körper entfernt werden, dann rücken Ionen dieses Metalls aus weiter entfernten Geweben nach und gleichen so das Konzentrationsgefälle wieder aus. Es ist also nicht zwingend notwendig, Metalle immer tief in den Körpergeweben zu binden (obwohl das die schnellste Methode ist), sondern man kann diese auch z. B. im Darm binden und so die Metallhomöostase für deren Ausscheidung nutzen.

### Liponsäure

Liponsäure (**Abb. 5.4**) oder Thioctsäure gehört wie Glutathion und Cystein zur Gruppe der Thiole. Thiole haben als gemeinsames Merkmal, dass sie über eine direkte Verbindung von 2 Schwefelatomen verfügen. Die Liponsäure liegt in **2 Formen** vor: In ihrer **oxidierten** Form sind die beiden Schwefelatome in einer 5'-Ringgruppe direkt miteinander verbunden, während in der **reduzierten** Form die beiden Schwefelatome jeweils an ein Wasserstoffatom gebunden sind. Diese Schwefel-Wasserstoff-Verbindung wird auch Thiolgruppe oder, wegen ihrer Bindungsfähigkeit an Quecksilber, als Mercaptogruppe bezeichnet.

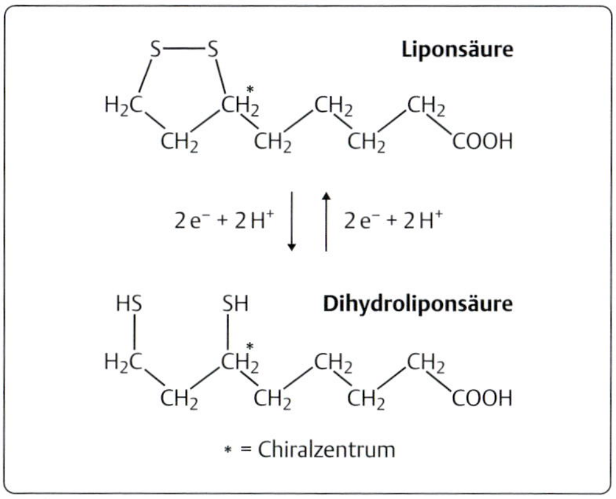

**Liponsäure**
S—S
$H_2C$ $CH_2^*$ $CH_2$ $CH_2$
$CH_2$ $CH_2$ $CH_2$ COOH

$2e^- + 2H^+$ ↓ ↑ $2e^- + 2H^+$

**Dihydroliponsäure**
HS SH
$H_2C$ $CH_2^*$ $CH_2$ $CH_2$
$CH_2$ $CH_2$ $CH_2$ COOH

* = Chiralzentrum

**Abb. 5.4** Freie Liponsäure und ihre reduzierte Form.

Im Körper findet man die Liponsäure in den Mitochondrien aller Zellen, auch im ZNS. Sie ist sowohl wasser- als auch fettlöslich. Aufgrund ihrer chemischen Eigenschaften ist sie u. a. in der Lage, Koenzym Q 10, Glutathion, Vitamin C und Vitamin E zu regenerieren, da sie **antioxidative** Eigenschaften aufweist. Aufgrund ihrer Mercaptogruppe geht die Liponsäure, ähnlich wie andere Chelatbildner, stabile **Bindungen mit verschiedenen Metallen** ein.

Sie bietet beim Einsatz mehrere **Vorteile**:

- Aufgrund ihrer Wasser- und Fettlöslichkeit wirkt sie auch intrazellulär.
- Sie überwindet – anders als klassische Chelatsubstanzen wie DMPS oder DMSA – die Blut-Hirn-Schranke.
- Sie unterstützt die Leberentgiftung, indem sie dosisabhängig die Konzentration von Glutathion in den Leberzellen erhöht und den Gehalt an Malondialdehyd, einem Indikator für die Bildung von ROS, erniedrigt. Außerdem erhöht sie im Tierversuch die mRNA-Spiegel verschiedener arzneimittelabbauender Enzyme signifikant [264].
- Die Aktivität der körpereigenen Scavenger Kupfer/Zink Superoxiddismutase (Cu/ZnSOD), Mangan-Superoxiddismutase (MnSOD) und Katalase (CAT) wird durch die Liponsäure wiederhergestellt.

Ein **Nachteil** ist ihre im Vergleich zu DMPS oder DMSA schwächere Wirkung, weshalb es sich empfiehlt, die Liponsäure mit anderen Substanzen wie S-Acetylglutathion zu kombinieren.

Liponsäure bindet vorzugsweise an Blei, Kupfer, Zink, Eisen, Mangan, Kobalt, Quecksilber, Nickel und Cadmium. In pharmazeutischer Form wird Liponsäure als **α-Liponsäure** verwendet. Man kann sie **oral** (200–600 mg) oder als **Infusion** (meist 600 mg) verabreichen. Oral zugeführte α-Liponsäure hat eine gute Bioverfügbarkeit und wird fast vollständig aufgenommen. In der Praxis hat sich die Infusion als intensivere Behandlungsmaßnahme gezeigt, wobei es sinnvoll ist, an den infusionsfreien Tagen 600 mg α-Liponsäure, idealerweise verteilt auf mehrere Dosen, oral einzunehmen, z. B. α-Liponsäure Sunday Naturals Kapseln (in 1 Kps. 120 mg R-α-Liponsäure; 5 × tgl. 1 Kps. alle 2 Stunden). Als sichere Obergrenze der täglichen Einnahme für α-Liponsäure gelten 60 mg/kg KG [269].

**Vorsicht**

Bei der **Infusion** von α-Liponsäure kann es bei dafür prädisponierten Patienten zu einer Hypoglykämie kommen.

Bei einer längerfristigen Anwendung müssen sowohl die Nierenfunktion als auch die wichtigsten Mengen- und Spurenelemente regelmäßig kontrolliert werden.

## Modifiziertes Citruspektin (MCP)

**Pektine** gehören zur Gruppe der Polysaccharide (wie Zellulose, Glykogen oder Stärke). Genauer betrachtet gehören sie zur Gruppe der **Polyuronide**, weil sie aus Verbindungen von Zucker und bestimmten organischen Säuren bestehen, die Uronsäuren genannt werden. Durch diese Verbindung sind Pektine in der Lage, Wasser einzulagern und einen Gelzustand zu bilden, was sie als Geliermittel in der Lebensmittelindustrie interessant macht. Man findet sie in allen höheren Landpflanzen. Reichlich kommen sie v. a. in den Schalen von Zitrusfrüchten wie Orangen oder Zitronen vor.

In der Natur vorkommende Pektine sind mit ihrer Molekülgröße von 600–800 kDalton und einem Veresterungsgrad von bis zu 70 % so hochmolekular, dass sie im Darm nicht resorbiert werden können. Sie dienen ernährungsphysiologisch gesehen als **Ballaststoffe**.

Aus Zitrusfrüchten gewonnene Pektine werden in einem enzymatischen Prozess so fraktioniert, dass sie bei einer Molekülgröße unter 15 kDalton nur noch einen Veresterungsgrad von 5 % aufweisen. Diese spezielle Form von Pektinen wird als **fraktionierte Pektine** oder modifiziertes Citruspektin (MCP) bezeichnet. Durch diese deutlich geringere Molekülgröße bzw. molekulare Komplexität können MCP **vom Darm aufgenommen** werden und in den Körper gelangen.

Polyuronide, v. a. Pektine und Alginate, bilden in Lösung eine molekulare Struktur, die an einen Eierkarton erinnert. In jedem Fach dieses Kartons befinden sich sowohl ein positiv geladenes Ion (meistens Natrium oder Kalium) als auch negativ geladene Ketten. Toxische Elemente wie **Blei, Cadmium, Arsen oder Quecksilber** haben eine **hohe Bindungsaffinität** an Polyuronide, komplexieren an diese und werden mit diesen **ausgeschieden**. Kalzium, Magnesium oder Zink hingegen besitzen nur eine geringe Affinität, sodass diese kaum gebunden werden und es dadurch – anders als z. B. bei der klassischen Chelattherapie – nicht zu einem therapiebedingten Mangel an essenziellen Mengen- oder Spurenelementen kommt.

Über MCP gibt es nur wenige und kleinere Untersuchungen, davon einige über die Komplexierung radioaktiver Isotope wie Caesium sowie die Bindung und fäkale Ausscheidung von Dioxin [275] bzw. Blei [352].

## Vulkangesteine

**Zeolith, Klinoptilolith** oder **Diosmektit** sind Vulkangesteine und werden als **Gerüstsilikate** bezeichnet, da sie aus einem mikroporösen Gerüst aus Silizium- und Aluminiumtetraedern (Zeolith, Klinoptilolith) bzw. Aluminiummagnesiumsilikat (Diosmektit) bestehen und bis zu 40 % Wasser einlagern können. Durch ihre zahlreichen Poren und Kanäle verfügen Zeolithe über eine **immense Oberfläche** und können so Stoffe aufnehmen. Außerdem besitzen sie eine anionische Gerüstladung und haben somit eine Bindungsaffinität für Erdalkalimetall-Ionen (2. Hauptgruppe des Periodensystems: Beryllium, Magnesium, Kalzium, Strontium, Barium, Radium) bzw. Alkalimetall-Ionen (1. Hauptgruppe des Periodensystems: Lithium, Natrium, Kalium, Rubidium, Caesium, Francium).

Klinoptilolith kann **Ammoniak** binden. In der Erfahrungsheilkunde werden Zeolith bzw. Klinoptilolith auch zur Bindung von Metallen wie **Quecksilber, Blei und Cadmium** eingesetzt. Das dahinterliegende Prinzip hat etwas mit der Metall-Homöostase zu tun: Wenn man ein Metall im Darm bindet und zur Ausscheidung bringt, dann ändert sich das Konzentrationsgefälle dieses Metalls im Körper und es geschieht per Diffusion ein Ausgleich – was allerdings eine gewisse Zeit dauert.

In einer Studie [268] zeigte sich, dass Mineralien aus der Zeolithgruppe unterschiedlich effektiv wässrige Quecksilberlösungen aufnehmen. Die Aufnahme ist teilweise abhängig von deren Natriumgehalt und hat eine Beziehung zum Verhältnis von Silizium zu Aluminium. Ein wichtiger Faktor ist allerdings die Empfindlichkeit des Zeoliths für die jeweilige Art der Lösung, bei der organometallisches Methylquecksilber bevorzugt von anorganischen (Nitrat-)Lösungen aufgenommen wird.

In einer anderen Studie [265] wurde nachgewiesen, dass durch die Einnahme von Zeolithen auch vermehrt Aluminium aus Aluminiumsilikaten aufgenommen wird. Allerdings wurde diese Studie mit synthetischem Natriumaluminiumsilikat (statt Naturzeolith) und an Kühen durchgeführt, deren Verdauungstrakt sich vom menschlichen ganz erheblich unterscheidet. Zusätzlich ist synthetisch hergestelltes Aluminiumsilikat chemisch instabiler als der Naturstoff Zeolith, und es besteht tatsächlich die Möglichkeit, dass sich Aluminium aus der Verbindung herauslöst. Nichtsdestotrotz findet das Argument, dass Zeolithe generell zu einer Aluminiumbelastung führen können, immer wieder seinen Weg in die wissenschaftliche Diskussion.

## Lebensmittel

Im Tierversuch zeigen verschiedene Lebensmittel bzw. Naturstoffe bei akuten Vergiftungen mit Metallen, speziell Aluminium, signifikante Effekte:

- **Petersiliensaft** reduziert die Belastung mit Cadmium und schützt vor dessen toxischer Wirkung. Während der Behandlungsdauer sollte man eine vermehrte Sonnenexposition meiden [294].
- **Schwarzkümmelöl** reduziert bei Schädigungen durch Aluminiumchlorid den oxidativen Stress in der Leber [266].
- **Resveratrol** (z. B. in Trauben) schützt die Niere vor Schädigungen durch Aluminiumchlorid [254].
- **Ingwer** zeigt bei Aluminiumbelastung antioxidative Effekte [283].

- **Vitamin C, Propolis** und **Gelee Royal** schützen Körpergewebe bei Belastungen mit Aluminium [293].
- **Propolis** und **Apfelsäure** (Acidum malicum) verbessern die Funktion von Leber und Darm bei Aluminiumbelastung [255].
- **Propolis** bessert die Lipidperoxidation, erhöht die Aktivität von GSH, SOD sowie Katalase bei Aluminiumbelastung und unterstützt die Wirkung von EDTA bei der Behandlung [337].
- **Knoblauch** unterstützt die Reparatur von Gewebeschädigungen in Leber, Niere und ZNS bei Aluminiumbelastung [323].
- **Spirulina platensis** zeigt hepatoprotektive Effekte bei Aluminiumbelastung [251].

Grundsätzlich erscheint es in diesem Zusammenhang sinnvoll, Spirulina-Algen, die eine hohe Nährstoffdichte aufweisen, Propolis, Knoblauch oder Schwarzkümmelöl **unterstützend** bei der Entgiftung von Metallen einzusetzen. Die Metalle befinden sich in Körpergeweben und sollen bei einer **Chelatbehandlung** dort herausgelöst, komplexiert (gebunden) und ausgeschieden werden. Wer schon einmal eine Chelattherapie durchgeführt hat, kann bestätigen, dass diese unterschiedlich gut vertragen wird. Das liegt sicher an mehreren Faktoren, u. a. der individuellen Ausscheidungsfähigkeit und der Versorgung mit Mikronährstoffen. Daher ist es wichtig, den Patienten vor einer erneuten Schädigung durch das herausgelöste toxische Element zu schützen, wozu Naturstoffe meines Erachtens einen wertvollen Beitrag leisten können.

## Therapiebeispiel: Belastung mit Quecksilber

### Evolutionsadaptierte Entgiftung

Mit diesem orthomolekularen Programm wird die körpereigene Entgiftung unterstützt, um intrazellulär eingelagerte Metalle auszuleiten, aber auch, damit diese auf dem Weg von den Geweben zu den Ausscheidungsorganen möglichst keinen Schaden anrichten. Es ist für einen längeren Zeitraum (über Monate) ausgelegt, da auch die Entgiftung des Körpers ein längerfristiges Projekt ist. Speziell bei den Mengen- und Spurenelementen ist es sinnvoll, nach 6–8 Wochen die Versorgung durch eine Laboruntersuchung zu kontrollieren, vorzugsweise im Vollblut, und dann ggf. die Dosierung anzupassen.

**Orthomolekulares Protokoll**:

- Basic Nutrients® V European Formula Kapseln (3 × tgl. 1 Kps. zum Essen); dieses Präparat ist eisenfrei, enthält aber u. a. B-Vitamine, Mangan, Zink, Kupfer und Selen
- Aminoplus® basic Kapseln (3 Kps. oder 3 × tgl. 1 Kapsel 30–60 Minuten vor einer Mahlzeit)
- Aminoplus® Cystein Kapseln (1 × tgl. 1 Kps. 30–60 Minuten vor dem Essen mit reichlich Wasser einnehmen)
- Zeolith bzw. Klinoptilolith (1500–3000 mg gelöst in 200 ml Wasser vor dem Schlafengehen trinken): Ich bevorzuge Produkte, die rückstandskontrolliert oder ein Medizinprodukt sind, z. B. Zeolith Pulver Sunday Naturals® oder FroximunToxaprevent MediPlus® Pulver. Zeolith bzw. Klinoptilolith verhindert die Rückresorption von Noxen über den enterohepatischen Kreislauf. Nach 4 Wochen der Anwendung sollte man eine Woche mit der Einnahme pausieren.
- Eisen nur dann ergänzen, wenn es tatsächlich fehlt, z. B. bei niedrigem Ferritinspiegel, z. B. mit Mo-Ferrin® Kapseln (1 × tgl. 1 Kps. zu einer Mahlzeit)

Zusätzlich werden **Infusionen** mit **α-Liponsäure** 1 ×/Woche über 4 Wochen, z. B. Thiogamma Turboset®, als langsame Tropfinfusion gegeben. An den infusionsfreien Tagen sollte α-Liponsäure **oral** verabreicht werden. Dann erfolgt eine Therapiepause über 4 Wochen, in denen die Metall-Homöostase wirkt. In dieser Zeit wird das orthomolekulare Protokoll weitergeführt. Man kann in schwereren Fällen die Infusion mit α-Liponsäure im Wechsel mit S-Acetylglutathion durchführen, zweckmäßigerweise dann z. B. montags α-Liponsäure und donnerstags S-Acetylglutathion. Das S-Acetylglutathion setze ich meist in einer Dosierung von 3000 mg/Infusion ein, seltener 1000 mg.

α-Liponsäure kann auch in oraler Form an Metalle binden. Sinnvoll ist es in diesem Fall, die Einnahme mit weiteren oralen Chelatoren zu kombinieren, z. B. MCP oder Selen (als anorganisches

Natriumselenit). Orale α-Liponsäure steht zwar bereits nach 30 Minuten zur Verfügung, hat aber auch eine kurze Halbwertszeit im Blut, weswegen es sich empfiehlt, kleinere Einzeldosen von 150–200 mg über den Tag einzunehmen.

**Vorsicht**

Bei einer längerfristigen Behandlung muss regelmäßig die Nierenfunktion überprüft werden (Kreatinin, Harnsäure, Harnstoff, Cystatin C).

## Orale Ausleitung mit Klinoptilolith

Man kann Metalle, aber auch andere Noxen, dadurch aus dem Körper ausleiten, indem man diese im Darm bindet und deren Rückresorption über den enterohepatischen Kreislauf verhindert. Da sich die Konzentration toxischer Substanzen im Darm durch die Ausscheidung verringert, entsteht ein Diffusionsgefälle zwischen den Geweben und dem Darm, was im weiteren Verlauf dazu führt, dass es zu einer Umverteilung kommt, ähnlich wie ein Silo-Effekt: „Unten“ wird etwas entnommen, dadurch kann von „oben“ etwas nachrücken. Zusätzlich spielen auch noch Effekte der Metall-Homöostase eine Rolle. Zur Bindung im Darm können verschiedene Substanzen eingesetzt werden (z. B. Bentonit, Aktivkohle, Heilerde), ich bevorzuge Zeolith bzw. Klinoptilolith, z. B. Zeolith-Pulver Sunday Naturals® (abends 1500–3000 mg in 200 ml Wasser) oder Froximun Toxaprevent Mediplus® Sachets (vor dem Schlafengehen den Inhalt eines Sachets in 0,2 l Wasser auflösen und trinken). Nach 4 Wochen ist es sinnvoll, 1 Woche zu pausieren. Nachteil einer solchen Ausleitung ist, dass es meist lange dauert, bis sich die Depots entleert haben.

## Orale Ausleitung mit modifiziertem Citruspektin (MCP)

Eine weitere Möglichkeit, speziell um Metalle in den Geweben zu entgiften, ist modifiziertes Citruspektin (MCP). Während bei Klinoptilolith die Entgiftung indirekt über Diffusion und Metall-Homöostase erfolgt, bindet MCP die Metalle direkt im Gewebe, v. a. Blei, Cadmium, Arsen und Quecksilber, und leitet diese aus. Dieses Vorgehen ist dann sinnvoll, wenn keine Infusionen durchgeführt werden können. Geeignet ist z. B.: Fractionated Pectin Pulver (1 Messlöffel in 250 ml Wasser oder Saft geben, am besten in einem Shaker oder mit einem Rührbesen auflösen, 30–60 Minuten vor dem Essen trinken; in dieser Zeit keine Medikamente oder Nahrungsergänzungen einnehmen; bei guter Verträglichkeit kann die Einzeldosis bis auf 3 Messlöffel gesteigert werden).

Eine praxisbewährte Vorgehensweise ist die folgende: Montags, mittwochs und freitags jeweils 1 Messlöffel einnehmen, bei guter Verträglichkeit nach einer Woche die Einzeldosis auf 2 Messlöffel erhöhen. Wird das auch gut vertragen, dann reduziert man die Einnahmefrequenz auf 1 ×/Woche und erhöht dafür die Einnahmedosis auf 3 Messlöffel. Die orale Therapie mit Pectinaten benötigt immer eine individuelle Abstimmung der Behandlungsdauer und von Behandlungspausen.

Die Entgiftung wird günstig beeinflusst, wenn in dieser Zeit N-Acetylcystein (z. B. Woscha NAC Plus EmboCaps® 1 × tgl. 1 Stück vor dem Essen), Selen (z. B. Cefasel Nutri® 200 Tabletten 1 × tgl. 1 Tbl.) oder Glutathion bzw. S-Acetylglutathion (z. B. S-Acetylglutathion SAG 250 mg Kapseln 2 × tgl. 1 Kps. vor dem Essen) eingenommen werden.

**Vorsicht**

Bei einer längerfristigen Behandlung muss regelmäßig die Nierenfunktion überprüft werden (Kreatinin, Harnsäure, Harnstoff, Cystatin C).

## Nosodentherapie

Nosoden zur Ausleitung von toxischen Metallen sind z. B.

- Cadmium metallicum (Cadmium)
- Mercurius solubilis (Quecksilber)
- Arsenicum album (Arsen)
- Plumbum metallicum (Blei)

### 5.5.11 Therapie bei Wohngiftbelastung

#### Leberentgiftung

Ein wichtiger Schritt ist die Unterstützung der **Leberentgiftung**, ganz speziell der Phase 2, durch **Aminosäuren**. Speziell L-Glycin, L-Glutamin und Acetylcystein unterstützen die Glutathionsynthese. Ornithin, Citrullin und Arginin können die Entgiftungsleistung der Leber ebenfalls unterstützen, da sie alle essenziell für den Harnstoffzyklus sind. **Selen** kann die Aktivität der Glutathionperoxidase verbessern und spielt nach meiner Erfahrung eine wichtige Rolle bei allen Formen von Belastungen mit Umweltnoxen.

#### Evolutionsadaptierte Entgiftung

Da sich viele **Giftstoffe im Fettgewebe** einlagern, sind Maßnahmen, um dieses zu reduzieren bzw. Umbauprozesse im Fettgewebe zu induzieren, prinzipiell sinnvoll. Allerdings sollte darauf geachtet werden, dass dies nicht zu abrupt erfolgt, wie z. B. beim Fasten, weil dadurch die körpereigenen Entgiftungsmechanismen des Patienten u. U. überfordert werden können. Bewährte Möglichkeiten sind das **Abendfasten** bzw. das **16:8-Intervallfasten**, bei dem zelleigene Reinigungsprozesse angeregt werden, die auch als Autophagie bezeichnet werden.

Meine Erkenntnis nach über 27 Praxisjahren ist diese: Es ist weitaus weniger sinnvoll und effektiv, nur chelierende und entgiftende Substanzen, gleich welcher Art, zu verabreichen. Diese Strategie verbessert die Ausleitung lediglich über die veränderte Homöostase bzw. das Diffusionsgefälle zwischen entleerten Transitstrecken und den jeweiligen Depots. Besser ist es, in diesem Kontext für Folgendes zu sorgen:

- Die **Depots** sollen **aktiv vom Körper entleert** werden, dabei sollte man sich möglichst individuell an der Ausscheidungsfähigkeit und der Konstitution des Patienten orientieren. Im Zweifelsfall ist das **Intervallfasten** für die meisten Menschen verträglich. Zusätzlich ist es sinnvoll, die **körpereigenen Entgiftungssysteme** (Metallthioneine, Enzyme, allen voran die Cu/Zn SOD) in ihrer Wirkung effizient zu unterstützen. Dazu sollten Mangelzustände bei den für die Herstellung bzw. Funktion dieser Schutzstoffe notwendigen Mikronährstoffe ausgeschlossen werden bzw. diese sollten ausgeglichen werden. Das betrifft v. a. Selen, Zink, Kupfer, Mangan, Eisen und Proteine.
- **Alle** zur Verfügung stehenden **natürlichen Ausleitungswege** des Körpers sollen genutzt werden. Die entsprechende Anregung der dafür zuständigen Organe (Leber, Niere, Darm, Haut) ist seit jeher eine Domäne der Naturheilkunde.

**Abendfasten bzw. 16:8-Intervallfasten**

Da viele Umweltnoxen einen Bezug zum Fettgewebe haben und sich bevorzugt in dieses einlagern, kann man mit dem Abendfasten bzw. 16:8-Intervallfasten dieses langsam abbauen bzw. Umbauprozesse im Fettgewebe induzieren. Insgesamt darf 8 Stunden/Tag gegessen und getrunken, 16 Stunden dann nur noch getrunken werden, vorzugsweise stilles mineralarmes Wasser bzw. Tee.

Beispiel:

- Frühstück um 7:00 Uhr
- Zwischenmahlzeit um 10:30 Uhr
- Mittagessen um 12:30 Uhr
- Zwischenmahlzeit um 14:30 Uhr
- Essenspause von 15:00–07:00 Uhr des Folgetages

Um den Körper auf diese Weise zu entgiften, ist es sinnvoll, sich an den natürlichen Zyklen zu orientieren. Der Mensch der Urzeit war tagsüber aktiv und hat in dieser Zeit gesammelt bzw. gejagt und auch gegessen. Deswegen ist meine Empfehlung, beim Intervallfasten tagsüber zu essen (also mit dem Frühstück zu beginnen), das Abendessen aber ausfallen zu lassen.

#### Glutathion

Eine für die Entgiftung wichtige Substanz ist das Tripeptid Glutathion. Glutathion ist das wichtigste intrazelluläre Antioxidans, Teil der Phase-2-Entgiftung in der Leber sowie essenziell für die Aufrechterhaltung des Redoxgleichgewichts und den Elektronentransport in den Mitochondrien. Glutathion **entgiftet** sowohl **Xenobiotika, Arz-**

**neimittel** als auch verschiedene **Metalle**. Die wichtigste **Kontraindikationen** für eine Entgiftung mit Glutathion sind Schwangerschaft und Stillzeit.

Verbrauchtes Glutathion kann vom Körper enzymatisch wieder regeneriert werden. Damit diese Regeneration möglichst effizient unterstützt wird, benötigt der Körper verschiedene Mikronährstoffe, u. a. Vitamin $B_2$, Vitamin $B_5$, Vitamin $B_{12}$, Vitamin C, Vitamin E, das Spurenelement Selen, α-Liponsäure und die schwefelhaltige Aminosäure Cystein, wobei es generell ratsam ist, auf eine Versorgung mit hochwertigen Proteinen zu achten. In jedem Fall ist es sinnvoll, bei einer Entgiftung mit Glutathion **ergänzend zu substituieren**. Ein gutes Basispräparat dafür sind Intra-Doxx® Kapseln (3 × tgl. 1 Kps.; enthalten Riboflavin, α-Liponsäure, N-Acetyl-Cystein, Glycin, L-Cystein, L-Glutamin, L-Methionin). Zusätzlich sollten ein B-Komplex mit aktiver Folsäure und aktivem Vitamin $B_{12}$, z. B. Basic B-Complex Kapseln (1 × tgl. 1 Kps.), Selen (z. B. 100–200 µg Selenmethionin), Vitamin C, Vitamin E und Omega-3-Fettsäuren eingenommen werden.

Patienten, die eine Entgiftung mit Glutathion durchführen, profitieren darüber hinaus davon, wenn sie regelmäßig grünen Tee, Kreuzblütler (Kohlsorten, Radieschen, Rettich, Kresse usw.), Spargel, Avocado, Gurke, grüne Bohnen und Spinat zu sich nehmen, weil dadurch das Recycling von Glutathion bzw. dessen De-novo-Synthese unterstützt wird.

Als Nahrungsergänzung (z. B. von Sunday Naturals) oder apothekenpflichtiges Medikament (z. B. Eumetabol®) ist Glutathion entweder in seiner reduzierten Form als GSH oder als **S-acetyliertes Glutathion** (**SAG;** Eumetabol®) im Handel. Die Schwefelwasserstoffgruppe im reduzierten Glutathion ist sehr empfindlich und wird beim SAG durch eine Acetylgruppe geschützt. Diese wird erst in der Körperzelle selbst enzymatisch abgespalten und das reduzierte Glutathion kann dann intrazellulär wirken, ohne bereits vorher auf dem Weg dorthin zu oxidieren.

Die therapeutische Anwendung von Glutathion am Patienten kann oral erfolgen, führt aber nach meiner Erfahrung nicht bzw. nicht so schnell zu denselben Ergebnissen wie die Infusion. Deswegen setze ich in der Praxis **SAG** als **Infusion** ein. Man kann je Infusion pauschal zwischen 1000 und 3000 mg SAG einsetzen, was sich in der Praxis gut bewährt hat. Eine zweite Möglichkeit ist, sich an den intrazellulären Glutathionspiegeln der Patienten zu orientieren (**Tab. 5.4**). Das ist immer dann sinnvoll, wenn die Entgiftung mit einer Standarddosis SAG (1000–3000 mg je Infusion) keine Wirkung zeigt. Mit Hilfe von Kontrolluntersuchungen kann dann die Dosis entsprechend neu eingestellt werden, wobei erfahrungsgemäß der intrazelluläre Glutathionspiegel steigt und somit die Dosis pro Infusion reduziert werden kann.

**Tab. 5.4** Dosierung von SAG als Infusion.

| **intrazelluläres GSH in mmol/l** | **3,1–3,5** | **3,6–4,1** | **4,2–4,7** | **4,8–5,3** | **5,4–5,8** | **5,9–6,3** |
|---|---|---|---|---|---|---|
| Dauer bis zur nächsten Kontrolle | 4–6 Wochen | 4–6 Wochen | 4 Wochen | 4 Wochen | 4 Wochen | 2–3 Monate |
| Dosierung in mg/Woche | 8000 | 6000 | 5000 | 4000 | 3000 | 1000 |
| Beispiel je Woche (Ampullen jeweils gelöst in 250 ml NaCl-Lösung) | 2 Infusionen mit je 4000 mg | 2 Infusionen mit je 3000 mg | 1 Infusion mit 3000 mg, 1 Infusion mit 2000 mg | 2 Infusionen mit je 2000 mg | 1 Infusion mit 2000 mg, 1 Infusion mit 1000 mg | 1 Infusion mit 1000 mg |

Die jeweils zu applizierende Menge SAG wird in 250 bzw. 500 ml physiologischer NaCl-Lösung verdünnt und dann nicht zu schnell infundiert.

## Propolis

Propolis ist eine von Bienen hergestellte harzartige Masse (Bienenkittharz), deren Hauptaufgabe die Desinfektion des vielbevölkerten Bienenstocks ist, da es antivirale, antibakterielle und antimykotische Eigenschaften aufweist. Die Zusammensetzung kann stark variieren, Hauptbestandteile sind Harze (ca. 50 %), Wachse (ca. 30 %) und ätherische Öle (ca. 10 %). Durch den Harzanteil enthält Propolis reichlich Flavonoide und Phenole.

In verschiedenen Studien [255] [293] [302] [331] [351] wurde die Wirkung von Propolis auf Xenobiotika untersucht. Unter anderem verringert Propolis die schädigende Wirkung von Dioxinen in der Leber und schützt die Keimdrüsen vor Schädigungen durch Triphenylzinn-Verbindungen.

Eine spezielle Form von Propolis stamm aus Brasilien und wird aufgrund seiner Farbe als grünes Propolis bezeichnet. Dabei sammeln die Bienen die Pollen hauptsächlich von einer in Brasilien einheimischen Asteraceae (Baccharis dracunculifolia), was sowohl für die spezielle Färbung als auch für einige der biochemischen Eigenschaften von grünem Propolis verantwortlich ist. Wichtigster Inhaltsstoff ist Artepillin C ((2E)-3-[4-Hydroxy-3,5-bis(3-methyl-2-buten-1-yl)phenyl] acrylsäure), das neben entgiftenden auch antiinflammatorische Eigenschaften besitzt [307] [322].

## Orthomolekulares Protokoll

Mit diesem orthomolekularen Programm wird die körpereigene Entgiftung unterstützt, um intrazellulär eingelagerte Wohnraumgifte auszuleiten, aber auch, damit diese auf dem Weg von den Geweben zu den Ausscheidungsorganen möglichst keinen Schaden anrichten. Es ist für einen längeren Zeitraum (über Monate) ausgelegt, da auch die Entgiftung des Körpers ein längerfristiges Projekt ist. Speziell bei den Mengen- und Spurenelementen ist es sinnvoll, nach 6–8 Wochen die Versorgung durch eine Laboruntersuchung zu kontrollieren, vorzugsweise im Vollblut, und dann ggf. die Dosierung anzupassen.

In der Leber spielen die Aldehyd-Dehydrogenasen bei der Entgiftung von Aldehyden, z. B. Formaldehyd, eine wichtige Rolle. Diese Enzyme benötigen für ihren Metabolismus Vitamine aus der B-Gruppe, allen voran Vitamin $B_1$ (Thiamin), Vitamin $B_5$ (Pantothensäure) und Vitamin $B_6$, am besten in seiner aktiven Form als Pyridoxal-5-phosphat. Vitamin $B_2$ (Riboflavin) wird für die Regeneration von oxidiertem Glutathion benötigt, da es Wirkungsbestandteil der Glutathion-Reduktase ist, die verbrauchtes (oxidiertes) Glutathion wieder in funktionsfähiges (reduziertes) Glutathion umbaut. Da auch viele Wohngifte eine Affinität zum Fettgewebe haben und dort bevorzugt eingelagert werden, rundet eine Fastenvariante und die damit verbundene zelluläre Autophagie das Protokoll ab.

Ein mögliches **orthomolekulares Protokoll** ist:

- Abendfasten bzw. 16:8-Intervallfasten
- Basic Nutrients® V European Formula Kapseln (3 × tgl. 1 Kps. zum Essen; dieses Multi ist eisenfrei, enthält aber u. a. B-Vitamine, Mangan, Zink, Kupfer, Selen)
- Eisen nur dann ergänzen, wenn es tatsächlich fehlt, z. B. bei niedrigem Ferritinspiegel, z. B. mit Mo-Ferrin® Kapseln (1 × tgl. 1 Kps. zu einer Mahlzeit)
- Selen natural Kapseln (in 1 Kps. 100 µg organisches Selen aus Senf-Extrakt; 1 × tgl. 1 Kps.); die Gesamttagesdosis an organischem Selen aus Basic Nutrients® V European Formula und Selen natural liegt damit bei 160 µg
- Bio-Propolis Kapseln forte (2 × tgl. 1 Kps. mit reichlich Flüssigkeit)
- Zeolith bzw. Klinoptilolith: 1500–3000 mg gelöst in 200 ml Wasser vor dem Schlafengehen, z. B. Zeolith-Pulver Sunday Naturals® oder Froximun Toxaprevent MediPlus® Pulver. Nach 4 Wochen der Anwendung immer eine Woche mit der Einnahme pausieren.
- Aminoplus basic® Kapseln (1 × 3 Kps. oder 3 × tgl. 1 Kps. 30–60 Minuten vor einer Mahlzeit)
- Aminoplus® Cystein Kapseln (1 × tgl. 1 Kps. 30–60 Minuten vor dem Essen mit reichlich Wasser einnehmen)

## Nosodentherapie

Nosoden zur Ausleitung von Wohngiften sind z. B.

- Dioxin
- Formaldehyd solutum
- polychlorierte Biphenyle
- Pentachlorphenolum

### 5.5.12 Therapie bei Insektizidbelastung

## Evolutionsadaptierte Entgiftung

Auch die Insektizide haben einen Bezug zum Fettgewebe und lagern sich dort gerne ein. Daher ist auch hier die Empfehlung, **Abendfasten** bzw. **16:8-Intervallfasten** durchzuführen.

**Taurin**, eine Aminosulfonsäure, besitzt antiinflammatorische und antioxidative Eigenschaften und zeigt eine schützende Wirkung auf die Zellmembran. Bei einem Taurinmangel erhöht sich u. a. die Toxizität von Aldehyden und Chlorverbindungen. Taurin reduziert die hepato- und nephrotoxische Wirkung von Chlorpyrfos (einem verbreiteten Insektizid) und von Blei. **Vitamin $B_2$** ist Bestandteil der Flavoprotein-Monooxigenasen, körpereigenen Enzymen, die ebenfalls an der Entgiftung von Xenobiotika, v. a. Insektiziden, beteiligt sind. Die Omega-3-Fettsäure **DHA** (Docosahexaensäure) wird in der orthomolekularen Entgiftung eingesetzt, um das ZNS vor der schädlichen Einwirkung von Pestiziden, v. a. Organophosphaten und Carbamaten, zu schützen.

## Orthomolekulares Protokoll

Mit diesem orthomolekularen Programm wird die körpereigene Entgiftung unterstützt, um intrazellulär eingelagerte Insektizide auszuleiten, aber auch, damit diese auf dem Weg von den Geweben zu den Ausscheidungsorganen möglichst keinen Schaden anrichten. Es ist für einen längeren Zeitraum (über Monate) ausgelegt, da auch die Entgiftung des Körpers ein längerfristiges Projekt ist. Speziell bei den Mengen- und Spurenelementen ist es sinnvoll, nach 6–8 Wochen die Versorgung durch eine Laboruntersuchung zu kontrollieren, vorzugsweise im Vollblut, und dann ggf. die Dosierung anzupassen. Eine Fastenvariante rundet das Protokoll entsprechend ab, weil intrazelluläre Belastungen dadurch wesentlich effizienter abgebaut werden können als durch die alleinige Substitution.

Ein mögliches **orthomolekulares Protokoll** ist:

- Abendfasten bzw. 16:8-Intervallfasten
- Basic Nutrients® V European Formula Kapseln (3 × tgl. 1 Kps. zum Essen; dieses Multi ist eisenfrei, enthält aber u. a. B-Vitamine, Mangan, Zink, Kupfer, Selen)
- Vitamin $B_2$ 25 mg Kapseln (1 × tgl. 1 Kps. zum Essen): nutzen Sie bevorzugt Riboflavin-5-phosphat, also die aktive Form von Vitamin $B_2$
- Norsan® Omega-3 Vegan Öl (enthält über 1100 mg DHA pro Portion; 1 × tgl. 1 Teelöffel zum Essen)
- Eisen nur dann ergänzen, wenn es tatsächlich fehlt, z. B. bei niedrigem Ferritinspiegel, z. B. mit Mo-Ferrin® Kapseln (1 × tgl. 1 Kps. zu einer Mahlzeit)
- Zeolith bzw. Klinoptilolith: 1500–3000 mg gelöst in 200 ml Wasser vor dem Schlafengehen, z. B. Zeolith-Pulver Sunday Naturals® oder Froximun Toxaprevent MediPlus® Pulver. Nach 4 Wochen der Anwendung immer eine Woche mit der Einnahme pausieren.
- Aminoplus basic® Kapseln (1 × 3 Kps. oder 3 × tgl. 1 Kps. 30–60 Minuten vor einer Mahlzeit)
- Aminoplus® Taurin Kapseln (1–2 × tgl. 1 Kps. 30–60 Minuten vor dem Essen mit reichlich Wasser einnehmen)

## Nosodentheraie

Nosoden zur Ausleitung von Insektiziden sind z. B.

- Glyphosat-Isopropylamin
- Parathion
- Thiametoxam

## Ausleitungstherapie

Eine gute medikamentöse Basis zur Ausleitung von Bioziden aller Art ist die Anwendung der Ceres-Heilmittel. Beim Ceres-Verfahren handelt es sich um einen speziellen Heilpflanzenaufschluss, bei dem die Heilpflanzen durch eine besonders schonende Verreibung in der Ceres-Mühle verarbeitet werden. Bei der Herstellung spielen sowohl eine besondere Verwirbelungstechnik als auch die Anwendung rhythmischer Prozesse eine wesentliche Rolle, ähnlich wie das auch in der Spagyrik und der anthroposophischen Medizin der Fall ist. Die Ceres-Mittel passen nach meiner Erfahrung v.a. zu sensiblen Menschen mit einem guten Körpergefühl. Oft genügt eine kleine Dosis für einen therapeutischen Effekt, zu hohe Einstiegsdosen oder eine zu schnelle Dosissteigerung sind eher kontraproduktiv.

- vor Beginn der Ausleitung für 4 Wochen: Taraxacum Urtinktur Dilution (2–3 × tgl. 2–5 Tr.)
- Stärkung der Leber: Carduus marianus Urtinktur Dilution (1–3 × tgl. 2–5 Tr.)
- Stärkung der Niere: Solidago virgaurea Urtinktur Dilution (1–3 × tgl. 2–5 Tr.)
- allgemeine Ausleitung: Imperatoria Urtinktur Dilution (1–3 × tgl. 3–5 Tr.)
- bei alten und erstarrten pathologischen Prozessen, bei denen die Lebensenergie des Patienten reduziert ist, passt oft besser: Glechoma hederacea Urtinktur Dilution (1–3 × tgl. 3–5 Tr.)

### Infusion

Bei Insektizidbelastung setze ich in der Praxis meist S-Acetylglutathion (Eumetabol®) ein, i.d.R. 3000 mg/Infusion und meist 1–2 Infusionen/Woche.

## 5.5.13 Therapie bei Belastung mit Impfadjuvanzien

### Evolutionsadaptierte Ausleitung

Die Behandlung bei einer Belastung mit Impfadjuvanzien ist nicht ganz einfach, weil ein Impfstoff immer eine komplexe Mischung verschiedenster Substanzen ist. Zusätzlich sollte man bedenken, dass es im Rahmen der Behandlung und der dadurch notwendigerweise ausgelösten Immun- bzw. Entgiftungsreaktionen auch zu einer mehr oder weniger deutlichen Aktivierung einer Autoimmunerkrankung kommen kann.

In meiner Praxis hat es sich bewährt, zunächst einen eventuellen **Mangelzustand der Mikronährstoffversorgung** (S.365) zu beheben. Dadurch ist der Körper viel besser in der Lage, unerwünschte Reaktionen auszubalancieren. Die so behandelten Patienten reagieren i.d.R. weniger überschießend auf einen therapeutischen Reiz.

Ein weiterer wichtiger Schritt ist die **Aktivierung der Entgiftungsorgane** und der **Drainagewege**. Grundsätzlich sollten die Entgiftungswege, also Leber, Galle, Darm, Niere und Haut, offen und der Transportweg, das Lymphsystem, frei von Blockaden sein. Dies ist eine wichtige Voraussetzung, damit zumindest Überreaktionen durch mangelhafte Entgiftung oder einen Stau auf dem Transportweg vermieden werden können. Da die Ausleitung der Impfstoffe über eine Nosodenbehandlung erfolgt, reduziere ich in diesem Fall den Einsatz homöopathischer Komplexe, die ich ansonsten im therapeutischen Alltag sehr schätze, auf ein Minimum. Stattdessen setze ich Wirkstoffe aus der Phytotherapie oder **Spagyrika** ein, z.B.

- Solunat® Nr. 16 Tropfen (10–15 Tr. vor dem Frühstück)
- Solunat® Nr. 9 Tropfen (10–15 Tr. vor dem Mittagessen)
- Solunat® Nr. 6 Tropfen (10–15 Tr. nachmittags)
- Solunat® Nr. 8 Tropfen (10–15 Tr. im Lauf des Abends)

Nosoden sind nach meiner Erfahrung das mit Abstand potenteste Ausleitungsmedium für Impfstoffe und als potenzierte homöopathische Arznei wirken sie auf derselben Ebene wie homöopathische Einzel- bzw. Komplexmittel. Um mögliche Interferenzen zu vermeiden, setze ich als Begleittherapie auf Phytopharmaka und Spagyrika.

### Ausleitungsreaktionen

Die Ausleitung von Impfadjuvanzien ist bei einer bestehenden Autoimmunerkrankung nicht ganz einfach, weil dadurch kein unnötiger immunologischer Reiz gesetzt werden sollte. Wirkt ein solcher Reiz zu stark, besteht die Gefahr, dass die Autoimmunität getriggert wird. Klassisches Beispiel dafür ist ein grippaler Infekt, bei dem es durch Aktivierung des Immunsystems auch zu einer Verschlechterung oder sogar zum Schub einer Autoimmunerkrankung kommen kann.

Es gibt für diese Ausleitungsreaktionen 2 Erklärungen. Da es sich bei Impfstoffen stets um eine komplexe Mischung aus toxikologisch relevanten Substanzen (Impfzusätze wie Aluminium oder Quecksilber) bzw. immunologisch wirksamen Impfantigenen handelt, ist es möglich, dass das Immunsystem sowohl auf den einen als auch auf den anderen Reiz reagiert. Das macht nach meiner Erfahrung die Ausleitung von Impfstoffen i. d. R. schwieriger als die Ausleitung einer einzelnen Substanz, z. B. Cadmium.

Der zweite Grund liegt in der Anwendung. Die Arndt-Schulz-Regel besagt sinngemäß, dass kleine Reize fördern, mittlere Reize hemmen und starke Reize blockieren. Dabei ist der Begriff „Reiz“ hier sehr dehnbar. Je sensibler ein Mensch ist, desto empfindlicher wird er auch auf einen gesetzten Reiz reagieren. Manch anderer benötigt hingegen einen im Verhältnis dazu eher kräftigen Reiz, damit überhaupt etwas in Gang kommt. Insofern empfehle ich immer einen sehr individuellen Einsatz und ein wachsames Ohr, wenn der Patient eine Rückmeldung gibt.

Oft ist es hilfreich, mit einer Anregung der **körpereigenen Entgiftung** zu beginnen und neben der Medikation auch klassisch-naturheilkundliche Mittel zu deren Anregung einzusetzen, z. B. abendlicher Leberwickel, ausreichende Trinkmenge, (Infrarot-)Sauna, Salzhemd und Einläufe. Je besser der Körper vorbereitet ist, desto unproblematischer ist der Therapieverlauf.

## Orthomolekulares Protokoll

Ziel dieses Programms ist es, eine breite Versorgung mit essenziellen Mikronährstoffen zu gewährleisten, damit möglichst alle körpereigenen Entgiftungsmechanismen optimal funktionieren. Das Abend- bzw. Intervallfasten unterstützt die Autophagie der Zellen, Zeolith bzw. Klinoptilolith sorgen für die Bindung fäkal ausgeschiedener Toxine im Darm und verhindern eine eventuelle Rückresorption über den enterohepatischen Kreislauf.

Das Protokoll ist für einen längeren Zeitraum (über Monate) ausgelegt, da auch die Entgiftung des Körpers ein längerfristiges Projekt ist. Speziell bei den Mengen- und Spurenelementen ist es sinnvoll, nach 6–8 Wochen die Versorgung durch eine Laboruntersuchung zu kontrollieren, vorzugsweise im Vollblut, und dann ggf. die Dosierung anzupassen.

Das Auffüllen von Mikronährstoffen gehört nach meiner Erfahrung immer an den Anfang einer solchen Therapie. Zusammen mit der Fastenvariante sorgt es für eine optimale Vorbereitung des Körpers auf die eigentliche Ausleitung, die mit Thuja bzw. Impfnosoden durchgeführt wird.

Ein mögliches **orthomolekulares Protokoll** ist:

- Abendfasten bzw. 16:8-Intervallfasten
- Basic Nutrients® V European Formula Kapseln (3 × tgl. 1 Kps. zum Essen; dieses Multi ist eisenfrei, enthält aber u. a. B-Vitamine, Mangan, Zink, Kupfer, Selen)
- Eisen nur dann ergänzen, wenn es tatsächlich fehlt, z. B. bei niedrigem Ferritinspiegel, z. B. mit Mo-Ferrin® Kapseln (1 × tgl. 1 Kps. zu einer Mahlzeit)
- Zeolith bzw. Klinoptilolith: 1500–3000 mg gelöst in 200 ml Wasser vor dem Schlafengehen, z. B. Zeolith-Pulver Sunday Naturals® oder Froximun Toxaprevent MediPlus® Pulver. Nach 4 Wochen der Anwendung immer eine Woche mit der Einnahme pausieren.
- Aminoplus basic® Kapseln (1 × 3 Kps. oder 3 × tgl. 1 Kps. 30–60 Minuten vor einer Mahlzeit)

Bei vielen Autoimmunerkrankungen kann durch den Einsatz von Vitamin D (S. 100) in Dosierungen um die 10000 IE/Tag eine verbesserte Balance des Immunsystems erreicht werden, was überschießende Reaktionen abmildern kann.

## Nosodentherapie

Um einen Impfstoff gezielt auszuleiten, benötigt man Impfnosoden, also homöopathische Einzelmittel, die aus Impfstoffen hergestellt werden. Am besten sichten Sie zuerst das Impfbuch des Patienten, um herauszufinden, welche Impfung zu welchem Zeitpunkt vorgenommen wurde. In der Praxis beginne ich die diese Behandlung sehr häufig mit einer Einzelgabe Thuja C 30 oder Thuja C 200, je nachdem, wie lange die Impfung bereits zurückliegt und wie sensibel der Patient im Allgemeinen ist. Thuja ist das homöopathische Einzelmittel, das am häufigsten im Zusammenhang mit Impfungen eingesetzt wird.

## 5.6 Literatur


[251] Abu Aita N. Hepatoprotective effect of Spirulina platensis against Aluminium chloride induced liver damage. Global veterinaria 2014; 13 (4): 552–559

[252] Agmon-Levin N, Zafrir Y, Kivity S et al. Chronic fatigue syndrome and fibromyalgia following immunization with the hepatitis B vaccine: another angle of the „autoimmune (auto-inflammatory) syndrome induced by adjuvants (ASIA)". Immunol Res 2014; 60 (2–3): 376–383

[253] Ahmed SS, Volkmuth W, Duca J et al. Antibodies to influenza nucleoprotein cross-react with human hypocretin receptor 2. Science Transl Med 2015; 7 (294): 294ra105

[254] Al-Dera H. Protective effect of resveratrol against aluminium chloride induced nephrotoxity in rats. Saudi Med J 2016; 37 (4): 369–378

[255] Al-Quyim M, Saadoon D. Assessment of the ameliorative role of propolis and malic acid in intestinal and liver functions of Aluminium exposed rats. IJSN 2013; 4 (3): 552–558

[256] Amertunga R, Gillis D, Gold M et al. Evidence refuting the existence of autoimmune/autoinflammatory syndrome induced by adjuvants (ASIA). J Allergy Clin Immunol Pract 2017; 5 (6): 1551–1555

[257] Aozasa O, Ohta S, Nakao T et al. Enhancement in fecal excretion of dioxin isomer in mice by several dietary fibers. Chemosphere 2001; 45 (2): 195–200

[258] Azik FM, Elim M, Sakallioglu O et al. A different interaction between parathyroid hormone, calcitriol and serum aluminium in chronic kidney disease: a pilot study. Int Urol Nephrol 2011; 43 (2): 467–470

[259] Beltcheva M, Metcheva R, Popoy N et al. Modified natural clinoptolite detoxifies small mammal's organism with lead I. Lead disposition and kinetic model for lead bioaccumulation. Biol Trace Elem Res 2017; 147 (1–3): 180–188

[260] Blaurock-Busch E. Labor, Diagnose & Bewertung. Basis erfolgreicher Nährstoff- und Entgiftungstherapien. 3. Aufl. Hersbruck: MTM; 2010

[261] Blaurock-Busch E. Antidota – Chelattherapie-Handbuch mit Anwendungsprotokollen und wichtigen Hinweisen. Hersbruck: MTM; 2009

[262] Bigazzi PE. Autoimmunity and heavy metals. Lupus 1994; 3 (6): 449–453

[263] Bieger W. Detoxifikation. OM 2016; 4: 16–22

[264] Böhm U. Alpha Liponsäure. Freisig: SUM; 2014

[265] Bories G, Brantom P, Brufau de Barbera J et al. Opinion of the scientific panel on additives and products or substances used in animal feed [FEEDAP] on the safety of zeolite (sodium alominosilicate, synthetic) for the reduction of risk of milk fever in dairy cows. EFSA-Journal 2007; 5 (8): 523

[266] Bouasla I, Bouasla A, Boumendjel A. et al. Nigella sativa oil reduces aluminium chloride-induced oxidative injury in liver and erythrocytes of rats. Biol Trace Elem Res 2014; 162 (1–3): 252–261

[267] Bundesministerium für Bildung, Wissenschaft, Forschung und Technologie/Pressereferat. Forschungsinfo des Bundesministeriums für Bildung, Wissenschaft, Forschung und Technologie Nr. 24; 1995

[268] Campbell LS, Chimedtsogzol A, Dyer A. Species sensitivity of zeolithe minerals for uptake of mercury solutes. Mineralog Mag 2006; 70 (4): 361–371

[269] Cremer DR, Rabeler R, Roberts A et al. Safety evaluation of alpha-lipoic-acid (ALA). Regulat Toxicol Pharmacol 2006; 46 (1): 29–41

[270] Cruz M, Maldonado-Bertal C, Mondragón-Gonzales R et al. Glycine treatment decreases proinflammatory cytokines and increases interferon-gamma in patients with type 2 diabetes. J Endocrinol Invest 2008; 31 (8): 694–699

[271] Dong Y, Lin H, He Y et al. Correlation between physichemical properties of modified clinoptilite and its performamce in the removal of ammonia-nitrogen. Environ Monit Assess 2017; 3: 107

[272] Donner S. Leider giftig. FOCUS 2018; 38: 71–78

[273] Edwards CJ, Cooper C. Early environmental factors and rheumatoid arthritis. Clin Exp Immunol 2006; 143 (1): 1–5

[274] Ekmekcioglu C. Spurenelemente: Eine sinnvolle Ergänzung? J Ernährungsmed 2010; 12 (4): 12–17

[275] Eliaz J, Hotchkiss AT, Fishmann ML et al. The effect of modified citrus pectin on urinary excretion of toxic elements. Phytother Res 2006; 20 (10): 859–864

[276] Eliaz J, Weil E, Wilk B. Integrative medicine and the role of modified citrus pectine/alginates in heavy metal chelation and detoxification – five case reports. Forsch Komplementärmed 2007; 14 (6): 358–364

[277] Flowers JL, Deitsch EJ, Lonky SA. Clinical evidence supporting the use of an activated clinoptilithe suspension as an agent to increase urinary excretion of heavy metals. Nutr Diet Suppl 2009; 1: 11–18

[278] Fraga MF, Ballestar E, Paz MF et al. Epigenetic differences arise during the lifetime of monozytogic twins. PNAS 2005; 102 (30): 10604–10609

[279] Gera R, Singh V, Mitra S et al. Arsenic exposure impels CD4 commitment in thymus and suppress T cytokine secretion by increasing regulatory T cells. Scientific Reports 2017; 7: 7140

[280] Graf J. Der Einfluss von Zahnmetallen auf die Gesundheit. Naturheilkunde-Journal 2017; 7: 4–7

[281] Grant GT, Morris ER, Dees DA et al. Biological interactions between polysaccharides and divalent cations: the egg box model. FEBS letters 1973; 32 (1): 195–198

[282] Gressner A, Arndt T. Lexikon der Medizinischen Laboratoriumsdiagnostik. 2. Aufl. Berlin: Springer; 2013

[283] Hasona NA, Ahmed MQ. Antioxidant and ameliorative effects of Zingiber officinale against Aluminium chloride toxicity. Int J Chin Med 2017; 1 (4): 124–131

[284] Heseker H, Stahl A. Vitamin B2 (Riboflavin) – Physiologie, Vorkommen, Analytik, Referenzwerte und Versorgung in Deutschland. Ernährungsumschau 2008; 10: 618–623
[285] Hess EV. Environment chemicals and autoimmune disease: cause and effect. Toxicology 2002; 181–182: 65–70
[286] Hughes GC. Progesterone and autoimmune disease. Autoimmun Rev 2012; 11 (6–7): A502–A514
[287] Ionescu J, Schulte-Uebbing C, Jennrich P. Stoffwechselmerkmale der Tumorzellen als Ziel komplementärer Therapien. Deutsche Z Onkol 2018; 50: 108–119
[288] Kalbermatten R. Kompendium der CERES-Heilmittel. 6. Aufl. Kessiwil: CERES-Heilmittel; 2002
[289] Klehmet M. Chroniker und Metallbelastungen aus der Mundhöhle. OM 2018; 16: 11–14
[290] Knuuttila P, Knuuttila H. The crystal and molecular structure of N-(phosphonomethyl-)glycine (Glyphosate). Act Chem Scand 1979; 33: 623–626
[291] Kuklinski B. Das HWS-Trauma. Bielefeld: Aurum; 2006
[292] Leong CC, Syed NI, Lorscheider FL. Retrograde degeneration of neurite membrane structural integrity of nerve growth cones following in vitro exposure to mercury. NeuroReport 2001; 12 (4): 733–737
[293] Mahmoud ME, Elsoadana SS. Protective effect of ascorbic acid, Biopropolis and Royal Jelly against Aluminium toxiticy in rats. J Nat Sci Res 2013; 3 (1): 93–101
[294] Maodaa SN, Allam AA, Ajarem J et al. Effect of parsley (Petrosilenum crispum, Apiacae) juice against cadmium neurotoxicity in albino mice (Mus musculus). Behav Brain Funct 2016; 12 (1): 6
[295] Meyer A. Schadet Impfen dem Immunsytem? Eine wissenschaftlich, kritische Recherche. ZEAN-Magazin 2012; 2: 20–26
[296] Meyer A. Stellenwert von Aminosäuren bei der Entgiftung. OM 2016; 4: 23–26
[297] Mishra KP. Lead exposure and ist impact on immune system: a review. Toxicol in Vitro 2009; 23 (6): 969–972
[298] Moritz A. Die geimpfte Nation. Kandern: Narayana 2018.
[299] Mutter J. Entgiftung: Effektiv bei vielen Krankheiten. OM 2016; 4: 5–15
[300] Nesterenko VB, Nesterenko AV, Babenko VI et al. Reducing the 137Cs-load in the organism of „Chernobyl" children with apple-pectin. Swiss Med Wkly 2004; 134 (1–2): 24–27
[301] Neumüller-Häßner S. Nickelbelastung beim Bearbeiten von Chrom-Nickel-Stählen und Instandsetzen von Triebwerken des Flugzeugtyps Tornado [Dissertation]. München: Ludwig-Maximilians-Universität; 2006
[302] Newairy AS, Salama HF, Hussien HM et al. Propolis alleviates aluminium-induced lipid peroxidation and biochemical parameters in male rats. Food Chem Toxicol 2009; 47 (6): 1092–1098
[303] Noschinski DR. Krank durch Immungifte. DHZ 2016; 1: 14–19
[304] Okeke N, Emeka A, Johntel C. Biochemical Taurine alleviated modification in male Wistar rats co-exposed to chlopyrifos and lead. Int J Env Sci Toxocol 2014; 2 (9): 104–115
[305] Parks CG, de Souza Espindola Santos A, Barbhaiya M et al. Understanding the role of environmental factors in the development of systemic lupus erythematosus. Best Pract Clin Rheumatol 2017; 31 (3): 306–320
[306] Parks CG, De Roos AJ et al. Pesticides, chemical and industrial exposures in relation to systemic lupus erythematosus. Lupus 2014; 23 (6): 527–536
[307] Paulino N, Abreu SRL, Uto Y et al. Anti-inflammatory effects of a bioavailable compound, Artepillin C, in Brazlian propolis. Eur J Pharmacol 2008; 587 (1–3): 296–301
[308] Radermacher-Reuter G, Becker W. Neurotoxische Wirkung von Metallen. Journal für Orthomolekuare Medizin 2000; 4: 361–378
[309] Rawi SM, Seif al Nasser F. Zinc sulphate and vitamin E alleviate reproductive toxicity caused by Aluminium sulphate in male albino rats. Toxicol Ind Health 2015; 31 (3): 221–234
[310] Rehwinkel J, Venske S. Augendiagnose. Amorbach: Albert Amann; 1988
[311] Reinecke C. Nicht nur ein Redoxpaar. Alpha-Liponsäure unterstützt Leberenzyme und bindet freie Radikale. CoMed 2017; 3: 14–15
[312] Reinecke C. Wenn Umweltschadstoffe die Zelle schädigen – Ausleitung mit Alpha-Liponsäure. Naturheilkunde-Journal 2017; 7: 18–20
[313] Rothörl S. Aluminium – die dunkle Seite des glänzenden Metalls. Naturheilkunde-Journal 2017; 7: 12–16
[314] Rowley B, Monestier M. Mechanisms of heavy-metal autoimmunity. Mol Immunol 2005; 42 (7): 833–838
[315] Rueda-Ruzafa L, Cruz F, Roman P et al. Gut microbiota and neurological effects of glyphosate. NeuroToxicology 2019; 75: 1–8
[316] Samson SLA, Gedamu L. Molecular analyses of metallthionein gene regulation. Progr Nucl Acid Res Mol Biol 1997; 59: 257–288
[317] Sarzi-Puttini P, Atzeni F, Iaccarino I. et al. Environment and systemic lupus erythematosus: an overview. Autoimmunity 2005; 38 (7): 465–472
[318] Schulte-Uebbing C, Landenberger M, Pfab F et al. Schadstoffe als Ursache oder Auslöser endokriner Störungen und chronischer Erkrankungen. OM 2018; 16: 15–21
[319] Shimurah H, Itoh K, Sugiyama A et al. Absorption of radionuclides from the Fukushima nuclear accident by a novel algae strain. PLoS One 2012; 7 (9): e44200

[320] Shoenfeld Y, Agmon-Levin N. ASIA – autoimmune/autoinflammatory syndrome induced by adjuvants. J Autoimmun 2011; 36 (1): 4–8
[321] Shoenfeld Y, Aron-Maor A. Vaccination and autoimmunity – "vaccinosis": a dangerous liasison? J Autoimmunol 2000; 14 (1): 1–10
[322] Szlizska E, Mertas A, Czuba ZP et al. Inhibition of inflammatory response by artepilin C in activated RAW.264.7 macrophages. Doi:10.1155/2013/735176
[323] Shrivastava S. Amelioration of aluminium induced toxicity by Allium sativum. Sc Res Essays 2013; 8 (4): 168–177
[324] Stejskal J, Stejskal V, Müller KE. Die Bedeutung der Metalle für die Entwicklung von Autoimmunität und ihre Verbindung zum neuroendokrinen System. ZfU 2001; 3: 160–172
[325] Swedko PJ, Clark HD, Paramsothy K et al. Serum creatinine is an inadequate screening test for renal failure in elderly patients. Arch Intern Med 2003; 163: 356–360
[326] Teuscher E. Pharmazeutische Biologie. 2. Aufl. Braunschweig: Vieweg; 1979
[327] Thirumoorthy N, Manisenthil Kumar KT, Shyma Sundar A et al. A review of metallthionein isoforms and their role in pathophysiology. World J Surg Oncol 2001; 9: 54
[328] Thirumoorthy N, Manisenthil Kumar KT, Shyma Sundar A et al. Metallthionein: an overview. World J Gastroenterol 2007; 13 (7): 993–996
[329] Tomljenovic L, Shaw CA. Mechanisms of aluminium adjuvant toxicity and autoimmunity in pedatric populations. Lupus 2012; 21 (2): 223–230
[330] Tripathi A, Tiwari B, Patil R et al. The role of salivary caffeine clearance in the diagnosis of chronic liver disease. J Oral Biol Craniofac Res 2015; 5 (1): 28–33
[331] Türkez H, Geyikoglu F, Yousef MI et al. Propolis alleviates 2,3,7,8-Tetrachlorodibenzo-p-dioxin-induced histological changes, oxidative stress and DNA damage in rat liver. Toxicol Ind Health 2013; 29 (8): 677–685
[332] UNEP (United Nations Environment Programm) Chemicals: Global Mercury Assesment. UNEP Chemicals Geneva; Dezember 2002
[333] Vadala M, Poddighe D, Laurino C et al. Vaccination and autoimmune disease: is prevention of adverse health effects on the horizon? EPMA J 2017; 8: 295–311
[334] Vojdani A, Pollard KM, Campbell AW. Environmental triggers and autoimmunity. Autoim Dis 2014; 2014: 798029
[335] Wagner M, Oehlmann L. Endocrine disruptors in bottled mineral water: total estrogenic burden and migration from plastic bottles. Environm Sc Poll Res 2009; 16 (3): 278–286
[336] Watad A, Quaresma M, Bragazzi N et al. The autoimmune/inflammatory syndrome induced by adjuvants (ASIA)/Shoenfelder's syndrome: descrptive analysis of 300 patients from the international ASIA syndrome registry. Clin Rheumatol 2018; 37 (2): 483–493
[337] Wen YF, Zhao JQ, Nirala SK et al. Aluminium-induced toxicity and its response to combined treatment of EDTA and Propolis in rats. Pol J Environment Stud 2012; 21 (5): 1437–1443
[338] Wiechel P. Leberentgiftung – was kann sie leisten? SANUM-Post 2013; 105: 1–4
[339] Wiese M. Mariendistel und Silymarin – Evidenz und Empfehlungen für die Praxis. Vortrag auf der 23. Schweizerischen Tagung für Phytotherapie in Baden; 20.11.2008
[340] www.deutsche-apotheker-zeitung.de/daz-az/2012/daz-47–2012/arzneimittel-und-cyp2d6 (Stand: 1.9.2020)
[341] www.forschung-und-wissen.de/nachrichten/umwelt/gadolinium-im-trinkwasser-nachgewiesen-13372024 (Stand: 1.9.2020)
[342] www.pharmazeutische-zeitung.de/ausgabe-262012/heilmittel-oder-humbug/ (Stand: 1.9.2020)
[343] www.pharmazeutische-zeitung.de/?id = 40909 (Stand: 1.9.2020)
[344] www.pharmazeutische-zeitung.de/ausgabe-132017/booster-fuer-die-impfung/ (Stand: 1.9.2020)
[345] www.rki.de/DE/Content/Infekt/Impfen/Bedeutung/Schutzimpfungen_20_Einwaende.html (Stand: 1.9.2020)
[346] www.spektrum.de/news/die-naechste-stufe-der-epigenetik/1540753 (Stand: 1.9.2020)
[347] www.spiegel.de/wissenschaft/natur/landwirtschaft-gewaesser-an-aeckern-massiv-mit-insektiziden-belastet-a-848725.html (Stand: 1.9.2020)
[348] www.sueddeutsche.de/gesundheit/herbizide-in-der-landwirtschaft-gift-im-getreide-1.1406344 (Stand: 1.9.2020)
[349] www.umweltbundesamt.de/sites/default/files/medien/377/dokumente/haaranalyse.pdf (Stand: 1.9.2020)
[350] www.welt.de/wissenschaft/article158516539/Was-der-Medizin-Nobelpreis-mit-Rotwein-zu-tun-hat.html (Stand: 26.9.2020)
[351] Yousef MI, Kamel KI, Hassan MS et al. Protective role of propolis against reproductive toxcity of triphenyltin in male rabbits. Food Chem Toxicol 2010; 48 (7): 1846–1852
[352] Zhao ZY, Liang L, Fan X et al. The role of modified citrus pectine as an effective chelator of lead in children hospitalized with toxic lead levels. Altern Ther Health Med 2008; 14 (4): 34–38
[353] Zhong Z, Wheeler M, Li X et al. L-Glycine: a novel antiinflammatory, immunmodulatory, and cytoprotective agent. Curr Opin Nutr Metab Care 2003; 6 (2): 229–240

# 6 Silent Inflammation

*Es wird ja fleißig gearbeitet und viel mikroskopiert, aber es müsste mal wieder einer einen gescheiten Gedanken haben.*

Rudolf Virchow

**Chronische Entzündungsprozesse verlaufen oft stumm, können aber das Immunsystem triggern und sich auf diesem Weg sowohl auf die Pathogenese als auch auf den Verlauf von Autoimmunerkrankungen auswirken. Die Zusammenhänge verstehen, die Entzündungsherde entdecken und ausschalten – das ist das Thema dieses Kapitels.**

## 6.1 Einführung

Dass chronische Entzündungen autoimmune Prozesse beeinflussen, wird schon seit vielen Jahren diskutiert. In diesem Kontext tauchen speziell 3 Begriffe immer wieder auf:

- chronische Infektionen, meist verursacht durch Viren oder Bakterien
- Silent Inflammation
- Herdbelastungen

**Chronische virale oder bakterielle Infektionen** können im Körper als systemische (Viren und Bakterien) oder lokale (Bakterien) Infektion z. T. über sehr lange Zeit persistieren, ohne dass der Betroffene diese direkt spürt. Bei **chronisch-lokalen Infektionen** spricht man im naturheilkundlichen Kontext von einer **Herdbelastung** oder einfach von einem Herd. Latent bestehende chronische Entzündungen im Körper, die keine oder nur sehr **diskrete Symptome** hervorrufen, werden auch als **Silent Inflammation** (stille Entzündung) bezeichnet. Ob ein solcher Prozess im Körper vorliegt und ob er sich systemisch auswirkt, ist schwierig zu diagnostizieren. Einige Parameter können aber, sofern sie auffällig sind, einen ersten Hinweis geben.

**Auffällige Laborwerte** bei einer Silent Inflammation sind:

- **CRP hs** (C-reaktives Protein hochsensitiv): Dies ist als CRP ein Akute-Phase-Protein und als solches normalerweise bei akuten Entzündungen erhöht. Das CRP steigt dann auf Werte > 5 mg/dl an. Beim CRP hs wird auch der Normbereich < 5 mg/dl in Schritten von 0,1–0,5 mg angezeigt. Je nach Labor und Analysemethode ist es damit möglich, latent verlaufende Entzündungsprozesse anzuzeigen. Allerdings kann das CRP hs auch bei Rauchern oder Patienten mit Diabetes mellitus Typ 2, Adipositas, Hormonersatztherapie (HET) oder Einnahme von Antikonzeptiva erhöht sein.
- **Differenzialblutbild**: Ein Leukozytenwert, der sich über Monate oder gar Jahre im oberen Normdrittel befindet, deutet nach meiner Erfahrung nicht selten auf einen latenten Entzündungsprozess hin. Liegen die Leukozyten also

über längere Zeiträume in Bereichen von 7000–9500/µl Blut, kann dies ein Hinweis auf eine Silent Inflammation sein.

- **Kupfer im Vollblut**: Kupfer befindet sich im Körper zu etwa 40 % im Extrazellulärraum und zu etwa 60 % intrazellulär. Bei der Vollblutdiagnostik wird das Kupfer nicht im abzentrifugierten Serum (= extrazellulär) untersucht, sondern in einer Probe, in der das Blut mittels Heparin ungerinnbar gemacht wurde, was eine Aussage über den intrazellulären Kupferspiegel ermöglicht. Erhöhte Kupferwerte können auf eine latente Entzündung hinweisen, v. a., wenn sie immer wieder auffällig sind. Bei der Einnahme hormoneller Antikonzeptiva oder einer Hormonersatztherapie (HET) ist das Vollblut-Kupfer allerdings auch erhöht.
- **Verhältnis von Calcidiol zu Calitriol**: Bei einer Entzündung nutzt der Körper Calcitriol zur Aktivierung der Genexpression von Cathelicidinen. Dazu wird Calcidiol durch die $\alpha_1$-Hydroxylase in Calcitriol umgewandelt. Im Idealfall liegt das Verhältnis von Calcidiol zu Calcitriol bei maximal 1 oder niedriger. Liegt es bei über 4, ist das ein Hinweis auf einen Hyperparathyreoidismus. Bei einer Silent Inflammation, speziell wenn diese durch eine latente virale oder bakterielle Infektion bedingt ist, findet sich bei manchen Patienten ein erhöhtes Verhältnis zwischen 1 und 3. Allerdings ist dieser Parameter alleine nicht geeignet, um sicher eine Silent Inflammation zu diagnostizieren.

> **! Vorsicht**
> Bitte beachten Sie, dass immer die Referenzwerte des von Ihnen beauftragten Labors Grundlage für eine diagnostische Beurteilung sind.

Autoimmune Krankheitsprozesse können durch verschiedene Reize aktiviert werden. Zu diesen gehören neben thermischen Einflüssen (Wetter, Hitze, Kälte, Feuchtigkeit usw.) und Stress, auch eine gesteigerte Aktivität des Immunsystems. So klagen z. B. viele Patienten, die an MS oder SLE erkrankt sind, häufig über eine deutliche Zunahme ihrer Beschwerden im Rahmen eines banalen Infekts. Ein latenter Reiz, wie er bei einem chronischen Entzündungsprozess vorliegt, führt bei Autoimmunopathien i. d. R. zu keiner akuten Symptomverschlechterung, allerdings behindert er das Bestreben des Organismus nach immunologischer Stabilität. Dabei spielen Viren, Bakterien und Herde die Hauptrolle.

## 6.2 Viren

### 6.2.1 Aufbau

Viren bestehen aus dem Genom, das aus **DNA** (DNA-Viren) oder **RNA** (RNA-Viren) besteht (**Abb. 6.1**). Dieses ist meist mit **Proteinen** (Nukleoproteinen) komplexiert; dieser Komplex heißt **Nukleokapsid**. Häufig sind diese Nukleokapsid-Komplexe von einem **Kapsid** umgeben, das aus Kapsomeren aufgebaut ist. Je nach Struktur des Kapsids kann man kubische und komplexe Formen unterscheiden. Bei den kubischen Formen findet man häufig den 20-seitigen Ikosaeder als Grundform, z. B. bei Viren aus der Herpes-Gruppe. Manche Viren verfügen zusätzlich über eine **Virushülle** aus einer Lipiddoppelschicht, manche sind hüllenlos (unbehüllte Viren).

**DNA-Viren** haben ein kubisches Kapsid und ihr Genom ist gegenüber Umwelteinflüssen relativ stabil, da sie über eine enzymatische Korrekturfunktion aufgrund ihrer DNA-Polymerase (Enzym, das eine Schlüsselrolle bei der Virusvermeh-

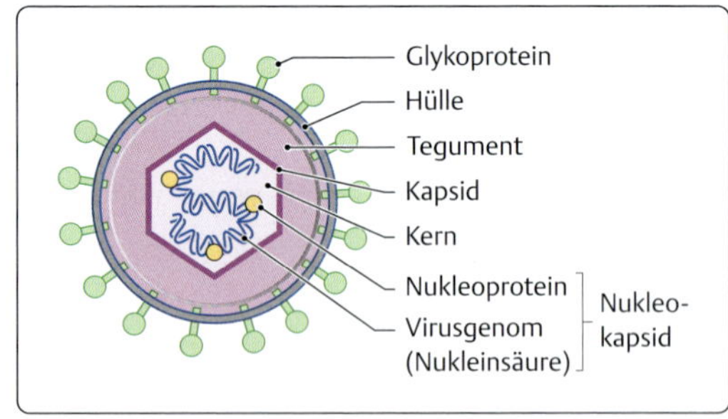


**Abb. 6.1** Struktur eines Virus. (nach Schnitzler P, Dörries R. Herpesviridae. In: Hof H, Schlüter D, Dörries R, Hrsg. Duale Reihe Medizinische Mikrobiologie. 7., vollständig überarbeitete und erweiterte Auflage. Stuttgart: Thieme; 2019. doi:10.1055/b-006-163249)

rung spielt) verfügen. Allerdings führt das auch dazu, dass sie im Unterschied zu RNA-Viren weniger anpassungsfähig sind.

RNA-Polymerasen haben keine Korrekturfunktion. Ein Nachteil für **RNA-Viren** ist daher, dass Punktmutationen auftreten können und sie dadurch oft defekte Viren produzieren. Allerdings können sie sich durch die häufigeren Mutationen schnell an neue Bedingungen anpassen. Zusätzlich führen diese Mutationen, die auch als **Antigendrift** bezeichnet werden, zu einer Veränderung ihrer Hämagglutinine bzw. Neuraminidasen, also ihrer Oberflächeninformationen, an denen sie vom adaptiven Immunsystem identifiziert werden können. Dadurch kann sich eine bereits erworbene Immunität, sei es durch Impfungen oder durch eine durchgemachte Infektion, abschwächen.

**Hämagglutinine** sind Glykoproteine in der Virushülle, die das Anheften des Virus an die Wirtszelle und das Eindringen in diese erleichtert. Bei den **Neuraminidasen**, die sich ebenfalls in der Virushülle befinden, handelt es sich um Enzyme. Bei viralen Infektionen sorgen sie dafür, dass die geklonten Viren die Hülle der Wirtszelle zerstören und diese verlassen können. Man kennt derzeit 16 verschiedene Hämagglutinin-Typen und 9 Neuraminidasen, die sich in ihrem Aufbau unterscheiden und durchnummeriert wurden. Virusstämme, z. B. bei Influenza-Viren, werden häufig als HxNy bezeichnet, z. B. H5N1, was sich auf bestimmte Hämagglutinine (H) bzw. Neuraminidasen (N) des jeweiligen Virusstamms bezieht. Ein Grippevirus mit einem Hämagglutinin 5 und einer Neuraminidase 1 wird daher als H5N1 bezeichnet.

Eine Studie [359] zeigte, dass sich die Oberfläche eines Virus mit den Proteinen in der direkten Umgebung verbindet, sodass es von Zellen des adaptiven Immunsystems schlechter erkannt werden kann. Darüber hinaus ändert sich dadurch auch die Virulenz des Erregers, also die Gefährlichkeit des Virus, das virulenter werden oder dessen Wirkung sich abschwächen kann. Umgekehrt verändert der Kontakt mit dem Virus auch die an ihm haftenden Proteine: Sie vernetzen sich viel leichter und bilden dadurch räumliche Strukturen, z. B. Fasern oder Fibrillen. Auf diese Weise vernetzte Proteine könnten an der Pathogenese des Morbus Alzheimer beteiligt sein. Im Kontext von Autoimmunerkrankungen zeigte diese Studie klar: Viren haben sehr viele verschiedene Möglichkeiten, ihre Oberfläche zu verändern. So können sie sich einerseits leichter vor dem Zugriff der Abwehrzellen schützen, was zur Entstehung latenter viraler Infektionen führt. Andererseits erfolgt die Proteinbindung in jeder Körperflüssigkeit bzw. jedem Kompartiment anders und vollkommen zufällig. Da es sich immer um körpereigene Proteinstrukturen handelt, könnte auch dies ein Risikofaktor für ein molekulares Mimikry sein, also eine Verwechslung zwischen körperfremden viralen Proteinen und körpereigenen Strukturen, wenn es im Rahmen einer Infektion zur Antigenerkennung durch das Immunsystem kommt.

### 6.2.2 Vermehrungszyklus

Viren haben selbst keinen Stoffwechsel und benötigen einen Wirt, um sich zu vermehren. Der Vermehrungszyklus besteht aus folgenden Phasen (**Abb. 6.2**):

- **Adsorption**: Die virale Infektion beginnt damit, dass Viren an die Membran von Wirtszellen binden.
- **Penetration**: Nur das Nukleokapsid oder das gesamte Virus dringen in die Wirtszelle ein.
- **Uncoating**: Nach Auflösung des Kapsids wird das Virusgenom freigesetzt.
- **Synthese**: Mit Hilfe bestimmter Enzyme wird der Virus-DNA-Strang in die DNA der Wirtszelle eingebaut oder die RNA mit Hilfe der reversen Transkriptase in DNA umgeschrieben und dann in die Wirts-DNA eingebaut. Die Zelle wird auf diese Weise dazu gezwungen, neue Viren zu bilden anstatt sich zu teilen, und muss aufgrund ihrer neuen Programmierung sehr viele Viren in sehr kurzer Zeit produzieren.

  Beim Einbau viraler DNA in Wirts-DNA kann es dazu kommen, dass sich auch DNA-Sequenzen aus der befallenen Körperzelle in den frisch geklonten Viren befindet. Wenn nun Abwehrzellen solche Viren phagozytieren und daraufhin der Prozess der Antigenerkennung abläuft, be-

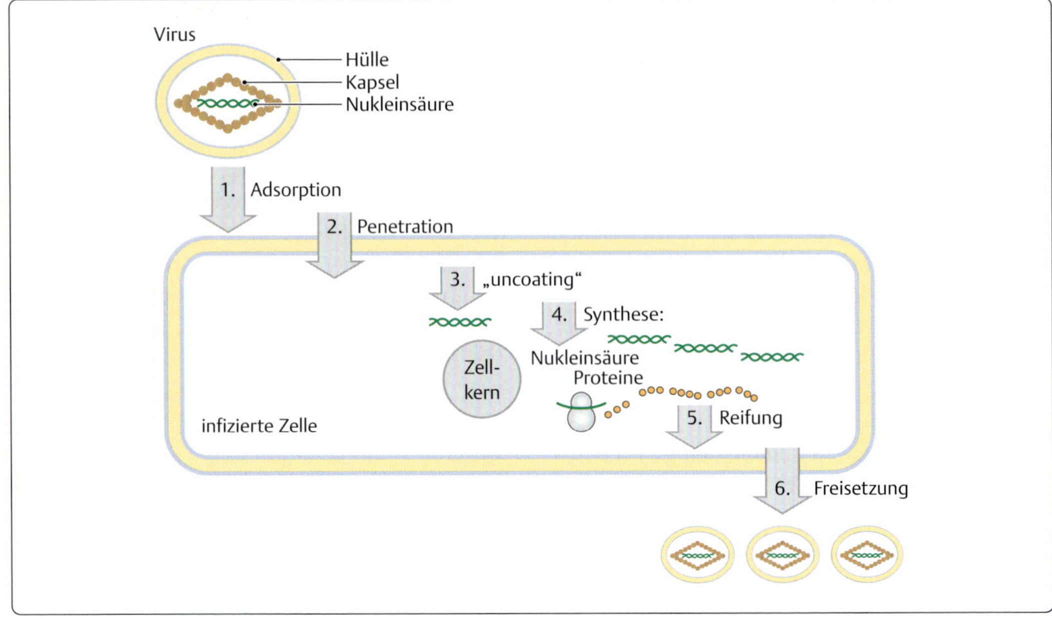


**Abb. 6.2** Vermehrungszyklus von Viren. (Quelle: Lüllmann H, Mohr K, Wehling M et al. Viruserkrankungen. In: Lüllmann H, Mohr K, Wehling M et al., Hrsg. Pharmakologie und Toxikologie. 18., vollständig überarbeitete Auflage. Stuttgart: Thieme; 2016)

steht die Gefahr, dass Teile der DNA der Wirtszelle ebenfalls zu Antigenen werden und sich das Immunsystem im Zuge dieser Mechanismen irrtümlich gegen diese körpereigenen Zellen bzw. Gewebe sensibilisiert. Dieser Mechanismus wird schon länger für T-Zellen diskutiert und seit Kurzem auch für B-Zellen.

- **Reifung**: Wenn ausreichend neue Viruspartikel gebildet sind, startet die Morphogenese neuer Viren.
- **Freisetzung**: Die Zelle platzt (Lyse) und die Viren treten in Massen aus, um neue Zellen zu befallen. Manche Viren, z. B. Grippeviren, können die Zelle aber auch schon vorher verlassen.

Virale Infektionen werden mit **Virostatika** behandelt, wobei diese die Infektion nur abschwächen können. Allerdings verschafft das dem adaptiven Immunsystem einen entscheidenden Zeitvorteil, da sich die klonale Expansion von T-Zellen bzw. Plasmazellen weiterhin ungestört entwickeln kann und so immer mehr dieser Zellen für die Virusbekämpfung zur Verfügung stehen.

### 6.2.3 Erstinfektion und Reaktivierung

Bei der **Erstinfektion** dringen Viren in den Körper ein, z. B. über die Schleimhäute, und es kommt zu einer akuten Auseinandersetzung mit dem körpereigenen Immunsystem. Manche Influenzaviren besitzen die Fähigkeit, beim Kontakt mit der menschlichen Schleimhaut die Sekretion von Lysozym zu inaktivieren. Dieses Enzym dient normalerweise genau dort als wichtiger Teil der First-Line-Immunabwehr.

Speziell bei Viren der Herpes-Familie, deren Rolle als Pathogen bei Autoimmunerkrankungen diskutiert wird, besteht nach der Erstinfektion eine lebenslange **Persistenz der Viren** im Körper des Wirts. Diese **Latenzphase** zeichnet sich dadurch aus, dass virale Genome in Wirtszellen vorhanden sind, ohne dass es zu einem erneuten Ausbruch der Infektion kommt (Reaktivierung). In der Latenzphase kontrollieren CD8-Zellen, aber auch NK-Zellen, das Geschehen und würden, falls sie einen intrazellulären Virenbefall entdecken, die betroffene Zelle sofort vernichten. Kommt es im Lauf des Lebens zu einer Abschwächung des Immunsystems, z. B. bei einer immunsuppressiven Therapie oder Stresssituation, kann es zu einer **Reaktivierung** der in der Zelle quasi schlafenden Viren und damit zu einem erneuten Ausbruch der Virusinfektion kommen.

Forscher [395] fanden heraus, dass die Infektion mit dem Herpes-simplex-Virus 1 langsamer und eingeschränkter verläuft, wenn im Genom der betroffenen Zelle der NRF2-Signalweg eingeschaltet ist. Der Transkriptionsfaktor NRF2 [372] (Nuclear Factor Erythroid 2–Related Factor 2) vermittelt die Zellantwort gegenüber oxidativem Stress während einer Entzündungsreaktion. Seine Aufgabe ist der Schutz der Zelle vor oxidativem Stress und einer dadurch bedingten Mutagenität. Ist er aktiv, stellt sich die Zelle auf eine vermehrte Belastung mit oxidativem Stress ein, u. a. indem sie Thiolgruppen aktiviert. Das führt zu einer zumindest partiellen Inaktivierung der Herpesviren.

Viren können aber auch in Zellen eindringen, ohne sofort eine Infektion auszulösen. Über diese **latenten viralen Infektionen** ist immer noch wenig bekannt. Sie sind nicht zu verwechseln mit den Slow-Virus-Infektionen; das sind Infektionen des ZNS mit Prionen, die i. d. R. tödlich enden, z. B. die Creutzfeld-Jacob-Erkrankung. Latente Virusinfektionen entstehen, wenn sich Viren der völligen Zerstörung durch das Immunsystem entziehen konnten und in Körperzellen weiter existieren. Ein relativ harmloses und weit verbreitetes Beispiel dafür sind Infektionen mit den Herpes-simplex-Viren 1 (HSV-1) oder 2 (HSV-2), unter denen viele Menschen leiden. Diese treten immer nur dann zu Tage, wenn die körpereigene Immunabwehr geschwächt ist, z. B. aufgrund von Stress oder einer anderen Infektion, und es zu einer lytischen Phase kommt. In diesem Fall zeigen sich die typischen Lippenbläschen, die nach einiger Zeit wieder verschwinden. Allerdings bedeutet das nicht, dass die Viren nach der Infektion wirklich verschwunden sind oder gar vollständig abgetötet wurden; sie halten sich weiter in befallenen Körperzellen auf.

Ein weiteres Problem bei viralen Infektionen kann auftreten, wenn sich die Erbinformationen zweier Viren mischen. Dieser Vorgang wird auch als **Antigenshift** bezeichnet. Dabei entsteht ein neues Virus mit einer bisher nicht bekannten DNA- bzw. RNA-Struktur, wie z. B. bei den Grippeviren.

### 6.2.4 Überlebensstrategien

Viren haben verschiedene Überlebensstrategien, um sich vor dem Zugriff des Immunsystems zu schützen.

#### Hohe Reproduktionsrate (Kiss and Run)

Da sie sich während der Latenzphase intrazellulär befinden, versuchen sie, vom adaptiven Immunsystem und den NK-Zellen in dieser Zeit nicht erkannt zu werden. Kommt es zur Infektionsphase, dann sichert eine hohe Reproduktionsrate das mögliche Überleben, v. a. aber erhalten die Viren einen Zeitgewinn, um sich auf andere Wirte auszubreiten, z. B. im Rahmen einer Tröpfcheninfektion. Einige hochvirulente Erreger wie das Ebola- oder das Marburg-Virus sind in der Lage, sich wesentlich schneller zu replizieren (meist 3–5 Tage) als das adaptive Immunsystem die Antigenidentifizierung und Ausbildung klonaler T- und B-Zellen bewerkstelligen kann.

#### Hohe Mutationsrate

Speziell das HI-Virus (HIV) verändert sich permanent und ist durch diesen Mechanismus vom adaptiven Immunsystem nur schlecht zu erkennen.

#### Hemmung des viralen Proteinabbaus im Proteasom

Jede Zelle hat einen eigenen Stoffwechsel, bei dem Proteine entstehen. Diese werden im Rahmen physiologischer Abbauprozesse, dem Ubiquitin-Proteasom-Weg, im Zytosol zu kleinen Eiweißketten (Peptide) abgebaut. Man kann sich das Proteasom wie einen Schredder vorstellen, der größere Eiweißketten zu kleineren Bruchstücken zerkleinert. Nach der Zerkleinerung werden die Peptide über ein Transportsystem (ABC-Transportkomplex TAP) vom Zytosol in das endoplasmatische Retikulum (ER) transportiert, wo sie auf MHC-1-Moleküle geladen werden.

Der ABC-Transportkomplex TAP hat noch eine weitere wichtige Funktion in der Zelle: Er bindet ATP und wandelt mittels Hydrolyse die chemische Energie des ATP in mechanische für den Membrantransport um. Diese ist notwendig, um den weiteren Transport der Peptide zu gewährleisten. Man kann sich das Ganze wie die Kofferausgabe an einem Flughafen vorstellen: Koffer (Peptide) werden vom Kofferlager (Zytosol) über ein Transportband (ABC-Transportkomplex TAD) zur Kofferausgabe (ER) gebracht. Dieser Vorgang kostet Energie und diese liefert das Transportsystem dankenswerterweise gleich mit.

Nach einer Qualitätskontrolle verlassen die Peptide das ER und exprimieren an der Zelloberfläche. Patrouillierende zytotoxische T-Zellen überprüfen das MHC-1-Molekül an der Zellmembran darauf, ob neben körpereigenen Proteinfragmenten auch solche präsentiert werden, die nicht aus dem physiologischen Zellstoffwechsel stammen. In diesem Fall kommt es dann zur Zerstörung dieser Zelle, da das Immunsystem vermutet, dass diese von einem fremden intrazellulären Erreger infiziert wurde.

Speziell das Eppstein-Barr-Virus (EBV) benutzt einen subtilen Trick, um den Abbau virusspezifischer Proteine im Proteasom zu verhindern, indem es Teile seiner Proteine auf proteasomale Substrate überträgt. Ein Teil seiner Proteine, und zwar EBNA-1 (Eppstein-Barr-Nuclear-Antigen-1), wird so „Teil des Schredders" und das Virus bleibt auf diese Weise unerkannt.

## Hemmung des intrazellulären Peptidtransports

Eine andere Strategie ist die Hemmung des intrazellulären Transports der im Proteasom geschredderten Peptide. Diese werden physiologisch vom ABC-Transportkomplex TAP ins ER transportiert.

ICP47, ein kleines Eiweiß mit einem Molekulargewicht von 10 kDa, blockiert die Bindung von geschredderten Peptiden vom Zytosol aus und verhindert so den Weitertransport ins ER. Man könnte auch sagen, es verhindert, dass Koffer im Kofferlager (Zytosol) auf das Transportband (ABC-Transportkomplex TAD) gelegt werden. Damit kommen auch keine Koffer in der Kofferausgabe (ER) an. Die Energieproduktion wird dabei aber nicht behindert, d. h. das Transportband läuft weiter.

US 6, ein Membranglykoprotein mit einem Molekulargewicht von 26 kDa, bindet genau von der anderen Seite an das Transportsystem, nämlich von der Seite des ER aus, und verhindert sowohl die Bindung von ATP als auch dessen Umwandlung in mechanische Energie. Das Transportband (ABC-Transportkomplex TAD) kommt auf diese Weise zum Stehen. Auf die Peptidbindung hat dieser Mechanismus keinen Einfluss, d. h., die Koffer werden weiterhin auf das Band geladen, aber nicht mehr transportiert.

## Verhinderung von Qualitätskontrolle

Das Genom des Cytomegalievirus (CMV), die Unique Short Region, kodiert 5 bisher identifizierte Membranglykoproteine, die auf unterschiedliche Weise mit MHC-1-Molekülen interagieren, indem sie den Abbau neu synthetisierter MHC-1-Moleküle einleiten. Dies geschieht, indem sie der Zelle vorspielen, dass das MHC-1-Molekül schadhaft ist und ausgetauscht werden muss. Das Virus sorgt sozusagen dafür, dass nagelneue MHC-1-Moleküle anstatt ihrer Aufgabe, der Antigenpräsentation, zugeführt zu werden, einfach als defekt gekennzeichnet, in den Zellmüll gegeben und im Proteasom geschreddert werden.

## Unterbinden der Antigenpräsentation

Das CMV hat noch weitere Mechanismen in seinem Genom kodiert, mit deren Hilfe es die Antigenerkennung austricksen kann. Seine viralen Proteine US 3 und US 11 binden an MHC-1-Moleküle und blockieren bzw. verlangsamen deren Transport aus dem ER. Sie müssen vom Virus ständig nachgebildet werden, damit auf diese Weise die Antigenerkennung auf der Zelloberfläche ausgeschaltet bleibt.

Einen weiteren Trick, um unerkannt zu bleiben, könnte man als Potemkinsche Dörfer bezeichnen. Dieser Begriff geht auf eine historisch allerdings unwahre Geschichte zurück, nach der Feldmarschall Potemkin die russische Zarin Katharina die Große über den Zustand des Russischen Reichs betrog, indem er einfach schöne und gefällige Kulissen aufstellen ließ, wenn sie an einem Dorf mit ihrer Kutsche vorbeigefahren wurde. Das CMV verfügt über das Protein UL 18, das zusammen mit dem körpereigenem Mikroglobulin β2 m und zellulären Peptiden einen stabilen Komplex bildet, der ebenfalls auf der Zellmembran präsentiert wird und für die NK-Zellen wie ein ganz normales MHC-1-Molekül aussieht. So verhindert das CMV, dass durch das Nichtvorhandensein von MHC-1-Molekülen auf der Zelloberfläche NK-Zellen dazu angeregt werden, diese Zelle zu zerstören.

Auch mittels der Glykoproteine m152, m04 und m06 wird die Antigenerkennung hintergangen, weil diese dafür sorgen, dass MHC-1-Moleküle durch zelleigene Lysozyme aufgelöst werden. Ferner wird diskutiert, ob sie zu denjenigen zellulären Peptiden gehören, welche die erwähnten Potemkinschen Dörfer auf der Zelloberfläche bilden.

Befinden sich keine MHC-Moleküle auf der Oberfläche einer Körperzelle, kann das die T-Zell-Abwehr nicht erkennen und geht davon aus, dass es sich um eine gesunde Zelle handelt. Dafür hat das Immunsystem aber eine Gegenstrategie entwickelt: NK-Zellen erkennen das Fehlen der MHC-Moleküle (Missing Self) und beginnen dann sofort damit, diese Körperzelle und seinen Inhalt zu vernichten.

## 6.2.5 Viren und Autoimmunität

### Pathomechanismus

Häufig werden die Viren der **Herpesfamilie** mit Autoimmunerkrankungen in Zusammenhang gebracht:

- Herpes simplex Typ 1 (HSV-1)
- Herpes simplex Typ 2 (HSV-2)
- Varizella-Zoster-Virus (VZV)
- Cytomegalievirus (CMV)
- Epstein-Barr-Virus (EBV)
- humanes Herpesvirus 6 (HHV6)
- humanes Herpesvirus 7 (HHV7)
- humanes Herpesvirus 8 (HHV8)

Herpesviren gehören zu den doppelsträngigen DNA-Viren und haben eine Größe von 140–180 nm; daher werden sie der Gruppe der großen Viren zugerechnet. Die Durchseuchungsrate in den Industrieländern ist sehr hoch, praktisch jeder Mensch hat im Lauf seines Lebens mindestens einmal eine Infektion mit einem Virus aus der Herpesfamilie durchgemacht. Trotzdem erkrankt im Verhältnis dazu nur ein kleiner Teil in der Folge an einer Autoimmunopathie.

Ein wichtiger Kofaktor in diesem Kontext ist das **molekulare Mimikry** zwischen viralen Proteinsequenzen (v. a. von solchen, die von HLA-Allelen präsentiert werden) und körpereigenen Strukturen. Bei Patienten mit bestimmten Autoimmunkrankheiten findet man überproportional häufig auch bestimmte HLA-Allele. Ein Beispiel ist der Morbus Bechterew, bei dem 90 % der Erkrankten ein positives HLA-B27 aufweisen. Statistisch entwickeln aber nur 2–4 % der Träger dieses HLA-Allels auch tatsächlich eine solche Erkrankung. Beim Epstein-Barr-Virus, dem Erreger des Pfeifferschen Drüsenfiebers (infektiöse Mononukleose), findet sich eine Sequenzhomologie zwischen einem bestimmten viralen Protein, dem gp110-Protein, und dem menschlichen HLA-DR4-Komplex, der bei Rheumapatienten auffällig häufig nachgewiesen werden kann. Wenn ein Mensch das HLA-DRB1*15-Allel trägt, dann ist die Wahrscheinlichkeit, an einer MS zu erkranken, um 3,7-mal höher als bei einem Menschen, der dieses Merkmal nicht aufweist. Bei diesen Betroffenen, so das Modell [389], kommt es aufgrund der Ähnlichkeit zwischen viralen und körpereigenen Proteinstrukturen zu einer Verwechslung zwischen körperfremd und körpereigen.

Ein weiterer diskutierter Faktor ist die **Bystander Activation** (Aktivierung Unbeteiligter). Bei einer länger dauernden chronischen Infektion z. B. mit Viren kommt es im Verlauf zur Zerstörung körpereigener Gewebe, die dann vom Immunsystem aufgrund ihrer läsionsbedingten Veränderungen als Autoantigene wahrgenommen werden und dazu führen, dass sich das adaptive Immunsystem gegen diese sensibilisiert. Dies kann geschehen, wenn im Rahmen einer Infektion durch die Bildung proinflammatorischer Zytokine wie TNF-α und nitrosativem Stress (NO-

Stress) nichtinfizierte körpereigene Zellen in der Nachbarschaft (Bystander = Zuschauer) der Entzündung ebenfalls zerstört werden. Es kann dann dazu kommen, dass sich T-Zellen, die sich nicht gegen das ursprüngliche Antigen (z. B. ein Virus) sensibilisiert haben, durch die bei diesem Prozess entstehenden Entzündungsmediatoren gegen körpereigene Zellen sensibilisieren, obwohl diese mit der ursprünglichen Entzündung selbst gar nichts zu tun haben.

Zusätzlich nimmt die Zahl der von autoreaktiven T-Lymphozyten erkannten Autoantigene im Rahmen der fortschreitenden Gewebszerstörung zu, was als **Epitopausbreitung** bezeichnet wird und ein weiterer Hinweis auf die Bedeutung der Bystander Activation im Rahmen autoimmuner Prozesse ist.

Der **Einbau viraler DNA bzw. RNA in die Wirtszelle** könnte bei der Entstehung autoimmuner Prozesse ebenfalls von Bedeutung sein. Es ist denkbar, dass sowohl die aus dieser Zelle geklonten Viren als auch die nach ihrer Zerstörung phagozytierte Zelle Sequenzen aus viraler und aus Wirts-DNA besitzen. Im Rahmen der Sensibilisierung des adaptiven Immunsystems kommt es dann sowohl zu einer Reaktion gegen die virale DNA als auch gegen diejenige der Wirtszelle und damit gegen körpereigene Strukturen.

### Chronische Entzündungen und Autoimmunität

Chronische Entzündungen sind immer eine Belastung für das Gleichgewicht zwischen Abwehrleistung auf der einen Seite und Toleranzmechanismen auf der anderen Seite. Inwieweit das jeweils kompensiert werden kann, hängt augenscheinlich vom Entzündungscharakter, der Dauer und Ausbreitung des Prozesses und der individuellen HLA-Typisierung des Trägers ab. Zusätzlich muss es aber weitere Faktoren geben, die hier eine Rolle spielen, denn sonst würden deutlich mehr Träger mit bestimmten immunologischen Spezifikationen an Autoimmunopathien erkranken. Denkbar wären z. B. Nährstoffdysbalancen, Umweltbelastungen oder Einflüsse von Stressoren.

## EBV

Auch das Epstein-Barr-Virus wird häufig im Kontext mit Autoimmunerkrankungen erwähnt [361] [364] [373] [380]. Man schätzt, dass etwa 90 % aller Menschen im Lauf ihres Lebens eine Infektion mit diesem Virus aus der Herpesfamilie durchmachen. Nach der Primärinfektion verbleibt das EBV v. a. in den B-Lymphozyten und den Epithelzellen in einer Latenzphase, da Viren keinen eigenen Stoffwechsel besitzen und somit auf eine Wirtszelle angewiesen sind. Die Viren werden lebenslang von EBV-virusspezifischen T-Zellen überwacht, sodass es im Normalfall zu keiner Reaktivierung kommt. Ist allerdings das Immunsystem in seiner Aktivität eingeschränkt, besteht das Risiko einer **Virusreaktivierung**. Typische Faktoren, die sich in ihrer Wirkung auch gegenseitig verstärken können, sind Stress, Virusinfekte, Operationen, Chemotherapie, Alter, angeborene oder erworbene zelluläre Immundefekte, Behandlung mit Immunsuppressiva (was bei Patienten mit Autoimmunerkrankungen häufig vorkommt), Mangel an Mikronährstoffen, die für das Immunsystem relevant sind, z. B. Vitamin C.

Die Genvariation HLA-DR15 findet sich bei ca. ¼ der gesunden Bevölkerung, allerdings bei jedem 2. MS-Patienten. Erkrankt ein ansonsten gesunder Träger am Pfeifferschen Drüsenfieber, erhöht sich sein Risiko, in späteren Jahren an MS zu erkranken, um den Faktor 15. In einer Studie [392] wurden diese Zusammenhänge näher untersucht. HLA-DR15 findet sich auf T-Zellen, die sehr effizient das Epstein-Barr-Virus und einige Darmkeime bekämpfen, die aber gleichzeitig auch Hirnzellen angreifen und an der Pathogenese der MS beteiligt sind. Die Forscher konnten belegen, dass diese Sensibilisierung bereits in der Thymusdrüse beginnt, da HLA-DR15 dort im Rahmen des Deletionsprozesses Bruchstücke von sich selbst präsentiert. Kommt es später zu einem Kontakt mit dem EBV, dann findet offensichtlich eine Kreuzreaktion statt. Die T-Zellen binden dann stärker an die erkannten EBV-Antigene als an das HLA-Motiv, was dazu führt, dass diese nun auch in das ZNS einwandern und dort das Myelin angreifen.

Eine Studie [362] belegt, dass das EBV verschiedene **Risikogene** für Autoimmunerkrankungen **aktiviert**. Bei der Infektion befällt das Virus B-Lymphozyten und legt in deren DNA verschiedene Transkriptionsfaktoren ab, die wahrscheinlich für die Bildung neuer EBV-Viren notwendig sind. Einer dieser Transkriptionsfaktoren, EBNA2, bindet an die Hälfte aller Risikogene für den Ausbruch eines SLE und erhöht das Risiko, daran zu erkranken, um den Faktor 50. Zusätzlich steigt das Risiko für weitere Autoimmunerkrankungen: MS, rheumatoide Arthritis, juvenile idiopathische Arthritis, chronisch entzündliche Darmerkrankungen, Diabetes Typ 1 und Zöliakie. Auch hier spielt die Interaktion mit EBNA2 eine Rolle, allerdings nicht so ausgeprägt wie beim SLE.

In einer anderen Studie [371] bei MS-Patienten wurde entdeckt, dass T-Zellen, die an EBNA1 binden, mit dem basischen Myelinprotein (MBP) **kreuzreagieren**. Möglicherweise hängt die Frage, welche Autoimmunerkrankung ausbricht, auch davon ab, an welcher Stelle im Genom bestimmte virale Transkriptionsfaktoren binden. Allerdings muss man bedenken, dass die Durchseuchungsrate mit dem EBV bei Erwachsenen nahezu 90 % entspricht. Wenn das EBV bzw. die Bindung seiner Transkriptionsfaktoren an das Genom humaner B-Lymphozyten die Hauptursache für die Entstehung eines SLE und anderer Autoimmunerkrankungen ist, müssten auch ca. 90 % der Bevölkerung im Lauf ihres Lebens an einer oder mehrerer dieser Autoimmunopathien erkranken – dem ist aber nicht so.

Es kann also gut sein, dass es mehr als eine Erklärung dafür gibt, warum das Virus so unterschiedliche Folgen verursachen kann. Neben der Bindung viraler Transkriptionsfaktoren wie EBNA2 können möglicherweise auch verschiedene **Subtypen** des EBV unterschiedliche Wirkungen im Körper auslösen. In Asien verursacht das EBV häufiger Nasopharynxkarzinome als in Europa. Laut einer Studie [390] ist der Grund dafür, dass dort ein spezieller Subtyp des Virus, nämlich M81, verbreitet ist. Dieser bindet sehr viel effizienter an Epithelzellen der Nasenschleimhaut als der in Europa. Möglicherweise entdeckt man in der Zukunft, dass neben den individuellen Besonderheiten des Wirts (z. B. ein bestimmtes HLA-Motiv) auch der jeweilige virale Subtypus eine Rolle spielt, mit dem der Betroffene sich infiziert hat.

Im Sinne der Epigenetik darf man derzeit davon ausgehen, dass das EBV zwar das Risiko für bestimmte Autoimmunerkrankungen erhöht, dass aber auch weitere Risikofaktoren notwendig sind, damit es zum Ausbruch kommt. Ob allerdings der Befall mit EBV eine grundlegende Voraussetzung ist, um an einer Autoimmunopathie zu erkranken, müssen weitere Studien zeigen.

Zusätzlich fand eine Forschungsgruppe [396] heraus, dass ein anderer Transkriptionsfaktor, EBNA-3, an den **VDR** im Zellkern der Wirtszelle bindet und damit die Aktivierung von Genabschnitten blockiert, die normalerweise vom VDR kontrolliert werden. Vitamin D scheint in diesem Kontext also ebenfalls eine Rolle bei der Pathogenese von Autoimmunerkrankungen zu spielen.

## 6.2.6 Chronisch-virale Infektionen: Diagnostik

### Diagnostik

Die Diagnose einer chronisch-viralen Infektion ist nicht ganz einfach. Ob prinzipiell eine Infektion mit einem bestimmten Virus stattgefunden hat, lässt sich über die Bestimmung der **IgM- und IgG-Antikörper** gegen den jeweiligen Virustyp ermitteln, z. B. mittels ELISA oder EIA-Test.

#### Fallbeispiele Diagnostik CMV

**Patient 1**

- IgM: negativ
- IgG: < 45 U/ml (Norm: < 45 U/ml, Grauzone 45–60 U/ml)
- Interpretation: Es hat noch nie eine Infektion mit dem Erreger stattgefunden.

**Patient 2**

- IgM: negativ
- IgG: 180 U/ml (Norm: < 45 U/ml, Grauzone 45–60 U/ml)
- Interpretation: Bei diesem Patienten hat im Lauf seines Lebens eine Infektion mit CMV stattgefunden, die derzeit aber nicht aktiv

ist. Es besteht aber lebenslang das Risiko einer Reaktivierung z. B. in einer Situation, bei der das Immunsystem supprimiert wird. Ein negatives IgM schließt zwar eine akute Auseinandersetzung mit dem Virus aus, nach meiner Erfahrung kann es aber trotzdem sein, dass man im LTT-Test nachweisen kann, dass sich das adaptive Immunsystem aktiv mit dem Erreger auseinandersetzt. Offensichtlich muss man hier zwischen einem akuten infektiösen Geschehen und einer latenten erregerbedingten Stimulation unterscheiden. Diese Patienten haben i. d. R. keine Symptome eines akuten Infekts wie hohes Fieber, stattdessen sieht man je nach Erreger z. B. Lymphknotenschwellungen, Infektanfälligkeit, vermehrtes Schwitzen, Konzentrationsstörungen (Brain Fog) oder eine phasenweise Abgeschlagenheit, außerdem veränderte Laborwerte wie leicht erhöhte Transaminasen, ein auffälliges CRP hs, ein erhöhtes Verhältnis von Calcidiol zu Calcitriol oder Leukozyten im oberen Normdrittel. Häufig kommt bei diesen Patienten die Autoimmunerkrankung nicht zum Stillstand und sie berichten, dass immer wieder Schübe bzw. Verschlechterungen auftreten. Die Erfahrung in der Praxis zeigt, dass dies auf viele Viren, speziell aber solche aus der Herpesfamilie, zutrifft.

**Patient 3**

- IgM: positiv
- IgG: 180 U/ml (Norm: < 45 U/ml, Grauzone 45–60 U/ml)
- Interpretation: Es findet derzeit eine akute Auseinandersetzung mit CMV statt. Es kann sich um eine Erstinfektion handeln, aber auch um eine Reaktivierung des CMV.

Da herpoide Viren i. d. R. lebenslang im Körper verbleiben und gleichzeitig bei autoimmunen Prozessen eine Rolle spielen, erscheint es in der Praxis hilfreich, virale Reaktivierungen erkennen zu können. Wenn die Verschlechterung einer Autoimmunopathie bzw. ein Schub zeitlich mit der Reaktivierung eines herpoiden Virus einhergeht, ist das mindestens verdächtig auf einen möglichen Zusammenhang.

Neben der Antiköperdiagnostik gibt es verschiedene weitere labordiagnostische Methoden, um eine virale Infektion zu erkennen. Der **LTT** (Lymphozytentransformationstest) gegen Herpesviren hat sich dabei gut bewährt (**Abb. 6.3**). Dabei werden im Patientenblut antigenspezifische Lymphozyten gegen Viren aus der Herpesfamilie (HSV-1, HSV-2, CMV, EBV, VZV, HHV-6) nachgewiesen. Nach der Erstinfektion findet man zwar lebenslang solche Abwehrzellen im Blut, allerdings stellt der LTT qualitativ die **Aktivität** gegen solche Viren dar. Besteht Jahre nach der Infektion eine hohe Aktivität, kann davon ausgegangen werden, dass sich das adaptive Immunsystem häufig bzw. verstärkt mit diesem Erreger auseinandersetzt. In diesem Fall könnte also eine persistierende Infektion oder eine Virusreaktivierung vorliegen. Cave: Herpesviren werden über eine Tröpfcheninfektion übertragen, d. h. die Übertragung geschieht unbemerkt und es kann theoretisch überall im Alltag zu einer Ansteckung kommen. Liegt bereits eine Immunität gegen einen dieser Erreger vor und es kommt erneut zu einer Tröpfcheninfektion, dann wird das adaptive Immunsystem aktiv und es kann zu einem positiven bzw. auffälligen Ergebnis im LTT kommen.

## EBV-Diagnostik

### VCA-Analytik

Um herauszufinden, ob beim Patienten eine EBV-Infektion stattgefunden hat, kann eine EBV-VCA-Analytik (Virus Capsid Antigen) aus dem Patientenblut erfolgen. Dabei wird nach Antikörpern gesucht, die gegen die Hülle des EBV gerichtet sind. Eine geeignete VCA-Analytik sollte die folgenden Parameter berücksichtigen:

- **EBV-VCA-IgM**: Dabei handelt es sich um Antikörper der Klasse IgM gegen die Virushülle des EBV. Ein positiver Befund deutet auf eine akute Infektion oder Reaktivierung.
- **EBV-VCA-IgG**: Dies sind Antikörper der Klasse IgG gegen die Virushülle des EBV. Ein positiver Befund zeigt eine durchgemachte Infektion an. Manche Therapeuten deuten ein EBV-VCA-IgG, das mehr als 6-fach über der Norm liegt, als

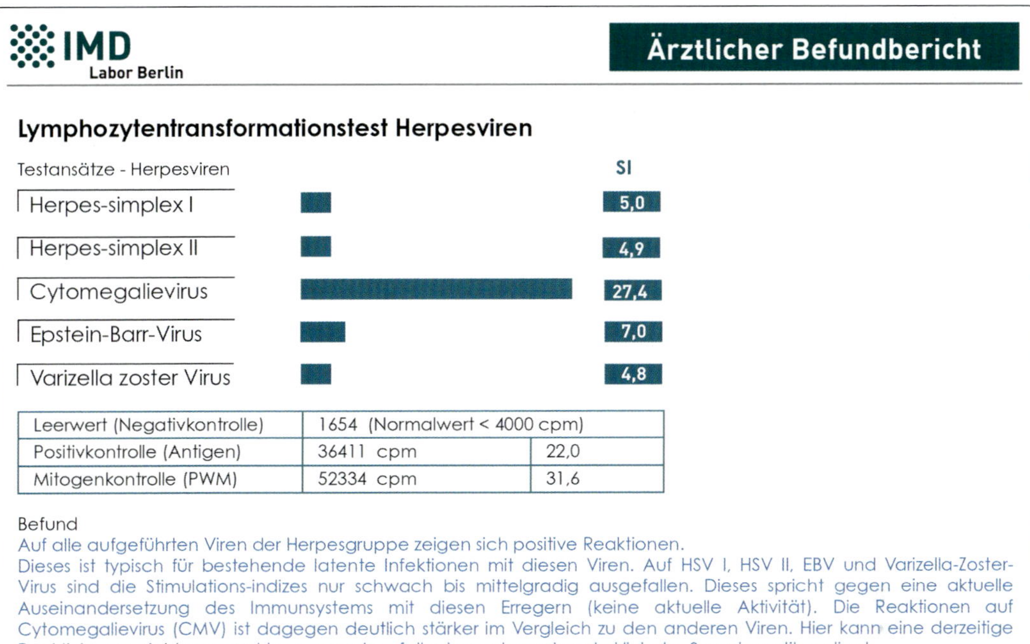

IMD Labor Berlin

**Ärztlicher Befundbericht**

**Lymphozytentransformationstest Herpesviren**

| Testansätze - Herpesviren | SI |
|---|---|
| Herpes-simplex I | 5,0 |
| Herpes-simplex II | 4,9 |
| Cytomegalievirus | 27,4 |
| Epstein-Barr-Virus | 7,0 |
| Varizella zoster Virus | 4,8 |

| | | |
|---|---|---|
| Leerwert (Negativkontrolle) | 1654 (Normalwert < 4000 cpm) | |
| Positivkontrolle (Antigen) | 36411 cpm | 22,0 |
| Mitogenkontrolle (PWM) | 52334 cpm | 31,6 |

Befund
Auf alle aufgeführten Viren der Herpesgruppe zeigen sich positive Reaktionen.
Dieses ist typisch für bestehende latente Infektionen mit diesen Viren. Auf HSV I, HSV II, EBV und Varizella-Zoster-Virus sind die Stimulations-indizes nur schwach bis mittelgradig ausgefallen. Dieses spricht gegen eine aktuelle Auseinandersetzung des Immunsystems mit diesen Erregern (keine aktuelle Aktivität). Die Reaktionen auf Cytomegalievirus (CMV) ist dagegen deutlich stärker im Vergleich zu den anderen Viren. Hier kann eine derzeitige Reaktivierung nicht ausgeschlossen werden, falls eine entsprechende klinische Symptomatik vorliegt.

**Abb. 6.3** Musterbefund von einem LTT Herpesviren. (Quelle: IMD Institut für Medizinische Diagnostik Berlin-Potsdam GbR)

Zeichen einer Virusreaktivierung. In jedem Fall bedeutet ein positives EBV-VCA-IgG, dass sich das Virus im Körper des Patienten befindet.

- **EBNA-1-IgG**: Im Rahmen der Immunantwort sensibilisiert sich das adaptive Immunsystem sowohl gegen die Virushülle als auch gegen die virale DNA bzw. RNA. Bei einer Infektion mit EBV wird dies durch das EBNA (Epstein-Barr-Nuclear-Antigen) nachgewiesen. Gelingt dieser Nachweis nicht, besteht die Gefahr, dass das Immunsystem die virale DNA bisher noch nicht erkannt hat und die virale Infektion weiterhin persistiert. EBNA-1 ist eines von 6 nukleären Proteinen des EBV. Ein positives EBNA-1-IgG zeigt an, dass das Immunsystem die virale DNA erkannt hat, und markiert den Übergang in die Latenzphase.
- **EBV-EA:** Das Early Antigen (EA) ist bereits 3–4 Wochen nach Beginn einer Infektion oder einer Reaktivierung des EBV nachweisbar. Es handelt sich um Antikörper gegen Proteine, die für die Virusreplikation notwendig sind.
- **Avididiät:** Die Stärke der Bindung zwischen einem Antikörper und dem jeweils passenden Antigen wird als Affinität bezeichnet, die Summe aller Affinitäten nennt man Avidität. Im Unterschied zu Parametern wie EBV-VCA-IgM oder EBNA handelt es sich hier also nicht um eine quantitative, sondern um eine **qualitative** Untersuchung. Zu Beginn eines Infekts haben die Antikörper noch eine eher schwache Bindung an das Antigen, die dann aber im Lauf des Infekts stetig zunimmt. Die Bestimmung der Avidität ist also ein Hilfsmittel, mit dem man feststellen kann, ob es sich um eine eher frische Infektion handelt oder ob diese schon längere Zeit besteht. Das ist v. a. dann wichtig, wenn man hinsichtlich der quantitativen Parameter einen eher unklaren Befund hat.

## EBV-Westernblot

Ziel eines Westernblot-Tests ist, in einer Blutprobe des Patienten antigenspezifische Proteine nachzuweisen. Dazu werden die einzelnen Proteinfraktionen mittels Elektrophorese voneinander getrennt. Aufgrund ihrer unterschiedlichen Größe bzw. Ladung werden sie in Banden unterteilt. Untersucht wird dann, ob rekombinante Antikörper an spezifische virale Proteine binden. Der Vorteil gegenüber der VCA-Analytik liegt in der spezifischeren Aussagekraft. Lassen sich bestimmte Banden nachweisen, entspricht das typischerweise bestimmten Phasen der viralen Infektion:

- frische Infektion: p54 IgM/IgG, p138 IgM/IgG (beide stammen vom EA)
- abgelaufene Infektion: p18 IgG (Teil des Viruscapsids)
- Virusreaktivierung: p54 IgA, p138 IgA (EA)

Eine Weiterentwicklung des EBV-Westernblot ist der EBV-IgG/IgM-Multiplexblot (**Abb. 6.4**), bei dem ein größeres Spektrum an Einzelparametern untersucht wird als im herkömmlichen EBV-Westernblot.

## EBV-PCR und EBV-T-Cellspot®

Auch die EBV-PCR (Polymerase Chain Reaction, Polymerase-Kettenreaktion) kann man als Nachweis verwenden. Eine PCR-Diagnostik ist immer dann sinnvoll, wenn es sich um ein frühes Stadium handelt (die Antikörper lassen sich später nachweisen als die PCR des jeweiligen Erregers), wenn man die Information zeitnah benötigt oder wenn herkömmliche Diagnoseverfahren keinen klaren Befund ergeben, aber aufgrund der Symptomatik weiterhin ein Verdacht auf eine virale Infektion besteht.

Beim EBV-T-Cellspot® wird untersucht, ob es zu einer Zytokinsekretion von T-Zellen nach Kontakt mit EBV-Antigenen kommt. Sowohl während der Latenz- als auch der lytischen Phase der EBV-Infektion werden spezifische Antigene gebildet, auf die entsprechend sensibilisierte T-Zellen mit der Produktion von Zytokinen reagieren. Der EBV T-Cellspot® kann als Ergänzung zu anderen Testmethoden eingesetzt werden, v. a., wenn man

IMD Labor Berlin

**Ärztlicher Befundbericht**

| Untersuchung | Ergebnis | Einheit | Referenzbereich |
|---|---|---|---|
| **EBV-Ak recomBead Test** | | | |
| Die Bewertung des Testergebnisses erfolgt unter Berücksichtigung der Anzahl und Wertigkeit der positiven Banden. | | | |
| recomBEad EBV-IgG Ergebnis | **positiv** | | negativ |
| EBNA-1 | **10,0** | COI | |
| VCA-p18 | **> 50** | COI | |
| VCA-p23 | **5,0** | COI | |
| IEA-BZLF1 | 1,9 | COI | |
| EA-p138 | 0,1 | COI | |
| EA-p54 | 0,2 | COI | |
| recomBead EBV-IgM Ergebnis | **positiv** | | negativ |
| VCA-p18 | **2,5** | COI | |
| IRA-BZLF1 | 0,0 | COI | |
| EA-p138 | 0,1 | COI | |
| EA-p54 | 0,1 | COI | |

**Interpretation EBV**

Im recomBead EBV Test Nachweis signifikant positiver Titer EBV-spezifischer IgG- und IgM-Antikörper gegen zahlreiche EBV-Antigene. Dieses beweist eine stattgefundene (latente) Infektion. Die deutlichen IgG-Titer gegen eine breite Antigenauswahl sprechen trotz des schwach positiven VCA-IgM gegen eine frische Infektion. Eine persistierende aktive oder reaktivierte EBV-Infektion kann serologisch auch bei negativen Titern gegen die early-Antigene (EA-p138 und EA-p54) nicht sicher ausgeschlossen werden.

**Abb. 6.4** Musterbefund eines EBV-IgG/IgM-Multiplexblot. (Quelle: IMD Institut für Medizinische Diagnostik Berlin-Potsdam GbR)

zwischen lytischer Phase bzw. Latenzphase der Infektion unterscheiden möchte. Der Vorteil des T-Cellspots® ist, dass er nur dann positiv wird, wenn gerade eine aktuelle immunologische Auseinandersetzung mit dem Virus besteht. Der Nachteil ist, dass man nicht erkennen kann, ob überhaupt eine Belastung mit dem betreffenden Erreger vorliegt. Deswegen ist die Kombination mit einem EBV-LTT bzw. EBV-Westernblot oder EBV-Multiplexblot® sinnvoll.

Ein LTT, z. B. ein EBV- oder Herpesviren-LTT, kann, sofern die Reaktion sehr ausgeprägt ist, ebenfalls auf eine aktuelle Auseinandersetzung des adaptiven Immunsystems mit diesem Virus hindeuten.

## 6.2.7 Chronisch-virale Infektionen: Therapie

### Immunstimulation vermeiden

Bei Patienten, die an Autoimmunerkrankungen leiden, ist es i. d. R. **nicht zielführend**, bei chronisch-latenten Infektionen das **Immunsystem zu stimulieren**, da dies auch die Autoimmunopathie triggern und so zu einer Verschlechterung oder einem entzündlichen Schub führen könnte. Dies kann im schlechtesten Fall zu Folgendem führen:

- Gewebeverlust bei den jeweiligen Zielzellen (bei MS z. B. Untergang von Myelingewebe)
- vermehrter Einsatz von Medikamenten (meist Kortison), um die Situation wieder unter Kontrolle zu bringen, mit allen Risiken und Nebenwirkungen
- latente oder dauerhafte Verschlechterung der Symptomatik
- im Extremfall Dauerschäden und schlechtere Prognose

Bei viralen Infektionen werden die betroffenen Zellen und Gewebe sowohl von den Viren als auch von der Reaktion des Immunsystems geschädigt. Die Kunst einer naturheilkundlich ausgerichteten Therapie besteht darin, einerseits die Viren zu bekämpfen und andererseits das Immunsystem möglichst unter Kontrolle zu halten, damit es nicht zu überschießenden Reaktionen kommt und körpereigene Gewebe dabei so wenig Schaden wie möglich erleiden.

In meiner Praxis hat es sich bewährt, das Thema virale Infektion erst dann therapeutisch anzugehen, wenn sich der Patient in einem möglichst stabilen Zustand befindet. Eine konkrete **Behandlungsstrategie** muss immer je nach Einzelfall und den **individuellen Gegebenheiten** beim Patienten geplant und durchgeführt werden, weshalb die im Folgenden erläuterten Therapieverfahren nur als beispielhaft anzusehen sind. Außerdem ist es wichtig, die antivirale Behandlung phasenweise durchzuführen und diese jeweils auf **wenige Wochen** zu beschränken, damit man zum einen den Behandlungsfortschritt bzw. -verlauf in der Pause beurteilen kann und zum anderen das Immunsystem des Patienten eine Erholungsphase bekommt.

### Stabilisierung des Immunsystems

Um das Immunsystem zu **stabilisieren**, sollte die **Mikronährstoffversorgung**, speziell mit Vitamin D, Zink, Kupfer, Selen und Mangan, optimiert werden.

**Zink** hat antivirale Eigenschaften. In Verbindung mit **Kupfer** ist es essenziell für die Synthese der Cu/Zn-Superoxid-Dismutasen 1 und 2 (SOD1, SOD2), einem der zentralsten körpereigenen Scavenger. **Selen** ist zusammen mit Eiweißen essenziell für die Bildung von körpereigenem Glutathion.

Da **α-Liponsäure (ALA)** sowohl die SOD als auch Glutathion regenerieren kann, ist es sinnvoll, diese in ein orthomolekulares Konzept einzubinden. Allerdings ist ALA zusätzlich in der Lage, Biozide in den Geweben zu binden und auszuleiten. Dieser Effekt ist nach meiner Erfahrung bei der Behandlung einer viralen Belastung eher unerwünscht, weil es sein kann, dass sich das Immunsystem gegen diese sensibilisiert hat und die Biozide dann als weiterer immunologischer Trigger fungieren. Ich setze daher bei der Behandlung viraler Belastungen ALA nur oral, meist in ihrer R-Form und in moderaten Tagesdosen von 200–300 mg ein.

Die Aminosäure **Lysin** hemmt antagonistisch die Aufnahme der Aminosäure Arginin in den viralen Stoffwechsel, das speziell für die Vermehrung **herpoider Viren** von Bedeutung ist. Allerdings hat Arginin auch viele positive Eigenschaften, u. a. als Antioxidans und für die Regulation der Weit-Eng-Stellung der Blutgefäße, da es die Vorstufe von Stickstoffmonoxid im Körper ist (NO-Synthese). Daher sollte man Lysin zur Behandlung von Virusinfektionen nur dann einsetzen, wenn es sich um herpoide Viren handelt und bestimmte Grunderkrankungen, bei denen die Durchblutung eine Rolle spielt (z. B. koronare Herzerkrankung, Migräne, arterielle Verschlusskrankheit) ausgeschlossen wurden. Außerdem verbessert Lysin die Kalziumresorption im Darm, weswegen es dosisabhängig v. a. mit Vitamin D (speziell im Rahmen einer Hochdosistherapie), aber auch mit Kalziumpräparaten zu Interaktionen kommen kann. Man gibt bei Virusinfektionen täglich 1000–3000 L-Lysin.

Alternativ können **proteolytische Enzyme** eingesetzt werden, z. B. Innovazym® Tabletten (morgens 3 Tbl., abends 4 Tbl., jeweils ca. 30–60 Minuten vor dem Essen mit reichlich Wasser). Proteolytische Enzyme wirken immunmodulierend, antiödematös und scheinen auch eine direkte Wirkung auf Viren zu besitzen, indem sie virale Peptidbindungen auflösen. Außerdem können sie Immunkomplexe auflösen, knäuelartige Verbindungen aus antigenen Strukturen und Antikörpern, die immunirritativ wirken können. Gegenanzeigen sind eine Allergie gegen einen Inhaltsstoff, Einnahme gerinnungshemmender Medikamente, angeborene oder erworbene Blutgerinnungsstörungen, schwere Leber- und Nierenschäden, vor geplanten Operationen oder sonstigen chirurgischen Eingriffen, Kinder und Jugendliche unter 18 Jahren, Schwangerschaft und Stillzeit.

Speziell zur Kontrolle von Nitrostress ist es oft sinnvoll, begleitend eine Injektionskur mit Vitamin $B_{12}$ und Folsäure durchzuführen, z. B. Methylcobalamin 5 mg Ampullen bzw. 5MTHF-Ampullen.

## Erzeugen eines virusfeindlichen Milieus

Der französische Wissenschaftler Claude Bernard (1813–1878) formulierte den Satz „Le microbe n'est rien, le terrain c'est tout." (Die Mikrobe ist nichts, das Milieu ist alles.), um zum Ausdruck zu bringen, dass man durch eine Beeinflussung des Milieus auch Einfluss auf die Mikroorganismen nehmen kann, die sich darin befinden. In diesem Sinn zeigt sich auch in der täglichen Praxis, dass es bei Autoimmunerkrankungen mit gleichzeitiger viraler Belastung sinnvoll ist, über eine **Milieusanierung** eine allgemeine Schwächung der Erreger zu erreichen. Dies führt dazu, dass die Immunantwort milder ausfällt, was das Risiko einer überschießenden Reaktion entscheidend minimiert. Bei einer latenten Infektion hat das Virus kein Interesse daran, seinen Wirt zu vernichten. Schäden treten in diesem Zusammenhang meist durch eine zu intensive Immunantwort auf. Eine praxisbewährte Behandlungsstrategie für die Sanierung des Milieus ist die folgende:

- Isopathie: Quentakehl® D 5 Tropfen (1 × tgl. 8 Tr. morgens nüchtern unverdünnt perlingual). Der Wirkstoff dieses Mittels ist eine homöopathische Verdünnung des Schimmelpilzes Penicillinum glabrum in der Potenz D 5.
- Homöopathie: Engystol® Tabletten (3 × tgl. 1 Tbl. vor dem Essen lutschen)
- Einsatz antiviraler Naturstoffe wie Propolis (z. B. Hoyer®Bio-Propolis Kapseln 1–2 × tgl. 1 Kps. zum Essen), Olea europea (z. B. Olivenblatt hochdosiert Oleuropin 40 % Kapseln 1 × tgl. 1 Kps. mit 200 ml Flüssigkeit) oder Cystus incanus spp. tauricus (z. B. Zistrose Bio-Kräuterelixier 3 × tgl. 10 Tr.).
- Unterstützung der körpereigenen Ausleitungsmechanismen, z. B. mittels einer oralen Entgiftungstherapie
- Nosoden: Je nach Entwicklung der Situation unter dieser Therapie setze ich, wenn es um die Behandlung von Autoimmunerkrankungen geht, Virus-Nosoden nur unter sehr engen Voraussetzungen ein. Sie stehen bei mir an letzter Stelle der Therapie, da die Viren in enger Beziehung zur körpereigenen DNA stehen und es bei einer überschießenden immunologischen Reaktion gegen die Viren immer auch zu einer gegen körpereigene Zellen kommen kann. Ich empfehle ausdrücklich, die Behandlung des viralen Milieus in den Vordergrund zu stellen. Genügt dies nicht, dann sind Virus-Nosoden eine Möglichkeit, das Immunsystem sehr gezielt zu modulieren, allerdings immer mit dem

Risiko einer Aktivierung des autoimmunen Geschehens. Deswegen ist es sinnvoll, zuerst generell Erfahrungen in der Anwendung von Nosoden bei banalen Erkrankungen zu sammeln, bevor man die Behandlung einer Autoimmunerkrankung mit Virus-Nosoden ins Auge fasst.

### Isopathie

Die Isopathie wurde von dem Leipziger Tierarzt Johann Josef Wilhelm Lux (1773–1849) begründet. Er behandelte an Milzbrand erkrankte Tiere, indem er deren Blut 30-mal potenzierte und es ihnen dann in flüssiger Form verabreichte. Diese Vorgehensweise leitet sich von der Homöopathie ab, wobei das homöopathische Grundprinzip „similia similibus curentur" (Ähnliches soll mit Ähnlichem geheilt werden) in „aequalia aequalibus curentur" (Gleiches soll mit Gleichem geheilt werden) umgewandelt wird.

Heutzutage assoziiert man den Begriff „Isopathie" aber mit den Arbeiten und dem Modell des Biologen Prof. Dr. Günther Enderlein (1872–1968). Er entwickelte die Lehre des Pleomorphismus, nach der sich Mikroorganismen im Körper des Menschen milieuabhängig von apathogenen zu pathologischen Formen und wieder zurück entwickeln können. Die wichtigsten Faktoren, durch die das Milieu günstig bzw. ungünstig beeinflusst werden kann, sind der Säure-Basen-Haushalt, der Eiweißgehalt des Organismus und das Vorhandensein bzw. das Fehlen von Spurenelementen. Im Kontext dieses Systems ist weniger der Erreger als vielmehr das Stoffwechselmilieu des erkrankten Menschen für eine Erkrankung relevant.

Mit der Isopathie werden das Milieu – und damit auch Erkrankungen – durch entsäuernde Maßnahmen, Diät, Substitution und Heilmittel, die hauptsächlich aus potenzierten Pilzen bestehen, behandelt.

## Antivirale Naturstoffe

Verschiedene Naturstoffe enthalten antiviral wirkende Substanzen, die man sich therapeutisch zu Nutze machen kann.

### Ingwerwurzel (Zingiberis rhizoma)

In der chinesischen Medizin wird die Ingwerwurzel sowohl getrocknet als auch der frische Presssaft von ihr verwendet – allerdings bei unterschiedlichen Indikationen. Frische Ingwerwurzel enthält ätherisches Öl u. a. mit den Inhaltsstoffen Zingiberen oder Curcumen und Scharfstoffe wie Shogaole.

Speziell die flüchtigen Stoffe in der frischen Wurzel scheinen für die antivirale Wirkung verantwortlich zu sein, weswegen man in der Medizin in Fernost hauptsächlich den frischen Wurzelpresssaft einsetzt, z. B. gemischt mit heißem Wasser, oder die kleingeschnittene frische Wurzel als Infus.

Wenn es sich um die Behandlung eines chronisch-rezidivierenden Infekts handelt oder eine Infektprophylaxe betrieben werden soll, hat sich ein Ingwertee bewährt: Ein Stück frische Ingwerwurzel zu schälen, in kleine Stücke zu schneiden, diese mit 0,3–1,0 l kochendem Wasser zu übergießen, auf Trinktemperatur abkühlen zu lassen und zu trinken. Man kann gerne ein paar Scheiben Bio-Zitronen hineinschneiden und, wenn der Tee etwas abgekühlt ist, je nach Wassermenge 1–2 Beutel Grüntee (bitte immer „Bio" wegen möglicher Insektizidbelastung) für 2–4 Minuten ziehen lassen.

Kontraindikationen sind eine Allergie gegen einen der Inhaltsstoffe, Schwangerschaft, Stillzeit, Gallensteine, Einnahme blutverdünnender Mittel (Ingwer kann blutverdünnend wirken) und eine Gastritis (wegen der Schärfe).

### Olivenblätter (Oleae folium)

Bei viralen Infektionen werden nicht die Ölfrucht, sondern die Olivenblätter mit ihren Inhaltsstoffen, hauptsächlich Polyphenole, verwendet. Das Monoterpen Oleuropin kommt hauptsächlich im Olivenblatt vor und scheint neben dem Hydroxytyrosol für den antiviralen Effekt verantwortlich zu sein, Polyphenole haben außerdem eine starke antioxidative Wirkung.

Kontraindikationen sind Schwangerschaft, Stillzeit, eine Allergie gegen einen der Inhaltsstoffe, hypotone Patienten (Olivenblätter können den Blutdruck senken) und Diabetiker (Olivenblätter können den Blutzucker senken).

## Bienenkittharz (Propolis)

Bienen sammeln neben Blütenstaub auch harzige Substanzen aus Knospen und Blättern, v. a. von Pappeln, Weiden und Birken. Im Bienenstock werden diese dann von den Bienen zusammen mit Drüsensekreten und Wachs zu einer Masse verarbeitet, die v. a. der Abdichtung des Bienenstocks und dem Schutz der Bienenlarven vor mikrobiellem Befall dient. Bisher wurden etwa 150 Inhaltsstoffe des Bienenkittharzes identifiziert, von denen die wichtigsten Flavonoide, Carbonsäuren, Wachs und ätherische Öle sind. Kontraindikationen sind Allergie gegen Bienenprodukte bzw. Insektenstiche, Pollenallergie, Schwangerschaft und Stillzeit. Manche Chargen von Propolis können mit polyzyklischen aromatischen Kohlenwasserstoffen (PAK) oder Pyrrolizidinalkaloiden verunreinigt sein, weshalb man auf rückstandskontrollierte Produkte achten sollte.

## Grapfruitkernextrakt

Die in Grapefruitkernen enthaltenen Polyphenole scheinen für die antimikrobielle Wirkung verantwortlich zu sein. In den 1990er-Jahren wurde diskutiert, ob diese auf Rückstände unerlaubt angewendeter Spritzmittel im Herkunftsland zurückzuführen ist [393]. Mittlerweile gibt es aber zahlreiche Produkte aus Bio-Anbau, die in der Praxis erfolgreich eingesetzt werden.

Grapefruitkernextrakt sollte zunächst vorsichtig dosiert werden, z. B. 1–3 Tropfen auf ein Glas Wasser. Wird dies gut toleriert, kann die Dosis schrittweise gesteigert werden. Während der Anwendung können Symptome auftreten, die nicht selten durch das Absterben der Erreger bedingt sind. In diesem Fall sollte die Dosis so weit reduziert werden, dass die Symptome verschwinden bzw. erträglich werden, außerdem sollte die körpereigene Entgiftung angekurbelt werden, z. B. durch eine ausreichende Trinkmenge und Leberwickel. Die Dosisvariabilität ist bei Grapefruitkernextrakt je nach Patient, Erreger und Ausleitungsfähigkeit des Körpers ziemlich groß und reicht von 1 × tgl. 3–5 Tropfen bis hin zu 3 × tgl. 15–20 Tropfen. Kontraindikationen sind Allergie gegen Zitrusfrüchte, Schwangerschaft, Stillzeit, Einnahme von Medikamenten, bei denen Grapefruitsaft kontraindiziert ist (v. a. Antihypertonika und Statine) und Einnahme von Antikonzeptiva.

## Manukahonig

Manukahonig wird in Neuseeland von Honigbienen aus der Manukapflanze Leptospermum scoparium gewonnen und zeichnet sich durch antibiotische Eigenschaften aus. Dabei spielt der Gehalt an Metyhlglyoxal (MGO) eine besondere Rolle. Je höher der Gehalt an MGO im Honig ist, desto stärker wirkt dieser antibiotisch. Dabei wird der Honig je nach Gehalt an MGO espresso- bis teelöffelweise eingesetzt.

## Zistrose (Cistus incanus)

Die Zistrose ist im gesamten Mittelmeerraum weit verbreitet und wurde dort bereits in der Antike als Heilmittel verwendet. In der griechischen Volksmedizin wird traditionell ein Tee aus Cistus creticus bei Infekten der oberen Atemwege getrunken. Wirksame Inhaltsstoffe sind Polyphenole und Gerbstoffe. Gelegentlich findet man in der Presse Hinweise auf eine mögliche Belastung von Zistusprodukten mit Pyrrolizidinalkaloiden (PA). Dies ist v. a. dann der Fall, wenn in manchen Lagen zu häufig im Jahr geerntet wird. In diesem Fall bildet die Zistrose PA, um sich vor Fressfeinden zu schützen. Deswegen sollten Cistuspräparate sowohl auf ihren Gehalt an PA als auch auf sonstige Rückstände (Schwermetalle usw.) kontrolliert sein, speziell wenn es sich um Pflanzen aus Wildsammlungen handelt.

Es liegen nur wenige Humanstudien vor, die sich mit der Wirkung der Zistrose auf Viren beschäftigen. In einer prospektiven randomisierten plazebokontrollierten Untersuchung konnte eine signifikante Wirkung von Cistus incanus bei Infekten der oberen Atemwege gezeigt werden [367]. Eine In-vitro Studie [382] konnte eine potente antivirale Wirkung von Cistus incanus gegen Filoviridae (zu denen das Ebola- und das Marburgvirus gehören) und HIV nachweisen. Geeignet ist z. B. Zistrose Bio Kräuter-Urtinktur Cistus incanus spp. tauricus Calendula Kräutergarten® (3 × tgl. 8 Tr.).

## Abendlicher heißer Leberwickel

Der heiße Leberwickel gehört zu den klassischen Naturheilverfahren und wurde schon von Sebastian Kneipp empfohlen. Richtig durchgeführt unterstützt er die Leber in ihrer Entgiftungstätigkeit [365]. Dazu wird eine Wärmflasche mit heißem Wasser gefüllt, mit einem ausgewrungenen Geschirrtuch umwickelt, auf die Lebergegend gelegt, mit einem Handtuch bedeckt und mindestens 1 Stunde liegengelassen. Dabei muss man immer darauf achten, dass man sich nicht verbrennt.

## Behandlungsbeispiel

Eine chronisch-virale Infektion bei einer Autoimmunerkrankung kann man folgendermaßen behandeln.

- Injektionstherapie:
  - Methylcobalamin 5 mg Ampullen und 5MTHF-Ampullen (2 × wöchentlich getrennt voneinander i. m.) in den ersten 5 Behandlungswochen. Die Neutralisation von nitrosativem Stress durch das Methylcobalamin ist erfahrungsgemäß sehr hilfreich, um eventuelle überschießende Reaktionen des Immunsystems auf die eingeleitete Therapie zu vermeiden. Gegebenenfalls sind im Therapieverlauf weitere Injektionen sinnvoll, einzeln oder auch als Serie.
  - Engystol® Ampullen (2 × wöchentlich 1 Ampulle s. c.). Die Dauer dieser Maßnahme ist unterschiedlich. Es gibt Patienten, bei denen diese Behandlung über einige Wochen sinnvoll ist, manchmal ist die alleinige orale Applikation in Form von Engystol® Tabletten (3 × tgl. 1–2 Tbl.) bereits ausreichend.
- Optimierung des Mikronährstoffstatus (Vitamine A, C, E, α-Liponsäure, Selen, Zink, Kupfer, Mangan, essenzielle Aminosäuren)
- antivirale Medikation:
  - Quentakehl® D 5 Tropfen (morgens nüchtern 8 Tr. unverdünnt auf oder unter die Zunge)
  - Engystol® Tabletten (an den injektionsfreien Tagen 3 × 1 Tbl. vor dem Essen lutschen)
  - Innovazym® Pur Tabletten (morgens 3 Tbl. und abends 4 Tbl. jeweils 30–60 Minuten vor dem Essen mit reichlich Wasser einnehmen)
  - Bio-Propolis Kapseln (2 × 1 Kps. zum Essen)
  - Ingwertee

Es hat sich in der Praxis bewährt, verschiedene Therapien synergistisch zu kombinieren, z. B. Mikronährstoffe + Homöopathie + Isopathie + Enzyme. Je nach Verlauf kann es sinnvoll sein, nach einigen Behandlungswochen zu pausieren, um dem Immunsystem etwas Zeit zu geben, sich zu reorganisieren. Die Reaktionen des Patienten sollten gut beobachtet werden, um einschätzen zu können, ob der therapeutische Reiz zu stark oder zu schwach ist und ggf. angepasst werden sollte.

Kommt es unter der Behandlung zu **keiner symptomatischen Besserung** oder Stabilisierung der Autoimmunerkrankung, stehen verschiedene **Optionen** zur Verfügung:

- **Kontrolle der humoralen und zellulären Immunkompetenz des Patienten**: Serum-Elektrophorese, Immunglobuline, großes Blutbild
- **Änderung bzw. Erweiterung der antiviralen Medikation**: z. B. Wechsel zu Grapefruitkernextrakt oder Cistus incanus, Ergänzung von Propolis mit Manukahonig oder Wechsel von einer enzymbasierten Behandlung auf eine aminosäurebasierte mit L-Lysin
- **Kontrolle des Mikronährstoffstatus**: Speziell Selen, Zink, Mangan und Kupfer im Vollblut sind zu überprüfen, da diese essenziell für die Bildung nicht enzymatischer Scavenger sind. Gegebenenfalls muss die Tagesdosis angepasst werden. Auch eine suboptimale Versorgung mit Vitamin C, Vitamin D und Vitamin A sollte korrigiert werden. Oft ist dann auch die Ergänzung mit oligomeren Procyanidinen (OPC) sinnvoll, z. B. OPC 300 Chardonnay Traubenkernextrakt Kapseln (1 × tgl. 1 Kps.), da OPC die Wirkung von Vitamin C verbessern können. In der Praxis kann man einen solchen Effekt in der Tat beobachten.
- **Spirulina platensis**: Manche Patienten mit chronisch-viralen Infekten scheinen sehr gut auf die Süßwasseralge Spirulina platensis zu

reagieren, was wahrscheinlich auf die darin enthaltenen Farbstoffe (Phycocyanine) und das Polysaccharid Kalzium Spirulan zurückzuführen ist. Die Wirkung von Kalzium Spirulan auf Viren wird bereits seit den 1990er-Jahren untersucht, dabei wurde u. a. eine hemmende Wirkung auf die Virusreplikation von behüllten Viren nachgewiesen [363], zu denen alle Vertreter der Herpes-Familie gehören. Ich setze dann blaugrüne Spirulina-Algentabletten ein, die meist aus 400–500 mg Spirulinapulver gepresst sind (z. B. Bio-Spirulina Tabletten 3 × tgl. 5–10 Tbl., wobei die Tagesdosis sehr individuell dosiert wird). Spirulina kann sowohl in Süßwasser als auch in stark alkalischen Salzseen wachsen und man findet je nach Produkt unterschiedliche Angaben zum Jodgehalt. Jod ist für Patienten mit Schilddrüsenerkrankungen nicht geeignet, außerdem sollten Sie auf rückstandskontrollierte Produkte achten, da es auf dem Markt auch solche mit Verunreinigungen gibt.

- **Entgiftung**: Bei manchen Patienten liegt eine Kontamination mit Metallen oder Xenobiotika vor, die so ausgeprägt ist, dass das Immunsystem und die Entgiftungsmechanismen blockiert sind und kaum noch reagieren können. In diesem Fall sollte der Behandlungsfokus gewechselt werden.
- **Verbesserung des energetischen Status**: Liegt ein sehr ausgeprägtes Energiedefizit vor (ständige Müdigkeit, schnelle Ermüdbarkeit bei Aktivitäten jeder Art, geringe Toleranz gegenüber Wetterwechseln, Antriebsstörung, reduzierte zirkadiane Kortisolproduktion), benötigt der Patient zuerst eine Verbesserung seines energetischen Status. Diese sollte immer sehr individuell erfolgen, z. B. durch spagyrische Roboranzien (z. B. Juve-Cal® spag. Peka Tropfen 3 × tgl. 10–20 Tr.), pflanzliche Adaptogene (z. B. Cordyceps Extrakt CS-4® Kapseln je 2 Kps. morgens und mittags) oder die Anwendung der Moxa-Methode.
- **Lactoferrin**: Ein sehr potentes körpereigenes Protein mit antimikrobieller Wirkung ist Lactoferrin, das man auch als Nahrungsergänzung einsetzen kann (z. B. L'Ferrin® 200 mg Kapseln je 1 Kps. 30 Minuten vor dem Frühstück und vor dem Schlafengehen). Lactoferrin hat allerdings 2 Gesichter: Als körpereigenes Akute-Phase-Protein ist es in der Lage, im Sinne eines körpereigenen Antibiotikums Erreger zu bekämpfen, und hat sich im Tierversuch als hilfreich bei der autoimmun induzierten Enzephalitis gezeigt (Tiermodell der MS) [397]. Allerdings finden sich bei manchen Autoimmunerkrankungen Antikörper gegen Lactoferrin, speziell bei Morbus Crohn, sklerosierender Cholangitis und Morbus Bechterew [370] [379]. Sie gehören zu einer Gruppe Antikörper, die als ANCA bezeichnet werden (antineutrophile zytoplasmatische Antikörper). Ich setze Lactoferrin in meiner Praxis deswegen eher selten ein und nur bei Patienten, die keine Immunreaktion gegen Kuhmilch aufweisen (Lactoferrin wird aus Kuhmilch hergestellt) und bei denen keine Antikörper gegen Lactoferrin nachweisbar sind.

### 6.2.8 Literatur


[354] Amman M. Viruserkrankungen – ein Praxisgespräch mit Herrn Dr. Max Amman. Meta im Dialog 2008; 4: 1–4

[355] Boyman O. Bystander activation of CD4+ cells. Eur J Immunol 2010; 40 (4): 936–939

[356] Buhner Sh: Pflanzliche Antibiotika. 2. Aufl. Aschaffenburg: HerbaPress; 2018

[357] Buhner SH: Pflanzliche Virenkiller. Aschaffenburg: HerbaPress; 2016

[358] Enders G. Labormedizinische Aspekte bei Cytomegalie und Toxoplasmose. Gynäkologie & Geburtshilfe 2006; 1: 24–28

[359] Ezzat K, Pernemalm K, Palsson S et al. The viral protein corona directs viral pathogenesis and amyloid aggregation. Nat Communic 2019; 10 (1): 2331

[360] Fujinami RS, von Herrath MG, Christen U et al. Molecular mimicy, bystander activation, or viral persistence: Infections and autoimmune disease. Clin Microbiol Rev 2006; 19 (1): 80–94

[361] Grüning P. Chronische EBV- und CMV-Infektionen – häufig unerkannt und unterschätzt. SANUM-Post 2018; 125: 2–7

[362] Harley JB, Chen X, Pujato M et al. Transcription factors operate across disease loci, with EBNA2 implicated in autoimmunity. Nature Genetics 2018; 50: 699–707

[363] Hayashi T, Hayashi Y, Maeda M et al. Calcium spirulan, an inhibitor of enveloped virus replication, from a blue-green algae Spirulina platensis. J Nat Prod 1996; 59 (1): 83–87
[364] Holmoy T. Vitamin D Status modulates the immune response to Epstein-Barr virus: synergistic effect of risk factors in multiple sclerosis. Med Hypothes 2008; 70 (1): 66–69
[365] Huber R, Weisser S, Luetdke R. Effects of abdominal hot compresses on indocyanine green elinination – a randomized cross-over study in healthy subjects. BMC Gastroenterol 2007; 7: 27
[366] Jian SW, Mei CE, Liang YN et al. Influence of selenium-rich rice on transformation of umbilical blood B lymphocytes by Epstein-Barr virus early antigen expression. Ai Zheng 2003; 22 (1): 26–29
[367] Kalus U, Grigorov A, Kadecki O et al. Cistus incanus (CYSTUS 052) for treating patients with infection of the upper respiratory tract: A prospective, randomised, placebo-controlled clinical study. Antiviral Res 2009; 84 (3): 267–271
[368] Legner S. EBV-Infektion – Stufendiagnostik bei immunkompetenten Patienten [Bachelorarbeit]. Innsbruck: Fhg Zentrum für Gesundheitsberufe Tirol; 2013
[369] Loch S, Tampé R. Immunevasine – Tricks, wie Viren dem Immunystem entkommen. BioSpektrum 2005; 2 (11): 157–161
[370] Locht H, Skogh T, Kihlström E. Anti-lactoferrin antibodies and other types of anti-neutrophil cytoplasmatic antibodies (ANCA) in reactive arthritis and ankylosing spondylitis. Clin Exp Immunol 1999; 117 (3): 568–573
[371] Lünemann JD, Jelcic I, Roberts S et al. EBNA1-specific T cells from patients with multiple sclerosis cross react with myelin antigens and co-produce IFN-α and IL-2. J Exp Med 2008; 205 (8): 1763–1773
[372] Ma Q. Role of Nrf2 in oxidative stress and toxicity. Annu Rev Pharmacol Toxicol 2013; 53: 401–426
[373] Mensah P. Die Bedeutung von Infektionen bei der Entwicklung von Autoimmunität. Fokus Mikroimmuntherapie 2016; 12: 5–7
[374] Mikirova NA. Effect of high dose vitamin C on Eppstein-Barr viral infection. Med Sci Monit 2014; 20: 725–732
[375] Mousa AH. Prevention and treatment of influenza, influenza-like illness, and common cold, by herbal, complementary, and natural therapies. J Evid Based Complementary Altern Med 2017; 22 (1): 166–174
[376] Niller HH, Wolf H. Das Epstein-Barr Virus. Zentralbl Hyg Umweltmed 1993; 194: 118–125
[377] Omar SH. Oleuropin and olive and its pharmacological effects. Sci Pharm 2010; 78 (2): 133–154
[378] Pang G, Clancy R, Cong M et al. Influenza virus inhibits lysozyme secretion by sputum neutrophils in subjects with chronic bronchial sepsis. Am J Respir Crit Care Med 2000; 161 (3 Pt 1): 718–722
[379] Peen E, Almer S, Bodemar G et al. Anti-lactoferrin antibodies and other types of ANCA in ulcerative colitis, primary sclerosing cholangitis, and Crohn's disease. Gut 1993; 34 (1): 56–62
[380] Pender MP. CD8 + T-cell deficiency, Epstein-Barr-Virus infection, Vitamin D deficiency, and steps to autoimmunity: a unifying hypothesis. doi:10.1155/2012/189096
[381] Ploss O. Virale Erregetoxikosen. Der Heilpraktiker 2012; 11: 1–4
[382] Rebensburg S, Helfer M, Schneider M et al. Potent in vitro antiviral activity of Cistus incanus extract against HIV and Filoviruses targets viral envelope proteins. Sci. Rep. 2016 Feb 2;6:20394.doi:10/1038/srep20394
[383] Sanderson NSR, Zimmermann M, Eilinger L et al. Cocapture of cognate and bystander antigens can activate autoreactive B cells PNAS. doi:10.1073/pnas.1614472114
[384] Schölz C, Tampé R. David gegen Goliath. Wie Viren das Immunsystem überlisten. Forschung Frankfurt 2006; 1: 34–37
[385] Shumilov A, Tsai M-H, Schlosser YT et al. Epstein-Barr virus particles induce centrosome amplification and chromosomal instability. doi:10.1038/ncomms14257
[386] Siegenthaler W, Blum HE. Klinische Pathophysiologie. 9. Aufl. Stuttgart: Thieme; 2006
[387] Slapakova R. Case Report: Praktische Erfahrungen mit der Mikroimmuntherapie bei akuten viralen Infektionen und Virusreaktivierungen im Kindes- und Jugendalter. Fokus Mikroimmuntherapie 2017; 15: 8–11
[388] Sommer H. Der Übergang von der Latenz zur lytischen Replikation des Epstein-Barr-Virus: Vergleichende Analysen zur Bedeutung regulatiorischer HI-Motive im Promotor des viralen Gens BZLF-1 [Dissertation]. Regensburg: Universität Regensburg; 2001
[389] Tengvall K, Huang J, Hellström C et al. Molecular-mimicry between Anoctamin 2 and Epstein-Barr virus nuclear antigen 1 associates with multiple sclerosis risk. PNAS 2019; 116 (34): 16955–16960
[390] Tsao SW, Tsang CM, Lo KW. Epstein-Barr virus and nasopharyngeal carcinoma. Philos. Trans. R. Soc. Lond. Biol. Sci. 2017;372(1732): 20160270. doi 10.1098/rstb.2016.0270
[391] van Aalst S, Ludwig IS, van der Zee R et al. Bystander activation of irrelevent $CD4^+$ T cells following antigen-specific vaccination occurs in the presence and the absence of adjuvant. doi.org/10.1371/journal.pone.0177365
[392] Wang J, Jelcic I, Mühlenbruch L et al. HLA-DR15 molecules jointly shape an autoreactive T-cell repertoire in multiple sclerosis. Cell 2020; 183: 1–18
[393] www.bfr.bund.de/de/presseinformation/1998/16/bgvv_raet_zu_vorsicht_bei_produkten_mit_grapefruitkernextrakten-853.html (Stand: 26.9.2020)

[394] www.csn-deutschland.de/download/singer.pdf (Stand: 20.9.2020)
[395] Wyler E, Franke V, Menegatti J et al. Single-cell RNA-sequencing of herpes simplex virus 1-infected cells connects NRF2 activation to an antiviral program. Nat Commun 2019; 10 (1): 4878
[396] Yenamandra SP, Hellmann U, Kempkes B et al. Epstein-Barr virus encoded EBNA-3 binds to vitamin D receptor and blocks activation of its target cells. Cell Mol Life Sci 2010; 67: 4249–4256
[397] Zimecki M, Kocieba M, Chodaczek G et al. Lactoferrin ameliorates symptoms of experiemental encephalomyelitis in Lewis rats. J Neuroimmunol 2006; 182 (1–2): 160–166

## 6.3 Bakterien

### 6.3.1 Aufbau

Anders als Viren haben Bakterien einen **eigenen Stoffwechsel**. Die meisten Bakterien besitzen eine Zellmembran, Zytoplasma mit Ribosomen und eine DNA, die allerdings nicht in einem Zellkern konzentriert ist, sondern meistens frei im Zytoplasma schwimmt (**Abb. 6.5**). Nicht selten finden sich in Bakterien weitere DNA-Stränge, sog. Plasmide, die autonom bei der Vermehrung der Bakterien weitergegeben werden und bei der Resistenzbildung gegen Antibiotika eine wichtige Rolle spielen (Resistenzplasmide, R-Plasmide). Die R-Plasmide können sogar mehrere Resistenzgene in sich tragen und so die Entstehung multiresistenter „Superkeime" fördern.

### 6.3.2 Bakterien und Autoimmunität

Menschen, die an einer Autoimmunerkrankung leiden, beobachten oft, dass es durch die Immunstimulation im Rahmen einer **akuten Infektion** zu einer symptomatischen Verschlechterung ihrer Autoimmunerkrankung kommen kann.

Eine **chronische Infektion** mit Bakterien sorgt ständig für eine mehr oder weniger ausgeprägte Antwort des Immunsystems. In der Praxis kann man beobachten, dass dies nicht selten dazu führt, dass dadurch auch die autoimmune Reaktion mehr oder weniger ständig stimuliert wird und die Erkrankung nicht zur Ruhe kommt. In diesem Kontext kann man 2 verschiedene Formen chronisch-bakterieller Infektionen unterscheiden:

- systemische Infektionen (z. B. Borreliose)
- lokale Infektionen (z. B. chronische Sinusitis), die in der traditionellen Naturheilkunde auch als Herde bezeichnet werden

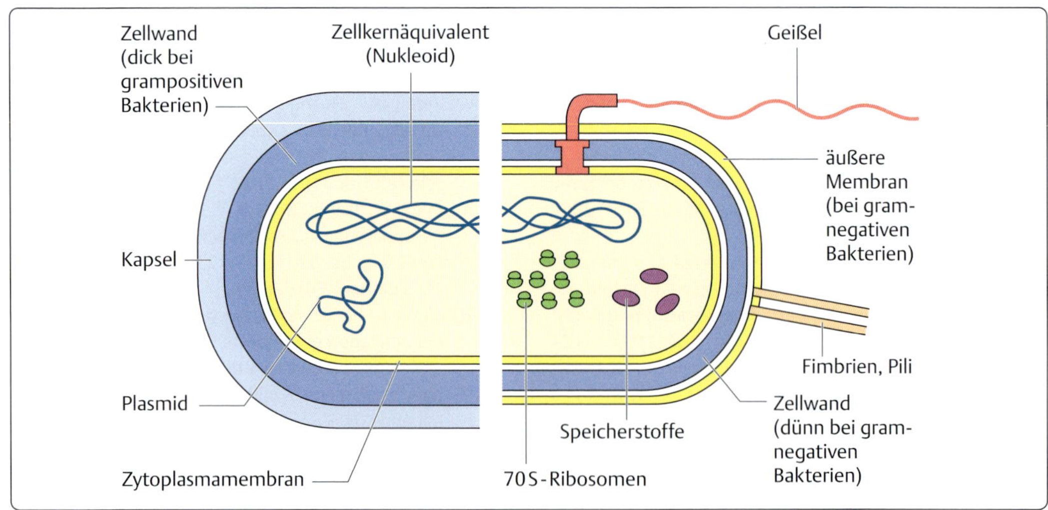


**Abb. 6.5** Aufbau einer Bakterienzelle. Nicht immer sind alle aufgeführten Merkmale bei einem Bakterium vorhanden. (Quelle: Hof H. Struktur und Funktion der Bakterienzelle. In: Hof H,Dörries R, Hrsg. Duale Reihe Medizinische Mikrobiologie. 6., unveränderte Auflage. Stuttgart: Thieme; 2017)

**Tab. 6.1** Beispiele für durch Bakterien ausgelöste Autoimmunerkrankungen.

| Erkrankung | Autoantigen | Erreger |
|---|---|---|
| rheumatisches Fieber | myokardiales Myosin | Streptococcus pyogenes |
| Morbus Bechterew | HLA-B27 | Yersinia enterocolitica, Klebsiella pneumoniae |
| rheumatoide Arthritis | Kollagen Typ IV | Proteus mirabilis |
| | Hitzeschockprotein hsp60 | Mycobacterium tuberculosis |
| Morbus Basedow | TSH-Rezeptor | Yersinia enterocolitica |

Einige Autoimmunerkrankungen können durch eine bakterielle Belastung ausgelöst werden (**Tab. 6.1**). Als wahrscheinlichste Ursache wird ein molekulares Mimikry diskutiert.

### 6.3.3 Biofilm

Bakterien kennen verschiedene Strategien, um sich vor der Zerstörung durch die Immunabwehr oder antibakterielle Substanzen, z. B. Antibiotika, zu schützen. Neben den R-Plasmiden spielt in diesem Zusammenhang der Biofilm eine zentrale Rolle. Man schätzt, dass sich bei etwa 60 % aller bakteriellen Infektionen die Bakterien mittels Biofilm **vor dem Zugriff des Immunsystems schützen** (**Abb. 6.6**).

Der Biofilm umgibt Mikroorganismen, z. B. Bakterien, und besteht hauptsächlich aus Wasser und polymeren Substanzen, u. a. Polysacchariden wie Alginaten, die von den Bakterien selbst ausgeschieden werden und zusammen mit dem Wasser Hydrogele bilden. Typische Erreger, bei denen der Biofilm Teil der Abwehrstrategie ist, sind Borrelien, Staphylococcus aureus, Staphylococcus epidermidis, Pseudomonas aeruginosa und Escherichia coli.

Die Mikrobiologie hat jahrzehntelang angenommen, dass Bakterien die wesentliche Zeit ihrer Existenz damit verbringen, sich als einzelne Zellen mehr oder weniger aktiv schwebend in wässrigen Lösungen zu bewegen. Der Grund dafür ist, dass Mikroben im Labor i. d. R. in einem Tropfen Nährmedium untersucht werden und man unter diesen Bedingungen einzelne Zellen sieht, die sich in dieser Flüssigkeit hin- und herbewegen. Tatsächlich ist es aber so, dass sich Bakterien v. a. an Oberflächen ansiedeln und dort Lebensgemeinschaften bilden, die mit reichlich Biofilm überzogen und im wahrsten Sinne des Wor-

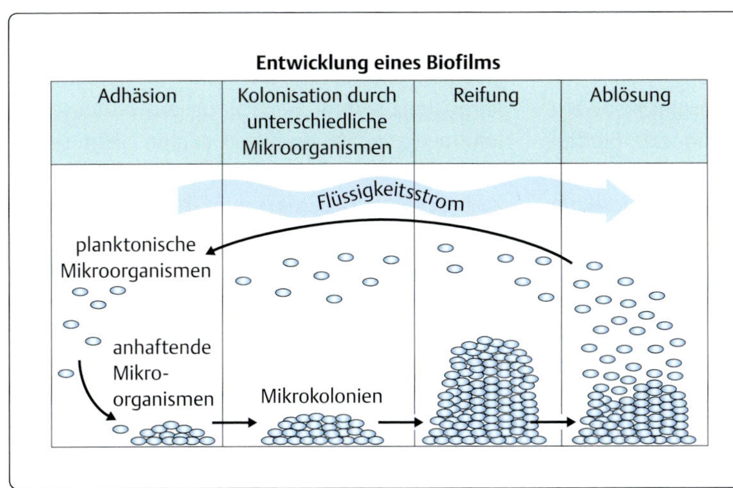


**Abb. 6.6** Lebenszyklus des Biofilms. (Quelle: Hülsmann M, Rödig T. Möglichkeiten und Grenzen der Desinfektion. In: Baumann M, Beer R, Hrsg. Farbatlanten der Zahnmedizin - Endodontologie. 2., überarbeitete und erweiterte Auflage. Stuttgart: Thieme; 2007. doi:10.1055/b-002-11354)

tes „eine starke Gemeinschaft" sind. Dabei verläuft die Biofilmbildung zyklisch: Nach der Anheftung einiger weniger Mikroben an eine Oberfläche beginnen diese mit der Bildung von Biofilm. Durch Zellteilung wächst diese kleine Gemeinschaft immer weiter und reift zu einer großen Kolonie biofilmbildender Bakterien heran. Ist eine gewissen Größe erreicht, wandern einzelne Bakterien aus dem Verband aus, um sich an einer anderen Stelle der Oberfläche anzuheften und dort eine neue Kolonie zu bilden. 1991 wurden diese Zusammenhänge erkannt [415], indem die damals neuartige konfokale Laser-Scanning-Mikroskopie angewendet wurde, bei der man erstmals optische Schnitte verschiedener Ebenen aktiver Biofilme übereinanderlegen konnte.

Wie Bakterien, im Grunde autonom lebende Einzeller, es schaffen, synergistisch zu reagieren, wurde erst in den 1990er-Jahren erforscht [433] und ist unter dem Begriff **Quorum Sensing** bekannt. Der Begriff Quorum stammt aus der Zeit des römischen Reichs und bezeichnet die Mindestzahl an Teilnehmern, die für eine Abstimmung im römischen Senat notwendig ist. Bakterien nutzen Quorum Sensing dazu, Prozesse zu koordinieren, die für das gemeinsame Überleben sinnvoll sind. Dazu bilden sie Signalmoleküle (Autoinduktoren), welche die Transkription bestimmter Gene in der DNA steigern. Wird ein Schwellenwert überschritten, werden verschiedene Gene aktiviert, um eine Wirkung zu erreichen, z. B. die Bildung von Biofilm.

Kritisch wird es v. a. dann, wenn sich antibiotikaresistente Keime, geschützt vom Biofilm, z. B. auf der Oberfläche von Venenkathetern, Gelenkprothesen oder Zahnimplantaten ansiedeln. Neue Antibiotika alleine stellen dabei absolut keine adäquate Lösungsstrategie dar, denn der Biofilm verhindert, dass alle in ihm lebenden Bakterien überhaupt in Kontakt mit einem Antibiotikum kommen. Das liegt an der besonderen Struktur des Biofilms. Etwa ein Drittel der Masse wird von Bakterien bewohnt, die in winzigen Enklaven leben. Zwei Drittel des Biofilms bestehen aus Wasser und polymeren kleberartigen Substanzen (extrazelluläre Matrix), durch die sich ein Netzwerk zahlloser offener Wasserwege zieht, das man sich wie ein Kanalsystem vorstellen kann. Dieses Kanalsystem versorgt die Zellen mit Nährstoffen und entsorgt den anfallenden Zellmüll. Allerdings gibt es eine entscheidende Limitation: Während dieses System an der Peripherie gut funktioniert, wird es für die Zellen im Zentrum schwieriger, ihre Versorgung aufrechtzuerhalten, weil die Besiedlung und die zähe Struktur der extrazellulären Matrix wie eine natürliche Barriere wirken. Andererseits sorgt diese Barriere aber dafür, dass z. B. Antibiotika es sehr schwer haben, bis in die Mitte des Biofilms vorzudringen. Daraus entstehen 2 Probleme bei einer Infektion: Erstens kann es sein, dass nicht alle Bakterien vernichtet werden, weil das Antibiotikum nicht bis zu allen vordringen kann. Zweitens besteht die Gefahr, dass Antibiotika zwar in bestimmte Areale des Biofilms vordringen, aber nur in so geringer Konzentration, dass diese nicht wirken, sich aber trotzdem eine Resistenz entwickeln kann.

Zusätzlich kann es sein, dass in einem bestimmten Areal des Biofilms Nährstoffe fehlen, die für die dort lebenden Bakterien notwendig sind. Manche sterben dann nicht ab, sondern gehen in einen inaktiven Zustand über, in dem sie sich nicht mehr teilen. Bestimmte Antibiotika, wie Penicilline, setzen in ihrer Wirkung aber an sich teilenden Zellen an, was bedeutet, dass die inaktiven Bakterien von ihnen nicht zerstört werden können. Bereits wenige überlebende Bakterien reichen aus, um einen Biofilm in sehr kurzer Zeit wieder vollständig zu regenerieren. Biofilm kann bei systemischen und lokalen bakteriellen Infektionen ein Faktor sein, der sowohl die Immunantwort als auch die Wirkung von Antibiotika einschränkt und so dazu führen kann, dass es zu einem chronischen Infekt oder einer Antibiotikaresistenz kommt. Nach aktuellem Stand ist eine leitliniengerechte Antibiose alleine nicht in der Lage, den Biofilm bei verschiedenen Infektionen zu beseitigen. Diskutiert wird, ob bestimmte Antibiotika, z. B. vom Amionoglykosid-Typ, die Biofilmbildung z. B. bei Escherichia coli oder Psedomonas aeruginosa sogar anregen. Ähnliches vermutet man, wenn hochvirulente Stämme von Clostridium difficile mit dem Glykopeptid-Antibiotikum Vancomycin behandelt werden.

## Behandlung

Therapeutisch erscheint es sinnvoll, bei bakteriellen Infektionen den Biofilm mit in die **Behandlungsstrategie** einzubeziehen. Verschiedene Substanzen sind in der Lage, diesen aufzulösen. Sie machen damit sowohl eine Antibiotikatherapie als auch immunstimulierende Verfahren wesentlich effizienter. Bei der Auswahl der Substanzen sollte man wissen, dass die meisten **biogenen Mittel** ihre Stärke in der lokalen Wirkung haben. Das ist z. B. dann sinnvoll, wenn man einen Erreger im Darm behandeln möchte: Die Substanz wird oral aufgenommen, der größte Teil verbleibt bis zur Ausscheidung im Magen-Darm-Trakt und erzeugt dort konzentrationsabhängig eine Auflösung des Biofilms. Zusätzlich haben einige auch eine schwach antibiotische Wirkung, z. B. Curcumawurzelstock bzw. Gelbwurz (Curcumae longae rhizoma bzw. Curcumae xanthorizzae rhizoma), Knoblauchzwiebel (Allii sativi bulbus), Oregano (Origanum vulgare) oder das Alkaloid Berberin aus der Berberitze (Berberis vulgaris). Bei chronischen Dysbiosen können solche Substanzen sinnvoll eingesetzt werden.

Um aber den Biofilm bei einer systemischen bakteriellen Infektion aufzulösen, eignen sich nach meiner Erfahrung v. a. **Enzyme**. In Deutschland stehen dafür v. a. proteolytische Enzyme wie Bromelain, Papain, Trypsin oder Chymotrypsin zur Verfügung, in anderen Ländern (z. B. USA) wird zusätzlich das Enzym Serrapeptase eingesetzt.

Die Multienzympräparate Wobenzym® Tabletten (3 × tgl. 2–4 Tbl. jeweils 30–60 Minuten vor dem Essen oder vormittags und nachmittags je 4–6 Tbl.) oder Innovazym® Tabletten (morgens 4 Tbl., abends 3 Tbl. jeweils 60 Minuten vor dem Essen) setze ich in der Praxis häufig ein, wenn es darum geht, Biofilm aufzulösen. Kontraindikationen sind eine Allergie gegen einen oder mehrere der Inhaltsstoffe, Einnahme blutgerinnungshemmender Medikamente, angeborene oder erworbene Blutgerinnungsstörungen (z. B. Bluter-Krankheit), schwere Leber- oder Nierenschäden, geplante Operationen oder sonstige chirurgische Eingriffe, Kinder und Jugendliche unter 18 Jahren, Schwangerschaft und Stillzeit.

### 6.3.4 L-Form

Eine weitere Crux bei der Behandlung von chronisch-latenten Bakterieninfektionen ist die Tatsache, dass manche Erreger bei veränderten Umgebungsbedingungen ihre morphologische Form verändern können. Dabei wechseln sie von einer Form, die von einer Zellwand aus Proteoglykanen umgeben ist, in eine Form **ohne Zellwand**, die als CWD-Form (Cell Wall Deficient) oder **L-Form** bezeichnet wird. Sie besitzen aber die meisten anderen für ihren Stoffwechsel und damit für ihr Überleben notwendigen Proteine, können sich teilen und vermehren.

L-Formen grenzen sich von ihrer Umgebung durch ein osmoprotektives Medium ab, d. h. sie besitzen in ihrem Zytoplasma Stoffe, die sie davor schützen, durch die Umgebung aufgelöst zu werden. Wenn Bakterien eine andere Form annehmen, dann ändern sich außerdem auch ihre Oberflächenepitope, was es der Immunabwehr sehr viel schwerer macht, die so veränderten Bakterien zu erkennen und zu bekämpfen.

Ein diskutierter **Auslöser** zur Bildung der L-Formen ist der Einsatz bestimmter **Antibiotika**, welche die Bakterien dazu veranlassen, um ihr Überleben zu sichern und ihre morphologische Form zu verändern [401]. Denn manche Antibiotika setzen in ihrer Wirkung an der Bakterienhülle an. Ein weiterer Faktor ist die Auseinandersetzung mit dem **Immunsystem**. Bakterien, die eine Außenhülle haben, können leichter vom Immunsystem entdeckt werden. Dazu stehen eine ganze Reihe von Erkennungsmechanismen zur Verfügung, z. B. die Toll-like-Rezeptoren des angeborenen Immunsystems oder die T-Zell-Rezeptoren der T-Lymphozyten. Weil Bakterien ohne Zellwand diesen leicht entkommen können, stellt die Bildung von L-Formen einen Selektionsvorteil für sie dar.

In der klassischen Mikrobiologie kennt man das Phänomen der L-Formen schon lange, ging aber davon aus, dass es sich dabei um ein eher seltenes und künstlich herbeigeführtes Phänomen handelt und dass die L-Formen nicht sehr lange überleben. Dies wurde jedoch durch eine Studie [407] in Frage gestellt, in der nachgewiesen werden konnte, dass L-Formen von Listerien (Bakterien, die u.a. Lebensmittelvergiftungen verursachen können) in Makrophagen tagelang überleben. Normalerweise sterben Listerien, die von Makrophagen phagozytiert werden, innerhalb von Minuten.

In der naturheilkundlichen Praxis sieht man immer wieder Patienten, bei denen eine bakterielle Infektion als Krankheitsursache angenommen wird, die aber vom Einsatz von Antibiotika nicht profitieren. Man sollte bei solchen Patienten dann immer auch daran denken, dass entweder der Biofilm nicht adäquat behandelt wurde oder dass die Bakterien eine L-Form angenommen haben.

## Haptene

Ein naturheilkundlicher Ansatz zur **Behandlung von L-Formen** sind Haptene. Diese werden in einem aufwendigen Extraktionsverfahren aus abgetöteten Bakterien hergestellt, bei dem Polysaccharide aus der Zellwand der Erreger herausgelöst werden. Diese haben nur eine **geringe Molekülgröße** und sind dadurch immunologisch nicht aktiv, weil sie vom Immunsystem i.d.R. nicht erkannt werden. Um eine Immunreaktion auszulösen, müssen sie sich mit einem größeren Molekül verbinden, z.B. einem Protein. Das spielt nun bei der Behandlung von L-Formen eine entscheidende Rolle. Im Modell der Naturheilkunde kommt es zu einem „Homing“ des Haptens, d.h. das Hapten erkennt genau das Protein in der L-Form, das ursprünglich aus der Zellmembran des Erregers stammt, und bindet daran. Durch die **Bindung des Haptens an das Protein** entsteht ein Vollantigen (**Abb. 6.7**), das nun vom Immunsystem erkannt wird und entsprechend bekämpft werden kann.

In Deutschland bietet die Firma Sanum-Kehlbeck verschiedene Präparate mit homöopathisierten Haptenen an (sog. Sanukehle®), u.a. aus Escherichia coli, Klebsiella pneumoniae, Candida albicans oder Staphylococcus aureus.

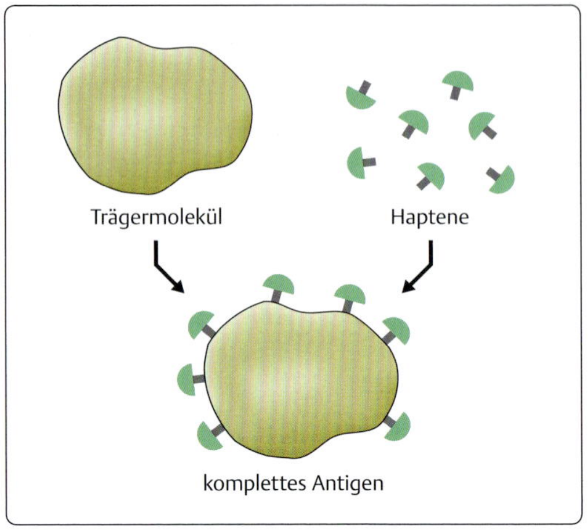


**Abb. 6.7** Vollantigenbildung durch Bindung von Haptenen an einen Carrier, in diesem Fall ein Protein in einem Erreger.

### 6.3.5 Chronische Bakterieninfektionen

Manche Bakterien führen zu einer **chronisch-systemischen Infektion** im Körper und manche triggern im Rahmen einer lokalen Infektion, z.B. im Darm, eine **systemische Autoimmunreaktion**. Im Kontext von Autoimmunreaktionen werden verschiedene bakterielle Erreger diskutiert, u.a. Borrelien, Chlamydien, Yersinien und Mykoplasmen. Speziell Borrelien können bei einer chronischen Infektion Symptombilder hervorrufen, die Autoimmunerkrankungen ähnlich sind. Sie können eine Lyme-Borreliose verursachen, eine Erkrankung der Gelenke ähnlich der rheumatoiden Arthritis, oder eine Neuroborreliose, die hinsichtlich der Symptome und Befunde wie eine MS aussehen kann. Aber auch eine Infektion mit Chlamydia trachomatis oder Yersinien kann zum Vollbild einer Arthritis führen; man spricht dann von reaktiven Arthritiden. In vielen Fällen lassen sich diese ohne weitere Laboruntersuchungen zunächst nicht von einer rheumatoiden Arthritis unterscheiden. Interessant in diesem Zusammenhang ist, dass die Infektion mit dem Erreger nicht unbedingt auch zum Auftreten einer Arthritis führen muss. Vielmehr bedarf es weiterer Kofaktoren, z.B. einer genetischen Determinante wie einem positiven HLA-B27 oder einer Mischinfektion mit weiteren Erregern, die im Rahmen der Infektion ebenfalls Arthritiden auslösen können.

## Schulmedizinische Therapie

Die Crux bei Patienten mit Autoimmunerkrankungen ist, dass man bei einer chronisch-systemischem Infektion nicht einfach mit immunstimulativen Therapieverfahren arbeiten kann, da genau dieser Ansatz auch dazu führen kann, dass die Immunabwehr körpereigene Zellen angreift. Zusätzlich zählt die Behandlung solcher Infektionen zur Domäne der Schulmedizin, die diese mit **zellgängigen Antibiotika**, z. B. Doxycyclin oder Gyrasehemmern wie Ciprofloxacin, behandelt.

**Gleichzeitig** kann die **Naturheilkunde** für diese Patienten sehr hilfreich eingesetzt werden. Zum einen wird bei der Behandlung mit Antibiotika fast nie der **Biofilm** beachtet, sodass diese nicht ausreichend wirken, weil nicht alle Bakterien vernichtet werden. Werden daher Enzyme eingesetzt, sollte dies immer vorher mit dem behandelnden Arzt abgesprochen werden, da Enzympräparate die Wirkung von Antibiotika verstärken können. Zum anderen führt das Abtöten von Bakterien nicht selten dazu, dass die dabei freigesetzten **bakteriellen Endotoxine** die Entgiftungskapazität der Leber akut überlasten. Man spricht dann von einer Herxheimer-Reaktion, bei der es zur Symptomverstärkung, zu allgemeinem Unwohlsein, Übelkeit, Hautreaktionen, Muskel- und Gelenkschmerzen, Schüttelfrost und Fieber kommen kann. Hier bietet die Naturheilkunde viele Möglichkeiten, um einer solchen Reaktion vorzubeugen (Behandlungsbeispiel Borrelien (S. 195)).

## Naturheilkundliche Therapie

Man trifft aber auch Patienten, die bereits mehrere erfolglose Behandlungsversuche mit Antibiotika hinter sich haben und auf der Suche nach einer Alternative sind. Bitte beachten Sie bei der Behandlung chronisch-bakterieller Infektionen immer auch das HPG, weil für manche Erreger, z. B. Chlamydia trachomatis, ein Behandlungsverbot besteht. Zusätzlich sollte man als Heilpraktiker immer abschätzen, ob einem Patienten mit einer chronisch-bakteriellen Infektion eine schulmedizinische Behandlung angeraten werden sollte.

Wenn man eine chronisch-bakterielle Infektion bei einem Patienten behandeln möchte, der gleichzeitig an einer Autoimmunerkrankung leidet, sollte man verschiedene Therapieformen nutzen, die sich bei der Behandlung synergistisch ergänzen.

> **! Vorsicht**
>
> In jedem Fall sind **immunstimulierende Verfahren** zu **vermeiden**, da man nie ausschließen kann, dass diese als Trigger für einen autoimmunen Krankheitsschub oder eine Symptomverschlechterung wirken können. Allerdings kann auch die durch naturheilkundliche Maßnahmen verbesserte Reaktion des Immunsystems zu solchen Ergebnissen führen.

Ähnlich wie bei den viralen Infektionen liegt die Kunst der Behandlung darin, **vorsichtig** und im Austausch mit dem Patienten vorzugehen, um Überreaktionen gleich welcher Art zu verhindern. Deswegen sollte man zuerst für eine **Optimierung der Ernährung, des Mikrobioms** und der Versorgung mit **Mikronährstoffen**, speziell Vitamin D, sorgen, damit das Immunsystem bereits in einem ausbalancierten Zustand zu Beginn der Behandlung ist. Die Erfahrung zeigt: Je besser sich das Immunsystem in seiner Komfortzone befindet, desto leichter kann man die weiteren Behandlungsschritte steuern. Verschiedene **Heilpflanzen** haben eine antibiotische Wirkung, die man sich bei der Behandlung zu Nutze machen kann. Allerdings wirken diese auf die einzelnen Bakterien unterschiedlich.

## Behandlungsbeispiel

Im Folgenden wird als Beispiel ein Behandlungsvorschlag bei einem chronischen Befall mit **Borrelien** aufgezeigt. Dies hat verschiedene Gründe.

Erstens kann eine chronische Infektion mit Borrelien verschiedene Krankheitsbilder verursachen, die symptomatisch bestimmten **Autoimmunopathien ähneln**. Die **Lyme-Arthritis**, die aufgrund einer Borreliose entsteht, kann mit einer rheumatoiden Arthritis verwechselt werden. Die **Neuroborreliose** ähnelt in ihrer Symptomatik der MS, außerdem findet man sowohl bei Patienten, die an Neuroborreliose erkrankt sind, als auch bei MS-Patienten ganz ähnliche klinische Befunde: Die Liquordiagnostik zeigt die typischen Zeichen einer Entzündung (Erhöhung der oligoklonalen Banden), außerdem sieht man im MRT bei beiden Erkrankungen sowohl eine Schrankenstörung als auch die durch die neuronale Entzündung geschädigten Hirnareale in Form von Aufhellungen, die als Läsionen oder Herde bezeichnet werden. Auch die Symptomatik ähnelt sich verblüffend: Bei beiden Erkrankungen können u. a. Gangstörungen, Para- und Tetraparesen, Spastik, aber eine auch neurogene Blasenstörungen oder eine Fatigue auftreten. Schulmedizinisch gilt in solchen Fällen der Nachweis von Antikörpern gegen Borrelien im Liquor als Goldstandard bei der Differenzialdiagnostik.

Zweitens ist die **Diagnostik einer Borreliose nicht einfach**, und es gibt selbst innerhalb der Ärzteschaft Diskussionen darüber, inwieweit das in der Leitlinie empfohlene diagnostische Vorgehen bei chronischen Verläufen tatsächlich ausreichend ist. Aber auch bei der frischen Infektion gibt es diagnostische Fallstricke. So kann der Borrelien-IgM-Titer, der im Rahmen einer Neuinfektion meist innerhalb von 4–8 Wochen nach seinem ersten Auftreten wieder absinkt, in manchen Fällen monatelang persistieren, obwohl die Infektion nicht mehr akut verläuft [435]. Zusätzlich dauert es nach dem Biss einer mit Borrelien infizierten Zecke, sofern der Erreger übertragen wird, einige Wochen, bis erste Antikörper nachweisbar sind. Wird das Blut zu früh nach dem Erregerkontakt abgenommen, liegt möglicherweise ein unauffälliger Laborbefund vor, obwohl eine akute Borreliose besteht. Kommt es bei einem chronischen Verlauf bei einer Reaktivierung zu einer Symptomverstärkung, kann es in manchen Fällen trotzdem sein, dass in dieser Zeit zwar Borrelien-IgG, nicht aber IgM nachweisbar sind [435]. Es gibt sogar Menschen, bei denen trotz Infektion mit Borrelien keine Antikörper nachweisbar sind, z. B. kann das bei immunsupprimierten Patienten der Fall sein [437]. Im Rahmen von **Kreuzreaktionen** können verschiedene andere Infektionen bzw. Erkrankungen zu falschpositiven Borrelienbefunden führen, z. B. Syphilis, Infektionen mit Herpesviren (v. a. EBV, CMV, Hepatitis, Varizellen) und einige Autoimmunerkrankungen [437]. Nach meiner Erfahrung kann auch ein erhöhter Rheumafaktor IgM (nicht mit dem üblicherweise für die Rheumadiagnostik verwendeten Rheumafaktor quantitativ zu verwechseln) in manchen Fällen durch Borrelien bedingt sein.

Drittens wird seit Jahren diskutiert, ob eine **chronische Borreliose** zum **Ausbruch von Autoimmunerkrankungen** führen kann. Je nachdem, in welchem Stadium sich die Borreliose befindet, ist es möglich, dass es zu Kreuzreaktionen gekommen ist (z. B. durch Bystander-Reaktion) und sich dadurch das adaptive Immunsystem auch gegen körpereigene Proteine sensibilisiert hat [409] [418]. Bei diesen Patienten sieht man im Labor einerseits den typischen Befund einer durchgemachten Borreliose (Borrelien-IgG erhöht), andererseits aber auch Hinweise auf eine Autoimmunität (z. B. ANA erhöht, Rheumafaktor IgM erhöht). Ich konnte in der Praxis sogar Patienten beobachten, bei denen die Borreliose im Lauf der Jahre weniger eine Rolle für das akute Geschehen spielte als der dadurch verursachte autoimmune Entzündungsprozess.

In der Praxis benutze ich zur **Diagnostik einer chronischen Borreliose** neben der klassischen Serologie (Borrelien-IgM und -IgG) häufig den Borrelien-Westernblot oder den Borrelien-LTT (**Abb. 6.8**, **Abb. 6.9**). Beim Borrelien-Westernblot sollten mehr als 2 spezifische IgG-Banden (z. B. p83/100, p58, p43, p39, p30, OspC, p21, Osp17, p14, VlsE) positiv sein, damit der Verdacht auf eine chronische Infektion mit Borrelien erhärtet wird. Der Stimulationsindex des Borrelien-LTT verringert sich signifikant nach erfolgreicher Behandlung, meist dauert das 4–6 Wochen. Allerdings ist er nach erfolgter Infektion nie ganz unauffällig, da borrelienspezifische T-Memoryzellen bei manchen Menschen lebenslang auf Borrelien-Antigene reagieren.

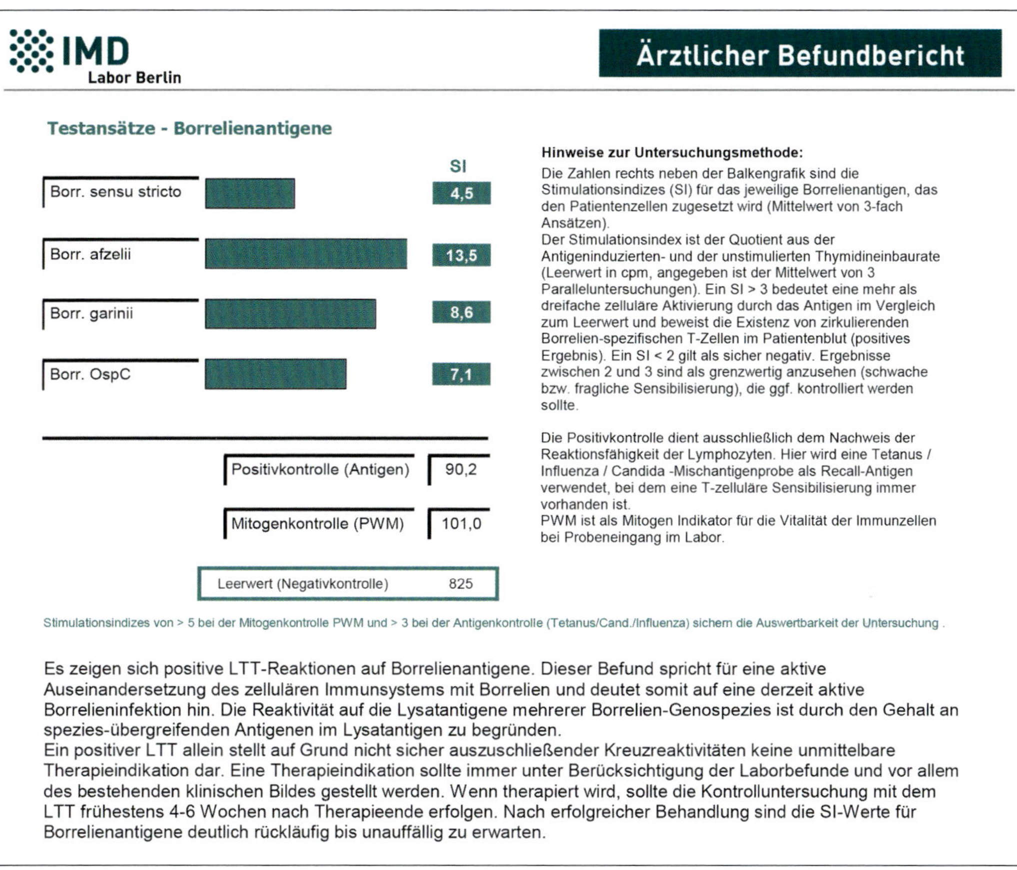

IMD Labor Berlin

**Ärztlicher Befundbericht**

**Testansätze - Borrelienantigene**

| | SI |
|---|---|
| Borr. sensu stricto | 4,5 |
| Borr. afzelii | 13,5 |
| Borr. garinii | 8,6 |
| Borr. OspC | 7,1 |

| | |
|---|---|
| Positivkontrolle (Antigen) | 90,2 |
| Mitogenkontrolle (PWM) | 101,0 |
| Leerwert (Negativkontrolle) | 825 |

**Hinweise zur Untersuchungsmethode:**
Die Zahlen rechts neben der Balkengrafik sind die Stimulationsindizes (SI) für das jeweilige Borrelienantigen, das den Patientenzellen zugesetzt wird (Mittelwert von 3-fach Ansätzen).
Der Stimulationsindex ist der Quotient aus der Antigeninduzierten- und der unstimulierten Thymidineinbaurate (Leerwert in cpm, angegeben ist der Mittelwert von 3 Paralleluntersuchungen). Ein SI > 3 bedeutet eine mehr als dreifache zelluläre Aktivierung durch das Antigen im Vergleich zum Leerwert und beweist die Existenz von zirkulierenden Borrelien-spezifischen T-Zellen im Patientenblut (positives Ergebnis). Ein SI < 2 gilt als sicher negativ. Ergebnisse zwischen 2 und 3 sind als grenzwertig anzusehen (schwache bzw. fragliche Sensibilisierung), die ggf. kontrolliert werden sollte.

Die Positivkontrolle dient ausschließlich dem Nachweis der Reaktionsfähigkeit der Lymphozyten. Hier wird eine Tetanus / Influenza / Candida -Mischantigenprobe als Recall-Antigen verwendet, bei dem eine T-zelluläre Sensibilisierung immer vorhanden ist.
PWM ist als Mitogen Indikator für die Vitalität der Immunzellen bei Probeneingang im Labor.

Stimulationsindizes von > 5 bei der Mitogenkontrolle PWM und > 3 bei der Antigenkontrolle (Tetanus/Cand./Influenza) sichern die Auswertbarkeit der Untersuchung .

Es zeigen sich positive LTT-Reaktionen auf Borrelienantigene. Dieser Befund spricht für eine aktive Auseinandersetzung des zellulären Immunsystems mit Borrelien und deutet somit auf eine derzeit aktive Borrelieninfektion hin. Die Reaktivität auf die Lysatantigene mehrerer Borrelien-Genospezies ist durch den Gehalt an spezies-übergreifenden Antigenen im Lysatantigen zu begründen.
Ein positiver LTT allein stellt auf Grund nicht sicher auszuschließender Kreuzreaktivitäten keine unmittelbare Therapieindikation dar. Eine Therapieindikation sollte immer unter Berücksichtigung der Laborbefunde und vor allem des bestehenden klinischen Bildes gestellt werden. Wenn therapiert wird, sollte die Kontrolluntersuchung mit dem LTT frühestens 4-6 Wochen nach Therapieende erfolgen. Nach erfolgreicher Behandlung sind die SI-Werte für Borrelienantigene deutlich rückläufig bis unauffällig zu erwarten.

**Abb. 6.8** Musterbefund einer positiven LTT-Reaktion auf Borrelienantigene. (Quelle: IMD Institut für Medizinische Diagnostik Berlin-Potsdam GbR)

## Isopathische Therapie

Für 14 Tage:

- Notakehl® D5 Tropfen (morgens nüchtern 8 Tr. unverdünnt perlingual)
- Quentakehl® D5 Tropfen (vor dem Schlafengehen 8 Tr. unverdünnt perlingual)

Danach über längere Zeit von Montag bis Freitag, wobei mit einer geringen Dosis (2 Tr.) begonnen und je nach Reaktion die Dosis gesteigert wird:

- Sankombi® D5 Tropfen (2–8 Tr. morgens nüchtern perlingual)
- Mucedokehl® D5 Tropfen (2–8 Tr. vor dem Schlafengehen perlingual)

## Hapten-Behandlung

Beginnen Sie bei Patienten, die an einer Autoimmunerkrankung leiden, am besten immer ganz vorsichtig, damit der immunologische Reiz nicht überschießt. Geeignet sind z. B. Sanukehl® Pseu D6 Tropfen. Wenn die Therapie gut vertragen wird, kann die Dosis wöchentlich gesteigert werden: Setzen Sie die Haptenbehandlung nicht unbedingt an den Anfang der Therapie, sondern dann, wenn die Behandlung „stockt", z. B., weil CWD-Formen dafür sorgen, dass das Immunsystem keine Antigenstrukturen erkennen kann.

- 1. Woche: 1–2 Tr. in den Bauch oder in die Ellenbeuge einreiben
- 2. Woche: 2 × 2 Tr. Einreiben
- 3. Woche: 2 Tr. einreiben und 2 Tr. einnehmen
- 4. Woche: 4 Tr. einreiben und 2 Tr. einnehmen

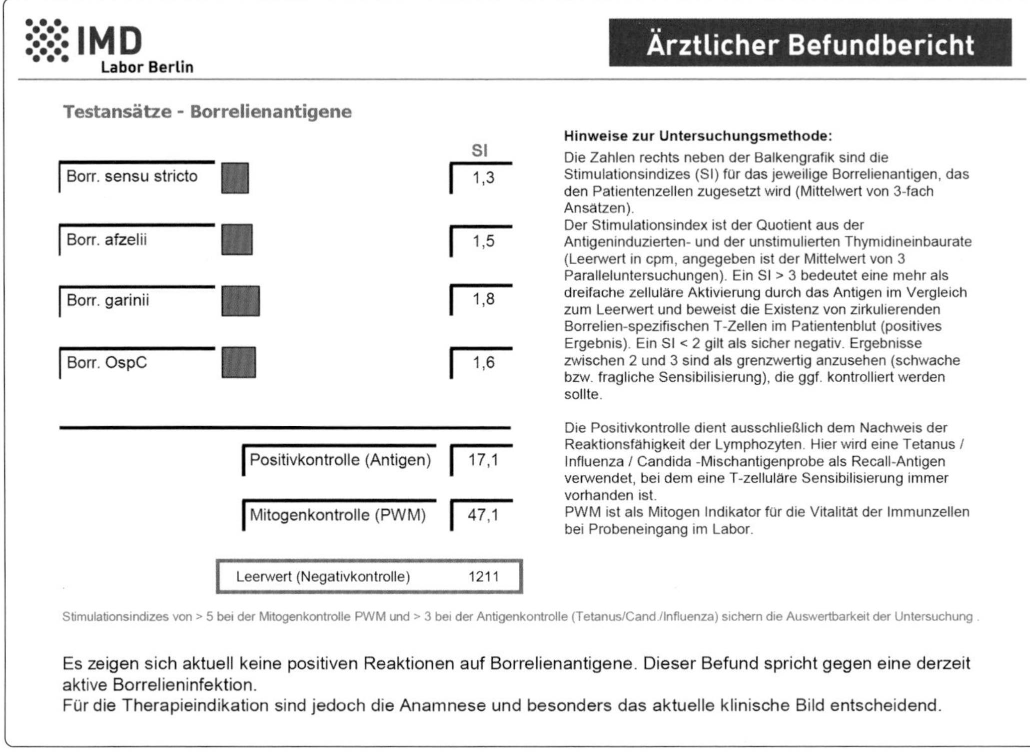
IMD Labor Berlin

Ärztlicher Befundbericht

Testansätze - Borrelienantigene

| | SI |
|---|---|
| Borr. sensu stricto | 1,3 |
| Borr. afzelii | 1,5 |
| Borr. garinii | 1,8 |
| Borr. OspC | 1,6 |
| Positivkontrolle (Antigen) | 17,1 |
| Mitogenkontrolle (PWM) | 47,1 |
| Leerwert (Negativkontrolle) | 1211 |

**Hinweise zur Untersuchungsmethode:**
Die Zahlen rechts neben der Balkengrafik sind die Stimulationsindizes (SI) für das jeweilige Borrelienantigen, das den Patientenzellen zugesetzt wird (Mittelwert von 3-fach Ansätzen).
Der Stimulationsindex ist der Quotient aus der Antigeninduzierten- und der unstimulierten Thymidineinbaurate (Leerwert in cpm, angegeben ist der Mittelwert von 3 Paralleluntersuchungen). Ein SI > 3 bedeutet eine mehr als dreifache zelluläre Aktivierung durch das Antigen im Vergleich zum Leerwert und beweist die Existenz von zirkulierenden Borrelien-spezifischen T-Zellen im Patientenblut (positives Ergebnis). Ein SI < 2 gilt als sicher negativ. Ergebnisse zwischen 2 und 3 sind als grenzwertig anzusehen (schwache bzw. fragliche Sensibilisierung), die ggf. kontrolliert werden sollte.

Die Positivkontrolle dient ausschließlich dem Nachweis der Reaktionsfähigkeit der Lymphozyten. Hier wird eine Tetanus / Influenza / Candida -Mischantigenprobe als Recall-Antigen verwendet, bei dem eine T-zelluläre Sensibilisierung immer vorhanden ist.
PWM ist als Mitogen Indikator für die Vitalität der Immunzellen bei Probeneingang im Labor.

Stimulationsindizes von > 5 bei der Mitogenkontrolle PWM und > 3 bei der Antigenkontrolle (Tetanus/Cand./Influenza) sichern die Auswertbarkeit der Untersuchung.

Es zeigen sich aktuell keine positiven Reaktionen auf Borrelienantigene. Dieser Befund spricht gegen eine derzeit aktive Borrelieninfektion.
Für die Therapieindikation sind jedoch die Anamnese und besonders das aktuelle klinische Bild entscheidend.

**Abb. 6.9** Musterbefund eines unauffälligen Borrelien-LTT. (Quelle: IMD Institut für Medizinische Diagnostik Berlin-Potsdam GbR)

Maximal würde ich 4 Tr. einreiben und 4 Tr. einnehmen lassen, spätestens dann sollten Reaktionen zu beobachten sein, z. B. dass das Immunsystem die Bakterien bekämpft (moderater Temperaturanstieg, Schleimbildung usw.). Bitten Sie den Patienten, sich genau zu beobachten, und bleiben Sie in dieser Zeit in einem engen Kontakt mit ihm. Manchmal kann es sinnvoll sein, verschiedene Sanukehle miteinander zu kombinieren, v. a. Sanukehl® Coli D 6 und Sanukehl® Brucel D 6.

## Verhinderung einer Herxheimer-Reaktion

- Steigerung der täglichen Trinkmenge auf 2,0–2,5 l Wasser
- heißer Leberwickel
- Einnahme von Heilerde, allerdings zeitlich versetzt zu Medikamenten, weil nicht auszuschließen ist, dass die Heilerde einen Teil des Wirkstoffes absorbiert (z. B. Luvos® Heilerde „ultra“ Pulver 2 × tgl. 1 gestrichener Teelöffel in 0,2 l Wasser). Heilerde nimmt Schadstoffe im Darm auf, bindet diese und sorgt für deren Ausscheidung, ohne dass die Leber mit diesen belastet wird.
- Einläufe
- Mariendistelpräparate (z. B. Legalon® forte Kapseln 3 × tgl. 1 Kps.)

## Auflösung des Biofilms

- Wobenzym® Tabletten (3 × tgl. 2–4 Tbl. ca. 30–60 Minuten vor dem Essen mit reichlich Wasser einnehmen)
- Lactoferrin (S. 199)

## Pflanzliche Antibiotika

Einige Heilpflanzen haben antibiotische Eigenschaften:

- einjähriger Beifuß (Artemisiae annuae herba), z. B. Artemisia annua Bio-Kräuterelixier (3 × tgl. 8 Tr.)
- Grapefruitkernextrakt (S. 186)
- Ingwerwurzel (Zingiberis officinalis rhizoma)
- Kardenwurzel bzw. Kardentinktur, z. B. Wilde Karde Bio-Kräuterelixier Dipsacus sylvestris (3 × tgl. 5–8 Tr. vor dem Essen)

### Kardenwurzel

Die wilde Karde (Dipsacus sylvestris) wird der Familie der Geißblattgewächse zugeordnet; äußerlich sieht sie wie eine Distel aus. Botanisch kennt man derzeit weltweit etwa 20 Arten. Die europäische Naturheilkunde verwendet die Wurzel entweder als alkoholischen Auszug, Tee oder als homöopathisches Mittel, z. B. in der Potenz D 1. In der TCM wird eine Verwandte der wilden Karde, Dipsacus asper (Xu Duan = stellt wieder her, was zerbrochen ist), gegen Borreliose eingesetzt.

Zu den wichtigsten Inhaltsstoffen gehören Monoterpene und Saponine. Die Monoterpene von Dipsacus-Arten sind vorrangig an Zucker gebunden und werden deswegen als Iridoide bezeichnet. Durch die Verbindung von Monoterpen und Zucker sind die Iridoide gut wasserlöslich. In einer In-vitro-Studie konnte die hemmende Wirkung von Dipsacus sylvestris auf das Wachstum von Borrelien gezeigt werden [417]. Die Kardenwurzel wird seit vielen Jahren in der Naturheilkunde bei chronischen Borrelieninfektionen eingesetzt. Ihre Anwendung wurde durch den Kulturanthropologen und Ethnobotaniker Wolf-Dieter Storl in Deutschland populär [431].

## Lactoferrin als natürliches Antibiotikum

Lactoferrin ist ein **antimikrobielles Peptid** mit antiviralen und antibakteriellen Eigenschaften. Es weist 2 spezielle biochemische Eigenschaften auf, die es für die unterstützende Behandlung einer chronischen Borreliose interessant machen: Borrelien binden an menschliches Plasminogen und benutzen es, um Gewebebarrieren zu durchdringen. Lactoferrin blockiert die Plasminogenaktivierung, indem es an dieses bindet [438]. Außerdem entziehen sich Borrelien durch die Bildung von Biofilm der Wirkung von Antibiotika. Lactoferrin konnte in In-vitro-Studien [399] [428] zeigen, dass es in der Lage ist, die Biofilmbildung zu unterbinden und die Aktivität der darin lebenden Mikroben zu reduzieren.

In der Praxis hat es sich bewährt, Lactoferrin mit anderen Präparaten zu kombinieren, z. B. Antibiotika (ärztliche Verordnung), pflanzlichen Antibiotika, proteolytischen Enzymen und isopathischen Mitteln. Lactoferrin ist nicht toxisch, ungefährlich in der Anwendung und kann sogar Kindern verabreicht werden [425]. Allerdings gibt es 2 wichtige Kontraindikationen: Man findet bei manchen Autoimmunopathien Antikörper gegen Lactoferrin, die zur Gruppe der pANCA-Antikörper (antineutrophile zytoplasmatische Antikörper) gehören, die man bei verschiedenen Autoimmunopathien wie Colitis ulcerosa, rheumatoider Vaskulitis oder primär sklerosierender Cholangitis nachweisen kann. In diesem Fall macht die Anwendung keinen Sinn und darüber hinaus ist ungeklärt, ob es in diesem Fall durch die Verabreichung von Lactoferrin zu einer Verstärkung der autoimmunen Entzündungsreaktion kommen kann. Außerdem wird Lactoferrin aus Milch hergestellt und sollte daher bei einer Milchallergie nicht eingesetzt werden.

## 6.3.6 Herde

Neben systemischen können Bakterien auch lokal persistierende Infektionen verursachen, z. B. in den Nasennebenhöhlen (chronische Sinusitis), den Rachenmandeln (chronische Tonsillitis) oder den Zähnen bzw. dem Kieferknochen (chronisch-bakterielle Kieferostitis). Die klassische Naturheilkunde bezeichnet **chronische lokale bakterielle Entzündungen** als Herde.

Anders als bei der systemischen Belastung mit Bakterien, bei der es zu meist schubweisen Entzündungsreaktionen kommt, besteht bei der Herdinfektion eine Pattsituation zwischen dem Immunsystem und den Erregern. Da solche Belastungen oft über viele Jahre bestehen, kann es im Lauf der Zeit dazu kommen, dass das Immunsystem durch die im Vergleich zwar geringe, dafür aber pausenlose Mehrbelastung irritiert wird, was v. a. **2 Probleme** verursachen kann:

- Erstens kann eine mehr oder weniger ausgeprägte **Schwäche des Immunsystems** eintreten, die sich z. B. durch ständig wiederkehrende Infekte, chronische Lymphknotenschwellungen oder eine chronische Müdigkeit bis zur Erschöpfung des Betroffenen äußert.
- Zweitens kann es zu einem **immunologischen Shift** kommen. Normalerweise ist das Immunsystem aufgrund der sich ständig ändernden Erregerbelastung durch die Umwelt in einem mehr oder weniger ständigen Wechsel zwischen einer TH1-Reaktion (Auseinandersetzung mit Bakterien, Viren und Pilzen; Bildung der Antikörperklassen IgM, IgA und IgG) und einer TH2-Reaktion (Auseinandersetzung mit Parasiten; Bildung von IgE-Antikörpern). Durch die ständige, lokal persistierende Infektion kann das Immunsystem immer häufiger in einer TH1- oder einer TH2-Situation fixiert bleiben, was dann als pathologischer TH1- bzw. TH2-Shift bezeichnet wird. Durch die ständige Reizung des Immunsystems kommt auch die autoimmune Situation nicht zur Ruhe, die Erkrankung reagiert sensibler auf immunologische Trigger wie Stress oder Infekte und zeigt eine deutliche Progression. Ebenso kann der Körper in einer Krankheitssituation u. U. nicht mehr adäquat agieren.

Beide Formen der Herdbelastung haben eines gemeinsam: In der Regel verläuft die Infektion **stumm** und der Betroffene spürt nicht direkt, dass er an einer solchen leidet. **Typische Herdinfektionen** finden sich an den folgenden Organen:

- Zähne und Kieferknochen
- Nasennebenhöhlen
- Mittelohr
- Rachen- und Gaumenmandel
- Gallengänge
- Darm
- Urogenitaltrakt

### Diagnostisches Vorgehen

Am Beginn einer Herdsuche sollten eine gezielte Anamnese und eine sorgfältig durchgeführte Inspektion und Palpation stehen. Eine einfache und in der Praxis schnell umzusetzende Screening-Methode ist die Untersuchung der **Adler-Langer-Druckpunkte**. Eine dort vorhandene Druckdolenz kann zwar auch biomechanisch, z. B. durch einen subluxierten Halswirbel, verursacht werden, aber auch auf eine chronische Herdbelastung hindeuten. Die Adler-Langer-Druckpunkte zeigen eine Herdbelastung des folgenden Organs an:

- oberhalb C 1: Stirnhöhle, oberer Nasenraum
- C 1: Kieferhöhle, unterer Nasenraum
- C 2: Zähne im Oberkiefer
- C 3: Zähne im Unterkiefer
- C 4–C 7: Tonsillen, Ohr (älterer Prozess)
- C 7: Tonsillen, Ohr (frischer Prozess)

Ergänzend stehen für manche Herde weitere Untersuchungen zur Verfügung, z. B. Laborwerte oder bildgebende Verfahren.

## 6.3.7 Herdbelastung Kieferknochen

Die Diagnostik und Therapie der Zähne und des Zahnhalteapparats sind ausschließlich Zahnärzten, Kieferchirurgen und Kieferorthopäden vorbehalten. Die im Folgenden beschriebenen Labortests sind jedoch auch Heilpraktikern erlaubt, weil es sich um labordiagnostische Untersuchungen immunologischer Vorgänge handelt, die im Blut durchgeführt werden.

Eine spezielle Komplikation sind chronische Entzündungen im Bereich des Kieferknochens. Auch diese verlaufen sehr häufig stumm und werden manchmal zufällig im Rahmen einer Röntgenuntersuchung beim Zahnarzt festgestellt. Speziell aseptische lokale Entzündungen im Kieferknochen, bei denen es zur Knochenerweichung oder -auflösung mit der Bildung von Hohlräumen im Kieferknochen kommt, stellen sowohl ein diagnostisches als auch ein therapeutisches Problem dar. Dabei spielen Erreger keine Rolle, da es sich um eine aseptische Entzündung handelt. Man nennt dies eine **fettig-degenerative Osteolyse im Kieferknochen** (FDOK; Neuralgia Inducing Cavitational Osteonecrosis, NICO). Der Name stammt daher, weil sich im Rahmen der Entzündung Hohlräume im Kiefer bilden, die sich dann mit fettiger Flüssigkeit bzw. fettigem Gewebe füllen. Eine FDOK kann theoretisch an jeder Stelle im Kieferknochen entstehen, vorzugsweise aber findet man sie an Stellen, an denen Zähne extrahiert bzw. operativ entfernt wurden.

Die Existenz von FDOK ist in der Schulmedizin umstritten. Sie lehnt diesen Begriff und die dahinterliegende Theorie ab, während er bei vielen ganzheitlich arbeitenden Zahnmedizinern üblicherweise verwendet wird und Teil des Diagnostik- und Therapiealltags ist.

Eine Crux ist die Diagnostik mit bildgebenden Verfahren, da die FDOK bei den meisten herkömmlichen Untersuchungen (Röntgen, Panorama-CT) nur schwierig zu erkennen ist. Die **digitale Volumentomografie** (DVT) gilt als das am besten geeignete bildgebende Verfahren, um eine FDOK zu erkennen. Die beste Therapie ist die vollständige und sorgfältige **chirurgische Ausräumung** der betroffenen Areale im Kieferknochen.

Labormedizinisch gibt es zusätzlich die Möglichkeit, das **Chemokin RANTES** (Regulated and Normal T-Cell Expressed and Secreted) zu bestimmen, das von zytotoxischen T-Lymphozyten sowie Neutrophilen und Eosinophilen nach Aktivierung sezerniert wird. Es wird auch als CCL-5 (CC-Chemokin-Ligand 5) bezeichnet. Erhöhte RANTES-Spiegel findet man bei den verschiedensten entzündlichen Reaktionen, z. B. bei Tumorerkrankungen, Rheuma oder MS, aber auch bei lokalen Entzündungen im Kieferknochen. Es konnte nachweisen werden [416], dass bei Patienten mit histologisch nachgewiesener FDOK der RANTES-Spiegel signifikant erhöht war, während die typischen Zytokine systemischer Entzündungen wie IF-1β oder IL-6 kaum nachweisbar waren. Im Umkehrschluss kann man sagen: Ein erhöhter RANTES-Spiegel kann eine FDOK nachweisen, ist aber keinesfalls als zwingender Beweis zu werten. Der Patient sollte dann von einem darauf spezialisierten Zahnarzt oder Kieferchirurgen untersucht werden, um diesen Verdacht weiter zu verfolgen. Wird eine FDOK entdeckt und chirurgisch saniert, sollte der RANTES-Wert innerhalb von 12 Wochen nach Abschluss der Behandlung deutlich absinken. Ist das nicht der Fall, besteht die Ursache der Entzündung weiter, d. h., der betroffene Bereich wurde nicht vollständig saniert, es gibt weitere Bereiche im Kiefer mit einer FDOK oder eine andere Ursache. Man sollte bei einem auffälligen RANTES-Wert also nicht ausschließlich den Kiefer als Ursache und Ort der lokalen Knochennekrose ansehen.

### 6.3.8 Herdbelastung Mercaptan

Eine weitere Schnittstelle zwischen Autoimmunität und chronischen Entzündungen sind chronische Entzündungen im Bereich der Zahnwurzeln. Bei **wurzeltoten Zähnen** kann es vorkommen, dass das Gewebe in den Kanälen des Zahnhalses bei der Wurzelbehandlung nicht vollständig entfernt wurde und dort Restgewebe verblieben ist. Da in diesem Bereich auch anaerobe Bakterien residieren können, kann es unter deren Einwirkung zum Eiweißzerfall dieses Restgewebes (Fäulnis) und zur Bildung von giftigen Schwefelverbindungen, wie **Methylmercaptan oder Dimethylsulfid**, kommen. Dieser Zusammenhang ist seit vielen Jahren bekannt, da aber die auf diese Weise entstandenen toxischen Verbindungen quantitativ für den Organismus kaum eine Rolle spielen, wurde er bisher ignoriert. Neuere Untersuchungen [411] aber zeigen, dass es neben der toxischen Wirkung zu einer **Irritation des Immunsystems** kommen kann. Diese Wirkung ist nicht von der Menge der Substanz abhängig, sondern vielmehr von der Reaktion des Immunsystems auf die Anwesenheit der Substanz. Das Immunsystem kann irritiert und in einem TH1- oder TH2-Shift fixiert bleiben, was sich bei Autoimmunerkrankungen aufgrund der dauerhaften Stimulation für den weiteren Verlauf ungünstig auswirken kann.

Bei Verdacht auf das Vorliegen einer Immunirritation durch Restgewebe in wurzelbehandelten

**IMD** Labor Berlin — **Ärztlicher Befundbericht**

| Untersuchung | Ergebnis | Einheit | Referenzbereich |
|---|---|---|---|
| **Reaktivität Mercaptane/Thioether** | | | |
| IFN-γ stimuliert | 15.8 | pg/ml | < 0.2 |
| IL-10 stimuliert | < 10 | pg/ml | < 10 |

Der immunologische Befund zeigt eine TH1-dominante Zytokinantwort auf die Eiweißzerfallsprodukte Mercaptane und Thioether. Bei entsprechender klinischer Symptomatik weist dieses Ergebnis auf ein lokales oder systemisches Entzündungsgeschehen hin, das bei Belastung unterhalten wird.

**Abb. 6.10** Musterbefund bei einem Mercaptan/Thioether-Test. (Quelle: IMD Institut für Medizinische Diagnostik Berlin-Potsdam GbR)

Zähnen kann man einen **Mercaptan/Thioether-Test** im Blut des Patienten durchführen (**Abb. 6.10**). Im positiven Fall sollte der Patient an einen auf dieses Thema spezialisierten Zahnarzt oder Kieferchirurgen verwiesen werden, der über das weitere Vorgehen entscheidet. Nach erfolgreicher Sanierung sollte bei einer Kontrolluntersuchung nach 12 Wochen der Mercaptan/Thioether-Wert deutlich abgesunken sein.

## 6.3.9 Herdbelastung Nasennebenhöhlen

### Anamnese

- leicht näselnde Sprache
- gelegentliche Schleimsekretion beim Genuss warmer Speisen
- morgendliche Heiserkeit und Räuspern
- Anfälligkeit für Schnupfen und akute Nasennebenhöhlenentzündungen
- beim Hinlegen gelegentlicher Verschluss eines Nasenlochs
- bekannte Polypenbildung im HNO-Bereich
- morgendliches Abschleimen von grün-gelbem Sekret direkt nach dem Aufstehen, tagsüber aber keine weiteren Sekretansammlungen

### Untersuchung

- bei chronischer Sinusitis maxillaris immer auch auf Zahnfüllungen, Kronen, Zahndurchbruch usw. achten, da diese chronische Entzündung auch durch eine Zahnerkrankung unterhalten werden kann
- typische Schleim- und Eiterstraße an der hinteren Rachenwand
- diskrete, v. a. morgendliche Schwellungen unter den oder um die Augen herum
- diskrete Lymphknotenschwellungen am Hals
- mehr oder weniger deutliche Empfindlichkeit bei der Perkussion der Nasennebenhöhlenpunkte

### Apparative Untersuchungen

- Nasenspiegelung durch den Facharzt
- Röntgen
- Ein **CT** hilft laut einer Studie [406] nicht, den Schweregrad einer chronischen Sinusitis einzuschätzen. Im Vergleich zum histologisch ermittelten Schweregrad nach operativer Versorgung schneidet das CT hinsichtlich seiner Aussagefähigkeit **schlecht** ab. Bei einer Entzündung der Ethmoidalhöhlen lag die Genauigkeit bei 62 %, bei den Kieferhöhlen bei 57 % und bei den Stirnhöhlen bei 40 %. Eine andere Untersuchung [398] kommt zu einem ähnlichen Schluss: Lediglich Obstruktionen im HNO-Bereich lassen sich mittels CT zuverlässig erkennen, aber es gibt nur eine geringe Korrelation zwischen dem CT-Befund und der Symptomatik bei Patienten mit Erkrankungen im HNO-Bereich. Für die Praxis ist das eine wichtige Information, denn man sieht immer wieder Patienten mit typischen Symptomen einer chronischen Sinusitis und einem befundlosen CT.

## Therapie

**Proteolytische Enzyme** wirken entzündungshemmend und abschwellend, wodurch sie den Schleimabfluss verbessern können. Geeignet sind z. B. Bromelain POS® Tabletten (2 × tgl. 1 Tbl. je 30 Minuten vor dem Frühstück und vor dem Abendessen). Gegenanzeigen sind Schwangerschaft, Stillzeit, eine Allergie gegen den Inhaltsstoff (Enzym aus Ananas) und die Einnahme von Gerinnungshemmern. Bromelain kann die Wirkung von Antibiotika durch Erhöhung des Blut- und Urinspiegels verstärken.

**Isopathisch** haben sich Mucedokehl® D 5 Tropfen (homöopathische Verdünnung von Mucor mucedo) gut bewährt (vor dem Mittagessen 8 Tr. unverdünnt auf oder unter die Zunge). Eine Kontraindikation ist eine Allergie gegen Schimmelpilze.

**Lauch- und Senfölglykoside** aus Meerrettich und Kapuzinerkresse wirken im HNO-Bereich desinfizierend, z. B. Angocin® Anti-Infekt Filmtabletten (3–5 × tgl. 4–5 Filmtabletten, vorzugsweise zum Essen mit Wasser). Gegenanzeigen sind Schwangerschaft, Stillzeit, Kinder unter 12 Jahren, ein akutes Magen- oder Darmgeschwür, eine akute Nierenentzündung, die Einnahme von Vitamin-K-Antagonisten und eine Allergie gegen einen der Inhaltsstoffe.

Als Heimtherapie sind regelmäßige **Inhalationen** (z. B. mit Salzwasser) und die Anwendung von **Rotlicht** zu empfehlen.

Auch **Akupunktur** kann eingesetzt werden. Di 20 wird beidseitig genadelt. Man findet ihn zwischen dem Nasenflügelrand und der Nasolabialfalte. Die Stichtiefe beträgt 2–5 mm. Zusätzlich setzt man eine Nadel in den Extrapunkt Yin Tang (EX-KH 3). Er liegt auf dem oberen Teil der Nasenwurzel auf einer gedachten Mitte zwischen den Augenbrauen. Die Stichtiefe beträgt 2–5 mm.

Herde im Kopfbereich stehen oft mit Stauungen im lymphatischen Abflusssystem (Kopf-, Halslymphe, Lymphbelt im Bereich des zervikothorakalen Übergangs [CTÜ]) im Zusammenhang. Das kann verschiedene Gründe haben, z. B. lokale entzündlich bedingte Schwellungen oder Verklebungen im Bereich von lymphatischem oder faszialem Gewebe durch ausgetretenes Fibrin. Um den **Lymphabfluss aus dem Kopfbereich anzuregen**, haben sich verschiedene Verfahren in der Praxis gut bewährt:

- **Neuraltherapie**: Quaddelungen im Lymphbelt des CTÜ mit Lymphomyosot® (Injektion s. c. in den Siener-Lymphsee (entspricht etwa dem Akupunkturpunkt Le 2), oder mit Funiculus umbilicalis suis Injeel; Josef Karl empfahl, die Quaddelung des Akupunkturpunkts 3E 15 (Mitte des oberen Randes der Pars transversa des M. trapezius in Höhe der Schultermitte) in ein solches Therapiekonzept miteinzubinden. Eine weitere bewährte neuraltherapeutische Maßnahme ist die Injektion an die Mandelpole. Bitte besuchen Sie eine entsprechende Fortbildung, damit Sie diese Injektionstechnik sicher beherrschen. Lokalanästhestika wie Procain oder Lidocain dürfen für die Neuraltherapie nur von Ärzten verwendet werden. Ein guter Ersatz dafür ist 0,9 %ige physiologische Kochsalzlösung. Mit einem Lymphmittel (z. B. Lymphomyosot® Ampullen) wird allgemein der lokale Lymphfluss und damit der Abtransport von Toxinen aus der Halslymphe angeregt. Wenn die Tonsillen herdverdächtig sind, können speziell bei Erkrankungen des rheumatischen Formenkreises z. B. Phytolacca Injeel® forte S Ampullen eingesetzt werden.
- **Schröpfmassage**: Zunächst cremt man die Region um den M. sternocleidomastoideus vom Ursprung zum Ansatz mit einer Lymphsalbe, z. B. Lymphdiaral® DS Salbe, ein. Danach fährt man mit einem nur ganz leicht evakuierten Schröpfkopf sanft und vorsichtig diesen Bereich von kranial nach kaudal ab. Gut geeignet sind dafür Schröpfköpfe mit einem Gummiball, durch dessen Hilfe sich ein leichtes Vakuum erzeugen lässt. Die ganze Behandlung sollte nur wenige Minuten dauern. Trotz aller Vorsicht kann es gelegentlich zu Hämatomen kommen. Die Region der Schilddrüse sollte man nicht mitbehandeln, weil sie gegenüber mechanischen Reizen empfindlich ist.
- **nasale Reflexzonentherapie nach Krack**: Man benötigt dazu nasales Reflexöl und lange Wattestäbchen. Diese werden im Öl getränkt und die Nasengänge damit nach einer bestimmten Technik ausgewischt. Bitte wenden Sie diese

sehr intensive Behandlung nur an, wenn Sie vorher eine entsprechende Fachfortbildung besucht haben, denn bei unsachgemäßer Anwendung können u. a. die Nasenschleimhäute verletzt werden.

## 6.3.10 Herdbelastung Mittelohr

### Anamnese

- Zugempfindlichkeit des Ohrs
- Erkältungen schlagen immer gleich aufs Ohr
- häufig Druckausgleichsprobleme durch Schwellungen in der Tuba auditiva, z. B. beim Fliegen

> **Vorsicht**
> Bei Beteiligung der Tuba auditiva klagt der Patient über Ohrgeräusche oder eine eingeschränkte Hörfähigkeit. In diesem Fall sollte vor der naturheilkundlichen Therapie immer eine Abklärung durch einen HNO-Arzt erfolgen.

### Untersuchung

- Otoskopie: entzündeter Gehörgang, Paukenerguss (**Abb. 6.11**)
- diskrete Lymphknotenschwellungen im Halsbereich

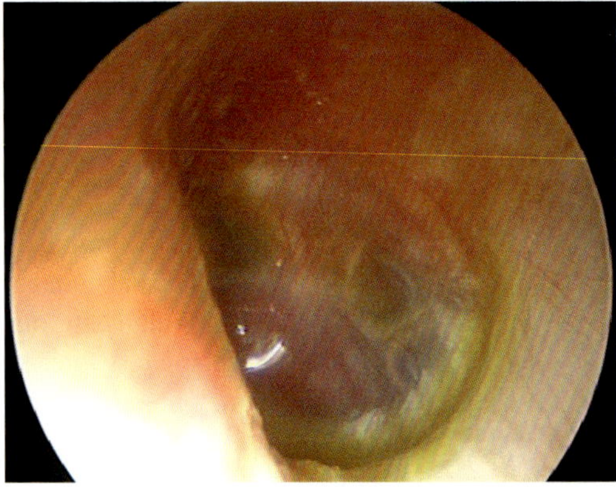

**Abb. 6.11** Beginnende Otitis media links mit radiärer Gefäßzeichnung, Injektion des Hammergriffs, Paukenerguss mit Rötung und beginnender Vorwölbung des Trommelfells sowie Trübung der Trommelfelloberfläche. (Quelle: Teschner M. Evidenz und Evidenzlücken zur Behandlung der gestörten Mittelohrbelüftung sowie der Otitis media. Laryngo-Rhino-Otologie 2016; 95(S01): 136-154)

### Apparative Untersuchungen

- Röntgen
- CT
- MRT

### Therapie

**Isopathisch** haben sich Mucedokehl® D 5 Tropfen (homöopathische Verdünnung von Mucor mucedo) gut bewährt (vor dem Mittagessen 8 Tr. unverdünnt auf oder unter die Zunge). Eine Kontraindikation ist eine Allergie gegen Schimmelpilze.

Bei Beteiligung der Tuba auditiva können auch Kalium chloratum D 6 Tabletten (3 × tgl. 3 Tbl. vor dem Essen lutschen) gegeben werden. Kalium chloratum ist ein Spezifikum für die Tuba auditiva und führt dort nach meiner Erfahrung oft zu einem Abschwellen. Eine Laktoseintoleranz ist jedoch eine Kontraindikation.

Das **homöopathische Komplexmittel** Kalium chloratum II Similiaplex® Tabletten (3 × tgl. 1 Tbl. vor dem Essen lutschen) setze ich ein, wenn Kalium chloratum D 6 als Einzelmittel nicht ausreicht, das Krankheits- bzw. Symptombild abzudecken, z. B. bei chronifizierten Entzündungsprozessen mit gelb-grünem Schleim und Kopfschmerzen. Es enthält u. a. Cinnabaris D 4 (Zinnober), Silicea D 12 (Kieselerde) und Antimonium sulfuratum aurantiacum (Goldschwefel), die bei solchen Pozessen indiziert sind. Gegenanzeige ist eine Lactoseintoleranz. Bei Schilddrüsenerkrankungen dürfen die Tabletten nicht ohne ärztlichen Rat angewendet werden.

Die Anregung des Lymphabflusses (S. 203) aus dem Kopfbereich dient zur Anregung der Drainage von entzündlichen Stoffen und entlastet auf diese Weise das Entzündungsgebiet.

Patienten mit einer chronischen Herdbelastung im Mittelohr profitieren häufig von einer **milchfreien Ernährung** (Milch, Joghurt, Quark, Käse, Sahne, Milchspeiseeis usw.). Wenn die Schwellung und der Stau im Mittelohr nicht zu ausgeprägt sind, können **Rotlichtbehandlungen** Linderung bringen.

## 6.3.11 Herdbelastung Tonsillen

### Anamnese

- Pfeiffersches Drüsenfieber in der Vorgeschichte (es kann vorkommen, dass das Epstein-Barr-Virus die Rachenmandeln befällt und dort persistiert)
- häufige Halsschmerzen auch ohne akute Erkältung
- jede Erkältung schlägt auf die Mandeln
- oft belegte Stimme oder Heiserkeit
- Schluckstörungen (aufgrund einer chronisch geschwollenen Rachenmandel)
- Mundgeruch

### Untersuchung

- meist zerklüftete, oft stark vergrößerte Rachenmandel, manchmal ist diese aber auch auffallend klein und zerklüftet
- Tonsillolithen (Mandelsteine; weißliche Ausschwitzungen der Mandeln mit weicher bis krümeliger Konsistenz und meist ekelhaftem Geruch)
- diskrete bis deutliche Lymphknotenschwellungen im Halsbereich

### Weiterführende Untersuchungen

- Antistreptolysintiter (chronische Beherdung mit Streptokokken)
- Antistapholysintiter (chronische Beherdung mit Staphylokokken)
- EBV-Serologie (Hinweis auf persistierende Infektion?)

### Therapie

Die Rachenmandel gehört zum lymphatischen System und hat daher einen Bezug zu allen anderen Lymphorganen und zum adaptiven Immunsystem. Deswegen ist es sinnvoll, neben einem **Lymph-** auch ein **Milzmittel** einzusetzen, z. B.

- Solunat® 9 Tropfen (vor dem Frühstück und nachmittags je 10 Tr. mit etwas Wasser)
- Solunat® 18 Tropfen (vor dem Mittagessen und vor dem Schlafengehen je 10 Tr. mit etwas Wasser)

Kommt es zu keiner Besserung, sollte grundlegend über eine Entgiftung nachgedacht werden, z. B. ein paar Fastentage mit regelmäßigen Einläufen und im Anschluss eine milch- und schweinefleischfreie Ernährung.

Auch bei chronischen Tonsillitiden dient die Anregung des Lymphabflusses (S. 203) aus dem Kopfbereich zur Anregung der Drainage von entzündlichen Stoffen und entlastet auf diese Weise das Entzündungsgebiet. Bitte beachten Sie unbedingt, dass dieses Vorgehen bei akut-eitrigen Prozessen, z. B. einer eitrigen Angina, nicht indiziert ist, da es zu Streueffekten kommen kann; in diesem Fall sollten ggf. Antibiotika eingesetzt werden (ärztliche Verordnung).

Als Heimtherapie ist **Gurgeln** mit Lactisol® Tropfen (1–2 × tgl. 20 Tr. auf 1 Glas warmes Wasser und damit gurgeln) hilfreich. Ebenso können die Lymphabflusswege im Halsbereich mit Itires-Salbe morgens und abends von oben nach unten sanft und flächig **eingerieben** werden. Sie liegen ventral vom M. sternocleidomastoideus und werden bis in den supraklavikulären bzw. axillaren Bereich ausgestrichen.

## 6.3.12 Herdbelastung Gallengänge

> **Vorsicht**
> Bei V. a. einen Prozess in der Gallenblase oder den Gallenwegen sollte stets vorab eine Abklärung durch den Facharzt erfolgen, damit z. B. Gallensteine, eine primär biliäre Leberzirrhose oder ein Gallenwegskarzinom ausgeschlossen werden können. Nach Ausschluss kann an eine naturheilkundliche Behandlung gedacht werden, sofern rechtliche Aspekte (z. B. Behandlungsverbot für Heilpraktiker bei V. a. Salmonellose) beachtet werden.

### Anamnese

- Meteorismus
- Fettintoleranz
- Druck im rechten Oberbauch

- gelegentlicher unerklärlicher Juckreiz
- gelegentlich gelbliche Verfärbung der Skleren
- unerklärliche, phasenweise auftretende Müdigkeit
- Beschwerden in der rechten Schulter ohne passende biomechanische Erklärung
- Kopfschmerzen oder Migräne über dem rechten Auge

## Untersuchung

- Empfindlichkeit bei der Perkussion des rechten seitlichen Rippenbogens
- tympanitischer Klopfschall über großen Teilen des Abdomens

## Apparative Untersuchungen

- Stuhluntersuchung auf Verdauungsrückstände: Fettmalabsorption

## Therapie

Im naturheilkundlichen Modell können sich in den Gallengängen Bakterien einnisten, z. B. Salmonellen (Behandlungsverbot für Heilpraktiker bei Salmonellen beachten!). Diese führen dort zu einer latenten Entzündung und einer Behinderung des Galleflusses. **Artischockenblätter** wirken cholagog und choleretisch, außerdem haben sie hepatoprotektive Eigenschaften, z. B. Natu-hepa® 600 Tabletten (2 × tgl. 1 Tbl. zum Essen). Gegenanzeigen sind Schwangerschaft, Stillzeit, eine Allergie gegen Korbblütler, Gallensteine, ein Gallenwegsverschluss und die Anwendung bei Kindern unter 12 Jahren.

Eine **homöopathische** Verdünnung von Penicillium roquefortii in Form von z. B. Fortakehl® D 4 Tabletten (1–2 Tbl. vor dem Schlafengehen mit Wasser einnehmen) hat sich in der Praxis bei dieser Indikation als Teil eines ganzheitlichen Behandlungskonzepts gut bewährt. Kontraindikation ist eine Allergie gegen Schimmelpilze.

Eine **Neuraltherapie** kann als segmentgezielte Injektion s. c. an die Vopler-Punkte (am rechten Rippenbogen) mit Rufebran heparo® (enthält Carduus benedictus D 6, Carduus marianus D 6, Chelidonium D 8, Stannum metallicum D 10) 1–2 ×/ Woche erfolgen.

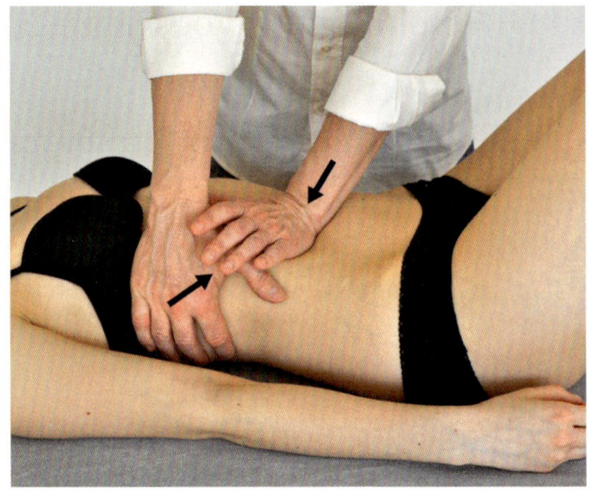

**Abb. 6.12** Leberpumpe. (Quelle: Leberpumpe n. Barral. In: Hebgen E, Hrsg. Viszeralosteopathie. 6., unveränderte Auflage. Stuttgart: Thieme; 2018)

Zur Entstauung der Leber eignen sich **osteopathische Techniken**, z. B. die Leberpumpe (**Abb. 6.12**).

### 6.3.13 Herdbelastung Darm

Beachten Sie hierzu auch das Kapitel Dysbiose (S. 291).

### 6.3.14 Herdbelastung Urogenitaltrakt

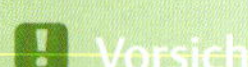

**Vorsicht**

Bei Verdacht auf einen chronischen Prozess im Urogenitaltrakt sollte vorab stets eine Abklärung durch einen Facharzt (Urologe, Gynäkologe) erfolgen.

## Anamnese

Nach Folgendem sollte man dezidiert fragen:

- rezidivierende **Blasenentzündungen:** Man findet speziell bei Patientinnen, die an MS leiden, häufiger chronische Blasenentzündungen, die nahezu stumm verlaufen und deswegen subjektiv oft gar nicht bemerkt werden.

- auffällig **riechender Urin**
- **Schmerzen im Unterleib** können die verschiedensten Ursachen haben, z. B. eine Ovariitis, und sollten immer fachärztlich abgeklärt werden.
- Bei einer **Verlagerung der Gebärmutter** berichten manche Patientinnen von einem Gefühl, als wenn der Uterus aus der Scheide herausgedrängt wird bzw. herausfällt.
- Hinter **Lumbalgien**, die ihre Ursache weder in der Wirbelsäule noch in Muskelverspannungen haben, können urogenitale Prozesse stecken („gynäkologischer Kreuzschmerz“).

## Untersuchung

Am einfachsten in der täglichen Praxis ist die Anwendung von **Urinteststreifen**, um eine Blasenentzündung zu diagnostizieren, z. B. Combur 5 Test. Man kann im Labor eine **Urinkultur** anlegen, um herauszufinden, welche Bakterien die Entzündung verursachen bzw. auf welches Antibiotikum diese sensibel sind (Antibiogramm).

Die Osteopathie kennt zahlreiche **manuelle Untersuchungstechniken**, um biomechanische Veränderungen im Urogenitaltrakt zu evaluieren.

## Apparative Untersuchungen

Urologische Fachpraxen bieten verschiedene Untersuchungen an, um die Ursache von Beschwerden im Urogenitaltrakt abzuklären, z. B. Sonografie, CT oder Blasenspiegelung.

## Therapie

Die Behandlung richtet sich nach dem jeweiligen Ort der Beherdung und den lokalen Gegebenheiten, z. B. der uteralen Bänder und des Kleinbeckens (wie bei narbigem Zug nach operativen Eingriffen). Im Sinne einer **Reiztherapie** kann man die subkutane Injektion von Formisoton® D 4 an die Kundalini-Linie nach Mandel (= Schamgrenze, also der obere abgegrenzte Teil der Schambehaarung) anwenden. Nicht selten sind **viszeralosteopathische** Behandlungen notwendig und ergänzen andere Therapieverfahren gut bzw. machen diese erst wirksam.

Bei Frauen kann an je nach Konstitution und Herdlokalisation an **Reibesitzbäder** nach Louis Kuhne gedacht werden. Louis Kuhne (1835–1901) war Naturheilkundiger und entwickelte das Reibesitzbad im Sinne der Humoralpathologie als aus- und ableitende Heilmethode. Die Grundidee bestand in der Ableitung von giftigen Noxen nach unten in Richtung der Geschlechtsorgane und Ausleitung über diese. Kuhne sah den Genitalbereich als Wurzel des Lebensbaums. Wie bei vielen biologischen Heilmethoden, die chronische und erstarrte Prozesse wieder in Gang bringen sollen, kann es im Lauf der Behandlung dazu kommen, dass der gesamte Krankheitsprozess nochmals eine akute Phase durchlebt. Das ist im Sinne der Humoraltherapie eine erwünschte Reaktion, bei der die körpereigene Immunabwehr noch einmal die Möglichkeit hat, die damals nicht vollständig vernichteten Erreger bzw. nicht vollständig ausgeschiedenen Noxen nun endgültig aus dem Körper zu entfernen. Allerdings kann dies auch einen Reiz bedeuten, der den autoimmunen Prozess u. U. triggern kann.

Das Badezimmer sollte angenehm warm sein. Handtücher werden bereitgelegt. Die Patientin sollte nicht frieren. Nun wird ein kleines Fußbänkchen in die Badewanne gestellt, auf dem die Patientin Platz nimmt, nachdem temperiertes Wasser so weit in die Wanne eingelassen wurde, dass es gerade die Oberfläche des Sitzbänkchens berührt. Dann wird ein 2. Hocker in die Badewanne gestellt, auf den die Patientin ihre Füße legt. Es ist je nach Beweglichkeit auch möglich, die Füße einfach auf den Rand der Badewanne zu legen. Auf jeden Fall sollte sichergestellt werden, dass sich Oberkörper, Beine und Füße nicht im Wasser befinden. Da es sich um eine Reiztherapie handelt, sollte das Wasser eine Temperatur von 10–15 °C haben, bei temperaturempfindlichen Patienten können es anfangs 19–20 °C sein. Kuhne betonte stets, dass es wichtig ist, kaltes Wasser zu verwenden, und dass die Wirkung umso stärker ist, je kälter das Wasser ist, allerdings maximal 10 °C. Je nach Konstitution, Grunderkrankung und Körperstatus beträgt die Dauer der Anwendung 5–20 Minuten. Das äußere Geschlechtsteil wird mit einem Tuch, Kuhne bevorzugte Leintücher, ganz sanft und ohne Druck unter ständiger Verwendung von reichlich kaltem Wasser behandelt. Es sollte keinesfalls im inneren Bereich der

Geschlechtsteile gerieben werden. Nach der Anwendung steigt die Patientin aus der Wanne, trocknet sich ab und zieht sich an. Der Aufenthalt in einem geheizten Raum nach der Anwendung ist wichtig, damit es nicht zu einer Verkühlung kommt.

### 6.3.15 Literatur


[398] Amodu EJ, Fasunla AJ, Akano EO et al. Chronic rhinosinusitis: correlation of symptoms with computed tomography scan findings. Pan Afr Med J 2014; 18: 40

[399] Ammons MC, Copié V. Lactoferrin: A bioinspired, anti-biofilm therapeutic. Biofouling 2013; 29 (4): 443–455

[400] Bartosik-Psujek H, Stelmasiak Z. Correlation between Il-4, IL-12 levels and CCL 2, CCL 5 levels in serum and cerebrospinal fluid of multiple sclerosis patients. J Neur Transmiss 2005; 112 (6): 797–803

[401] Brorson O, Brorson SH. In vitro conversion of Borrelia burgdorferi to cystic forms in spinal fluid, and transformation to mobile spirochetes by incubation in BSK-H medium. Infection 1998; 26 (3): 144–150

[402] Buhner SH. Pflanzliche Antibiotika. Aschaffenburg: Herba; 2015

[403] Characklis WG, Marshall KC. Biofilms: A basis for an interdisciplinary approach. New York: John Wiley & Sons; 1990

[404] Connor SE, Chavda SV, Pahor AL. Computed tomography evidence of dental restoration as aetiological factor for maxillary sinusitis. J Laryngol Otol 2000; 114: 510–513

[405] Costerton JW, Stewart PS: Bekämpfung bakterieller Biofilme. Spektrum der Wissenschaft 2001; 11: 58–65

[406] Cousin JN, Har-El G, Li J. Is there a correlation between radiographic and histologic findings in chronic sinusitis ? J Otolaryngol 2000; 29: 170–173

[407] Dell'Era S, Buchrieser C, Couvé E et al. Listeria monocytogenes L-forms respond to cell wall deficiency by modifying gene expression and the mode of division. Mol Microbiol 2009; 73 (2): 306–322

[408] Ebringer A, Wilson C. HLA molecules, bacteria and autoimmunity. J Med Microbiol 2000; 49 (4): 305–311

[409] Eiffert H, Karsten A, Ritter K et al. Autoantibodies to human manganese superoxide dismutase (MnSOD) in children with facial palsy due to neuroborreliosis. Neuropediatrics 2005; 36: 386–388

[410] Errington J. Cell wall-deficient, L-form bacteria in the 21st century: a personal persepctive. Biochem Soc Trans 2017; 45 (2): 287–295

[411] Jacobi-Gresser E, Schütt S, Huesker K et al. Methyl mercaptan and hydrogen sulfide products stimulate proinflammatory cytokines in patients with necrotic pulp tissue and endodontically treated teeth. Journal of biological regulators and homeostatic agents 2015; 29: 73–84

[412] Jalosinski M, Karolczak K, Mazurek A et al. The effects of methylprednisolone and mitoxandrone on CCL 5-induced migration of lymphocytes in multiple sclerosis. Acta Neurol Scand 2008; 118 (2): 120–125

[413] Kamiya H, Ehara T, Matsumoto T. Inhibitory effects of lactoferrin on biofilm formation in clinical isolates of Pseudomonas aeruginiosa. J Infect Chemother 2012; 18 (1): 47–52

[414] Karl J. Neue Therapiekonzepte für die Praxis der Naturheilkunde. München: Pflaum; 1995

[415] Lawrence JR, Korber DR, Hoyle BD et al. Optical sectioning of microbial biofilms. Journal of Bacteriology 1991; 173: 6558–6567

[416] Lechner J, Mayer W. Immune messengers in Neuralgia Inducing Cavitational Osteonecrosis NICO in jaw bone and systemic interference. Eur J Integr Med 2010; 2: 71–77

[417] Liebold T, Straubinger RK, Rauwald HW. Growth inhibition activity of lipophilic extracts from Dipsacus sylvestris Huds. roots against Borrelia burgdorferi s. s. in vitro. Pharmazie 2011; 66 (8): 628–630

[418] Lünemann JD, Gelderblom H, Sospedra M et al. Cerebrospinal fluid-infiltrating $CD4^+$ T cells recognize Borrelia burgdorferi lysine-enriched protein domains and central nervous system autoantigens in early Lyme encephalitis. Infect Immun 2007; 75: 243–251

[419] Magesh H, Kumar A, Alam A et al. Identification of natural compounds which inhibit biofilm formation in clinical isolates of Klebsiella pneumoniae. Microbiol Alg Fung Biochem 2013; 51 (9): 764–772

[420] Meyer-Osores AA. Bindung von Pseudomonas aeruginosa Lektinen PA-I und PA-II an Oberflächenepithelien des Menschen [Dissertation]. Hamburg: Universitätsklinikum Hamburg-Eppendorf; 2018

[421] Michalk C. Das Handbuch zu Ihrem Körper. Wallerfangen: edubily; 2014

[422] Mori F, Nistico R, Nicoletti CG et al. RANTES correlates with inflammatory activity and synaptic excitability in multiple sclerosis. Mult Scler 2016; 22 (11): 1405–1412

[423] Noschinski DR. Phytotherapie und klinische Homöopathie bei Rhinitis und Sinusitis. WIR Heilpraktiker 2002; 3: 21–25

[424] Nostro A, Roccaro AS, Bisignano G et al. Effects of oregano, carvacrol, and thymol on Staphylococcus aureus and Staphylococcus epidermidis biofilms. J Med Microbiol 2007; 56 (4): 519–523

[425] Ochoa TJ, Pezo A, Cruz K et al. Clinical studies of lactoferrin in children. Biochem Cell Biol 2012; 90 (3): 457–467

[426] Persson S, Edlund MB, Claesson R, Carlsson J. The formation of hydrogen sulfide and methyl mercaptan by oral bacteria. Oral Microbiol Immunol 1990; 5: 195–201

[427] Ratkay LG, Waterfield JD, Tonzetich J. Stimulation of enzyme and cytokine production by methyl mercaptan in human gingival fibroblast and monocyte cell cultures. Arch Oral Biol 1995; 40: 337–344

[428] Rogan MP, Taggart CC, Greene CM et al. Loss of microbial activity and increased formation of biofilm due to decreased lactoferrin activity in patients with cystic fibrosis. J Infect Dis 2004; 190 (7): 1245–1253

[429] Schmidbauer C. Micronährstoff-Coach®. Wien: Verlagshaus der Ärzte; 2015

[430] Schneider P. Der Stellenwert der Haptene innerhalb der SANUM-Therapie. Sanum-Post 1998; 43: 2–5

[431] Schneider P. Mucedokehl – ein wichtiger „Türöffner“ bei der Therapie chronischer Krankheiten. SANUM-Post 2003; 62: 2–3

[432] Storl WD. Borreliose natürlich heilen 8. Aufl. Baden: AT; 2007

[433] Waters C, Bassler BL. Quorum sensing: cell-to-cell communication in bacteria. Ann Rev 2005; 21: 319–346

[434] Wilson C, Tiwana H, Ebringer A. Molecular mimicry between HLA-DR allels associated with rheumatoid arthritis and Proteus mirabilis as the aetiological basis for autoimmunity. Microbes Infect 2000; 2 (12): 1489–1496

[435] www.allgemeinarzt-online.de/kinder/a/diagnostische-fallstricke-1563450 (Stand: 26.9.2020)

[436] www.deutsche-apotheker-zeitung.de/daz-az/2018/daz-17–2018/niederlage-der-borrelianer (Stand: 26.9.2020)

[437] www.netdoktor.de/krankheiten/borreliose/test (Stand: 26.9.2020)

[438] Zwirzitz A, Reiter M, Skrabana R et al. Lactoferrin is a natural inhibitor of plasminogen activation. J Biol Chem 2018; 293 (22): 8600–8613

# 7 Hormonsystem

*Einer neuen Wahrheit ist nichts schädlicher als ein alter Irrtum.*

Johann Wolfgang von Goethe

**Sowohl die zirkadiane Produktion von Kortisol und DHEA in den Nebennieren als auch das Verhältnis der beiden Geschlechtshormone Östradiol und Progesteron können einen wichtigen Einfluss auf Autoimmunerkrankungen haben. Eine zusätzliche Beeinflussung erfahren Letztere durch das Pankreashormon Insulin. Dieses Kapitel ist ein Wegweiser durch diese komplexe Thematik und bietet zahlreiche praxisbewährte Behandlungsansätze.**

## 7.1 Stressadaption: Kortisol und Katecholamine

### 7.1.1 Hormonelle Regelkreise

Die **hormonelle Regulation** im Körper erfolgt über verschiedene Regelkreise. Zu den wichtigsten **Organen** bzw. **Drüsen** gehören:

- Zwischenhirn (u. a. mit Thalamus und Hypothalamus)
- Hypophyse
- Schilddrüse
- Nebenschilddrüse
- Thymus
- Langerhans-Zellen (Inselzellen im Pankreas)
- Nebennierenmark bzw. -rinde
- Leydig-Zellen bzw. Sertoli-Zellen (Hoden)
- Follikel bzw. Corpus luteum (Eierstöcke bzw. Gelbkörper)

Streng genommen wird das 1899 entdeckte **enterische Nervensystem** (ENS, „Bauchhirn“) nicht dem Hormonsystem zugeordnet, obwohl es zahlreiche Verbindungen und Interaktionen zwischen dem ZNS gibt und man im ENS viele Neurotransmitter bzw. Neurohormone findet, die auch im ZNS wirksam sind. Aus didaktischen Gründen ist es für dieses Buch aber durchaus sinnvoll, das ENS aufgrund genau der genannten Eigenschaften als das zu sehen, was es ist: Eine Schnittstelle zwischen Mikrobiom und dem Hormon-, Nerven- und Immunsystem.

Bei Autoimmunerkrankungen haben besonders 2 **hormonelle Regelkreise** eine herausragende Bedeutung:

- Hypothalamus-Hypophysen-Nebennierenachse mit ihrer Wirkung auf die Kortisolproduktion in der Nebenniere
- Hypothalamus-Hypophysen-Gonadenachse, die auf die beiden antagonistischen Hormone Östradiol und Progesteron wirkt

Ferner spielen auch Wechselwirkungen mit den Schilddrüsenhormonen und dem Insulinmetabolismus eine Rolle.

## 7.1.2 Kortisol

### Synthese

Das **Steroidhormon** Kortisol wird in der Nebenniere gebildet. Ausgangspunkt ist das in der Leber gebildete Cholesterin, das in den Mitochondrien durch die Cholesterin-Monooxygenase (Cholesterin-Desmolase) zunächst in 20α,20β-Dehydroxycholesterin und dann in Pregnenolon umgewandelt wird. Biochemisch gesehen ist Pregnenolon die Ausgangssubstanz zur Bildung der Nebennierenhormone (Glukokortikoide und Mineralokortikoide) und der Geschlechtshormone (Östradiol, Testosteron, Progesteron) (**Abb. 7.1**).

Außerhalb der Mitochondrien wird Pregnenolon durch das Enzym Hydroxysteroid-Dehydrogenase und eine Isomerase in Progesteron umgewandelt, danach erfolgt im endoplasmatischen Retikulum durch die 17-Steroidhydroxylase die Umwandlung in 17-Hydroxyprogesteron. Es erfolgen weitere enzymatische Umbauschritte, damit aus 11-Desoxykortisol in den Mitochondrien der endgültige Umbau in Kortisol erfolgt.

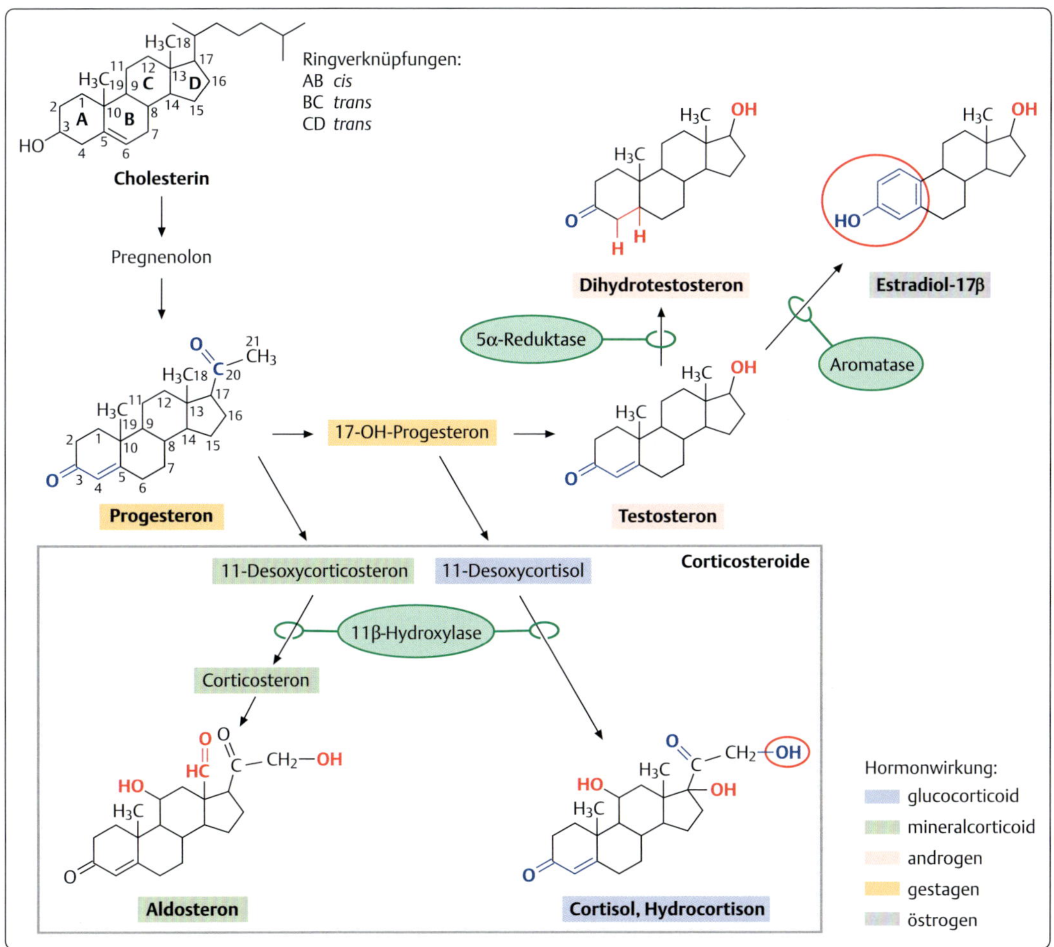


**Abb. 7.1** Syntheseweg der Steroidhormone. (Quelle: Lüllmann H, Mohr K, Wehling M et al. Nebennierenrinde und Gonaden. In: Lüllmann H, Mohr K, Wehling M et al., Hrsg. Pharmakologie und Toxikologie. 18., vollständig überarbeitete Auflage. Stuttgart: Thieme; 2016)

Anhand der Summenformel einiger wichtiger Substanzen bzw. Hormone kann man nachvollziehen, wie das Grundgerüst Cholesterin umgebaut wurde:

- Cholesterin: $C_{27}H_{46}O$
- Vitamin D: $C_{27}H_{44}O$
- Pregnenolon: $C_{21}H_{32}O_2$
- Progesteron: $C_{21}H_{30}O_2$
- Östradiol: $C_{18}H_{24}O_2$
- DHEA: $C_{19}H_{28}O_2$
- Cortisol: $C_{21}H_{30}O_5$

Im Zusammenhang mit Cholesterin liegt der Fokus im allgemeinen Diskurs meist nur auf seiner möglichen Rolle bei der Entstehung der Atherosklerose, speziell was das in der Leber gebildete LDL-Cholesterin angeht („böses Cholesterin"). Dabei erfüllt Cholesterin zahlreiche wichtige physiologische Funktionen im Körper und sichert seit Millionen von Jahren als Material für die Reparatur von Zellen oder als Ausgangsstoff für die Synthese der Steroid- und Geschlechtshormone das Überleben unserer Art.

## Hypothalamus-Hypophysen-Nebennieren-Achse (HPA-Achse)

Kortisol unterliegt in seiner Synthese einer zirkadianen Rhythmik mit einem morgendlichen Peak, der über den Tag langsam abfällt, um sich dann während der nächtlichen Regeneration wieder aufzubauen. Dabei wird die physiologische Bildung von Kortisol durch ACTH aus der Hypophyse stimuliert, die ihrerseits durch CRH aus dem Hypothalamus im Zwischenhirn gesteuert wird. Man nennt diese Verbindung auch Hypothalamus-Hypophysen-Nebennieren-Achse (HPA-Achse; **Abb. 7.2**).

Der Körper reguliert seine Antwort sowohl auf psychischen als auch auf physischen **Stress** mit einer **Hochregulation der HPA-Achse** und damit einer vermehrten Produktion von Adrenalin und Kortisol. Dabei sezerniert der Hypothalamus vermehrt das CRH, was in der Folge zu einer vermehrten Ausschüttung von ACTH aus der Hypophyse führt. Das ACTH stimuliert dann im weiteren Verlauf die Kortisolsynthese und -freisetzung in der Nebennierenrinde. Kortisol wirkt im Körper in praktisch jeder Zelle und stellt bei psychischem Stress („Flight or Fight") einen wichtigen Teil der Überlebensstrategie sicher, u. a. durch Energiebereitstellung (in Form von Glukose) und die temporäre Unterdrückung immunologischer Vorgänge durch Hemmung des Transkriptionsfaktors NFκB. Kortison ist eines der wichtigsten Medikamente der Schulmedizin zur Behandlung akuter entzündlicher Schübe, z. B. bei MS. Im Rahmen chronischer Entzündungsprozesse nutzt das Immunsystem körpereigenes Kortison (S. 211), um überschießende Immunreaktionen zu verhindern.

Kortisol steigert die **Glykogenolyse** in der Leber und kurbelt gleichzeitig die **Glukoneogenese** aus Pyruvat, Laktat und Aminosäuren an, während es die Glykolyse bremst. Der Körper wird dadurch ganz auf Energieverbrauch eingestellt, die Energiebereitstellung und -verwertung in den Mitochondrien arbeitet auf Volldampf. Allerdings führt die vermehrte Verbrennung auch zur vermehrten Entstehung von Sauerstoffradikalen und nitrosativem Stress.

ACTH stimuliert in der Nebenniere nicht nur die Produktion von Kortisol, sondern auch die von **Dehydroepiandrosteron (DHEA)**, dem **Gegenspieler** von Kortisol. DHEA wiederum bremst den Energieverbrauch, indem es die mitochondriale Energieproduktion limitiert. Es hemmt 2 Enzyme, die dort eine wichtige Rolle spielen: Die Glucose-6-phosphat-Dehydrogenase (G6PDH) und die NADH-Reduktase. Die G6PDH ist im Pentosephosphatweg mitverantwortlich für die Bereitstellung wichtiger Ausgangssubstanzen der Energiegewinnung in den Mitochondrien. Die NADH-Reduktase ist das zentrale Molekül des mitochondrialen Enzymkomplexes I. Um es einfacher auszudrücken: DHEA bremst die überschießende Energieproduktion im Körper dadurch, indem es erstens die Anlieferung der notwendigen Brennstoffe hemmt und zweitens den Elektronentransport in den Mitochondrien und damit den Energietransport in den Kraftwerken drosselt.

Bei der Verarbeitung von chronischem Stress wirkt Kortisol eng mit den Katecholaminen Dopamin, Adrenalin und Noradrenalin zusammen. Wird der Stressreizes beendet, wird auch die Kortisolproduktion wieder reduziert.

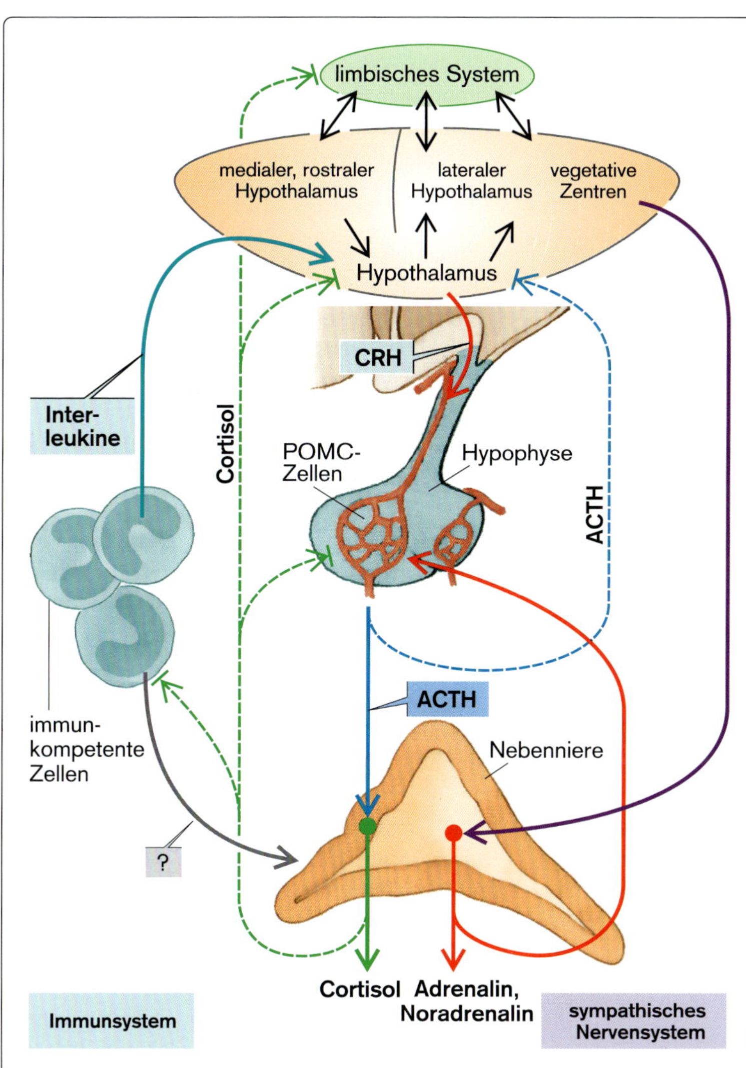


**Abb. 7.2** Regulation der Hypothalamus-Hypophysen-Nebennieren-Achse (HPA-Achse). Ferner sind die Interaktionen mit dem Immunsystem und dem sympathischen Nervensystem auf allen Ebenen dargestellt. (Quelle: Paschke R. Hypothalamus-Hypophysen-Nebennieren-System: Mineralo- und Glucocorticoide. In: Pape H, Kurtz A, Silbernagl S, et al., Hrsg. Physiologie. 7., vollständig überarbeitete und erweiterte Auflage. Stuttgart: Thieme; 2014)

## Nachlassende Kortisolproduktion

Kortisol ist ein wichtiges Hormon zur Regulation von Stress, aber auch von Entzündungen. Es kann allerdings auch dazu kommen, dass sich die Nebennieren im Verlauf der Stressreaktion langsam erschöpfen. Zunächst kommt es zu Schwankungen in der Kortisolproduktion, die dann immer mehr abnimmt. Eine **nachlassende Kortisolproduktion** kann sich vielfältig auf den Verlauf einer Autoimmunerkrankung auswirken. Im Wesentlichen sind es 2 Mechanismen, die dabei eine Rolle spielen:

1. eine **verminderte Kontrolle** über den immunologischen Prozess der **autoimmunen Entzündung**
2. das Auftreten zahlreicher **Symptome**, die als Teil der primären autoimmunen Grunderkrankung oder einfach als psychovegetativ bedingt fehlgedeutet werden können, z. B.
   - mehr oder weniger ausgeprägte Fatigue (häufigstes Symptom)
   - depressive Verstimmungen
   - Stressintoleranz
   - vermehrte Infektanfälligkeit

- Konzentrations- und Merkstörungen bis hin zum Aufmerksamkeits-Defizit-Syndrom
- vermehrtes Auftreten von Allergien
- diätresistentes Übergewicht
- Kopfschmerzen und Migräne
- mehr oder weniger generalisierte Schmerzen am Bewegungsapparat, ähnlich einer Fibromyalgie oder einem myofaszialen Schmerzsyndrom
- Reizdarm oder Reizmagen
- hormonelle Störungen, z. B. prämenstruelles Syndrom
- hypoglykämische Stoffwechselzustände mit Zittern und Schwäche, die sich auf Nahrungszufuhr, speziell Kohlenhydrate, rasch bessern
- Sickness Behaviour mit Fieber, Schwäche, Unwohlsein

Typischerweise berichten Patienten, die im Rahmen einer Autoimmunerkrankung auch an einer Nebennierenschwäche leiden, über eines oder mehrere dieser genannten Symptome, wobei Müdigkeit, Antriebsschwäche und depressive Verstimmung mit Abstand am häufigsten genannt werden. Diese müssen nicht zwangsläufig immer von einem reduzierten zirkadianen Kortisolspiegel verursacht werden; differenzialdiagnostisch kann man u. a. an einen entzündungsbedingten Serotoninmangel denken oder an eine nachlassende Biosynthese der Katecholamine, v. a. von Noradrenalin.

### 7.1.3 Katecholamine

**Dopamin** wird im Nebennierenmark gebildet. Die Bildung erfolgt aus den Aminosäuren Tyrosin oder Phenylalanin. Dabei spielen u. a. Vitamin $B_6$, Vitamin $B_{12}$, Vitamin C, Folsäure, Magnesium und Kupfer als Kofaktoren eine wichtige Rolle. Dopamin ist ein wichtiger Neurotransmitter und wirkt u. a. antriebs- und motivationssteigernd („Glückshormon"), beeinflusst die extrapyramidale Motorik und die Durchblutung der Bauchorgane.

Dopamin ist die Vorstufe zur Bildung von **Noradrenalin**, aus dem dann **Adrenalin** entsteht. Ihr hauptsächliches Abbauprodukt, die Vanillinmandelsäure, kann im Urin nachgewiesen werden.

Das bei Stress ausgeschüttete Adrenalin hat zahlreiche Wirkungen, die das Überleben in einer **Kampf-oder-Flucht-Reaktion** sichern sollen. Dazu zählen u. a.:

- beschleunigte Herzfrequenz und Erweiterung der Bronchien für eine verbesserte Sauerstoffversorgung
- Zunahme der Durchblutung in der Peripherie bei gleichzeitiger Hemmung der Motorik des Verdauungs- und Urogenitaltrakts, damit in den überlebenswichtigen Organen genügend Blut zur Verfügung steht
- Pupillenerweiterung
- Glykogenabbau in der Leber und Lipolyse, um zusätzliche Energie zur Verfügung zu stellen

Bei chronischem Stress kommt es zusätzlich auch zu einer vermehrten Kortisolproduktion in der Nebennierenrinde. Kortisol stellt u. a. Energie bereit, hemmt die Schmerzreaktion und wirkt antiinflammatorisch.

**Gegenspieler** der Katecholamine ist der Neurotransmitter **Serotonin**. Es wirkt antidepressiv, stimmungsaufhellend, entspannend und motivationsfördernd. Es wird aus der Aminosäure Tryptophan synthetisiert, die sich vermehrt in Käse, Fleisch, Fisch, Hülsenfrüchten, Eiern, Bananen und Zerealien findet. Nur etwa 1 % des aufgenommenen Tryptophans wird in die für die Serotoninsynthese essenzielle aktive Form 5-Hydroxytryptophan (5-HTP) umgewandelt, und nur etwa 5 % des 5-HTP dann in Serotonin. 95 % des Tryptophans nutzt der Körper für den Kynureninstoffwechsel, der eine Rolle bei der Aufrechterhaltung der immunologischen Balance spielt, indem er u. a. die Differenzierung von naiven T-Zellen in Tregs fördert und gleichzeitig die Aktivität von T-Effektorzellen einschränkt [455].

### 7.1.4 Aminosäuren

**Glutamin** ist die häufigste vorkommende freie Aminosäure sowohl im Körper als auch im Liquor cerebrospinalis, wobei etwa 50 % für die Energiegewinnung, bis zu 20 % für die Glukoneogenese und ca. 30 % für den Eiweißstoffwechsel genutzt werden, weil der Körper aus Glutamin viele andere nicht essenzielle Aminosäuren herstellen kann. Unter anderem entsteht aus Glutamin durch die Glutamat-Synthase **Glutamat**, das im ZNS als **exzitatorischer** Neurotransmitter, also erregend, wirkt.

Glutamat wird durch die Glutamat-Decarboxylase in seinen wichtigsten Gegenspieler im ZNS umgewandelt, in γ-Aminobuttersäure (GABA). **GABA** hemmt als **inhibitorischer** Neurotransmitter die Reizweiterleitung der Nervenzellen und übt dadurch eine beruhigende, schlaf- und konzentrationsfördernde Wirkung auf den Organismus aus. Außerdem wirkt GABA im ZNS auf spezifische Rezeptoren, z. B. in den Amygdala, und wirkt dadurch angstlösend und beruhigend. Die Produktion von GABA aus Glutamin bzw. Glutamat wird u. a. von Serotonin induziert, das auch die Empfindlichkeit der GABA-Rezeptoren im ZNS verstärkt und damit nicht nur für eine vermehrte Synthese von GABA sorgt, sondern auch für ein bessere Wirkung am jeweiligen Rezeptor.

Als Nahrungsergänzungsmittel kann GABA selbst die Blut-Hirn-Schranke nicht überwinden, weswegen es sinnvoller ist, stattdessen Glutamin, Glycin und Tryptophan als Serotoninpräkursor einzusetzen, wenn man die GABA-Synthese im ZNS therapeutisch anregen möchte.

**Glycin** ist die strukturell kleinste Aminosäure im Körper und u. a. für die Synthese von Kollagen und Glutathion essenziell. Im Nervensystem befindet sich das meiste Glycin im Rückenmark und hat dort, ähnlich wie GABA, eine **inhibitorische** (hemmende) Wirkung. Da Glycin aus Serin synthetisiert werden kann, zählt es zu den nicht essenziellen Aminosäuren; trotzdem kann es zu einer Unterversorgung mit dieser Aminosäure kommen. Für die Kollagensynthese benötigt der Körper täglich etwa 12 g Glycin, für die Synthese anderer Eiweiße zusätzlich ca. 2,5 g Glycin. Die Eigensynthese beträgt ca. 3 g Glycin in 24 Stunden, zusätzlich nimmt der Mensch im Schnitt etwa 3 g aus der täglichen Nahrung auf. Ein Mangel an Glycin wird, wenn man diese Zahlen als Grundlage nimmt, für viele Menschen wahrscheinlich.

Aminosäuren spielen per se eine nicht zu unterschätzende Rolle bei der **Stressadaption** (**Tab. 7.1**), nicht nur die als Neurotransmitter wirkenden Glutamin, GABA und Glycin. Phenylalanin und Tyrosin sind die Ausgangssubstanzen für die Katecholaminsynthese, während Tryptophan essenziell für die Serotoninbildung ist und gleichzeitig die Freisetzung von GABA im ZNS stimuliert. Die beruhigende Wirkung von Taurin, einem Abbauprodukt der Aminosäure Cystein, beruht ebenfalls auf der Affinität zu GABA-Rezeptoren.

**Tab. 7.1** Stressadaption: Protagonisten und Antagonisten.

| Stoffgruppe | Anspannung | Entspannung |
|---|---|---|
| Hormone | Kortisol, Adrenalin | DHEA |
| Neurotransmitter | Dopamin, Noradrenalin | Serotonin |
| Aminosäuren | Glutamin | Glycin, GABA |

### 7.1.5 Diagnostik

Diagnostisch kann man eine nachlassende Kortisolsekretion (Adrenal Fatigue Syndrome, AFS) mittels eines **12-Stunden-Kortisoltests** erkennen, wobei zweckmäßigerweise Patientenspeichel untersucht wird. Dazu gewinnt der Patient innerhalb von 12 Stunden zu bestimmten Zeiten eine Speichelprobe, in der dann die jeweilige Konzentration an Kortisol gemessen wird. Anhand des Ergebnisses kann man Rückschlüsse auf den Zustand der Kortisolproduktion ziehen (**Abb. 7.3**).

Bei der schulmedizinischen Nebennierendiagnostik wird im Rahmen einer Blutuntersuchung lediglich der morgendliche Kortisolwert bestimmt. Zusätzlich erfolgt eine Stimulation der Nebenniere durch das synthetisch hergestellte Peptid Tetracosactid, einem ACTH-Analogon. Das primäre Ziel dabei ist, einen Morbus Addison auszuschließen, also eine echte Nebenniereninsuffizienz. Beim primären Morbus Addison handelt es sich um eine seltene chronische Erkrankung, die lebenslang mit Hydrokortison behandelt werden muss, unbehandelt führt sie zu einem letalen Ausgang. Bei Addison-Patienten liegt bereits der Kortisol-Morgenwert unter der Norm und die Nebenniere produziert auch nach einer Provokation mit ACTH keine adäquate Kortisolmenge.

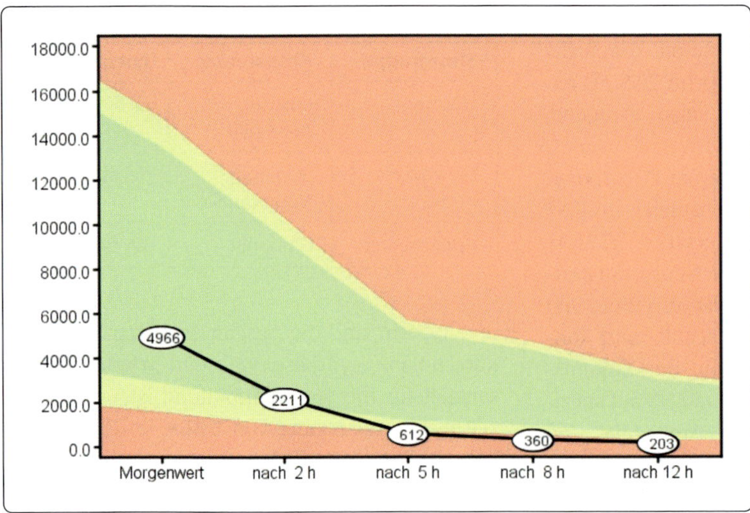


**Abb. 7.3** Kortisoltest: Verlauf der Kortisolkurve bei funktioneller Nebennierenschwäche. (Quelle: GANZIMMUN Diagnostics AG, Mainz)

Allerdings hat der Morbus Addison nichts mit dem hier beschrieben Krankheitsbild des AFS zu tun. Beim AFS findet sich in der serologischen Diagnostik ein normwertiger Kortisol-Morgenwert und die Nebenniere ist noch in der Lage, auf eine Stimulation mit ACTH adäquat zu reagieren und Kortisol zu bilden. Deswegen wird bei diesen Patienten oft nicht die korrekte Diagnose gestellt, sondern „Burn-Out", „psychophysisches Erschöpfungssyndrom", „Fatigue unklarer Genese" oder „endogene somatisierte Depression". Man erkennt das Krankheitsbild des AFS allerdings leicht, wenn man für die Diagnose den 12-Stunden-Kortisoltest im Speichel verwendet.

### ACTH-Test

Dieser Test wird von Ärzten zur Beurteilung der Nebennierenfunktion durchgeführt und primär steht die Diagnose einer absoluten Nebenniereninsuffizienz (Morbus Addison) im Fokus. Als Stimulans wird kein ACTH, sondern das synthetische Peptid Tetracosactid (Synacthen®) verwendet. Ziel des Stimulationstests ist herauszufinden, inwieweit die Nebenniere noch mit einer vermehrten Kortisolproduktion reagiert, wenn sie entsprechend stimuliert wird.

Neben Stress und Überforderung können auch chronische Entzündungsprozesse eine Rolle bei nachlassender Kortisolproduktion der Nebenniere spielen, allen voran **chronisch-virale Infektionen** (v. a. mit EBV oder CMV) und IgG-vermittelte **Lebensmittelallergien**.

Sinnvoll ist die zusätzliche Untersuchung des basalen **DHEA-Spiegels**, also der morgendliche Wert, und des Spiegels nach 12 Stunden, da man dadurch auch die Situation der DHEA-Synthese beurteilen kann.

Die **Katecholamine** Dopamin, Adrenalin und Noradrenalin lassen sich indirekt über die Ausscheidung im 2. Morgenurin beurteilen. Auch der Nachweis der Abbauprodukte, v. a. Vanillinmandelsäure, aus dem Urin ist möglich.

**Serotonin** lässt sich über den Urin (2. Morgenurin oder 24-Stunden-Urin) und über das Serum quantitativ untersuchen. Da allerdings das meiste Serotonin im Darm gebildet wird, kann man aus dieser Untersuchung keinen direkten Rückschluss auf die Serotoninsynthese im ZNS ziehen. Auch die Untersuchung der **5-Hydroxyindolessigsäure** im 2. Morgenurin, wichtigster Metabolit des Serotoninabbaus, birgt dasselbe Problem. Zusätzlich können verschiedene Erkrankungen zu einer veränderten Ausscheidung von Serotonin bzw. 5-Hydroxyindolessigsäure führen, v. a.:

- Karzinoid-Tumoren
- heparininduzierte Thrombozytopenie
- Depressionen
- Schizophrenie

- Muskeldystrophie vom Duchenne-Typ
- essenzielle Hypertonie
- Eklampsie in der Schwangerschaft
- Autismus

**Glutamat** und **GABA** lassen sich ebenfalls aus dem 2. Morgenurin bestimmen, **Glycin** kann aus dem Urin, aber auch im Serum bestimmt werden. Dazu sind je nach Labor spezielle Testsets notwendig, nicht selten wird die Untersuchung von Glycin nur im Rahmen der Bestimmung mehrerer Aminosäuren angeboten.

**Praxistipp**

Bei Autoimmunerkrankungen, die mit einer ausgeprägten Fatigue und/oder depressiven Verstimmungen einhergehen, eine positive Stressanamnese haben oder schlecht auf antientzündliche Maßnahmen ansprechen, sollte man an die Untersuchung wenigstens des 12-Stunden-Kortisolprofils denken. Am besten ist es allerdings, folgende Untersuchungen zu kombinieren:

- 12-Stunden-Kortisolprofil
- DHEA basal und nach 12 Stunden
- Dopamin, Adrenalin, Noradrenalin, Glutamat und GABA aus dem 2. Morgenurin

## 7.1.6 Therapie

### Lebensführung

Grundlegend kann man sagen: Wenn Stress und eine ungesunde Lebensführung zu einer neurohormonellen Störung geführt haben, ist die wichtigste Basis jeder Behandlung, dass an einer grundlegenden **Änderung des Lebensstils** gearbeitet wird. Dazu gehört, dass die einstmals anvisierten Lebensziele hinterfragt werden:

- Ist es für mich heute immer noch stimmig, dass ich für meine Karriere einen 14-stündigen Arbeitstag in Kauf nehme?
- Wie kann ich meinen Tagesablauf so gestalten, dass mehr Zeit für Ruhepausen, aber auch für moderaten Ausdauersport verfügbar ist?
- Macht es für mich eventuell Sinn, finanziell etwas kürzer zu treten (z. B. ein schlechter bezahlter Job, bei dem ich aber keine Überstunden mehr machen muss) und dafür mehr Zeit für mich zu haben?
- Grenze ich mich tatsächlich klar ab, wenn ich etwas nicht möchte, oder sage ich öfters „Ja, mach ich gerne", wenn ich eigentlich „Nein" sagen sollte?
- Inwieweit bin ich tatsächlich ein Opfer des Schicksals und nicht in der Lage, meine Situation zu beeinflussen?

Gerade die letzte Frage ist sehr wichtig, denn ein Merkmal von vielen Patienten, die an Stresserkrankungen leiden, ist das Gefühl, dass andere über ihr Leben bestimmen anstatt sie selbst. Objektiv betrachtet ist dies aber meist nicht der Fall, sondern eine Projektion der eigenen Unfähigkeit, Selbstverantwortung zu übernehmen, Prioritäten zu setzen, Schwächen einzugestehen und Hilfe zu suchen.

Stresskrankheiten stellen an Patienten die Anforderung, besser für sich zu sorgen, was auch bedeutet, den eigenen **Selbstwert zu erkennen**. Diese Menschen definieren sich weniger über ihr Sein als über das, was sie tun. Wenn vieles richtig getan wird, dann bekommen sie Anerkennung von außen, auch in Form von Werten, v. a. Geld. Hinter einer starken Betonung auf der Fremdreferenz steckt nicht selten ein Mangel an Eigenreferenz. Der moderne, westlich geprägte Mensch hat gelernt, sich primär über sein Tun zu definieren. Dies gilt es, bei Stresskrankheiten zu hinterfragen und ein gesundes Selbstbewusstsein aufzubauen im Sinne eines „sich seiner Selbst bewusst sein". Somit sind Stresskrankheiten immer auch eine Chance auf eine **positive Lebensveränderung**.

Folgende Maßnahmen haben sich in der Praxis sehr gut bewährt:

- **Stressoren vermeiden**: Das ist das größte Problem, denn es konfrontiert den Betroffenen mit seiner Umwelt und seinem eigenen Wertesystem. Unterstützend ist Mentaltraining, z. B. Brainwave Entrainment, geeignet.
- **ausreichender Schlaf**: Die Schlafdauer ist individuell und kann je nach Schlaftyp zwischen 6 und 9 Stunden liegen. In jedem Fall sollte das Schlafzimmer verdunkelt sein, damit der Körper ungestört Melatonin produzieren kann.

Wenigstens 30 Minuten vor dem Zubettgehen sollten kein TV, Smartphone, Tablet usw. benutzt werden, da die Lichtreflexe dem ZNS signalisieren, dass es wach sein muss. Vor dem Schlafengehen kann man alle Dinge, die am kommenden Tag erledigt werden sollten, aufschreiben – damit vermeidet man oft das nächtliche Erinnern („ich darf morgen nicht vergessen…“). Das Schlafzimmer sollte gut vorher durchgelüftet werden. Falls ein WLAN-System genutzt wird, sollte dieses über Nacht abgestellt werden, ebenso Mobiltelefone. Bei den Heimtelefonen sind schnurgebundene strahlungsärmer als schnurlose Geräte bzw. haben überhaupt keine Strahlenbelastung, wenn z. B. keine weiteren schnurlosen DECT-Mobilteile angeschlossen sind. Moderne DECT-Telefone lassen sich so einstellen, dass sie nur dann Strahlung senden, wenn auch tatsächlich telefoniert wird – auch das kann unter Umständen hilfreich sein.

- **Einnahme von Vitamin D**: Die Erfahrung in meiner Praxis zeigt, dass manche Patienten, die mit einer im Vergleich zu den Empfehlungen der DGE sehr hohen Tagesdosis Vitamin D behandelt wurden, über eine verbesserte Regeneration während des Schlafs berichten. Das hat anscheinend weniger damit zu tun, ob es in der Nacht zu kurzen Perioden kommt, in denen sie wach sind (z. B. wegen eines Toilettengangs). Stattdessen scheint es so, dass es unter bestimmten Dosen Vitamin D zu mehr bzw. ausreichend REM-Schlafphasen kommt. Während des REM-Schlafs, einem traumlosen Tiefschlaf, bei dem die Muskulatur meist wie paralysiert wirkt, erholt sich der Körper in der Nacht.
- **aerobes Ausdauertraining**: Dies sollte stets an die körperlichen Möglichkeiten des Patienten angepasst werden. Ein ehemaliger Leistungssportler ist anders zu beurteilen als jemand, der vorher noch nie in seinem Leben Sport gemacht hat. Sinnvoll ist die Arbeit mit einem Pulsmesser, damit tatsächlich ein aerobes Training durchgeführt werden kann. Wenn die Patienten oft nicht nur über eine Fatigue, sondern auch über eine körperliche Erschöpfung klagen, sollte das Training vorsichtig begonnen und dann je nach Verbesserung gesteigert werden.
- **Stimulanzien vermeiden**: Kaffee, Schwarztee, Energydrinks, Nikotin und Alkohol sollten nicht konsumiert werden. Sie führen nur ganz kurzfristig zu einem Hoch, auf das dann i. d. R. ein energetischer Absturz folgt. Das liegt v. a. daran, dass sie die Stressadaption kurzfristig ansprechen, die beim Betroffenen aber ohnehin schon völlig überfordert ist.

## Adaptogene

Bei der Behandlung einer chronischen Nebennierenschwäche sind Adaptogene ein wichtiger Teil der Behandlung. Darunter versteht man Heilpflanzen, die meist in unwirtlichen Gegenden wachsen und mit schwierigen Umweltbedingungen gut zurechtkommen, weil sie bestimmte sekundäre Wirkstoffe enthalten, die auch von Menschen genutzt werden können. Typische Adaptogene und ihre Wirkstoffe sind:

- Ginsengwurzel (Ginseng radix): Ginsenoside
- Taigawurzel (Sibirischer Ginseng; Eleutherococci radix): Eleutheroside
- Schlafbeerenwurzel (Withania somniferae radix): Whitanolide
- Rosenwurzwurzel (Rhodiolae roseae radix): Rosavine

Geeignet sind z. B. Orgaplasma Tabletten (2 × tgl. 2 Tbl. zum Essen). Gegenanzeigen sind die Einnahme von blutgerinnungshemmenden Medikamenten vom Cumarin-Typ oder Antidiabetika, Kinder unter 12 Jahren, Schwangerschaft und Stillzeit.

## Komplexhomöopathie

Bei den **Komplexhomöopathika** wird in der Naturheilkunde schon seit vielen Jahren eine bewährte Kombination eingesetzt:

- Phytocortal® Tropfen, die Bellis perennis D 5, Chelidonium majus D 5 und Discorea villosa D 5 zu gleichen Teilen enthalten (3 × tgl. 20 Tr. mit Wasser vor dem Essen)
- Phyto C® Tropfen, die Basilicum D 5, Juniperus sabina D 5 und Viscum album D 5 zu gleichen Teilen enthalten (1–2 × tgl. 20 Tr. mit Wasser zwischen den Mahlzeiten)

Gegenanzeigen sind aufgrund des Alkoholgehalts Patienten mit Leber- und organischen Hirnerkrankungen, Epileptiker, Kinder unter 12 Jahren, Schwangere und Stillende.

Eine weiter Möglichkeit ist der Einsatz von **anthroposophischen** Heilmitteln:

- Glandulae suprarenales comp. Globuli WALA® (3 × tgl. 5–10 Globuli)
- Glandulae suprarenales comp. Ampullen WALA® (2–3 × pro Woche 1 Ampulle s. c.)

### Behandlung mit homöopathisierten Hormonen

Dehydroepiandrosteron (DHEA) wird in der Nebenniere gebildet und dient als Gegenspieler von Kortisol. Je jünger ein Mensch ist, desto höher sind seine DHEA-Spiegel im Blut. Bei einer funktionellen Nebennierenschwäche sieht man einen zunehmenden Rückgang von DHEA. Männer produzieren aus DHEA vorwiegend Testosteron und aus diesem dann geringere Mengen Östradiol, Frauen produzieren aus DHEA über Testosteron mehr Östradiol als Männer.

Bei Männern setze ich bei einer funktionellen Nebennierenschwäche DHEA in Form von DHEA D 4 Creme ein (2–3 × tgl. 1–3 Hübe), manchmal in Kombination mit dem Prä-Hormon Pregnenolon 30 mg Kapseln (1 × tgl. 1 Kps. morgens), bei Frauen je nach Konstitutionstyp z. B. Pregnenolon 1 %-Creme (1–2 × tgl. 1–2 Hübe) in Kombination mit Progesteron-HSC-Globuli (1–3 × tgl. 2–5 Globuli).

# 7.2 Sexualhormone

## 7.2.1 Progesteron

Progesteron wird aus Cholesterin gebildet und ist ein biochemisches Zwischenprodukt der Kortisolsynthese. Es wird bei Männern v. a. in den Hoden und bei Frauen v. a. vom Gelbkörper in der 2. Zyklushälfte oder während einer Schwangerschaft von der Plazenta gebildet.

Auch Progesteron kann Einfluss auf Autoimmunerkrankungen nehmen. Bei MS und rheumatoider Arthritis führt eine Schwangerschaft, bei der es im Verlauf physiologischerweise zu einem sehr starken Anstieg des Progesteronspiegels kommt, in den meisten Fällen zu einem temporären Krankheitsstopp während der gesamten Zeit der Gravidität [444] [462]. Bei Patienten, die an MS, SLE oder rheumatoider Arthritis leiden, finden sich deutlich niedrigere Spiegel an Progesteron und DHEA als bei Gesunden [463] [468] [469].

Bei neuroinflammatorischen Erkrankungen wie MS, Parkinson oder Alzheimer spielen Neurosteroide eine wichtige Rolle, u. a. wegen ihrer antiinflammatorischen und dadurch neuroprotektiven Wirkung im ZNS [442]. Der Begriff „Neurosteroide" geht auf den französischen Physiologen Ètienne-Èmile Baulieu zurück [440]. Neurosteroide werden in verschiedenen Hirnregionen gebildet, u. a. im Hippokampus. Ausgangssubstanz ist Cholesterin, das in den Mitochondrien der Gliazellen als Vorstufe für Pregnenolon dient, das in Progesteron umgewandelt wird (**Abb. 7.1**). Dieses wird dann im Zytosol in verschiedene Steroidhormone umgebaut, hauptsächlich Allopregnanolon und DHEA. Letzteres dient auch im ZNS als Vorstufe für Testosteron, das durch Aromatasen in Gliazellen weiter in Östradiol umgebaut werden kann. Aber auch peripher synthetisierte Steroide können im ZNS als Quelle für die Bildung von Neurosteroiden vom Körper verwendet werden. Anders als Steroidhormone wirken sie nicht über Steroidrezeptoren, über die dann die Transkription von Genen induziert wird, sondern über neuronale Membranrezeptoren und die Beeinflussung von Ionenkanälen v. a. am GABA-Rezeptor, dem wichtigsten inhibitorischen Rezeptor im ZNS. Sie verstärken also die Wirkung dieses Rezeptors und wirken auf diese Weise entspannend und anxiolytisch. Zusätzlich zeigen Neurosteroide im Tierversuch bei neuroinflammatorischen Erkrankungen eine entzündungshemmende und neuroprotektive Wirkung [470].

Das biochemisch den Steroiden sehr ähnliche Vitamin D wird in neuester Zeit ebenfalls als Neurosteroid diskutiert [446], da es u. a. für die Entwicklung und Reparatur des ZNS wichtig ist, weil es u. a. die Bildung des Nervenwachstumsfaktors hochreguliert.

### 7.2.2 Östradiol und Testosteron

Obwohl man im allgemeinen Sprachgebrauch Östradiol als weibliches und Testosteron als männliches Geschlechtshormon bezeichnet, finden sich beide Hormone sowohl bei Frauen als auch bei Männern, allerdings in unterschiedlichen Quantitäten. **Östradiol** wird im weiblichen Körper unter dem Einfluss des Hypophysenhormons FSH hauptsächlich in den Ovarien und im Gelbkörper gebildet, ein geringerer Teil entsteht in der Nebennierenrinde. Bei Männern produzieren den größten Teil des Östradiols die peripheren Gewebe durch enzymatische Aromatisierung von Testosteron, einen kleineren Teil die Leydig-Zwischenzellen im Hoden.

Die **Testosteronsynthese** des Mannes wird in den Leydig-Zwischenzellen des Hodens durch das Hypophysenhormon LH gesteuert, einen kleineren Teil produziert die Nebennierenrinde. Frauen bilden den größten Teil ihres Testosterons, indem sie in den Ovarien das aus den Nebennieren stammende DHEA mittels der 3β-Hydroxysteroid-Dehydrogenase in Androstendion umwandeln. Die weitere Umwandlung in Testosteron erfolgt hauptsächlich in den Ovarien und zu einem geringen Teil in peripheren Geweben mittels der Testosteron-17β-Dehydrogenase.

Östradiol ist für einen normalen Zyklus und eine reguläre Schwangerschaft notwendig. Östradiol bzw. Testosteron wirken u. a. vitalisierend, geweberegenerativ und zellwachstumsfördernd.

Das Hormonsystem des menschlichen Körpers ist durch verschiedene Steuerungs- und Rückkopplungsmechanismen so aufgebaut, dass es sich immer wieder auf veränderte Umweltbedingungen einstellen kann. Dazu gehört auch die gegenseitige Beeinflussung im Sinne einer Förderung oder Hemmung. Im Idealfall strebt der Körper einen Ausgleich der hormonellen Balance an, sofern die Rahmenbedingungen des täglichen Lebens dies zulassen.

Obwohl Östradiol das dominierend weibliche Geschlechtshormon bzw. Testosteron das männliche Pendant dazu ist, können beide sowohl bei Frauen als auch Männern nachgewiesen werden, allerdings in unterschiedlicher Konzentration. Durch das Enzym Aromatase, das sich im Körper in den Geschlechtsorganen, der Plazenta, den Brustdrüsen, dem ZNS, der Haut, den Knochen, Blutgefäßen und im Fettgewebe findet, kann Testosteron in Östradiol umgewandelt werden. Bei ausgeprägtem Fettgewebe kann man altersunabhängig eine vermehrte Aktivität der Aromatase beobachten, die dazu führt, dass vermehrt Testosteron in Östradiol umgebaut wird. Laut DGE waren in Deutschland im Jahr 2017 knapp 60 % aller Männer und 37 % aller Frauen übergewichtig [478].

Die Geschlechtshormone Östradiol und Progesteron wirken im Körper antagonistisch, d. h. es kann trotz normwertigem Östradiol- und Progesteronwert ein relativer Mangel an Progesteron vorliegen. Man spricht in diesem Fall von einer **Östradioldominanz.** Dabei können folgende Symptome auftreten [452]:

- Dysmenorrhö, Hypermenorrhö
- Zyklusstörungen
- prämenstruelles Syndrom (PMS)
- Infertilität, Subfertilität
- Mastopathie
- Schlafstörungen
- hormonell bedingte Migräne
- Leistungsminderung
- prä- und postmenopausale Beschwerden
- Malignome der hormonabhängigen Gewebe
- Ängstlichkeit, häufig zusammen mit Depressionen
- Stimmungsschwankungen, Gereiztheit
- Müdigkeit, Schlaflosigkeit
- Kopfschmerzen
- Libidoverlust
- Gewichtszunahme an Hüfte und Oberschenkel (weibliche Fettverteilung)
- Gallenblasenerkrankungen
- Blähungen
- Obstipation
- Ödeme

Verschiedene Ursachen können zu einer Östradioldominanz führen:

- Hormonersatztherapie während der Wechseljahre
- Einnahme von Kontrazeptiva (man findet im Speicheltest bei Frauen, die Antikonzeptiva einnehmen, oft bis zu 50 % verringerte Progesteronwerte) [452]

### 7.2.3 Endokrione Disruptoren

Unter endokrinen Disruptoren versteht man Umweltgifte, die im Körper den **Östrogenrezeptor besetzen** und so eine **östrogenartige Wirkung** erzeugen können. Ein anderer Begriff dafür ist **Xeno-Östrogene**. Zu den endokrinen Disruptoren gehören (S. 126):

- Weichmacher in Plastikverpackungen
- bestimmte Landwirtschaftsgifte wie Organchlorpestizide
- hormonbelaste Lebensmittel:
  - Fleisch von Masttieren
  - Trinkwasser aus Plastikflaschen, aber zunehmend auch Trinkwasser aus der Wasserleitung
- Stress: Bei Stress kommt es zu einem zunehmenden Verbrauch von Kortisol und DHEA. Die höchste Priorität liegt auf dem Überleben, indem z. B. Hormonvorstufen wie Pregnenolon vorrangig für die Synthese überlebenswichtiger Nebennierenhormone, allen voran Kortisol, bereitgestellt werden und weniger für solche des reproduktiven Systems.
- hoher Körperfettanteil: Je höher der Körperfettanteil ist, desto aktiver ist das Enzym Aromatase, das Testosteron in Östradiol umbaut.
- Insulinresistenz: Sie führt zu einer vermehrten Aktivität der Aromatase und damit zu einem Ungleichgewicht zwischen Östradiol und Progesteron.
- Schwermetalle, v. a. Arsen, Blei, Cadmium und Quecksilber, aber auch eine zu hohe Eisenzufuhr kann xenoöstrogene Eigenschaften aufweisen [464]

### 7.2.4 Diagnostik

Im Praxisalltag hat es sich bewährt, bei Frauen in der fertilen Lebensphase die Hormone zwischen dem **19. und 21. Zyklustag** im Serum oder im Speichel zu bestimmen. Die Geschlechtshormone sind im Serum zu 95 % an das Sexualhormon-bindende Globulin (SHBG) oder an Albumin gebunden, ca. 5 % liegen in einer freien Form vor. Dabei dienen die proteingebundenen Hormone als nicht aktive Reserve, um die freien und biologisch aktiven Hormone jederzeit ersetzen zu können.

#### Serumuntersuchung

Bei der Serumuntersuchung wird die **Gesamtmenge der Hormone** untersucht, weshalb es wichtig ist, zusätzlich das **SHBG** mitzubestimmen, damit ein Mangel ausgeschlossen wird, der sonst das Ergebnis verfälschen würde.

Bei der Serumuntersuchung sollte der **Quotient von Östradiol und Progesteron** im Idealfall < 30 sein. Der Bereich von 31–80 ist eine Grauzone, bei der es wichtig ist, nach typischen Symptomen eines relativen Progesteronmangels (S. 221) zu fragen, ab einem Quotienten > 80 sollte man von einem relativen Progesteronmangel bzw. einer Östradioldominanz ausgehen.

- **Östradiol** im Serum:
  - Präpubertät: 2–10 pg/ml
  - Follikelphase: 11–165 pg/ml
  - Zyklusmitte: 146–526 pg/ml
  - Lutealphase: 33–196 pg/ml
  - Postmenopause: < 37 pg/ml
  - Männer: < 52 pg/ml
- **Progesteron** im Serum:
  - Follikelphase: 0,15–1,4 ng/ml
  - Lutealphase: 3,3–25,6 ng/ml
  - Postmenopause: < 0,7 ng/ml
  - Männer: 0,28–1,22 ng/ml

#### Beispiele

**Beispiel 1**:

- Östradiol: 190 pg/ml
- Progesteron: 18 ng/ml
- Quotient: 190/18 = 10,56

Es besteht keine Östradioldominanz.

**Beispiel 2**:

- Östradiol: 186 pg/ml
- Progesteron: 3 ng/ml
- Quotient: 186/3 = 62

Es könnte eine Östradioldominanz bestehen.

**Beispiel 3**:

- Östradiol: 191 pg/ml
- Progesteron: 2 ng/ml
- Quotient: 191/2 = 95,5

Es besteht der Verdacht auf eine Östradioldominanz.

**Beispiel 4**:
- Östradiol: 110 pg/ml
- Progesteron: < 2 ng/ml

Es liegt ein absoluter Progesteronmangel vor.

## Speicheltest

Beim Speicheltest werden v. a. die **biologisch aktiven (freien) Hormone** nachgewiesen. Im Gegensatz zur quantitativen Bestimmung der Gesamtmenge gibt der Speicheltest also Auskunft über die verfügbare Hormonmenge und erlaubt so eine qualitative Aussage. Bei diesem Test werden direkt nach dem Aufwachen 3 Speichelproben im Abstand von 30 Minuten gewonnen. Neben einem absoluten Mangel bzw. Überschuss an einem oder mehreren Hormonen spielt auch hier das **Verhältnis von Östradiol zu Progesteron** eine wichtige Rolle (**Abb. 7.4**).

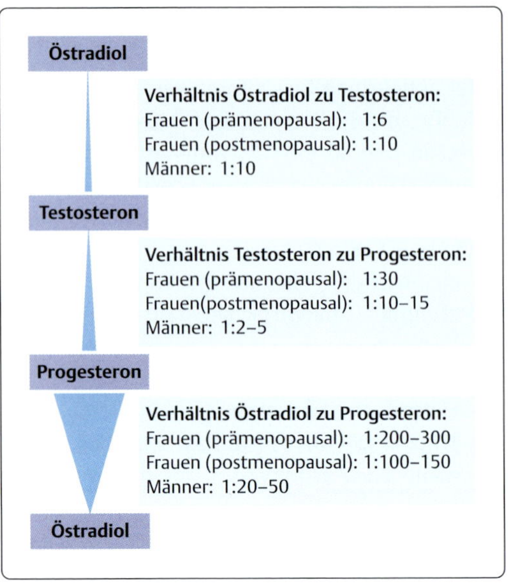


**Abb. 7.4** Optimale Verhältnisse von Östradiol, Progesteron und Testosteron zueinander.

## Tipps zur Probengewinnung

Während Männer den Test an jedem beliebigen Tag im Monat durchführen können, gibt es bei Frauen verschiedene Faktoren, die beachtet werden sollten:
- Frauen mit regelmäßiger Periode (28 Tage) gewinnen die Speichelprobe zwischen dem 19. und 21. Zyklustag.
- Bei einem unregelmäßigen Zyklus dient die durchschnittliche Zykluslänge des letzten Halbjahres als Berechnungsgrundlage, von der 5 Tage abgezogen werden, um den Tag der Probeentnahme zu finden. Allerdings ist dieses Ergebnis nicht so valide wie bei Frauen mit einem regelmäßigen Zyklus.
- Frauen in der Postmenopause oder solche, die Hormonpräparate anwenden, bei denen ein Langzeitzyklus vorgegeben wird und die damit keine Periode haben, können den Test an jedem beliebigen Tag durchführen.
- Werden Hormonpräparate mit einem 21-tägigen Rhythmus und 7-tägiger Pause angewendet, sollte der Test in den ersten beiden Wochen (gerechnet vom 1. Tag der Einnahme des Hormonpräparats) an einem beliebigen Tag durchgeführt werden.

### 7.2.5 Therapie

Eine Östradioldominanz bzw. ein absoluter oder relativer Mangel an Progesteron sollten bezüglich einer grundlegenden Behandlung immer im Gesamtkontext von Östradiol, Progesteron, DHEA und Kortisol gesehen werden.

Findet sich beispielsweise eine Östradioldominanz bei einer Patientin, die ansonsten keine Auffälligkeiten im Nebennierenstoffwechsel hat, kann folgende Behandlung sinnvoll sein:
- Progesteron D4 Creme: Die Dosierung ist sehr unterschiedlich. Im Zweifelsfall wendet die Patientin in der Ovarialphase die Creme nicht an und reibt nach dem Eisprung, also in der Lutealphase, 1 × tgl. 1 Hub in die Innenseite der Arme bis zum 1. Tag der Menstruationsblutung ein. Je nach Effekt kann die Cremedosis gesteigert bzw. auch in der Ovarialphase angewendet werden.
- In manchen Fällen ist die Kombination mit Progesteron HSC Globuli sinnvoll (1–3 × tgl. 3–10 Globuli je nach Gewicht der Patientin bzw. Ausgangsbefund), z. B., wenn sich die Symptome durch die rein quantitative Steigerung der Cremedosis nicht verbessern lassen.

Nach 12 Wochen erfolgen die Kontrolle von Progesteron, Östradiol, Testosteron sowie ggf. DHEA im Speichel und eine Anpassung der Behandlung, falls nötig.

## 7.3 Insulinresistenz

### 7.3.1 Pathomechanismus

Die Funktion des Enzyms Aromatase ist die Umwandlung der männlichen Geschlechtshormone Testosteron bzw. Androstendion in Östradiol bzw. Östron, 2 wichtige weibliche Geschlechtshormone. Faktoren, die zu einer vermehrten Aktivität der Aromatase führen können, sind **Alkohol** und **zuckerreiche Lebensmittel**. Das liegt daran, dass beide zu einer Erhöhung des Insulinspiegels führen, der wiederum die Aromataseaktivität steigert. Seit 2010 liegt der Pro-Kopf-Verbrauch von Süßigkeiten in Deutschland im Schnitt bei 26–28 kg/Jahr [483]. Auch der Alkoholkonsum ist in Deutschland höher als in vielen anderen EU-Staaten und liegt jährlich pro Einwohner ab dem 15. Lebensjahr bei 11,4 l reinem Alkohol [486].

Durch die ständige Überlastung des Verdauungssystems mit zuckerhaltigen Lebensmitteln und Alkohol kann es im Lauf der Zeit zu einer **Insulinresistenz** kommen. Als Ursache vermutet man eine Kombination aus genetischer Disposition und einer kohlenhydratreichen Kost, wie sie in den westlichen Industrieländern üblich ist (Teigwaren, zuckerhaltige Lebensmittel, Alkohol). Bei der Insulinresistenz steht zwar ausreichend Insulin zur Verfügung, allerdings reagieren die Körperzellen weniger auf das Insulin als die gesunder Menschen. Dadurch ist der Transport von Glukose aus dem Blut hinein in die Zellen vermindert. Der dadurch entstehende erhöhte Blutzuckerspiegel führt zu einer Synthese freier Fettsäuren im Blut, die wiederum den Insulinabbau in der Leber hemmen. Dadurch kommt es gleichzeitig sowohl zu einem erhöhten Blutzucker- als auch Insulinspiegel. Letzterer führt dazu, dass die Anzahl der Insulinrezeptoren der Körperzellen reduziert wird. Der Körper muss dann mehr Insulin ausschütten, damit bei reduzierter Anzahl von Insulinrezeptoren dieselbe Wirkung auf den Blutzuckerspiegel erzielt wird. Durch die vermehrte Ausschüttung von Insulin kommt es jedoch zum einen zur weiteren Reduzierung der Insulinrezeptoren und zum anderen zu einem vermehrten Aufbau von Fettgewebe, wenn der Konsum an Kohlenhydraten nicht eingeschränkt wird.

### 7.3.2 Diagnostik

Eine Insulinresistenz ist immer ein langjähriger Prozess, an dessen Ende i. d. R. ein metabolisches Syndrom (Adipositas, Hypertonie, Hyperlipidämie, Hepatopathie, Hyperurikämie) oder ein Diabetes mellitus Typ 2 stehen. Diagnostisch kann man eine solche Entwicklung aber mit geeigneten labormedizinischen Tests oft schon Jahre im Voraus erkennen und hat dadurch die Möglichkeit, therapeutisch gegenzusteuern und mittels Laborkontrolle den Therapiefortschritt zu kontrollieren.

Bereits zu Beginn einer Insulinresistenz sind die Triglyceride im Blut erhöht. Der **Quotient aus Triglyceriden und HDL-Cholesterin** erlaubt in vielen Fällen eine erste Einschätzung. Liegt er über 3,5, kann dies ein erster Hinweis auf eine Insulinresistenz sein.

Ein früher Marker für eine Insulinresistenz ist auch ein **niedriges Adiponektin** im EDTA-Blut oder Serum. Adiponektin ist ein Peptidhormon, das zur Gruppe der Fettgewebshormone gehört. Niedrige Adiponektinwerte < 10 µg/l sind ein Hinweis auf das Vorliegen einer Insulinresistenz.

Unbehandelt verändert sich im weiteren Verlauf der **HOMA-Index**, ein rechnerischer Wert aus dem Nüchtern-Blutzucker und dem Insulingehalt derselben Blutprobe. Ein HOMA-Index von

- < 2 spricht gegen das Vorliegen einer Insulinresistenz,
- 2,0–2,5 weist auf eine mögliche Insulinresistenz hin,
- 2,5–5,0 zeigt eine Insulinresistenz an,
- > 5 ist typisch bei einem manifesten Diabetes Typ 2.

Im weiteren Verlauf verändert sich der Langzeitblutzuckerwerte **HbA1$_c$**, der den Übergang von einer Insulinresistenz in einen manifesten Diabetes mellitus Typ 2 anzeigt:

- HbA1$_c$ < 6 %: kein Diabetes
- HbA1$_c$ > 6 %: Vorliegen eines Diabetes mellitus

## 7.3.3 Behandlung

### Basismaßnahmen

Zu den Basismaßnahmen zählen:

- Gewichtsreduktion
- Alkoholkarenz
- Hafertage: an 2 Tagen im Monat nur Haferprodukte essen und dazu reichlich Wasser trinken

### Sport

Besonders geeignet ist **moderater aerober Ausdauersport** wie Schwimmen oder Walking, damit langfristig die Fettdepots im Körper abgebaut werden. Manchen bekommt es gut, zusätzlich **mehrmals täglich** kurze Einheiten mit einem **Maximaltraining** durchzuführen, am besten vor dem Essen oder zwischen den Mahlzeiten. Dabei wird für 1–2 Minuten ein Training durchgeführt, bei dem sich der Puls deutlich erhöht und gleichzeitig möglichst viele Muskeln bewegt werden (z. B. so viele Liegestütze wie möglich in 2 Minuten durchführen). Ob diese Trainingsart für den jeweiligen Patienten geeignet ist, sollte vorher fachärztlich abgeklärt werden.

Ebenfalls sinnvoll kann ein **Hypertrophietraining** sein. Dabei geht es um die Zunahme von Muskelmasse. Sowohl das Intervalltraining als auch das Hypertrophietraining führen oft zu einer Abnahme der Insulinresistenz, u. a., weil sie zu einer schnellen Entleerung der muskulären Glykogenspeicher führen. In einer Studie [467] stellten US-Wissenschaftler fest, dass sich eine Insulinresistenz für jedes Prozent, mit dem sich die Muskelmasse gegenüber der Gesamtkörpermasse erhöht, um ca. 11 % verbessert.

### Intervallfasten

Das Intervallfasten (S. 265), das am besten mit orthomolekularen Mikronährstoffen und Bewegung kombiniert wird, führt zu einer Reduzierung von viszeralem Fett und wirkt in Verbindung mit der durch die Nahrungskarenz ausgelösten Autophagie der Zelle günstig bei autoimmunen Entzündungsprozessen.

### Low-Carb-Diät

Die **lektinfreie Ernährung** (LFE) nach Dr. Steven Gundry ist eine Low-Carb-Diät, bei der zusätzliche Nahrungsmittel gemieden werden, die reich an Lektinen sind. Gundry empfiehlt die LFE bei Insulinresistenz und Diabetes Typ 2 und berichtet von sehr guten Erfahrungen [447].

### Logi®-Diät

Die Logi®-Diät orientiert sich an der Wirkung von Lebensmitteln auf den Blutzucker und die Insulinausschüttung. Die Nahrungsauswahl erfolgt nach den Prinzipien der Logi®-Pyramide:

- Stufe 1: Basis-Nahrungsmittel sollten ⅔ der am Tag genossenen Lebensmittel sein, mindestens 3 Portionen sollten pro Tag davon gegessen werden: Gemüse, Pilze, zuckerarme Obstsorten (z. B. Beeren, Äpfel) und bestimmte Fette (Butter, Oliven-, Raps-, Lein-, Walnuss-Öl)
- Stufe 2: Eiweiße sollten ca. ⅓ der Lebensmittel ausmachen, die man täglich zu sich nimmt: Fleisch, Fisch, Eier, Milch, Milchprodukte, Hülsenfrüchte und Nüsse
- Stufe 3: nur in Maßen die folgenden Lebensmittel zuführen: Brot (Vollkorn-, Grau-, Mischbrot), Nudeln (Vollkorn-, Hartweizennudeln), Reis, Kartoffeln, stärkereiches Gemüse wie Mais
- Stufe 4: so selten wie möglich die folgenden Lebensmittel essen: Weißmehlprodukte, Süßigkeiten, Knabberartikel, süße Getränke

### Chrom

Das Spurenelement Chrom spielt als essenzieller Bestandteil des intrazellulären Chromodulins eine wichtige Rolle im Insulinstoffwechsel. Chromodulin ist ein Polypeptid, das aus den Aminosäuren Asparagin, Glutamin, Glycin und Cystein aufgebaut ist und an das zusätzlich 4 dreiwertige Chrom-Ionen angelagert sein müssen, damit es seine biologische Funktion erfüllen kann.

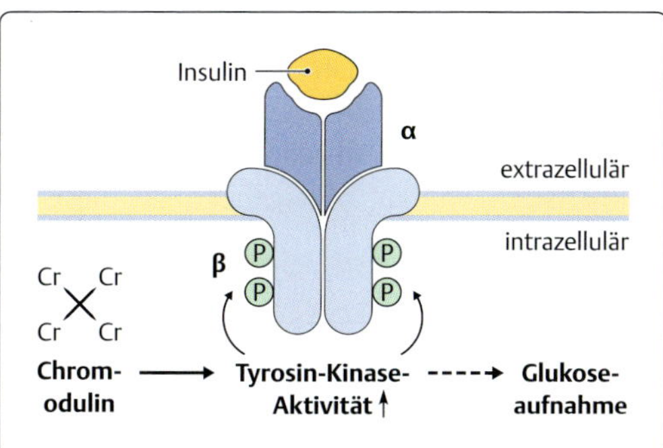


**Abb. 7.5** Bindung von Insulin an den Insulinrezeptor und Wirkung von Chromodulin. P = Bindungsproteine. (nach Deutzmann R. Molekulare Wirkungen. In: Behrends J, Bischofberger J, Deutzmann R et al., Hrsg. Duale Reihe Physiologie. 3., vollständig überarbeitete Auflage. Stuttgart: Thieme; 2016. doi:10.1055/b-004-132217)

Insulin bindet zunächst an die α-Einheit des Insulinrezeptors an der Zelloberfläche. Dadurch wird die Tyrosin-Kinase aktiviert, die sich im Zellinneren an der β-Einheit des Insulinrezeptors befindet und die Glukoseaufnahme in die Zelle ermöglicht. Chromodulin moduliert und verstärkt die Aktivität der Tyrosin-Kinase und ist ein unverzichtbarer Bestandteil der Insulinwirkung an der Zelle (**Abb. 7.5**).

Eine australische Studie [476] warnt vor dem Einsatz von dreiwertigen Chromverbindungen, da diese im menschlichen Körper zu Cr-IV- bzw. Cr-V-Verbindungen oxidieren können. Diese höherwertigen Chromverbindungen gelten als DNA-schädigend und mutagen. Auslöser dieser Oxidationsprozesse sind freie Radikale (ROS), die insbesondere durch Wasserstoffperoxid ($H_2O_2$) gebildet werden. $H_2O_2$ entsteht intrazellulär im Rahmen der durch das Insulin ausgelösten Signalkaskaden. Aus orthomolekularer Sicht ist es daher sinnvoll, Chrom-III-Verbindungen, z. B. Chrom-III-Chlorid, mit der Gabe von Antioxidanzien zu kombinieren, z. B. Vitamin C, α-Liponsäure, S-Acetylglutathion oder OPC.

## Diagnostik

Untersuchungen des Chromgehalts in Blut- oder Urinproben beziehen sich i. d. R. auf eine Chrombelastung oder -vergiftung und werden im Rahmen der arbeitsmedizinischen bzw. toxikologischen Diagnostik durchgeführt. In der naturheilkundlichen Diagnostik kann man an die **Haar-Mineral-Analyse** denken, wenn man eine Aussage über die Chromversorgung bekommen möchte.

## Therapie

In einer Studie [471] wurden verschiedene Chromverbindungen auf ihre Wirkung im Glukosestoffwechsel untersucht. Auf die Insulinsensitivität wirkten nur Chrompiccolinat, Chrompolynicotinat und eine bestimmte aminochelierte Chromverbindung (Chelavite®). In anderen Studien [466] [473] konnte auch eine positive Wirkung von Chrom-III-Chlorid gezeigt werden. Ein geeignetes Fertigpräparat ist z. B.: Hypo-A® Spurenelemente Kapseln (in 1 Kps. 10 mg Zink als Gluconat, 4 mg Mangan als Gluconat, 100 µg Chrom als Chrom-III-Chlorid, 100 µg Selen als Selenhefe; 1 × tgl. 1 Kps.).

Eine gute und dabei risikoarme Quelle für Chrom ist **Bierhefe**. Sie bietet den Vorteil, dass sie neben organischem Chrom zusätzlich über reichlich Aminosäuren verfügt. Bierhefe gibt es im gut sortierten Biohandel oder der Drogerie.

# Zink

Das Pankreas selbst enthält große Mengen an Zink, weil dieses Spurenelement in den β-Zellen einen stabilen kristallinen Zink-Insulin-Komplex bildet. Unklar ist bisher, ob und wie Zink an der Wirkung von Insulin in der Zelle beteiligt ist. Klar ist, dass intrazelluläre Zink-Ionen hemmend auf die Protein-Tyrosin-Phosphatase wirken, was sich positiv auf die Dauer der Insulinwirkung in der Zelle auswirkt. Außerdem ist Zink u. a. am Glukosetransport, der Glykogensynthese und der Lipogenese beteiligt – allesamt biologische Mechanismen, die eng mit der Wirkung von Insulin verknüpft sind. Bei Diabetikern ist die renale Zinkexkretion deutlich höher als bei Nichtdiabetikern, weshalb ein intrazellulärer Zinkmangel wahrscheinlich wird.

## Therapie

Zink wird unterschiedlich gut vom Körper aufgenommen, was nach meiner Beobachtung mit dem individuellen Stoffwechsel des Patienten zu tun hat (Aufnahme im Darm, Einbau in die Zellen usw.). In der Praxis kann man nur den Zinkspiegel im Vollblut messen, ein entsprechendes Präparat verordnen und nach ein paar Wochen eine Kontrolluntersuchung durchführen. Ein geeignetes Fertigpräparat ist z. B.: Zink 15 Kapseln (enthält 15 mg elementares Zink in Form von Zinkpiccolinat; 1 × tgl. 1 Kps. zwischen den Mahlzeiten).

### Magnesium

Eine gute Versorgung mit Magnesium führt zu einer verbesserten Insulinresistenz, indem es die Aktivität der Tyrosin-Kinase steigert. Niedrige Magnesiumspiegel sind mit einer verminderten Insulinresistenz assoziiert. Die Gesellschaft für Magnesiumforschung [472] empfiehlt bei Insulinresistenz die tägliche Magnesiumzufuhr von 240–480 mg.

#### Therapie

Die Tagesdosis sollte ca. 400 mg elementares Magnesium in Form von Magnesiumcitrat betragen. Ein geeignetes Fertigpräparat ist z. B. Woscha® Magnesiumcitrat-Kapseln (vor dem Essen und vor dem Schlafengehen je 2 Kps.).

### Omega-3-Fettsäuren

Die Körperzellen bestehen aus einer Membran, die aus einer Doppelschicht Fettsäuren zusammengesetzt ist, in der sich verschiedenste Rezeptoren als Andockstellen befinden, z. B. der Insulinrezeptor. Gesättigte Fettsäuren machen eine Membran generell unbeweglicher, während ungesättigte Fettsäuren, speziell Omega-3-Fettsäuren, für mehr Fluidität sorgen. Je fluider eine Zellmembran ist, desto besser funktioniert die Interaktion mit ihren Rezeptoren. Dies gilt insbesondere für den Insulinrezeptor in Muskelzellen.

Ein geeignetes Fertigpräparat ist z. B.: Norsan® Omega-3 Total Fischöl (1 EL tgl. nach dem Essen).

## 7.3.4 Autoimmunität und Insulinresistenz

Fettzellen haben nicht nur eine Funktion als Lipidspeicher, sondern sind auch endokrin aktiv. Dabei produzieren sie sowohl hormonartige Substanzen wie Leptin als auch Zellbotenstoffe, allen voran die proinflammatorischen Zytokine IL-6 (ca. 30 % stammen aus dem Fettgewebe) und TNF-α. Wenn diese Substanzen von Fettzellen synthetisiert werden, bezeichnet man diese als **Adipokine**.

Im Laborbefund sieht man die proinflammatorische Wirkung der Adiopokine dadurch, dass sich die Spiegel von Akute-Phase-Proteinen wie CRP hs im oberen Normbereich befinden und sich durch eine Reduktion des Bauchfetts, z. B. durch Intervallfasten, absenken. Eine Insulinresistenz löst wahrscheinlich keine Autoimmunerkrankung aus, durch die Stimulation von IL-6 und TNF-α wirkt sie im Sinne einer moderaten Herdwirkung aber dauerhaft proinflammatorisch. Dafür spricht auch, dass sich Fasten bzw. Intervallfasten meist günstig auf autoimmune Entzündungsprozesse auswirken.

## 7.3.5 Erweiterte Sichtweise

Insulin dockt an den zellulären Insulinrezeptor an und ermöglicht der Zelle dadurch, Energie in Form von Nährstoffen aufzunehmen. In der Zelle entsteht bei der Verstoffwechslung von Kohlenhydraten (oxydative Carboxylierung von Pyruvat), Fetten (β-Oxidation) und Aminosäuren (z. B. beim Abbau von L-Alanin) Acetyl-CoA als wichtiges Zwischenprodukt, das dann in den Mitochondrien im Rahmen der Energiegewinnung zu Wasser und Kohlendioxid abgebaut wird. Bei einem zu großen Nährstoffangebot besteht die Gefahr, dass es in den Mitochondrien zu unkontrollierten Reaktionen kommt, in deren Verlauf ROS gebildet werden, die zu einer Schädigung der Zelle oder sogar zu deren Untergang führen können. Um das zu verhindern, blockiert die Zelle die weitere Aufnahme von Nährstoffen, indem sie den Insulinrezeptor aktiv blockiert. Das Acetyl-CoA wird nun vermehrt für die Produktion von Triglyceriden, Ketonen und Cholesterin eingesetzt.

Es gibt nun eine erweiterte Sichtweise zur Insulinresistenz, die auf Alan Christianson zurückgeht, einen in den USA populären Naturheilkundler [479] [484]. Er spricht nicht nur von Insulinresistenz, sondern auch von Fett- und Ketonresistenz, da die Zelle, um sich zu schützen, diese Stoffe aus dem Zytosol in den Extrazellularraum ausleitet bzw. deren Aufnahme aus dem Extrazellularraum stoppt. In diesem Modell ist die **Insulinresistenz** also von der Zelle selbst induziert und dient als **Schutzmechanismus** vor Zerstörung der Mitochondrien aufgrund einer zu hohen Nährstoffzufuhr. Er sieht dafür folgende mögliche Ursachen:

- Eine exzessive Zufuhr von Nährstoffen, wie sie in den Industrieländern üblich ist.
- Ein eingeschränkter Transport innerhalb der Zelle oder eine verringerte Verbrennungsrate in den Mitochondrien, für die er verschiedene Ursachen verantwortlich macht, die sowohl alleine als auch in Kombination auftreten können, u. a.
  - Hypothyreose
  - Schlafmangel oder gestörte Schlaftiefe
  - Mikronährstoffmangel
  - Giftstoffe, z. B. aus Tabakrauch
- Störungen der zirkadianen Kortisolproduktion (Hyperkortisolismus bzw. latente Nebennierenschwäche) z. B. durch psychischen oder inflammatorischen Stress
- zu geringe Muskelmasse im Verhältnis zur Fettmasse bzw. der täglich zugeführten Nährstoffmenge

Muskelmasse ist in der Lage, Energie zu verbrennen und damit auch die Toleranz gegenüber der täglich zugeführten Nährstoffmenge zu erhöhen. Ein professioneller Gewichtheber verbraucht während der Wettkampfvorbereitung zwischen 6000 und 8000 kcal täglich, joggt man 1 Stunde lang mit 6 km/h, werden im Schnitt 1000 kcal verbrannt. Ein Mann mit Bürotätigkeit, der keinen Sport treibt, verbrennt am Tag rechnerisch zwischen 2200 und 2800 kcal. Zum Vergleich: Ein Döner mit Kalbfleisch und Salat enthält im Schnitt 760 kcal, trinkt man dazu noch einen ½ l eines koffeinhaltigen Softdrinks, liegt man damit schon bei knapp 1300 kcal. Hat man bereits am Vormittag ein belegtes Sandwich gefrühstückt (300 g) kommen nochmals knapp 700 kcal dazu, und spätestens mit dem Schokoriegel am Nachmittag (400–500 kcal), der zusammen mit einem Latte macchiato (180 kcal) genossen wird, erreicht man dann langsam das Tageslimit – ohne etwas zu Abend gegessen zu haben.

Ein **Überangebot an Nährstoffen**, speziell Zucker, wird auch in der Schulmedizin als Kofaktor einer Insulinresistenz diskutiert. Aber nicht nur die Zufuhr von Kohlenhydraten sorgt für eine Insulinausschüttung, auch Fette und Eiweiße haben diese Wirkung, nur nicht so ausgeprägt. Besonders stark lässt die Kombination aus schnell resorbierbaren Kohlenhydraten (Zucker, Kartoffeln, Weißmehl) und tierischem Eiweiß den postprandialen Insulinspiegel ansteigen, z. B. Steak mit Kartoffeln, gezuckertes Müsli mit Milch, Sandwiches mit Wurst oder Käse, außerdem viele typische Fast-Food-Gerichte wie Pizza oder Hamburger. Deswegen macht eine reine Low-Carb-Diät, bei der im Gegenzug exzessiv Proteine oder Fette konsumiert werden, weniger Sinn als eine Methode, die sich in ihren Ernährungsempfehlungen an der Insulinausschüttung und an der Wirkung der Nahrungsmittel auf den Blutzuckerspiegel orientiert. Beispiele dafür sind die Logi®-Methode oder die von dem Franzosen Michel Montignac begründete Glyx-Diät®.

Christianson empfiehlt eine Diät mit einer geringen Nährstoffdichte, wobei er sowohl eine mediterrane Kost, eine vegetarische Diät oder eine moderate Low-Carb-Ernährung für ähnlich wirksam hält, außerdem die Verbesserung der Leberfunktion und regelmäßige Bewegung.

## 7.4 Literatur


[439] Baulieu EE, Robel P. Dehydroepiandrosterone (DHEA) and dehydroepiandrosterone sulfate (DHEAS) as neuroactive neurosteroids. PNAS 1998; 95: 4089–4091

[440] Baulieu EE, Robel P. Neurosteroids: A new brain function? J Steroid Biochem Mol Biol 1990; 37 (3): 395–403

[441] Betz H, Laube B. Glycine receptors: recent insights into their structural organization and functional diversity. J Neurochem 2006; 97: 1600–1610

[442] Borowitz KK, Piskorska B, Banach M et al. Neuroprotective actions of neurosteroids. Front Endocrinol 2011; 2: 50

[443] de Carvalho GB, Brandão-Lima PN, Maia CS et al. Zinc's role in the glycemic control of patients with type 2 diabetes: A systematic review. Biometals 2017; 30 (2): 151–162

[444] de Man YA, Dolhain RJEM, von de Geijn FE et al. Disease activity of rheumatoid arthritis during pregnancy: Results from a nationwide prospective study. Arthritis Rheum 2008; 59 (9): 1241–1248

[445] Fantuzzi G. Adiopose tissues, adipokines, and inflammation. J Allerg Clin Immunol 2005; 115 (5): 911–919

[446] Groves NJ, McGrath JJ, Burne THJ. Vitamin D as a neurosteroid affecting the developing and adult brain. Ann Rev Nutr 2014; 34: 117–141

[447] Gundry S. The Plant Paradox: The Hidden Dangers in „Healthy" Foods That cause Disease and Weight Gain. 1. Aufl. New York: Harper Wave; 2017

[448] Hughes GC. Progesterone and autoimmune disease. Autoimm Rev 2012: 11 (6–7): A502–A514

[449] Jacob LM, Weis N. Krebszellen mögen Zucker, aber noch mehr lieben Sie Fett und tierisches Eiweiß. Deutsche Z Onkol 2012; 44: 109–118

[450] Kaelberer MM, Buchanan KL, Klein ME et al. A gut-brain neural circuit for nutrient sensory transduction. doi:10.1126/science.aat5236

[451] Kirschbaum C. Das Stresshormon Cortisol – Ein Bindeglied zwischen Psyche und Soma? In: Jahrbuch der Heinrich-Heine-Universität Düsseldorf; 2001: 150–156

[452] Krug M. Zurück ins Gleichgewicht. DHZ 2015; 11 (07): 36–41

[453] Lago F, Digeuz C, Gómez-Reino J et al. Adipokines as emerging mediators of immune response and inflammation. Nat Clin Pract Rheumatol 2007; 3: 716–742

[454] Meléndez-Hevia E, Paz-Lugo P de, Cornish-Bowden A et al. A weak link in metabolism. The metabolic capacity for glycine biosynthesis does not satisfy the need for collagen synthesis. J Biosci 2009; 34 (6): 853–872

[455] Munn DH, Mellor AL. Indoleamine 2,3 dioxygenase and metabolic control of immune responses. Trends Immunol 2013; 34 (3): 137–143

[456] Noorbakhsh F, Baker GB, Power C. Allopregnanolone and neuroinflammation: a focus on multiple sclerosis. Front Cell Neurosc 2014; 8: 134

[457] Pan DA, Lilloja S, Milner MR et al. Skeletal muscle membrane lipid composition is related to adiposity and insulin action. J Clin Invest 1995; 96 (6): 2802–2808

[458] Ploss O. Homöopathische Behandlung des Hormonsystems. Naturheilpraxis 2006; 11: 2–6

[459] Preuss HG, Echard B, Perricone NV et al. Comparing metabolic effects of six different commercial trivalent chromium compounds. J Inorg Biochem 2008; 102 (11): 1986–1990

[460] Pruimboom L, Reheis D, Rinderer M. Wirk Koch Buch. 3. Aufl. Hohenems: Bucher; 2017

[461] Rupprecht M. Stimulation von Hypophyse und Nebennierenrinde. Naturheilpraxis 2005; 2: 170–171

[462] Sánchez-Ramón S, Navarro J, Aristimuno C et al. Pregnancy-induced expansion of regulatory T-lymphocytes may mediate protection to multiple sclerosis activity. Immunol Lett 2005; 96 (2): 195–201

[463] Sawalha AH, Kovats S. Dehydroepiandrosterone in systemic lupus erythematosus. Curr Rheumatol Rep 2008; 10: 286–291

[464] Schulte-Uebbing C. Endometriose und Schwermetalle. CoMed 2010; 11: 88–90

[465] Shaghayegh N, Adulcikas J, Sukhwinder SS et al. Zinc transporters and insulin resistance: therapeutic implications for type 2 diabetes and metabolic disease. J Biomed Sci 2017; 24: 87

[466] Shinde Umila A, Sharma G, Xu Yan J et al. Anti-diabetic activity and mechanism of action of chromium chloride. Exp Clin Endocrinol Diabetes 2004; 112 (5): 248–252

[467] Srikanthan P, Karlamangla AS. Relative muscle mass is inversely associated with insulin resistance and prediabetes. Findings from the third National Health and Nutrition Examination Survey. J Clin Endocrinol Metabol 2011; 96 (9): 2898–2903

[468] Straub RH, Paimela L, Peltooma R et al. Inadequate low serum level steroid hormones in relation to interleukin-6 and tumor necrosis factor in untreated patients with early rheumatoid arthritis and reactive arthritis. Arthritis Rheum 2002; 46 (3): 654–662

[469] Téllez N, Comabella M, Julià E et al. Fatigue in progressive multiple sclerosis is associated with low levels of dehydroepiandosterone. Mult Scler 2006; 12 (4): 487–494

[470] Vaudry H, Tsutsui K. Neurosteroids. Frontiers in Endocrinology 2012; 3: 126

[471] Vincent JB. The biochemistry of chromium. J Nutr 2000; 130 (4): 715–718

[472] von Ehrlich B, Barbagello M, Classen HG et al. Die Bedeutung von Magnesium für Insulinresistenz, metabolisches Syndrom und Diabetes mellitus – Empfehlungen der Gesellschaft für Magnesiumforschung e. V. Diabetologie 2014; 9: 96–100

[473] Wang H, Kruszewski A, Brautigan DL. Cellular chromium enhances activation of insulin receptor kinase. Biochemistry 2005; 44 (22): 8167–8175

[474] Wright JV, Lenard L. Bioidentische Hormone. Freiburg: VAK; 2011

[475] www.academie-medecine.fr/neurosteroides-leur-role-dans-le-fonctionnement-du-cerveau-neurotrophicite-memoire-vieillissement (Stand: 03.10.2020)

[476] www.aerzteblatt.de/nachrichten/65350/Chemiker-warnen-vor-chromhaltigen-Nahrungsmittelergaenzungen (Stand: 03.10.2020)

[477] www.cdc.gov/nchs/nhanes/nh3data.htm (Stand: 03.10.2020)

[478] www.dge.de/presse/pm/so-dick-war-deutschland-noch-nie/ (Stand: 03.10.2020)
[479] www.drchristianson.com/ (Stand: 03.10.2020)
[480] www.kalorienbedarf.de/mann/ (Stand: 03.10.2020)
[481] www.pharmazeutische-zeitung.de/inhalt-42–1999/pharm5–42–1999/ (Stand: 03.10.2020)
[482] www.rp-online.de/sport/andere/matthias-steiner-bis-zu-8000-kalorien-taeglich_aid-13377099 (Stand: 03.10.2020).
[483] www.de.statista.com/statistik/daten/studie/164260/umfrage/pro-kopf-verbrauch-von-suess-waren/ (Stand: 03.10.2020)
[484] www.theenergyblueprint.com/do-carbs-make-you-fat/ (Stand: 03.10.2020)
[485] www.umweltbundesamt.de/sites/default/files/medien/461/publikationen/4188.pdf (Stand: 03.10.2020)
[486] www.zeit.de/wissen/gesundheit/2018–05/who-alkoholkonsum-deutschland-hoch-europa-vergleich-studie (Stand: 03.10.2020)

# 8 Oxidativer und nitrosativer Stress

*Die einzige Konstante im Universum ist die Veränderung.*

Heraklit

**An autoimmunen Reaktionen sind zwar viele Ebenen des Immunsystem beteiligt, letztendlich aber ist die lokale Schädigung von Zellen und Geweben immer eine Folge von einem unkontrollierten Übermaß an freien Radikalen. Diese zu kontrollieren, kann entzündliche Prozesse abmildern und damit Schäden vorbeugen. In diesem Kapitel erfahren Sie alles, was Sie dazu wissen müssen.**

## 8.1 Oxidativer Stress durch freie Radikale

### 8.1.1 Die zwei Gesichter von ROS

Die Energiegewinnung im menschlichen Stoffwechsel verläuft über die **Oxidation** (Verbrennung von molekularem Sauerstoff) und wird deswegen auch als **aerober Stoffwechsel** bezeichnet. Bei den biochemischen Vorgängen entstehen immer auch unerwünschte Begleitprodukte, die als **freie Radikale** bezeichnet werden. Unter diesem Begriff versteht man kurzlebige Molekülfragmente, die ein oder mehrere ungepaarte Elektronen besitzen und dadurch sehr reaktionsfreudig sind. Von besonderer Bedeutung sind z. B. das Hydroxyl- oder das Superoxidradikal.

Freie Radikale **zerstören Zellstrukturen** in ihrer unmittelbaren Umgebung, indem sie Elektronen benachbarter molekularer Strukturen binden und auf diese Weise die Umgebung schädigen. Außerdem löst dies eine Kettenreaktion aus: Das Molekül, dem vom freien Radikal ein Elektron entzogen wurde, wird dadurch selbst zu einem Radikal und versucht, sich das fehlende Elektron von einem anderen Molekül aus der nächsten Umgebung wiederzubeschaffen. Diese Kettenreaktion besitzt eine zum Teil erhebliche Zerstörungskraft, die zu irreversiblen Schädigungen an Proteinen, Zellmembranen oder der DNA führen kann.

Andererseits erfüllen freie Radikale im Körper auch verschiedene **biologische Funktionen**. Neben ihrer Rolle im Entzündungsprozess führt die ständige Auseinandersetzung mit wechselnden radikalischen Belastungen zu einem permanenten Trainingsreiz, der für eine optimale Anpassung an unterschiedliche Bedingungen sorgt, indem der Körper ständig gefordert wird, seine biochemischen Abwehrmechanismen gegen oxidativen Stress, v. a. die Produktion körpereigener Scavenger (S. 231), auf einem hohen Niveau zu halten. Dieser Prozess wird auch als mitochondriale **Hormesis** oder **Mithormesis** bezeichnet.

Der Körper **nutzt** freie Radikale wie Wasserstoffperoxid z. B. im Rahmen der **Immunreaktion** gegen Erreger. Diese werden bei deren Zerstörung von den Immunzellen gegen die eindringenden Mikroben eingesetzt. Freie Radikale werden auch bei einer Autoimmunreaktion von den angreifenden Abwehrzellen freigesetzt und spielen damit direkt am Ort der Entzündung eine Schlüsselrolle beim Zerstörungsprozess. Im Rahmen autoimmuner Entzündungsprozesse, egal um welche Autoimmunerkrankung es sich handelt, sind **ROS hauptverantwortlich für die Zerstörung von gesunden Zellen und physiologischen Geweben**.

Man kann freie Radikale trotzdem nicht pauschal als schädlich bezeichnen. Zu einer **Belastung** werden sie, wenn sie lokal oder systemisch vom Körper **nicht mehr unter Kontrolle** gebracht werden können und es so zu unkontrollierten Reaktionen mit daraus folgenden Schädigungen kommt. Im Kontext von Autoimmunerkrankungen ist die Bekämpfung von freien Radikalen wichtiger Baustein einer naturheilkundlichen Behandlungsstrategie, um die Schäden an den betroffenen Zellen so weit wie möglich zu reduzieren.

## 8.1.2 Scavenger

### Enzymatische Scavenger

Der menschliche Organismus besitzt **körpereigene Schutzsysteme**, um freie Radikale zu neutralisieren. Im Wesentlichen handelt es sich dabei um Enzyme, die deshalb als **enzymatische Scavenger** bezeichnet werden (engl. scavenger = Straßenkehrer) (**Tab. 8.1**). Daneben besitzen auch nicht enzymatische körpereigene Substanzen, wie z. B. die Salze der Harnsäure (Urate), Radikalfängereigenschaften (S. 144).

Freie Radikale entstehen sehr kurzfristig und ihre zerstörende Wirkung verläuft äußerst rasant auf einer i. d. R. sehr kurzen Strecke. Enzymatische Scavenger haben ebenfalls eine **extrem kurze Reaktionszeit**, die denen von freien Radikalen absolut ebenbürtig ist. Dadurch kann die schädigende Wirkung von freien Radikalen auf ihre Umgebung deutlich begrenzt werden. Darüber hinaus **neutralisieren** enzymatische Scavenger freie Radikale **vollständig**, während nicht enzymatische Scavenger oxidiert werden, was diese aber nicht toxisch macht.

**Tab. 8.1** Essenzielle Kofaktoren für die Bildung enzymatischer Scavenger.

| Name | Kofaktoren |
|---|---|
| Superoxid-Dismutase (SOD) | • Zink<br>• Kupfer<br>• Mangan |
| Glutathion-Peroxidase GPX | • Selen<br>• Cystein<br>• Glutamin<br>• Glycin |
| Cytochrom-Oxidase | • Kupfer<br>• Eisen |
| Katalase | • Eisen |

### Nicht enzymatische Scavenger

Neben den körpereigenen enzymatischen Scavengern gibt es eine Vielzahl von **Nährstoffen**, die ebenfalls freie Radikale neutralisieren können. Zu diesen gehören verschiedene **Vitamine**, z. B. Vitamin C und Vitamin E, aber auch zahlreiche **sekundäre Pflanzenstoffe**, wie Carotinoide oder Polyphenole. Sie werden als **nicht enymatische Scavenger** bezeichnet, da es sich um keine Enzyme handelt.

Nicht enzymatische Scavenger haben wesentlich **längere Reaktionszeiten**, wodurch auch die Zeit, in der freie Radikale zerstörend auf ihre Umgebung einwirken können, verlängert wird. Darüber hinaus kommt es beim Kontakt **nicht zur vollständigen Neutralisierung des Radikals**. Vielmehr bilden der nicht enzymatische Scavenger und das Radikal eine neue, allerdings i. d. R. deutlich schwächer wirkende radikalische Verbindung und benötigen zu ihrer endgültigen Neutralisierung einen Redoxpartner.

### Beispiel

Bei der Zellatmung entsteht am Ende der Atmungskette aus molekularem Sauerstoff das äußerst toxische **Superoxidradikal,** das mit Biomolekülen reagiert und diese biochemisch verändern kann. Dies betrifft sowohl Proteine (z. B. Cystein, Methionin, Histidin, Tryptophan) als auch

DNA-Basen (Guanosin) und mehrfach ungesättigte Fettsäuren (PUFA). Es kann dann zu DNA-Schäden, fehlgefalteten Proteinen [499] oder zur Lipidperoxidation von Zellmembranen kommen. Diese werden als Ursachen für Krebs, neurodegenerative Erkrankungen und Autoimmunität seit Jahren intensiv erforscht.

- **Reaktion mit enzymatischen Scavengern**: Das Superoxidradikal wird durch die Superoxid-Dismutase (SOD) zu dem chemisch stabileren Wasserstoffperoxid $H_2O_2$ und Sauerstoff disproportioniert (umgewandelt). Die weitere Disproportionierung von Wasserstoffperoxid zu Wasser und Sauerstoff erfolgt dann durch eine Katalase.
- **Reaktion mit nicht enzymatischen Scavengern**: Das Superoxidradikal reagiert mit Ascorbinsäure (Vitamin C), wird dadurch aber nicht vollständig entgiftet, sondern es entstehen Wasserstoffperoxid und das Ascorbylradikal Semidehydroascorbinsäure. Das Wasserstoffperoxid kann nun weiter z. B. durch die körpereigene Katalase oder durch Glutathion neutralisiert werden, das Ascorbylradikal benötigt z. B. Vitamin E oder α-Liponsäure, um wieder zu Ascorbinsäure reduziert zu werden. Eine andere Möglichkeit besteht darin, dass zwei Ascorbylradikale miteinander zu Dehydroascorbinsäure und Ascorbinsäure reagieren, sich also gegenseitig zumindest ein Stück weit reduzieren.

### 8.1.3 Mikronährstoffmangel

Ein häufiges Argument gegen die zusätzliche Einnahme von Mikronährstoffpräparaten lautet, dass in einer abwechslungsreichen vollwertigen Ernährung alle Mikronährstoffe enthalten sind, die der Mensch täglich benötigt. Auch der Slogan der Deutschen Gesellschaft für Ernährung [506], 5 × am Tag jeweils eine Portion Obst bzw. Gemüse zu essen, impliziert, dass damit eine ausreichende Versorgung mit Vitalstoffen erreicht werden kann.

Unabhängig davon, dass viele der heute im Supermarkt angebotenen Obstsorten unreif geerntet werden, damit sie im gewünschten Zustand im Regal landen und dort möglichst lange haltbar sind, führt die Fokussierung der Hersteller und des Handels auf Obstsorten, die sich den Anforderungen an Transport und Verkauf möglichst optimal anpassen, nicht nur zu einer zunehmenden Verarmung der Diversität angebotener Sorten, sondern auch dazu, dass manche aufgrund der Züchtung weniger Vitalstoffe enthalten als es üblicherweise der Fall ist. Von der Belastung mit Bioziden aller Art, zumindest in konventionell angebautem Obst und Gemüse, ganz zu schweigen.

Ein gutes Beispiel liefert der **Apfel**. Wenn man sich die Auslagen in den Obst- und Gemüseabteilungen der Supermärkte anschaut, fällt auf, dass hier im Grunde nur eine Handvoll Sorten angeboten werden, jedenfalls wenn man bedenkt, wie viele Apfelsorten es einst gegeben hat. Die modernen Apfelsorten gehen in ihrer Züchtung auf wenige Ausgangssorten zurück. Diese Aussortierung begann in den 1920er-Jahren, als man sich zunehmend auf optisch ansprechende Sorten mit guten Lager- und Transporteigenschaften und einer Süße im Geschmack konzentrierte. Eine dieser Ausgangssorten ist Golden Delicious, der süß schmeckt, gute Transporteigenschaften hat, sich nach dem Anschnitt erst spät verfärbt und wie ein „typischer Apfel" aussieht. Was man anfangs aber nicht wusste: Der Golden Delicious verfügt auch über deutlich **weniger Polyphenole** als andere Apfelsorten, u. a., weil die Polyphenole mitverantwortlich für den sauren Geschmack sind. Polyphenole sind sekundäre Pflanzenstoffe, die zu den effektivsten Antioxidanzien zählen.

Moderne Apfelsorten, die deutlich weniger Polyphenole enthalten, bieten dadurch einen weniger wirksamen Schutz vor ROS. Zusätzlich konnte eine Beobachtungsstudie [507] zeigen, dass Allergiker, die auf moderne Apfelsorten reagieren, beim Genuss alter und damit polyphenolreicher Apfelsorten weitaus weniger allergische Symptome entwickeln. Die Forscher fanden heraus, dass sich nach dem regelmäßigen Verzehr alter Apfelsorten die ursprüngliche allergische Reaktion gegen moderne Apfelsorten abmilderte. Aktuell sieht man eine Entwicklung, bei der konventionelle Züchter damit beginnen, zunehmend gentechnische Verfahren bei der Apfelzüchtung einzusetzen, während sich der Öko-Anbau weiterhin auf traditionelle Methoden bzw. Sorten beschränkt. Da ROS eine wichtige Rolle beim autoimmunen Entzündungsprozess spielen, kann man den Betroffenen also empfehlen, für ihre Versorgung mit Poylphenolen möglichst biologisch erzeugtes und reif geerntetes Obst zu konsumieren und speziell bei Äpfeln alte Sorten zu bevorzugen.

### 8.1.4 Glutathion

Das Tripeptid Glutathion (GSH) besteht aus den Eiweißen Cystein, Glutamin und Glycin und hat eine wichtige Schlüsselfunktion bei zahlreichen Abläufen im Körper, u. a. bei der **Entgiftung von freien Radikalen**, dem Elektronentransport in der Atmungskette, der Phase-2-Entgiftung in der Leber, der Entgiftung der Zellen (z. B. von Umweltgiften) und bei der Aktivierung von T-Zellen.

Reduziertes Glutathion ist ein äußerst effizienter Radikalfänger und wird durch den Kontakt mit einem freien Radikal zu Glutathiondisulfid (GSSG) oxidiert. Mittels Glutathion-Reduktase kann das oxidierte GSSG wieder zu GSH reduziert werden, um erneut zur Verfügung zu stehen.

Um sich einen Überblick zu verschaffen, wie gut das Glutathionsystem funktioniert, ist die Bestimmung folgender **Parameter** hilfreich (**Abb. 8.1**):

- Glutathion gesamt: Gesamtmenge von reduziertem bzw. oxidiertem Glutathion
- GSH: Gesamtmenge an reduziertem Glutathion
- GSSG: Gesamtmenge an oxidiertem (= verbrauchtem) Glutathion
- Ratio GSH/GSSG: Verhältnis von reduziertem zu oxidiertem Glutathion

Entscheidend ist nicht alleine die Gesamtmenge an Glutathion, sondern auch das Verhältnis von GSH zu GSSG. Bei manchen Patienten findet man eine ausreichende Glutathion-Gesamtmenge, aber ein zu geringes GSH bzw. ein ungünstiges Verhältnis von GSH zu GSSG. In diesen Fällen besteht ein absoluter bzw. relativer Mangel an reduziertem und damit biologisch aktivem Glutathion.

Sie können den **Glutathionstatus** auf verschiedene Arten **ankurbeln**:

- **Verbesserung der Glutathionbildung**: Die schwefelhaltige Aminosäure Cystein und das Spurenelement Selen, das essenziell für die Funktion der Glutathionperoxidase ist, sind hinsichtlich der Zufuhr die beiden limitierenden Größen für die Bildung bzw. Funktion von Glutathion. Ein geeignetes Präparat ist z. B. Wo-scha Nac Plus EmboCAPS® (1 × tgl. 1 Kps. auf leeren Magen mit Saft oder Wasser; enthält N-Acetylcystein und Selen).
- **Verbesserung des Glutathionrecyclings**: Organischer Schwefel (Methylsulfonylmethan, MSM) liefert Schwefel für die Glutathionbildung und die schwefelwasserstoffhaltige R-α-Liponsäure reduziert oxidiertes Glutathion. Daurch steigt der Glutathionspiegel. Geeignete Präparate sind z. B. MSM 1000 Kapseln (je 1 Kps. 30 Minuten vor dem Frühstück und 30 Minuten vor dem Abendessen) und R-α-Liponsäure-Kapseln (2 Kps. tgl. 30 Minuten vor dem Mittagessen).
- **therapeutische Gabe von Glutathion**: Da reduziertes Glutathion nur eine sehr kurze Halbwertszeit hat, setze ich in der Praxis acetyliertes Glutathion ein, also Glutathion, das an eine Acetylgruppe gebunden ist. Diese wirkt wie ein Oxidationsschutz und sorgt dafür, dass das reduzierte Glutathion erst in der Zelle selbst freigesetzt wird. Diese biochemische Form wird als S-Acetylglutathion (SAG) bezeichnet und kann sowohl oral als auch per Infusion verabreicht werden. Die dabei eingesetzte Menge sollte sich am Glutathionstatus orientieren.

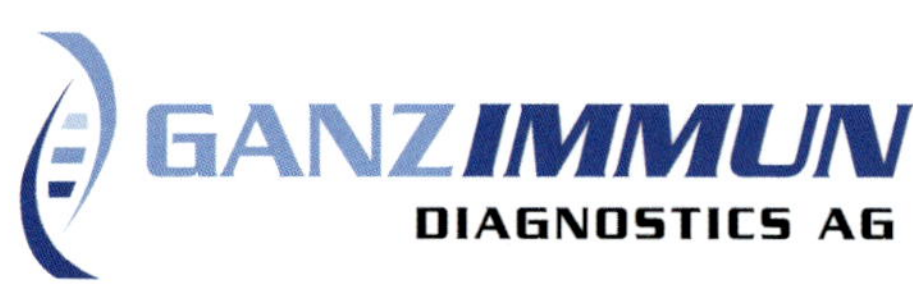

**Mustermann, Max**
geb. TT.MM.JJJJ m
Barcode 42517335
Labornummer 1910152070
Probenabnahme am 15.10.2019
Probeneingang am 15.10.2019 12:24
Ausgang am 15.10.2019

GANZIMMUN AG - Hans-Böckler-Straße 109 - 55128 Mainz

Praxis
Dr. med. Max Musterbefund
Facharzt für Allgemeinmedizin
Musterstraße 123
1234 Musterstadt

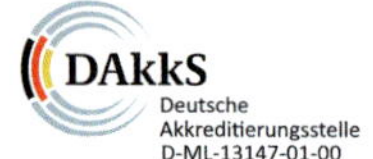


**Laborärztlicher Befundbericht** Endbefund, Seite 1 von 2

Benötigtes Untersuchungsmaterial: EDTA-Blut

| Untersuchung | Ergebnis | Einheit | Vorwert | Referenzbereich Nachweisgrenze |
|---|---|---|---|---|
| Mikronährstoffe | | | | |
| **Oxidativer Stress:** | | | | |
| Glutathion gesamt (GSH + 2GSSG) | 1176 | µmol/l | 1 (24.2.16) | > 1093 |
| | | | | Bitte beachten Sie den geänderten Normbereich |
| Glutathion reduziert (GSH) | 987 | µmol/l | 1 (24.2.16) | > 725 |
| | | | | Bitte beachten Sie den geänderten Normbereich |
| Glutathion oxidiert (GSSG) | 189 | µmol/l | 1 (24.2.16) | < 217 |
| | | | | Bitte beachten Sie den geänderten Normbereich |
| Glutathion reduziert/gesamt | 5,22 | Ratio | 1,0 (24.2.16) | > 0,63 |
| | | | | Bitte beachten Sie den geänderten Normbereich |

**GANZIMMUN AG** Hans-Böckler-Straße 109 55128 Mainz
T. + 49 (0) 6131 - 7205-0 F. + 49 (0) 6131 - 7205-100 info@ganzimmun.de www.ganzimmun.de

**Abb. 8.1** Musterbefund der Mikronährstoffanalyse von Glutathion. (Quelle: GANZIMMUN Diagnostics AG, Mainz)

# 8.2 Nitrosativer Stress

## 8.2.1 Biologische Funktionen von Stickstoffmonoxid

Eine spezielle Form von **freien Radikalen** sind solche, deren biochemische Struktur auf **Stickstoffmonoxid (NO)** basieren. Die Belastung mit diesen oxidativen Stickstoffradikalen wird auch als nitrosativer Stress bezeichnet. Stickstoffmonoxid wird durch die NO-Synthase aus der Aminosäure Arginin katalysiert. Obwohl seine Halbwertszeit gerade einmal 5 Sekunden beträgt, erfüllt es im Körper zahlreiche Aufgaben. Das liegt u. a. daran, dass es molekular so klein ist, dass es einfach durch Zellwände durchdiffundieren und dadurch direkt wirken kann.

Je nachdem, wo Stickstoffmonoxid produziert wird, ändert sich auch die Bezeichnung für die **NO-Synthase**, die es am jeweiligen Ort katalysiert:

- Als **eNOS** (endotheliale NO-Synthase) produziert sie Stickstoffmonoxid in den Endothelzellen der Blutgefäße, was dort zu einer Vasodilatation führt. So kann jedes Gefäß je nachdem, wie stark die Endothelzellen den Strömungskräften des Blutstroms ausgesetzt sind, durch Weitstellung seinen Durchmesser regulieren und so einen möglichst optimalen Blutfluss organisieren.
- Die **iNOS** (induzierbare NO-Synthase) führt zu einer vermehrten Produktion von Stickstoffmonoxid in den Makrophagen bzw. deren neuronalem Äquivalent, der Mikroglia, wo es zur Abtötung von Bakterien eingesetzt wird. Die iNOS spielt eine Hauptrolle bei der Entstehung von nitrosativem Stress und damit auch bei der Myelinschädigung bei MS [487] [492].
- Als **nNOS** (neuronale NO-Synthase) fungiert sie im ZNS als Neurotransmitter und wirkt bei der Sekretion des exzitatorischen Neurotransmitters Glutamat im präsynaptischen Spalt.
- In den Mitochondrien wirkt die **mNOS** (mitochondriale NO-Synthase) als Stoffwechselmodulator bei der Regulation des Sauerstoffverbrauchs.

**Problematisch** für den Organismus wird es immer dann, wenn **zu viel NO** synthetisiert wird. Einer der wichtigsten Gründe dafür ist eine chronische Entzündungsreaktion, in deren Folge die Makrophagen vermehrt Stickstoffmonoxid produzieren. Weitere mögliche Ursachen sind eine vermehrte Belastung mit Umweltgiften wie Schwermetallen oder Nikotin und physischer bzw. psychischer Stress. Auch Funktionseinschränkungen der Halswirbelsäule, z. B. nach Autounfällen oder Kopftraumata, werden als mögliche Ursache diskutiert.

## 8.2.2 Mitochondriopathie

Beim Abbau von Fetten, Proteinen und Kohlenhydraten bzw. im Zitratzyklus entsteht Energie, die intrazellulär vorübergehend in Form von Reduktionsäquivalenten gespeichert wird. Dabei handelt es sich um $NADH + H^+$ (Nikotinamid-Adenin-Dinukleotid) und $FADH_2$ (Flavin-Adenin-Dinukleotid). Diese Reduktionsäquivalente werden in der Atmungskette oxidiert, die dabei freiwerdende Energie speichert der Körper in Form energiereicher Phosphate als ATP (Adenosintriphosphat). Dieser Stoffwechselweg, der als oxidative Phosphorylierung (**Abb. 8.2**) bezeichnet wird, findet in der Mitochondrienmembran bzw. -matrix statt. Dabei spielen 4 Enzymkomplexe für den notwendigen Elektronentransport eine Schlüsselrolle. Die tägliche Energieproduktion von ATP ist immens, die tägliche Bildung entspricht in etwa der des eigenen Körpergewichts.

Durch vermehrten oxidativen oder nitrosativen Stress oder toxische Belastungen kann es zu einer **Hemmung mitochondrialer Enzyme** kommen, was dazu führt, dass der Elektronentransport gestört wird und dadurch vermehrt Sauerstoffradikale produziert werden, die wiederum die Mitochondrien schädigen und den Elektronentransport behindern. Im Extremfall entsteht ein Teufelskreis, bei dem einerseits die zelluläre Energiebilanz des Körpers beeinträchtigt wird, andererseits aber auch die Belastung mit Sauerstoffradikalen immer weiter ansteigt.

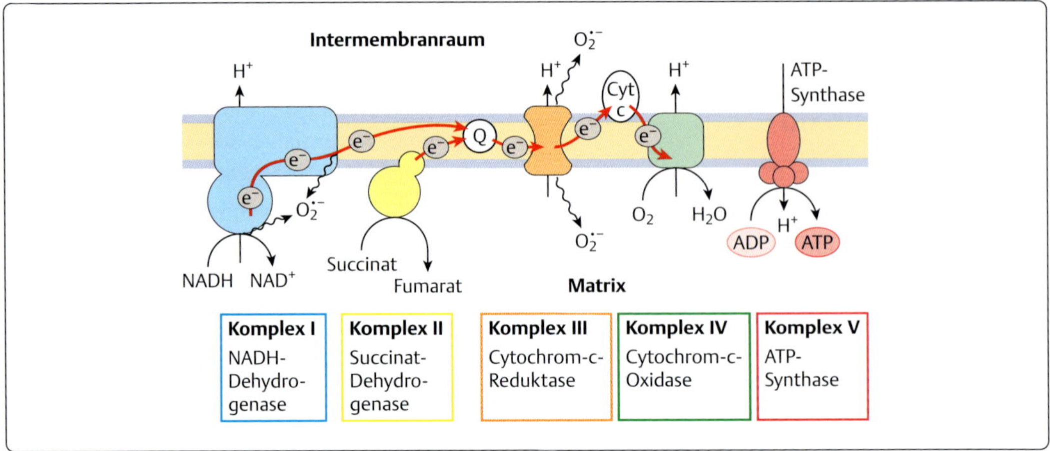


**Abb. 8.2** Prinzip der Atmungskette und ATP-Synthase. (Quelle: Knippers R. DNA in Mitochondrien. In: Nordheim A, Knippers R, Hrsg. Molekulare Genetik. 11., unveränderte Auflage. Thieme; 2018. doi:10.1055/b-006-149922)

Die Auswirkungen können im wahrsten Sinne des Wortes verheerend sein, z. B., wenn es durch vermehrte Katalyse von Stickstoffmonoxid zu einer unkontrollierten Bildung von nitrosativem Stress in den Mitochondrien kommt, da dies verschiedene Enzyme der Atmungskette hemmt und es dadurch zu einem mehr oder weniger ausgeprägten Verlust an ATP kommen kann. Den Zellen steht also immer weniger Energie zur Verfügung. Die Folgen reichen von einer Einschränkung der Funktion der jeweiligen Zelle bis zum Zelluntergang. Ähnlich ungünstig wirkt sich eine vermehrte Produktion von Stickstoffmonoxid in vielen Bereichen des Körpers aus. In den Nervenzellen kommt es durch die vermehrte Katalyse von NO zu einer Aktivitätserhöhung des Glutamatrezeptors, was zu einer Öffnung des Rezeptorkanals mit vermehrtem Kalziumeinstrom in die Nervenzelle führt. In der Folge kann es zu einer neuronalen Funktionseinschränkung oder sogar zum totalen Funktionsverlust und Zelluntergang der Neuronen kommen. In den Endothelzellen der Blutgefäße kann eine Folge von nitrosativem Stress sein, dass deren Weitstellung eingeschränkt ist, was zu einer Hypertonie oder einem Koronarsyndrom führen kann.

### 8.2.3 Symptome und Erkrankungen

Die Liste von Erkrankungen und Symptomen, die mit nitrosativem Stress in Verbindung stehen können, aber nicht müssen, ist aufgrund der vielfältigen Funktionen von Stickstoffmonoxid im Körper recht umfangreich. Nitrosativer Stress wird als Auslöser bzw. Teil des Pathomechanismus bei verschiedenen Krankheitsbildern diskutiert, u. a.

- Autoimmunerkrankungen wie MS, rheumatoide Arthritis, Psoriasis, Hashimoto-Thyreoiditis
- chronische Schmerzzustände wie Fibromyalgie, Kopfschmerzen, Migräne
- neurologische und psychiatrische Krankheitsbilder wie Morbus Parkinson, Gangunsicherheit, chronische Schlafstörungen, ADS bzw. ADHS, Reizbarkeit, demenzielle Syndrome, Depression, Angststörungen, Psychosen
- Umwelterkrankungen wie Multiple Chemical Sensitivity (MCS)
- hypererge Syndrome wie Allergien oder Neurodermitis
- Magen-Darm-Störungen wie Reizdarmsyndrom, Gastritis, Refluxerkrankung, Glossitis
- hormonelle Dysregulationen wie PMS und Dysmenorrhö
- Fatigue und chronisches Erschöpfungssyndrom (CFS)

- rezidivierende Infekte
- atherosklerotische Krankheitsbilder wie KHK oder AVK
- Nierenfunktionsstörungen

### 8.2.4 Nitrosativer Stress und Autoimmunität

Bei akuten Entzündungen oder vermehrtem körperlichem oder psychischem Stress kann es zur vermehrten Katalyse von Stickstoffmonoxid kommen, was im Rahmen physiologischer Prozesse i. d. R. vom Körper toleriert wird. Nicht jeder grippale Infekt und nicht jeder Ehestreit münden automatisch in eine chronische inflammatorische Stoffwechselstörung. Problematisch aber wird es, wenn der stressorische Reiz anhält oder wenn der Betroffene bereits an anderweitigen Belastungen leidet, die er bisher aber noch weitgehend kompensieren konnte. Das können z. B. Umweltbelastungen sein (Metalle, Landwirtschafts-, Wohngifte), ein Mangel an Mikronährstoffen oder Zigarettenrauch. Wenn diese Belastungen bereits einen Teil der Fähigkeit des Körpers, ROS zu kontrollieren, in Anspruch nehmen, kann es dazu kommen, dass die Situation eskaliert und sich unkontrolliert ROS bzw. nitrosativer Stress bildet, indem das NO mit Superoxid reagiert, einem Sauerstoffradikal.

Gemeinsam bilden beide Peroxynitrit, das erstens eine sehr starke Zerstörungskraft aufweist und zweitens die Bildung des Superoxidradikals und von NO fördert. Diese beiden Produkte reagieren wieder miteinander, es kommt erneut zur Bildung von Peroxynitrit, das zur weiteren Zerstörung in wichtigen Zellorganellen und auch wieder zur Bildung von Superoxid und NO führt – ein Teufelskreis entsteht, der schnell autonom wird und weiterbesteht, auch wenn die eigentliche Ursache längst beseitigt ist. Dieser Prozess, der auch als NO/ONOO-Zyklus bezeichnet wird, geschieht auf mehreren biochemischen Ebenen, u. a. durch Hemmung der SOD in den Mitochondrien, was zu einer vermehrten Belastung mit ROS führt, oder durch Aktivierung von NFκ-B, was eine proinflammatorische Stoffwechsellage mit vermehrter Produktion der iNOS durch Makrophagen zur Folge hat. Wenn man sich vor Augen führt, dass dem Transkriptionsfaktor NFκ-B eine Schlüsselrolle im Entzündungsprozess zukommt, erkennt man schnell die Dimension von nitrosativem Stress bei Autoimmunopathien. Dass der NO/ONOO-Zyklus sich selbst eigenständig unterhält, ist eine zusätzliche Komplikation, denn dadurch bekommen solchermaßen ausgelöste Entzündungen eine autonome Komponente und werden für den Körper weniger kontrollierbar. Der US-Biochemiker Martin Pall entwickelte [500] die Grundlagen für dieses Modell, das er als Ursache von verschiedenen chronischen Erkrankungen wie Fibromyalgie oder Chronic Fatigue Syndrom sieht: den NO/ONOO-Zyklus.

Patienten, die an Autoimmunerkrankungen leiden, geben nicht selten an, dass bei der ersten spürbaren Manifestation ihrer Erkrankung ein Infekt oder ein starker physiopsychischer Stress bestand. Eine mögliche Erklärung könnte in der Bildung von nitrosativem Stress liegen.

### 8.2.5 Rolle von Vitamin $B_{12}$

#### Aufbau und Vorkommen

Die biochemische Bezeichnung für Vitamin $B_{12}$ (**Abb. 8.3**) ist **Cobalamin**. Cobalamine sind organometallische Verbindungen mit einer identischen Grundstruktur, die als Corrin-Ring bezeichnet wird: Ein zentrales Cobalt-Ion ist von 5 Stickstoffatomen und einem weiteren austauschbaren Liganden umgeben. Dieser wird in der chemischen Strukturformel mit dem Buchstaben R (für Rest) bezeichnet und gibt dem Cobalamin seinen jeweiligen Namen. Handelt es sich bei R um eine Hydroxygruppe, bezeichnet man das Cobalamin als Hydroxycobalamin, bei einer Cyanogruppe wird es als Cyanocobalamin bezeichnet usw.

Im Körper kann man Cobalamine nach Depot- und biochemisch aktiven Formen unterscheiden. Zu den **Depotformen** gehören Aqua-, Hydroxy- und Nitritocobalamin, **biochemisch aktiv** sind Methylcobalamin, das sich im Zytosol befindet, und Adenosylcobalamin in den Mitochondrien. Im Körper finden sich außerdem verschiedene

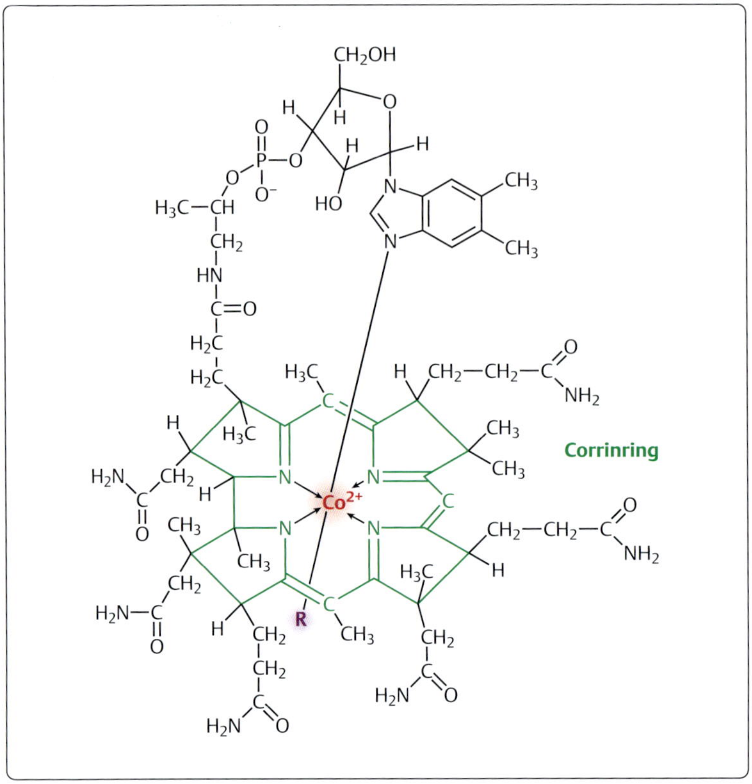

**Abb. 8.3** Molekularstruktur von Cobalaminen. (Quelle: Hauser K. Struktur. In: Rassow J, Hauser K, Deutzmann R et al., Hrsg. Duale Reihe Biochemie. 4. Auflage. Stuttgart: Thieme; 2016)

Metabolite aus dem Cobalaminstoffwechsel, z. B. Sulfitocobalamin oder Glutathionylcobalamin.

Die aktiven Formen von Vitamin $B_{12}$ erfüllen im Körper lediglich **2 Aufgaben**, die für den Körper aber sehr bedeutsam sind:

- **Methylcobalamin** dient als Koenzym der Methionin-Synthase, die für den Methylierungszyklus und damit für die Bereitstellung von Methylgruppen im Stoffwechsel essenziell ist.
- **Adenosylcobalamin** ist als Koenzym von Methylmalonyl-CoA essenziell für den Protein- und Fettstoffwechsel.

## Bedeutung

Zwischen **nitrosativem Stress und Vitamin $B_{12}$** besteht eine **Wechselbeziehung**. Einerseits führt eine vermehrte Belastung mit NO durch Oxidation des zentralen Cobalt-Ions zu einer Inaktivierung von Cobalamin und damit zu einem funktionellen Vitamin-$B_{12}$-Mangel. Andererseits kann Vitamin $B_{12}$ nitrosativen Stress sehr effizient neutralisieren, indem es die NO-Bildung hemmt und überschüssiges NO neutralisiert.

## Diagnostik

### Vitamin $B_{12}$ im Serum

Der Serumspiegel von Vitamin $B_{12}$ (Cobalamin) spiegelt die quantitative Verfügbarkeit dieses Vitamins wider. Das bedeutet aber nicht unbedingt, dass der Körper tatsächlich ausreichend mit Vitamin $B_{12}$ versorgt ist. Das kann verschiedene Gründe haben:

- Eine vermehrte Belastung mit freien Radikalen (ROS) führt zur Oxidation des zentralen Cobalt-Ions und inaktiviert damit die Funktion von Cobalamin.
- Die Belastung mit nitrosativem Stress ist sehr hoch, sodass vermehrt Vitamin $B_{12}$ verbraucht wird und nicht für andere biologische Funktionen zur Verfügung steht.
- Die Umwandlung von Cobalamin in seine aktiven Formen Methyl- bzw. Adenosylcobalamin

funktioniert nur eingeschränkt, weil die dazu notwendigen Enzyme aufgrund eines Mikronährstoffmangels z. T. inaktiviert sind bzw. nur eingeschränkt funktionieren.
- Verbrauchtes Methylcobalamin kann nicht recycelt werden, wenn nicht ausreichend Tetrahydrofolsäure (aktive Form von Folsäure) bereitsteht, da sie im Körper der einzige Methylgruppendonator für diese chemische Reaktion ist.

Diagnostisch ist es in solchen Fällen sinnvoll, anstatt Vitamin $B_{12}$ im Serum zu bestimmen besser solche Parameter auszuwählen, mit denen man die Funktionalität bzw. Verfügbarkeit von Cobalamin evaluieren kann.

## Methylmalonsäure im Urin oder im Plasma bzw. Serum

Beim Abbau der ungeradzahligen Fettsäuren und von Aminosäuren ist Vitamin $B_{12}$ essenziell für die Umwandlung von Methymalonyl-CoA in Succinyl-CoA, das in den Zitratzyklus eingeschleust werden kann. Ein Mangel an Cobalamin führt dazu, dass vermehrt Methylmalonyl-CoA anfällt, das dann in Methylmalonsäure umgebaut und über die Nieren ausgeschieden wird. Damit ist es labordiagnostisch sowohl im Plasma bzw. Serum als auch im Urin nachweisbar.

Allerdings gibt es hier Fehlerquellen:
- Der Serum- bzw. Plasmaspiegel sowohl von Methylmalonsäure als auch von Holotranscobalamin (Holo-TC) kann bei Patienten mit einer Niereninsuffizienz auch ohne Cobalaminmangel erhöht sein (DD: Kontrolle der Nierenfiltration über die Bestimmung von Cystatin C im Serum).
- Bei einer bakteriellen Überwucherung des Dünndarms kommt es u. a. zu einer vermehrten Bildung von Proprionsäure, einer kurzkettigen Carbonsäure, die von den Darmbakterien selbst produziert wird. Diese wird zu Methylmalonsäure umgebaut und renal ausgeschieden. Holo-TC wird von einem bakteriellen Overgrowth allerdings nicht beeinflusst und kann ersatzweise als Untersuchungsparameter herangezogen werden.
- Erhöhung der Methylmalonsäure bei Rauchern, wahrscheinlich als Frühzeichen von nitrosativem Stress ohne Vorliegen eines generellen Cobalaminmangels im Körper.

Methylmalonsäure im Plasma:
- Normwert: < 271 mmol/l
- Graubereich: 271–450 mmol/l
- erhöht: > 450 mmol/l

Methylmalonsäure im Urin:
- Normwert: < 1,60 mg/g Kreatinin
- Graubereich: 0,23–1,59 mg/g Kreatinin
- erhöht: > 1,60 mg/g Kreatinin

## Holotranscobalamin im Plasma bzw. Serum

Das Holo-TC im Serum erlaubt einen Einblick in die Aktivierung von Cobalamin und ist erniedrigt, wenn die Umwandlung in aktive Formen von Cobalamin eingeschränkt ist oder wenn generell ein Mangel an Vitamin $B_{12}$ vorliegt. Labordiagnostisch sinkt bei einem Mangel zuerst das Holo-TC ab, während die Methylmalonsäure erst etwas später reagiert und ansteigt.

Holo-TC im Serum:
- Normwert: 35–125 pmol/l
- Graubereich: 35–50 pmol/l
- Vitamin-$B_{12}$-Mangel: < 35 pmol/l

## Homocystein

**Vorsicht**

Homocystein ist nicht geeignet, um einen Mangel an Vitamin $B_{12}$ zu erkennen.

Homocystein entsteht als Zwischenprodukt bei der Verstoffwechslung von Methionin (**Abb. 8.4**). Da es für die Zelle giftig ist, wird es umgehend entsorgt. Entweder wird Homocystein durch Enzyme, die von Vitamin $B_6$ abhängig sind, zu Cystathionin und Cystein abgebaut oder durch die Methionin-Synthase wieder zu Methionin umgewandelt. Im Rahmen des Methylierungszyklus überträgt Methylcobalamin eine Methylgruppe von $N^5$-Methyl-Tetrahydrofolat auf Homocystein

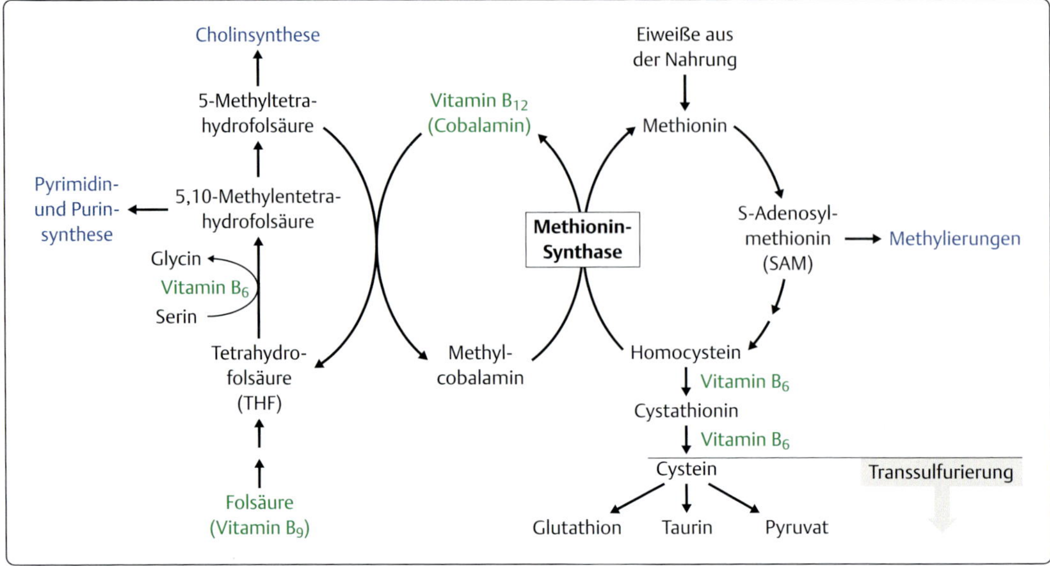


**Abb. 8.4** Methylierungszyklus.

und ist damit als Kofaktor der Methionin-Synthase für die weitere Verstoffwechslung von Homocystein unentbehrlich.

Obwohl der Körper über eine genügende Menge an Folsäure verfügt, kann also bei einem Mangel an Vitamin $B_{12}$ aus Homocystein kein Methionin mehr gebildet werden, sodass sich Homocystein anreichert. Für eine Erhöhung des Homocysteinspiegels in Serum bzw. Plasma kann aber ebenso einen Mangel an Folsäure oder Vitamin $B_6$ oder eine Kombination aus Mangelzuständen an allen 3 Vitaminen die Ursache sein.

## 8.2.6 Diagnostik

Eine einfache Möglichkeit, um **nitrosativen Stress** zu diagnostizieren, ist die Untersuchung des Urins auf Citrullin, Methylmalonsäure und Nitrophenyl-Essigsäure.

### Citrullin im Urin

Die Aminosäure Citrullin entsteht als stabiles Nebenprodukt bei der Bildung von NO aus Arginin und ist im Urin gut nachweisbar. Erhöhte Werte erlauben einen Rückschluss auf eine erhöhte Katalyse von NO. Das anfallende Citrullin kann nur schwer abgebaut werden und lagert sich u. a. in den Gelenken an, was als (Mit-)Ursache bei rheumatoider Arthritis diskutiert wird.

- Referenzbereich: < 2,9 mg/g Kreatinin

### Methylmalonsäure im Urin

Ein intrazellulärer Mangel an Vitamin $B_{12}$ führt zu einer Erhöhung von Methylmalonyl-CoA, das zu Methylmalonsäure (S. 239) umgewandelt und renal ausgeschieden wird. Eine vermehrte Ausscheidung von Methylmalonsäure im Urin zeigt einen funktionellen Mangel an Vitamin $B_{12}$ an.

- Normwert: < 1,60 mg/g Kreatinin
- Graubereich: 0,23–1,59 mg/g Kreatinin
- erhöht: > 1,60 mg/g Kreatinin

### Nitrophenylessigsäure im Urin

Bei einer Belastung mit nitrosativem Stress entsteht aus der Aminosäure Tyrosin nach Kontakt mit Peroxynitrit Nitrotyrosin. Der vermehrte Nachweis von Nitrotyrosin erlaubt einen Rückschluss auf die Belastung des Körpers mit Peroxynitrit.

- Normwert: < 3mcg/g Kreatinin

### 8.2.7 Glutathionmangel-Methylierungszyklusblockierung

Die Theorie der Glutathionmangel-Methylierungszyklusblockierung oder Glutathione Depletion-Methylation Cycle Block (GD-MCB) geht auf den US-Wissenschaftler Richard A. van Konynenburg zurück [501]. Dieser entwickelte die Hypothese als pathophysiologisches Modell zur Erklärung des Chronic Fatigue Syndroms (CFS) und der myalgischen Enzephalomyelitis (ME). Das Modell des GD-MCB erklärt jedoch auch sehr gut die Bedeutung von oxidativem und nitrosativem Stress bei autoimmun induzierten Entzündungsprozessen und führt zu passenden Lösungsansätzen.

**Glutathion** besteht aus den 3 Aminosäuren Cystein, Glutamin und Glycin. Seine Bedeutung für den Zellstoffwechsel ist von großer Wichtigkeit und zahlreiche Zellfunktionen wären ohne die Anwesenheit von Glutathion nicht möglich, u. a. der Elektronentransport in der Atmungskette. Die aktive Form, das **reduzierte Glutathion (GSH)**, und seine **oxidierte Form (GSSG)** stellen das wichtigste **Redoxsystem** aller Körperzellen dar, nicht zuletzt in den Mitochondrien. Auch die Bildung von Proteinen bzw. deren reguläre biochemische Struktur, also deren Faltung, ist direkt von Glutathion abhängig. Zu diesen Proteinen gehören u. a. verschiedene Hormone, z. B. ACTH und Perforin, das von zytotoxischen T-Zellen u. a. zur Zytolyse eingesetzt wird. Eine wichtige Rolle spielt Glutathion aber auch im Vitamin-$B_{12}$-Stoffwechsel, da Glutathionylcobalamin, eine Verbindung aus Glutathion und Vitamin $B_{12}$, eine wichtige Vorstufe für die aktiven Formen Methyl- und Adenosylcobalamin ist.

Es gibt verschiedene Ursachen, die zu einer **Verschiebung zwischen GSH und GSSG** und damit zu einer **Einschränkung des Redoxpotenzials** der Zellen führen können. Zu diesen gehören alle Prozesse, bei denen es zur **vermehrten Bildung von freien Radikalen** (ROS) kommt, z. B. Entzündungen, körperliche Traumata (Operationen, Verletzungen, starkes körperliches Training), hypererge Zustände wie Allergien, die vermehrte Exposition mit Noxen, aber auch psychischer Stress (Angst, Schlafmangel, posttraumatisches Belastungssyndrom). Die Belastung mit ROS muss von GSH aufgefangen werden. Steht GSH nicht mehr ausreichend zur Verfügung, ist dies nur noch eingeschränkt möglich, ebenso wie die Entgiftung verschiedener Noxen.

Die Kombination aus mehr ROS und einer **eingeschränkten Detoxifikation** kann im ungünstigsten Fall dazu führen, dass auch das Enzym **Methionin-Synthase** in seiner **Aktivität eingeschränkt** wird, dessen Funktion von Vitamin $B_{12}$ abhängig ist. Jedes Cobalaminmolekül enthält ein zentrales Cobalt-Ion, das bei vermehrter Belastung mit ROS oder mit nitrosativem Stress oxidiert, was dazu führt, dass es unbrauchbar wird. Die eingeschränkte Aktivität der Methionin-Synthase in Kombination mit einer Verschiebung des Redoxpotenzials zwischen GSH und GSSG hat für den Körper weitreichende **Folgen**:

- Der Methylierungszyklus (**Abb. 8.4**) und der Folatzyklus, die beide eng an die Methionin-Synthase gekoppelt sind, werden partiell blockiert. Er ist der wichtigste Lieferant von Methylgruppen, die für hunderte verschiedener Zellfunktionen ständig gebraucht werden, z. B. für die Bildung von DNA. Für die Synthese und Aktivierung von S-Adenosylmethionin ist neben Methylcobalamin auch Bor essenziell.
- Da mehr GSH zu GSSG oxidiert wird, verschiebt sich der Cysteinpool, also die Menge an funktionsfähigem Cystein, in Richtung Oxidation und es entsteht mehr Cystin, die oxidierte Form von Cystein. Dadurch wird auch die Bildung von GSH eingeschränkt, deren limitierender Faktor das Cystein ist.
- Neben einem eingeschränkten Recycling von GSSG zu GSH findet auch eine Limitation bei der Glutathionsynthese statt. Das Angebot an GSH sinkt, das Redoxpotenzial der Zelle verschiebt sich immer mehr in Richtung Oxidation/GSSG.
- Basale zelluläre Funktionen finden nur noch eingeschränkt statt, v. a. die Energiegewinnung in der Atmungskette, die Entgiftung von unerwünschten Noxen (wobei dafür allerdings auch andere nicht enzymatische Scavenger zur Verfügung stehen, v. a. die Kupfer-Zink-Mangan abhängigen Superoxid-Dismutasen und die von Eisen abhängigen Katalasen) und die zahlrei-

chen zellulären Funktionen, die von Methylgruppen abhängig sind.

- Außerdem findet eine Limitierung des Vitamin-$B_{12}$-Stoffwechsels statt. Das ist ein sehr wichtiger Punkt bei Autoimmunerkrankungen in Verbindung mit nitrosativem Stress. Möglicherweise findet sich bei der Laboruntersuchung noch ein ausreichender oder sogar ein guter Serumspiegel an Vitamin $B_{12}$, aber trotzdem kann es sein, dass keine ausreichende Menge der aktiven Formen von Vitamin $B_{12}$ zur Verfügung stehen. Das hat weniger eine Bedeutung für einen Mangelzustand, der erst nach Jahren in Erscheinung tritt. Allerdings steht kurz- bzw. mittelfristig nicht ausreichend aktives Vitamin $B_{12}$ zur Kontrolle von nitrosativem Stress und zur Aktivierung der Methionin-Synthase zur Verfügung. Es besteht also durchaus ein Unterschied zwischen einer globalen quantitativen Versorgung und der lokalen qualitativen Funktion von Vitamin $B_{12}$ im menschlichen Körper.
- Diese Situation bedeutet, dass weder ausreichend Glutathion zur Kontrolle von oxidativem Stress noch ausreichend aktives Vitamin $B_{12}$ zur Kontrolle von nitrosativem Stress zur Verfügung stehen. Die Folge ist, dass entzündliche Reaktionen, bei denen ROS bzw. nitrosativer Stress eine Rolle spielen, für den Körper weniger kontrollierbar werden und auf diese Weise noch mehr Schaden anrichten können, z. B. an entzündeten Gelenken bei rheumatoider Arthritis oder an neuroinflammatorisch geschädigten Nervenzellen bei MS. Mit Zunahme der lokalen Schädigung nimmt auch der Grad der damit verbundenen Einschränkung durch Funktionsverluste der betroffenen Zellen zu. Letztlich wird dadurch die Schwere der Erkrankung und damit auch die weitere Prognose für den einzelnen Patienten maßgeblich mitbeeinflusst.

## Diagnostik

Folgende Parameter sind zur Erfassung des Ausmaßes eines GD-MCB sinnvoll:

- Nitrosativer Stress NO/ONOO
  - Methylmalonsäure im Plasma bzw. Serum oder im Urin
  - Nitrophenylessigsäure im Urin oder Nitrotyrosin im Serum
  - Citrullin im Urin
  - Nitrotyrosin im EDTA-Blut
- Oxidativer Stress ROS: L-Lipidperoxide im Plasma oder Serum
- Homocystein: kann in diesem Kontext als Surrogatparameter für die Methylierung dienen

Da ROS nur eine sehr kurze Wirkzeit haben, ist ihr direkter Nachweis im Labor schwierig. Wesentlich einfacher ist es, die Folgen der ROS nachzuweisen. Bei Schädigungen an lipophilen Strukturen, z. B. den mehrfach ungesättigten Fettsäuren in der Zellmembran oder dem LDL-Cholesterin, entstehen Malondialdehyd bzw. Malondialdehyd-LDL und weitere Metaboliten. Lipidperoxide entstehen ebenfalls bei der Oxidation ungesättigter Fettsäuren, sind aber im Unterschied zum Malondialdehyd länger nachweisbar. Die Bestimmung der Lipidperoxide im Plasma gilt labormedizinisch als stabiler als die Bestimmung im Serum (**Abb. 8.1**).

Die Spurenelemente Zink, Kupfer, Mangan, Selen und Eisen sind essenziell für die Bildung enzymatischer Scavenger, v. a. der Superoxid-Dismutasen SOD (Zn, Cu, Mn), der Katalase (Fe) und der Glutathion-Peroxidase GPX (Se). Ein Mangel kann sich limitierend auf die Bildung dieser Scavenger auswirken. Der Nachweis der Spurenelemente erfolgt im Vollblut (**Abb. 8.5**).

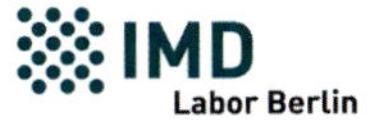


**Ärztlicher Befundbericht**

**Mineralstoffanalyse im Vollblut - großes Profil (ICP-MS)**
Die Analyse erfolgte im lysierten Heparin-Vollblut zur Beurteilung der intra- und extrazellulär lokalisierten Spurenelemente.

| Analyt | Ergebnis | | Referenzbereich |
|---|---|---|---|
| Magnesium | **35,5** | mg/l | 30 - 40 |
| Selen | **65,5** | µg/l | 85 - 147 |
| Zink | **4,5** | mg/l | 4,5 - 7,5 |
| Calcium | **49** | mg/l | 55 - 70 |
| Kalium | **1342** | mg/l | 1386 - 1950 |
| Phosphor | **463** | mg/l | 403 - 577 |
| Chrom | **0,41** | µg/l | 0,14 - 0,52 |
| Kupfer | **0,75** | mg/l | 0,70 - 1,39 |
| Mangan | **14,2** | µg/l | 8,3 - 15,0 |
| Molybdän | **0,5** | µg/l | 0,3 - 1,3 |
| **Wechselwirkungen mit toxischen Metallen:** | | | |
| Blei | **48,6** | µg/l | < 28 |
| Cadmium | **2,8** | µg/l | < 0,6 |
| Nickel | **1,7** | µg/l | < 3,8 |
| Quecksilber | **0,2** | µg/l | < 1,0 |

**Bewertung:**
Hinweis auf eine Unterversorgung mit Selen, Calcium und Kalium.

Mit Hinblick auf die erhöhten Blei- und Cadmiumwerte beachten Sie bitte, dass Blei den Mineralstoff Calcium aus seinen Bindungen an Calciumkanäle und -rezeptoren verdrängen kann. Ein ähnlicher Mechanismus ist für Cadmium und Zink bekannt. Daher sind bei Blei- und Cadmiumbelastung Calcium- und Zinkspiegel im oberen Normbereich anzustreben.

Aufgrund des unauffälligen Nickels ist keine Verdrängung von Magnesium aus seinen Bindungsstellen zu erwarten. Ferner kein Hinweis auf eine Hemmung des Selens durch Quecksilber.

**Abb. 8.5** Musterbefund einer Mineralstoffanalyse. (Quelle: IMD Institut für Medizinische Diagnostik Berlin-Potsdam GbR)

# 8.3 Therapie

## 8.3.1 Behandlung von oxidativem und nitrosativem Stress

Die Behandlung von oxidativem und/oder nitrosativem Stress sollte wegen der Komplexität der Vorgänge auf eine möglichst **breite Basis** gestellt werden, bei der beiden Formen der oxidativen Belastung Rechnung getragen wird. Neben Mikronährstoffen, die oral oder per Injektion bzw. Infusion verabreicht werden, spielen sekundäre Pflanzenstoffe und eine gezielte Unterstützung der Entgiftungsorgane ebenfalls eine nicht zu unterschätzende Rolle.

## 8.3.2 Vitamin $B_{12}$

Wenn Vitamin $B_{12}$ eingesetzt wird, dann ist die Umwandlung in Methylcobalamin nur möglich, wenn dafür Methylgruppen bereitstehen. Der einzige Methylgruppendonator dafür ist Methylfolsäure, also bioaktive Folsäure. Wenn Methylcobalamin seine Methylgruppe abgegeben hat, also verbraucht ist, kann es durch eine Methylgruppe aus Methylfolsäure vollständig recycelt werden. Deswegen ist die Kombination von Methylcobalamin und Methylfolsäure bei einer Behandlung mit Vitamin $B_{12}$ sinnvoll. Zusätzlich sind weitere Mikronährstoffe an diesem Recyclingprozess direkt oder indirekt beteiligt. Die wichtigsten sind aktives Vitamin $B_2$ (Riboflavin-5-phosphat), Vitamin $B_6$ (Pyridoxal-5-phosphat) und S-Adenosylmethionin (SAM-e).

Vitamin $B_{12}$ kann man in verschiedenen Formen einsetzen. Diskutiert wird, ob Methylcobalamin dazu beitragen könnte, im Körper befindliches anorganisches metallisches Quecksilber in giftiges organisches Methylquecksilber umzuwandeln. Dazu muss man wissen, dass im Körper ohnehin ständig Methylierungsreaktionen ablaufen, einerseits in den Zellen selbst, andererseits aber auch in der Mikrobiota des Darms. Methylcobalamin, eine der beiden aktiven Formen von Vitamin $B_{12}$, ist essenziell für alle Methylierungsreaktionen und somit auch immer beteiligt. Andererseits benötigt der Körper Vitamin $B_{12}$ nicht nur als notwendiges Koenzym im Methylierungszyklus, sondern auch zur Neutralisation von nitrosativem Stress.

Ein anderes Problem ist, dass mittlerweile bei jedem Bewohner der westlichen Industriestaaten bereits eine mehr oder weniger deutliche Belastung mit Quecksilber aus den verschiedensten Quellen (Ernährung, Zahnamalgam usw.) vorliegen dürfte. In der Praxis hat es sich bewährt, eine akute Belastung mit Quecksilber auszuschließen. Dies geschieht am zweckmäßigsten durch die Bestimmung von Quecksilber im Vollblut. Zeigt sich dort eine akute Belastung, sollte diese zuerst massiv angegangen werden, indem die Quecksilberquelle (S. 157) detektiert und entsprechend behandelt wird, bevor man Vitamin $B_{12}$, speziell in Form von Injektionen oder Infusionen, einsetzt.

Hydroxycobalamin ist eine Alternative zu Methylcobalamin, da es im Körper mit Glutathion zu Glutathionylcobalamin umgewandelt wird und in dieser Form in der Lage ist, mit NO zu reagieren [509]. Aus der Reaktion zwischen NO und Cobalamin entsteht Nitroxylcobalamin, das mit Sauerstoff schnell zu Nitrocobalamin oxidiert. Allerdings kann ein Teil des unverbrauchten Glutathionylcobalamins auch in die aktiven Formen von Vitamin $B_{12}$ umgewandelt werden.

### 8.3.3 Polyphenole

Aronia Saft (1–3 × tgl. 20–30 ml auf 200 ml Wasser oder Fruchtsaft) enthält große Mengen an Anthocyanen und Procyanidinen, sekundären Pflanzenstoffen mit einem erheblichen antioxidativen Potenzial. Der Saft schmeckt herb-säuerlich und wird am besten mit Wasser oder Fruchtsaft verdünnt. Im Unterschied zu Heidelbeersaft wirkt er im Magen-Darm-Trakt weniger verstopfend.

Vitalkomplex Liquidum Dr. Wolz® (1 × tgl. 20 ml auf ½ Glas Wasser) enthält sekundäre Pflanzenstoffe und Vitamine aus einer großen Zahl verschiedener Obst- und Gemüsesorten, darüber hinaus Vitamine des B-Komplexes, Vitamin C, Zink und Eisen. Im Unterschied zu Aronia-Saft ist er geschmacklich hervorragend.

### 8.3.4 Vitamin C und Vitamin E

Vitamin C ist das wichtigste Antioxidans im wässrigen Milieu, Vitamin E ist sein Pendant bei lipophilen Strukturen wie Zellmembranen. Beide wirken als Redoxpartner. Neben seinen Eigenschaften als Radikalfänger wirkt Vitamin C entgiftend.

Die Wirksubstanz in Vitamin C ist die L-Ascorbinsäure, allerdings ist sie Teil eines wesentlich komplexer aufgebauten Moleküls, das aus verschiedenen Komponenten besteht, v. a. einer großen Zahl verschiedener Bioflavonoide wie Rutin, Hesperidin, Naringin oder Quercetin, die früher als Vitamin P, Faktor J oder Faktor K bezeichnet wurden. Sie verstärken die Wirkung der L-Ascorbinsäure z. T. erheblich [490]. Ascorbinogen, eine chemische Verbindung aus Ascorbinsäure und 3-Hydroxymethylindol, sind weiterere Bestandteile des Vitamin-C-Komplexes. 3-Hydroxymethylindol schützt Pflanzen, v. a. Kohlgewächse, vor der UV-Strahlung des Sonnenlichts und zerfällt beim Erhitzen. Das kupferhaltige Enzym Tyrosinase dient in der Pflanze u. a. als Schutz vor Fressfeinden wie Raupen, bei denen die weitere Verdauung der Pflanzennahrung durch dieses Enzym verhindert wird und die Raupen quasi bei vollem Magen verhungern und so andere Nachbarpflanzen vor diesen Fressfeinden geschützt werden. Die Tyrosinase ist auch daran beteiligt, wenn manche Obstsorten und Walnussblätter bei Kontakt mit Sauerstoff braun werden.

Magenverträglicher als reine Ascorbinsäure, die bei empfindlichen Menschen zu Magenbeschwerden führen kann, ist gepuffertes Vitamin C in Form von Mineralascorbaten, meist Kalzium- oder Magnesiumascorbat. Natürliche Quellen für Vitamin C sind Fruchtextrakte oder Saft aus Sanddorn, Camu Camu, Acerolakirsche oder Amlabeere. Ein geeignetes Präparat ist Ester C-240® Kapseln (enthalten Vitamin C in gepufferter Form als Ester C; 2 × tgl. 1 Kps. zum Essen).

In der Natur liegt Vitamin E als Komplex mit den Hauptwirkstoffen Tocopherol oder Tocotrienol vor. Ein solches Gemisch zeigt in der Praxis erfahrungsgemäß oft bessere Wirkung als reines α-RRR-Tocopherol, wie es in vielen handelsüblichen Produkten eingesetzt wird. Geeignete Präparate sind Vitamin-E-Kapseln Biogena® (enthalten Vitamin E, Vitamin C, Polyphenole aus Traubenkernen und Quercetin; 1 × tgl. 1 Kps. zum Essen) und Vitamin-E-Kapseln Pure Encapsulations® (enthalten Vitamin E in Form gemischter Tocopherole; 1 × tgl. 1 Kps. zum Essen).

### 8.3.5 Entgiftung

Um die Entgiftung zu optimieren, sollte das Angebot an Mikronährstoffen, die für die Bildung körpereigener Scavenger (S. 144) notwendig sind, optimiert werden, v. a. Selen, Zink, Kupfer, Mangan und Eisen, sowie die Aminosäuren Glutamin, Glycin und Cystein substituiert werden (S. 144).

Zu den seit vielen Jahren praxisbewährten homöopathischen bzw. spagyrischen Entgiftungskonzepten gehören die Präparate von Pekana®, Phönix®, Soluna®, Pflüger® und Pascoe®.

Ein Beispiel für eine homöopathisch-spagyrische Entgiftung ist Folgendes:

- 1. Woche: je 60 Tr. auf 1 l Wasser
  - Hechocur® spag. Peka Tropfen
  - Relix® spag. Peka Tropfen
- ab der 2. Woche: je 60 Tr. auf 1 l Wasser
  - Hechocur® spag. Peka Tropfen
  - Relix spag. ® Peka Tropfen
  - Itires spag. ® Peka Tropfen
  - Toex spag. ® Peka Tropfen

### 8.3.6 Therapiebeispiel

- Basis-Multipräparat zur Behandlung von oxidativem bzw. nitrosativem Stress, z. B. Nitro-Stress® Formula II-Kapseln (enthalten Vitamin C, Vitamin E, Selen, Cystein, Glutamin, Glycin, Taurin, α-Liponsäure, Koenzym Q10; 1 × tgl. 1 Kps. vor dem Essen)
- Polyphenole, z. B. Vitalkomplex Liquidum Dr. Wolz® (20 ml auf ½ Glas Wasser nach einer Mahlzeit)
- B-Komplex in bioaktiver Form, z. B. Vitamin-B-Komplex bioaktiv hochdosiert mit Kofaktoren Kapseln Sunday Naturals® (1 × tgl. 1 Kps. zum Essen)
- Spurenelemente wie Selen, Zink, Kupfer, Eisen oder Mangan, die essenziell für die Bildung enzymatischer Scavenger sind, sollten entsprechend dem Ergebnis der Vollblut-Analytik aufgefüllt werden

## 8.4 Literatur


[487] Bizzozero OA, DeJesus G, Bixler HA et al. Evidence of nitrosative damage in the brain white matter of patients with multiple sclerosis. Neurochem Res 2005; 30: 139–149

[488] Bor MV, Nexo E, Hvas AM. Holo-transcobalamin concentration and transcobalamin saturation reflect recent vitamin B12 absorption better than does serum vitamin B12. Clin Chem 2004; 50 (6): 1043–1049

[489] Clarke R, Sherliker P, Hin H et al. Detection of vitamin B12 deficiency in older people by measuring vitamin B12 or the active fraction of vitamin B12, holotranscobalamin. Clin Chem 2007; 53 (5): 963–970

[490] Cotereau H, Gabe M, Géro E et al. Influence of Vitamin P (Vitamin C 2) upon the amount of ascorbic acid in the organs of the Guinea pig. Nature 1948; 161: 557–558

[491] Dereven´kov IA, Makarov SV. Mechanistic studies on the reaction between glutathionylcobalamin and selenocystein. doi:10.1080/00958972.2019.1570166

[492] Flauzino T, Colado Simao A, Lice de Carvalho JPW et al. Disability in multiple sclerosis is associated with age and inflammatory, metabolic and oxidative/nitrosative stress biomarkers: results of multivariate and machine learning procedures. Metabol Brain Dis 2019; 34: 1401–1413

[493] Guha BC, Sen-Gupta PN. Ascorbigen in plants and animal tissues. Nature 1938; 141: 974

[494] Herrmann W, Obeid R. Utility and limitations of biochemical markers of vitamin B12 deficiency. Eur J Clin Invest 2013; 43 (3): 231–237

[495] Hvas AM, Lous J, Ellegaard J, Nexo E. Use of plasma methylmalonic acid in diagnosing vitamin B12 deficiency in general practice. Scand J Prim Health Care 2002; 20 (1): 57–59

[496] Kuklinsky B. Das HWS-Trauma. 9. Aufl. Bielefeld: Aurum; 2010

[497] Kutacek M, Valenta M, Icha F. Untersuchung über den Ascorbigengehalt von Kohlrabi (Brassica oleracea v. gongylodes) während der Vegetation und den Zusammenhang zwischen Ascorbigen und Wachstum bei den Pflanzen der Familie der Brassicacae. Experientia 1957; 13 (7): 284–286

[498] Lindenbaum J, Savage DG, Stabler SP et al. Diagnosis of cobalamin deficiency: II. Relative sensitivities of serum cobalamin, methylmalonic acid, and total homocysteine concentrations. Am J Hematol 1990; 34 (2): 99–107

[499] Nakamura T, Lipton SA. Molecular mechanisms of nitrosative stress-mediated protein misfolding in neurodegenrerative diseases. Cell Mol Life Science 2007; 64: 1609–1620

[500] Pall M. Explaining unexplained illness. Milton Park, Abingdon: Routledge; 2007

[501] van Konynenburg R. Glutathione Depletion-Methylation Cycle Block: A Hypothesis For the Pathogenesis of Chronic Fatigue Syndrome. A paper presented at the 2007 IACFS/ME Conference, Fort Lauderdale/USA

[502] Wheatley C. A scalet pimpernell for the resolution of inflammation? The role of supra-therapeutic doses of cobalamin, in the treatment of systemic inflammatory response syndrome (SIRS), sepsis, severe sepsis, and septic or traumatic shock. Med Hypothesis 2006; 67 (1): 124–142

[503] Wheatley C. Cobalamin in inflammation III – glutathionylcobalamin and methylcobalamin/adenosylcobalamin coenzymes: the sword in the stone? How cobalamin may directly regulate the nitric oxid synthases. J Nutr Environ Med 2007; 16 (3–4): 212–226

[504] www.aerztezeitung.de/medizin/fachbereiche/ernaehrungsmedizin/article/975776/studie-charite-apfel-allergie-spur.html (Stand: 10.10.2020)

[505] www.diepresse.com/home/science/4881464/Braunes-Obst-ess-ich-nicht (Stand: 10.10.2020)

[506] www.dge.de/ernaehrungspraxis/vollwertige-ernaehrung/5-am-tag/ (Stand: 10.10.2020)

[507] www.ecarf.org/wp-content/uploads/details-apfel-studie.pdf

[508] Xia L, Cregan AG, Berben L et al. Studies on the formation of glutathionylcobalamin: any free intracellular acuacobalamin is likely to be rapidly and irreversibly converted to glutathionylcobalamin. Inorg Chem 2004; 43: 6848–6857

[509] Zheng D, Birke RL. The reaction of nitric oxide with glutathionylcobalamin. J Am Chem Soc 2002; 124: 9066–9067

# 9 Ernährung

*Die Art ihrer Ernährung beeinflusst das Schicksal der Nationen entscheidend.*

Jean Anthelme Brillat-Savarin

**Es existieren zahlreiche Ernährungsempfehlungen zur adjuvanten Behandlung von Autoimmunerkrankungen. Manche ähneln sich, während andere sich diametral voneinander unterscheiden. Trotzdem haben diese unterschiedlichen Modelle Erfolg bei Patienten. In diesem Kapitel lernen Sie die wichtigsten Ernährungstherapien bei Autoimmunität kennen, erfahren deren biochemische bzw. immunologische Hintergründe und erhalten Einblicke, wie man für Patienten individuell geeignete Diätmodelle entwickelt.**

## 9.1 Einführung

### 9.1.1 Nahrung als Therapie

Auf Hippokrates von Kos (460–370 v. Chr.) wird das folgende Zitat zurückgeführt: *„Eure Nahrungsmittel sollen Eure Heilmittel sein, und Eure Heilmittel Eure Nahrungsmittel."* Hippokrates und viele andere berühmte Ärzte der Geschichte vertrauten bei der Behandlung chronisch kranker Menschen auf die Ernährung und auch auf den Entzug von Nahrung, das Fasten. Es liegt also nahe, dass auch zur Behandlung von Autoimmunerkrankungen diätetische Ansätze existieren. Derzeit ist aber keines der bestehenden Diätmodelle von der Schulmedizin anerkannt oder wird von dieser eingesetzt. Das sagt andererseits allerdings nichts darüber aus, wie erfolgreich das eine oder andere Diätmodell bei einem einzelnen Patienten sein kann.

Nach über 27 Praxisjahren kann ich mit an Sicherheit grenzender Wahrscheinlichkeit sagen: Es gibt kein One-Size-Fits-All-Diätmodell für Autoimmunerkrankungen. Dieser Umstand und dass es niemanden gibt, der teure Studien mit Diätmodellen finanzieren wird, die man sich nicht patentieren lassen kann, erklärt meines Erachtens, warum es auch in Zukunft kein pauschales Diätmodell geben wird, das in der wissenschaftlichen Medizin Anerkennung findet.

Nichtsdestotrotz ist es allemal lohnenswert, sich mit dem Thema Ernährung und Autoimmunität auseinanderzusetzen, da man in der täglichen Praxis nicht selten Patienten sieht, bei denen eines der diätetischen Modelle hervorragend greift und damit sowohl die aktuelle Krankheitssituation als auch die weitere Prognose dramatisch verbessert. Insofern ist meine Empfehlung, dass das Thema Ernährung grundsätzlich an den Anfang einer naturheilkundlichen Behandlung einer Autoimmunerkrankung gehört, gerne in Kombination mit einer Optimierung der Mikronährstoffversorgung und des Mikrobioms.

### 9.1.2 Zivilisationskost als Ursache für Autoimmunität

In den 1970er-Jahren publizierten die US-amerikanischen Wissenschaftler Bernhard Agranoff und David Goldberg eine aufsehenerregende Studie. Ausgehend von der Frage, warum MS in manchen Ländern sehr verbreitet und in manchen wiederum fast unbekannt ist, kamen sie zu dem Schluss, dass es eine Korrelation mit dem Konsum an Milchprodukten gibt.

Mittlerweile existieren 2 weitere Theorien zur geografischen Verteilung der MS. Die eine [583] bezieht sich darauf, dass es in Äquatornähe viel weniger MS-Erkrankungen gibt als z. B. auf der Nordhalbkugel, was mit der Sonneneinstrahlung und damit der Vitamin-D-Versorgung der Bevölkerung in Zusammenhang gebracht wird. Die andere [584] spricht allerdings dagegen: Wenn es in Ländern, die am Äquator liegen, aufgrund einer zunehmenden „Verwestlichung" zum vermehrten Konsum von Lebensmitteln kommt, die auch in den Industrieländern verzehrt werden, dann kommt es auch in diesen äquatorial gelegenen Ländern zu einer Zunahme der MS-Neuerkrankungen. Zur typisch westlichen Zivilisationskost gehören u. a. auch Milch und Milchprodukte wie Joghurt, Sahne, Käse, Quark und Eiscreme, aber auch ein vermehrter Konsum gesättigter bzw. behandelter Fette, gebleichtem Salz und glutenhaltiger Getreide, deren Herstellung aber nicht traditionell durchgeführt wird (z. B. lange Ruhezeiten des Teigs), sondern industriell mit rationalisierten und beschleunigten Abläufen und entsprechenden Zusätzen wie Farb- und Konservierungsstoffen.

In Japan steigt die Zahl an MS-Neuerkrankungen stetig an und hat seit Beginn der 1970er-Jahre exponentiell zugenommen. 1974 waren in Japan ca. 500 MS-Patienten erfasst, während es im Jahr 2006 bereits ca. 12000 Fälle waren. Statistisch gesehen ist dort die Zahl an Rauchern seit den 1960er-Jahren stetig rückläufig, seit den 1990er-Jahren hat die UV-Exposition zugenommen und der Salzkonsum hat sich reduziert. Allerdings wird auch dort ein Zusammenhang mit einem westlichen Lebens- bzw. Ernährungsstil angenommen. Erwachsene Japaner nehmen traditionell keine Milchprodukte zu sich. Die wichtigste Quelle für Kohlenhydrate ist in der traditionellen japanischen Küche Reis, ein glutenfreies Getreide, während die westliche Diät glutenhaltige Getreidearten wie Weizen präferiert. Obwohl bei der Herstellung der traditionell in Japan verwendeten Sojasauce glutenhaltiges Getreide verwendet wird, ist die fertige Sauce selbst hinsichtlich ihres Gehalts an immunrelevantem Gliadin oder anderen Lektinen unproblematisch. Das liegt am Herstellungsprozess, bei dem es durch die Fermentation zur Denaturierung der für eine Immunreaktion notwendigen Proteine kommt. Seit ca. 600 n. Chr. war in Japan das Essen von Fleisch offiziell verboten, was dazu führte, dass Japaner mehrheitlich Fisch, Meeresfrüchte und Walfleisch als Proteinquellen nutzten, auch wenn man heute nachweisen kann, dass das Fleischverbot wohl nicht so strikt eingehalten wurde. Insgesamt war die traditionelle japanische Küche also über viele Jahrhunderte glutenfrei, milchfrei und reich an Omega-3-Fettsäuren, was ein deutlicher Unterschied zur „Western Diet" mit reichlich gesättigten Fetten, Milchprodukten, glutenhaltigem Getreiden und Zucker ist.

### 9.1.3 Der Verdauungsprozess

Die Nahrungsmittel werden im Rahmen des Verdauungsprozesses zunächst im **Mund** durch den Kauvorgang mechanisch zerkleinert und die komplexen Kohlenhydrate mittels des Mundspeichels teilweise aufgespalten. Der Mundspeichel erreicht beim Schluckakt zusammen mit dem Speisebrei den oberen Teil des **Magens** (Fundus), wo zunächst die Kohlenhydratverdauung weitergeführt wird. Im weiteren Verlauf findet im Fundus und dem mittleren bzw. unteren Abschnitt des Magens (Corpus und Antrum), die Eiweißverdauung statt, bei der mittels Salzsäure und Pepsin lange Aminosäureketten in kurzkettige Peptide aufgespalten werden. Durch den sauren pH-Wert von 2 erfolgt im Magen zusätzlich eine Desinfektion des Speisebreis.

Beim Übergang vom Magen in den dahinterliegenden **Dünndarm** (Duodenum) wird der Speisebrei durch das Sekret der Brunner-Drüsen neutralisiert, das auch verschiedene proteolytische Verdauungsenzyme, die als Enteropeptidasen bezeichnet werden, sowie die kohlenhydratspaltenden Enzyme Maltase und Amylase enthält. Im weiteren Dünndarm (Jejunum und Ileum) erfolgt auch die Endverdauung, bei der die Fette mittels Gallensäuren emulgiert und zusammen mit Peptiden bzw. Mehrfachzuckern mittels der Pankreasenzyme in einzelne Aminosäuren, Einfachzucker und einfache Fettsäuren aufgespalten werden.

Damit Nährstoffe vom Körper aufgenommen werden können, dürfen sie eine gewisse Molekülgröße nicht überschreiten. Nur kleinste Nahrungsbestandteile sind in der Lage, die letzte Station der Verdauung zu überwinden: die Enterozyten des Dünndarms. Diese Epithelschicht, die nur so dick wie eine Zelle ist, wirkt wie ein feines Sieb, das nur solche Bestandteile passieren lässt, die auch durch dieses hindurchpassen. Die Enterozyten sind durch schmale Bänder aus Membranproteinen miteinander verbunden (Zona occludens oder Tight Junctions). Dadurch kann der Darm seine Durchlässigkeit bedarfsgerecht anpassen. Das Wirkprinzip der Tight Junctions beruht auf ihrem netzartigen Aufbau aus integralen Membranproteinen, die als Occludine bzw. Claudine bezeichnet werden. Dieses Prinzip findet sich auch bei anderen Barrieren im Körper, z. B. dem Nierenepithel oder der Blut-Hirn-Schranke.

# 9.2 Ernährungsmodelle bei Autoimmunität

## 9.2.1 Vollwertkost-Modelle

Zu diesen gehören die **Evers-Diät** nach Dr. Joseph Evers oder die **Bruker-Diät** nach Dr. Max-Otto Bruker. Sie stammen aus den 1930er- (Evers) bzw. 1950er-Jahren (Bruker) und beruhen im Wesentlichen auf der **Vermeidung raffinierter Lebensmittel**, die Fabrikzucker, Weißmehl, gehärtete Fette oder sonstige Zusätze wie Farb- und Konservierungsstoffe enthalten, heute allgemein als Convenience-Food bezeichnet. Es handelt sich um eine **laktovegetabile** (Evers) bzw. **ovolaktovegetabile** (Bruker) Frischkost, bei der die verwendeten Lebensmittel biologisch erzeugt wurden und saisonal, möglichst frisch und möglichst wenig verarbeitet gegessen werden sollten.

Insgesamt sind solche Kostformen sehr vitalstoffreich und enthalten aufgrund der Naturbelassenheit z. B. der Getreideprodukte eine große Menge an **Ballaststoffen** mit positiver Wirkung auf das intestinale Mikrobiom. Sowohl eine gute Mikronährstoffversorgung als auch die Zufuhr von mikrobiomfreundlichen Ballaststoffen können sich positiv auf den Verlauf einer Autoimmunerkrankung auswirken, weswegen solche Kostformen noch am ehesten Teil der schulmedizinischen Diätempfehlung sind, z. B. bei MS, da sie auch allgemein als „gesund“ gelten.

## 9.2.2 Low-Carb-Diät

### Allgemeines

**Vorteil** einer Low-Carb-Diät ist, dass durch diese auch ein gestörter Insulinmechanismus verbessert werden kann, der bei manchen Patienten mit Autoimmunerkrankungen eine Rolle spielt.

Genereller **Nachteil** einer kohlenhydratreduzierten Ernährungsform ist, dass dadurch auch die Zufuhr von Ballaststoffen mehr oder weniger limitiert ist, je nachdem, wie die Nahrungsmittel zusammengestellt werden. Ballaststoffe gelten aktuell als der Schlüssel zur Sanierung des Mikrobioms und der damit verbundenen Einwirkung auf basale autoimmune Prozesse. Bei einer Low-Carb-Diät sollte also entweder darauf geachtet werden, ausreichend vollwertige Kohlenhydrate über die Ernährung, was u. U. nicht ganz einfach ist, oder aber Ballaststoffe (S. 301) in Form von Supplementen zuzuführen.

### Paleo-Diät

Die Grundzüge der Paleo-Diät, die von der US-Amerikanerin Terry Wahls in ihrer heutigen Form begründet wurde, richten sich nach der Ernährung der Steinzeitmenschen, wie sie vor etwa

20000 Jahren im Paläolithikum gelebt haben – daher der Name. Im Fokus stehen v. a. **unbehandelte Lebensmittel**, hauptsächlich Gemüse, Fleisch, Fisch, Meeresfrüchte, Eier, Obst mit geringem Fruktoseanteil, Nüsse, Samen, als Fettquellen v. a. Weidebutter, Schweineschmalz, Kokosöl und verschiedene Pflanzenöle (Olive, Avocado, Walnuss, Macadamia).

**Gemieden** werden sollten:

- alle behandelten Lebensmittel, Fertigkost, verarbeitete Lebensmittel (auch Säfte)
- alle Produkte, die zugesetzten Zucker enthalten
- Getreideprodukte
- Hülsenfrüchte
- stark fruktosehaltige Obstsorten
- Milchprodukte

Die tägliche Kohlenhydratzufuhr sollte bei der Paleo-Kost aus naturbelassenen Kohlenhydraten bestehen und ist auch quantitativ beschränkt, abhängig vom Lebensstil und den Zielen, die der Betreffende mit der Paleo-Kost erreichen möchte.

**Kohlenhydratzufuhr**

- 50–100 g Kohlenhydrate/Tag: führen zu einer Gewichtsabnahme
- 100–150 g Kohlenhydrate/Tag: werden auch als „stabile Zone“ bezeichnet, da hier das Körpergewicht erfahrungsgemäß stagniert
- 150–300 g Kohlenhydrate/Tag: führen zur Gewichtszunahme oder sind für Sportler empfohlen

## Autoimmunprotokoll®

Beim Autoimmunprotokoll® (AIP) handelt es sich um eine Variante der Paleo-Diät, bei der zusätzlich einige weitere Lebensmittel gemieden werden, da diese im Verdacht stehen, potenzielle Allergene zu sein bzw. aufgrund einiger Inhaltsstoffe, v. a. bestimmte Alkaloide bzw. Lektine, den Dünndarm zu schädigen und auf diese Weise zu einem Leaky-Gut-Syndrom zu führen.

**Gemieden** werden sollten:

- glutenhaltige Getreidesorten
- Pseudogetreide wie Reis, Mais, Hirse usw.
- Hefe
- Nachtschattengewächse wie Tomaten, Paprika, Auberginen
- Pilze
- Milch und Milchprodukte
- Soja und Sojaprodukte
- Hülsenfrüchte
- Nüsse und Samen
- raffiniertes und jodiertes Speisesalz
- Gewürze mit einem hohen Gehalt an ätherischen Ölen, z. B. Anis, Fenchel
- Pflanzenöle
- Säfte
- Zucker
- Kaffee
- Fertigkost

Die tägliche Zufuhr an Kohlenhydraten ist nicht beschränkt. Die AIP besteht aus 2 Phasen: Der Eliminationsphase, die wenigstens 4 Wochen andauern und möglichst strikt eingehalten werden sollte, und der Provokationsphase, in der vorher gemiedene Lebensmittel langsam und schrittweise wieder in den Speiseplan mitaufgenommen werden, vorausgesetzt, dass es durch diese zu keiner Symptomverstärkung kommt.

## Lutz-Diät

In den 1950er-Jahren entwickelte der österreichische Arzt Wolfgang Lutz eine Ernährungsform zur Prophylaxe und Behandlung chronischer Erkrankungen. Die Lutz-Diät ist eine **fettreiche Low-Carb-Ernährung**, ähnlich der Atkins-Diät, allerdings bezüglich des Konsums von Kohlenhydraten weniger streng, da die Gewichtsreduktion nicht im Vordergrund steht. Ähnlich wie die Paleo-Diät richtet sich auch die Lutz-Diät nach dem Kostmodell der Zeit vor der neolithischen Revolution, als der Mensch als Jäger und Sammler vorwiegend Fleisch, Nüsse, Obst und Gemüse verzehrt hat. Bei der Lutz-Diät sollten maximal 72 g Kohlenhydrate/Tag gegessen werden.

## 9.2.3 Lektinmodifizierte Ernährung

### Lektine

Unter Lektinen versteht man komplexe Eiweiß- bzw. Kohlenhydrat-Eiweiß-Strukturen, sog. **Glykoproteine**, die in der Natur von Tieren, Pflanzen und Mikroorganismen gebildet werden können, wobei sich bei Pflanzen am häufigsten Lektine finden. Dort erfüllen sie verschiedene Aufgaben; eine der wichtigsten ist die Abwehr von Fressfeinden. Diesen Mechanismus nutzen v.a. solche Pflanzen, die ihre Samen durch Aussähen in direkter Nachbarschaft weitergeben, z.B. Getreide. Manche Pflanzen haben eine andere Strategie: Wenn der Samen reif ist, dann soll z.B. eine süße Frucht dazu verleiten, gegessen zu werden. Der Same wird dann nach einer gewissen Zeit in einiger Entfernung von der Mutterpflanze zusammen mit potentem Dünger (= Kot) ausgeschieden. Diese Pflanzen enthalten in reifem Zustand keine bzw. kaum Lektine.

Auch viele Nutzpflanzen, die mehr oder weniger zu unserem täglichen Speiseplan gehören, enthalten Lektine, von denen manche auch für den Menschen **gefährlich** werden können. Nur im gekochten oder gegarten Zustand sind z.B. Gartenbohnen genießbar. Für einen Erwachsenen mit 70 kg Körpergewicht liegt die tödliche Dosis Rizin, ein Lektin aus dem Samen von Rhicinus communis (Wunderbaum), zwischen 20 und 1400 mg. Ein Kleinkind könnte theoretisch bereits nach dem Genuss eines Samenkorns sterben. Das Lektin Rizin ist so giftig, dass es sogar auf einer Liste im deutschen Kriegswaffenkontrollgesetz aufgeführt ist. Bei den Mikroorganismen gehören z.B. das Shiga-Toxin der Shigellen oder das Vero-Toxin der enterohämorrhagischen Escherichia coli zur Gruppe der Lektine. Übrigens sind nicht alle Lektine schädlich. Die Wirkung der Misteltherapie bei Krebs beruht im Wesentlichen auf deren Gehalt an Mistellektinen.

Ein mittlerweile populär gewordenes Lektin ist das in glutenhaltigen Getreiden vorkommende **Gliadin**. Aber auch ein weiteres Getreide-Lektin wird in den letzten Jahren vermehrt in einem möglichen Zusammenhang mit Erkrankungen diskutiert: das Weizenkeimlektin **WGA** (Wheat Germ Agglutinin). In einer Untersuchung [548] fanden die Wissenschaftler heraus, dass WGA selektiv, aber unvollständig mit Glykoproteinen des Serums, die N-Acetylneuraminsäuren enthalten, reagiert, nämlich (mit abnehmender Intensität) mit $\alpha_2$-Makroglobulin, Haptoglobin, Hämopexin, Immunglobulin A, $\alpha_2$-saurem Glykoprotein, Immunglobulin M und anderen. Sie vermuten, dass die Reaktion durch spezifische und elektrostatische Kontakte des Lektins mit Sialresten des Glykoproteins eingeleitet wird, denen die Bindung an N-Acetylglucosamin-Gruppen folgt.

Im Körper **binden** also exogen aufgenommene Lektine wie WGA **an Sialinsäure** (= N-Acetylneuraminsäure). Sialinsäure ist eine häufig im Körper vorkommende chemische Verbindung mit besonderer Affinität zu bestimmten Zuckern (Aminozucker), mit denen sie **Sialoglykoproteine** bildet. Letztere finden sich im Körper u.a. im ZNS als Sphingolipide (Ganglioside), als Bestandteil von Hormonen (Glykoproteinhormone sind TSH, FSH, LH und HCG) und Thrombozyten (Thrombozytenglykoproteine wie Glykoprotein IIb/IIIa fördern die Aggregation) sowie im System mancher Blutgruppeneinteilungen, die auf Polymorphismen von Glykoproteinen auf der Zellmembran basieren.

Außerdem ist die Sialinsäure essenzieller Bestandteil der **Siglecs** (Sialic Acid-Binding Immunglobuline-Like Lectins), einer Familie sialinsäurebindender körpereigener Lektine, die sich vorrangig **auf der Oberfläche von Abwehrzellen** sowohl des angeborenen als auch des adaptiven Immunsystems befinden. Bisher bekannt sind Siglecs mit Funktionen im Immunsystem, dem Nervensystem und bei der Hämatopoese. Im Nervensystem gehören das myelinassoziierte Glykoprotein (MAG, Siglec-4a) und das Schwann-Zellen-Myelinprotein (SMP, Siglec-4b) zu dieser Familie. Einige Siglecs liegen in allen Säugetieren unverändert vor, z.B. MAG (Siglec 4a) oder Siglec-15, manche finden sich nur in bestimmten Säugetieren und werden als CD33-related Siglecs bezeichnet. Siglecs regulieren die Zell-zu-Zell-Kommunikation und können an typische Aminozucker auf der Zelloberfläche von Antigenen binden. Sie wirken sowohl auf Zellen des angeborenen als auch des adaptiven Immunsystems und haben, je nach Siglec-Typ, immunaktivierende oder immunregulative Eigenschaften, wobei die **immunregulativen Siglecs** bei Weitem überwiegen. Siglecs spielen damit eine wichtige Rolle bei der Unterscheidung zwischen „selbst" und „fremd" und bei der Regulation der Immunantwort.

Die Sialinsäure spielt aber auch eine Rolle im **vegetativen Nervensystem**, da sie einen Einfluss auf die Übertragung von γ-Aminobuttersäure (GABA) im synaptischen Spalt hat. Sialinsäure ist als biochemischer Bestandteil der N-Glykane im GABA-Transporter 1 (GAT 1) beteiligt. GABA ist neben der Aminosäure Glycin der wichtigste inhibierende Neurotransmitter.

## Lektinquellen in der heutigen Ernährung

Der Mensch war über Hunderttausende von Jahren ein Nomade und lebte in Gruppen oder Clans, die in gemäßigten Temperaturzonen als Jäger und Sammler Tiere jagten und reife Wurzeln, Insekten, Weichtiere und Pflanzen aßen. Erst Ackerbau und Viehzucht bildeten vor etwa 11000 Jahren die Grundlage der ersten Hochkulturen. Man könnte vielleicht sagen, dass sich der Mensch nicht oder nicht so schnell hätte entwickeln können, wenn er nicht die lektinhaltigen Lebensmittel kultiviert hätte. Plötzlich war er nicht mehr davon abhängig, ob er heute oder in den kommenden Tagen in seiner Umgebung etwas zu essen findet, sondern konnte Vorräte anlegen, denn er lernte, Nahrungsmittel zu konservieren und zu lagern. Außerdem musste er für seinen Proteinbedarf kein Tier jagen, sondern trank stattdessen Milch, entwickelte Techniken zu deren Haltbarmachung (z. B. die Herstellung von Käse) und schlachtete domestizierte Nutztiere.

Es gibt allerdings im Vergleich der heutigen Zeit mit der Zeit der ersten Hochkulturen vor 11000 Jahren einige entscheidende Unterschiede. Damit man Getreidemehl besser verarbeiten kann, wurden im Lauf der Zeit **Getreidehybride** gezüchtet, die sich u. a. durch einen **erhöhten Gehalt an Lektinen** auszeichnen. Dadurch wurde u. a. die Klebefähigkeit des Teigs verbessert, außerdem kann er nun ohne große Ruhezeiten weiterverarbeitet werden, was bei der Industrieproduktion von Brot für die Optimierung von Arbeitsprozessen wichtig ist. Die deutlich längeren Ruhezeiten des Teigs und die damit verbundenen enzymatischen Reaktionen führten dazu, dass die ohnehin schon lektinarmen damaligen Getreidesorten im Endprodukt weitaus weniger Lektine enthielten als die heutigen modernen Backwaren.

Die neuen **Getreidehybride** sind außerdem auf maximalen Ertrag ausgerichtet, aber nicht auf beste Verträglichkeit durch den menschlichen Darm bzw. sein Mikrobiom. Diese enthalten daher neben Gluten **Amylase-Trypsin-Inhibitoren (ATI)**, Lektine mit insektizider Wirkung, quasi ein sich permanent in der Pflanze befindliches, natürliches Insektizid. Es handelt sich dabei nicht um ein Biozid, d. h. ATI haben nichts mit klassischen Insektenvernichtungsmitteln zu tun, vielmehr handelt es sich um pflanzeneigene Wirkstoffe. Sie machen industriell genutzte Getreide gegenüber Insekten resistenter, da sie in diesen den Verdauungsprozess blockieren, was zum Tod des Insekts führen kann. Andererseits zeigen aktuelle Forschungen [530] [541], dass der Mensch bzw. das menschliche Mikrobiom ebenfalls empfindlich auf ATI reagiert und dieses, neben anderen Getreidebestandteilen wie Gluten oder WGA, höchstwahrscheinlich (Mit-)Verursacher von lektinbedingten Verdauungsstörungen, z. B. der glutensensitiven Enteropathie, ist.

Ein weiteres Problem steckt in Milch- und Milchprodukten. Prinzipiell ist **Milch** ein Gemisch aus Wasser, Fett und Proteinen. Die meisten Proteine sind Caseine. Ursprünglich enthielt die Kuhmilch nur α2-Casein. Durch eine Genmutation, die möglicherweise bei der Züchtung neuer und effizienterer Rassen entstand, enthält die Milch mancher Kühe nun eine Mischung aus α2- und **α1-Casein**. Der größte Teil der in der westlichen Welt gezüchteten Rinderrassen, z. B. das Holstein-Rind, produziert Milch, deren Proteinanteil im Wesentlichen aus α1-Casein besteht. Milch der Rinderrasse Jersey besteht aus einer Mischung von α1- und α2-Casein. Nur wenige Kühe produzieren Milch, die v. a. α2-Casein enthält. In Europa sind das hauptsächlich Rinder der Rasse Guernsey, die in Großbritannien gezüchtet werden. Außerdem enthält die Milch von Schafen,

Ziegen und Büffeln im Wesentlichen α2-Casein. In Neuseeland stellen die Landwirte ihre Herden auf Rinderrassen um, die Milch mit hohem α2-Anteil produzieren. Der Unterschied zwischen α1- und α2-Casein ist biochemisch gesehen nur minimal: An Position 67 der Proteinkette liegt bei α2-Casein die Aminosäure Prolin, bei α1-Casein Histidin. Für die Verdauung allerdings macht es einen gewaltigen Unterschied, denn bei der Aufspaltung von α1-Casein entsteht die Substanz β-Casomorphin-7. Dieses gerät seit ein paar Jahren zunehmend in den Fokus der wissenschaftlichen Aufmerksamkeit. So konnte eine plazebokontrollierte Doppelblindstudie [540] zeigen, dass β-Casomorphin-7 innerhalb von 14 Tagen vermehrt zu Reizdarmsymptomen führt, gastrointestinale Inflammationsparameter signifikant erhöht, die Produktion kurzkettiger Fettsäuren vermindert (ein Mangel wird aktuell intensiv als Pathogenitätsfaktor bei Autoimmunerkrankungen diskutiert) und die Darmpassage verlängert, was langfristig zur Verstopfung führen kann. Außerdem konnten die Wissenschaftler nachweisen, dass es in der Verumgruppe zu einem Nachlassen kognitiver Fähigkeiten wie neuronaler Prozessgeschwindigkeit kam. Diskutiert wird seit längerer Zeit, inwieweit bestimmte Metaboliten von Gliadin oder Casein in der Lage sind, die Blut-Hirn-Schranke zu überwinden und im ZNS den Opiatrezeptor zu besetzen. Deswegen werden diese Substanzen auch als Exomorphine bezeichnet.

Vor 500 Jahren kamen durch die Entdeckung der Neuen Welt **neue Gemüse- und Getreidesorten** nach Europa, u. a. Nachtschattengewächse (Kartoffeln, Tomaten usw.), Leguminosen (Bohnen, Erdnüsse usw.), einige Gurkengewächse (Zucchini, Kürbis), neue Pseudogetreide wie Amaranth oder Quinoa und Samen, z. B. Mexikanische Chia. Viele dieser Nutzpflanzen enthalten große Mengen von Lektinen und das Mikrobiom der Menschen in der Alten Welt musste sich auf diese neuen Lebensmittel einstellen. Das Mikrobiom ist zwar äußerst anpassungsfähig, allerdings wurde bisher kaum wissenschaftlich untersucht, inwieweit diese Veränderung bis heute Auswirkungen auf das humane Mikrobiom und seine Zusammensetzung hat.

Nach dem 2. Weltkrieg begann die landwirtschaftliche Revolution, bei der aus dem einzelnen Bauer ein Agrarökonom und sein Hof zu einem Landwirtschaftsbetrieb wurde. Statt traditionellem Fruchtwechsel und mehrheitlich biologischer Landwirtschaft (Kunstdünger kam erst nach dem 2. Weltkrieg bei deutschen Bauern in Mode) wurden nun zunehmend **Monokulturen** eingesetzt. Diese benötigen im Gegensatz zu Feldern, die mit Fruchtwechsel bewirtschaftet werden, zum Gedeihen Düngemittel und Biozide. Da bis in die 2000er-Jahre in der Konsumgesellschaft kaum ein Bewusstsein für die Problematik von **Biozidrückständen** in Lebensmitteln herrschte, dürfen wir davon ausgehen, dass die tägliche Exposition mit Biozidrückständen aus konventioneller Landwirtschaft im Vergleich zu den Generationen davor exponentiell zugenommen hat. Menschen, die in den 1950er-Jahren oder später geboren sind, hatten also die meiste Zeit ihres Lebens – je nach Ernährungsmodell – mehr oder weniger täglichen intensiven Kontakt mit Bioziden aller Art.

## Zusammenhang mit Autoimmunerkrankungen

Die Strukturen, an die exogen zugeführte Lektine binden, üben viele essenzielle Funktionen im Körper aus, v. a. im Bereich der Zellmembranen, des Nervensystems, der Schleimhäute (Lunge, Darm) und der Blutzellen. Es liegt nahe zu vermuten, dass diese **exogen zugeführten Lektine** in **Interaktion** mit diesen Strukturen und dem **Immunsystem** treten können, da sie nicht zu den körpereigenen Glykoproteinen gehören, also körperfremde Glykoproteinstrukturen darstellen. So werden u. a. Störungen der Permeabilität der Intestinalmukosa (Leaky-Gut-Syndrom), entzündliche Darmerkrankungen wie Morbus Crohn oder Colitis ulcerosa, Stoffwechselkrankheiten wie Diabetes mellitus Typ 2, neurologische Erkrankungen wie Morbus Parkinson oder MS oder psychiatrische Krankheitsbilder wie Depressionen oder Hyperaktivität pathophysiologisch in einen Zusammenhang mit dem Konsum lektinhaltiger Ernährung gebracht.

Im Kontext von Autoimmunerkrankungen ist meiner Meinung nach bedeutsam, dass Lektine wie Gliadin oder WGA durch ihre Affinität zu Sialinsäure an zahlreiche unterschiedliche Gewebe binden können, u. a. Bindegewebe, Intestinalmukosa, Leberparenchym, Gelenkknorpel, Skelettmuskel oder Myelin. Hier kommt es also zu einer **Verbindung von körperfremden und körpereigenen Strukturen**, die für Menschen, die in den Industrieländern leben, in dieser Häufigkeit erst seit – evolutionär gesehen – sehr kurzer Zeit eine Rolle spielen: Je nach Blickwinkel entweder seit dem 18. Jahrhundert (1756 Einführung der Kartoffel in die preußische Landwirtschaft durch Friedrich den Großen) oder dem Beginn des 20. Jahrhunderts mit der industriellen Brotherstellung, bei der die Teigruhezeiten drastisch verkürzt wurden. Lange Teigruhezeiten sind aber notwendig, damit sich die Getreidelektine bei der während der Teigreifung ablaufenden Enzymreaktionen chemisch verändern und durch ihre abgewandelte Struktur nicht mehr an Sialinsäure binden können. Gleichzeitig nehmen Menschen, die sich nach einer „Western Diet" ernähren, i. d. R. mehrmals am Tag solche Lektine zu sich, indem sie Brot, Brötchen, süßes Gebäck und Nudelgerichte essen, von den glutenhaltigen Zusätzen in Convenience Food ganz zu schweigen.

Mehrere **Ernährungsmodelle** beschäftigen sich daher mit der Elimination von Lektinen aus der Nahrung (diese sind allerdings aktuell von der Schulmedizin nicht anerkannt):

- **Autoimmunprotokoll®** (S. 250) (AIP), eine Variante der Paleo-Diät nach Terry Wahls
- **lektinfreie Ernährung** (S. 255) (LFE) nach Dr. Steven R. Grundy
- **Blutgruppendiät** (S. 255) nach Dr. James D'Adamo

Die **pathophysiologische Grundlage** des Modells der lektinfreien Ernährung beruht auf mehreren Faktoren:

- **Leaky-Gut-Syndrom**:
  - Lektine aus der Nahrung binden zunächst an Mukopolysaccharide des Darmschleims (Mukus) und reduzieren so u. a. die Wirkung von sekretorischem IgA und mannosebindendem Lektin (MBL).
  - In einem 2. Schritt, und dieser wurde für das Getreidelektin Gliadin in einer Studie nachgewiesen [530], exprimieren Darmzellen Zonulin, das die Integrität der Tight Junctions reguliert und zu einer gesteigerten Permeabilität der Mukosa führt, durch die nun auch höhermolekulare Proteine dringen können – die biochemische Definition des Leaky-Gut-Syndroms.
  - Gleichzeitig wird die Aktivität der Occludine (Funktionsproteine, die zusammen mit den Claudinen an der Bildung der Tight Junctions beteiligt sind) reduziert. Bei Darmzellen von Patienten, die an Zöliakie leiden, ist dieser Effekt ausgeprägter als bei Gesunden, aber auch bei diesen lässt sich dieser Effekt deutlich nachweisen.
  - Ein Leaky-Gut-Syndrom bedeutet einen permanenten Antigenstress an der Dünndarmschleimhaut, bei der das adaptive Immunsystem in eine ständige und unkontrollierte Auseinandersetzung mit der Außenwelt (Darmbewohner, Nahrungsbestandteile usw.) gezwungen wird. Diese Belastung ist sicher nicht so massiv wie bei einer akuten Infektion, weshalb ein Leaky Gut, anders als ein akuter Infekt, nicht zum Schub bei einer Autoimmunerkrankung führt. Gleichwohl kann der ständige antigene Reiz aber nach meiner Beobachtung dazu führen, dass das Immunsystem nicht zur Ruhe kommt, was je nach der Kompensationsfähigkeit des einzelnen Individuums in der Konsequenz auch einen Einfluss auf die Entzündungsaktivität der autoimmunen Reaktion haben kann. Diese Patienten berichten über häufige Schübe, eine fortschreitende Progredienz der autoimmunen Entzündung oder eine Empfindlichkeit gegenüber anderen immunologischen Reizen wie Infekten, Stress oder Hitze. Darüber hinaus gibt es weitere Störfaktoren, die ebenfalls zu solchen Ergebnissen führen können, z. B. latente virale Infekte. Aber man sollte in der täglichen Praxis bei Autoimmunerkrankungen, die sich schlecht unter Kontrolle bringen lassen, immer auch an ein Leaky-Gut-Syndrom als Ursache denken.
- **Beeinflussung der TLR**:
  - Die TLR (S. 32) finden sich als Teil des angeborenen Immunsystems u. a. auf dendriti-

schen Zellen und Makrophagen und fungieren dort als membranständige Rezeptoren zur Mustererkennung. Sie binden an verschiedene antigene Strukturen von Bakterien und Viren und sind auf diese Weise in der Lage, Immunreaktionen zu induzieren, u. a. indem sie den Transkriptionsfaktor NRκB aktivieren. Durch den Verzehr lektinhaltiger Lebensmittel kommt es zu einem molekularen Mimikry-Effekt, bei dem TLR durch Lektine aus der Ernährung beeinflusst werden.
  - Die in glutenhaltige Getreide, speziell Weizen, hineingezüchteten Amylase-Trypsin-Inhibitoren (ATI) wirken primär über eine Reaktion des angeborenen Immunsystems, also der dendritischen Zellen, der Makrophagen und der Monozyten. Deren Erkennungssystem beruht auf den PRRs. Eine Studie [541] konnte nachweisen, dass ATI das angeborene Immunsystem über den TLR4 aktivieren.
- **Modulation der zellulären Signalkaskade**: Lektine können die Signalübertragung zwischen einzelnen Zellen stören, indem sie diese entweder unterbrechen oder bestimmte Rezeptoren besetzen und auf diese Weise ein Signal vortäuschen, das gar nicht existiert.
- **Kreuzreaktion**: Durch die Bindung körperfremder Lektine an die Zellmembran körpereigener Zellen kommt es zu einer Kreuzreaktion, durch die körpereigene Strukturen so verändert werden, dass sie nicht mehr als solche erkannt werden. In der Folge beginnt das Immunsystem damit, diese zu bekämpfen. Dies wird z. B. bei CED, MS oder Vitiligo diskutiert.
- **Blockade des Insulinrezeptors**: In der wissenschaftlichen Forschung nutzt man die Bindungsaffinität von WGA an den Insulinrezeptor, um diesen im Laborexperiment isoliert darzustellen. Das funktioniert deswegen so gut, weil WGA sehr stabil an diesen Rezeptor bindet. Warum sollte sich das durch die Nahrung aufgenommene WGA im Körper anders verhalten als im Labor? Wenn es im Körper an den Insulinrezeptor bindet, blockiert es diesen für andere Signale, d. h. an einen derart blockierten Rezeptor kann nun kein Insulin mehr andocken. Das Insulin erfüllt beim Andocken an die Zelle 2 wichtige Aufgaben: Es lässt Glukose in die Zelle hinein und wandelt diese in Fett um. Wenn die Zelle diesen Befehl umsetzt, löst sich das Insulin vom Insulinrezeptor, damit dieser wieder für andere Signale empfänglich wird. WGA hingegen blockiert den Insulinrezeptor, d. h. das Insulin kann hier weder andocken noch sich wieder lösen. Als Folge sinkt der Blutzuckerspiegel nicht wie vom Körper gewünscht ab und es wird mehr Insulin produziert. Diese Insulinresistenz (S. 223) ist Teil einer komplexen hormonellen Fehlregulation, deren Beteiligung an der Pathogenese von Autoimmunerkrankungen diskutiert wird.

## Lektinfreie Ernährung

Bei der lektinfreien Ernährung nach Dr. Steven R. Grundy liegt der Fokus auf der generellen **Vermeidung lektinhaltiger Nahrungsmittel**. Im Pflanzenreich gibt es wahrscheinlich tausende verschiedene Lektine, nicht nur in glutenhaltigen und -freien Getreiden, sondern auch in Nachtschattengewächsen wie Kartoffeln oder Tomaten, Hülsenfrüchten wie Linsen oder Bohnen, Kürbisgewächsen und einigen Nüssen und Samen inklusive deren Ölen. Stattdessen dürfen fast alle Früchte, Milch bzw. Milchprodukte von Ziegen und Schafen, Fleisch von Weidetieren, verschiedene Gemüse wie Kohl- und Lauchgewächse sowie Fisch gegessen werden.

## Blutgruppendiät

Begründet wurde die Blutgruppendiät, die auf dem **AB0-Blutgruppensystem** beruht, von dem US-amerikanischen Arzt Dr. James D'Adamo und wird bis heute von seinem Sohn, Dr. Peter D'Adamo, fortgeführt. Diese Form der Ernährung entstand zeitlich vor der lektinfreien Ernährung nach Dr. Grundy und basiert ebenfalls auf der These, dass sich Lektine ungünstig auf die Gesundheit auswirken und Teil des Pathomechanismus verschiedenster Erkrankungen sein können, auch von Autoimmunopathien. Im Modell der Blutgruppendiät **interagieren** vorrangig körpereigene **Lektine auf den Blutzellen** mit denjenigen, die sich in Nahrungsmitteln befinden. Ein weiterer Unterschied zur lektinfreien Ernährung besteht darin, dass die Blutgruppendiät ein besonderes

Augenmerk auf den Blutzuckerhaushalt, speziell auf die Hypoglykämie legt.

Insofern empfiehlt die Blutgruppendiät nicht pauschal, bestimmte Nahrungsmittel aus der Ernährung zu entfernen oder vermehrt zu konsumieren. Sie fokussiert sich also nicht auf die Erkrankung des Patienten, sondern primär auf seine Blutgruppe und die Nahrungsmittel, die in diesem Modell mit körpereigenen Strukturen in eine Interaktion treten. So kann es also sein, dass Menschen mit derselben Blutgruppe, aber unterschiedlichen Krankheitsbildern, trotzdem die gleiche Diätempfehlung erhalten Neben der Auswahl der für die jeweilige Blutgruppe **passenden Lebensmittel** wird eine **sportliche Betätigung** empfohlen:

- **Blutgruppe 0**: Im Modell der Blutgruppendiät war dies die 1. Blutgruppe der Menschheit. Die Menschen waren damals Jäger und Sammler und lebten ein Leben als Nomaden in den gemäßigten Zonen dieses Planeten. Sie mussten sich viel bewegen und aßen vermehrt tierisches Eiweiß, was daher auch den Patienten geraten wird. Da es zu dieser Zeit weder Ackerbau noch Viehzucht gab, sollen die Patienten Produkte aus Getreide und Milch meiden. Pflanzenkost wird empfohlen, aber nicht in Form einer vegetarischen oder gar veganen Kost. Patienten mit Blutgruppe 0 sollten regelmäßig ein sportliches Intensivtraining betreiben.
- **Blutgruppe A**: Mit der neolithischen Revolution, als der Mensch damit begann, Ackerbau und Viehzucht zu betreiben und die ersten Hochkulturen entstanden, tauchten erstmals Menschen mit der Blutgruppe A auf. Diese Menschen arbeiteten zwar auf dem Feld, mussten sich aber im Durchschnitt weniger bewegen als der Nomade. Außerdem aßen sie erstmals regelmäßig Produkte aus kultivierten Getreiden und Milch und daraus selbst hergestellte Produkte. Auch Gemüse wurde angebaut und vermehrt verzehrt. Obwohl die Blutgruppe A in der Zeit von Ackerbau und Viehzucht entstanden ist, vertragen Träger dieser Blutgruppe keine Milch und Milchprodukte, da sie im Modell der Blutgruppendiät nicht ausreichend Magensäure bilden, um die in der Milch befindlichen Proteine aufzuspalten. Auch Vollkornprodukte sollten gemieden werden. D'Adamo empfiehlt Patienten mit Blutgruppe A eine primär vegetarische, milchfreie Ernährung und eher entspannende sportliche Betätigungen wie Yoga oder Qigong.
- **Blutgruppe B**: Menschen mit der Blutgruppe B benötigen im Modell der Blutgruppendiät sowohl tierisches Eiweiß als auch Pflanzenkost, allerdings liegt das Hauptaugenmerk darauf, die verschiedenen Nährstoffklassen möglichst ausgewogen zu sich zu nehmen und keine zu bevorzugen. Im Gegensatz zur Blutgruppe A werden Milchprodukte in kleinen Mengen vertragen. Blutgruppe B entwickelte sich laut Modell der Blutgruppendiät im asiatischen Raum, weswegen u. a. Reis als Getreide gut vertragen wird, auch Dinkel, Amaranth und Quinoa werden empfohlen. Man sollte leichte Ausdauersportarten bevorzugen, z. B. Laufen oder Schwimmen, allerdings nur maximal 30 Minuten je Einheit.
- **Blutgruppe AB**: Mit dem Eindringen der asiatischen Völker nach Europa kam es zu einer Durchmischung der Blutgruppen A und B und es entstand die Blutgruppe AB, die jüngste Blutgruppe in diesem Modell. Ähnlich wie bei Blutgruppe B sollte die Ernährung eine Mischkost aus Pflanzenkost unter Beigabe etwas tierischen Eiweißes sein. Milchprodukte werden ebenso wenig vertragen wir Vollkornprodukte.

Im Modell der Blutgruppendiät wird außerdem nach Sekretoren und Nichtsekretoren unterschieden:

- **Sekretoren**: Laut D'Adamo zählen etwa 80 % der Bevölkerung dazu. Das heißt, bei diesen Menschen befinden sich die jeweils spezifischen Blutgruppenantigene nicht nur auf den Erythrozyten, sondern werden auch von allen Körperflüssigkeiten ausgeschieden. Dies dient dazu, dass mikrobielle Erreger bereits auf der Ebene der Schleimhäute angegriffen werden, ferner haben sie einen Einfluss auf die Verdauung der Nahrungsmittel.
- **Nichtsekretoren**: Etwa 20 % zählen dazu. Sie haben eine erhöhte Anfälligkeit für Entzündungen aller Art, außerdem für bestimmte Erkrankungen wie Diabetes mellitus und Erkrankun-

gen des rheumatischen Formenkreises und können die für ihre jeweilige Blutgruppe empfohlenen Nahrungsmittel schlechter verdauen.

Um den Sekretorstatus zu erfahren, ist ein Sekretortest notwendig (Lewis-Test). Es handelt sich dabei um einen Gentest, der über einen Abstrich der Mundschleimhaut durchgeführt wird.

**Vorsicht**

In Deutschland dürfen Gentests nur von Ärzten in Auftrag gegeben werden.

Falls bei der Behandlung einer Autoimmunerkrankung eine Blutgruppendiät in Frage kommt, starte ich diese ohne Sekretortest und beobachte zusammen mit dem Patienten in den ersten Wochen sehr genau und engmaschig jede Veränderung, um mir ein Bild darüber zu machen, inwieweit dieser eingeschlagene Weg erfolgversprechend ist.

Neben den für die Blutgruppe geeigneten Lebensmitteln und sportlichen Betätigung ist die **Behandlung einer Hypoglykämie** die 2. Grundlage der Blutgruppendiät nach D'Adamo. In seinem Modell leiden fast 90 % aller Menschen in der zivilisierten Welt an einer Unterzuckerung infolge einer Insulinresistenz. Diese führt u. a. zu einer ständigen Überbeanspruchung der Nebenniere und in der Folge zu einer verminderten Kortisolproduktion. Deswegen kombiniert D'Adamo die Blutgruppendiät mit Elementen der **Low-Carb-Ernährung**, bei der maximal 21 Mahlzeiten pro Woche gegessen werden, also im Schnitt 3 Mahlzeiten pro Tag. Zusätzlich empfiehlt er die regelmäßige Einnahme verschiedener Nahrungsergänzungsstoffe wie Vitamine des B-Komplexes, Vitamin C und Spurenelemente.

Anders als die lektinfreie Ernährung basiert die Blutgruppendiät vorrangig auf einem empirischen Modell, das aber in der Praxis bei manchen Patienten, bei denen diese Ernährungsform „passt", nach meiner Beobachtung ganz erstaunliche Effekte zeigt.

### 9.2.4 FODMAP und Autoimmunität

#### FODMAP

Der Begriff FODMAP ist die Kurzform für „fermentierbare Oligo-, Di-, Monosaccharide und Polyole". Darunter versteht man folgende Zuckerarten bzw. Zuckeralkohole:

- Fruchtzucker (Fruktose)
- Milchzucker (Laktose)
- Fruktane und Galakto-Oligosaccharide (Oligosaccharide)
- Sorbit und Mannit (Polyole, Zuckeralkohole)

Manche Menschen können diese Kohlenhydratverbindungen nur schlecht verdauen. Im Dünndarm wirken sie osmotisch und führen dazu, dass sich vermehrt Wasser mit dem Stuhl vermischt und diesen verdünnt. Im Dickdarm kommt es dann dazu, dass das Wasser und die Kohlenhydrate bei 37 °C Körperkerntemperatur rasch vergären bzw. bei Anwesenheit größerer Mengen von Hefepilzen vermaischen. In beiden Fällen führt das zu Symptomen, die unter dem Begriff „Reizdarmsyndrom" zusammengefasst werden können: Blähungen, schmerzhafte Darmspasmen (Tenesmen), blähungsbedingter Zwerchfellhochstand u. a. mit Druck von kaudal auf den Herzbeutel (stenokardische Beschwerden, kardiale Arrhythmien, eventuell sogar Bluthochdruck), anfallsweise Diarrhö, die auch im Wechsel mit Obstipation auftreten kann. Durch den abdominalen Druck kann es zu Druck auf den Dünndarm und die Papilla duodeni major kommen, sodass mechanisch bedingt weniger Gallensaft und Pankreasenzyme in den Dünndarm gelangen, was zusätzliche negative Effekte im Sinne eines Malabsorptionssyndroms nach sich ziehen kann. Unabhängig von den für den Patienten unangenehmen Symptomen führt ein solcher Zustand mittel- bis langfristig zu Veränderungen im intestinalen Mikrobiom, was sich negativ auf den Verlauf einer Autoimmunopathie auswirken kann.

**Merke**
Speziell bei Patienten, die an CED wie Morbus Crohn, Colitis ulcerosa oder Kollagenkolitis leiden, ist es sinnvoll, bei den genannten Symptomen auch an das Vorliegen einer Unverträglichkeit von FODMAPs zu denken, speziell dann, wenn diese Beschwerden auch im schubfreien Verlauf bestehen.

## Diagnostik

Die einfachste Diagnostikmethode besteht darin, für einige Wochen eine **FODMAP-arme Ernährung** im Sinne einer möglichst strikten **Auslassdiät** durchzuführen, bei Patienten mit CED am besten in einer schubfreien Phase, damit man mögliche Effekte klar zuordnen kann. Vor Beginn einer solchen Testdiät sollte immer eine mehr oder weniger latent vorhandene Zöliakie fachärztlich ausgeschlossen werden.

Kommt es unter einer Auslassdiät zu einer eindeutigen Besserung, sollten die FODMAPs vorsichtig wieder in die tägliche Ernährung eingeführt werden (**Provokationskost, Testdiät**). Am besten beginnt man mit einem Nahrungsmittel aus der FODMAP-Gruppe, z. B. einem fruktosehaltigen, und nimmt zunächst nur kleinste Mengen zu sich, die dann langsam gesteigert werden. Dies bietet 2 Vorteile: Man sieht, welches FODMAP für welche Symptome verantwortlich ist und welche Menge täglich maximal gegessen werden kann.

## Therapie

Langfristig sollte dann eine hinsichtlich der Nährstoffzufuhr ausgewogene Ernährung gefunden werden, bei der diejenigen **FODMAPs gemieden** werden, die Symptome oder Beschwerden auslösen. FODMAP-reiche Lebensmittel sind (Auswahl):

- Milch und Milchprodukte
- Getreide und Getreideprodukte
- Hülsenfrüchte
- bestimmte Gemüse wie Artischocke, Blumenkohl, Lauch, Kohl, Zwiebel
- bestimmte Obstsorten wie Äpfel, Kirschen, Mango, Nektarinen, Wassermelone
- Cashewkerne, Pistazien
- Kokoswasser und -milch

Da einige dieser Kohlenhydrate im Dünndarm aktiv über Rezeptoren aufgenommen werden, ist es sinnvoll, bei einem Patienten, der FODMAPs nicht verträgt, **unterstützende therapeutische Maßnahmen** einzuleiten. Dadurch kann es möglich werden, dass sich die maximale Toleranz gegenüber FODMAPs verbessert, was langfristig eine deutliche Verbesserung der Lebensqualität zur Folge hat. Außerdem gibt es Präparate, mit denen manche FODMAPs enzymatisch verdaut werden können.

Bei einer Unverträglichkeit gegenüber Fruchtzucker und Zuckeralkoholen, die im Dünndarm über die GLUT 2- und GLUT 5-Rezeptoren aufgenommen werden, sollte diagnostisch zuerst der Status der Dünndarmschleimhaut ermittelt werden, am einfachsten über das **sekretorische Immunglobulin IgA im Stuhl (sIgA)**. Ist dieses stark **erhöht**, liegt es nahe, dass an der Dünndarmschleimhaut Reizungen bis hin zu entzündlichen Prozessen vorliegen, sie sich aber (noch) nicht unbedingt in einer Erhöhung des Calprotectins im Stuhl, der klassische Entzündungsmarker bei Kolitiden und CED, zeigen müssen.

- Falls Laktose gut vertragen wird, kann z. B. Synerga® Liquidum Laves® N1 über einen Zeitraum von einigen Wochen gegeben werden (evtl. vorsichtig beginnen mit 1 × tgl. 1 Mokkalöffel unverdünnt vor dem Frühstück; wird das gut vertragen, bis auf 3 × tgl. 1 TL unverdünnt vor dem Essen steigern). Nach symptomatischer Besserung bzw. Befundbesserung (erhöhtes sIgA sinkt) die Dosis langsam reduzieren, z. B. 2 × tgl. 1 TL über 1 Monat, dann 1 × tgl. 1 TL über 1 Monat. Der Wirkstoff in Synerga® Laves®, ein zellfreies Lysat aus Escherichia-coli-Bakterien, wirkt an der Darmschleimhaut entzündungs- und reizmindernd.
- Eine laktosefreie Alternative ist Colibiogen® lactosefrei Liquidum Laves®, das mit der gleichen Dosierung gegeben wird.
- In hartnäckigen Fällen kann es sinnvoll sein, zwischen den Mahlzeiten zusätzlich die Aminosäure Glutamin zu verabreichen, da dies die Wirkung verstärken kann, z. B. Glutamin-Pulver 100 g (Tagesdosis 3–10 g) am besten auf mehrere Gaben zwischen den Mahlzeiten bzw. vor dem Schlafengehen verteilt.

- Eine weitere Möglichkeit, die Wirkung der Behandlung zu verstärken, ist die Injektion von Mucosa comp. Heel® Ampullen 2–3 ×/Woche umbilical s. c. Dabei handelt es sich um ein homöopathisches Spezialpräparat zur Behandlung von Schäden an Schleimhäuten.

Ist das **sIgA stark erniedrigt**, ist die Schutzwirkung der Schleimschicht im Darm deutlich reduziert. Bei Patienten, die **nicht** an einer **CED** leiden, ist der Einsatz von β-Glucan sinnvoll, z. B. Nutriglucan® Tabletten (1 × tgl. 3 Tbl. zum Essen mit Wasser). Da β-Glucan immunmodulierende Effekte an der Darmschleimhaut induziert, erscheint es meiner Meinung nach derzeit als nicht zielführend, dieses bei Patienten mit CED einzusetzen, weil dazu keine eindeutige Studienlage existiert. Allerdings gibt es neuere Untersuchungen [511], die sich für eine „trained immunity" bei Autoimmunerkrankungen aussprechen und u. a. β-Glucan als dafür potenziell geeignete Substanz ansehen. Andere Studien sehen die Rolle von β-Glucan bei Autoimmunerkrankungen kritisch [592]. In jedem Fall ist es sinnvoll, bei niedrigem sIgA die Versorgung mit **Zink** und **Vitamin A** zu überprüfen und bei einem Mangel gezielt zu substituieren, z. B. mit Vitamin AE Hevert® Tabletten (1 × tgl. 1 Tbl. zum Essen), Zinkpiccolinat 15 mg Kapseln (1 × tgl. 1 Kps. zwischen den Mahlzeiten).

### Vitamin-A-Therapie

**Vitamin A** gehört mit den Vitaminen D, E und K zur Gruppe der fettlöslichen Vitamine und beinhaltet eine ganze Reihe an Substanzen wie Retinol und seine Ester, Retinal und Retinsäure. Pflanzliche Nahrungsmittel enthalten die wasserlöslichen **Carotinoide**, allen voran z. B. β-Carotin, die vom Körper **in Vitamin A umgewandelt** werden können.

In der Nahrung findet sich Vitamin A z. B. in Lebertran, Fischen wie Aal oder Thunfisch oder in Leber; Carotoinoide finden sich z. B. in Karotten, Mangold oder Kürbis. Der Gehalt an Vitamin A in einem Lebensmittel oder einer Nahrungsergänzung wird entweder in Internationalen Einheiten IE oder in Retinol-Äquivalenten (RE) angegeben. Dabei entspricht nach WHO 1 RE = 1 µg Retinol = 3,3 IE Vitamin A = 6 µg β-Carotin = 12 µg eines anderen Carotinoids mit Provitamin-A-Wirkung.

Allerdings sind die tatsächlichen **Umwandlungsraten** von β-Carotin und anderen Carotinoiden in Retinol sehr individuell. Man geht davon aus, dass nur etwa ⅙ der aufgenommenen Menge an β-Carotin tatsächlich auch als Retinoläquivalent zur Verfügung steht. Außerdem bestehen sehr deutliche Unterschiede in der individuellen Fähigkeit, β-Carotin in Retinol zu transformieren, was möglicherweise auf Polymorphismen des BCMO1-Gens zurückzuführen ist. Die tatsächliche Resorption von Retinol im Darm ist u. a. von der ordnungsgemäßen Funktion von Gallenblase und Pankreas abhängig, darüber hinaus von der Fettmenge, die zusammen mit Retinol aufgenommen wurde.

Der größere Teil des Retinols wird in der Leber gespeichert und hat dort eine **Halbwertszeit** von 50–100 Tagen, vorausgesetzt, dass kein Alkohol konsumiert wird, da sich die HWZ durch Alkoholkonsum verringert.

Die **Plasmaspiegel** von Vitamin A zeigen nur an, wie viel Vitamin A sich gerade auf der **„Transitstrecke"** vom Depot (Leber) zu den jeweiligen Zielzellen befindet. Allerdings darf man bei Plasmaspiegeln > 3 µmol/l bzw. 85 µg/dl damit rechnen, dass die Bindungsfähigkeit von RBP zunehmend erschöpft ist und sich freies Retinol mehr oder weniger unkontrolliert und unreguliert im Körper befindet, was u. a. zu Organschäden führen kann. Ein Wert < 0,03 µg/dl zeigt laut WHO einen echten Vitamin-A-Mangel an.

Eine akute **Hypervitaminose** mit Vitamin A kann bei einem Erwachsenen nach der einmaligen Einnahme von 1,5 Mio. IE Vitamin A auftreten, eine chronische Hypervitaminose A bei der längerfristigen Einnahme von 100000 IE Vitamin A (Erwachsene) bzw. 18000 IE (Kinder). Allerdings kann es bei Erkrankungen oder Funktionsstörungen der Nieren oder der Leber auch schon bei deutlich geringeren Tagesdosen zu einer Hypervitaminose kommen. Deswegen ist es sinnvoll, vor und während einer Behandlung mit Vitamin A die Transaminasen und die Cholinesterase zu kontrollieren.

Zwischen Vitamin A und verschiedenen Pharmaka gibt es **Wechselwirkungen**:

- Hohe Dosen Vitamin A können den Effekt cumarinhaltiger Blutgerinnungshemmer wie Warfarin oder Marcumar® verstärken.
- Vitamin A kann in Kombination mit Tetrazyklinen (Antibiotikum) zu Hirndrucksymptomen führen.
- Die gleichzeitige Anwendung von Colestyramin (Senkt die Blutfette durch Verminderung der Resorption von Cholesterin aus dem Darm in den Körper) und Neomycin (Breitbandantibiotikum) können zu einer verminderten Aufnahme von Vitamin A aus dem Darm führen.

In der Schwangerschaft und Stillzeit beträgt die Maximaldosis 8000 IE Vitamin A/Tag, da es bei höheren Tagesdosierungen zu Missbildungen des Fetus kommen kann. Vitamin A ist plazentagängig und geht in die Muttermilch über.

### 9.2.5 Hemmung der Protein-Kinase CK2

Die Enzymgruppe der Protein-Kinasen hat u. a. eine wichtige Funktion bei der Weiterleitung von Signalen an Zellen (Signaltransduktion). Eine **Hemmung der Protein-Kinase CK2** (PKCK2) führt dazu, dass die Wirkung von IL-6, IL-22 und IL-23 auf die Umwandlung von naiven T-Zellen in autoaggressive TH17-Zellen unterbunden wird. Der dafür benötigte Transkriptionsfaktor STAT 3 wird nicht aktiviert, sondern der Transkriptionsfaktor FOXP3. Dies führt dazu, dass **weniger autoagressive TH17-Zellen** und **vermehrt immunmodulierende Treg-Zellen** entstehen. Darüber hinaus konnte nachgewiesen werden [536], dass die TH17-Zellen weitaus geringere Mengen der für autoaggressive Prozesse notwendigen Zytokine (S. 74) γ-Interferon und GM-CFS bilden.

Italienische Wissenschaftler fanden heraus [546], dass verschiedene **sekundäre Pflanzenstoffe** die Wirkung der PKCK2 **hemmen** können. Zu diesen gehören:

- Apigenin (in Sellerie, Kamille)
- Quercetin (in Tee, Zwiebeln, Heidelbeeren, Grünkohl, Äpfeln)
- Myricetin (in Tee, schwarzen Johannisbeeren, Heidelbeeren, roten Weintrauben, Walnüssen)
- Fisetin (in Erdbeeren, Äpfeln, roten Weintrauben, Orangen)
- Kaempferol (in roten Weintrauben, Ginkgo, Grapefruit, Kohlgewächsen)
- Luteolin (in Petersilie, Artischocken, Orangen, Karotten, Sellerie, Olivenöl, grünem Pfeffer)

Die Hemmung der PKCK2 kann auf **diätetischem Weg** erfolgen. Dazu gibt es eine Studie [514], bei der täglich 250 mg **Schafgarbenextrakt** eingesetzt wurden. Schafgarbe enthält u. a. die Flavonoide Apigenin und Luteolin. Beim Einsatz von Schafgarbenextrakt sollte man die wenigen Kontraindikationen beachten: eine Allergie gegen Schafgarbe und andere Korbblütler, Schwangerschaft, Stillzeit und die Einnahme blutgerinnungshemmender Medikamente. Ob die Schafgarbe eventuell mit der wegen einer Autoimmunerkrankung bereits vom Facharzt durchgeführten Behandlung kompatibel ist, ist vor Beginn der Behandlung abzuklären.

In der Praxis sieht man, dass diätetische Maßnahmen alleine keinesfalls ausreichen, um eine Autoimmunerkrankung wirkungsvoll zu beeinflussen. Sie können aber nach meiner Erfahrung eine Basistherapie, sei sie schulmedizinisch oder naturheilkundlich, gut unterstützen, und man sieht nicht selten, dass es bei manchen Patienten durch eine konsequente Umstellung der Ernährung zu einer deutlichen Symptomverbesserung kommt. Allerdings bedeutet das im Umkehrschluss leider nicht, dass damit auch der autoimmune Prozess nachhaltig gestoppt wird. Entweder die Erkrankung besteht fort, manchmal mit einer deutlich langsamerem Progredienz, oder es kommt zu weiteren Autoimmunerkrankungen an anderen Orten im Körper. Die Nahrungsauswahl passt in sehr viele diätetischen Modelle und ergänzt diese durch eine weitere Wirkkomponente, außerdem mögen viele Menschen die für dieses Modell relevanten Lebensmittel, weswegen die Compliance i. d. R. sehr gut ist.

### 9.2.6 Modelle auf Basis der Fettzufuhr

#### Fettsäuren und Entzündungen

Im menschlichen Organismus spielen Fette u. a. eine Rolle bei Entzündungsprozessen, speziell die Omega-3- und Omega-6-Fettsäuren, die mit der Nahrung zugeführt werden müssen. Mit Hilfe der Cyclooxygenasen COX-1 bzw. COX-2 und der Prostaglandin-Synthasen entstehen aus diesen Prostaglandine der Serien I, II und III (**Abb. 9.1**) mit sehr unterschiedlicher Wirkung auf den Inflammationsprozess.

Aus der **Linolsäure**, Ausgangssubstanz für die weitere Fettsäuresynthese der Omega-6-Fettsäuren, die z. B. in Nüssen und Samen enthalten ist, entstehen sowohl die **antiinflammatorisch** wirkenden Prostaglandine der **Serie I** wie PGA1 oder PGE1 als auch die Prostaglandine der **Serie II** wie PGD2 oder PGE2 mit erheblichem **proinflammatorischem** Potenzial.

Ausgangsstoff für die Synthese der Eicosapentaensäure (EPA) bzw. der Prostaglandine der **Serie III** mit **antiinflammatorischen** Eigenschaften ist die **α-Linolensäure**. EPA ist nicht nur Vorstufe antientzündlicher Prostaglandine wie PGE3, sondern hat auch eine hemmende Wirkung auf die Synthese von proentzündlichen Serie-II-Prostaglandinen.

Bedeutend bei Autoimmunerkrankungen ist auch die Omega-3-Fettsäure Docosahexaensäure (DHA), die als Fettsäurekomponente der Phospholipide eine wichtige Rolle bei der Membranintegrität von Neuronen im ZNS spielt. Sie wird neben EPA z. B. bei MS eingesetzt.

Sowohl EPA als auch DHA sind Antagonisten der Arachidonsäure, da alle 3 um die Cyclooxygenasen konkurrieren. Insofern gibt es 2 Möglichkeiten, die proinflammatorische Wirkung der Arachidonsäure zu hemmen:

- Elimination sowohl der Linol- als auch der Arachidonsäure aus der täglichen Ernährung und damit Reduzierung der Omega-6-Fettsäuren
- Steigerung der Zufuhr von EPA und DHA zur Bindung von Aktivitäten der Cyclooxygenasen

Theoretisch gibt es noch eine 3. Möglichkeit: Da sowohl für die Umwandlung von α-Linolensäure in EPA und DHA als auch für die von Linolsäure in Arachidonsäure dieselben Enzyme genutzt werden, müsste eine erhöhte Zufuhr von α-Linolensäure dazu führen, dass weniger Arachidonsäure gebildet wird. Der Pferdefuß daran ist: Leinöl als Hauptlieferant der α-Linolensäure enthält auch größere Mengen Linolsäure. In einer Studie [516] konnte gezeigt werden, dass es bei längerfristiger Einnahme trotzdem zu einer Verbesserung des Verhältnisses von Omega-3- zu Omega-6-Fettsäuren kommt, was am ehesten durch den Antagonismus auf Ebene der Desaturasen und Elongasen zu erklären ist. Allerdings sieht man in der Praxis solche Effekte nicht automatisch bei jedem Pa-

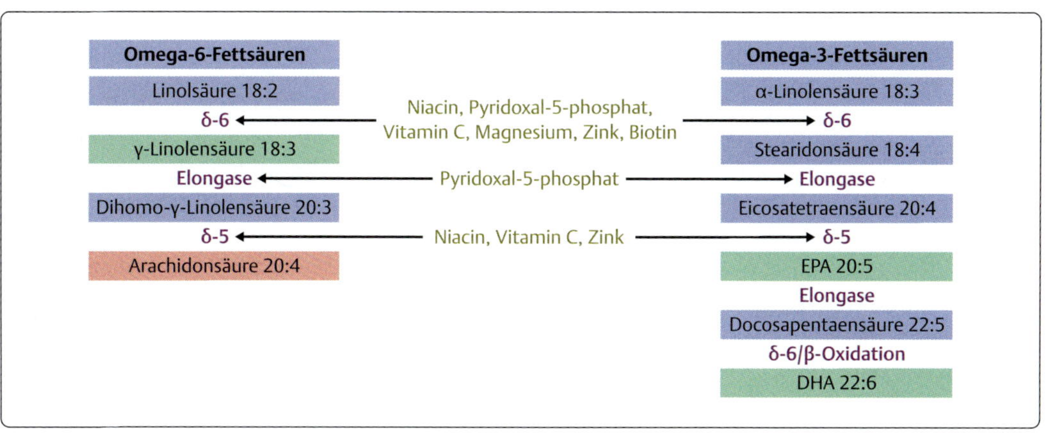


**Abb. 9.1** Die mehrfach ungesättigten Fettsäuren Linolsäure (Omega-6) und α-Linolensäure (Omega-3) kommen in Pflanzen und deren Samen vor. Im Menschen werden diese durch den identischen Enzymkomplex umgebaut.

tienten im selben Umfang. Das liegt daran, dass die Aktivität der Desaturasen auf der einen Seite von verschiedenen Genpolymorphismen abhängt (z. B. FADS 1 für die δ-6-Desaturase und damit die Umwandlung von Dihomo-γ-Linolensäure in Arachidonsäure bzw. von Eicosatetraensäure in Eicosapentaensäure EPA) und auf der anderen Seite eine gute Versorgung mit bestimmten Mikronährstoffen, v. a. Vitamin C, Vitamin $B_3$, Vitamin $B_6$, Zink und Biotin eine entscheidende Voraussetzung ist.

Die Schulmedizin macht sich bei der Behandlung von CED, speziell der Colitis ulcerosa, die Absenkung der Arachidonsäure im Darm zu Nutze, indem sie als Basismedikation Aminosalicylate einsetzt, z. B. Mesalazin. Diese hemmen die Synthese bestimmter proinflammatorischer Prostaglandine aus dem Arachidonsäurestoffwechsel, außerdem wird eine hemmende Wirkung proentzündlicher Zytokine wie TNF-α, IL-1 und IL-2 diskutiert.

## Swank-Diät

Die Swank-Diät geht auf den englischen Arzt Dr. Roy Swank zurück, der in den 1990er-Jahren im Rahmen einer Studie [570] entdeckte, dass der Fettkonsum einen Einfluss auf den Verlauf der MS hat. Bei der Swank-Diät werden v. a. gesättigte, hoch erhitzte oder industriell verarbeitete Fette gemieden. Im 1. Jahr sollte zusätzlich kein rotes Fleisch verzehrt werden. Unerhitzte einfach bzw. mehrfach ungesättigte Fette sollten in einer Dosis von etwa 20 g/Tag zugeführt werden, z. B. Sonnenblumen-, Nachtkerzen-, Erdnuss- oder Leinöl.

Ansonsten besteht die Swank-Diät aus Obst, Gemüse, fettreduzierten Milchprodukten, einer limitierten Tagesmenge an Geflügel, Fisch (außer Thunfisch, Lachs, Sprotte, Sardine und Hering aufgrund deren zusätzlichem Gehalt an ungesättigten Fettsäuren) und Getreide.

## Fratzer-Hebener-Diät

Initiiert wurde die Fratzer-Hebener-Diät von Dr. Uwe Fratzer (1942–1994). Sein Nachfolger, Dr. Olaf Hebener, hat das Modell grundlegend beibehalten und noch etwas erweitert. Die Fratzer-Hebener-Diät basiert im Unterschied zur Swank-Diät darauf, nicht generell alle Fette zu reduzieren, sondern v. a. Linol- und Arachidonsäure, denn die Ernährung in den Industrieländern ist u. a. von einem ungünstigen Verhältnis von Omega-6- zu Omega-3-Fettsäuren geprägt. Mittlerweile wird immer häufiger diskutiert [564], inwieweit dieser Umstand für eine ganze Reihe an Zivilisations- bzw. Autoimmunerkrankungen mitverantwortlich sein könnte.

Linolsäure ist als Ausgangssubstanz für die Omega-6-Fettsäuren die wichtigste Quelle für die Arachidonsäure, welche wiederum Vorstufe der proinflammatorischen Serie-II-Prostaglandine ist. Zusätzlich werden in diesem diätetischen Modell alle Lebensmittel gemieden, die von Natur aus einem hohen Gehalt an Arachidonsäure aufweisen. Seine **Empfehlung** lautet:

- Es dürfen maximal 1800 mg Linolsäure täglich in Form von Lebensmitteln verzehrt werden. Limitiert werden v. a. Pflanzenöle, Margarine, Ölfrüchte, Nüsse, Samen, fetthaltige Milchprodukte und Fleisch bzw. Fleischwaren.
- Weitgehend ohne Einschränkung dürfen Kaltwasserfische, Obst, Gemüse, Vollkornprodukte und fettarme Milchprodukte zugeführt werden.
- Zusätzlich sollten regelmäßig bestimmte Nahrungsergänzungen eingenommen werden:
  - marine Omega-3-Fettsäuren
  - Vitamin E (1800 IE): Das Modell nutzt keine Reduktionsäquivalente für verbrauchtes Vitamin E wie Vitamin C oder Glutathion. Daher werden sehr hohe Tagesdosen an Vitamin E empfohlen.
  - Selen (300–400 µg)
  - Vitamin-B-Komplex
  - Extrakt aus der Grünlippmuschel Perna canaliculus: Hebener vermutet eine hemmende Wirkung auf das proinflammatorische Serie-II-Prostaglandin PGE2 durch das Muschelfleisch und schreibt einen Teil der Wirkung Ubichinon Q 10 und B-Vitaminen zu, die laut ihm in dem von ihm verwendeten Extrakt enthalten sind.

### 9.2.7 Fasten und Intervallfasten

#### Heilung durch Nahrungsentzug

Alle anderen vorgestellten Formen der diätetischen Behandlungsmodelle bei Autoimmunopathien beruhen darauf, bestimmte Nahrungsmittel zu vermeiden und stattdessen andere Nahrungsmittel vermehrt zu konsumieren. Beim Fasten ist die **Nahrungszufuhr** stattdessen generell **extrem limitiert** oder es wird **überhaupt keine feste Nahrung** zu sich genommen.

Fasten ist seit Jahrhunderten fester Bestandteil religiöser Gemeinschaften wie dem Christentum (Fastenzeit zwischen Karneval und Ostersonntag) oder dem Islam (Ramadan) und wurde seit dem Altertum in verschiedenen Medizinsystemen wie dem Ayurveda, der Medizin von Hippokrates im antiken Griechenland oder der mittelalterlichen Klostermedizin als Therapiemaßnahme eingesetzt. In den 1920er-Jahren begründete der Arzt Otto Buchinger die moderne Form des Heilfastens.

Beim Fasten und den verschiedenen Fastenvarianten handelt es sich um traditionelle Verfahren der Volks- und Naturheilkunde, die auf jahrhundertelanger Erfahrung beruhen und einen ebenso langen Beobachtungszeitraum aufweisen. Das macht sie zu einer der sichersten Therapiemethoden in der Medizin. Insofern ist es meines Erachtens dringend an der Zeit, diese stärker in den Fokus der Behandlung autoimmuner Krankheitsbilder zu stellen.

Die **Heilwirkung** des Fastens wird seit dem Altertum v. a. mit der **entgiftenden** und **entschlackenden** Wirkung auf den Organismus erklärt und meist mit entsprechenden Begleitmaßnahmen unterstützt, z. B. Einläufen, Wasseranwendungen und Phytotherapeutika zur Unterstützung von Leber und Nieren. Fasten wurde seit jeher als Mittel zur Verlängerung des Lebens bzw. zur Verbesserung der Lebensqualität und der Prophylaxe von (Zivilisations-)Krankheiten eingesetzt. In mehreren Studien [515] [524] [525] stellen die Autoren fest, dass eine diätetische Nahrungsrestriktion eine effektive und reproduzierbare Behandlungsintervention ist, um bei den verschiedensten Organismen eine gesunde Lebenszeit zu verlängern. Diese und andere neuere Untersuchungen [526] zeigen, dass das Fasten bzw. Fastenvarianten wie das Intervallfasten neben verschiedenen anderen Effekten auch positive Auswirkungen auf Autoimmunerkrankungen haben. Eigentlich wundert diese Erkenntnis nicht, denn Autoimmunerkrankungen haben einige gemeinsame Merkmale – egal, welches Organ- oder Gewebesystem betroffen ist:

- metabolische Probleme (z. B. Insulinresistenz)
- dysfunktionale Lymphozyten (z. B. fehlgeleitete TH17-Zellen)
- Umweltbelastungen (die meisten der für Autoimmunopathien verantwortlich gemachten Umweltnoxen haben einen Bezug zum Fettgewebe und zu den Mitochondrien, in denen sie Schädigungen verursachen können)
- Störungen im intestinalen Mikrobiom, meist messbar durch einen Rückgang bestimmter kurzkettiger Carbonsäuren im Intestinum wie Proprionsäure oder Butyrat

#### Erklärung der Effekte auf Autoimmunerkrankungen

Aus traditioneller Sicht der Naturheilkunde spielt sicher auch der **entgiftende** Effekt von Fastentherapien eine wichtige Rolle. Lipophile Noxen wie Insektizide oder organisches Quecksilber werden im Körper bevorzugt im Fettgewebe eingelagert. Beim Fasten kommt es zum Einschmelzen von Fettdepots und damit auch zur Mobilisierung dort eingelagerter Substanzen, die dann ausgeleitet werden können.

Aber die Reinigung von Verschlackungen kann meiner Meinung nach nicht alleine die beobachteten positiven Effekte erklären. Fasten bzw. Fastenvariationen wie das Intervallfasten

- senken im Körper proinflammatorische Zytokine,
- unterstützen ihn dabei, die Produktion körpereigenen Kortisols in der Nebenniere zu optimieren und
- wirken sich mildernd auf autoimmune Prozesse aus, indem sie die Apoptose von autoreaktiven Lymphozyten auslösen.

Studien, die sich mit der Wirkung des Fastens bzw. von Fastenvarianten bei Autoimmunerkrankungen beschäftigt haben, zeigen darüber hinaus:

- Im Mausmodell werden Krankheitsprogredienz, Erkrankungsgrad und Symptome bei MS verringert [515].
- Die Reparatur von Myelin wird durch verstärkte Regeneration von Oligodendrozyten verbessert [577].
- Das Einwandern von Immunzellen im Rückenmark wird reduziert [523].
- Bei CED kommt es im Mausmodell zur Reduzierung der intestinalen Inflammation und einer Regeneration der Mukosa. Außerdem wird die Zusammensetzung der Mikrobiota moduliert [561] [567].
- Beim Fasten stellen sich neben der Entschlackung von Noxen positive Veränderungen auf den Zellstoffwechsel ein [547].

2016 erhielt der japanische Zellbiologe Yoshinori Ohsumi den Medizin-Nobelpreis für seine Grundlagenforschung über die Autophagie von Körperzellen. Der Begriff „Autophagie", der übersetzt „sich selbst fressen" bedeutet, beschreibt den komplexen Vorgang der Zellreinigung und Erneuerung, der von ca. 35 Genen gesteuert wird. Beim Prozess der Autophagie wird zuerst der Bestandteil der Zelle, der abgebaut werden soll, von Membranlappen umschlossen, die als Phagophoren bezeichnet werden. Diese vereinigen sich dann zum Autophagosom, das man sich wie eine Art Müllsack vorstellen kann, der aus einer Doppelmembran besteht. Dieser Müllsack schützt die anderen Zellorganellen davor, irrtümlich mitverdaut zu werden. Es kommt im weiteren Verlauf nämlich zu einem Verschmelzen des Autophagosoms mit Lysozymen. Diese Zellorganellen sind mit sauren Hydrolasen gefüllt und beginnen nun damit, den Inhalt des Autophagosoms enzymatisch zu verdauen und diesen in seine ursprünglichen Bestandteile zu zerlegen. Diese werden dann einem Recycling zugeführt, in dessen Rahmen neue Zellorganellen, z. B. Mitochondrien, entstehen. Unverdauliche Reste werden dabei über die Zellmembran in den Extrazellularraum mittels Exozytose abgegeben.

Zellmüll entsteht praktisch permanent im Rahmen des Zellstoffwechsels und der Energiebildung, weil die Mitochondrien, also die Kraftwerke der Zellen, alle paar Tage repariert oder abgebaut werden, damit es nicht zu Fehlfunktionen in der Zelle kommt. Auch falsch gefaltete Proteine, die im Rahmen des Zellstoffwechsels irrtümlich entstehen und bei neurologischen Systemerkrankungen, z. B. der Alzheimer-Erkrankung, eine wichtige Rolle in der Pathogenese spielen, fallen unter die Rubrik „Zellmüll". Je älter ein Mensch wird, desto eingeschränkter arbeitet der Selbstreinigungsprozesse innerhalb der Zellen.

Auch das Fasten regt in der Zelle **Prozesse der Autophagie** an. Durch den Nahrungsentzug greift die Zelle vermehrt auf eigene Ressourcen zurück und baut dabei vorrangig diejenigen zelleigenen Proteine ab, deren „Betriebsdauer" ohnehin abgelaufen ist bzw. die schadhaft sind. Neuere Untersuchungen [534] [552] [572] zeigen, dass sich intrazelluläre Autophagieprozesse bereits durch eine einfache **Umstellung der Ernährung** erreichen lassen. Tauscht man tierische Proteine aus Fleisch, Fisch oder Milchprodukten gegen pflanzliche Proteine (z. B. Hülsenfrüchte, Ölsaaten, Nüsse, Kohl, Brokkoli, Amaranth, Spirulina), dann beginnt die Zelle vermehrt damit, Autophagie zu betreiben. Dies hängt mit der Lebenssituation unserer Vorfahren in der Zeit vor Ackerbau und Viehzucht zusammen. In diesen Zeiten erlebten die Menschen mehr oder weniger ständige wechselnde Phasen zwischen Hunger (wenig Erfolg bei der Nahrungssuche) und Überfluss (Erfolg bei der Nahrungssuche) und mussten ihren Stoffwechsel entsprechend umstellen. In Zeiten des Überflusses, die sich v. a. dadurch auszeichneten, dass große Mengen tierischen Proteins zur Verfügung standen, konnten Zellen und Gewebe wachsen (z. B. Muskelmasse, Fettgewebe, Anzahl der intrazellulären Mitochondrien), indem die Proteinbiosynthese angeregt wurde. In Hungerzeiten, bzw. wenn vorwiegend pflanzliche Kost gegessen wurde, wurde von anabolem auf katabolen Stoffwechsel umgestellt. Unsere Körperzellen waren also ständigen Auf- und Abbauprozessen unterworfen.

Bei einem **Nahrungsüberschuss** übernimmt ein Enzym aus der Familie der Serin/Threonin-Kinasen mit dem Namen **mTOR** (mechanistic Target of Rapamycin) die metabolische Kontrolle. Dieses Enzym wird durch die Zufuhr essenzieller Aminosäuren stimuliert und initiiert dann **anabole Prozesse** in der Zelle, indem es die Proteinbiosynthese steigert. Es kommt zu Wachstum und vermehrter Zellteilung. Das ist einer der Gründe, warum eine erhöhte Proteinzufuhr das Muskelwachstum bei hypertrophem Muskeltraining stimuliert. Tierische Proteinquellen, meist Muskelfleisch oder Innereien, enthalten im Vergleich zu pflanzlichen Proteinquellen deutlich mehr essenzielle Aminosäuren pro Gramm Frischware. Wird aber die **Zufuhr essenzieller Aminosäuren vermindert**, dann reduziert sich die Wirkung von mTOR in der Zelle und ein anderes Enzym kommt zum Zug, das man als Gegenspieler von mTOR bezeichnen könnte: die **AMPK** (AMP-aktivierte Protein-Kinase). Ist dieses Enzym aktiviert worden, man spricht biochemisch von der Phosphorylierung des Enzyms, dann überwiegen **katabole Prozesse** im Körper. Die Zufuhr von Nährstoffen, v. a. von Proteinen, führt also zu einer Stimulation von mTOR und hemmt die AMPK, während eine Verminderung der Nährstoffzufuhr, v. a. Proteinen, zu einer Hemmung von mTOR und einer Aktivierung von AMPK führt. Diese beiden Enzyme sind notwendig, damit der Körper auf einen Nahrungsüberschuss (mTOR) oder Nährstoffmangel (AMPK) adäquat reagieren kann.

Sowohl mTOR als auch die anabole Proteinbiosynthese werden durch die AMPK gehemmt und gleichzeitig wird die katabole Energiegewinnung gesteigert, indem v. a. die Glukose- und Fettverbrennung aktiviert werden. Der Mensch lebt nun zwar von seinen Vorräten, aber er verbrennt auch vermehrt Energie und kann so auf die Nahrungssuche bzw. auf die Jagd gehen. Evolutionär gesehen ist das sehr sinnvoll. In der Zeit vor der Gründung der ersten Ackerbaugesellschaften war es für unsere Vorfahren nicht selbstverständlich, eine Mahlzeit mit vielen essenziellen Proteinen zu bekommen. Es gab bei Weitem nicht so viele Tierarten wie in späteren Zeiten. Tierische Proteinquellen waren rar, hauptsächlich wurden Mammuts gejagt. Allerdings war das mit einem nicht unerheblichen Risiko verbunden, denn das Mammut wusste sich zu wehren und war weniger ein Opfer als vielmehr ein mächtiger Gegner. Andererseits bedeutete ein Mammut eine große Menge tierischer Proteine, allerdings auch nur für eine begrenzte Zeit, da es kaum Möglichkeiten für die Einlagerung gab. Der Stoffwechsel nutzte also diese kurzfristige Zufuhr großer Mengen essenzieller Aminosäuren dazu, anabole Prozesse in Gang zu setzen. Der Mensch verfügte damit über mehr Strukturprotein und konnte z. B. Muskelmasse aufbauen. Die – zeitlich sicher längeren – Phasen, in denen eher pflanzliche Proteine konsumiert wurden, wurden dann für katabole Prozesse genutzt, zu denen auch die Autophagie gehört, und der Körper konnte sich von unnötigem „Zellmüll" reinigen. Allerdings wirkt die alleinige Umstellung auf pflanzliche Proteine, also eine vegane Ernährung, sicher nicht so stark entgiftend wie z. B. ein Heilfasten nach Buchinger.

## Fasten und Intervallfasten

Beim klassischen **Fasten** führt der Fastende initial eine **Darmreinigung** durch, die i. d. R. mit salinischen Salzen, z. B. Magnesiumsulfat, durchgeführt wird. Manche Fastenvarianten empfehlen generell das morgendliche Abführen mittels salinischer Salze, in meiner Praxis folge ich dieser Empfehlung seit vielen Jahren. Danach erhält der Fastende **nur Flüssigkeit**, z. B. in Form von Tee (strenges Teefasten) oder Fruchtsäften und dünnen Brühen auf Gemüsebasis (Heilfasten nach Buchinger). Je nach Konstitution kann unterschiedlich lange gefastet werden, von wenigen Tagen bis zu 2 Wochen, was aber meist besser im Rahmen eines betreuten Fastens in einer Fastengruppe oder einer Fastenklinik durchgeführt werden sollte. Danach erfolgt das **Fastenbrechen**, für das verschiedene Vorgaben existieren.

Beim **Intervallfasten** gibt es mehrere Varianten. Die bekannteste ist die **16:8-Variante**, bei der der Fastende 8 Stunden lang essen kann und dann 16 Stunden keine feste Nahrung zu sich nimmt, sondern nur Wasser oder Tee trinkt. Hier ist i. d. R. das Abführen mittels salinischer Salze nicht notwendig. Männer vertragen das Intervallfasten i. d. R. sehr gut, während man in der Praxis gelegentlich beobachten kann, dass Frauen im gebärfähigen Alter beim Intervallfasten manchmal über

Zyklusstörungen verschiedener Art berichten. Dazu gehören zeitliche Verschiebungen des Menstruationszyklus, Zwischenblutungen, eine Veränderung der Blutungsmenge oder auch ein PMS. In diesem Fall sollte das Intervallfasten zunächst pausiert werden und Sie sollten sich gemeinsam mit der Patientin auf Ursachensuche begeben. Typische Auslöser der Beschwerden sind eine Östradioldominanz, Nebennierenschwäche, Mikronährstoffmängel, eine zu schnelle Lyse toxischer Depots im Fettgewebe oder eine Insulinresistenz, aber es findet sich auch oft genug keine Erklärung. Bei Frauen mit einem niedrigen BMI sollte man immer ganz genau abwägen, ob eine Fastenvariante tatsächlich durchgeführt werden sollte. In meiner Praxis ist ein niedriger BMI i. d. R. eine Kontraindikation für das Fasten bzw. Intervallfasten und ich wähle dann einen anderen Weg, um das angestrebte Ziel, z. B. eine Entgiftung des Körpers, zu erreichen.

## 9.3 Leaky Gut

### 9.3.1 Physiologie der Darmschleimhaut

Die Darmschleimhäute sind ein Ort ständiger immunologischer Belastung: Einerseits durch die dort residente Mikrobiota, andererseits durch unvollständig verdaute Nährstoffe. Die Mukosa schützt sich und den Organismus durch verschiedene Mechanismen vor Schäden durch unkontrollierten Antigenkontakt mit dem **darmassoziierten Immunsystem**, das auch als **GALT** (Gut Associated Lymphoid Tissue) bzw. **MALT** (Mucosa Associated Lympoid Tissue) bezeichnet wird.

Zunächst stellt die **Mikrobiota** selbst ein Hindernis z. B. für pathogene Keime dar, die nach dem Mehrheitsprinzip verdrängt werden. Der **Darmschleim** enthält verschiedene immunwirksame Stoffe wie sekretorisches Immunglobulin A (sIgA) und Defensine, hochwirksame lokal wirkende Antibiotika, welche die dort eindringenden Antigene neutralisieren, bevor sie weiter an die Darmschleimhaut vordringen können.

In der Darmschleimhaut befinden sich lymphatische Strukturen, die **Peyer-Plaques**, in denen ein beständiger Informationsaustausch zwischen Körperaußenwelt (= Darminhalt) und Körperinnenwelt (= Lymphstrukturen hinter der Darmwand) erfolgt. Über den Peyer-Plaques liegen **M-Zellen**, die Antigeninformationen aufnehmen und an die Peyer-Plaques weitergeben. Dadurch ist das Immunsystem rund um die Uhr über die mikrobiologische Situation im Darm genauestens informiert.

Die **Enterozyten** (Zellen der Darmschleimhaut) bilden im gesunden Zustand eine Barriere, die wie ein Mikrofilter nur kleinste Nahrungsbestandteile passieren lässt: Aminosäuren, Einfachzucker und einfache Fettsäuren. Zwischen den einzelnen Enterozyten befinden sich Abschlussleisten, die **Tight Junctions**, die aus verschiedenen transmembranalen Proteinen, die als Occludine und Claudine bezeichnet werden, bestehen. Sie können ihre Durchtrittsgröße flexibel anpassen. Damit trennt der Körper sauber die Grenze zwischen Außenwelt (nicht selbst) und Innenwelt (selbst). Allerdings unterliegt die Barrierefunktion der Tight Junctions zahlreichen Faktoren. So konnte gezeigt werden [553], dass unter dem Einfluss der beiden proinflammatorischen Zytokine TNF-α bzw. γ-Interferon die Expression von Occludinen herabreguliert wird. Aber auch Gewürze aus der Gruppe der Nachtschattengewächse, z. B. Paprika oder Chili, erhöhen die Durchlässigkeit der Tight Junctions.

### 9.3.2 Immunologische Toleranz

Bei der **Bildung einer immunologischen Toleranz** spielt die moderate Antigenaufnahme in die M-Zellen des Dünndarms eine wichtige Rolle, v. a. bei der **Bildung von sIgA**. Sie sorgt dafür, dass ständig passende Antikörper der Klasse sIgA bereitstehen, um eindringende Antigene zu neutralisieren. Dies wird auch als **stille Antigenneutralisierung** bezeichnet, da es zu keiner Aktivierung der Immunabwehr im Sinne einer Infektion kommt.

Dazu gehört auch die moderate **Bildung von Antikörpern der Klassen IgM und IgG**, deren Aufgabe u. a. darin besteht, Antigenreste zu neutralisieren, die z. B. aus den M-Zellen stammen. Auch hier handelt es sich nicht um eine systemische Reaktion im Sinne einer Infektion, sondern um einen Prozess der Antigenneutralisierung. Antigenneutralisierende Antikörper der Klassen IgM und IgG werden von Plasmazellen in den Peyer-Plaques gebildet. In diesem Rahmen sorgen auch Treg- und TH17-Zellen in der Lamina propria für die nötige Toleranz, damit es bei der physiologischen Antigenaufnahme nicht zu einer Aktivierung der Immunabwehr und damit zu einer Entzündung der Darmschleimhaut kommt. In den Peyer-Plaques erfolgt im Rahmen der **kontrollierten Antigenaufnahme in den M-Zellen** eine Aktivierung von Zellen des adaptiven Immunsystems, ohne dass es zu einer Entzündung kommt.

Bisher galt in der Schulmedizin das Dogma, dass Nahrungsproteine keine Immunantwort im Darm auslösen. Dieses wurde erstmals im Jahr 2019 widerlegt [575]. Im Tierversuch fanden die Wissenschaftler heraus, dass sich T-Lymphozyten in den Peyer-Plaques gegen Nahrungsproteine sensibilisieren, um danach in einen Zustand der Apoptose zu verfallen. Allerdings herrscht dabei ein wichtiges Fließgleichgewicht zwischen neuen T-Zellen, die sich gegen Nahrungsproteine sensibilisieren, und alten, bei denen das bereits geschehen ist und die dann absterben. Bei Patienten mit Morbus Crohn findet sich in deren Darmschleimhaut eine wesentlich geringere Anzahl an T-Zellen, welche die Apoptose erleiden.

### 9.3.3 Definition und Folgen

Verschiedene Faktoren können die **Darmschleimhautbarriere durchlässig** machen. Man spricht in diesem Zusammenhang auch von einem **Leaky Gut** („der Darm hat Lecks", analog zu einem Schiff, das an seiner Außenhülle eines oder mehrere Lecks hat). Dadurch kommt zu einem vermehrten und unphysiologischen **Einstrom von Antigenen** in die Lamina propria, die auch mit einer verminderten Nährstoffaufnahme verbunden sein kann.

Handelt es sich um ein für das adaptive Immunsystem bisher unbekanntes Antigen, beginnen Zellen des angeborenen Immunsystems damit, diese zu phagozytieren. Bei bereits bekannten Antigenen reagiert das Immunsystem mit einer Erhöhung von antigenspezifischen IgG-Antikörpern und einer Aktivierung des adaptiven Immunsystems. In beiden Fällen kommt es dadurch zu einem entzündlichen Prozess. Die IgG-Antikörper, die bei einem Leaky-Gut-Syndrom gebildet werden, haben eine grundsätzlich andere Funktion als diejenigen, die im Rahmen des Verdauungsprozesses und der kontrollierten Antigenaufnahme in den M-Zellen entstehen. Letztere sorgen für die physiologische Immuntoleranz, damit es nicht zu einer ungewollten Reaktion gegen notwendige Nahrungsbestandteile kommt. Bei einem unkontrollierten Antigenkontakt bei einem Leaky-Gut-Syndrom kommt es zu einer Entzündung an der Mukosa bzw. der Lamina propria, bei der ebenfalls Antikörper der Klassen IgM und IgG gebildet werden, diesmal allerdings im Rahmen einer systemischen Immunreaktion gegen unkontrolliert eingedrungene Antigene.

Verbunden mit der Aufnahme höhermolekularer Antigene (S. 523) und der dadurch verursachten Antikörperbildung entstehen Immunkomplexe, die im Blut zirkulieren und das Immunsystem triggern bzw. weitere Schäden in entfernteren Kompartimenten des Körpers verursachen können. Durch Kreuzreaktionen mit körpereigenen Strukturen können Autoimmunerkrankungen mit Bildung autoreaktiver T-Zellen getriggert werden, z. B., wenn Lektine wie Gliadin in diese Reaktion involviert sind.

### 9.3.4 Ursachen

#### Verdauungsstörungen

Bei einer **unvollständigen Verdauung** kommt es – je nach Nährstoffklasse – zur Bildung von mehr oder weniger toxischen bzw. reizenden Zwischenabbauprodukten. Eiweiße faulen bei 37 °C Kerntemperatur im Darm, es bilden sich u. a. Leichengifte, Histamin und Ammoniak. Kohlenhydrate können in Gegenwart von Hefepilzen vermaischen bzw. vergären, wobei ebenfalls Histamin und außerdem Fuselalkohole entstehen. Dabei spielen sowohl die Konzentration der schädlichen Substanzen als auch die mehr oder weniger ständige Exposition der Darmschleimhaut mit den entstehenden Stoffen eine Rolle.

**Ursachen** für eine unvollständige Verdauung sind u. a.

- mangelhaftes Kauen
- eine zu geringe Produktion von Magensäure
- Konstitution
- Disposition
- Einnahme von $H_2$-Blockern
- Essen unter Stress
- exkretorische Pankreasinsuffizienz und dadurch zu geringer Gehalt des Stuhls an Verdauungsenzymen des Pankreas oder an zu wenig Gallensaft: Ein abdominaler Gasdruck von kaudal kann zu einer partiellen Kompression des Ductus choledochus oder der Papilla duodeni major führen, die zu einem je nach Gasdruck geringeren Durchfluss von Gallensaft oder Pankreasenzymen in den Dünndarm führt
- Abflussstörungen aus der Galle, die mechanisch oder vegetativ bedingt sind
- Essen unter Stress
- Folge von Schäden an der Mikrobiota

## Schädigung der Mikrobiota

Die Mikrobiota bildet einen wichtigen Teil des mukosalen Abwehrsystems. Kommt es zu Schäden, z. B. bei einer Infektion oder einer Behandlung mit Antibiotika, steht dieser Teil temporär nicht mehr zur Verfügung. In einer groß angelegten Zwillingsstudie [581] wurden Zwillingspaare untersucht bzw. befragt, von denen einer an einer CED erkrankt ist. Die Betroffenen hatten eindeutig mehr Antibiotika vor Krankheitsausbruch eingenommen.

Es ist eine Illusion, wenn behauptet wird, dass sich das Mikrobiom nach einer solchen Schädigung innerhalb von wenigen Tage vollständig restituiert. Stattdessen muss der hinter der Mikrobiota befindliche mukosale Block aus Darmschleim und verschiedenen antibiotisch wirkenden Substanzen, wie den Defensinen, nun weitaus mehr Antigenstress aushalten, als das üblicherweise der Fall ist. Da auch diese Funktion von vielen Faktoren abhängig ist (u. a. Versorgung mit Zink und Kalzium), kann eine solche Schädigung dazu führen, dass es durch die Lücken des mukosalen Blocks zu einem direkten Antigenstress an der Darmschleimhaut kommt – mit ungewissem Ausgang. Außerdem bietet die Antibiose sowohl Pilzen als auch antibiotikaresistenten Keimen eine zeitliche Lücke, in der sie sich bei 37 °C Kerntemperatur im Darm ungehemmt von der antagonistischen Darmflora wunderbar vermehren können.

## Mikronährstoffmangel

Verschiedene Mikronährstoffe sind für die **Funktion der Dünndarmschleimhaut** essenziell, u. a.

- **Zink**: Ein Zinkmangel führt in vitro zu einer Permeabilitätsstörung der Enterozyten.
- **Selen**: Es schützt Enterozyten vor oxidativem Stress. Ein Selenmangel steigert im Tierversuch [543] die Inzidenz für das Entstehen einer CED.
- **Kalzium**: Dies ist ein wichtiger Nährstoff für die Ausdifferenzierung der Enterozyten.
- **Magnesium**: Ein Magnesiummangel führt im Tierversuch [532] zu einer Progression von CED.
- **Vitamin A**: Ein Mangel an Vitamin A führt im Tierversuch [567] zu einer veränderten Schleimhautimmunität, u. a., weil Vitamin A eine stimulierende Wirkung auf die Bildung von sIgA aufweist. Allerdings ist das Erkennen eines Vitamin-A-Mangels nicht ganz einfach, da der Plasmaspiegel von Vitamin A im Grunde nur den Transport auf der „Transitstrecke" zwischen dem Depot in der Leber und denjenigen Zellen zeigt, in denen Vitamin A benötigt wird.

## Weitere Ursachen

Eine Belastung mit **toxischen Metallen** wie Quecksilber, Arsen, Blei, Aluminium oder Palladium verursacht im Körper metallinduzierten oxidativen Stress und kann, wenn dieser im Darm stattfindet, zu einer Schädigung der Enterozyten führen. Diese Stoffe gelangen v. a. über kontaminierte Nahrungsmittel und Metallabrieb aus

Zahnfüllungen etc. in den Magen-Darm-Trakt. Aber auch andere **Umweltnoxen** werden als Ursache für Schädigungen der Intestinalmukosa diskutiert, u. a. Alkohol, Phtalate und Xenobiotika.

Verschiedene **Kohlenhydrate in Nahrungsmitteln**, z. B. Fruktose oder Oligosaccharide (FODMAP), können die Verdauung stören, was sowohl die fehlerhafte Zusammensetzung der Mikrobiota als auch ein Leaky Gut begünstigen kann. **Histamin** hat eine lokal aggressive Wirkung auf die Mukosa und kann auf diese Weise die Entstehung eines Leaky Guts fördern.

Besteht bereits eine **Immunreaktion gegen Nahrungsmittel**, kann die Aufnahme eines solchen Nahrungsmittels und die damit verbundene Exposition der Mukosa mit diesem zu einer lokalen Entzündungsreaktion führen, in deren Verlauf sich ein bereits bestehender Leaky Gut weiter verschlechtert.

## 9.4 Nahrungsmittelallergie

### 9.4.1 Allergiemodell nach Coombs und Gell

Das wissenschaftliche Allergiemodell nach Coombs und Gell definiert 4 unterschiedliche immunologische Reaktionen auf potenzielle Allergene:

- **Typ-I-Reaktion** (Sofortreaktion): Sie wird durch IgE vermittelt und beginnt wenige Minuten nach der Allergenexposition. Dies führt zu typischen allergischen Reaktionen wie einer Urtikaria oder Konjunktivitis. Zu den Typ-I-Reaktionen gehören z. B. der Heuschnupfen und die Insektengiftallergie.
- **Typ-II-Reaktion** (zytotoxische Reaktion): Sie wird durch IgG und IgM vermittelt und hat eine Reaktionszeit von mehreren Stunden. Die Antikörper richten sich z. B. gegen Medikamente, die an körpereigene Zelloberflächen binden oder Blutgruppenantigene. Zu den Typ-II-Reaktionen gehört z. B. die Agranulozytose oder die Rhesusinkompatibilität.
- **Typ-III-Reaktion** (Immunkomplexreaktion): Bei jeder Immunreaktion bilden sich Immunkomplexe, die aus Antikörpern und Antigenen bestehen. Normalerweise werden diese phagozytiert. Bei der Typ-III-Reaktion ist dies jedoch nicht der Fall und es kommt zur Anlagerung dieser Immunkomplexe z. B. an die Basalmembran der Gelenke oder in den Glomeruli der Niere. Dies führt dort zu einer Entzündung, da der Körper weiterhin versucht, diese Immunkomplexe durch Phagozytose aufzulösen. Vermittelt wird diese Reaktion durch IgG, IgM und IgA. Die Typ-III-Reaktion kann innerhalb von Minuten erfolgen (z. B. bei der Arthus-Reaktion, einer allergischen Immunkomplexreaktion), aber auch erst nach Stunden. Eine typische Typ-III-Reaktion ist z. B. die Glomerulonephritis beim SLE.
- **Typ-IV-Reaktion** (zellvermittelte Reaktion): Diese erfolgt durch T-Lymphozyten, die sich im Rahmen einer physiologischen Entzündungsreaktion gegen eine Substanz oder Struktur sensibilisiert haben, die primär kein klassisches Antigen darstellt. Eine typische Typ-IV-Reaktion ist z. B. ein Kontaktekzem oder eine zelluläre Reaktion gegen Metalle.

### 9.4.2 Unterschiede der Nahrungsmittelallergien

Immunologisch vermittelte Reaktionen gegen Nahrungsmittel können auf **verschiedenen Wegen** ablaufen:

- als Typ-I-Sofortreaktion, die als einzige derzeit von der Schulmedizin als Nahrungsmittelallergie akzeptiert ist
- als Typ-III-Reaktion
- als Typ-IV-Reaktion

Zwischen einer IgE- und einer IgG-vermittelten Immunreaktion gegen Nahrungsmittel gibt es mehrere Unterschiede (**Tab. 9.1**). Während die IgE-vermittelte Sofortreaktion kurz nach Antigenkontakt beginnt und typische allergische Reaktionen wie eine Urtikaria oder eine Diarrhö erzeugt, ist die Reaktionszeit bei IgG-vermittelten Aller-

**Tab. 9.1** Unterschiede zwischen den Reaktionen auf Nahrungsmittel.

| | Typ-I-Reaktion | Typ-III-Reaktion |
|---|---|---|
| vermittelt durch | IgE | IgG |
| Reaktionszeit | Minuten | Stunden |
| typische Allergiesymptome | ja | nein |
| durch klassischen Allergietest erkennbar | ja | nein |
| mögliche Auswirkung auf Autoimmunität | nein | ja |

gien wesentlich langsamer (bis maximal 72 Stunden) und ruft keine typischen allergischen Erscheinungen hervor. Außerdem lassen sich IgE-vermittelte Allergene i. d. R. mittels Prick- oder Scratch-Hauttest nachweisen, während diese Tests bei IgG-vermittelten Reaktionen unauffällig verlaufen. Bei einer IgE-Screeninguntersuchung des Bluts, bei der nach Allergenen gefahndet wird, die eine Sofortreaktion auslösen, können keine IgG-vermittelten Allergene detektiert werden.

## 9.4.3 IgG-vermittelte Nahrungsmittelallergie

### Ursachen

Eine Nahrungsmittelallergie vom Typ III entsteht im Rahmen eines **Leaky Guts**, bei dem es zu einem unkontrollierten Kontakt zwischen Antigenen und dem MALT bzw. GALT kommt. Anders als im physiologischen Zustand, bei dem das darmassoziierte Immunsystem über die M-Zellen kleine Mengen von Antigenen aufnimmt, diese analysiert und im Verlauf über sIgA und IgG neutralisiert, stellt der unkontrollierte Kontakt einen je nach Umfang mehr oder weniger massiven Antigenstress dar, auf den das angeborene und das adaptive Immunsystem mit einer Entzündungsreaktion antworten. Ist das Antigen bereits bekannt, aktivieren IgG-Antikörper die adaptive Immunabwehr, ist es bisher unbekannt, wird es von Makrophagen und anderen Fresszellen phagozytiert. Die Oberflächeninformationen der unbekannten Antigene werden von antigenpräsentierenden Zellen auf MHC-II-Molekülen der adaptiven Immunabwehr präsentiert, damit sie sich auch gegen diese Antigene sensibilisieren kann.

### Folgen

Man darf sich diese Reaktion weniger ausgeprägt als den Schub einer CED vorstellen, denn dafür sind die entstandenen Läsionen i. d. R. zu klein. Es findet sich deshalb ein anderes Symptombild, die Patienten klagen über das mehr oder weniger ausgeprägte Bild eines **Reizdarmsyndroms**: Meteorismus, Blähbauch, Darmtenesmen mit unterschiedlich ausgeprägten krampfartigen Schmerzen, Stuhlanomalien wie Diarrhö und Obstipation im Wechsel.

IgG-vermittelte Nahrungsmittelallergien können mit verschiedenen **Krankheitsbildern assoziiert** sein und diesen entweder zu Grunde liegen oder einen Pathogenitätsfaktor darstellen. Dazu gehören u. a.:

- Magenbeschwerden ohne erkennbare Ursache, die meist als „funktionell“ oder „nervös“ bezeichnet werden
- Muskel- und Gelenkschmerzen, ohne dass eine Arthrose oder ein Rheuma diagnostiziert werden können
- psychische Alterationen, z. B. ADS bei Kindern oder Erschöpfungszustände bis hin zu depressiven Verstimmungen bei Erwachsenen
- Hypertonie ohne erkennbare organische Ursache
- Kopfschmerzen und Migräne
- chronische Reizung und/oder Entzündung des Darms
- Übergewicht bei normaler Schilddrüsenfunktion unter normaler oder sogar hypokalorischer Ernährung

Bei **Autoimmunerkrankungen** sind Nahrungsmittelallergien meiner Meinung nach sicher nicht die zugrunde liegende Ursache, aber der immunologische Stress kann dazu führen, dass die autoimmune Entzündung nicht zur Ruhe kommt. Ständige Schübe, eine unerklärliche Krankheitsprogredienz oder eine deutliche bzw. gesteigerte Empfindlichkeit auf andere immunologische Trigger, z. B. banale Infekte, oder psychischen Stress, können mit einer IgG-vermittelten Nahrungsmittelallergie assoziiert sein. Immer dann, wenn das adaptive Immunsystem getriggert wird, werden auch diejenigen immunkompetenten Abwehrzellen angesprochen, die an der autoimmunen Reaktion beteiligt sind. Das liegt u. a. daran, dass bei einer Entzündung verschiedene proinflammatorische Substanzen ausgeschüttet werden, z. B. Zytokine wie TNF-α oder IFN-γ, die nicht lokal, sondern systemisch wirken. Inwieweit sich eine Typ-III-Allergie bzw. das Meiden von Nahrungsmittelallergenen den Verlauf einer Autoimmunerkrankung beeinflussen, ist bisher noch nicht in Studien untersucht worden. Allerdings konnte bereits gezeigt werden [512] [529] [593], dass sich das Meiden von Typ-III-Nahrungsmittelallergenen positiv z. B. auf den Verlauf einer Migräne oder eines Reizdarmsyndroms auswirkt.

## Sonderfall: Immunreaktion durch IgG4

IgG wird in 4 Subklassen aufgeteilt, die mit IgG1–IgG4 bezeichnet werden. Dabei ist IgG4 mit 3–5 % mengenmäßig mit Abstand die kleinste Subklasse. Es spielt bei Typ-I-Allergien eine protektive Rolle, da es an Mastzellen und basophile Granulozyten bindet und damit die Bindung von IgE an diese verhindert. Daher findet sich bei verschiedenen Krankheitsbildern, die mit einer Typ-I-Allergie einhergehen, auch erhöhte IgG4-Serumspiegel, z. B. bei atopischer Dermatitis und allergischem Asthma bronchiale.

Zwischen **IgE** und **IgG4** gibt es mehrere **Unterschiede**, u. a. haben sie eine andere Sensibilisierungsdauer (IgE 50–80 Stunden, IgG4 2–4 Stunden) und verschiedene Reaktionszeiten (IgE wenige Minuten, IgG4 wenige Minuten bis mehrere Stunden). In der Praxis hat es sich bewährt, bei Patienten mit einer Typ-I-Allergie assoziierten Erkrankung (z. B. Neurodermitis, allergisches Asthma) zusätzlich nach einer Typ-III-Allergie gegen Nahrungsmittel zu fahnden, die speziell von IgG4 vermittelt wird. Liegt eine solche vor, kann man beobachten, dass diese Patienten von einer Allergenkarenz in Kombination mit einer Behandlung der intestinalen Mukosa (z. B. mit Synerga® Liquidum 1–3 × tgl. 1 TL unverdünnt vor dem Essen über einen Zeitraum von 2–6 Monaten) profitieren. Nicht selten wird über eine wesentlich bessere Toleranz gegenüber anderen allergenen Reizen wie Pollen berichtet, die meist innerhalb von 2–3 Monaten einsetzt.

## Pro und Contra

Seit vielen Jahren werden von den Gegnern der Theorie, dass es eine IgG-vermittelte Nahrungsallergie gibt, immer dieselben Argumente vorgebracht. Auf die beiden häufigsten soll kurz eingegangen werden.

**Argument 1**: IgG gegen Nahrungsmittel sind physiologisch, entstehen automatisch als Reaktion auf gegessene Nahrungsmittel und sind i. d. R. auch immer nachweisbar.

**Stellungnahme**: Im Rahmen der physiologischen Antigenerkennung in den M-Zellen, die sich über den Peyer-Plaques befinden, werden Antigenreste in der Lamina propria von IgG neutralisiert. Dort kommt es zu einem kontrollierten Kontakt zwischen Antigenen und adaptivem Immunsystem. Allerdings handelt es sich bei dieser physiologischen Reaktion nicht um die in der Pathogenese der Typ-III-Allergie beschrieben Immunreaktion. Diese entsteht aufgrund eines Leaky Guts an den Tight Junctions durch einen unkontrollierten Kontakt zwischen Antigenen im Darm und dem MALT bzw. GALT und löst eine Abwehrreaktion aus.

Wenn die Bildung von IgG gegen verzehrte Nahrungsmittel tatsächlich physiologisch ist, müsste diese bei gesunden Menschen mit intakter Dünndarmschleimhaut problemlos nachweisbar sein. Bisher ist dies in einer einzigen Studie [563] untersucht worden, die zeigte, dass sich bei Gesunden keine IgG-Reaktion gegen Nahrungsmittel nachweisen lässt – auch nicht bei exzessiver Zufuhr der untersuchten Nahrungsmittel. Das wäre bei einer intakten Mukosa auch völlig unlogisch, denn dann würde es mehr oder weniger ständig zu einer Reaktion des adaptiven Immunsystems gegen die jeweiligen Nahrungsmittel kommen, was gerade durch die neutralisierende Funktion bei moderater IgG-Produktion verhindert werden soll.

**Argument 2**: IgG-vermittelte Immunreaktionen gegen Nahrungsmittel erzeugen keinerlei Symptome oder Beschwerden.

**Stellungnahme**: Dagegen sprechen Studien, die u. a. an Patienten mit Reizdarmsyndrom [593] und Kopfschmerzen [510] durchgeführt wurden. Zunächst wurde untersucht, ob überhaupt IgG-vermittelte Nahrungsmittelallergien vorliegen. Die Patienten, bei denen das der Fall war, erhielten eine allergenkarente Diät und die dadurch induzierten Veränderungen wurden evaluiert. In beiden Untersuchungen zeigten sich signifikante Verbesserungen durch eine Auslassdiät der vorher getesteten IgG-Nahrungsmittel.

Es wäre trotzdem vollkommen naiv, davon auszugehen, dass ein Symptom (z. B. chronischer Kopfschmerz) und ein positiver Allergiebefund immer miteinander korrelieren. Chronische Symptome haben oft multifaktorielle Ursachen bzw. Auslöser. Deswegen ist bei einem positiven Befund die Auslassdiät von großer Wichtigkeit, denn erst hier zeigt sich, ob die Immunreaktion gegen Nahrungsmittel bei dem Patienten überhaupt Symptome verursacht.

Im Kontext von Autoimmunopathien konnte bei Morbus Crohn eine solche Auslassdiät im Rahmen einer doppelblinden Crossoverstudie bereits eine signifikante Wirkung auf die Beschwerden zeigen [518]. Ein Review [535] zum Stand der medizinischen Literatur über die Zusammenhänge zwischen IgG-Reaktionen gegen Nahrungsmittel und Kopfschmerzen bzw. Migräne kommt zwar zu dem Schluss, dass noch viele Fragen zum Pathomechanismus offen sind, stellt aber fest, dass ausreichend Evidenz für dieses Thema in der verfügbaren wissenschaftlichen Literatur besteht.

## Diagnostik

Zu Beginn jeder Diagnostik sollten eine ausführliche **Anamnese** und körperliche **Untersuchung** erfolgen. Patienten, die auf Lebensmittel reagieren, zeigen i. d. R. bereits hier Auffälligkeiten:

- Gibt es entsprechende Symptome im Magen-Darm-Bereich, speziell Blähungen, Darmtenesmen oder Stuhlanomalien?
- Zeigt sich bei der Untersuchung des Abdomens ein deutlicher tympanitischer Klopfschall?
- Liegt ein Zwerchfellhochstand vor?
- Gibt es tastbare Widerstände im Bereich des Dünndarms?

Eine **Stuhluntersuchung** auf eine Erhöhung von Zonulin kann auf ein Leaky Gut hinweisen. Zonulin ist ein Protein, das für die Regulation der Tight Junctions verantwortlich ist. Ein erhöhter Zonulinspiegel korreliert mit einer gesteigerten Permeabilität der Intestinalmukosa.

Bei Verdacht auf das Vorliegen einer Typ-III-Allergie setze ich dazu den PräScreen IgG® ein, bei dem eine Immunreaktion durch IgG gegen die 7 häufigsten Nahrungsmittelallergene untersucht wird (Hühnerei, Kuhmilch, Weizen, Haselnuss, Ananas, Tomate, Senfkorn). Bei einem positiven Befund, der mit dem Patienten ausführlich diskutiert und diesem gut erklärt werden sollte, gibt es die Möglichkeit der weiteren Austestung in verschiedenem Umfang.

## Therapie

Basis jeder Behandlung einer Typ-III-Allergie ist, dass der Patient zunächst eine strikt **allergenkarente Ernährung** einhält. Erst diese kann zeigen, inwieweit die Beschwerden bzw. ein Teil davon tatsächlich mit den gefundenen Nahrungsmittelallergenen im Zusammenhang stehen. Je nach Umfang und Art der Nahrungsmittelallergie besteht die Gefahr, dass durch eine einseitige Diät ein Nährstoffmangel eintritt. Dieser Umstand sollte entsprechend berücksichtigt werden, indem entweder alternative Nährstoffquellen in die Planung der allergenkarenten Ernährung miteinfließen oder entsprechende Nahrungsergänzungsmittel zum Einsatz kommen. Dabei sollten Sie unbedingt darauf achten, dass diese eine möglichst hypoallergene Galenik aufweisen.

Zusätzlich hat es sich bewährt, bereits einige Tage oder Wochen vor Beginn der Ernährungsumstellung damit zu beginnen, die **Permeabilität der Dünndarmschleimhaut medikamentös zu verbes-**

**sern,** z. B. mit Synerga® Liquidum (1–3 × tgl. 1 TL unverdünnt vor dem Essen). Bei positivem Verlauf sollte diese Medikation einige Monate beibehalten werden. Manche Patienten reagieren auf dieses Präparat anfangs etwas empfindlich. Dann sollte mit einer geringeren Dosierung begonnen werden, z. B. 1 × tgl. 1 Espressolöffel vor einer Mahlzeit, und diese je nach Reaktion und Verträglichkeit in einer für den Patienten angemessenen Frequenz gesteigert werden. Eine laktosefreie Alternative ist Colibiogen® lactosefrei Liquidum in der gleichen Dosierung.

Alternativ oder auch ergänzend zu Synerga® kann man **Mikronährstoffe** zur **Optimierung der Mukosafunktion** einsetzen, z. B. Mucozink® Pulver (morgens oder mittags 20 g in 200 ml Wasser auflösen und trinken; enthält Saccharose) oder Mucosa Formula® Kapseln (1 × tgl. 2 Kps. oder 2 × tgl. 1 Kps. mit viel Flüssigkeit einnehmen; nicht bei Allergie gegen Kamille). Beide Präparate enthalten die Aminosäure Glutamin und verschiedene Mikronährstoffe bzw. Phytotherapeutika, die für den Erhalt bzw. die Restitution der intestinalen Mukosa von Bedeutung sind. Um dies wirksam zu unterstützen, ist es sinnvoll, zusätzlich Vitamin A (Retinol, Retinylpalmitat etc.) und Vitamin D einzusetzen. Vitamin A ist neben Zink für die Produktion von sIgA essenziell. Mit der Tagesdosis von Vitamin A sollte der vom Labor jeweils definierte Normalbereich erreicht werden, z. B. 300–700 µg/l (1,05–2,45 µmol/l.) bzw. bei Vitamin $D_3$ ein Calcidiol-Serumspiegel von 100–150 nmol/l (40–60 ng/ml).

Bei Patienten, die an keiner Autoimmunerkrankung leiden, können **umstimmende Maßnahmen** sinnvoll sein, damit das Immunsystem insgesamt reguliert und seine Neigung dazu, überschießend zu reagieren, eingedämmt wird. Zur Umstimmung werden üblicherweise immunmodulierende Verfahren wie Stuhl-Autovaccine eingesetzt. Bei Patienten mit **Autoimmunerkrankungen** ist dies oft **nicht möglich** bzw. birgt das Risiko, dass die Modulation des adaptiven Immunsystems Auswirkungen auf die bereits bestehende Autoimmunerkrankung hat. Deswegen rate ich von einem Einsatz prinzipiell ab, obwohl es Berichte gibt, bei denen Stuhl-Autovaccine auch bei Autoimmunerkrankungen erfolgreich eingesetzt werden. Dies erfordert jedoch ein hohes Maß an Erfahrung, sowohl was den Umgang mit den Autovaccinen selbst als auch mit Autoimmunerkrankungen angeht.

Ein optimal zusammengesetztes Mikrobiom (S. 289) fördert die Integrität der Darmmukosa, wodurch einem erneuten Auftreten eines Leaky Guts vorgebeugt werden kann, und wirkt Autoimmunerkrankungen entgegen. Für die **Behandlung des Mikrobioms** wende ich in meiner Praxis 2 verschiedene Strategien an, die auch miteinander kombiniert werden können: resistente Stärke (z. B. resistentes Dextrin, Akazienfaserpulver) und mikrobiologische Präparate. Die jeweiligen Produkte wähle ich nach verschiedenen Gesichtspunkten aus, nämlich der bestehenden Symptomatik (z. B. Verstopfung) und dem Ergebnis der Bestimmung der Mikroflora in einer Stuhluntersuchung. Langfristig gesehen ist die Behandlung des Mikrobioms der **wichtigste Schritt**, um einen nachhaltigen Therapieerfolg zu sichern.

### Zeitlicher Ablauf der Behandlung

**Woche 1–12**

- möglichst strikte Allergenkarenz, auch was mögliche Kreuzallergene angeht
- Behandlung des Leaky Guts mittels Synerga® und Mikronährstoffen
- nach der 6. Behandlungswoche erste Einschätzung des Therapiefortschritts, bei Fortführung ggf. testweise Einschluss vorher gemiedener Kreuzallergene in die Ernährung
- gegebenenfalls Nachkontrolle einzelner IgG-Antikörper gegen Nahrungsmittel

**Ab Woche 13 (meist bis Woche 52)**

- allergenkarente Ernährung
- Behandlung des Mikrobioms
- gegebenenfalls immunmodulierende Maßnahmen (nicht bei Patienten, die an Autoimmunerkrankungen leiden)

Wie lässt sich feststellen, dass eine Typ-III-allergenkarente Ernährung **erfolgreich** verläuft? Der Terminus „Erfolg“ bedeutet nicht unbedingt, dass sich kurzfristig typische Symptome der Autoimmunerkrankung bessern, sondern stattdessen sollten sich folgende 2 Parameter verbessern: Magen-Darm-Symptome, z. B. Meteorismus, Flatulenz, Blähbauch, Darmtenesmen, Druckempfindlichkeit des Abdomens, sollten nach 6–12 Wochen rückläufig sein und die nahrungsmittelspezifischen IgG-Antikörper sollten nach 3 Monaten niedriger als zu Beginn der Ernährungsumstellung liegen.

## 9.5 Kreuzallergien

### 9.5.1 IgE- bzw. IgG-vermittelte Kreuzreaktionen

Bei einer Kreuzallergie kann es aufgrund der **Ähnlichkeit von Oberflächenepitopen (Oberflächenmerkmalen) auf Allergenen** dazu kommen, dass das Immunsystem 2 Allergene miteinander „verwechselt“ und es zu einer Reaktion gegen das Kreuzallergen kommt. Ein **Beispiel** dafür ist die Kreuzreaktion gegen Äpfel bei einer Typ-I-Allergie gegen Birkenpollen. Die vom Immunsystem gegen das Birkenallergen Bet v1 gerichteten IgE-Antikörper können sich auch gegen ein strukturell ähnliches Protein in Äpfeln richten, das als Mal d1 bezeichnet wird. Bei einer Birkenpollenallergie kann es dadurch passieren, dass auch allergische Reaktionen gegen Äpfel auftreten, obwohl ursächlich gar keine Sensibilisierung gegen Äpfel vorlag und diese auch nicht inhaliert, sondern gegessen werden. Statt Schnupfen oder einer Konjunktivitis kann bei solchen Kreuzreaktionen z. B. ein Juckreiz am Gaumen auftreten, aber es kann auch zu heftigen Reaktionen wie Durchfall oder Erstickungsanfällen kommen.

Bei den **Immunreaktionen gegen Nahrungsmittel vom Typ III** kann man immer wieder ähnliche Phänomene beobachten. Ein typisches **Beispiel** ist ein Patient, der keine Radieschen mag, diese deswegen auch seit Jahrzehnten nicht verzehrt hat und bei dem ein IgG-Nahrungsmitteltest eine Sensibilisierung gegen Radieschen zeigt. Da diese seit langer Zeit nicht gegessen wurden, dürften sich im Test normalerweise auch keine entsprechenden Antikörper zeigen. Auf Nachfrage konsumiert der Patient aber andere Vertreter aus der Familie der Kreuzblütler mehr oder weniger regelmäßig: Senf, Wirsing, Blumenkohl, Brokkoli, und da auch gerne asiatisch gegessen wird, Chinakohl und Pak Choi. Im Test finden sich keine Antikörper gegen Wirsing, Senf und Blumenkohl, die anderen Kreuzblütler sind leider nicht im Testumfang des hier verwendeten IgG-Tests enthalten. Der Patient meidet daraufhin für 6 Wochen die von ihm häufig gegessenen Kreuzblütler, was zu einer deutlichen Symptomverbesserung führt (Blähungen, Zwerchfellhochstand), was aber auch daran liegen könnte, dass einige der gemiedenen Kreuzblütler diese Phänomene aufgrund der in ihnen enthaltenen Kohlenhydrate (Raffinose) an sich erzeugen. Die Antikörper gegen Radieschen sind nach 3 Monaten ebenfalls etwas abgesunken, obwohl nach wie vor keinerlei Radieschen gegessen wurden. Nun werden nach und nach die vorher gemiedenen Vertreter der Kreuzblütler wieder in die tägliche Ernährung aufgenommen. Empfehlenswert ist es, dies wochenweise zu tun, z. B. am Montag und Dienstag ein vorher gemiedenes Lebensmittel konsumieren, von Mittwoch bis Sonntag dieses wieder weglassen und eventuelle Unterschiede beobachten, die sich mit dem Lebensmittel bzw. in der erneuten Karenzphase eingestellt haben. Subjektiv empfand der Patient aus unserem Beispiel die Blähungsbeschwerden am stärksten in der Woche, in der er Senf aß, seitens der Inhaltsstoffe hätte man das eher z. B. bei Brokkoli, Blumenkohl oder Pak Choi vermutet. Daraufhin wurde die Ernährung so umgestellt, dass aus der Familie der Kreuzblütler – neben den ungeliebten Radieschen – nur noch der Senf gemieden wurde. In einer weiteren Kontrolle nach einigen Wochen war der IgG-Antikörper gegen Radieschen weiter abgesunken. Auf eine erneute Provokation mit Senf stellten sich die schon davor beobachteten Symptome zuverlässig wieder ein, außerdem zeigte eine in dieser Zeit durchgeführte Untersuchung des Radieschen-IgGs auch einen erneuten Anstieg.

## 9.5.2 Allergenkarenz und Provokation

Führt eine strikte Allergenkarenz zum Erfolg, kann man einzelne bislang gemiedene Nahrungsmittel testweise wieder in die Ernährung aufnehmen, um festzustellen, welches der gemiedenen Nahrungsmittel für eines oder mehrere der Symptome verantwortlich ist. Allerdings birgt das auch die Gefahr, dass ein potenzielles Allergen wieder regelmäßig gegessen wird, das zwar keine Beschwerden verursacht, aber dennoch eine – scheinbar symptomfreie – immunologische Reaktion erzeugt. Das Ziel bei Patienten mit einer Autoimmunerkrankung ist, deren Immunsystem möglichst wenigen Reizen auszusetzen. Werden alle Lebensmittel, die eine Immunreaktion erzeugen, konsequent gemieden, sinken erfahrungsgemäß die Antikörper im Lauf der Zeit ab und der Patient entwickelt eine zunehmende Toleranz gegenüber den ursprünglichen Allergenen. Unterstützt wird dies u. a. durch Maßnahmen, um die Darmschleimhaut abzudichten, aber auch durch eine konsequente Sanierung des Mikrobioms.

Eine praktikable Lösung liegt darin, zuerst alle Kreuzallergene (**Tab. 9.2**) über einige Wochen strikt zu **meiden** und danach den ursprünglich erhöhten **Antikörper zu kontrollieren**. Ist dieser abgesunken, kann man wöchentlich oder auch in einem längeren zeitlichen Rhythmus jeweils eines der Kreuzallergene für 2–3 Tage essen (Provokation) und dann eine erneute Karenz für mehrere Tage durchführen. In der Pause kann erneut der IgG-Antikörper gegen das ursprüngliche Nahrungsmittelallergen kontrolliert werden. Um bei unserem Beispiel zu bleiben: Nimmt der Patient bei einer IgG-Reaktion gegen Radieschen im Rahmen einer Provokation eines der gemiedenen Kreuzallergene zu sich, z. B. Blumenkohl, dann wird bei der Kontrolle wieder der Antikörper gegen Radieschen untersucht. Steigt dieser an, gehört in diesem Fall Blumenkohl zu den immunologisch relevanten Kreuzallergenen für den Patienten. Steigt der Radieschen-Antikörper unter der Provokation mit dem kreuzallergenen Blumenkohl nicht an, dann reagiert das Immunsystem nicht auf Blumenkohl, er gehört also nicht zu den Kreuzallergenen und kann wieder ohne Einschränkung vom Patienten gegessen werden.

**Tab. 9.2** Kreuzallergene bei einer IgG-vermittelten Nahrungsmittelallergie.

| Familie | Vertreter |
|---|---|
| Heidekrautgewächse | • Heidelbeere<br>• Moosbeere<br>• Preiselbeere |
| Knöterichgewächse | • Buchweizen<br>• Rhabarber |
| Kürbisgewächse | • Gurke<br>• Kürbis<br>• Melonen (Honig-, Wassermelone usw.)<br>• Zucchini |
| Nachtschattengewächse | • Aubergine<br>• Baumtomate<br>• Cayennepfeffer<br>• Chili<br>• Kartoffel<br>• Paprika<br>• Peperoni<br>• Tabak<br>• Tomate<br>• zusätzliche Kreuzallergene zu Nachtschattengewächsen sind häufig auch Banane, Ananas, Kiwi |
| Palmgewächse | • Datteln<br>• echter Sago (Palmsago)<br>• Kokosnuss<br>• Palmherzen (Palmkohl) |
| Rautengewächse | • Clementinen<br>• Grapefruit (Pampelmuse)<br>• Limone<br>• Mandarine<br>• Orange<br>• Tangelo<br>• Zitrone |
| Rosengewächse | • Apfel<br>• Aprikose<br>• Birne<br>• Brombeere<br>• Erdbeere<br>• Hagebutte<br>• Himbeere<br>• Kirsche<br>• Mandel<br>• Nektarine<br>• Pfirsich<br>• Pflaume<br>• Pimpinelle<br>• Quitte |

▶ **Tab. 9.2** Fortsetzung.

| Familie | Vertreter |
|---|---|
| Steinbrechgewächse | • Johannisbeere<br>• Stachelbeere |
| Sumachgewächse | • Cashew<br>• Mango<br>• Pistazie |
| Orchideengewächse | erhöhte Antikörper gegen Vanille sind meist durch den Konsum vanillehaltiger Lebensmittel (z. B. Schokolade, Kuchen) oder durch eine Kreuzallergie zu Orchideen, die z. B. im Wohnbereich aufgestellt sind, bedingt |
| Gänsefußgewächse | • Mangold<br>• Melde<br>• Rote Bete<br>• Spinat<br>• Zuckerrübe |
| Korbblütler | • Artischocke<br>• Beifuß<br>• Chicorée<br>• Estragon<br>• Endivie<br>• Färberdistel<br>• Huflattich<br>• Kopfsalat<br>• Löwenzahn<br>• Römischer Salat<br>• Schafgarbe<br>• Schwarzwurzel<br>• Sonnenblume<br>• Tobinambur<br>• Wermut<br>• Zichorie |
| Kreuzblütler | • Blumenkohl<br>• Brokkoli<br>• Brunnenkresse<br>• Chinakohl<br>• Gartenkresse<br>• Grünkohl<br>• Kohlrabi<br>• Kohlrübe<br>• Mairübe<br>• Meerrettich<br>• Pak Choi |

▶ **Tab. 9.2** Fortsetzung.

| Familie | Vertreter |
|---|---|
| | • Radieschen<br>• Rettich<br>• Rosenkohl<br>• Rotkraut<br>• Rucola<br>• Senf<br>• Weißkraut<br>• Winterkresse<br>• Wirsing |
| Liliengewächse | • Bärlauch<br>• Frühlingszwiebel (= Winterzwiebel)<br>• Knoblauch<br>• Lauch<br>• Schalotte<br>• Schnittlauch<br>• Spargel<br>• Zwiebeln |
| Lorbeergewächse | • Avocado<br>• Lorbeer<br>• Zimt |
| Schmetterlingsblütler | • Bockshornklee<br>• Buschbohne<br>• Dicke Bohne<br>• Erbse<br>• Erdnuss<br>• Feuerbohne<br>• Gartenbohne<br>• Johannisbrot (Carob)<br>• Kichererbse<br>• Limabohne<br>• Linse<br>• Luzerne (Alfalfa)<br>• Mungbohne<br>• Sojabohne<br>• Stangenbohne<br>• Süßholz<br>• Tamarinde |
| Hefen und Pilze | • Bäckerhefe<br>• Bierhefe<br>• Blätter- und Röhrenpilze<br>• Morcheln<br>• Schimmelpilze<br>• Trüffel<br>• Weinhefe |

# 9.6 Optimale Ernährung und Autoimmunität

## 9.6.1 Der Schlüssel: Individualität

Spätestens an dieser Stelle meines Buches wird sich der Leser die Frage stellen, welchen Stellenwert die Ernährung bei der Behandlung von Autoimmunerkrankungen hat und welches der hier vorgestellten Modelle denn nun am erfolgversprechendsten eingesetzt werden kann. Neben der Vielzahl an Möglichkeiten fällt einem die Unterschiedlichkeit einiger der hier vorgestellten Ernährungskonzepte ebenfalls ins Auge.

Dazu 2 Beispiele: Die Vollwertkost nach Evers bzw. Bruker verfolgt durch ihre Betonung vollwertiger Getreide und dem generellen Einsatz von Gemüse ohne Beachtung dessen Lektingehalts einen grundsätzlich anderen Ansatz als die lektinfreie Ernährung nach Grundy. Bei der Paleo-Ernährung nach Whals werden u. a. Fleisch und Nüsse konsumiert, was im völligen Kontrast zur linolsäurearmen Diät nach Frazer und Hebener steht.

Ungeachtet dieser eigentlichen Unvereinbarkeiten berichten manche Patienten von signifikanten Verbesserungen ihrer Autoimmunerkrankung im Verlauf der einen oder anderen Diät. Wie ist das möglich? Offensichtlich macht es wenig Sinn, eine passende Ernährungsform lediglich indikationsbezogen auszuwählen, also bei Rheuma Diät X und bei MS Ernährungskonzept Y. Stattdessen scheint der Schlüssel in individuellen Faktoren zu liegen, z. B. der Konstitution und Disposition bzw. das Vorliegen individueller Genpolymorphismen, die den Stoffwechsel bestimmen, dem Zustand der Darmschleimhäute und der Mikrobiota, möglichen entzündlichen Reaktionen auf Nahrungsmittel oder der Versorgung mit Mikronährstoffen und der damit verbundenen Fähigkeit, die eigenen biologischen Systeme zu regulieren.

Aber wie findet man nun die passende Ernährung für einen Patienten? In der Praxis nutze ich möglichst viele Informationen aus unterschiedlichen Quellen, um mir ein umfassendes Bild über die Ernährungssituation und den Stoffwechsel zu machen. Basis meiner Entscheidungsfindung sind anamnestische Daten, Befunde der Inspektion und körperlichen Untersuchung des Patienten sowie Ergebnisse von Labortests.

## 9.6.2 Anamnese

Die Befragung des Patienten gehört neben der körperlichen Untersuchung und Labortests zu den 3 Säulen, die essenziell für die diagnostische Weichenstellung sind, um das individuell passende Ernährungskonzept zu finden. Nach Folgendem sollte gefragt werden:

- Wurde in der Vergangenheit schon einmal ein Ernährungskonzept bei Autoimmunität ausprobiert? Wenn ja: Wie strikt und über welchen Zeitraum wurde dieses durchgeführt? Welche Erfahrungen wurden damit gemacht?
- Wie gut werden manche Lebensmittel subjektiv vertragen? Wenn jemand auf Vollwertkost Verdauungsprobleme bekommt, dann ist die Umstellung auf ein solches Modell eher keine gute Option. Dafür könnte dies aber auch ein Hinweis darauf sein, dass eventuell eine Kohlenhydratintoleranz besteht und Gliadin oder andere Pflanzenlektine nicht vertragen werden.
- Gibt es Probleme mit Blähungen oder einem immer wieder geblähten Bauch, speziell dann, wenn dieser nicht mit der Aufnahme typischerweise blähender Nahrungsmittel wie Kreuzblütler zusammenhängt?
- Gibt es Beobachtungen, dass eine Nahrungskarenz zu symptomatischen Verbesserungen führt, z. B. bei einer Heilfastenkur oder während des Ramadans?
- Wie sind Stuhlfrequenz und -konsistenz? Bei einer latent vorhandenen glutensensitiven Enteropathie kann es zu einer vermehrten Stuhlfrequenz bzw. Blähungen und ungeformtem Stuhl kommen, aber es finden sich auch immer wieder Patienten, die bei diesem Krankheitsbild – zumindest zu Beginn – unter Verstopfung leiden. Bitte denken Sie in diesem Zusammenhang daran, dass eine Verstopfung mit Blähungen auch ganz andere Gründe haben kann, z. B. sind Patienten, die an MS leiden, relativ häufig verstopft, wofür aber neurologische Ursachen verantwortlich sind.

### 9.6.3 Inspektion, Palpation und Perkussion

Gute Hinweise auf das Vorliegen einer Enteropathie liefert die **Inspektion** des Patienten. Ich empfehle in diesem Zusammenhang, die **Diagnostik nach F.X. Mayr** zu lernen, bei der sowohl über die Inspektion (**Abb. 9.2**) als auch über die Palpation eine gute Aussage über den Zustand des Dünn- bzw. Dickdarms getroffen werden kann.

Bei einem **Gasbauch** kommt es durch Fäulnis oder Gärung zur Bildung eines Gas- bzw. Gas-Kot-Bauchs. Im Darm bilden sich bei einer Kerntemperatur von 37 °C verschiedene Abbauprodukte aus Proteinen und Kohlenhydraten, die z. T. sogar lebertoxisch sein können und an der Darmwand zu lokalen Reizungen und Entzündungen führen.

Bei einer Absenkung der Bauchorgane (**Ptose**) kommt es zu einer Erschlaffung des Darms, die sich auch auf die Peristaltik auswirken kann. Ein typisches Bild dafür ist der **schlaffe Kotbauch**, der mit halbverdauten Nahrungsmitteln und Stuhl angefüllt ist. Kommt es zu keiner Besserung, z. B. durch eine Fasten- oder F.X. Mayr-Kur, entsteht aufgrund der toxischen Wirkung des Darminhalts ein **entzündlicher Kotbauch**, der durch eine deutliche umbilikal tastbare Abwehrspannung und Druckdolenz imponiert. Ein ähnliches Phänomen ist der **Kahnbauch**, bei dem die Darmmuskulatur noch über Spannung verfügt und sich aufgrund der reizenden Wirkung des Darminhalts und der dadurch entstehenden Entzündung verkrampft. Bei beiden Varianten findet, anstatt einer Vollatmung, oft nur noch eine oberflächliche Brustatmung statt. Besteht aufgrund des abdominalen Gasdrucks gleichzeitig ein Zwerchfellhochstand, kann sich das bei chronischen Bronchial- bzw. Lungenerkrankungen wie Asthma oder COPD ungünstig auf das Atemvolumen auswirken. Dabei ist weniger das Ergebnis des spirometrischen Atemtests beim Pulmologen gemeint, denn dabei atmet der Patient ganz bewusst und

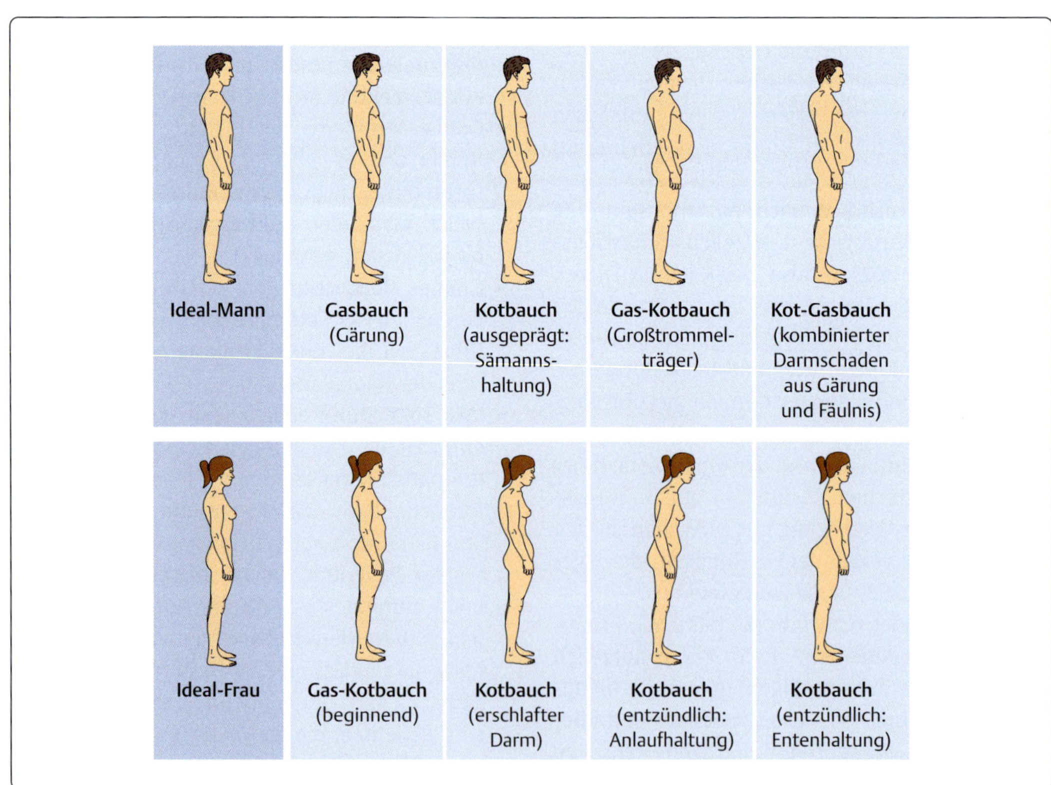


**Abb. 9.2** Bauchformen und ihre Bedeutung nach F.X. Mayr.

presst seinen Atem in das Mundstück des Spirometers. Bei der unbewussten „Alltagsatmung“ aber kommt es in manchen Fällen durch das funktionell reduzierte Lungenvolumen zu einem verminderten Gasaustausch.

Der Stuhlgang sollte sich nur eine bestimmte Zeit im Darm befinden, damit ihm ausreichend Wasser entzogen werden kann, aber nicht allzu lange, denn je länger er im Darm verweilt, desto eher kommt es zur Bildung unerwünschter Abbauprodukte und deren Aufnahme über die Pfortader in den Leberkreislauf – die Grundlage einer Autointoxikation (Selbstvergiftung des Körpers durch Giftstoffe aus dem Darm). Mayr bezeichnet den gesamten Komplex aus Verdauungsstörungen, Erschlaffung der Bauchorgane, Entzündung und Selbstvergiftung als **Enteropathie**.

Im Kontext einer Autoimmunerkrankung kann sich diese gleich mehrfach ungünstig auswirken. Aggressive Stoffwechselmetabolite wie Skatol, Indol oder Histamin können die Darmschleimhäute reizen und so entzündliche Prozesse bei CED oder ein Leaky-Gut-Syndrom fördern und auf diese Weise das adaptive Immunsystem irritieren. Aus der Vermaischung von Kohlenhydraten entsteht in Anwesenheit von Hefen Fuselalkohol, bei der Eiweißfäulnis bildet sich als stabiles Endprodukt Ammoniak. Beide sind hepatotoxisch und belasten die Leber und damit die Entgiftungsfähigkeit des Organismus. Das Verdauungsmilieu verändert sich zu Gunsten von Fäulniskeimen bzw. zu Ungunsten einer physiologischen Mikrobiota (S. 289). Letztere produziert kurzkettige Fettsäuren, die einen positiven Einfluss auf autoimmune Prozesse haben.

**Palpatorisch** lassen sich bei Patienten mit Enteropathien Resistenzen und oft auch Adhäsionen im Abdomen tasten. **Resistenzen** sind tastbare Widerstände in der Tiefe des Dünn- oder Dickdarms, die häufig auch eine Druckdolenz aufweisen, also auf Druck mit Schmerzen oder einer gesteigerten Empfindlichkeit reagieren. **Adhäsionen** bezeichnet tastbare Verklebungen von Geweben, die sich dann nicht mehr so gut mobilisieren lassen, weil sie mit ihrer Umgebung – reversibel – „verklebt“ sind. Auch lassen sich hier oft lokale Verquellungen des Gewebes tasten.

Bei der **Perkussion** wird die **Bauchdecke** vorsichtig beklopft. Dadurch werden Schallphänomene erzeugt, deren unterschiedliche Tonalität einen Rückschluss auf die Gasfüllung in den jeweils untersuchten Abschnitten des Darms erlauben. Bei stark mit Gas gefüllten Darmabschnitten ist dann ein tympanitischer Klopfschall zu hören, also ein tiefer, sehr hohler Ton.

Bei der Perkussion kann man auch die Position der **Zwerchfellgrenzen** bestimmen. Das Zwerchfell ist eine kuppelförmige Muskelplatte, die den Bauch- vom Brustraum trennt und eine zentrale Rolle bei der Atmung spielt. Wenn das Zwerchfell höher als üblich steht (Zwerchfellhochstand), kommt es zu einer zunehmenden Kompression darüber gelegener Organe bzw. Organabschnitte wie dem linken Lungenflügel und dem Herzbeutel. Hauptgrund dafür sind z. T. seit Jahren bestehende Darmgase, die das Zwerchfell kontinuierlich nach oben drücken und sogar dafür verantwortlich sein können, dass der Magen ins Zwerchfell hineingepresst wird, was u. a. zu Irritationen des Mageneingangs führen kann.

Klagt ein Patient, der Ihre Praxis eigentlich wegen einer Autoimmunerkrankung aufgesucht hat, zusätzlich über eine Refluxerkrankung (Zwerchfell–Mageneingang), Bluthochdruck oder Herzrhythmusstörungen (Zwerchfell–Herzbeutel) oder Atemstörungen in bestimmten Körperpositionen, dann sollten Sie unabhängig von der Grunderkrankung daran denken, den Magen-Darm-Trakt genauer unter die Lupe zu nehmen. Eventuell sind diese Nebenbefunde wertvolle Hinweise darauf, dass Störungen oder Erkrankungen im Magen-Darm-Trakt bestehen, die sich u. U. mittelfristig auch auf die Autoimmunität auswirken können.

### 9.6.4 Laboruntersuchungen

Einige Untersuchungen sind zu Beginn der Behandlung einer Autoimmunerkrankung sinnvoll, um eventuelle Kofaktoren im Magen-Darm-Trakt zu erkennen.

## PräScreen IgG®

Beim PräScreen IgG® werden IgG-Antikörper gegen 7 Nahrungsmittelallergene untersucht. Findet sich hier kein eindeutig positiver Befund, liegt mit sehr großer Wahrscheinlichkeit auch keine Typ-III-Allergie gegen Nahrungsmittel vor. Bei einem positiven Befund kann das Blut des Patienten dann weiter untersucht werden, z. B. um weitere Nahrungsmittelallergene zu entdecken.

## Stuhluntersuchungen

### Zonulin im Stuhl

Der Zonulinwert im Stuhl gibt Auskunft darüber, inwieweit die Tight Junctions zwischen den Enterozyten geöffnet sind. Bei einem über die Norm erhöhten Zonulin im Stuhl ist das der Fall. Das kann ein Hinweis auf das Vorliegen einer klassischen Typ-I- bzw. einer zeitverzögerten Typ-III-Nahrungsmittelallergie sein, man findet ein erhöhtes Zonulin aber auch bei anderen Darmstörungen und -erkrankungen, bei denen es zu einer gesteigerten Permeabilität der Darmmukosa kommt, z. B. Entzündungen im Darm, Histaminintoleranz, Kohlenhydratintoleranzen wie Fruchtzuckerunverträglichkeit, glutensensitiver Enteropathie oder bei einer für den Darm nicht mehr tolerablen Belastung mit Lektinen.

### Polyvalente Antikörper gegen Gliadin und Transglutaminase im Stuhl

Eine Erhöhung der polyvalenten fäkalen Antikörper gegen Gliadin und Transglutaminase im Stuhl deutet nach meiner Erfahrung i. d. R. auf eine mehr oder weniger latent verlaufende Zöliakie hin. Diese Antikörper sind bereits in sehr frühen Stadien der erste messbare Laborparameter, der eine solche anzeigt, da Antikörper gegen Gliadin und Transglutaminase oft zuerst im Succus entericus nachweisbar sind [558].

### Bakterielle Spaltung von Fruktose, Sorbit, Xylit im Stuhl

Kohlenhydratintoleranzen gegen Fruchtzucker und Zuckeralkohole wie Sorbit oder Xylit lassen sich auch gut über einen Stuhltest abklären. Bei positivem Befund macht es meiner Meinung nach oft Sinn, in den ersten Wochen generell eine FODMAP-Diät durchzuführen. Ist diese erfolgreich, kann der Patient, so wie unter FODMAP (S. 257) beschrieben, weiter verfahren.

### Eosinophiles Protein X im Stuhl

Eosinophiles Protein X (EPX) im Stuhl zeigt an, ob vermehrt eosinophile Granulozyten in das Darmlumen einwandern. Dies ist bei Typ-I-Allergien, bei enteralen Entzündungen und enteralen Parasitosen der Fall. EPX im Stuhl dient damit als wichtiger Parameter, um eine Nahrungsmittelallergie vom Typ I auszuschließen und um eine eventuell vorliegende Parasitose zu erkennen.

### Differenzialdiagnostik

Für eine Diagnosefindung ist es sinnvoll, mehrere Tests miteinander zu kombinieren (**Tab. 9.3**). Für die Basisdiagnostik im Stuhl benötigt man dafür nur wenige Parameter: Zonulin, EPX, polyvalente

**Tab. 9.3** Differenzialdiagnostik bei Enteropathien.

| Parameter | Parameter | Ergebnis | weiterführende Diagnostik |
|---|---|---|---|
| Zonulin ↑ | EPX normal | • Leaky Gut | • PräScreen® IgG |
| Zonulin ↑ | EPX ↑ | • Leaky Gut<br>• V. a. Typ-I-Allergie gegen Nahrungsmittel<br>• Parasitose<br>• Entzündung | • IgE gesamt im Serum und Eosinophile (Parasitose?)<br>• bei Verdacht auf Parasiten: Parasiten-PCR im Stuhl<br>• anamnestischer Hinweis auf eine Typ-I-Allergie?<br>• Histamin im Stuhl (Allergie)<br>• Calprotectin im Stuhl (Entzündung)<br>• PräScreen® IgG |

► **Tab. 9.3** Fortsetzung.

| Parameter | Parameter | Ergebnis | weiterführende Diagnostik |
|---|---|---|---|
| Zonulin ↑ | GLUT normal | • Leaky Gut | • PräScreen® IgG |
| Zonulin ↑ | GLUT ↑ | • Leaky Gut<br>• (latente) Zöliakie | • Fachärztliche Abklärung bei V. a. Zölkiakie<br>• PräScreen® IgG |
| Zonulin ↑ | FRUCT normal | • Leaky Gut | • PräScreen® IgG |
| Zonulin ↑ | FRUCT ↑ | • Leaky Gut<br>• Kohlenhydratintoleranz | • FODMAP-Diät als Auslassdiät<br>• PräScreen® IgG |
| Zonulin ↑ | PS normal | • Leaky Gut<br>• Ausschluss einer Typ-III-Allergie | • FODMAP-Diät (Ausschluss einer Gluten- oder Fruktoseintoleranz)<br>• Calprotectin (Ausschluss einer Entzündung im Darm)<br>• Hinweis auf eine Unverträglichkeit gegen Lektin |
| Zonulin ↑ | PS ↑ | • Leaky Gut<br>• Typ-III-Allergie gegen Lebensmittel | • Austestung weiterer Nahrungsmittel z. B. Allergoscreen® IgG |
| Zonulin normal | EPX normal | • kein Leaky Gut<br>• keine Typ-I-Allergie gegen Nahrungsmittel<br>• keine Parasitose<br>• keine Entzündung | FODMAP-Diät (Ausschluss einer Gluten- oder Fruktoseintoleranz) |
| Zonulin normal | EPX ↑ | • kein Leaky Gut<br>• V. a. Typ-I-Allergie gegen Nahrungsmittel<br>• Parasitose<br>• Entzündung | • IgE gesamt im Serum und Eosinophilie (Parasitose?)<br>• ggf. Parasiten-PCR im Stuhl<br>• Anamnese: Hinweis auf eine Typ-1 -Sofortallergie?<br>• Histamin im Stuhl (Allergie)<br>• Calprotectin im Stuhl (Entzündung?) |
| Zonulin normal | GLUT normal | • kein Leaky Gut<br>• keine Zöliakie | FODMAP-Diät (Ausschluss einer Gluten- oder Fruktoseintoleranz) |
| Zonulin normal | GLUT ↑ | • kein Leaky Gut<br>• V. a. Zöliakie | • fachärztliche Abklärung bei V. a. Zölkiakie |
| Zonulin normal | FRUCT normal | • kein Leaky Gut<br>• keine Kohlenhydratintoleranz | FODMAP-Diät (Ausschluss einer Glutenintoleranz) |
| Zonulin normal | FRUCT ↑ | • kein Leaky Gut<br>• V. a. Kohlenhydratintoleranz | • FODMAP-Diät als Auslassdiät |

GLUT = polyvalente fäkale Antikörper gegen Gliadin und Transglutaminase
FRUCT = bakterielle Spaltung von Fruktose, Sorbit, Xylit im Stuhl
PS = PräScreen® IgG = Screeningtest auf das Vorliegen einer IgG-Reaktion gegen Nahrungsmittel

fäkale Antikörper gegen Gliadin bzw. Transglutaminase und die bakterielle Spaltung von Fruktose bzw. Sorbit/Xylit. In Kombination mit dem PräScreen® IgG im Serum kann man sich eine sehr gute Übersicht verschaffen.

### Differenzialdiagnostik bei Verdacht auf Zöliakie

Wenn für das weitere Vorgehen entscheidend ist, herauszufinden, ob der Patient an einer Nicht-Zöliakie-Weizensensitivität leidet, gibt es einen speziellen Bluttest im Serum, bei dem die wichtigsten labormedizinischen Parameter in einer Untersuchung abgearbeitet werden:

- IgE-Antikörper gegen Weizen: Ausschluss einer Typ-I-Allergie
- Gliadin-IgA/IgG-, Gliadin-(GAF-3X)-IgA-, Endomysium-IgA/IgG- und Transglutaminase-IgA/IgG-Antikörper: Ausschluss einer Zöliakie in der Schulmedizin
- Fatty-Acid-Binding-Protein 2 FABP2 und lösliches CD14 sCD14: Biomarker zum Ausschluss einer Reaktion gegen Amylase-Trypsin-Inhibitoren (ATI)

## 9.6.5 Coca-Test

Der US-amerikanische Arzt Dr. Arthur F. Coca entwickelte in den 1930er-Jahren den nach ihm benannten Coca-Test. Basis dieses Testverfahrens ist eine von ihm beobachtete Veränderung des Pulsschlags seiner Patienten nach Nahrungsaufnahme von allergieauslösenden Lebensmitteln. Nach Elimination der als verdächtig getesteten Lebensmittel konnte Coca beobachten, dass sich eine ganze Reihe von Symptomen bzw. Beschwerden besserte, für die vorher keine erklärbare Ursache gefunden wurden, z. B. Magen-Darm-Beschwerden (wie Reizdarm, Verstopfung, Reflux), Kopfschmerzen, Migräne, Fatigue, vegetative Beschwerden (wie Reizbarkeit), Depressionen, Konzentrationsstörungen und Hypertonie. Dieser Test ist weder naturwissenschaftlich anerkannt noch besonders objektiv, trotzdem bietet er einige Vorzüge, weswegen er in dieses Buch aufgenommen wurde. Die Voraussetzungen für eine korrekte Testung sind schnell erbracht (Ausschluss bestimmter Grunderkrankungen mittels Labor bzw. EKG), man benötigt keinerlei Geräte und der Patient kann ihn in Ruhe zu Hause selbst durchführen.

### Testvorbereitung

Vor Testdurchführung sollte Folgendes **abgeklärt** werden:

- Überfunktion bzw. Unterfunktion der Schilddrüse: TSH, $fT_3$, $fT_4$
- Herzfunktionsstörungen: Ruhe-EKG, Belastungs-EKG
- Anämie: Differenzialblutbild, Ferritin, Transferrin
- akute Entzündung bzw. Infektion: Körpertemperatur, Symptome (z. B. Durchfall, Übelkeit), Blutsenkungsgeschwindigkeit, CRP
- Einnahme von Medikamenten, die den Herzschlag beeinflussen können, z. B. Betablocker

Der Patient kontrolliert zuerst mehrere Tage immer in demselben Setting seinen Ruhepuls. Ideal ist es, mindestens 5 Minuten mit innerer Ruhe zu sitzen und dann den Puls über 60 Sekunden zu messen. Die sonst üblichen 15 Sekunden sind in diesem Fall nicht ausreichend. Der **niedrigste Ruhepuls** ist der Ausgangswert für die Untersuchung. Im Zweifelsfall sollte der Ruhepuls am Ende einer Nahrungskarenz ermittelt werden, z. B. bei einem 16:8-Intervallfasten.

Da der Herzschlag und damit auch die Pulsfrequenz vegetativ gesteuert werden, ist eine **Veränderung des Pulses nach Verzehr eines Lebensmittels**, egal welchen Schluss man daraus ziehen möchte, in jedem Fall eine vegetative Reaktion. Schafft man vorher ein entsprechendes Setting, dann ist die einzige störende Komponente die Erwartungshaltung des Patienten. Beim Coca-Test wird eine Beschleunigung des Pulses nach dem Verzehr einer Mahlzeit als vegetative Reaktion auf eine Nahrungsmittelunverträglichkeit interpretiert.

In der französischen Ohrakupunktur gibt es ein ähnliches Testverfahren, den Reflex auriculocardiale, bei dem der Therapeut Pulsveränderungen beim Patienten tasten kann, wenn bestimmte Akupunkturpunkte am Ohr stimuliert werden.

## Durchführung

Am **1. Tag** der Testung sollte der Patient morgens wenigstens 12 Stunden nüchtern sein, d. h. die letzte Nahrungsaufnahme am Abend zuvor sollte nicht zu spät erfolgen. Zunächst wird der Ruhepuls nach dem Aufstehen gemessen und dann unmittelbar vor der ersten Nahrungsaufnahme. An diesem 1. Test-Tag sollte jede Nahrungsaufnahme zunächst nur aus einem einzigen Nahrungsmittel bestehen. Dreißig Minuten nachdem das Nahrungsmittel gegessen wurde, erfolgt die 1. Pulskontrolle, nach weiteren 30 Minuten die 2. (jeweils 1 Minute lang), danach kann das nächste Nahrungsmittel gegessen werden. Es empfiehlt sich, an diesem Tag jede Stunde ein neues Nahrungsmittel zu testen und entsprechende Pulskontrollen durchzuführen. Nahrungsmittel und Ergebnisse werden notiert.

Da jede vegetative Stressreaktion ebenfalls den Puls erhöhen kann, ist es sinnvoll, an diesem Tag Handy, PC, Radio und Fernseher abzustellen und sich wirklich nur auf diesen Test zu konzentrieren. Man kann an einem solchen Test-Tag 12–16 Lebensmittel austesten. Ratsam ist es, keine Fertigprodukte oder sonstige Gerichte zu testen, sondern einzelne Lebensmittel, z. B.

- Kartoffeln
- Graubrot
- Butter
- Fleisch (z. B. Hühnerbrust)
- Gemüse (z. B. Paprika)
- Obst (z. B. Apfel)

Gemüse bzw. Obst können roh oder gekocht gegessen werden, am besten so, wie es der Patient normalerweise gewohnt ist. Für die Testung sollten – so weit möglich – immer Bioprodukte verwendet werden, da es sein kann, dass der Patient gar nicht auf das Lebensmittel selbst, sondern auf ein Biozid reagiert, mit dem das Lebensmittel kontaminiert ist. Als Brot sollte tatsächlich das gegessen werden, das auch normalerweise konsumiert wird. Alles, was gekocht werden muss, sollte an diesem Tag entweder gedünstet oder in etwas Wasser gekocht werden. Denken Sie daran, dass bei diesem Test auch Zucker oder Salz allergieauslösend sein können. Am Ende des 1. Tages sollten einige Lebensmittel entweder als neutral oder als allergieauslösend identifiziert sein (**Tab. 9.4**).

**Tab. 9.4** Ergebnis nach Tag 1 des Coca-Tests.

| allergieauslösend | neutral |
|---|---|
| • Hühnerfleisch<br>• Paprika<br>• Kartoffel<br>• Kiwi<br>• Kuhmilch<br>• Rübenzucker | • Heidelbeere<br>• Butter<br>• Ananas<br>• Salz<br>• Apfel<br>• Ziegenmilch<br>• Graubrot (Weizen-Roggen-Mischbrot)<br>• Zucchini |

Am **2. Tag** können dann die als neutral getesteten Lebensmittel mit neu zu testenden Lebensmitteln kombiniert werden, was diesen Tag i. d. R. schon einfacher macht als den 1. Dies könnten z. B. sein:

- Seelachsfilet in Butter gedünstet und gesalzen (neues Lebensmittel: Seelachsfilet)
- gekochter Reis mit Zucchini (neues Lebensmittel: Reis)
- Ziegen-Gouda (neues Lebensmittel: lebensmitteltechnisch veränderte Ziegenmilch)
- eine neue Obstsorte, z. B. Himbeeren
- eine neue Gemüsesorte, z. B. Rosenkohl

Am **Tag 3** kann man weitere Kombinationen mit neuen Lebensmitteln kombinieren, je nachdem, welche als allergieauslösend und welche als neutral getestet wurden. Die Nahrungsauswahl nimmt nun von Tag zu Tag zu. Damit und mit einer intelligenten Auswahl der zu testenden Lebensmittel ist eine längerfristige einseitige Ernährung, bei der es z. B. zu gefährlichen Mangelzuständen kommen kann, weitgehend ausgeschlossen.

## 9.6.6 Resümee

Auf die Frage, welche Ernährung man einem an einer Autoimmunerkrankung leidenden Patienten vorbehaltlos empfehlen kann, gibt es keine zu 100 % richtige Antwort. Das liegt an sehr vielen Faktoren, zu denen u. a. individuelle Genpolymorphismen, die Funktionalität von MALT und GALT, der Zustand der Dünndarmmukosa und individuelle Unverträglichkeiten gehören. Trotzdem lassen sich aufgrund meiner über 27-jährigen Praxiserfahrung und anhand der bisherigen Publikationen zu diesem Thema ein paar Eckdaten herausarbeiten, die ich an dieser Stelle kurz zusammenfassen möchte.

**Günstig** sind:

- ausreichend Zeit zum Essen, alles gut durchkauen, harmonische stressarme Umgebung beim Essen
- frisch verarbeitete, regionale Lebensmittel aus Bio-Anbau
- vegetarisch orientierte Ernährung mit wenig Salz, bei der Fette nicht hoch erhitzt werden
- hoher Anteil an Omega-3-Fettsäuren
- Obst- und Gemüsesorten, die sich hemmend auf die PKCK2 auswirken
- Produkte aus Ziegen-, Schafs- und Büffelmilch
- Low-Carb-Ernährung und/oder Intervallfasten
- Wasser als Getränk, möglichst natriumarm und aus Glasflaschen
- Getreideprodukte entweder glutenfrei oder aus alten Getreiden wie Dinkel, Emmer oder Urkorn, mit einer langen Teigruhe (> 24 h) vor der Weiterverarbeitung
- ausreichende Zufuhr an Ballaststoffen zur Unterstützung der Butyrat- bzw. Propionatflora, sofern Lektine vertragen werden

**Ungünstig** sind:

- Essen unter Zeitdruck, Hinunterschlingen der Mahlzeit
- Rauchen
- zuckerhaltige Softdrinks
- stark verarbeitete Lebensmittel (Convenience-Food, Fertigkost usw.)
- hoher Anteil an der Omega-6-Fettsäure Arachidonsäure bzw. ihrer Vorstufe Linolsäure
- hoher Anteil an gebleichtem Salz, raffiniertem Zucker und Süßigkeiten
- Transfette und Epoxide aus hoch erhitzten Fetten
- Produkte aus Kuhmilch
- glutenhaltige Produkte, speziell aus Weizen und Roggen oder solche mit kurzer Teigruhe vor der Weiterverarbeitung
- Nachtschattengewächse
- raffinierte Mehle

## 9.7 Literatur

[510] Arroyave Hernandez CM, Echevarria Pinto M, Hernandez Montiel HM. Food allergy mediated by IgG antibodies associated with migraine in adults. Rev Allerg Mex 2007; 54 (5): 162–168

[511] Arts RJW, Joosten LAB, Netea MG. The potential role of trained immunity in autoimmune and autoinflammatory disorders. Front Immunol 2018; 9: 298

[512] Atkinson W, Sheldon TA, Shaath N, Whorwell PJ. Food elimination based on IgG antibodies in irritabile bowel syndrome: a randomised controlled trial. Gut 2004; 53: 1459–1464

[513] autoimmunbuch.de/?tag = autophagosomen (Stand: 30.5.2019)

[514] Ayoobi F, Moghadam-Ahamdi A, Amiri H et al. Achilea millefolium is beneficial as an add-on therapy in patients with multiple sclerosis: a randomized placebo-controlled clinical trial. Phytomed 2019; 52: 89–97

[515] Bai M, Wang Y, Han R et al. Intermittent caloric restriction with a modified fasting-mimicking diet ameliorates autoimmunity and promotes recovery in a mouse model of multiple sclerosis. J Nutr Biochem 2020. doi:org/10.1016/j.jnutbio.2020.108493

[516] Bayer W. Der Fettsäure-Status: Grundlagen, Diagnostik, diätetische Beeinflussung. J Orthomol Med 2005; 13 (4): 357–380

[517] Bernhardi D, Borghesan F, Faggian D et al. Time to reconsider the clinical value of immunglobulin G4 foods? Clin Chem Lab Med 2008; 46 (5): 687–690

[518] Bentz S, Hausmann M, Piberger H et al. Clinical relevance of IgG antibodies aganist food antigens in Crohn's disase: a double-blind-crossover diet intervention study. Digestion 2010; 81 (4): 252–264

[519] Black AP. A new diagnostic method in allergic disease. Pediatrics 1956; 17 (5): 716–724

[520] Boyles JH. The validity of using the cytotoxic food test in clinical allergy. Ear Nose Throat J 1977; 56 (4): 168–173

[521] Bryan W, Bryan M. The application of an in vitro cytotoxic reaction to clinical diagnosis of food allergy. Laryngoscope 1960; 70: 810–824

[522] Burghardt W. Nahrungsmittelunverträglichkeit und IgG(4)-Antikörper-Testung. Ern Umschau 2009; 12: 709–710

[523] Choi Y. The effects of prolonged fasting/fasting mimicking diet (FMD) on CNS protection, regeneration, and treatment [Dissertation]. Los Angeles, University of Southern California, 2016

[524] Choi Y, Piccio L, Childress P et al. Diet mimicking fasting promotes regeneration and reduces autoimmunity and multiple sclreosis symptoms. Cell Rep 2016; 15 (10): 2136–2146

[525] Choi Y, Lee C, Longo VD. Nutrition and fasting mimicking diets in the prevention and treatment of autoimmune diseases and immunosenescence. Mol Cell Endocrin 2017; 455: 4–12
[526] Cignarella F, Cantoni C, Ghezzi L et al. Intermitting fasting confers protection in CNS autoimmunity by altering the gut microbiota. Cell Metab 2018; 27 (6): 1222–1235
[527] Crocker PR, Paulson JC, Varki A. Siglecs and their role in the immune system. Nat Rev Immunol 2007; 7 (4): 255–266
[528] D'Adamo JL, Richards A. Die neue 4-Blutgruppen-Therapie. Weilersbach: Reichel; 2011
[529] Dixon HS. Treatment of delayed food allergy based on specific immunglobulin G RAST testing. Otolaryngol Head Neck Surg 2000; 123: 48–54
[530] Drago S, El Asmar R, Di Pierro M et al. Gliadin, zonulin, and gut permeability: effects on celiac and non-celiac intestinal mucosa and intestinal cell-lines. Scand J Gastroenterol 2006; 41 (4): 408–419
[531] Drisko J, Bischoff B, Hall M et al. Treating irritable bowel syndrome with a food elimination diet followed by food challenge and probiotics. J Am Coll Nutr 2006; 25 (6): 514–522
[532] Emila S, Swaminathan S. Role of magnesium in health and disease. J Exp Sci 2013; 4 (2): 32–43
[533] Fachinformation Vitamin A + E Hevert Kapseln (Stand: November 2013)
[534] Garg S, Sangwan A. Dietary protein deficit and deregulated autophagy: a new clinico-diagnostic perspective in pathogenesis of early aging, skin, and hair disorders. Indian Dermatol. Online J 2019; 10 (2): 115–124
[535] Geiselmann JF. The clinical use of IgG food sensitivity testing with migraine headache patients: a literature review. Curr. Pain Headache Rep 2019; 23 (11): 79
[536] Gibson SA, Yang W, Yan Z et al. Protein kinase CK2 controls the fate between Th 17 cell and regulatory T cell differentiation CK2 regulates the Th 17/Treg axis. J Immunol 2017; 198 (11): 4244–4254
[537] Grundy SR. Böses Gemüse. 4. Aufl. Weinheim: Beltz; 2018
[538] Haghikia A, Jörg S, Duscha A et al. Dietary fatty acids directly impact central nervous system autoimmunity via the small intestine. Immunity 2015; 43 (4): 817–829
[539] Heseker H, Stahl A. Vitamin A – Physiologie, Funktionen, Vorkommen, Referenzwerte und Versorgung in Deutschland. Ernährungs Umschau 2010; 9: 481–489
[540] Jiangin S, Leiming X, Lu X et al. Effects of milk containing only A2 beta casein versus milk containing both A1 and A2 beta casein proteins on gastrointestinal physiology, symptoms of discomfort, and cognitive behavior of people with self-reported intolerance to traditional cows' milk. Nutr J 2016; 15: 35
[541] Junker Y, Zeissig S, Kim SJ et al. Wheat amylase trypsin inhibitors drive intestinal inflammation via activation of toll-like receptor 4. J Exp Med 2012; 209 (13): 2395–2408
[542] Kaminski S, Cieslinska A, Kostyra E. Polymorphism of bovine beta-casein and its potential effect on human health. J Appl Genetics 2007; 48 (3): 189–198
[543] Kudva AK, Shay AE, Prabhu KS. Selenium and inflammatory bowel disease. Am. J. Physiol. Gastrointest. Liver Physiol 2015; 309 (2): G71–77
[544] Lechtenberg B. Synthese von N-Carboranoylamido-Derivaten der Sialinsäure und der Glucose [Dissertation]. Bremen: Universität Bremen; 2007
[545] Lichtenstein S. Multiple Sklerose – welche Optionen bietet die Ernährungstherapie? Aktuel Ernährungsmed 2015; 40 (04): 247–255
[546] Lolli G, Cozza G, Mazzorana M et al. Inhibition of protein kinase CK2 by flavonoids and tyrphostins. A structural insight. Biochemistry 2012; 51 (31): 6097–6107
[547] Longo VD, Mattson MP. Fasting: molecular mechanisms and clinical applications. Cell Metabol 2014; 19 (2): 181–192
[548] Lorentz K, Zierke R. Untersuchung zur Reaktion von Weizenkeimlekton mit Glykoprotein des Serums: Lektine als Reagentien. J Clin Chem Clin Biochem 1988; 26: 549–558
[549] Macauley M, Crocker PR, Paulson JC. Siglec regulation of immune cell function in disease. Nat Rev Immunol 2014; 14 (10): 653–666
[550] Mahajan VS, Pillai S. Sialic acids and autoimmune disease. Immunol Rev 2016; 269 (1): 145–161
[551] Martin M, Noschinski DR, Reglin F. Immunreaktion gegen Nahrungsmittel. Köln: Reglin; 2007
[552] Michalk C. Das Handbuch zu Ihrem Körper. Wallerfangen: Philipp Böhm; 2014
[553] Mullin JM, Snock KV. Effect of tumor necrosis factor alpha on epithelial tight junctions and transepithelial permeability. Canc Res 1990; 50 (7): 2172–2176
[554] news.doccheck.com/de/newsletter/4477/30432 (Stand: 22.6.2019)
[555] Noschinski DR. Glutensensibilität – ein wichtiger Faktor bei unterschiedlichen Krankheitsbildern. J Orthomol Med 2002; 4: 433–441
[556] Noschinski DR. Nahrungsmittelallergien und Immunglobulin G4. J Orthomol Med 2003; 4: 405–415
[557] Ou-Yang WX, You JU, Duan BP et al. Application of food allergens specific IgG antibody detection in chronic diarrhea in children. Zhongguo Dang Dai Er Ke Za Zhi 2008; 10 (1): 21–24
[558] Peters U. Zöliakie im Erwachsenenalter. EHK 2005;4:261–264
[559] poisonousplants.ansci.cornell.edu/toxicagents/lectins.html (Stand: 26.5.2019)

[560] Pruimboom L, Reheis D, Rinderer M. Wirk-Koch-Buch. Wirkung durch artgerechte Ernährung. 3. Aufl. Hohenems: Bucher; 2017

[561] Rangan P, Choi I, Wei M et al. Fasting-mimicking diet modulates microbiota and promotes intestinale regeneration to reduce inflammatory bowel disease pathology. Cell Rep 2019; 26 (10): 2704–2719

[562] Rusch K. Wenn Lebensmittel den Körper schwächen. Medical-Special 2009; 5: 8–11

[563] Rusch K. IgG Diagnostik: kein physiologischer Titeranstieg nach Lebensmittelverzehr. Medical Special 2010; 1: 29–30

[564] Sardesai VM: Nutritional role of fatty acids. In: Noland D, Drisko JA, Wagner L. Hrsg. Integrative and Functional Medical Nutrition Therapy. New York: Humana; 2020

[565] Schmidt AT. Tödliche Süße? Raum & Zeit 2008; 156: 42–47

[566] Schnaar RL. Glycobiology simplified: diverse roles of glycan recognition in inflammation. J Leukoc Biol 2016; 99 (6): 825–838

[567] Sirisinha S. The pleiotropic role of vitamin A in regulating mucosal immunity. Asian Pac J Allergy Immunol 2015; 33: 71–89

[568] Song S, Bai M, Lin Y. Intermittent administration of a modified fasting-mimicking diet reduces intestinal inflammation and promotes repair to ameliorate inflammatory bowel disease. doi:org/10.2139/ssrn.3640527

[569] Stallmach A, Carstens O. Role of infections in the manifestation or reactivation of inflammatory bowel disease. Inflamm Bowel Dis 2002; 8 (3): 213–218

[570] Swank RL, Dugan BB. Effect of low saturated fat diet in early and late cases of multiple sclerosis. Lancet 1990; 336 (8706): 37–39

[571] Torkildsen OFG. Environmental risk factors for multiple slerosis [Dissertation]. Bergen: University of Bergen; 2010

[572] Varzakas T, Zakynthinos G, Proestos C. Effect of food processing, quality and safety with emphasis on kosher, halal, vegetarian, and GM food. In: Ali ME, Ahmad Nizar NN. Preparation and Processing of Religious and Cultural Foods. Cambridge: Woodhead; 2018

[573] Viebahn S. Die Rolle der Oberflächensialylierung bei der Modulation von Immunantworten [Dissertation]. Tübingen: Eberhard-Karls-Universität; 2008

[574] Virta L, Auvinen A, Helenius H et al. Association of repeated exposure to Antibiotics with the development of pediatric Crohn's diasease – A nationwide, register-based Finnish case-control study. Am J Epidemiol 2012; 175 (8): 775–784

[575] Visekruna A, Hartmann S, Rodriguez Silke Y et al. Intestinal development and homeostasis require activation and apoptosis of diet-reactive T-cells. J Clin Invest 2019; 129 (5): 1972–1983

[576] Wang W, Uzzau S, Goldblum SE et al. Human zonulin, a potential modulator of intestinal tight junctions. J Cell Sci 2000; 113: 4435–4440

[577] White CW, Pratt K, Villeda SA. OPCs on a diet: a youthful serving of remyelination. Cell Stem Cell 2019; 25 (4): 473–485

[578] Wilhelmi M, Studerus D, Dolder M et al. SIBO – Small Intestinal Bacterial Overgrowth. Schweiz Med Forum 2018; 18 (09): 191–200

[579] Whorwell P, Bentley KJ, Atkinson W et al. IgG antibodies to foods in IBS. Gut 2005; 54 (8): 1204

[580] Wilson JC, Furlano RI, Jick SS et al. Inflammatory bowel disease and the risk of autoimmune diseases. J. Crohn's Col 2016; 10 (2): 186–193

[581] www.aerztezeitung.de/Medizin/Foerdern-Antibiotika-eine-chronisch-entzuendliche-Darmerkrankung-262360.html (Stand: 25.10.2020)

[582] www.aerztezeitung.de/medizin/krankheiten/neuro-psychiatrische_krankheiten/multiple_sklerose/article/946497/ms-tagung-ms-praevalenz-steigt-weltweit-liegt-ernaehrung.html (Stand: 25.10.2020)

[583] www.atlasofms.org/map/global/epidemiology/number-of-people-with-ms (Stand: 25.10.2020)

[584] www.news.doccheck.com/de/newsletter/4477/30432 (Stand: 25.10.2020)

[585] www.inflammatio.de/fileadmin/user_upload/inflammatio/OF-Vortr%C 3 %A4ge/2017/2017_09_27_Darmimmunsystem_und_leaky_-gut_ST.pdf (Stand: 25.10.2020)

[586] www.pharmazeutische-zeitung.de/ausgabe-472013/wenn-brot-beschwerden-macht/ (Stand: 25.10.2020)

[587] www.pharmazeutische-zeitung.de/inhalt-31–2004/pharm7–31–2004/ (Stand: 25.10.2020)

[588] www.sueddeutsche.de/wirtschaft/medikamente-stadtwerke-warnen-vor-medikamenten-im-wasser-1.3649266 (Stand: 25.10.2020)

[589] www.urgeschmack.de/milch-a1-oder-a2/ (Stand: 25.10.2020)

[590] www.welt.de/wissenschaft/article158516539/Was-der-Medizin-Nobelpreis-mit-Rotwein-zu-tun-hat.html (Stand: 25.10.2020)

[591] www.zeit.de/wissen/gesundheit/2018–02/gesunde-ernaehrung-altern-sport-bas-kast (Stand: 25.10.2020)

[592] Yoshitomi H. Sakaguchi N. Kobayashi K et al. A role for fungal β-glucans and their receptor Dectin-1 in the induction of autoimmune arthritis in genetically susceptible mice. J Exp Med 2005; 201 (6): 949–960

[593] Zar S, Benson MJ, Kumar D. Food-specific serum IgG4 and IgE-titers to common food antigens in irritabe bowel syndrome. Am J Gastroenterol 2005; 100: 1550–1557

[594] Zevallos VE, Raker V, Tenzer S etv al. Nutritional Wheat Amylase-Trypsin Inhibitors Promote Intestinal Inflammation via Activation of Myeloid Cells. Gastroenterology 2017; 152 (5): 1100–1113

# 10 Intestinales Mikrobiom

*Der Schlüssel zum Wandel liegt darin, all seine Energie zu fokussieren, nicht darauf, das Alte zu bekämpfen, sondern darauf, Neues zu erschaffen.*
Sokrates

**Die menschliche Mikrobiota hat einen nicht unerheblichen Einfluss auf die Balance zwischen autoreaktiven TH17-Zellen und immunmodulierenden Tregs, wobei der Crosstalk zwischen bestimmten Darmbakterien und dem adaptiven Immunsystem richtungsbestimmend ist. Der Schwerpunkt dieses Kapitels liegt auf den Zusammenhängen zwischen Mikrobiom und Autoimmunität und den Ursachen für Störungen in diesem fein abgestimmten und komplexen System.**

## 10.1 Mikrobiom und Mikrobiota

### 10.1.1 Begriffsdefinition

Unter dem Begriff **Mikrobiom** versteht man die **Gesamtheit der mikrobiellen Besiedlung** eines Menschen, z. B. im Magen-Darm-Trakt, auf der Haut oder den Schleimhäuten der Atemwege. Wenn man sich nur auf die Besiedlung im **Magen-Darm-Trakt** fokussiert, bezeichnet man diesen Teil des Mikrobioms als intestinales Mikrobiom oder **Mikrobiota**, also die Flora, die den Magen-Darm-Trakt von der Mundhöhle bis zum Anus besiedelt.

Das menschliche Mikrobiom umfasst über 11000 Arten, vorwiegend Bakterien, insgesamt 10-mal mehr Zellen als menschliche Körperzellen mit etwa 300-mal mehr mikrobiellen Genen als humanen und einem durchschnittlichen Gewicht von 1,5 kg. Man könnte satirisch sagen: Der Mensch ist lediglich ein Anhängsel seines Mikrobioms, das darüber hinaus bei jedem Menschen so individuell ist wie sein Fingerabdruck. Dabei entspricht die Stoffwechselaktivität des Mikrobioms in etwa dem der menschlichen Leber.

Eine gesunde und voll funktionsfähige Mikrobiota sollte also v. a. **vielfältig** in ihrer Zusammensetzung sein, was in der Mikrobiologie als **hohe Diversität** bezeichnet wird. Je diverser das Mikrobiom ist, desto **besser** ist dies für die Gesundheit des Einzelnen – so könnte man die Ergebnisse der aktuellen Forschung zum Thema Mikrobiom und Gesundheit in einem Satz zusammenfassen [643].

Das intestinale Mikrobiom kann man in mehrere **Bakteriengruppen** mit unterschiedlichen biologischen Eigenschaften unterteilen (**Tab. 10.1**):

- **Firmicutes** sind meist grampositive Bakterien. Viele können Endosporen bilden und insgesamt sind sie sehr gute Nahrungsverwerter.
- **Bacteroidetes** sind gramnegative, meist stäbchenförmige Bakterien. Es gibt aerobe und anaerobe Vertreter, manche sind über Gleitbewegungen beweglich. Sie sind schlechte Nahrungsverwerter.

**Tab. 10.1** Übersicht über die wichtigsten Bakteriengruppen, Gattungen und deren biologische Eigenschaften.

| Bakteriengruppe | Gattungen | Charakteristikum |
|---|---|---|
| Firmicutes | Clostridium | baut Resteiweiße ab |
| | Lactobacillus | sorgt für Epithelerneuerung und -integrität |
| | Ruminococcus | setzt Zellulasen frei |
| | Eubacterium | produziert Butyrat |
| | Faecalibacterium | produziert Butyrat |
| | Roseburia | produziert Butyrat |
| Bacteroidetes | Bacteroides | baut Ballaststoffe ab, produziert Propionat |
| | Prevotella | baut Ballaststoffe ab, produziert Propionat |
| | Xylanibacter | baut Ballaststoffe ab, produziert Propionat |
| Actinobacteria | Bifidobacterium | Hauptproduzent von Folat, produziert außerdem Essigsäure |
| Proteobacteria | Escherichia | produziert über gemischte Säuregärung Essig-, Milch- und Bernsteinsäure |
| | Desulfovibrio | kann durch anaerobe Atmung Sulfat reduzieren |
| Verrucomicrobia | Akkermansia | baut Mukus ab |

- **Actinobacteria** sind grampositive Bakterien, einige sind mehrzellig und filamentös und viele können Endosporen bilden. Sie verfügen über vielfältige Stoffwechselwege und können aerob, anaerob oder mikroaerophil wachsen.
- **Proteobacteria** sind gramnegativ und haben vielfältige Formen. Viele bewegen sich mit Hilfe von Geißeln fort, manche durch Gleiten.
- **Verrucomicrobia** ist eine kleine Gruppe gramnegativer, immobiler Bakterien. Sie bilden keine Endosporen.

## 10.1.2 Funktion

Der Mikrobiota des menschlichen Verdauungstrakts werden verschiedene wichtige Aufgaben zugeordnet. Sie sind zusammen mit den im Darmschleim enthaltenen antibiotisch wirkenden Substanzen und den Enterozyten Teil der **enteralen Immunabwehr**, v. a., weil sie pathogene Keime verdrängen, was als Kolonisationsresistenz bezeichnet wird. Pathogene Darmkeime bekommen so also keine Gelegenheit, weiter in Richtung Darmzellen durchzudringen, weil sie bereits von der Darmflora abgetötet werden.

### Fallbeispiel: Cholera

Beim Balkanfeldzug im 1. Weltkrieg brach bei der kaiserlichen Truppe eine Cholera-Epidemie aus, von der aber auf zunächst unerklärliche Weise ein Teil der deutschen Soldaten verschont blieb. Der Arzt und Wissenschaftler Alfred Nissle wurde beauftragt herauszufinden, warum einige Soldaten nicht an Cholera erkrankt waren. Er entdeckte, dass die gesund gebliebenen Soldaten offensichtlich einen bestimmten physiologischen Escherichia-coli-Keim im Darm trugen, der bei den erkrankten Soldaten fehlte. Es schien, als hätte dieser Keim verhindert, dass die Soldaten an Cholera erkrankten. Spätere Forschungen konnten zeigen, dass dieser spezielle Keim, der heute als Escherichia coli Nissle 1917 bezeichnet wird, verschiedene biologische Eigenschaften aufweist, die für seine antagonistische Wirkung auf pathogene Bakterien verantwortlich sind; u. a. regt er die Bildung körpereigener β-Defensine im Darmschleim an.

Neben der Leber ist auch die Mikrobiota Ort der **Bildung von Gerinnungsfaktoren** des Bluts. Speziell grampositive Darmbakterien produzieren **Vitamin $K_2$** (Menachinon), das für die Bildung der Blutgerinnungsfaktoren II, VII, IX und X essenziell ist. Der Mensch gewinnt Vitamin $K_1$ (Phytomenandion) aus Pflanzen, v. a. Kohlsorten. Vitamin $K_2$ wird entweder von Darmbakterien erzeugt oder kann aus pflanzlichem Vitamin $K_1$ gewonnen werden, indem diese den Phytylrest des pflanzlichen Vitamins $K_1$ abspalten und so Phytomenandion in Menachinon umwandeln.

Auch für den ordnungsgemäßen Ablauf der **Darmperistaltik** kommt der Mikrobiota neben ausreichender Bewegung, genügend Ballaststoffen und einer ausreichenden täglichen Flüssigkeitszufuhr eine wichtige Bedeutung zu. Im Tierversuch [644] führt eine drastische Reduzierung des Mikrobioms zu einem signifikanten Rückgang der Zahl an Kontraktionen bzw. der Periodizität der einzelnen Impulse der Peristaltik.

## 10.2 Autoimmunität

Die **intestinale Mikrobiota** findet in der wissenschaftlichen Forschung zunehmend Beachtung, wenn es um ihre Bedeutung bei Autoimmunerkrankungen geht. Denn eine funktionierende und hochdiverse Mikrobiota **verhindert** durch ihre Kolonisationsresistenz die **Ansiedlung pathogener Keime** im Darm und damit eine der Ursachen für eine enteral bedingte **Silent Inflammation** an der größten Grenzfläche des menschlichen Körpers. Jede Silent Inflammation (S. 171) führt zu einer Irritation sowohl des angeborenen als auch des adaptiven Immunsystems, was je nach individueller Kompensationsfähigkeit mehr oder weniger Auswirkungen auf den Verlauf einer Autoimmunopathie zeigen kann.

Aktuelle Untersuchungen [630] [659] belegen, dass für die **Bildung kurzkettiger Carbonsäuren**, z. B. Butyrat oder Propionat, im Dünndarm eine hohe Diversität der Mikrobiota, speziell der Firmicutes und einiger Arten Bacteroidetes, essenziell ist. Außerdem konnte gezeigt werden [596], dass eine pflanzenreiche Kost sowohl Wachstum als auch Biodiversität dieser Darmbakteriengruppen unterstützt, während eine Ernährung, die reich an tierischen Proteinen ist, eher hemmend auf diese Keime wirkt. Propionat und Butyrat wirken sich positiv bei Autoimmunerkrankungen aus, da es unter Einwirkung dieser organischen Säuren offensichtlich zu einer Art **Reprogrammierung von pathogenen Th 17-Zellen in** physiologische und **immunmodulierend wirkende Treg-Zellen** kommt [599] [610] [614]. So konnte eine Studie [618] nachweisen, dass diese Fettsäuren einen erheblichen Einfluss auf die Entstehung und den Verlauf von Autoimmunerkrankungen wie MS haben. Außerdem dienen kurzkettige Carbonsäuren der Intestinalmukosa als Energielieferant und tragen auf diese Weise ebenfalls zur Stabilität der Mikrobiota bei.

Sind es tatsächlich die von der Mikrobiota produzierten organischen Säuren, auf die der Einfluss auf die Differenzierung pathogener TH17-Zellen in Treg zurückzuführen ist? Viel wahrscheinlicher erscheint, dass der **Crosstalk** zwischen der intestinalen **Mikrobiota** und der **Immunabwehr** für diese immunregulativen Vorgänge verantwortlich ist [624]. Er findet im MALT statt, v. a. in den M-Zellen und den Peyer-Plaques, und es scheint so, dass neben der Wirkung von Carbonsäuren die Anwesenheit von Darmbakterien mit bestimmten Oberflächenmerkmalen dafür notwendig ist, damit autoaggressive TH17-Subsets zu Tregs transformieren. Andere Bakterien bewirken, dass diese pathologischen TH17-Subsets überhaupt entstehen.

Für diese Annahme spricht, dass der Effekt auf die adaptive Immunabwehr im Tierversuch bei sterilen Mäusen, also ohne intestinales Mikrobiom, nur in ganz abgeschwächter Form überhaupt reproduzierbar ist [605]. Andererseits zeigt eine Untersuchung, dass Tregs die Propionsäure für ihre eigene Energiebildung nutzen, um effizienter arbeiten zu können [609]. Das liegt am **unterschiedlichen Stoffwechsel** zwischen den einzelnen **T-Zell-Subpopulationen**. Naive T-Zellen gewinnen ihre Energie vorrangig über die oxidative Phosphorylierung bzw. die Oxidation von Fettsäuren, die durch die AMP-aktivierte Protein-Kinase (AMPK) gesteuert wird. Bei Aktivierung zu einer T-Effektorzelle, also einer TH1-, TH2- oder TH17-Zelle, verändert sich der Stoffwechsel grundlegend, da die Energiegewinnung dann über die aerobe Glykolyse bzw. De-novo-Lipogenese erfolgt. Maßgeblich dafür verantwortlich ist das Enzym mTOR. Die Treg-Zellen allerdings ähneln in ihrem Stoffwechsel den naiven T-Zellen, da sie weiterhin Fettsäuren oxidieren, um Energie zu gewinnen [601]. Diskutiert wird [599], ob bestimmte Oberflächenmerkmale an der physiologischen Darmflora, sog. MAMPS (Metabolite Microbial Associated Molecular Patterns), in Kombination mit den von der Mikrobiota produzierten Fettsäuren, v. a. Butyrat, die Expression des Transkriptionsfaktors FoxP3 erhöhen, was zur Differenzierung von Tregs (S. 72) führt. Dafür spricht, dass sowohl das inerte als auch das adaptive Immunsystem über die lymphatischen Strukturen des MALT (M-Zellen, Peyer-Plaques) mit der Mikrobiota in einem permanenten informellen Austausch stehen.

Ein anderes Argument ist, dass es eine der zentralen physiologischen Aufgaben der TH17-Zellen (S. 73) ist, immunmodulierend zwischen Mikrobiota und Abwehrsystem zu vermitteln, was eine **Interaktion** zwischen **Bakterien und Immunsystem** wahrscheinlicher macht als zwischen Fettsäuren und Immunsystem. Verschiedene Studien [611] [619] [623] beschäftigen sich mit diesen Zusammenhängen und nutzen dazu das Tiermodell. Basis dieser Untersuchung ist die Experimentelle Autoimmune Encephalomyelitis (EAE), bei der man durch die Injektion bestimmter Proteine bei Mäusen eine MS auslösen kann. Mäuse sind im Rahmen der EAE unterschiedlich anfällig dafür, dass eine MS ausgelöst wird. Eine Studie [629] fand heraus, dass neben der Genetik v. a. der Zustand des Mikrobioms für diesen Unterschied verantwortlich ist. Behandelt man im Rahmen einer EAE sterile Labormäuse ohne Mikrobiom, reagieren sie im Vergleich zu normalen Mäusen nur mit einer abgeschwächten Form der MS und produzieren im Vergleich geringere Mengen an IL-17A und IFN-γ im Darm und im Liquor cerebrospinalis bei gleichzeitigem Anstieg der Tregs im Blut, was an der eingeschränkten Fähigkeit ihrer dendritischen Zellen liegt, eine T-Zell-Antwort zu induzieren. Siedelt man den Keim Candidatus savagella in ihrem Darm an, der aus einer Abstammungslinie mit Clostridien stammt, entwickelt sich im Rahmen der EAE eine deutliche autoimmune Reaktion, bei der man IL-17A im ZNS dieser Mäuse nachweisen kann [623].

Bestimmte Teile der Mikrobiota, z. B. Clostridien, können also offensichtlich die Entstehung autoaggressiver TH17-Subsets fördern. Bei der Neuromyelitis optica finden sich auf T-Zellen Epitope, die sich sowohl gegen Aquaporin 4 als auch gegen spezifische Membranproteine (ABC-TP) von Clostridium perfringens richten [606], einem Keim, der häufiger das intestinale Mikrobiom besiedelt. Allerdings darf man nicht pauschal vor Clostridien warnen: Clostridium butyricum, ein Bodenbakterium, wird in Asien als Nahrungsergänzungsmittel und Probiotikum angewendet und induziert im Tierversuch die Bildung von Treg-Zellen [622], was wahrscheinlich an der Bildung von Butyrat liegt. Offensichtlich handelt es sich bei den Butyratbildnern um eine hochdiverse Gruppe von Mikroben [653], zu denen, neben den häufig vorkommenden Firmicutes und Bacteroidetes, auch noch andere Vertreter gehören.

Selbst wenn bestimmte Fettsäuren essenziell notwendig wären, um das Wachstum von Mikroben mit speziellen Oberflächeninformationen (MAMPS) zu fördern, die mittels immunologischen Crosstalks die Transformation von TH17-Zellen in Tregs bewirken, erscheint deren Substitution langfristig gesehen nicht wirklich sinnvoll. Kurzfristig können sie in der täglichen Praxis zweifellos eine Hilfe sein, weil ihre Wirkung bereits innerhalb weniger Wochen einsetzt. Allerdings verschwindet diese auch wieder, wenn die Substitution beendet wird. Ein gesundes Mikrobiom ist generell in der Lage, Propionsäure, Butyrsäure, Acetat und andere für die Gesundheit wichtige bakterielle Stoffwechselprodukte selbst zu bilden. Langfristig ist es also sinnvoller, die Zusammensetzung des Mikrobioms zu optimieren. Essenziell notwendig dafür ist die regelmäßige Zufuhr bestimmter Ballaststoffe.

Dabei kann man eine **Doppelstrategie** fahren: Anfangs und in Krisenzeiten (z. B. bei großer Hitze) werden täglich 2 × 500 mg Propionat als Soforthilfe für das Immunsystems gegeben, gleichzeitig aber wird die physiologische Entwicklung des Mikrobioms gefördert, z. B. mittels resistenten Dextrins. Allerdings erscheint es sinnvoller, geeignete Ballaststoffe über die tägliche Ernährung zuzuführen. So kann lediglich ein regelmäßiges morgendliches Porridge aus glutenfreiem Hafer einen entscheidenden Beitrag zur Bildung eines gesunden Mikrobioms leisten, was man über den weiteren Tag mit einer eher vegetarisch orientierten Kost wirkungsvoll ergänzen kann.

## 10.3 Dysbiose

### 10.3.1 Ursachen

Verschiedene Faktoren können die Diversität und damit den Zustand des Mikrobioms negativ beeinflussen.

#### Ernährung

Die **Auswahl der Nahrung beeinflusst** nicht nur den Stoffwechsel, sondern auch die **Darmbakterien**. Überraschend ist dabei, wie rasch sich eine Veränderung der Ernährung auf die Zusammensetzung der Mikrobiota sowohl im Tierversuch als auch beim Menschen auswirkt. In einer Studie [607] wurde die Auswirkung einer kurzzeitigen Ernährungsumstellung auf die Zusammensetzung der Mikrobiota untersucht. Die Probanden wurden zunächst nach ihren Ernährungsgewohnheiten befragt und ihre Mikrobiota wurde mittels Sequenzierung der mikrobiellem RNA der Stuhlflora untersucht. Danach wurden sie gebeten, für 5 Tage ihre gewohnte Ernährung wir folgt umzustellen: Wer bisher in seiner Ernährung eher Tierprodukte bevorzugte (Fleisch, Fisch, Milch, Milchprodukte, Eier) sollte seine Ernährung auf eine pflanzenbasierte Kost umstellen. Umgekehrt sollten diejenigen Probanden, die sich eher pflanzenbasiert (Obst, Gemüse, Getreide) ernährten, vermehrt Tierprodukte zu sich nehmen. Während der 5 Tage der Studie wurde die mikrobielle RNA der Probanden täglich neu sequenziert. Bereits innerhalb von 24 Stunden zeigten sich deutliche Veränderungen innerhalb der Zusammensetzung der Darmflora. Wenn v. a. tierische Proteine gegessen wurden, konnte z. B. der Keim Bilophila wadsworthia nachgewiesen werden, der Gallensäuren verstoffwechseln kann. Allerdings wird eine Häufung von Bilophila auch mit der Entstehung von CED in Verbindung gebracht. Bei einer pflanzenbasierten Kost konnten vermehrt Butyratbildner im Darm gefunden werden. Butyrate und andere kurzkettige Fettsäuren werden bei Autoimmunerkrankungen mit einer positiven Beeinflussung des Immunsystems assoziiert. Bei Patienten mit Morbus Crohn besteht bereits bei Krankheitsausbruch eine hinsichtlich ihrer Zusammensetzung gestörte Mikrobiota; u. a. ist die Konzentration an Buttersäure in der Mukosa deutlich vermindert [616]. Diese wird v. a. durch Faecalibacterium prausnitzii erzeugt und ist mit weiteren kurzkettigen Carbonsäuren für die Ernährung der Mukosa essenziell.

Meiner Erfahrung nach ist es sicher zu einseitig, wenn man Patienten, die an Autoimmunerkrankungen leiden, pauschal eine vegane Kostform empfiehlt, zumal es auch erfolgreiche Diätmodelle (S. 249) bei Autoimmunopathien gibt, die hinsichtlich der zugeführten Nahrungspflanzen große Unterschiede zwischen geeigneten und ungeeigneten Arten machen, und solche, die tierische Proteine als Teil einer erfolgversprechenden Diät empfehlen. Außerdem zeigt die Diskussion um das Protein mTOR, dessen Aktivität durch die Zufuhr essenzieller Aminosäuren geregelt wird, dass Nahrungsproteine ein zweischneidiges Schwert sind. Sowohl eine geringe Zufuhr als auch ein Übermaß sind mit einem erhöhten Krankheitsrisiko verbunden. Wahrscheinlich liegt die Wahrheit in der Mitte und die Zufuhr von Proteinen sollte dem individuellen Bedarf entsprechen, wobei hier verschiedene Aspekte eine Rolle spielen, auch hinsichtlich der Konstitution und Disposition des Einzelnen.

Die **schnelle Anpassung der intestinalen Mikrobiota** ist evolutionär bedingt. Vor dem Beginn der Ära von Ackerbau und Viehzucht war der Mensch über sehr lange Zeit darauf angewiesen, dass er sich so problemlos wie möglich die verschiedensten Nahrungsquellen erschließen kann. Pflanzen und Kleinlebewesen wie Schnecken und Insekten standen wahrscheinlich häufiger auf dem Speiseplan als große Fleischmahlzeiten, zumal der Mensch zu dieser Zeit nicht an der Spitze der Nahrungskette stand. Allerdings musste dann und wann sicher auch eine größere Menge tierisches Protein verdaut werden, wenn sich diese Gelegenheit ergab und der Mensch die Jagd überlebt hatte.

Neuere Untersuchungen [598] [604] [611] [633] zeigen den engen Zusammenhang zwischen dem Zustand des intestinalen Mikrobioms und dem Auftreten von Autoimmunerkrankungen, und zwar nicht nur von solchen, die den Darm betreffen, sondern auch von extraintestinalen Manifestationen wie MS, SLE oder Psoriasis.

## Stress

Stress entsteht als regulative Antwort des vegetativen Nervensystems auf äußere oder innere Reize, wie Kälte, Entzündungen oder Bedrohungen. Eine Stressreaktion verläuft multifaktoriell und bezieht die verschiedensten Organe und Regulationsmechanismen mit ein, auch die intestinale Mikrobiota.

Mittlerweile hat sich in der wissenschaftlichen Medizin der Begriff **Darm-Hirn-Achse** etabliert. Damit werden die verschiedenen Schnittstellen zwischen dem vegetativen Nervensystem und dem Magen-Darm-Trakt bezeichnet, u. a. das enterische Nervensystem (v. a. Plexus myentericus, Plexus submucosus), die Produktion enteraler Neurotransmitter wie Serotonin, das GALT bzw. MALT, der Tryptophanmetabolismus und das Mikrobiom mit seinen Metaboliten, allen voran kurzkettige Fettsäuren wie Butyrat und Propriont. Veränderungen dieser Schnittstellen sind mit verschiedenen psychischen Erkrankungen und Symptomen verknüpft [659] [660], z. B. Depressionen oder einer erhöhten Stressanfälligkeit.

Eine Studie [634] untersuchte den Einfluss von sozialem Stress auf die Zusammensetzung des Mikrobioms bei einer bestimmten Hamsterart. Sie kommt zu dem Schluss, dass eine bidirektionale Kommunikation stattfindet: Stress wirkt sich auf die Mikrobiota aus, auf der anderen Seite antworten einige spezifische Bakterien im Gegenzug auf diesen Stress.

Aber Stress kann die Mikrobiota auch auf eine ganz simple Weise beeinflussen. Um gut verdauen zu können, werden verschiedene Verdauungssäfte benötigt, v. a. Magensäure, Gallensäuren und Pankreasenzyme. Sowohl deren Produktion als auch deren Sekretion in den Magen-Darm-Trakt hängt wesentlich von der **Aktivität des Parasympathikus** ab bzw. der Weiterleitung parasympathischer Impulse durch den N. vagus. Jemand, der eine kurze Mittagspause hat, die er im schlechtesten Fall mit einem Sandwich in der Hand am Arbeitsplatz verbringt und in den meisten Fällen zusammen mit Kollegen und Gesprächen über aktuelle Arbeitsthemen oder mit dem Smartphone in einer Kantine, wird schwerlich von einer sympathisch aktivierten Flight-or-Fight-Situation in eine parasympathisch dominierte Ruhe- und Verdauungsphase kommen. Möglicherweise wird das Essen eher verschlungen als ordentlich durchgekaut. Damit werden weniger Verdauungssäfte produziert, was eine unvollständige Verdauung des Essens wahrscheinlich macht. Bei einer Kerntemperatur von 37 °C kommt es im Darm bei Proteinen (Fleisch, Fisch, Milchprodukten) zur Verfaulung, Kohlenhydrate (Getreideprodukte, Reis, Nudeln, Kartoffeln, Pflanzen) vermaischen und Fette verseifen. Im schlechtesten Fall bilden sich also aus dem hastig heruntergeschlungenen Thunfischsandwich toxische Eiweißmetaboliten wie Indol oder Skatol und mehr oder weniger giftige Fuselalkohole aus unvollständig verdauten Kohlenhydraten. Dass sich dies nicht unbedingt günstig auf die Zusammensetzung der Mikrobiota auswirkt, sieht man, wenn man die Gelegenheit hat, den Bauch dieser Menschen nachmittags zu palpieren und zu perkutieren (Blähbauch) oder wenn man die Darmbakterien in einer Floraanalyse bestimmen lässt. Nicht selten dominieren Fäulniskeime wie Clostridien [620].

## Süßstoffe

Künstliche Süßstoffe (non-caloric sweeteners, NAS, oder non-nutritive sweeteners, NNS) verändern die **Zusammensetzung der Mikrobiota**, v. a. der beiden größten Bakteriengruppen, der Firmicutes und der Bacteroidetes [602]. Zusätzlich konnte beobachtet werden, dass NAS bzw. NNS das Wachstum verschiedener Subspezies der physiologischen Escherichia-coli-Flora beeinflussen [627], was zur Folge hat, dass sich deren Zusammensetzung verändert. Da diese einen großen Einfluss auf die Besiedlung speziell im Dickdarm hat, liegt die Vermutung nahe, dass eine Beeinflussung der Coliflora auch Veränderungen der Besiedlung der Dickdarmflora nach sich zieht. Werden regelmäßig Lebensmittel oder Softgetränke konsumiert, die NAS bzw. NNS enthalten, kann dies zu einer so deutlichen Veränderung der Zusammensetzung der Mikrobiota führen, dass es z. B. zur Entstehung einer Glukoseintoleranz kommt. Außerdem verändert sich das Verhältnis zwischen den Bacteroidetes und den Firmicutes, was sich auch extraintestinal auswirken kann [640]. Eine Dysbalance zwischen diesen beiden Spezies wird als eine der Ursachen für Übergewicht und das metabolische Syndrom diskutiert.

Sucralose, Saccharin und Acesulfam zeigen starke **bakteriostatische Effekte** auf physiologische Darmkeime [648]. Das bedeutet, dass sie diese zwar nicht abtöten (also bakterizid wirken), aber in ihrem Wachstum und in ihrer Vermehrung deutlich hemmen. Ein Review [636] sieht einige dieser Ergebnisse allerdings kritisch, kommt aber zu dem Schluss, dass viele der biologischen Effekte von NAS und NNS bis heute noch nicht verstanden sind.

Wenn es um kalorienarme Süßungsmittel geht, wird häufig Stevia als Alternative zu NAS bzw. NNS empfohlen. Stevia rebaudiana (Honigkraut) ist ein in Südamerika beheimateter Korbblütler, dessen Inhaltsstoffe, hauptsächlich Stevioglykloside wie Steviosid und Rebaudiosid A, süßende Eigenschaften besitzen. In einer Untersuchung [595] zeigte sich, dass das in Stevia enthaltene Rebaudiosid A ähnliche bakteriostatische Effekte aufweist, wie man sie bei NAS bzw. NNS nachweisen konnte.

## Antibiotika

Man sollte nicht nur an die **Behandlung** bakterieller Infekte mit Antibiotika denken, sondern auch an die Belastung von **Mastfleisch**, das bis heute in den Industrieländern regelmäßig und in großen Mengen verzehrt wird. Darüber hinaus ist nur wenig geklärt, inwieweit Medikamentenreste das **Trinkwasser** belasten. So wies der Geschäftsführer beim Bundesverband der Energie- und Wasserwirtschaft (BDEW) darauf hin [657], dass die 6000 kommunalen Versorger immer mehr Probleme mit der Aufbereitung von verunreinigtem Grundwasser haben. Zu den Belastungen zählten neben Nitraten aus Düngemitteln und Gülle zunehmend Medikamentenreste wie Röntgenkontrastmittel, aber auch Hormone und Antibiotika. Die Frage, wie weit sich ein Teil dieser Medikamentenreste auflöst, chemisch verändert oder einfach unverändert im Wasser verbleibt, ist genauso wenig erforscht wie die, ob sich verschiedene chemische Metaboliten dieser Substanzen in ihrer Wirkung auf den menschlichen Körper verstärken können.

Verschiedene Untersuchungen und Modelle beschäftigen sich mit der Bedeutung von Antibiotika im Zusammenhang mit dem Auftreten von Autoimmunerkrankungen, wobei man aufgrund der allgemeinen Studienlage sagen kann, dass eine vermehrte Anwendung von Antibiotika keinesfalls alleiniger Auslöser eine Autoimmunerkrankung ist. Aber sie kann möglicherweise ein Kofaktor sein. Bei Kindern wurde der Verdacht, dass Antibiotika an der Entstehung von Autoimmunerkrankungen beteiligt sein könnten, bereits untersucht. In einer Studie [645] konnte ein signifikanter Zusammenhang zwischen der Häufigkeit vorangegangener Antibiotikatherapien und dem Ausbruch von Morbus Crohn festgestellt werden. Für Erwachsene wurde ein solcher Zusammenhang ebenfalls nachgewiesen [632]. Möglicherweise spielen dabei mehrere Faktoren eine Rolle. Einerseits werden durch Antibiotika auch **physiologische Darmbakterien abgetötet**, sofern diese auf das Antibiotikum sensibel reagieren. Andererseits führt die zunehmende Antibiotikaresistenz dazu, dass pathogene Keime mit Bezug zum Intestinalsystem im Rahmen einer routinemäßig durchgeführten Antibiose einen Überlebensvorteil erhalten, der dazu führt, dass sich diese vermehren und die **physiologische Flora teilweise verdrängen**. Denn neben häufigen Antibiotikagaben können auch pathogene Darmkeime das Entstehen eines Morbus Crohn fördern.

Der mögliche Zusammenhang zwischen der Wirkung von Antibiotika auf die intestinale Mikrobiota bzw. die Intestinalmukosa und dem Auftreten von Autoimmunerkrankungen im Darm scheint einleuchtend zu sein. Aber wie ist es mit der **extraintestinalen Manifestation** von Autoimmunopathien durch Antibiotika? Eine Studie [652] untersuchte, inwieweit eine bereits bestehende CED das Auftreten weiterer extraintestinaler Autoimmunopathien fördert und ob Antibiotika dabei eine Rolle spielen. Folgendes konnte nachgewiesen werden: Je aktiver die CED war, desto wahrscheinlicher traten weitere extraintestinale Autoimmunerkrankungen im Beobachtungszeitraum auf. Ein häufigerer Einsatz von

Antibiotika bei CED war mit einem erhöhten Risiko für extraintestinale Autoimmunopathien verknüpft. Möglicherweise ist die Ursache dafür, dass durch die Antibiose Bakterien des intestinalen Mikrobioms vernichtet werden, welche die Treg-Bildung fördern, z. B. Ruminococcus bzw. Faecalibakterien.

Es scheint aber noch einen möglichen weiteren Mechanismus zu geben, bei dem Antibiotika in die Pathogenese autoimmuner Prozesse involviert sein könnten. Im Tierversuch [617] konnten die Forscher beobachten, dass das Aminoglycosid Gentamycin dazu führt, dass gesunde Zellen auf den MHC-I-Molekülen ihrer Zelloberfläche zelleigene Proteinfragmente präsentieren, die normalerweise Teil des intrazellulären biologischen Zellmülls sind und gar nicht auf der Zelloberfläche vorkommen. Diese präsentierten Fragmente sind quantitativ äußerst gering und können von herkömmlichen biologischen Testsystemen kaum erfasst werden. Allerdings konnte in der Studie nachgewiesen werden, dass selbst diese geringe Zahl an Proteinfragmenten ausreicht, um von T-Zellen als neue und damit unbekannte Proteinstruktur erkannt zu werden. Bekannt ist außerdem, dass alles, was von T-Zellen als unbekannt identifiziert wird, zu einer Immunreaktion führt. Möglicherweise kommt es also bei einer Gentamycinbehandlung dazu, dass gesunde Körperzellen auf ihrer Oberfläche zelleigene Proteine präsentieren, die dort aber nichts zu suchen haben und von T-Zellen als neue und unbekannte Proteine erkannt werden, was in der Folge zu einer immunologischen Reaktion gegen diese Strukturen führt.

Nicht zu vergessen ist aber, dass Antibiotika zweifellos dazu geführt haben, dass seit ihrer Entdeckung viele gefährliche und früher oft tödlich verlaufende bakterielle Infektionen ihren Schrecken verloren haben. Antibiotika haben zahllosen Menschen das Leben gerettet, allerdings hat der jahrzehntelange kritiklose Umgang mit diesen hochpotenten Pharmaka auch zu erschreckenden Ergebnissen geführt. So steigt weltweit die Zahl antibiotikaresistenter Superkeime wie MRSA exponentiell an und wir sind im Alltag zunehmend mit Antibiotikaresten in unseren Lebensmitteln und im Trinkwasser konfrontiert. Was es braucht, ist eine Behandlung mit Augenmaß, wenn es um den Einsatz von Antibiotika geht.

## 10.3.2 Diagnostik

### Florastatus im Stuhl

Der Florastatus ist eine relativ preiswerte Untersuchung des Stuhls, bei der die wichtigsten **aeroben und anaeroben Leitkeime** erfasst werden. Zusätzlich bieten die meisten Labore im Rahmen der Flora-Analyse eine Bestimmung des Stuhl-pH und eine Untersuchung auf eine Belastung mit Hefe- und Schimmelpilzen an, deren Zahl im Fall einer positiven Probe quantitativ angegeben wird. Außerdem wird die Konsistenz der Stuhlprobe vom Labor beschrieben, was wichtig ist, denn bei einer festen Konsistenz überleben die meisten Anaerobier der Dünndarmflora den Transport des Stuhls per Post oder Botendienst in das mikrobiologische Labor nicht. In diesem Fall sieht man dann im Ergebnis eine fälschlicherweise zu geringe Zahl an Dünndarmkeimen wie Lacto- oder Bifidobakterien, die den tatsächlichen Zustand im Darm des Patienten möglicherweise nicht widerspiegeln. Man kann eine solche Untersuchung auf Wunsch noch um weitere Parameter ergänzen, z. B. EPX oder polyvalente fäkale Antikörper (S. 280) gegen Gliadin und Transglutaminase.

Nachteile der Methode sind die geringe Zahl an untersuchten Bakterienstämmen und die Probenstabilität bei zu fester Stuhlkonsistenz, Vorteile sind die im Verhältnis geringen Kosten für diese Untersuchung (40–50 €) und die Möglichkeit, sich als Therapeut einen schnellen Überblick verschaffen zu können.

### Molekulargenetische Stuhldiagnostik

Bei diesem Verfahren werden die mikrobiellen 16S-rRNA-Gene der Darmbakterien untersucht, was eine viel genauere Erfassung der Mikrobiota zulässt. Dadurch können weitaus mehr Stämme als bei der Flora-Analyse untersucht und damit der Grad der Diversität des Mikrobioms besser bestimmt werden (**Abb. 10.1**). Darüber hinaus lassen sich noch zahlreiche weitere Aussagen treffen, u. a. wird eine Erfassung des Enterotyps vorgenommen und es erfolgt eine Analyse von Risikofaktoren für bestimmte Erkrankungen.

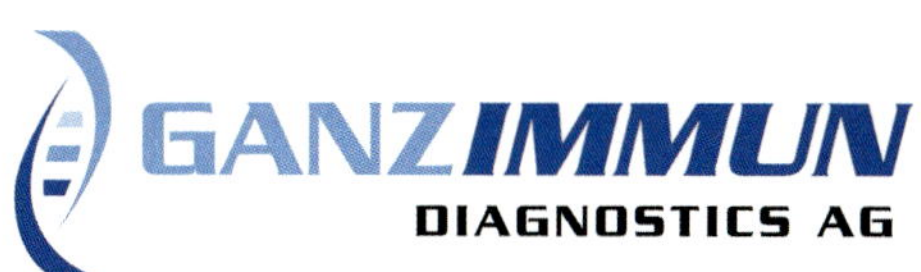


GANZIMMUN AG - Hans-Böckler-Straße 109 - 55128 Mainz

Praxis
Dr. med. Max Musterbefund
Facharzt für Allgemeinmedizin

Musterstraße 123

12345 Musterstadt

**Test, Mikrobiom**
geb. TT.MM.JJJJ m
Barcode 42391852
Labornummer 1810300418
Probenabnahme am 18.10.2018
Probeneingang am 30.10.2018 08:43
Ausgang am 06.03.2019

DAkkS Deutsche Akkreditierungsstelle D-ML-13147-01-00

**Laborärztlicher Befundbericht** Endbefund, Seite 1 von 18

Benötigtes Untersuchungsmaterial: Histamin-Testset, Stuhl, Hämoglobin-Testset, Mikrobiom Spezialröhrchen

**Befundbericht - intestinales Mikrobiom**

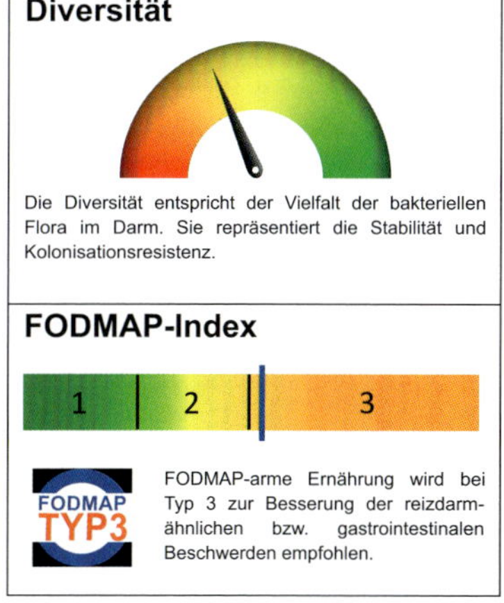


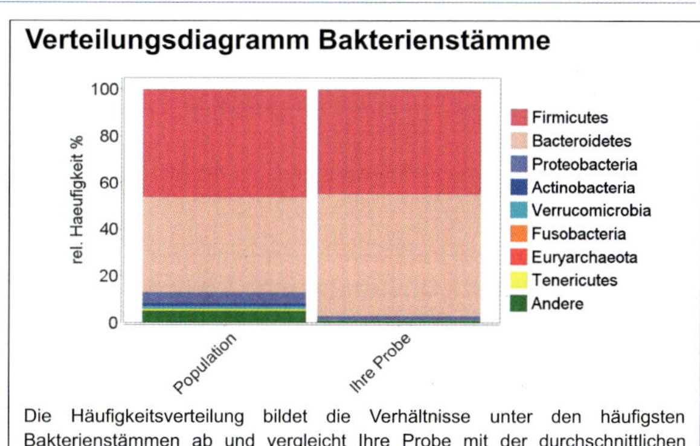


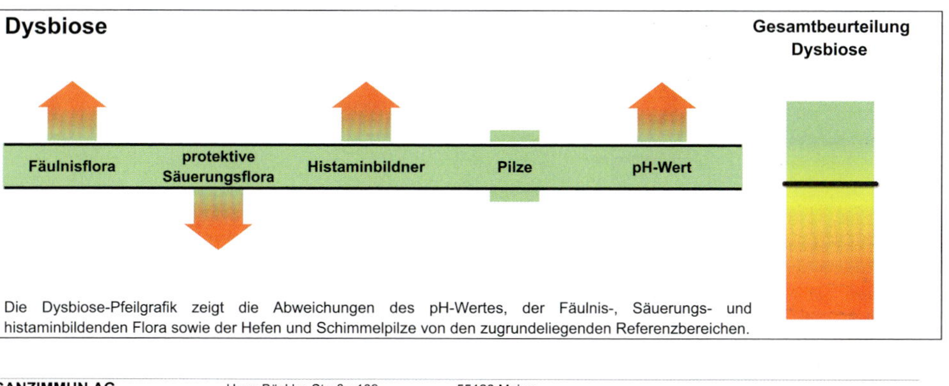


**GANZIMMUN AG** Hans-Böckler-Straße 109 55128 Mainz
T. + 49 (0) 6131 - 7205-0 F. + 49 (0) 6131 - 7205-100 info@ganzimmun.de www.ganzimmun.de

**Abb. 10.1** Musterbefund einer molekularen Stuhldiagnostik. (Quelle: GANZIMMUN Diagnostics AG, Mainz)

## Funktionelle Mikrobiota

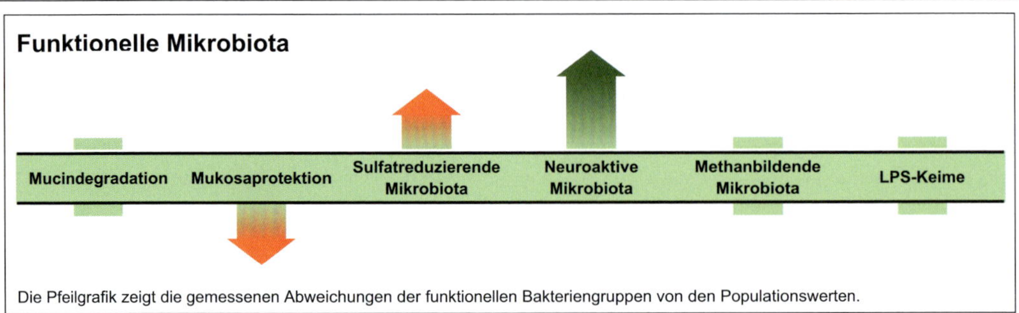


Die Pfeilgrafik zeigt die gemessenen Abweichungen der funktionellen Bakteriengruppen von den Populationswerten.

## Bakterielle Stoffwechselaktivität

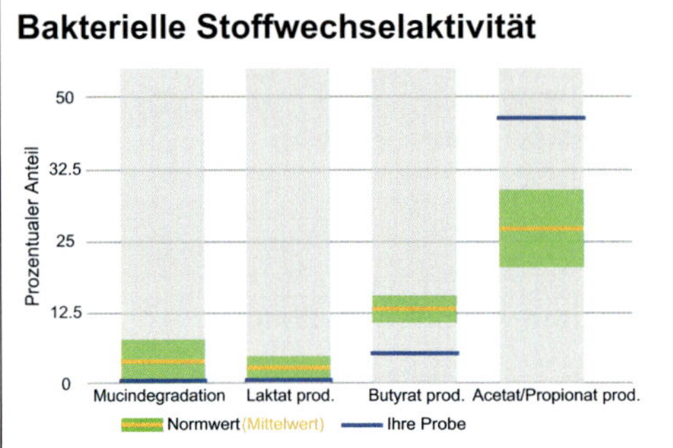


Eine Zuordnung zu den Gruppen erfolgte auf Basis der bei den Bakterienarten bekannten überwiegenden Stoffwechselleistung (Modifiziert nach Brown et al. 2011).

## Enterotyp 1

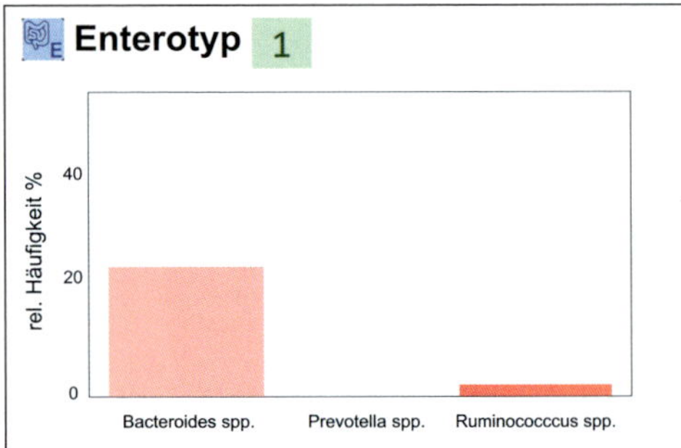


Das intestinale Mikrobiom lässt sich aufgrund vorherrschender Bakterien in 3 Enterotypen einteilen, die Rückschlüsse auf langfristige Ernährungsgewohnheiten ermöglichen.

## Mikrobiomassoziierte Gesundheitsrisiken

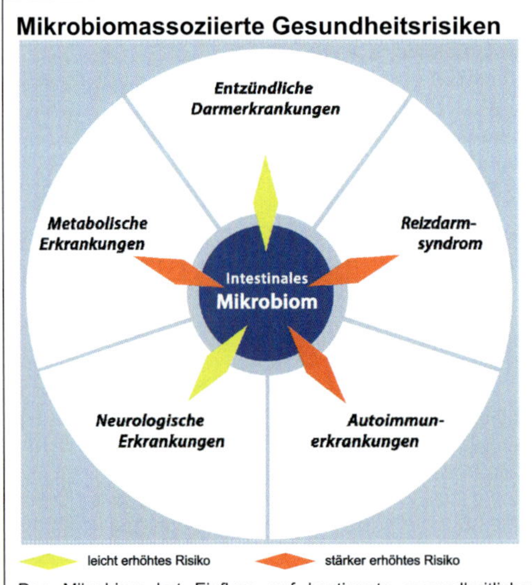


Das Mikrobiom hat Einfluss auf bestimmte gesundheitliche Risiken. Das Auftreten dieser Risiken kann durch das Fehlen protektiver Keime oder durch das Vorhandensein potentiell pathogener Bakterien verursacht werden. Pfeile in der Grafik deuten auf ein erhöhtes mikrobiom-assoziiertes Risiko in diesem Bereich hin.

## Kurzkettige Fettsäuren

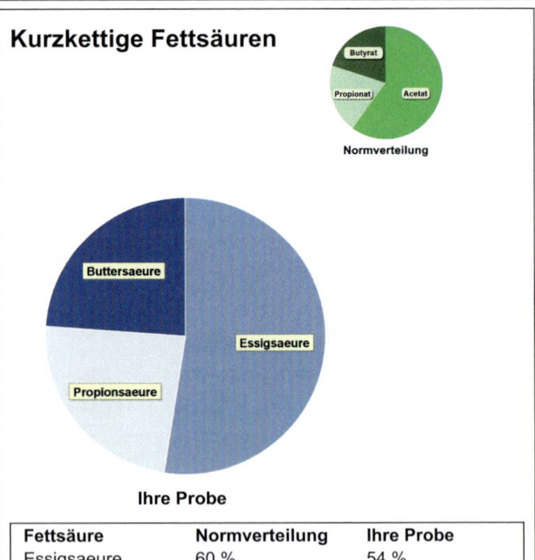


| Fettsäure | Normverteilung | Ihre Probe |
|---|---|---|
| Essigsaeure | 60 % | 54 % |
| Buttersaeure | 20 % | 25 % |
| Propionsaeure | 20 % | 24 % |

Die im Stuhl nachweisbaren kurzkettigen Fettsäuren entstehen durch mikrobielle Fermentation von Ballaststoffen und Kohlenhydraten. Das Mikrobiom produziert die Metabolite Essigsäure, Propionsäure und Buttersäure normalerweise in einem Verhältnis von 3:1:1.

**Abb. 10.1** Fortsetzung. (Quelle: GANZIMMUN Diagnostics AG, Mainz)

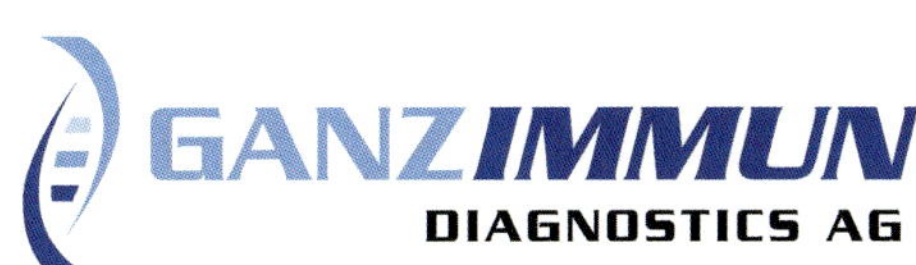


**Test, Mikrobiom**
geb. TT.MM.JJJJ m
Barcode 42391852
Labornummer 1810300418
Probenabnahme am 18.10.2018
Probeneingang am 30.10.2018 08:43
Ausgang am 06.03.2019

**Laborärztlicher Befundbericht** Endbefund, Seite 3 von 18

## Bioindikatoren

| Parameter | Wert | Einheit | Referenz |
|---|---|---|---|
| Stuhl pH-Wert | 7,0 | | 5,5 - 6,5 |
| Biodiversität (Shannon Index)** | 2,76 | | > 2,8 |
| Firmicutes/Bacteroidetes-Ratio** | 0,9 | | 1,4 - 2,1 |
| Butyratproduktion** | 5,1 | % | 11,0 - 16,0 |
| Laktatproduktion** | 0,3 | % | 0,8 - 5,0 |
| Acetat - und Propionatproduktion** | 47,5 | % | 21,0 - 35,0 |
| Mucindegradation** | 0,2 | % | 0,1 - 8,0 |
| Prevotella spp./Bacteroides spp.-Ratio** | 0,0 | | < 1,8 |
| LPS-tragende Bakterien** | 0,927 | % | < 2,0 |

## Bakterienstämme (Phyla)

| Parameter | Wert | Einheit | Referenz |
|---|---|---|---|
| Firmicutes** | 44,898 | % | 50,0 - 58,0 |
| Bacteroidetes** | 52,110 | % | 27,0 - 36,0 |
| Proteobacteria** | 1,517 | % | 2,0 - 5,0 |
| Actinobacteria** | 0,284 | % | 1,1 - 5,0 |
| Verrucomicrobia** | 0,178 | % | 0,006 - 1,8 |
| Fusobacteria** | 0,001 | % | < 0,003 |
| Cyanobacteria** | 0,069 | % | 0,005 - 0,5 |
| Euryarchaeota** | 0,000 | % | < 0,03 |
| Tenericutes** | 0,044 | % | 0,003 - 0,100 |

## Funktionelle Bakteriengruppen

### Mucindegradierende Bakterien

| Parameter | Wert | Einheit | Referenz |
|---|---|---|---|
| Akkermansia muciniphila** | 0,171 | % | 0,01 - 1,50 |
| Prevotella spp.** | 0,003 | % | 0,005 - 4,0 |
| Prevotella copri** | 2,000 | % | < 0,365 |

### Mukosaprotektive Mikrobiota

| Parameter | Wert | Einheit | Referenz |
|---|---|---|---|
| Akkermansia muciniphila** | 0,171 | % | 0,01 - 1,50 |
| Faecalibacterium prausnitzii** | 1,839 | % | 1,9 - 5,0 |

### Sulfatreduzierende Bakterien

| Parameter | Wert | Einheit | Referenz |
|---|---|---|---|
| Bilophila wadsworthia** | 0,022 | | < 0,189 |
| Desulfobacter spp.** | 0,002 | | < 0,005 |
| Desulfovibrio spp.** | 0,314 | | < 0,1 |
| Desulfuromonas spp.** | 0,000 | | < 0,001 |

**GANZIMMUN AG** Hans-Böckler-Straße 109 55128 Mainz
T. + 49 (0) 6131 - 7205-0 F. + 49 (0) 6131 - 7205-100 info@ganzimmun.de www.ganzimmun.de

**Abb. 10.1** Fortsetzung. (Quelle: GANZIMMUN Diagnostics AG, Mainz)

| | | | |
|---|---|---|---|
| **Neuroaktive Mikrobiota** | | | |
| Bifidobacterium adolescentis** | 0,001 | % | 0,001 - 1,7 |
| Oscillibacter spp.** | 1,232 | % | < 0,02 |
| Alistipes spp.** | 20,341 | % | 1,6 - 5,0 |
| **Methanbildende Bakterien** | | | |
| Methanobacteria** | 0.000 | % | < 0,03 |
| Methanobrevibacter smithii** | 0,000 | % | < 0,03 |
| **LPS-tragende Bakterien** | | | |
| Citrobacter spp.** | 0,000 | % | < 0,001 |
| Enterobacter spp.** | 0,001 | % | < 0,005 |
| Escherichia spp.** | 0,141 | % | < 0,13 |
| Klebsiella spp.** | 0,001 | % | < 0,002 |
| Providencia spp.** | 0,001 | % | < 0,001 |
| Pseudomonas spp.** | 0,002 | % | < 0,001 |
| Serratia spp.** | 0,001 | % | < 0,001 |
| Sutterella spp.** | 0,781 | % | < 2,0 |
| **Immunmodulation** | | | |
| Escherichia spp.** | 0,141 | % | < 0,13 |
| Enterococcus spp.** | 0,007 | % | 0,001 - 0,1 |
| **Ballaststoffabbauende Mikrobiota** | | | |
| Bifidobacterium adolescentis** | 0,001 | % | 0,001 - 1,7 |
| Ruminococcus spp.** | 2,049 | % | 4,9 - 8,1 |
| **Buttersäure (Butyrat) produzierende Bakterien** | | | |
| Butyrivibrio crossotus** | 0,008 | % | 0,001 - 0,01 |
| Eubacterium spp.** | 0,385 | % | 0,3 - 2,3 |
| Faecalibacterium prausnitzii** | 1,839 | % | 1,9 - 5,0 |
| Roseburia spp.** | 0,827 | % | 0,5 - 2,4 |
| Ruminococcus spp.** | 2,049 | % | 4,9 - 8,1 |
| **Acetat- / Propionatbildende Bakterien** | | | |
| Alistipes spp.** | 20,341 | % | 1,6 - 5,0 |
| Bacteroides spp.** | 22,806 | % | 12,0 - 25,0 |
| Bacteroides vulgatus** | 0,200 | % | 0,4 - 7,0 |
| Dorea spp.** | 0,268 | % | 0,3 - 0,8 |
| **Laktatbildende / saccharolytische Bakterien** | | | |
| Bifidobacterium spp.** | 0,070 | % | 0,6 - 4,5 |
| Bifidobacterium adolescentis** | 0,001 | % | 0,001 - 1,7 |
| Enterococcus spp.** | 0,007 | % | 0,001 - 0,1 |
| Lactobacillus spp.** | 0,020 | % | 0,01 - 0,05 |
| **Clostridiaceae** | | | |
| Clostridium spp.** | 2,281 | % | 1,0 - 2,3 |
| Clostridium difficile** | 0,000 | % | < 0,001 |

**Abb. 10.1** Fortsetzung. (Quelle: GANZIMMUN Diagnostics AG, Mainz)

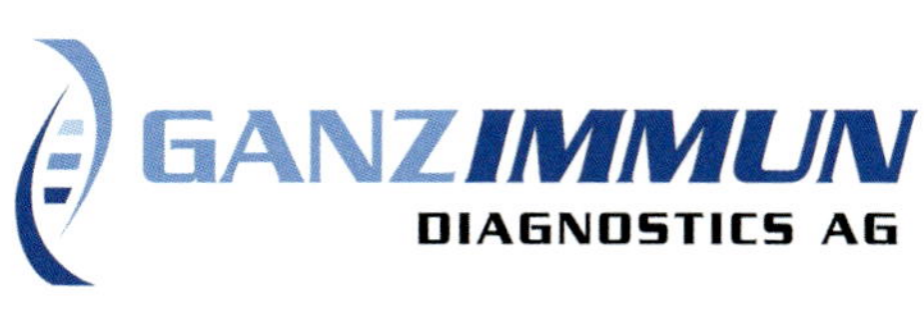

| Test, Mikrobiom |
|---|
| geb. TT.MM.JJJJ m |
| Barcode 42391852 |
| Labornummer 1810300418 |
| Probenabnahme am 18.10.2018 |
| Probeneingang am 30.10.2018 08:43 |
| Ausgang am 06.03.2019 |

**Laborärztlicher Befundbericht** Endbefund, Seite 5 von 18

| Parameter | Ergebnis | Einheit | Referenz |
|---|---|---|---|
| Clostridium scindens** | 0,026 | % | > 0,01 |
| **Sonstige Mikrobiota** | | | |
| Fusobacterium nucleatum** | 0,000 | % | < 0,001 |
| Oxalobacter formigenes** | 0,000 | % | > 0,001 |
| Anaerotruncus colihominis** | 0,136 | % | 0,03 - 0,08 |
| Streptococcus spp.** | 0,544 | % | 0,2 - 1,3 |
| **Pilze** | | | |
| Candida spp.** | 0,002 | % | < 0,05 |
| Candida albicans** | 0,000 | % | < 0,05 |
| Geotrichum candidum** | 0,000 | % | < 0,03 |
| Saccharomyces cerevisiae** | 0,001 | % | < 0,7 |
| Schimmelpilze** | negativ | | negativ |
| **Allergiediagnostik** | | | |
| Histamin i. Stuhl | 17100,0 | ng/ml | < 1425 |
| **Magen-Darm-Diagnostik** | | | |
| **Verdauungsrückstände:** | | | |
| Fett i. Stuhl** | 1,9 | g/100g | < 4,6 |
| Aufgrund der Optimierung der Messmethode (NIR-Spektroskopie) und aktueller Referenzbereichsermittlung wurde der Referenzbereich angepasst. | | | |
| Wassergehalt i. Stuhl** | 80 | g/100g | 75 - 85 |
| Eiweiss i. Stuhl** | 1,1 | g/100g | < 1,0 |
| Stärke i. Stuhl** | 3,0 | g/100g | < 9,4 |
| Aufgrund der Optimierung der Messmethode (NIR-Spektroskopie) und aktueller Referenzbereichsermittlung wurde der Referenzbereich angepasst. | | | |
| Zuckergehalt i. Stuhl** | 2,6 | g/100g | < 2,5 |
| **Malabsorption / Entzündung / Leaky Gut:** | | | |
| Alpha-1-Antitrypsin i. Stuhl | 18,4 | mg/dl | < 27,5 |
| Zonulin (Stuhl) | 78,6 | µU/g | < 60 |
| | | | optimal: < 60<br>leicht erhöht: 60 - 104<br>erhöht: > 104<br>Bitte beachten Sie den geänderten Normbereich. |
| Calprotectin i. Stuhl | 19,5 | µg/g | < 50 |
| **Früherkennung kolorektale Karzinome:** | | | |

**GANZIMMUN AG** Hans-Böckler-Straße 109 55128 Mainz
T. + 49 (0) 6131 - 7205-0 F. + 49 (0) 6131 - 7205-100 info@ganzimmun.de www.ganzimmun.de

**Abb. 10.1** Fortsetzung. (Quelle: GANZIMMUN Diagnostics AG, Mainz)

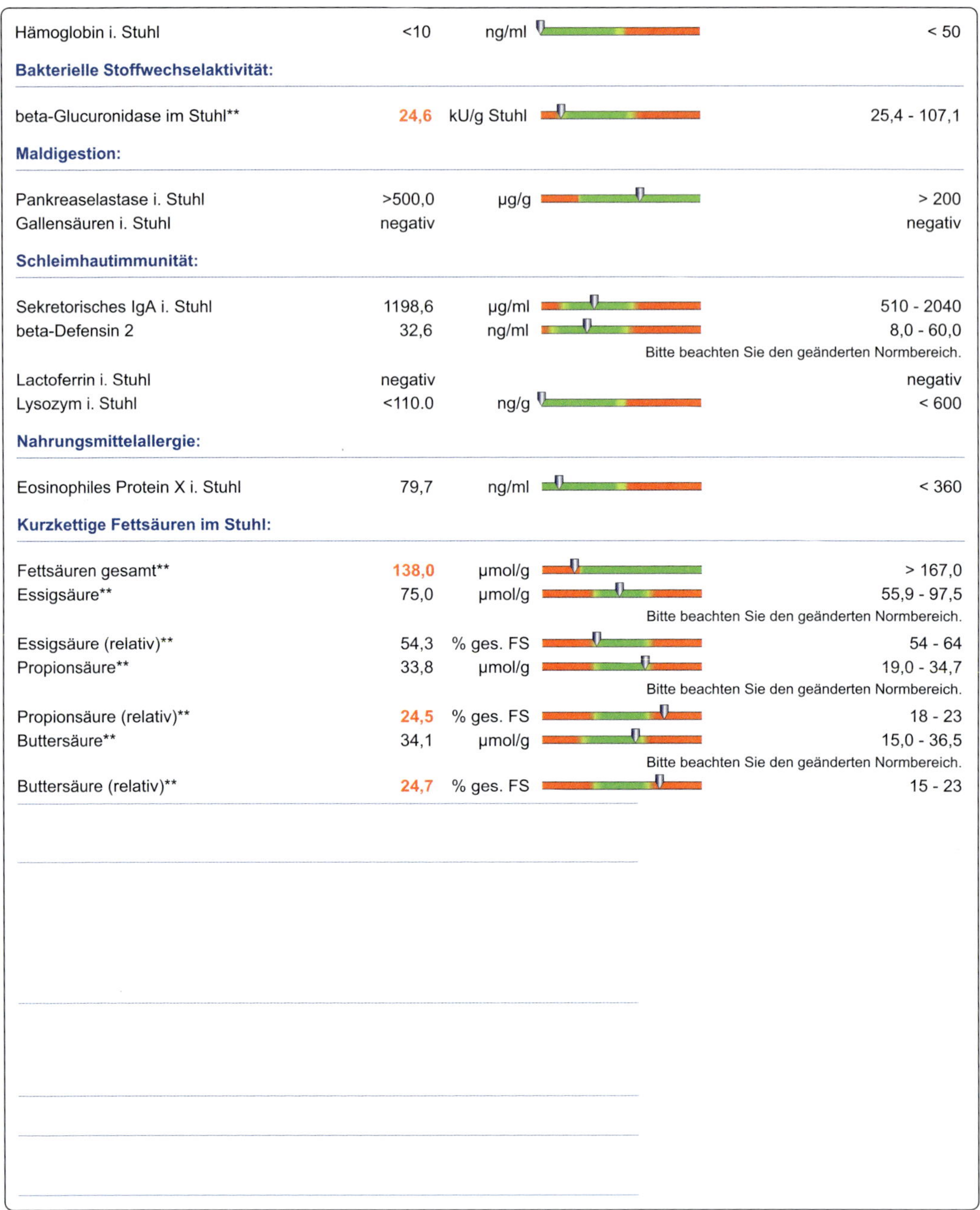

| Parameter | Ergebnis | Einheit | Normbereich |
|---|---|---|---|
| Hämoglobin i. Stuhl | <10 | ng/ml | < 50 |
| **Bakterielle Stoffwechselaktivität:** | | | |
| beta-Glucuronidase im Stuhl** | 24,6 | kU/g Stuhl | 25,4 - 107,1 |
| **Maldigestion:** | | | |
| Pankreaselastase i. Stuhl | >500,0 | µg/g | > 200 |
| Gallensäuren i. Stuhl | negativ | | negativ |
| **Schleimhautimmunität:** | | | |
| Sekretorisches IgA i. Stuhl | 1198,6 | µg/ml | 510 - 2040 |
| beta-Defensin 2 | 32,6 | ng/ml | 8,0 - 60,0 Bitte beachten Sie den geänderten Normbereich. |
| Lactoferrin i. Stuhl | negativ | | negativ |
| Lysozym i. Stuhl | <110.0 | ng/g | < 600 |
| **Nahrungsmittelallergie:** | | | |
| Eosinophiles Protein X i. Stuhl | 79,7 | ng/ml | < 360 |
| **Kurzkettige Fettsäuren im Stuhl:** | | | |
| Fettsäuren gesamt** | 138,0 | µmol/g | > 167,0 |
| Essigsäure** | 75,0 | µmol/g | 55,9 - 97,5 Bitte beachten Sie den geänderten Normbereich. |
| Essigsäure (relativ)** | 54,3 | % ges. FS | 54 - 64 |
| Propionsäure** | 33,8 | µmol/g | 19,0 - 34,7 Bitte beachten Sie den geänderten Normbereich. |
| Propionsäure (relativ)** | 24,5 | % ges. FS | 18 - 23 |
| Buttersäure** | 34,1 | µmol/g | 15,0 - 36,5 Bitte beachten Sie den geänderten Normbereich. |
| Buttersäure (relativ)** | 24,7 | % ges. FS | 15 - 23 |

**Abb. 10.1** Fortsetzung. (Quelle: GANZIMMUN Diagnostics AG, Mainz)

Bei der Bestimmung des Enterotyps kann aufgrund der Verteilung bestimmter Keime ein Rückschluss auf die typischen Ernährungsgewohnheiten des Patienten und deren Auswirkung auf die Zusammensetzung des intestinalen Mikrobioms getroffen werden. Das ist z. B. wichtig, um herauszufinden, ob eine bestimmte bisher durchgeführte Ernährung die aktuelle Erkrankungssituation mit beeinflusst. Behandelt man z. B. einen Patienten mit einer CED, kann die Verbindung anamnestisch erfragter Daten zu den Ernährungsgewohnheiten mit der Bestimmung des Enterotyps Auskunft darüber geben, inwieweit sich die übliche Kost auf die Erkrankung positiv oder negativ auswirkt und ob eventuell etwas geändert werden sollte.

Nachteil der Methode ist der im Vergleich zur Flora-Analytik höhere Preis (100–200 €), Vorteile sind der Umfang und die Aussagekraft der Untersuchung.

### 10.3.3 Therapie

Die medikamentöse Therapiemöglichkeit zur Behandlung intestinaler Dysbiosen umfasst im Wesentlichen 3 Gruppen von Präparaten, bei denen es aber Überschneidungen geben kann: mukosal wirkende Pharmaka und Nahrungsergänzungen, Prebiotika und Probiotika.

#### Mukosal wirkende Pharmaka und Nahrungsergänzungen

Bei Schädigungen der Darmschleimhaut ist es sinnvoll, Präparate bzw. Substanzen einzusetzen, welche die **mukosale Restitution** fördern, z. B.

- Colibiogen® oral Liquidum (1–3 × tgl. 1 TL unverdünnt vor dem Essen)
- Mucozink® Pulver (20 g in 200 ml Wasser einrühren und trinken)

Neben dem Hauptbestandteil Glutamin, einer Aminosäure, die für Reparaturprozesse der Mukosa wichtig ist, enthält Mucozink® verschiedene Mikronährstoffe wie Zink oder B-Vitamine, die diese Wirkung unterstützen.

#### Prebiotika

Prebiotika sind Substanzen, die selbst keine Darmbakterien enthalten, aber im Rahmen ihrer Verstoffwechslung im Darm eine **positive Wirkung auf die Bildung einer gesunden und resistenten Mikrobiota** haben, z. B. wasserlösliche Ballaststoffe wie Inulin, resistentes Dextrin oder Akazienfaserpulver. Diese Ballaststoffe fördern u. a. die Bildung von organischen Carbonsäuren wie Butyrat oder Proprionat und verbessern die Darmperistaltik.

Inulin und Oligofruktose werden v. a. von Lakto- und Bifidobakterien verstoffwechselt. Das ist günstig, wenn man aufgrund eines Mangels einer oder gar beider Stämme deren Wachstum mit geeigneten Nährstoffen stimulieren möchte. Allerdings bilden diese Bakterien vornehmlich Laktat und Acetat, aber kein Butyrat. Wenn dieses erhöht werden soll, sind Inulin und Oligofruktose also weniger hilfreich. Resistentes Dextrin scheint mit am besten verträglich zu sein und kommt in meiner Praxis, neben Akazienfaserpulver, am häufigsten zum Einsatz.

Beispiele für prebiotische Präparate bzw. Produkte sind:

- Arktis® GROW Akazienfaserpulver (1 EL in 200 ml stilles Wasser)
- Resistentes Dextrin Pulver (1–2 × tgl. 1 Messlöffel in etwas Flüssigkeit)
- Symbio Intest® Pulver (enthält resistente Stärke vom Typ 3, die sich speziell auf die butyratbildende Flora positiv auswirkt, außerdem Glucomannan; 1 × tgl. 1 Sachet in 200 ml Wasser auflösen und zur Hauptmahlzeit trinken)
- Biogena Colon balance® (enthält Akazienfaser, Amylopektin und resistentes Dextrin; 1 Messlöffel in 100 ml Flüssigkeit)

Allerdings sollten Prebiotika nicht bei Vorliegen einer Unverträglichkeit gegen FODMAP (S. 257) oder bei einer Dünndarmfehlbesiedlung (Small Intestinal Bacterial Overgrowth, SIBO) eingesetzt werden, da sie bei solchen Patienten zu vermehrter Gasbildung, Durchfällen und Bauchschmerzen führen können. Außerdem lösen sie in diesem Fall das dahinter liegende Problem nicht.

## SIBO

Unter einem **SIBO** (Small Intestinal Bacterial Overgrowth) versteht man eine **Fehlbesiedlung des Dünndarms** mit Bakterien aus dem Dickdarm. Durch einen unphysiologischen Übertritt von Dickdarmkeimen wie Escherichia coli in den Dünndarm kommt es dort zu einer partiellen Überwucherung der Dünndarmflora mit Dickdarmkeimen (Overgrowth-Syndrom). Die Patienten leiden unter all den Symptomen, die oft unter dem Oberbegriff „Reizdarmsyndrom" zusammengefasst werden: Durchfall, auch im Wechsel mit Verstopfung, Blähbauch, Blähungen und Bauchschmerzen.

### Ursachen

Eine **mögliche Ursache** des SIBO könnte eine Störung des migrierenden motorischen Komplexes sein. Bei der Verdauung findet eine peristaltische Bewegung im Darm statt, mit deren Hilfe der Nahrungsbrei vom Magen in Richtung Enddarm bewegt wird. Bei längerer Nahrungskarenz (z. B. über Nacht, beim Fasten oder Intervallfasten) kommt es im leeren Darm ebenfalls zu einer Bewegung, die in Form einer kräftigen Welle auftritt und deren Aufgabe wahrscheinlich der Abtransport von Nahrungsresten ist. Sie wird als **migrierender motorischer Komplex** (MMC) bezeichnet und man kann sich diese wie einen Reinigungsstrahl vorstellen, der den Darm von Verdauungsresten säubert. Dieser setzt einige Stunden nach der letzten Nahrungsaufnahme ein und wird vegetativ gesteuert. Dabei werden auch Bakterien aus dem Dünndarm in den Dickdarm abgeführt und die Einwanderung von Dickdarmbakterien während der Nahrungspause wird verhindert. Deswegen ist es bei Patienten, die an einem SIBO leiden, sehr wichtig, dass diese zwischen den Nahrungsaufnahmen Essenspausen von mindestens 4 Stunden einhalten.
Auch die **Ernährung** kann eine Rolle spielen (Zucker, Alkohol, raffinierte Kohlenhydrate), bei manchen Patienten liegt eine chronische Belastung mit **Hefepilzen** im Darm vor, außerdem stehen einige **Medikamente** im Verdacht, an der Entstehung eines SIBO beteiligt zu sein (Antibiotika) oder eine Abheilung zu verhindern (Magensäureblocker, Kortison). Nach meiner Erfahrung ist der SIBO oft die Folge einer längeren pathogenetischen Entwicklung, die nicht selten vom Patienten zunächst unbemerkt im Hintergrund abläuft. Irgendwann kommt es dann zu einer Eskalation (z. B. akuter Magen-Darm-Infekt, Einnahme von Antibiotika), die dann zum Einsetzen der ersten spürbaren Krankheitssymptome führt.

### Therapie

Schulmedizinisch wird meist eine Kombination aus verschiedenen Antibiotika mit einer Diät empfohlen.
Naturheilkundlich versucht man, die Ursache des SIBO zu finden. Probleme mit der Peristaltik können z. B. durch postoperativ bedingte Verwachsungen bedingt sein oder durch eine Irritation des N. vagus beim Durchtritt durch das Foramen jugulare an der Schädelbasis. Hier sind osteopathische Techniken oft sehr hilfreich. Zusätzlich setze ich unterstützend zu einer naturheilkundlichen Behandlung das Präparat Sibosan® Kapseln ein (2–3 × tgl. 1 Kps. 30 Minuten vor dem Essen), das Bacillus subtilis, Lysozym und ätherische Öle enthält. Letztere wirken im Darm verdauungsfördernd, desinfizierend und entkrampfend. Bacillus subtilis stammt ursprünglich aus dem Erdreich, was ihn bei der Behandlung eines SIBO besonders interessant macht. Bei den meisten Patienten kommt es zu einer Symptomverschlechterung, wenn sie Probiotika anwenden, die auf der Basis von Lakto- oder Bifidobakterien beruhen. Diese treten nämlich mit der im terminalen Ileum befindlichen Dickdarmflora in Interaktion, was zu Durchfall, Gasbildung und Darmtenesmen führt. Darmpräparate, die aus Bakterien aus dem Erdreich bestehen, werden auch als Soil Based Probiotics bezeichnet und enthalten keine typischen Lakto- und Bifidostämme. Deshalb zeigen sie nicht die typischen Reaktionen beim SIBO, sondern können zu einer langsamen Rückbesiedlung des Dünndarms mit seiner physiologischen Flora führen, sofern die Ursache des SIBO beseitigt wurde.

## Probiotika

Probiotika sind mikrobiologische Präparate, die **lebensfähige Bestandteile von Mikroorganismen** enthalten. Sie unterscheiden sich hinsichtlich ihrer Zusammensetzung und galenischen Zubereitung.

- Manche Probiotika zielen v. a. auf eine Verbesserung des **Dünndarmmilieus** und enthalten ein entsprechendes Keimspektrum, z. B. Paidoflor® Kautabletten (3 × tgl. 1–3 Tbl. zerkaut zu den Mahlzeiten) oder Symbiolact® A Pulver (1–2 × tgl. 1 Sachet in Wasser).
- Andere wiederum haben die **Dickdarmflora** im Fokus, z. B. die physiologischen Escherichia-coli-Keime (Mutaflor® Kapseln; die 4 Tage 1 × tgl. 1 Kps., ab dem 5. Tag 1 × tgl. 2 Kps. oder 2 × tgl. 1 Kps.) oder Bifidobakterien (Symbiolact® B Pulver; 1–2 × tgl. 1 Sachet in Wasser).
- **Kombipräparate** enthalten ein unterschiedliches Spektrum aus Dünn- und Dickdarmkeimen, z. B. Darmflora Plus® Select Kapseln (2–4 Kps. tgl.), Lactobiogen® Kapseln (2 × tgl. 1 Kps. zum Essen), MyBIOTIK® Pur Pulver (1 × tgl. 1 Sachet in Wasser) oder Symbiolact® comp. Pulver (1–2 × tgl. 1 Sachet in Wasser).

Eine weitere bewährte Möglichkeit, das Mikrobiom nachhaltig zu verbessern, ist der Einsatz des **Sauermolkekonzentrats** Lactisol® Liquidum. Hauptwirkstoffe sind rechtsdrehende L-Milchsäure und ca. 10 % Laktose, weshalb es bei Patienten mit Laktoseintioleranz nicht indiziert ist. In meiner Praxis setze ich Lactisol® zu Beginn für ein paar Tage in einer geringen Dosis von 3 × tgl. 10 Tr. mit etwas Wasser vor dem Essen ein, um zunächst die Verträglichkeit zu prüfen. Im Rahmen der Umstimmungswirkung auf das Mikrobiom kann es zu leichten Blähungen und etwas vermehrten Darmgeräuschen kommen, was für bis zu 8 Tagen akzeptabel ist, sofern diese Symptome den Patienten nicht stören. Wird Lactisol® gut vertragen, dann liegt meine Zieldosis meist bei 3 × tgl. 30 Tr. mit etwas Wasser vor oder zwischen den Mahlzeiten. Da eine Laktoseintoleranz ganz ähnliche Symptome produziert, ist es nicht immer ganz einfach zu entscheiden, ob die durch den Einsatz von Lactisol® aufgetretenen Symptome Zeichen einer Umstimmung des Mikrobioms oder einer Laktoseintoleranz sind. Achten Sie deshalb darauf, dass die Symptome vom Patienten problemlos toleriert werden und innerhalb von einer guten Woche verschwinden, ansonsten wechseln Sie Ihre Strategie. Lactisol® setze ich bevorzugt dann ein, wenn im Darm ein Fäulnismilieu ab einem Stuhl-pH > 6,5 vorliegt und Fäulniskeime wie Klebsiellen oder Citrobacter nachweisbar sind.

Der Vorteil der Behandlung liegt darin, dass sie aufgrund der milieustabilisierenden Eigenschaften ganz allgemein das Wachstum von gesunden Darmkeimen fördert und damit zur Bildung eines physiologischen Mikrobioms beiträgt. Zusätzlich handelt es sich um eine ausgesprochen kostengünstige Therapie.

## Effektive Mikroorganismen

Relativ neu und wenig bekannt sind Präparate auf Basis Effektiver Mikroorganismen® (EM®). Dieses Konzept geht auf Japaner Teruo Higa zurück, der die EM ursprünglich entwickelte, um die Bodenqualität zu verbessern. Higa teilt die Mikroorganismen in 3 Gruppen ein:

- Keime, die ein negatives Milieu erzeugen (z. B. Fäulniskeime)
- Keime, die für ein positives Milieu sorgen (z. B. Milchsäurebakterien)
- neutrale Keime, die auch als Mitläufer bezeichnet werden, sich den jeweiligen Bedingungen anpassen und sowohl ein negatives als auch ein positives Milieu unterstützen können

Mittlerweile werden EM® auch für die Anwendung am Menschen angeboten. EM® haben keine Arzneimittelzulassung und sind nur als Nahrungsergänzung erhältlich. Anfänglich bestand Higas Mischung im Wesentlichen aus Purpur- bzw. Milchsäurebakterien und Hefen, modernere Varianten enthalten zusätzlich verschiedene Streptomyces spp. und Schimmelpilze der Gattung Aspergillus spp. oder Mucor spp. Ziel des Einsatzes von EM® ist die Erzielung bzw. der Erhalt einer Eubiose, also einer **optimalen Zusammensetzung des Mikrobioms.**

Im Unterschied zu den derzeit angebotenen Probiotika enthalten EM® zwar quantitativ weniger Keime, dafür aber eine hohe Diversität unterschiedlichster Keimgruppen. Higas Theorie von den EM® wurde bisher von der klassischen Medizin nicht allgemein anerkannt.

### Bewegung

Auch Bewegung wirkt sich günstig auf die **Zusammensetzung der Mikrobiota** aus. In einer Studie [597] wurden 18 schlanke und 14 übergewichtige Probanden, die einer sitzenden Tätigkeit nachgingen, einem Ausdauertraining unterzogen. Vor Beginn der Studie wurden sowohl die Zusammensetzung der Mikrobiota als auch die mikrobiell produzierten kurzkettigen Carbonsäuren, v. a. Butyrat und Proprionat, bestimmt 6 Wochen lang erfolgte dann ein Ausdauertraining (3 ×/Woche) von 30 Minuten, das später auf 60 Minuten erhöht wurde. Zusätzlich wurde im Lauf der Wochen die Trainingsintensität erhöht, und zwar von zunächst 60 auf 75 % der Herzfrequenzreserve. Sowohl die Zusammensetzung der Mikrobiota als auch die Menge an organischen Säuren wie Butyrat konnten während der 6 Trainingswochen signifikant verbessert werden, wobei schlanke Menschen besser auf die Trainingstherapie ansprachen als Übergewichtige. Wenn allerdings nach Studienende auf sportliche Aktivität verzichtet wurde, verschwanden auch die positiven Effekte wieder.

Für ein möglichst optimal zusammengesetztes Mikrobiom scheint es also sinnvoll zu sein, einen normgerechten BMI einzuhalten und sich regelmäßig zu bewegen.

## 10.4 Literatur

[595] Abbas Momtazi-Borojeni A, Esmaeili S-A, Abdollahi E et al. A review on the pharmacology and toxicology of steviol glycosides extracted from Stevia raubaudina. Curr Pharmacol Design 2017; 23 (11): 1616–1622

[596] Albenberg LG, Wu GD. Diet and the intestinal microbiome: associations, functions, and implications for human health. Gastroenterol 2014; 146 (6): 1564–1572

[597] Allen J, Mailing L, Niemiro G et al. Exercise alters gut microbiota composition and function in lean and obese humans. Med Sci Sports Exercise 2018; 50 (4): 747–757

[598] Arnolds KL, Lozupone C. Striking a balance with help from our little friends – how the gut microbiota contributes to immune homeostatis. Yale J Biol Med 2016; 89 (3): 389–395

[599] Arpaia N, Campbell C, Fan X et al. Metabolites produced by commensal bacteria promote peripheral T-cell generation. Nature 2013; 504 (7480): 451–455

[600] Arts RJW, Joosten LAB, Netea MG. The potential role of trained immunity in autoimmune and autoinflammatory disorders. Front Immunol 2018; 9: 298

[601] Asarat M, Apostolopoulos V, Vasiljevic T et al. Short-chain fatty acids regulate cytokines and Th 17/Treg cells in human peripheral blood mononuclear cells in vitro. Immunol Investig 2016; 45 (3): 205–222

[602] Beards E, Tuohy K, Gibson G. A human volunteer study to assess the impact of confectionery sweeteners on the gut microbiota composition. Br J Nutr 2010; 104: 701–708

[603] Card T, Logan RFA, Rodrigues LC et al. Antibiotic use and the develeopment of Crohn's disease. Gut 2004; 52 (2): 246–250

[604] Castro CN, Freitag J, Berod L et al. Microbe-associated immunmodulatory metabolites: Influence on T cell fate and function. Mol Immunol 2015; 68: 575–584

[605] Cox LM, Weiner HL. The microbiome requires a genetically suspectible host to induce central nervous system autoimmunity. doi: 10.1073/pnas.202010611

[606] Cree BAC, Spencer CM, Varrin-Doyer M et al. Gut microbiome analysis in neuromyelitis optica reveals overabundance of Clostridium perfringens. Ann Neurol 2016; 80 (3): 443–447

[607] David LA, Maurice CF, Carmody RN et al. Diet rapidly and reproducibly alters the human gut microbiome. Nature 2014; 505 (7484): 559–563

[608] Drago S, El Asmar R, Di Pierro M et al. Gliadin, zonulin, and gut permeability: effects on celiac and non-celiac intestinal mucosa and intestinal cell-lines. Scand J Gastroenterol 2006; 41 (4): 408–419

[609] Duscha A, Gisevius B, Hirschberg S et al. Propionic acid shapes the multiple sclerosis disease course by an immunmodulatrory mechanism. Cell 2020; 180 (6): 1067–1080

[610] Esplugues E, Huber S, Gagliani N et al. Control of Th 17 cells occurs in the small intestine. Nature 2011; 475: 514–518

[611] Fan Y, Zhang J. Dietary modulation of intestinal microbiota: future opportunities in experimental autoimmune encephalomyelitis. Front Microbiol 2019; 10: 740

[612] Foster JA, Rinaman L, Cryan JF. Stress and the gut-brain-axis: Regulation by the microbiome. Neurobiol. Stress 2017; 7: 124–136

[613] Fries W, Muja C, Crisafulli C et al. Dynamics of enterocyte tight junctions: effect on experimental colitis and two different anti-TNF strategies. Am. J. Physiol. Gastrointest. Liver Physiol 2008; 294 (4): G938–G947

[614] Furusawa Y, Obata Y, Fukuda S et al. Commensal microbe-derived butyrate induces the differentation of colonic regulatory T cells. Nature 2013; 504: 446–450

[615] Gibson SA, Yang W, Yan Z et al. Protein kinase CK2 controls the fate between Th 17 cell and regulatory T cell differentiation CK2 regulates the Th 17/Treg axis. J Immunol 2017; 198 (11): 4244–4254

[616] Gevers D, Kugathasan S, Denson LA et al. The treatment-naive microbiome in new-onset Crohn's Disease. Cell Host Microbe 2014; 15 (3): 382–392

[617] Goodenough E, Robinson TM, Zook MB et al. Cryptic MHC class I-binding peptides are revealed by aminoglycoside-induced stop codon read-through into 3'UTR. PNAS 2014; 111 (15): 5670–5675

[618] Haghikia A, Jörg S, Duscha A et al. Dietary fatty acids directly impact central nervous system autoimmunity via the small intestine. Immunity 2015; 43 (4): 817–829

[619] Johanson DM II, Goertz JE, Marin IA et al. Experimental autoimmune encephalomyelitis is associated with changes of the microbiota composition in the gastrointestinal tract. doi:org/10.1038/s41598-020-72197-y

[620] Kolodziejczyk A, Zheng D, Elinav E. Diet-microbiota interactions and personalized nutrition. Nature Rev Microbiol 2019; 17: 742–753

[621] Kudva AK, Shay AE, Prabhu KS. Selenium and inflammatory bowel disease. Am. J. Physiol. Gastrointest. Liver Physiol 2015; 309 (2): G71–77

[622] Lee GR. The balance of Th 17 versus Treg cells in autoimmunity. Int J Mol Sci 2018; 19 (3): 730

[623] Lee YK, Menezes JS, Umesaki Y et al. Proinflammatory T-cell responses to gut microbiota promote experimental autoimmune encephalomyelitis. Proc Natl Acad Sci USA 2011; 108 Suppl 1: 4615–4622

[624] Li B, Selmi C, Tang R et al. The microbiome and autoimmunity: a paradigm from the gut-liver axis. Cell Mol Immunol 2018; 15 (6): 595–609

[625] Lichtenstein S. Multiple Sklerose – welche Optionen bietet die Ernährungstherapie? Aktuel Ernährungsmed 2015; 40 (04): 247–255

[626] Liu RT. The microbiome as a novel paradigm in studying stress and mental health. Am Psychol 2017; 72 (7): 655–667

[627] Mahmud R, Shehreen S, Shahriar S et al. Non-caloric artificial sweeteners modulate the expression of key metabolic genes in the omnipresent gut microbe Escherichia coli. J Mol Microbiol Biotechnol 2019; 29: 43–56

[628] Mensah P. Wie kann die Immuntoleranz im Darm wiederhergestellt werden? Fokus Immunther 2017; 14: 4–5

[629] Montgomery TL, Künstner A, Kennedy JJ et al. Interactions between host genetics and gut microbiota determine susceptibility to CNS autoimmunity. PNAS 2020; 117 (44): 27516–27527

[630] Morrison DJ, Preston T. Formation of short-chain fatty acids by the gut microbiota and their impact on human metabolism. Gut Microbes 2016; 7: 189–200

[631] Mucida D, Park Y, Cheroutre H. From the diet to the nucleus: vitamin A and TGF-beta join efforts at the mucosal interface of the intestine. Semin Immunol 2009; 21 (1): 14–21

[632] Nguyen LH, Örtqvist AK, Cao Y et al. Antibiotic use and the development of inflammatory bowel disease: a national case-control study in Sweden. Lancet Gastroenterol Hepatol 2020; 5 (11): 986–995

[633] Opazo MC, Ortega-Rocha EM, Coronado-Arrázola I et al. Intestinal microbiota influences non-intestinal related autoimmune diseases. Front Microbiol 2018; 9: 432

[634] Partrick KA, Chassaing B, Beach LQ et al. Acute and repeated exposure to social stress reduces gut microbiota diversity in Syrian hamsters. Behav Brain Res 2018; 345: 39–48

[635] Pasztoi M, Pezoldt J, Huehn J. Microenvironment Matters: Unique conditions within gut-draining lymph nodes favor efficient de novo induction of regulatory t-cells. Prog Mol Biol Transl Sci 2015; 136: 35–56

[636] Plaza-Dias J, Pastor-Villaescusa B, Rueda-Robles A et al. Plausible biological interactions of low- and non-caloric sweeteners with the intestinal microbiota: an update on recent studies. Nutrients 2020; 12 (4): 1153

[637] Schnaar RL. Glycobiology simplified: diverse roles of glycan recognition in inflammation. J Leukoc Biol 2016; 99 (6): 825–838

[638] Schoefer L. Morbus Crohn: Darmbakterien fördern dichte Schleimhaut. Zeitschr Komplementärmed 2015; 07 (04): 28–32

[639] Stallmach A, Carstens O. Role of infections in the manifestation or reactivation of inflammatory bowel disease. Inflamm Bowel Dis 2002; 8 (3): 213–218

[640] Suez J, Korem T, Zeevi D et al. Artifical sweeteners induce glucose intolerance by altering the gut microbiota. Nature 2014; 514: 181–186

[641] Swank RL, Dugan BB. Effect of low saturated fat diet in early and late cases of multiple sclerosis. Lancet 1990; 336 (8706): 37–39

[642] Torkildsen OFG. Environmental risk factors for multiples slerosis [Dissertation]. Bergen: University of Bergen; 2010

[643] Tuddenham S, Sears CS. The intestinal microbiome and health. Curr Opin Infect Dis 2015; 28 (5): 464–470

[644] Turnbaugh PJ, Bäckhed F, Fulton L et al. Diet-induced obesity is linked to marked but reversible alterations in the mouse distal gut microbiome. Cell Host Microbiome 2008; 3 (4): 213–223

[645] Virta L, Auvinen A, Helenius H et al. Association of repeated exposure to Antibiotics with the development of pediatric Crohn's diasease – A nationwide, register-based Finnish case-control study. Am J Epidemiol 2012; 175 (8): 775–784

[646] Visekruna A, Hartmann S, Rodriguez Silke Y et al. Intestinal development and homeostasis require activation and apoptosis of diet-reactive T-cells. J Clin Invest 2019; 129 (5): 1972–1983

[647] von Baehr V, Huesker K. Der Einfluss toxischer Metalle auf den Darm. Zeitschr Orthomol Med 2018; 16: 4–10

[648] Wang QP, Browman D, Herzog H et al. Non-nutritive sweeteners possess a bacteriostatic effect and alter gut microbiota in mice. PLoS One 2018; 13 (7): e0199080

[649] Wang W, Uzzau S, Goldblum SE et al. Human zonulin, a potential modulator of intestinal tight junctions. J Cell Sci 2000; 113: 4435–4440

[650] White CW, Pratt K, Villeda SA. OPCs on a diet: a youthful serving of remyelination. Cell Stem Cell 2019; 25 (4): 473–485

[651] Wilhelmi M, Studerus D, Dolder M et al. SIBO – Small Intestinal Bacterial Overgrowth. Schweiz Med Forum 2018; 18 (09): 191–200

[652] Wilson JC, Furlano RI, Jick SS et al. Inflammatory bowel disease and the risk of autoimmune diseases. J. Crohn's Col 2016; 10 (2): 186–193

[653] www.aerztezeitung.de/medizin/krankheiten/diabetes/article/955319/mikrobiom-butyrat-bildende-darmbakterien-identifiziert.html (Stand: 25.10.2020)

[654] https://www.aerztezeitung.de/Medizin/Foerdern-Antibiotika-eine-chronisch-entzuendliche-Darmerkrankung-262360.html (Stand: 25.10.2020)

[655] www.ernaehrungs-umschau.de/news/22-11-2017-bakterien-des-mikrobioms-wirken-regulierend-auf-peristaltik/ (Stand: 25.10.2020)

[656] www.inflammatio.de/fileadmin/user_upload/inflammatio/OF-Vortr%C 3 %A4ge/2017/2017_09_27_Darmimmunsystem_und_leaky_-gut_ST.pdf (Stand: 25.10.2020)

[657] www.sueddeutsche.de/wirtschaft/medikamente-stadtwerke-warnen-vor-medikamenten-im-wasser-1.3649266 (Stand: 25.10.2020)

[658] www.zeit.de/wissen/gesundheit/2018-02/gesunde-ernaehrung-altern-sport-bas-kast (Stand: 25.10.2020)

[659] Xiao S, Jiang S, Qian D et al. Modulation of microbially derived short-chain fatty acids on intestinal homoeostatis, metabolism, and neuropsychiatric disorders. Appl Microbiol Biotechnol 2020; 104: 589–601

[660] Yadaf SK, Boppana S, Ito N et al. Gut dysbiosis breaks immunological tolerance toward the central nervous system during young adulthood. PNAS 2017; 114 (44): E9318–E9327

[661] Yang Y, Yuan Y, Tao Y et al. Effects of vitamin A deficiency on mucosal immunity and response to intestinal infections in rats. Nutrition 2011; 27 (2): 227–232

[662] Yoshitomi H, Sakaguchi N, Kobayashi K et al. A role for fungal β-glucans and their receptor Dectin-1 in the induction of autoimmune arthritis in genetically susceptible mice. J Exp Med 2005; 201 (6): 949–960

[663] Zevallos VE, Raker V, Tenzer S etv al. Nutritional Wheat Amylase-Trypsin Inhibitors Promote Intestinal Inflammation via Activation of Myeloid Cells. Gastroenterology 2017; 152 (5): 1100–1113

# 11 Psyche und Autoimmunität

*Der Hutmacher: Ich bin nicht verrückt.*
*Meine Realität ist einfach anders als Deine.*
Lewis Carroll

**Mit dem Begriff Resilienz verbindet man die Fähigkeit, Lebenskrisen zu meistern, ohne seelische Schäden davonzutragen. Die individuelle Stressverarbeitung ist eng mit dem Verlauf und damit auch der Prognose autoimmuner Krankheitsbilder verbunden. Nicht selten berichten Betroffene, dass der Ausbruch ihrer Erkrankung oder eine symptomatische Verschlechterung im Zusammenhang mit einer Krisensituation gestanden hat. Neben der psychotherapeutischen Arbeit kann man den Patienten sowohl mit traditionellen naturheilkundlichen Verfahren wie Spagyrik oder Bachblüten unterstützen als auch moderne Therapieformen wie Brainwave Entrainment® einsetzen. Dieses Kapitel stellt Ihnen verschiedene praxisbewährte Möglichkeiten vor.**

## 11.1 Psyche und Immunsystem

Spätestens seitdem der amerikanische Psychologe Richard Ader Mitte der 1970er-Jahre nachwies, dass es Wechselwirkungen zwischen der Psyche und den Abwehrzellen gibt, rückt die **Psychoneuroimmunologie** zunehmend in den Fokus der Medizin. Eigentlich sind es 3 Regelkreise, die sich mit reichlichen Schnittstellen gegenseitig beeinflussen: Nerven-, Immun- und endokrines System. Ein wichtiger Dreh- und Angelpunkt ist dabei die Hypothalamus-Hypophysen-Nebennieren-Achse, die in Stresssituationen wichtige Überlebensmechanismen steuert: Zu Beginn wird Adrenalin ausgeschüttet, dem später Kortisol folgt. Neben diesen Hormonen gibt es eine Reihe weiterer Neuropeptide, die über Rezeptoren an Immunzellen binden und dort eine Wirkung erzeugen. Ein akutes Stressereignis führt zu einer Hochregulation der angeborenen Immunabwehr (z. B. Granulozyten, NK-Zellen). Chronischer andauernder Stress allerdings reduziert sowohl die Aktivität der angeborenen als auch die der adaptiven Immunabwehr, was u. a. an der Wirkung des Nebennierenhormons Kortisol (S. 211) liegt, das im Rahmen der Adaption an chronischen Stress vermehrt von der Nebenniere ausgeschüttet wird.

Dabei muss man verschiedene **Arten von psychischem Stress** voneinander unterscheiden:

- Stress durch eine **kurzzeitige Belastung**, z. B. ein Examen
- Stress durch eine **mittelfristige Belastung**, z. B. der Tod eines Angehörigen. Zum Stressereignis kommen meist noch weitere Stressfaktoren wie sozialer Stress (Behördengänge, Erbstreitigkeiten) dazu. Dies wird auch als Stressful Event Sequences bezeichnet. Ein wichtiges Merkmal ist die zeitliche Begrenzung, die dem Betroffenen mehr oder weniger bewusst ist.
- **chronischer Stress**, z. B. durch Armut: Im Unterschied zu den Stressful Event Sequences ist i. d. R. keine Änderung der Situation in der Zukunft zu erwarten.
- Prägung durch eine **Traumatisierung**, z. B. Kriegstrauma, Vergewaltigung. Noch Jahrzehnte nach der eigentlichen Situation kann es dazu kommen, dass Stressmechanismen aktiviert werden bzw. bleiben.

## 11.2 Stress und Autoimmunität

### 11.2.1 Stress als negativer Einflussfaktor

**Akuter und chronischer Stress** spielen bei der Entstehung von Autoimmunerkrankungen eine wichtige Rolle. Der weitaus größere Teil der in meiner Praxis betreuten Patienten, die an Autoimmunerkrankungen leiden, gaben im Rahmen ihrer Erkrankungsanamnese Stress als **Auslöser** ihrer ersten spürbaren Krankheitsmanifestation an. Im weiteren Krankheitsverlauf kann man beobachten, dass Stressoren die **Krankheitsprogredienz** und die **Schubhäufigkeit** und damit letztendlich auch die individuelle Krankheitsprognose für den einzelnen Patienten z. T. dramatisch verändern können. Eine isländische Studie [683] kam zu dem Ergebnis, dass Menschen, die an einer posttraumatischen Belastungsstörung leiden, ein erhöhtes Risiko dafür haben, innerhalb der nächsten 10 Jahre an einer Autoimmunopathie wie Guillain-Barré-Syndrom, Morbus Addison oder IgA-Nephritis zu erkranken.

Man kann folgende **Stressoren** unterscheiden:

- **psychischer Stress**, z. B. Verschlechterung einer MS bei chronischem Stress: Eine Studie [682] fand heraus, dass sich in einer akuten Trauersituation (hier war es der Tod eines Angehörigen) bei manchen Menschen erhöhte Blutspiegel des proinflammatorischen Zytokins IL-6 nachweisen lassen, die eine systemische Entzündung anzeigen. Den Unterschied zwischen denjenigen mit erhöhten IL-6 Werten und denjenigen mit normalen Blutwerten lag an einem bestimmten Genpolymorphismus (IL-6–174).
- **thermischer Stress**, z. B. Verschlechterung von Gelenkrheuma durch feucht-kaltes Wetter
- **Entzündungsstress**, z. B. Auslösung eines akuten Schubs im Rahmen eines Guillain-Barré-Syndroms durch einen banalen Magen-Darm-Infekt
- **toxischer Stress**, z. B. Auslösung von einem bullösen Pemphigoid durch ein Medikament zur Senkung eines erhöhten Blutdrucks
- **hormoneller Stress**, z. B. Ausbruch einer Hashimoto-Thyreoiditis nach einer Schwangerschaft

Die Pathophysiologie der einzelnen Mechanismen ist immer noch Gegenstand der wissenschaftlichen Diskussion. Deswegen beschränke ich mich in diesem Kapitel auf den praktischen Umgang mit der Thematik.

## 11.3 Krankheit als initiatorischer Impuls

Eine pauschale Zuordnung von einem Symptom zu einem psychischen Konflikt speziell bei chronifizierten Krankheitszuständen ist möglicherweise zu kurz gegriffen (z. B. chronische Knieschmerzen und die Zuordnung „Was hindert mich am Weitergehen?“ [669]). Nichtsdestotrotz zeigt die Erfahrung in der täglichen Praxis, dass es bei der Behandlung eines chronisch erkrankten Patienten oft darum geht, dass dieser alte und **gewohnte Lebenspfade verlässt**, um sich auf Neues und Ungewohntes einzulassen. Das beginnt für manchen im Grunde schon mit dem Gang zu einem naturheilkundlich ausgerichteten Therapeuten, den er ohne den entsprechenden Leidensdruck wahrscheinlich nie aufgesucht hätte.

Diese Begegnung führt dann zu weiteren **Veränderungen**. Da viele naturheilkundliche Diagnose- und Therapieverfahren von den gesetzlichen Krankenkassen nicht übernommen werden, ist der Patient gezwungen, diese Kosten selbst zu übernehmen. Dazu kommen dann noch weitere Einschnitte, z. B.

- die Veränderung liebgewonnener Ernährungsrituale,
- der Wechsel von Konsumprodukten (z. B. Körperpflegeprodukte), an die man sich in Jahren oder gar Jahrzehnten gewöhnt hat,
- das Schaffen von Freiräumen im täglichen Zeitablauf, z. B. für regelmäßige körperliche Übungen oder Behandlungstermine, oder
- das Erkennen von psychischen Stressoren und ernsthafte Suche nach Lösungen, z. B. indem eine Paartherapie begonnen wird, die im Grunde schon seit Jahren hätte durchgeführt werden müssen.

Nicht selten erfährt der chronisch kranke Patient bei einer ganzheitlich ausgerichteten Behandlung eine mehr oder weniger radikale Lebensveränderung, die von ihm v. a. eines fordert: den Mut, sich einzulassen. Allerdings ist das **Verlassen der Komfortzone** auch eines der wichtigsten Merkmale wirksamer initiatorischer Rituale, die immer auch eine Reise in das Ungewisse darstellen.

Autoimmunität ist sehr wahrscheinlich multifaktoriell bedingt und kann u. a. mit der Ernährung, der Versorgung mit Mikronährstoffen, im Fett- oder Bindegewebe abgelagerten Umweltnoxen oder der hormonellen Situation verquickt sein. Viele dieser Faktoren haben etwas mit alten Ernährungs- und Verhaltensmustern des Patienten zu tun. Diese alten Muster sind im Lauf der Jahre und Jahrzehnte Teil der Lebenswirklichkeit geworden und irgendwann ist der Betroffene erkrankt. Wie soll es – zumindest bei chronischen Zuständen – gelingen, gesund zu werden, wenn es zu keiner **Änderung dieser Muster** kommt, die einer meiner Lehrer, der Spagyriker U.J. Heinz, als „dysthetische Lebensmuster" bezeichnete, was man sinngemäß mit „krank machende Lebensmuster" übersetzen kann. Der Gegensatz dazu sind „euthetische Lebensmuster", d. h. neue Muster, die dem Patienten helfen sollen, wieder sein persönliches Gleichgewicht zu finden.

### 11.3.1 Beispiel

Eine zuckerreiche und fleischbetonte Ernährung, die v. a. aus Kantinenessen, hoch erhitzten und gehärteten Fetten, gesättigten Fettsäuren, gebleichtem Salz und Junk- bzw. Convenience-Food bestand, in der sich sicher auch reichlich Reste von Antibiotika und Hormonen befanden, da es nicht unbedingt Bio-Lebensmittel waren, die hier verarbeitet wurden, war einer der Faktoren, die bei einem Patienten maßgeblich den Ausbruch einer chronisch entzündlichen Darmerkrankung gefördert hat. Dieser Patient hatte sich für die Nahrungsaufnahme immer nur wenig und für die Herstellung so gut wie keine Zeit genommen und seine tägliche Lebensplanung bot dafür derzeit auch keinen Raum. Außerdem konnte der damals alleinstehende Patient auch gar nicht kochen.

Aufgrund anamnestischer Daten bzw. Laborergebnisse wurde schnell klar, dass es hier einer Änderung bedarf. Allerdings stieß dies auf gleich mehrere Widerstände:

- dythetisches Muster: Ich kann nicht kochen.
- euthetisches Muster: Einen Kochkurs besuchen. Kochen kann ein neues und erfüllendes Hobby werden, Essen ist sinnlich, macht Freude und verbindet, z. B. indem man für oder mit Freunden kocht und dann gemeinsam isst.
- dythetisches Muster: Mir fehlt die Zeit zum Kochen.
- euthetisches Muster: Andere zeitliche Prioritäten setzen. Was ist wirklich wichtig? Oft haben Menschen, was ihre zeitlichen Abläufe angeht, regelrechte Scheuklappen auf den Augen. Änderungen der Gewohnheiten schaffen Freiräume für neue Erfahrungen.
- dythetisches Muster: Mir schmeckt nur Junk-Food.
- euthetisches Muster: Rezepte aussuchen, die schmecken. Die Auswahl, gerade im Internet, ist gigantisch und die Wahrscheinlichkeit,

wirklich gar nichts zu finden, was einem schmeckt, ist extrem gering.

- dythetisches Muster: Bio-Lebensmittel sind teuer.
- euthetisches Muster: Vor allem diejenigen Lebensmittel „bio“ kaufen, die konventionell meist stark belastet sind, z. B. Erdbeeren, Trauben, Melonen, Paprika, Kopfsalat. Weniger belastete Lebensmittel wie Bananen, Spargel, Blumenkohl, Zwiebeln, Champignons oder Gurken weiterhin konventionell einkaufen.
- dythetisches Muster: Die Behandlung kann ich mir nicht leisten.
- euthetisches Muster: Andere finanzielle Prioritäten setzen, z. B. statt Urlaub auf Mallorca besser Urlaub zu Hause und die dadurch freigewordenen Mittel in die eigene Gesundheit investieren. Ein Beratungs- oder Behandlungshonorar ist ein Investment in sich selbst, in die eigene Gesundheit und damit in eine bessere Zukunft. Außerdem ist eine naturheilkundliche Therapie selten so intensiv, dass sie über viele Jahre durchgeführt werden muss, d. h. durch eine zeitliche Begrenzung kommt man später wieder in den Genuss einer Urlaubsreise.

Im antiken Griechenland pilgerten kranke Menschen zu den Tempeln der Asklepiaden und brachten den Göttern Opfergaben mit, in der Hoffnung, wieder gesund zu werden. Im Grunde geschieht hier etwas ganz Ähnliches: Der Patient verlässt seine gewohnte Umgebung (Komfortzone), begibt sich auf eine Reise voller Unwägbarkeiten, die mit vielen neuen und ungewohnten Eindrücken verbunden ist, bringt sowohl symbolische Opfer (z. B. Opferung alter Verhaltensweisen) als auch konkrete (Geld) dar und hofft, dadurch wieder gesund zu werden. Insofern hatte und hat dieser Weg bis heute etwas Initiatorisches.

Um bei dem Beispiel zu bleiben: Der Patient, der an CED litt und einiges in seinem Leben umstellen musste, setzte andere zeitliche Prioritäten und lernte nicht nur kochen, sondern traf im Kochkurs auch auf eine junge Frau, woraus sich eine Partnerschaft entwickelte (beide teilen dasselbe Hobby: Kochen). Außerdem konnte er durch die Veränderung seiner Ernährung seinen BMI deutlich reduzieren, was ihm mehr Selbstbewusstsein verlieh und dazu führte, dass er wieder mehr Lust an der Bewegung fand und sich in einem Fitnessstudio anmeldete. Heute lebt er aufgrund der Veränderungen seines Lebensstils nicht nur besser mit seiner CED, sondern generell viel gesünder und zufriedener als zuvor.

Ein wichtiger Schlüssel, damit sich Menschen aus ihren dysthetischen Mustern befreien können, ist, dass sie den **Mehrwert euthetischer Muster erkennen**. Der Zugewinn an Lebensqualität und -freude sollte größer sein als der bisherige Krankheitsgewinn. Damit soll es dem Patienten erleichtert werden, einen mehr oder weniger radikalen Wechsel zu vollziehen, um sein altes Leben hinter sich zu lassen, was immer auch bedeutet, eine mutige Entscheidung zu treffen, weil es stets der Weg ins Neue und Unbekannte ist.

## 11.4 Therapie

Menschen unterscheiden sich darin, wie sie mit den Folgen von chronischem Stress umgehen. Das Stichwort dazu lautet: **Resilienz**. Darunter versteht man die psychische Widerstandsfähigkeit eines Individuums, die sich darin zeigt, wie der Einzelne mit Krisensituationen umgeht.

Verschiedene **Techniken** haben sich bei der Stressbewältigung gut bewährt. Neben psychotherapeutischen Interventionen, z. B. der Arbeit mit Glaubenssätzen mittels NLP, klinischer Hypnose oder Verhaltenstherapie, haben sich Verfahren wie Yoga, Meditation oder Autogenes Training mittlerweile etablieren können. Auch das Achtsamkeitstraining nach Jon Kabat-Zinn erfreut sich zunehmender Beliebtheit und wird in Form 8-wöchiger Kurse als MBSR® (Mindful Based Stress Reduction) in ganz Deutschland angeboten. MBSR wurde in den 1970er-Jahren entwickelt und beinhaltet verschiedene Achtsamkeits- und Entspannungsübungen, die in Ruhe, aber auch in Bewegung durchgeführt werden und Elemente aus Hatha-Yoga, Zen- und Vipassana-Meditation enthalten. Der Patient kann so naturheilkundlich auf vielfältige Weise unterstützt werden. Einige Therapiemöglichkeiten sollen im Folgenden kurz vorgestellt werden.

## 11.4.1 Neurolinguistisches Programmieren (NLP)

Diese Form der Kurzzeittherapie geht auf die US-Amerikaner Michael Bandler und John Grinder zurück, die verschiedene Kurzzeit-Psychotherapien analysierten und daraus ein eigenes Konzept entwickelten, das sich aus Elementen der klientenzentrierten Gesprächstherapie, Hypnotherapie nach Milton Erickson, Gestalttherapie und verschiedenen Kommunikationsmodellen zusammensetzt. Typische Beispiele für die Anwendung von NLP in der Praxis sind das **Reframing** und die **Arbeit mit Glaubenssätzen**. Beim Reframing wird eine Erfahrung des Patienten umgedeutet, bei der Arbeit mit Glaubenssätzen werden diese zuerst einmal identifiziert und dann mit Hilfe verschiedener Techniken entweder umgedeutet bzw. umgewandelt oder, wenn sie von einer anderen Person übernommen wurden, an diese zurückgegeben.

### Beispiel

Eine Patientin berichtet, dass sich ihre MS immer wieder mit einer unangenehmen heftigen Trigeminusneuralgie bemerkbar macht, der sie sich völlig hilflos ausgesetzt sieht. Auf Nachfragen stellt sich heraus, dass dies hauptsächlich dann geschieht, wenn es zu einer Stresssituation kommt, deren wichtigstes Merkmal ein persönliches Überforderungsgefühl der Patientin ist. In diesen Momenten grenzt sie sich nicht ab und sagt in privaten oder beruflichen Situationen „Ja", obwohl sie viel lieber „Nein" sagen würde. Hintergrund ihres Unvermögens, sich abzugrenzen, ist ein tiefsitzendes Pflichtgefühl, das sie offensichtlich von ihrem Vater übernommen hat. Im Grunde ist die in solchen Situationen typischerweise einsetzende Trigeminusneuralgie ein klarer Hinweis darauf, dass es besser wäre, ehrlich zu sein, anstatt sich durch eine Zusage zu überfordern.

Diese Umdeutung bringt der Patientin eine große Erleichterung. Sie sieht die schmerzhaften Anfälle nun nicht mehr als unkontrolliert oder abgekoppelt von sich, sondern begreift die Neuralgie als Partnerin, mit deren Hilfe sie – schmerzhaft – daran erinnert wird, dass es besser gewesen wäre, „Nein" zu sagen. Sie beginnt, genauer in sich hineinzuhören, um rechtzeitig Situationen zu erkennen, in denen es zu einer Überforderung mangels Abgrenzung kommen könnte, und lebt in dem Bewusstsein, dass es ab jetzt ihre eigene Entscheidung ist, ob es zu einem erneuten Anfall ihrer Trigeminusneuralgie kommt oder nicht. Tritt einer auf, dann nimmt sie sich die Zeit, um herauszufinden, was sie in der konkreten Situation anders hätte machen können. Im Lauf der Zeit entwickelt sie Kommunikations- und Verhaltenstechniken, um sich besser abgrenzen zu können. Entsprechend seltener treten die schmerhaften Neuralgien auf.

Zusätzlich beginnen wir, mit dem übersteigerten und vom Vater übernommenen Pflichtgefühl zu arbeiten. Sie war schon immer „Papas Tochter" und ist ihm auch als Erwachsene in vielen Dingen ähnlich geworden. Ihr Vater war Weltkriegsteilnehmer und hatte als Frontsoldat mit hoher Wahrscheinlichkeit eine ganze Reihe traumatischer Erlebnisse, die nach Ende des Krieges und Rückkehr aus russischer Gefangenschaft sicher nie wirklich grundlegend aufgearbeitet worden waren – so wie bei den meisten Menschen dieser Generation. Mit dem Neubeginn nach Gründung der Bundesrepublik Deutschland fokussierte sich der Vater darauf, sein Leben in die Hand zu nehmen, zu arbeiten und eine Familie zu gründen. Viele Vertreter dieser Generation haben nicht nur gelernt zu funktionieren, sondern haben diese Art zu leben geradezu perfektioniert. Dazu gehört ein hohes Maß an Bereitschaft zur Pflichterfüllung, um das neue Glück nicht zu beschädigen, z. B. durch Arbeitsplatzverlust. Der Glaubenssatz, der hinter dieser ganzen Entwicklung stand und den die Tochter vom Vater übernommen hatte, klang erstmal vergleichsweise harmlos. Er lautete: Erst die Arbeit, dann das Vergnügen. Allerdings gab es im Leben sowohl des Vaters als auch der Tochter mehr oder weniger ständig etwas zu tun, was zu einem sehr angepassten Leben führte, in dem es nur wenig Raum für eigene Bedürfnisse gab. In einer therapeutischen Sitzung, in der die Tochter erkannte, dass die Motivationen ihres Vaters für solch ein Leben in seinen persönlichen Kriegserlebnissen zu suchen sein dürften, wurde klar, wie viel Schmerz und Schuld sie für ihren

Vater übernommen hatte. Sie dankte dem Vater für alles, was er für sie getan hatte, und versicherte ihm ihre Liebe als Tochter, aber sie trennte sich mit Hilfe einer speziellen Technik von dem belastenden Glaubenssatz. Es entstand ein neuer, der lautete: Hoppla, jetzt komm' ich. Und genau das war es auch, was dieser Satz im Leben der Patientin veränderte: Sie schaute nun zuerst danach, ob sie das, was von außen verlangt wurde, auch tatsächlich wollte, und konnte viel einfacher und selbstverständlicher „Nein“ sagen – und fühlte sich trotzdem gut dabei.

### 11.4.2 Phylak®-Spagyrik

Das spagyrische System der Firma Phylak® umfasst über 100 Einzelmittel. Es handelt sich dabei ausschließlich um Pflanzen, die nach der Methode spag. Zimpel hergestellt werden. Diese geht auf Carl Friedrich Zimpel (1801 1879) zurück. Inspiriert durch eine persönliche Begegnung mit dem italienischen Grafen Cesare Mattei, der eine damals sehr populäre auf spagyrischer Grundlage basierende Herstellungsmethode entwickelt hatte (Elektro-Homöopathie), beschäftigte sich Zimpel verstärkt mit der Spagyrik und entwickelte seine eigene Herstellungsweise für spagyrische Pflanzenmittel.

Der Begriff Spagyrik wird historisch dem Arzt und Alchemisten Paracelsus zugeordnet und bezeichnet den medizinischen Teil der Alchemie. Spagyrische Heilmittelzubereitungen haben das Ziel, die in Mineralien, Metallen oder Pflanzen innewohnende Heilkraft zu extrahieren und für den kranken Menschen nutzbar zu machen. Diese **Heilkraft** setzt sich aus **3 Prinzipien** zusammen:

1. **Sal**: Materie im eigentlichen Sinn, Synonym für „Körper“
2. **Sulphur**: die charakteristischen Eigenschaften eines Stoffs, Synonym für „Seele“
3. **Mercurius**: die universelle Lebensenergie in einem Stoff, Synonym für „Geist“

Die spagyrische Herstellungsmethode ist i. d. R. ein mehrstufiger Prozess, der hier anhand einer spagyrischen Pflanzentinktur vorgestellt werden soll.

- In einem 1. Schritt wird die Heilpflanze einem **organischen Auflösungsprozess** unterworfen, der **Putrefaktion**. Dazu wird sie zerkleinert und in Wasser unter Zugabe von Hefe vergärt. Ziel ist es, die 3 Prinzipien gleichzeitig aus der Pflanze zu gewinnen, ohne dass eines davon an Wirkung verliert.
- Der 2. Schritt ist die **Destillation**, wobei oft die schonende Wasserdampfdestillation eingesetzt wird. Dadurch wird das Feste (Sal) vom Flüchtigen (Sulphur, Mercurius) getrennt. In das Destillat gehen neben Wasser die spezifischen Öle der Pflanze (Sulphur) und der Alkohol (Mercurius) über. Je nach Herstellungsverfahren werden Öl, Alkohol und das wässrige Destillat voneinander getrennt.
- Der **Destillationsrückstand** wird abgepresst, getrocknet und bei sehr hohen Temperaturen verascht. Dabei bleiben die spezifischen Mineralsalze der Heilpflanze und ein Rückstand übrig. Dieser Teil wird **Kalzination** genannt. Bei manchen Herstellungsmethoden werden in diesem Schritt die Mineralsalze durch Auswaschung vom Rückstand getrennt, und der als „Caput mortuum“ (Totenkopf, nutzloses Zeug) bezeichnete Rückstand verworfen.
- Beim letzten Schritt, der **Konjugation**, werden die einzelnen gewonnenen Teile wieder zusammengeführt, also Öl und Destillat (Sulphur), Alkohol (Mercurius) und Mineralsalze (Sal). Falls vorher keine Auswaschung der Mineralsalze erfolgt ist, verbleibt die Salzmischung zunächst im Heilmittel und es erfolgt nach dem Lösen der Salze in der Flüssigkeit eine Filtration, bei der dann das unlösliche Caput mortuumm entfernt wird.

Die spagyrisch gewonnenen Heilmittel haben auf der körperlichen Ebene ähnliche **Indikationen** wie die Phytotherapeutika und klinischen Homöopathika aus derselben Pflanze. So kann eine spagyrische Tinktur aus Salvia officinalis (Salbei) bei den Indikationen Hyperhidrosis, Entzündungen der Mundschleimhäute und der oberen Atemwege, verminderte Milchsekretion in der Stillzeit, virale Infekte und allgemeine Erschöpfungszustände eingesetzt werden.

Spagyrische Heilmittel haben allerdings auch noch eine 2. Ebene, auf welcher der kranke Mensch angesprochen wird: Im Heilsystem der Spagyrik nach Zimpel wirken die spagyrischen Tinkturen auch in den **seelisch-geistigen Bereich** hinein. Die spagyrische Tinktur aus Salvia officinalis trägt als Thema u. a. eine egoistische Grundhaltung, bei welcher der Betroffene seine Lebensziele ansteuert, ohne dabei Rücksicht auf seine Mitmenschen zu nehmen. Das kann dann zu einer gewissen Vereinsamung und als Folge zu einem Mangel an Lebensfreude führen. In einem solchen Fall ist die Einsicht der erste Weg zur Besserung des eigenen Verhaltens, aber es ist sehr schwierig, über Jahre und Jahrzehnte antrainierte Verhaltensmuster einfach abzulegen.

In der Praxis kann man die **spagyrischen Mittel** der Firma Phylak als **Unterstützung innerer Wandlungsprozesse** einsetzen. Voraussetzungen dafür sind auf jeden Fall ein Bewusstsein dafür, dass es auf dieser Ebene ein Problem gibt und der Betroffene selbst Teil dieses Problems ist, und der Wunsch und Wille, eine Veränderung herbeiführen zu wollen. Begleitend zu therapeutischen Interventionen können spagyrische Heilmittel den ganzen Wandlungsprozess in all seinen Facetten begleiten, eingetretene Veränderungen festigen und helfen, das Ganze für den Betroffenen zu einem gangbaren Weg zu formen.

### Beispiele

Bei der Behandlung von Autoimmunerkrankungen können sowohl spagyrische Einzelmittel als auch Mischungen eingesetzt werden. **Einzelmittel** sind z. B.:

- Thuja occidentalis spag. Zimpel: Rückkehr ins Leben nach schwierigen Situationen wie Tod eines Angehörigen oder Trennung, den Mut finden, um wieder mit vollem Herzen „Ja" zum Leben zu sagen
- Solidago virgaurea spag. Zimpel: Ängstliche und unruhige Menschen, die von der eigenen Angst daran gehindert werden, den nächsten Schritt auf ihrem Lebensweg zu gehen
- Equisetum arvense spag. Zimpel: Manchen Mitmenschen mangelt es an innerer und äußerer Struktur, was sie daran hindert, sich weiterzuentwickeln und in ihre Lebensaufgabe hineinzuwachsen

Es können **Mischungen** von einer Apotheke hergestellt werden, die sich auf die Phylak-Mischungen spezialisiert hat, z. B.:

- bei Angst vor anstehenden Veränderungen:
  - Malva silvestris spag. Zimpel
  - Urtica spag. Zimpel
  - Euphrasia spag. Zimpel
  - Rhus toxicodendron spag. Zimpel
- um Selbstliebe zu entwickeln:
  - Juniperus communis spag. Zimpel
  - Angelica archangelica spag. Zimpel
  - Iris spag. Zimpel
  - Melilotus spag. Zimpel
  - Eleutherococcus senticosus spag. Zimpel

## 11.4.3 Bachblüten

Der englische Arzt und Bakteriologe Dr. Edward Bach (1886–1936) entwickelte bereits während seines Medizinstudiums die Ansicht, dass es eher das **Wesen** und die **Persönlichkeit** eines Kranken sind, die bei der Behandlung im Vordergrund stehen sollten, als nur seine Symptome.

Im Jahr 1918 arbeitete er als Arzt am Londoner Homoepathic Hospital und entwickelte dort aus individuellen Stuhl-Autovaccinen homöopathische Darm-Nosoden, weil er ebenfalls der Meinung war, dass der Darm bzw. die Auto-Intoxikation aus Darmgiften bei der Entstehung chronischer Erkrankungen eine wichtige Rolle spielen. Im Grunde kann man Bach als einen Vorreiter der Psychosomatik sehen, außerdem hat er als Zeitgenosse von Franz Xaver Mayr (1875–1965) hinsichtlich der Zusammenhänge zwischen Darm und Gesundheit durchaus ähnliche Ansichten vertreten. Bach hatte sich schon lange für Kräuterheilkunde interessiert und es wurden ihm zeitlebens eine starke Intuition und Sensitivität nachgesagt. Er entschied sich dazu, seine Karriere in London aufzugeben, und wurde stattdessen Landarzt in South-Oxfordshire. Mit dem Interesse für Heilpflanzen und seinen intuitiven Fähigkeiten streifte er durch die ländliche Gegend und suchte gezielt Heilpflanzen, um vorrangig **seelisch-emotionale Probleme** zu behandeln, die er selbst als **Charakterschwächen** bezeichnete: übersteigerte Ängstlichkeit, mangelnde Entscheidungsfähigkeit, fehlende Empathie, Intoleranz oder eine lange dahinschwelende Wut. Das waren für Bach die wahren Ursachen, die sich in der Folge und unbehandelt auf der körperlichen Ebene als Erkrankungen oder Symptome bemerkbar machen. Hier setzt seine Behandlungsmethode an.

Bach hinterließ klare Anweisungen sowohl für die Orte, an denen diese Pflanzen gesammelt werden sollen, als auch für die Herstellungsmethoden für die Bachblütentropfen, bei der man 2 voneinander unterscheidet: Bei der Sonnenmethode werden die Blüten der jeweiligen Pflanze in einer Schale mit Wasser für 3–4 Stunden der Sonne ausgesetzt, bei der Kochmethode werden Pflanzenteile für ca. ½ Stunde in Wasser erhitzt. Anschließend erfolgt eine Konservierung mit Alkohol, um eine Urtinktur herzustellen, die dann topfenweise in Wasser gegeben oder auch pur eingenommen werden kann.

Die Bachblüten-Therapie besteht aus **38 Essenzen**, von denen 37 aus Pflanzen und eine aus dem Wasser einer Heilquelle hergestellt werden (**Tab. 11.1**). Außerdem werden für Notfallsituationen die sog. **Notfalltropfen** (Rescue Remedy) nach Bach angeboten, die auch als Creme, Globuli und sogar als Bonbons im Handel sind. In der Praxis sucht man die für den Patienten passenden Bachblüten im Rahmen eines Anamnesegesprächs aus. Es existieren auch Fragebögen, die diese Arbeit erleichtern. Im Grunde ähnelt die **Arzneimittelfindung** derjenigen in der Homöopathie, allerdings ist sie bei den Bachblüten auf die emotionale Ebene fokussiert und dadurch um ein Vielfaches einfacher und schneller.

**Tab. 11.1** Bachblütenessenzen.

| Nr. | Bezeichnung | deutscher Name | Thema |
|---|---|---|---|
| 1 | Agrimony | Odermennig | mangelnde Konfliktbereitschaft, überspielt alles mit Freundlichkeit |
| 2 | Aspen | Espe | starke Sensitivität, unbegründete Ängste |
| 3 | Beech | Buche | Intoleranz, Kritiksucht |
| 4 | Centaury | Tausendgüldenkraut | Erwartungen anderer Menschen erfüllen zu müssen, ohne auf die eigenen Bedürfnisse zu achten |
| 5 | Cerato | Bleiwurz | mangelndes Vertrauen in die eigenen Fähigkeiten |
| 6 | Cherry Plum | Kirschpflaume | kann nicht gut loslassen, starke innere Spannung, Kontrollverlust |
| 7 | Chestnut Bud | Knospe der Rosskastanie | lernt nicht aus eigenen Fehlern |
| 8 | Chicory | Wegwarte | Zuwendung an andere ist mit dem Wunsch nach Kontrolle verbunden, eigene Fehler werden beim Gegenüber gesucht, „ich meine es doch nur gut“ |
| 9 | Clematis | Waldrebe | Tagträumer, Realitätsflucht |
| 10 | Crab Apple | Holzapfel | akzeptiert die eigene menschliche Unvollkommenheit nicht, Reinigungsblüte |
| 11 | Elm | Ulme | hat sich bei einer selbst gestellten Aufgabe erschöpft, passt oft für erschöpfte Menschen, die Angehörige pflegen, Überforderungssyndrom |
| 12 | Gentian | Herbstenzian | lässt sich bei Fehlschlägen schnell entmutigen, Mangel an Zuversicht |

▶ **Tab. 11.1** Fortsetzung.

| Nr. | Bezeichnung | deutscher Name | Thema |
|---|---|---|---|
| 13 | Gorse | Stechginster | hat die Hoffnung auf Heilung verloren, muss neuen Lebensmut schöpfen und den Sinn hinter der bisher nicht erfolgten Heilung finden |
| 14 | Heather | Heidekraut | redet nur über sich und seine eigenen Probleme, hört anderen nicht zu |
| 15 | Holly | Stechpalme | Wut, ist mit der Welt um sich herum nicht versöhnt |
| 16 | Honeysuckle | Geißblatt | hängt zu sehr in der schönen Vergangenheit und lebt nicht in der Gegenwart |
| 17 | Hornbeam | Hainbuche | erschöpft, der Alltag kann nicht mehr bewältigt werden und macht auch keinen Spaß mehr; meist entsteht dieser Zustand aus ständigen einseitigen Belastungen ohne Abwechslung |
| 18 | Impatiens | Springkraut | ungeduldig, reizbar, mag keine Langsamkeit, schnelles Auffassungsvermögen, arbeitet am besten alleine |
| 19 | Larch | Lärche | mangelndes Vertrauen in die eigene Person, Mutlosigkeit, Angst zu versagen |
| 20 | Mimulus | Gauklerblume | konkrete Ängste, empfindlich, schiebt Unerledigtes vor sich her |
| 21 | Mustard | Ackersenf | depressiv ohne erkennbaren Grund, meist phasenweise |
| 22 | Oak | Eiche | hohes Maß an Pflichtbewusstsein, arbeitet bis zur Erschöpfung, Niederlagen können nicht akzeptiert werden |
| 23 | Olive | Olive | völlige psychophysische Erschöpfung |
| 24 | Pine | Kiefer | nie zufrieden mit der eigenen Leistung, Perfektionist |
| 25 | Red Chestnut | Rote Kastanie | viele Sorgen oder Ängste um nahestehende Menschen, Mitleiden statt Mitfühlen |
| 26 | Rock Rose | Sonnenröschen | Angst und Panik in einer akuten Krisensituation |
| 27 | Rock Water | Quellwasser aus einer Heilquelle | übersteigerte Disziplin, um hoch gesteckte Ideale zu erreichen, keine Lebensfreude, unflexibel |
| 28 | Scleranthus | Einjähriger Knäuel | mangelnde Entschlusskraft, kann sich nicht entscheiden |
| 29 | Star of Bethlehem | Goldiger Milchstern | Folge eines Traumas |
| 30 | Sweet Chestnut | Edelkastanie | Hoffnungslosigkeit, ist am Ende seiner Kraft, leidet still vor sich hin |
| 31 | Vervain | Eisenkraut | eigene Ideale werden unter großem Energieeinsatz verteidigt, Überforderung führt zu Erschöpfung, geht voll in seiner Aufgabe auf |
| 32 | Vine | Wein | setzt die eigenen Ziele rücksichtslos durch, mangelnde Empathie, ist immer im Recht |

► **Tab. 11.1** Fortsetzung.

| Nr. | Bezeichnung | deutscher Name | Thema |
|---|---|---|---|
| 33 | Walnut | Walnuss | offen sein für eine neue Situation im Leben, Panta rhei (alles fließt), Wandlungsblüte |
| 34 | Water Violet | Sumpfwasserfeder | sehr begabt, oft mit autistischen Wesenszügen, distanziert zu anderen, deswegen oft einsam, nicht von dieser Welt |
| 35 | White Chestnut | Weiße Kastanie | unerwünschte Gedanken lassen keinen Raum für Ruhe |
| 36 | Wild Oat | Waldtrespe | legt sich im Leben nicht fest, kann sich nicht gut einlassen, sucht seine Lebensaufgabe |
| 37 | Wild Rose | Heckenrose | unpassende Lebenssituation raubt Kraft und Mut, kann deswegen nichts ändern |
| 38 | Willow | Weide | fühlt sich vom Schicksal benachteiligt, Schuld sind immer die anderen, alter unaufgelöster Groll |

## 11.4.4 Brainwave Entrainment®

### Stress und Gehirnwellenmuster

Mittels **Elektroenzephalografie** (EEG) werden die elektrischen Ströme (Potenzialveränderungen) des Gehirns gemessen und aufgezeichnet. Das EEG kann dabei grob in 4 bestimmte Frequenzbänder eingeteilt werden, die man auch als Gehirnwellenmuster bezeichnet:

- **Beta-Wellen** (14–30 Hz): Entsprechen unserem Tagesbewusstsein, d. h., wenn wir wach und konzentriert sind, aber auch wenn wir Angst und Panik fühlen. Alle diese Emotionen und die damit verbundenen Gedanken, letztendlich auch alle Formen von psychischem Stress, werden im ZNS über Frequenzen aus dem Beta-Bereich verarbeitet.
- **Alpha-Wellen** (7–14 Hz): Entsprechen einem leichten Entspannungszustand, den man z. B. erlebt, wenn man sich zwischen Wachbewusstsein und dem ersten Einschlafen befindet. Auch kreative Gedanken, z. B. bei der Lösung eines Problems oder bei künstlerischer Betätigung, gehen oft mit Frequenzen im Alpha-Bereich einher. Man kann den Alpha-Zustand als Brücke zwischen dem Bewusstsein und dem Unbewusstsein bzw. dem Unterbewusstsein bezeichnen.
- **Theta-Wellen** (4–8 Hz): Treten z. B. bei einer tiefen Meditation oder auch in Schlafphasen, die mit Träumen verbunden sind, auf und entsprechen etwa dem Unterbewusstsein (Ort der Erinnerungen). Auch eine Lösung, die sich plötzlich und in einer Alltagssituation wie von selbst einstellt, kommt oft aus dem Theta-Bereich.
- **Delta-Wellen** (0,5–4 Hz): Treten in der traumlosen Tiefschlafphase (REM-Phase) ein, die z. B. für Selbstheilungsprozesse und die körperliche Regeneration sehr wichtig ist. Dieser Zustand kann als Unbewusstsein bezeichnet werden.

Im Idealzustand befinden wir uns also tagsüber in einer konzentrierten Beta-Phase, entspannen abends in einer harmonischen Alpha-Phase, schlafen dann in eine Theta-Phase hinein und regenerieren tief in der Nacht während verschiedener Delta-Phasen. Dies ist jedoch bei vielen Menschen nicht mehr der Fall. Auch nach Feierabend oder am Wochenende bleibt das ZNS vieler Menschen vorrangig im Beta-Frequenzbereich, u. a. durch:

- ständige Präsenz in den sozialen Medien
- persönliche Probleme (z. B. Geldsorgen)

- Beiträge im Fernsehen, Radio oder in den Tageszeitungen, die Wut, Frustration, Spannung oder Angst erzeugen
- Stimulation neuronaler Strukturen über die Augen (Licht, Monitor, Fernseher usw.)
- verschiedene Quellen von Elektrosmog, z. B. DECT, WLAN, Mobilfunknetze

Das alles kann Stress auslösen und dann z. B. zu Einschlaf- oder Durchschlafstörungen führen oder dazu, dass manche Menschen sich trotz einer durchgeschlafenen Nacht am nächsten Morgen wie erschlagen fühlen, weil nachts keine ausreichenden Tiefschlafphasen stattgefunden haben. Schlaf- und Beruhigungsmittel bieten keine echte Lösung. Auch das Nichtabschalten-Können ist ein Hinweis auf eine Dominanz von Beta-Frequenzen im ZNS, die von einer mehr oder weniger latenten chronischen Stresssituation zeugen.

Nun ist die Frage, ob eine Situation **Stress** bedeutet **oder nicht**, in nicht wenigen Fällen individuell. Bei den antiken Römern galt Lernen als Freizeitbeschäftigung und war mit Entspannung assoziiert, während es in unserer Zeit für einen überlasteten Studenten einen massiven Stressfaktor bedeuten kann, zumal hier meist auch noch eine Prüfungssituation ansteht. In einer Gruppe zu versuchen, aus einem Escape-Room zu entkommen, ist für den einen eine prickelnde Freizeiterfahrung und für den anderen eine pure Paniksituation. Dasselbe gilt für viele andere Dinge des täglichen Lebens, z. B. eine Flugreise, Bungee-Jumping oder das Sprechen vor einer größeren Gruppe von Menschen. Hype oder Horror? Für die meisten Menschen ist die Unterscheidung äußerst individuell und hat u. a. mit deren Erziehung, bisherigen Lebenserfahrung, individuellen Glaubenssätzen, aber auch der Fähigkeit ihres ZNS, auf eine äußere Situation adäquat zu reagieren, und der Verfassung, ob bzw. wie eine Krise bewältigt werden kann, zu tun. Dabei spielen die 4 Frequenzbereiche im ZNS eine entscheidende Rolle.

## Bewusstsein als Resonanzphänomen

Stellen Sie sich einmal vor, es gäbe ein Verfahren, bei dem man einfach und schnell durch Zuhören in einen entspannten Zustand kommen, seine Konzentration verbessern, kreativ Lösungen für ein Problem finden, effizienter geistige Arbeit verrichten oder seinen Körper schneller regenerieren kann – und das Ganze ohne jegliche Vorkenntnisse, einfach und bequem von zu Hause aus.

Die US Army [673] nutzt diese Technik bereits seit Jahren: Brainwave Entrainment®. Darunter versteht man das gezielte **Trainieren des Gehirns**, sich auf **bestimmte Frequenzen einzustellen**, was das innere Erleben des Menschen verändert. Zwei typische Verfahren sind Hemi-Sync® und Neurostreams®. Der grundlegende Mechanismus besteht darin, dass man das ZNS durch optische oder akustische Reize stimulieren kann, bestimmte Frequenzen zu erzeugen. Diese sind mit inneren Erlebenszuständen verbunden.

Dazu 2 **Beispiele**:

- **Anxiolyse**: Unangenehme Situationen, die mit Angst oder gar Panik verbunden sind, werden im ZNS von großen Anteilen von Beta-Wellen dominiert. Diese stehen allerdings in diesem Moment primär für das akute Überleben zur Verfügung (Flight or Fight) und lassen kaum Raum für kreative Problemlösungen. In einem solchen Zustand hat man eine schnelle Atmung, einen hohen Muskeltonus und ist oft in seinem Denken blockiert. Lösungen gibt es im entspannteren Alpha-Zustand. Dieser setzt ein, wenn der Betreffende es schafft, dass in seinem ZNS Alpha-Wellen produziert werden. Hier kann Brainwave Entrainment® helfen, diesen Zustand zu erreichen, was zusätzlich mit einer vermehrten körperlichen Entspannung verbunden ist. Außerdem werden in einem solchen Zustand Probleme viel leichter als Herausforderungen wahrgenommen und es gibt Raum für eine kreative Lösung.
- **körperliche Regeneration**: Diese erfolgt in Delta-Phasen. Mit Brainwave Entrainment® lassen sich solche auch tagsüber erreichen, was zu einer schnelleren und effizienteren körperlichen Regeneration führen kann.

### Funktionsweise

Das **Hemi-Sync®-Verfahren**, das von dem US-Amerikaner Robert Monroe entwickelt wurde, arbeitet mit unterschiedlichen Tonfrequenzen zwischen den beiden Audiokanälen. Im rechten Audiokanal tönt ein Signal mit 1000 Hz, im linken eines mit 1010 Hz. Der Unterschied zwischen diesen beiden Tönen beträgt 10 Hz. Diese 10 Hz werden als binauraler Ton oder binaurale Beats bezeichnet. Solange der Unterschied nicht allzu groß ist, kann das menschliche Gehör diesen kaum wahrnehmen, allerdings errechnet das Gehirn automatisch den Unterschied von 10 Hz zwischen rechtem und linkem Audiokanal, was einer Frequenz im Alpha-Bereich entspricht. Liegt kein weiterer bzw. dominanterer Reiz vor, dann ist die Chance groß, dass das ZNS sich nun innerhalb von Sekunden bis wenigen Minuten auf eine Alpha-Frequenz einstellt und der Betreffende einen Alpha-Zustand erfährt, der mit Entspannung und Kreativität verbunden ist.

Das funktioniert i. d. R. auch im Alltag, d. h. mittels Brainwave Entrainment® kann man bestimmte Zustände des Gehirns durch einfaches Hören von tonalen Frequenzen beeinflussen, um einen gewünschten mentalen Zustand zu erreichen, z. B. Entspannung, Kreativität und Antrieb. Alle diese Seinszustände sind im ZNS mit bestimmten elektrischen Impulsen verbunden, die von außen mittels tonaler Reize stimuliert werden können.

Auf demselben Mechanismus basieren die von Tim Daugs entwickelten **Neurostreams®**, bei denen sowohl binaurale als auch isochrone Beats eingesetzt werden. Unter isochronen Beats versteht man einzelne Tonimpulse, die pro Sekunde in unterschiedlicher Häufigkeit einsetzen. Dabei entsprechen 14–30 Beats/Sekunde dem Beta-Bereich, 7–14 Hz/Sekunde dem Alpha-Bereich usw. Aktueller Stand ist, dass isochrone Beats wahrscheinlich effizienter auf das Gehirn wirken als binaurale. Die tonalen Reize und binauralen bzw. isochronen Beats sind in Musikstücke integriert und werden so vom Zuhörer kaum wahrgenommen. Die Anwendung erfolgt am besten im Liegen oder bequemen Sitzen, mit Kopfhörern und geschlossenen Augen.

**! Vorsicht**

Ungeeignet sind diese Verfahren bei Patienten mit Epilepsie, da nicht ausgeschlossen werden kann, dass sie bei diesen einen epileptischen Anfall auslösen könnten.
Patienten, die Psychopharmaka einnehmen oder an schweren psychischen Erkrankungen leiden, sollten vor der Anwendung ihren Arzt befragen. Brainwave Entrainment® ersetzt keine Therapie bei einem Arzt oder Psychologen.

Der Einsatz von Brainwave Entrainment® sollte im Grunde **wie ein Training** erfolgen, bei dem der Patient regelmäßig die für ihn geeigneten Musikstücke anhört. Oft ist es dann möglich, dass das Gehirn wieder lernt, selbstständig die gewünschten Frequenzen zu produzieren, was im Alltag bedeutet, dass der Betreffende wieder in die Lage versetzt wird, sich in Stresssituationen zu entspannen, besser zu schlafen, Probleme als eine Herausforderung für die eigene Kreativität zu betrachten usw. Das Ganze gelingt dann auch mehr und mehr, ohne dass dafür das Anhören von Brainwave-Entrainment®-Musikstücken nötig ist.

Eine weitere Möglichkeit für Brainwave Entrainment® bieten Mindmachines. Dabei handelt es sich um elektrische Geräte, die über spezielle LED-Brillen und Kopfhörer optoakustische Signale erzeugen, die miteinander gekoppelt sind und auf diese Weise das Nervensystem stimulieren.

## 11.5 Zusammenfassung

Patienten, die an Autoimmunerkrankungen leiden, haben oft die Erfahrung gemacht, dass verschiedene stressorische Reize bei ihnen zu einer Verschlechterung führen, Schübe provozieren oder die Progredienz der Erkrankung vorantreiben. Neben immunologischen, toxischen oder hormonellen Reizen spielt die Psyche oft eine entscheidende Rolle.

Einerseits zählt psychischer Stress zu den Krankheitspromotoren. In einem solchen Kontext ist es sehr hilfreich, wenn der Patient es schafft, weniger auf Stress zu reagieren – denn was Stress ist, ist in vielen Fällen eine sehr persönliche Definition. Hier können Entspannungsverfahren hilfreich sein, Brainwave Entrainment®, aber auch Kommunikationstechniken wie NLP, mit deren Hilfe den stresssorischen Reizen eine andere Bedeutung zugeordnet wird. Bitte bedenken Sie immer, dass Stress – je nachdem individuellen Genotyp des Patienten – dazu führen kann, das vermehrt proinflammatorische Zytokine gebildet werden [682], was sowohl für die aktuelle symptomatische Situation als auch für den weiteren langfristigen Behandlungsverlauf ungünstig ist.

Andererseits ist der Patient mit seinen gewohnten Mustern (Konfliktmanagement, Beziehung, Ernährung, Glaubenssätze usw.) im Lauf der Zeit krank geworden. Das Immunsystem richtet sich gegen den eigenen Körper. Hier ist nicht selten auch ein generelles Umdenken wichtig. Je chronischer und beeinträchtigender der Krankheitszustand ist, desto eher muss der Patient bereit sein, seine Komfortzone zu verlassen, damit sich neue Muster bilden können. Diese Prozesse können oft gut mit Bachblüten und Spagyrik unterstützt werden, aber auch die Arbeit mit Glaubenssätzen, eine NLP-Technik, hat hier ihren Platz.

Das alles ist für den Patienten **nicht einfach**. Der Therapeut verlangt von ihm möglicherweise die Aufgabe eines sekundären Krankheitsgewinns und dafür bekommt er nur eine vage Hoffnung darauf, dass ihn dies eines Tages und in irgendeiner Form gesundheitlich weiterbringen könnte. Nach meiner Erfahrung sind die Bereitschaft für ein radikales Umdenken und das Verlassen der eigenen Komfortzone für einige meiner Patienten der Grund, warum es zu außergewöhnlichen Verbesserungen kam, auch bei schweren Krankheitsformen und infausten Prognosen. Diese Radikalität, das alte Leben aufzugeben und das neue Leben v. a. der eigenen Wiederherstellung zu verschreiben, scheint eine wichtige Rolle im Gesundungsprozess zu spielen. Ähnlich wie bei einer Initiation bedeutet es die Konfrontation mit Schattenthemen: Angst vor Neuem, das Aufgeben alter Ernährungsgewohnheiten, sich auf etwas einzulassen, was einem erstmal nicht schmeckt – einfach, weil es neu und ungewohnt ist, im Grunde also nur anders schmeckt. Entschlossenheit, Mut und ein unbeugsamer Wille werden auf diese Weise erschaffen oder endlich erweckt. Mit der Akzeptanz des Neuen und der zunehmenden Integration in den Alltag werden alte Muster gelöscht und neue können sich bilden.

Zusätzlich entstehen dabei neue synaptische Verbindungen im ZNS. Der Medizin-Nobelpreis wurde im Jahr 2000 an den Neurowissenschaftler Eric Kandel verliehen, der nachweisen konnte, dass neue Gedankenmuster auch zu neuen Verschaltungen im Gehirn führen, was wiederum einen Einfluss auf die Ausschüttung von Neurotransmittern bzw. Neurohormonen und damit auf die gesamte Körperregulation hat [686].

## 11.6 Literatur


[664] Bandler R. Veränderung des subjektiven Erlebens – Fortgeschrittene Methoden des NLP. Paderborn: Junfermann; 1990

[665] Bandler R, Grinder J. Neue Wege der Kurzzeittherapie. Paderborn: Junfermann; 1985

[666] Bandler R, Grinder J. Metasprache und Psychotherapie – Die Struktur der Magie I. 6. Aufl. Paderborn: Junfermann; 1990

[667] Bandler R, Grinder J. Kommunikation und Veränderung – Die Struktur der Magie II. 5. Aufl. Paderborn: Junfermann; 1991

[668] Brand FS, Jax K. Focusing the meaning(s) of resilience: Resilience as a descriptive concept and a boundary object. Ecology and Society 2007; 12 (1): 23

[669] Dethleffsen T, Dahlke R. Krankheit als Weg. 10. Aufl. München: Bassermann; 2008

[670] Dilts RB. Identität, Glaubenssysteme und Gesundheit. Paderborn: Junfermann; 1991

[671] Dilts RB. Die Veränderung von Glaubenssystemen. Paderborn: Junfermann; 1993

[672] Fritschi HJ. Spagyrik. Lehr- und Arbeitsbuch. Ulm: Gustav Fischer; 1997

[673] Gant MA, Dadds S, Burns DS et al. The effect of binaural beat technology on the cardiovascular stress response in military service members with postdeployment stress. J Nurs Scholarsh 2017; 49 (4): 411–420

[674] Hutchison M. Megabrain. Geist und Maschine. 2. Aufl. Basel: Sphinx; 1990

[675] Junius MM. Handbuch der Pflanzen-Alchemie. Interlaken: Ansata; 1982

[676] Lackner R. Energetische Spagyrik – Pflanzenkarten. Spreetal: Phylak Sachsen; o. J.

[677] Lackner R. Energetische Spagyrik – Rezeptkarten. Spreetal: Phylak Sachsen; o. J.

[678] Müller BC, Köpfer S. Bachblütenbilder Seelenbilder. 3. Aufl. Braunschweig: Aurum; 1991
[679] Ornstein R. Multimind. Ein neues Modell des menschlichen Geistes. Paderborn: Junfermann; 1989
[680] Porkert M, Ullmann C. Econ Handbuch: Die chinesische Medizin. 2. Aufl. Düsseldorf: ECON; 1989
[681] Scheffer M. Die original Bachblüten-Therapie. München: Irisana; 2013
[682] Schultze-Florey CR, Martinez-Maza O, Magpantay L et al. When grief makes you sick: Bereavement induced systemic inflammation is a question of genotype. Brain Behav Immun 2012; 26 (7): 1066–1071
[683] Song H, Fang F, Tomasson G. Association of stress-related disorders with subsequent autoimmune disease. JAMA 2018; 319: 2388–2400
[684] www.aerzteblatt.de/nachrichten/95929/Stress-koennte-Risiko-auf-Autoimmunerkrankung-erhoehen (Stand: 14.10.2020)
[685] www.aerzteblatt.de/archiv/35552/Psychoneuroimmunologie-Stress-erhoeht-Infektanfaelligkeit (Stand: 14.10.2020)
[686] www.dctp.tv/filme/das-flexible-gedaechtnis?thema=evolution-der-intelligenz (Stand: 14.10.2020)

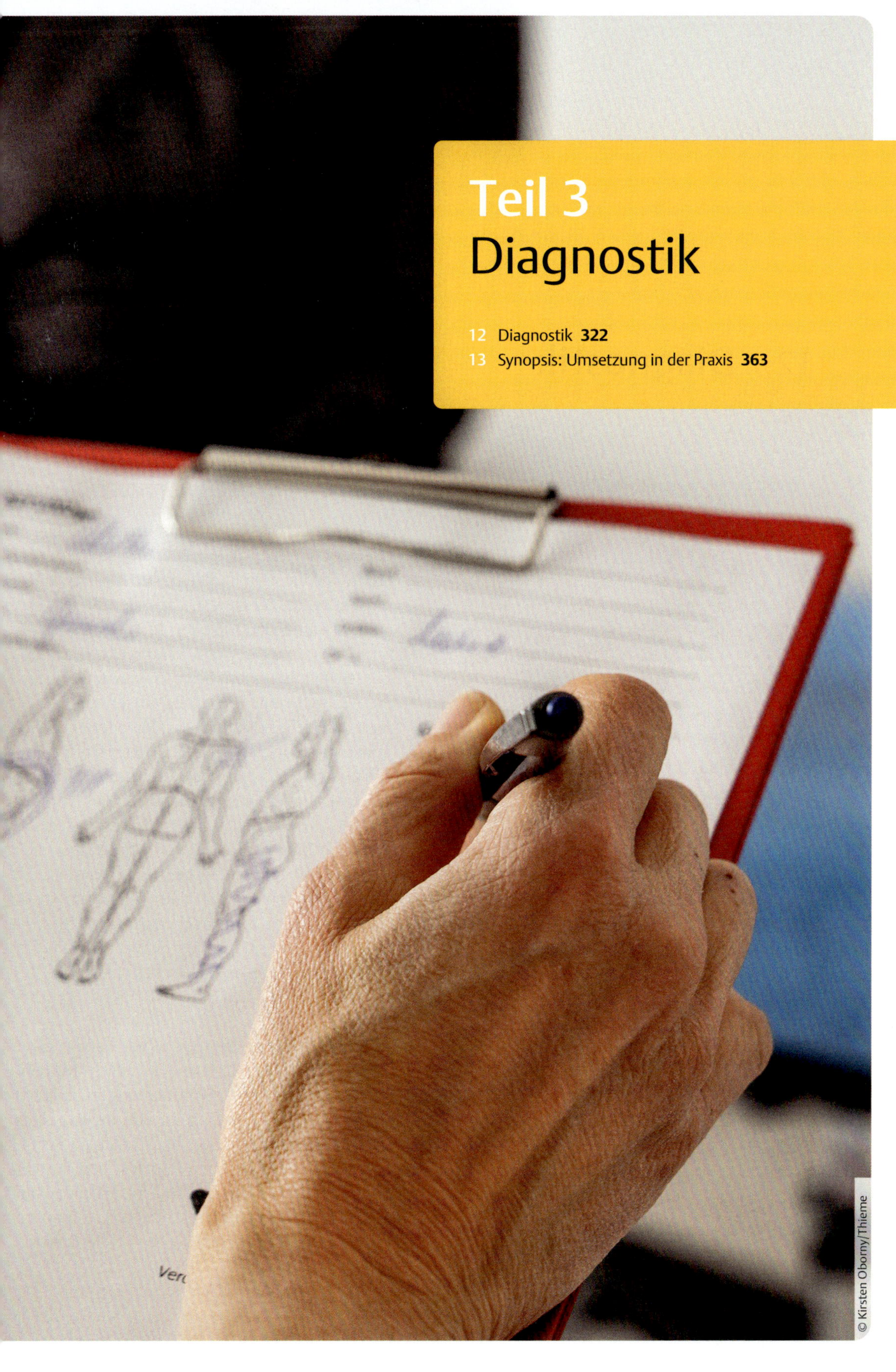

# Teil 3
# Diagnostik

# 12 Diagnostik

*Irrtümer schwimmen wie Stroh auf der Oberfläche. Wer nach Perlen sucht, der muss tief tauchen.*

John Dryden

Der erste Schritt für eine erfolgversprechende Behandlung ist, die entscheidenden Punkte zu finden, an denen therapeutisch angesetzt werden muss. Dazu ist vernetztes Denken notwendig, also die Verbindung scheinbar voneinander losgelöster Informationen, die aber, wenn der rote Faden gefunden wurde, plötzlich ein klares Bild ergeben. Wenn Sie das an die Arbeit eines Detektivs erinnert, kommen Sie dem Alltag in einer auf Autoimmunerkrankungen spezialisierten Praxis schon sehr nahe. Bei den meisten Patienten, die Ihre Praxis aufsuchen, steht die Diagnose zwar fest, aber die Ursachen und Kofaktoren, die zu diesem Zustand geführt haben, warten noch auf ihre Entdeckung. Hier liegt der Schlüssel, der dem Patienten viel Leid ersparen kann. Sie sollten also gut zuhören und die richtigen Fragen stellen.

## 12.1 Der erste Termin

Für Patienten, die an Autoimmunerkrankungen leiden, ist der Gang zu einem Therapeuten, der alternativmedizinisch arbeitet, erfahrungsgemäß nur sehr selten der erste. Oft wenden sie sich erst dann an einen Heilpraktiker oder einen Arzt für Naturheilverfahren, wenn schulmedizinisch bereits Behandlungsverfahren eingeleitet wurden und dadurch keine Besserung eingetreten ist, sie unter den Nebenwirkungen leiden oder eine Therapieerweiterung ansteht, mit der sie nicht einverstanden sind, z. B., weil diese mit schweren Nebenwirkungen oder größeren Risiken verbunden ist. Die Patienten haben erfahrungsgemäß schon eine **längere Erkrankungsphase** hinter sich und sind mit Präparaten behandelt worden, die den Stoffwechsel und das Immunsystem mehr oder weniger belasten oder sogar schädigen. In aller Regel verfügen sie über eine ganze Reihe an Berichten von Krankenhäusern, Fachkliniken, Rehazentren, Fachärzten und zahlreiche Laborbefunde.

Seltener kommen Betroffene vor Beginn einer schulmedizinischen Therapie in eine Naturheilpraxis, um sich eine Zweitmeinung einzuholen oder um sich von Anfang an naturheilkundlich behandeln zu lassen, sei es begleitend zur Schulmedizin oder vollkommen losgelöst von ihr. Für diese Patienten ist es wichtig zu erfahren, **auf welche Weise** sie ganz konkret naturheilkundlich unterstützt werden können und wo die **Grenzen** der Naturheilkunde und damit möglicherweise auch des eigenen Wunschdenkens liegen. Diese Patienten erwarten neben medizinischer Professionalität, Empathie und echtem Interesse für sie v. a. ausreichend **Zeit** für den ersten Termin.

In meiner Praxis bereiten wir die neuen Patienten mittels eines Anschreibens auf den 1. Termin vor, u. a. mit einer Checkliste und einem kurzen **Anamnesebogen** (S. 323), den die Patienten bereits zu Hause ausfüllen sollen. In der **Checkliste** finden die Patienten alle Informationen darüber, welche Unterlagen zum 1. Termin mitgebracht werden sollten (sofern vorhanden):

- aktuelle Laborbefunde
- alle Berichte und Befunde von Kliniken oder Fachärzten, die im Zusammenhang mit der Autoimmunerkrankung stehen, auch Röntgen- bzw. MRT-Bilder
- Impfpass

## 12.2 Anamnesebogen

Der Anamnesebogen sollte dem Therapeuten wesentliche Informationen liefern, aber auch in einer für den Patienten akzeptablen Bearbeitungszeit auszufüllen sein. Natürlich könnte man in einem solchen Rahmen schon nach Modalitäten der Autoimmunerkrankung fragen (z. B. bessern sich Ihre Sympome bei Wetterwechsel?). Mir erscheint es aber viel wichtiger, zuerst allgemeine Informationen rund um den Patienten zu erhalten.

### 12.2.1 Vorerkrankungen

**Wurde bei Ihnen Folgendes diagnostiziert?** Bluthochdruck, angeborener oder erworbener Herzfehler, Bluterkrankheit, Magen- oder Darmgeschwür, Diabetes mellitus, Schilddrüsenüber- oder -unterfunktion, erhöhte Blutfettwerte, Epilepsie, Rheuma, Bandscheibenvorfall, Osteoporose, Hepatitis, Borreliose, HIV-Erkrankung?

Durch das Abfragen von bestimmten Diagnosen erfährt man eventuell kritische Vorerkrankungen, auf die man bei der Behandlung Rücksicht nehmen sollte, und sieht evtl. schon erste Krankheitszusammenhänge:

- **Bluthochdruck (Hypertonie)**: Bluthochdruckpatienten können im wahrsten Sinn des Wortes „unter Druck stehen“ (also Stress haben), aber auch übergewichtig sein oder sich zu wenig bewegen. Speziell bei der essenziellen Hypertonie (in 90 % der Fälle) spielt Stress meist eine wichtige Rolle. Dieser beeinflusst langfristig auch den Zustand der Nebennieren (S. 211), was auch Auswirkungen auf eine Autoimmunopathie haben kann. Ein weiterer Kofaktor für eine Hypertonie kann ein Zwerchfellhochstand sein, gegen den das Herz pumpen muss, was im Modell der Osteopathie zu Hypertonie, aber auch zu kardialen Arrhythmien oder Stenokardien führen kann. Ursache des Zwerchfellhochstands ist meist eine abnorme Gasbildung im Darm, was eventuell der Hinweis auf eine Störung des intestinalen Mikrobioms (S. 291) ist, die auch eine Auswirkung auf die Autoimmunerkrankung haben kann.
- **angeborener oder erworbener Herzfehler**: Je nach Erkrankung kann diese Diagnose bedeuten, dass der Patient entsprechende Präparate einnimmt (s. Medikamentenanamnese). Außerdem sollten Sie erfragen, ob vorher eine Behandlung mit Antibiotika aus der Gruppe der Fluorchinolone durchgeführt wurde. Bei Herzklappenregurgitation bzw. -insuffizienz könnte hier laut BfArm ein Zusammenhang bestehen [696].
- **Bluterkrankheit**: Bei Blutern sollten Sie u. a. daran denken, keine Injektionen durchzuführen und keine Medikamente bzw. Naturheilmittel einzusetzen, die blutverdünnend wirken.
- **Magen- oder Darmgeschwür**: Diese sind ein Indiz dafür, dass etwas im Gastrointestinaltrakt nicht stimmt. Auch hier kann Stress eine Rolle spielen, aber auch Störungen der Produktion von Verdauungssäften oder der Zusammensetzung des intestinalen Mikrobioms – ebenfalls mögliche Schnittstellen mit Autoimmunität.
- **Diabetes mellitus**: Ein Diabetiker, der z. B. aufgrund eines gleichzeitig bestehenden Rheumas Infusionen mit Vitamin C erhält, sollte wissen, dass zwar sein Organismus sehr wohl Vitamin C und Zucker voneinander unterscheiden kann,

sein Blutzuckermessgerät aber nicht. Deswegen schnellen nach Infusionen mit Vitamin C die Blutzuckerwerte zum Teil scheinbar massiv in die Höhe, ohne dass dabei tatsächlich eine Hyperglykämie vorliegt. In meiner Praxis infundieren wir bei Diabetikern, denen eine Insulinpumpe implantiert wurde, grundsätzlich kein Vitamin C.

- **Schilddrüsenüber- oder -unterfunktion**: Nicht selten sieht man in der Praxis, dass sich der TSH-Wert dieser Patienten im offiziellen Normbereich befindet und die Sonografie der Schilddrüse unauffällig verlief. Deswegen wurden keine Autoantikörper untersucht. Eine Hashimoto-Thyreoiditis kann im Anfangsstadium u. U. mit einem unauffälligen Ultraschallbefund einhergehen, weil noch nicht so viele Schilddrüsenzellen zerstört wurden, und bei diesen Patienten kann sich auch der TSH-Wert (noch) im Normbereich befinden – allerdings liegt dieser dann meist > 2,0 mU/l. Trotzdem bestehen bereits typische Symptome. Bei Verdacht auf eine Autoimmunthyreoiditis sollten Sie also daran denken, im Zweifelsfall zusätzlich die Autoantikörper zu bestimmen (S. 408).
- **erhöhte Blutfettwerte**: Fragen Sie immer nach, ob die Untersuchung der Blutfette, speziell der Triglyzeride, nüchtern erfolgte, da diese postprandial ansteigen.
  - Eine **Hypertriglyzeridämie** kann ein erster Hinweis auf eine Insulinresistenz sein, speziell dann, wenn der Quotient aus HDL-Cholesterin und Triglyzeriden > 3,5 liegt.
  - Eine **LDL-Erhöhung** kann darauf hinweisen, dass die Nebenniere aufgrund von psychischem oder inflammatorischem Stress vermehrt Kortisol bildet. Biochemisch gesehen ist die Ausgangssubstanz dafür LDL-Cholesterin. Bei erhöhtem LDL-Cholesterin frage ich die Patienten daher, ob auch eine unerklärliche Müdigkeit, Abgeschlagenheit oder Schlafstörungen bestehen, was oft ein Frühsymptom bei nachlassender Kortisolproduktion der Nebennieren ist. Dies wäre ein weiterer Hinweis darauf, dass die Nebennieren genauer unter die Lupe genommen werden sollten, z. B. durch den adrenalen Stressindex® (S. 215).
  - Nimmt der Patient aufgrund einer **Hypercholesterinämie** Präparate aus der Gruppe der Statine ein? Dann sollten Sie unbedingt nach Muskelschmerzen fragen. Ich habe in meiner Praxis schon Patienten gesehen, bei denen eine Fibromyalgie diagnostiziert wurde, die sich dann als Nebenwirkung einer Statinbehandlung entpuppte.
- **Epilepsie**: Ein Patient mit Epilepsie könnte in Ihrer Praxis eventuell einen Grand-Mal-Anfall erleiden, und es ist immer gut, wenn Sie dies bereits vorher wissen. Außerdem sollten Sie einen Blick in die Medikamentenliste werfen: Meistens müssen diese Patienten hochpotente Pharmaka mit entsprechenden Nebenwirkungen einnehmen. Erklärt sich hier eventuell das eine oder andere Symptom? Nahrungsergänzungen mit Wirkung im ZNS, z. B. Tryptophan, sind bei diesen Patienten aufgrund der Erkrankung bzw. der Medikation eventuell kontraindiziert, was Sie unbedingt im Hinterkopf behalten sollten.
- **Rheuma**: Bei einem Patienten, der an Rheuma oder MS leidet, sollte eine Borreliose (S. 195) in der Vorgeschichte immer kritisch gesehen werden: Ist diese wirklich ausgeheilt?
- **Bandscheibenvorfall**: Sie sollten bei einer evtl. anstehenden manuellen Behandlung im betroffenen Segment wissen, dass dort ein Bandscheibenvorfall vorliegt. Außerdem habe ich immer wieder Patienten gesehen, bei denen Symptome, die offiziell einer MS zugeordnet wurden, ursächlich biomechanisch ausgelöst waren. Aufgrund der Diagnose MS wird viel zu häufig von vorneherein angenommen, dass Gangstörungen oder Missempfindungen ihre Ursache ausschließlich in der MS haben müssen, und es wird nicht nach weiteren Erklärungen gesucht.
- **Osteoporose**: Chiropraktische Thrust-Techniken sind z. B. kontraindiziert. Außerdem besteht eine absolute Kontraindikation (S. 114) für die Hochdosisbehandlung mit Vitamin D.
- **Hepatitis**: Bei einer Hepatitis ist es sinnvoll nachzufragen, ob es sich um eine Hepatitis A, B oder C handelt. Eine Hepatitis A verläuft meist harmlos, hat keine späteren Nachwirkungen und ist nicht selten ein „Mitbringsel“ aus dem

Urlaub. Eine Hepatitis B kann ebenfalls folgenlos ausheilen, während eine Hepatitis C meist lebenslang persistiert und fachärztlich entsprechend behandelt werden muss. Heilpraktiker dürfen keine Hepatitis behandeln, wohl aber Patienten, die zwar an einer Hepatitis C leiden, die Praxis aber aus einem ganz anderen Grund aufsuchen.

- **Borreliose**: Klagt der Patient eventuell über rheumatoide oder neurologische Symptome? Ist die Borreliose (S. 195) tatsächlich ausgeheilt?
- **HIV**: HIV-positive Patienten können heute aufgrund der modernen antiviralen Therapie oft ein ganz normales Leben führen. Dennoch ist es sinnvoll zu wissen, dass Ihr Patient sehr potente Pharmaka einnimmt, über deren mögliches Nebenwirkungsprofil Sie sich ein Bild machen sollten. Bei einer Blutentnahme müssen Sie – so wie grundsätzlich bei allen Patienten – sorgfältig die Regeln der Hygiene einhalten. Außer bei Kontakt mit dem Blut dieser Patienten, z. B. durch eine Nadelstichverletzung, können Sie mit HIV-positiven Menschen allerdings vollkommen entspannt umgehen.

## 12.2.2 Schwangerschaft und Stillzeit

**Besteht bei Ihnen derzeit eine Schwangerschaft? Befinden Sie sich in der Stillzeit?**

Bei Frauen sollte nach diesen beiden Dingen gefragt werden. Denn Schwangerschaft und Stillzeit sind Kontraindikationen für verschiedene Behandlungsmethoden oder Präparate; beachten Sie dazu bitte immer den Beipackzettel.

## 12.2.3 Nikotinabusus

**Sind Sie Raucher? Wenn ja, seit wann und wie viele Zigaretten pro Tag?**

Bei Patienten, die an Autoimmunerkrankungen leiden, ist Zigarettenrauch einerseits aufgrund der enthaltenen Toxine ein Problem, andererseits beschäftigen die freien Radikale (ROS) im Tabakrauch einen Teil der antioxidativen Schutzsysteme des Körpers, die ansonsten für die Kontrolle autoimmuner Entzündungsprozesse zur Verfügung stehen würden. Rauchen erschwert in jedem Fall eine Heilung und verhindert im Extremfall jede weitere Besserung.

## 12.2.4 Herzschrittmacher

**Tragen Sie einen Herzschrittmacher?**

Bei Herzschrittmacherpatienten müssen immer alle absoluten bzw. relativen Kontraindikationen beachtet werden, z. B. bei einer Therapie mit Magnetfeldgeräten oder chiropraktischen Thrust-Manipulationen am Thorax.

## 12.2.5 Allergien

**Leiden Sie an einer Allergie?** Gegen Medikamente, Lokalanästhetika, Nahrungsmittel, Inhalationsallergene wie Hausstaub oder Pollen, Umweltallergene wie Insektenstiche, Kosmetika, Shampoo, Deo, Modeschmuck, Zusatzstoffe, Teppichboden, Latex?

- Die **Medikamentenallergien** seiner Patienten zu kennen, ist immer wichtig, auch wenn Heilpraktiker keine rezeptpflichtigen Medikamente einsetzen.Es kann vorkommen, dass ein Medikament verordnet wird, das einen Wirkstoff enthält, der mit einem Allergen strukturell verwandt ist. Hier kann es eventuell zu einer Kreuzreaktion kommen. Deswegen sollten Sie, wenn Sie sich die Medikationsliste des Patienten anschauen, immer die Medikamentenallergien im Hinterkopf haben.
- Sowohl in der Schulmedizin als auch in der Naturheilkunde werden **Lokalanästhetika** verwendet. Aufgrund der Substanzähnlichkeit sollten Sie im Rahmen des Anamnesebogens nachfragen, ob diese bisher vertragen wurden, z. B. bei einer zahnärztlichen Anästhesie.
- **Nahrungsmittelallergien** können bei Patienten mit Autoimmunerkrankungen eine Rolle spielen, allerdings betrifft das meiner Erfahrung nach weniger Nahrungsmittelallergien vom So-

fort-Typ (Typ-I-Allergie), sondern v. a. die zeitverzögerten Typ-III-Allergien, die durch IgG vermittelt (S. 270) werden. Diese werden vom Patienten aber nur selten bemerkt, einerseits, weil sie sich nicht über typische Allergiesymptome äußern (z. B. Urtikaria, Juckreiz), andererseits aufgrund der zeitlichen Verzögerung zwischen Exposition und immunologischer Reaktion, die bis zu 72 Stunden dauern kann. Hellhörig werde ich v. a. dann, wenn die Patienten nebenbefundlich von Symptomen berichten, die auf ein mehr oder weniger ausgeprägtes **Reizdarmsyndrom** hinweisen, z. B. Tenesmen (schmerzhafte Darmkrämpfe), Blähungen, Durchfälle oder einen Wechsel von Verstopfung und Durchfall, der augenscheinlich keiner Ursache zugeordnet werden kann. Bei ihnen achte ich bei der Inspektion und Palpation auf den gesamten Magen-Darm-Bereich, u. a. auf druckdolente Stellen im Dünn- oder Dickdarm, tympanitischen Klopfschall und das Vorliegen eines Zwerchfellhochstands.

- Bei einer Allergie gegen **Insektenstiche** sollte man mit der Anwendung der homöopathischen Mittel Apis mellifica (Honigbiene) oder Vespa crabro (Wespe) in niedrigen Potenzen sehr vorsichtig sein und diese, wenn überhaupt, erst in höheren Potenzen und in oraler Form einsetzen.

### 12.2.6 Erkrankungen in der Familie

**Gibt es bei Ihren Eltern oder Geschwistern chronische Erkrankungen?**

Bei Autoimmunopathien kann es vorkommen, dass auch andere Blutsverwandte erkrankt sind, entweder an demselben Leiden oder einem anderen. Man sieht also eine eventuelle familiäre Disposition, was Rückschlüsse z. B. auf das Vorhandensein genetischer Faktoren zulässt.

### 12.2.7 Blutgruppe

**Kennen Sie Ihre Blutgruppe und den Rhesusfaktor?**

Bei manchen Patienten mit Autoimmunerkrankungen kann es sinnvoll sein, die Ernährung auf die Blutgruppendiät nach Dr. D'Adamo (S. 255) umzustellen. Sollte das in Frage kommen, ist das nur möglich, wenn man die Blutgruppe des Patienten kennt.

### 12.2.8 Fluorchinolone

**Wurden Sie mit Antibiotika aus der Substanzgruppe der Fluorchinolone behandelt?** Enoxacin, Levofloxacin, Ofloxacin, Norfloxacin, Moxifloxacin, Ciprofloxacin, Nadifloxacin, Lomefloxacin?

Fluorchinolone sind Antibiotika, gehören zur Gruppe der Gyrasehemmer und werden v. a. bei bakteriellen Infektionen des Atmungs- und Harntrakts eingesetzt. Mittlerweile ist ihr Einsatz allerdings umstritten (Stand: November 2020), sodass sie nur noch bei schweren oder lebensgefährlichen bakteriellen Infektionen verordnet werden. Der Grund dafür ist, dass Fluorchinolone sehr selten folgende Symptome auslösen können: Kribbeln im Gesicht und in den Händen, Taubheitserscheinungen, Schmerzen und Risse im Bereich der Sehnen, Muskelschmerzen, Angstzustände und Panikattacken, Leberschäden und Gefäßschäden der Bauchschlagader. Das BfArm [697] spricht im Risikobewertungsverfahren zu Fluorchinolonen davon, dass diese Nebenwirkungen lang anhaltend auftreten können, also auch dann noch, nachdem das Antibiotikum bereits längere Zeit abgesetzt wurde. Seit Oktober 2020 wird vom BfArm auch vor dem Risiko einer Herzklappenregurgitation bzw. -insuffizienz als Folge einer Fluorchinolontherapie gewarnt [696].

Bei einem Patienten, der an einer MS leidet, ist es also denkbar, dass er aufgrund einer bakteriellen Infektion, die einen autoimmunen Erkrankungsprozess triggern kann, mit Fluorchinolonen behandelt wurde und seitdem über Parästhesien klagt. Was wie eine ursächlich durch einen Infekt ausgelöste Verschlechterung der MS aussieht, könnte also tatsächlich eine Nervenschädigung durch Fluorchinolone sein. Möglicherweise aber wird dieser Patient nun aufgrund der Verschlechterung seiner MS mit einer anderen, stärker wirkenden schulmedizinischen Therapie behandelt, da die bisherige die scheinbare Verschlechterung der MS nicht aufhalten konnte. Denken Sie in diesem Zusammenhang auch an Patienten mit einer Fibromyalgie oder einem seronegativen Muskelrheuma und fragen Sie immer explizit nach der Anwendung von Fluorchinolonen in der Vorgeschichte.

## 12.2.9 Krankenhausaufenthalte

**Waren Sie stationär in einem Krankenhaus? Wenn ja, in welchem Jahr und was war der Grund Ihres Aufenthalts?**

Sie erfahren, wann und aus welchem Grund Ihr Patient bisher im Krankenhaus war. Das ist hilfreich, damit nichts vergessen wird, was eventuell wichtig sein könnte. Ein Aspekt sind **Operationsnarben**, die eventuell als Störfelder wirken, oder der Einsatz eines **künstlichen Gelenks**, das zu Veränderungen der Biomechanik oder selten zu einer Typ-IV-Reaktion gegen das Prothesenmaterial bzw. eine toxische Belastung durch Prothesenabrieb führt.

Bei einer Operation mit Vollnarkose kommt es aufgrund der Intubation dazu, dass die **HWS rekliniert** werden muss. Klagt Ihr MS-Patient z. B. über phasenweise auftretenden Schwindel und es stellt sich heraus, dass dieser zum 1. Mal nach einer Operation mit Vollnarkose aufgetreten ist, gibt es mehrere Möglichkeiten:

- Schub bzw. Verschlechterung der MS durch den Stress der Operation und der gesamten Situation rund um den Krankenhausaufenthalt – in diesem Fall würde man erwarten, dass sich, neben dem Schwindel als neuem Symptom, auch bereits bekannte MS-Symptome in dieser Zeit deutlich gezeigt haben. Das sollten Sie erfragen.
- In der Praxis konnte ich solche Reaktionen gelegentlich auf bestimmte Narkosemittel beobachten. In diesen Fällen klagten die Patienten neben Schwindel über eine verstärkte Fatigue bzw. ein depressives Syndrom (manchmal in der agitierten Form), Schwäche und intensives Traumerleben. Hier wäre ebenfalls wichtig zu erfahren, ob der Schwindel das einzige Symptom ist, das sich in diesem Kontext eingestellt hat.
- Bei einer Reklination der HWS kann es aus osteopathischer Sicht zu einer Verschiebung des Atlas kommen, was ebenfalls zu Schwindel, aber auch zu Tinnitus oder Kopfschmerzen bis hin zu migränoiden Formen führt. Um dies abzuklären, sollte der Patient osteopathisch untersucht werden.

### Fallbeispiel

Eine Patientin hat z. B. 2012 entbunden und war 2013 aufgrund des 1. Schubs einer MS im Krankenhaus.

- Wann genau fand die Geburt statt? Wann wurde das Kind abgestillt? Ziel ist es herauszufinden, inwieweit ein möglicher hormoneller Zusammenhang (Progesteron, Prolaktin) besteht und inwieweit der Stress, der mit der Betreuung eines Säuglings in den ersten Lebensmonaten für die Mutter verbunden ist, eine Rolle spielte. Hier wäre auch die Frage zu stellen, ob während der Schwangerschaft schon erste, diskrete Symptome einer MS bestanden. Letzteres wäre zwar ungewöhnlich, weil die hohen Progesteronspiegel in der Schwangerschaft normalerweise einen starken Schutz vor Autoimmunität bieten, es gibt aber selten auch Patientinnen, bei denen das nicht der Fall ist.
- Dann sollte sehr genau nach dem Hormonhaushalt gefragt werden. Nehmen Sie aktuell Hormonpräparate ein, z. B. zur Verhütung? Wenn ja: Wirkt sich das evtl. auf Ihre Autoimmunerkrankung aus? In der Praxis sieht man manchmal Patientinnen, denen durch eine solche Frage auffällt, dass es seit der Verwendung eines Antikonzeptivums generell zu einer deutlich instabileren Situation mit der Autoimmunerkrankung gekommen ist. Gab

es symptomatische Auffälligkeiten mit bzw. ohne Hormonpräparat oder bei einem Wechsel des Präparats?
- Bei Patientinnen, die keine Hormone einnehmen, sollte man nach dem Zyklus fragen. Wie verläuft der Zyklus? Ist er regelmäßig? Treten Zwischenblutungen auf? Die Frage nach dem Zyklus enthält bei Auffälligkeiten einige Hinweise für die weiterführende Diagnostik. Bei Dysmenorrhö, Amenorrhö, PMS oder Zwischenblutungen, bei denen fachärztlich eine organische Ursache (z. B. Myom, Endometriose) ausgeschlossen wurden, verwende ich einen Hormonspeicheltest (S. 222), um herauszufinden, ob es eine Schnittstelle mit der beklagten Autoimmunerkrankung gibt.
- Zwischen einem prämenstruellen Syndrom (PMS) und einer Autoimmunität sind Schnittstellen vorhanden. Tritt ein PMS auf? Welche Symptome stehen im Vordergrund? Sehr häufig ist die Hauptursache ein absoluter oder im Vergleich zum Östradiol relativer Mangel an Progesteron. Dieser sollte diagnostisch überprüft werden (z. B. Östradiol, DHEA, Testosteron und Progesteron im Speichel (S. 222) zwischen dem 20. und 22. Zyklustag). Nicht selten kommen noch weitere Störfaktoren dazu, von denen manche, wie z. B. eine Insulinresistenz, ebenfalls eine Schnittstelle zur Autoimmunität haben können. Man kann 4 PMS-Untergruppen unterscheiden:
  - PMS-A (Anxiety = Angst): Hauptsymptom sind unerklärliche Angstzustände, z. B. beim Autofahren oder in großen Menschengruppen, und nervöse Reizbarkeit. Bei manchen Patientinnen bestehen, ähnlich wie bei der PMS-D, zusätzlich Schlafstörungen und Stimmungsschwankungen. Es ist immer sinnvoll, nach den tieferen Ursachen von solchen Ängsten zu fragen, denn nicht jede Patientin mit PMS reagiert mit der Untergruppe PMS-A. Es kann gut sein, dass sich ein altes und tiefer liegendes Trauma zu Wort meldet, das einer weiteren psychotherapeutischen Aufarbeitung bedarf. Zur symptomatischen Behandlung sind z. B. geeignet: Pascoflair® Tabletten (Passionsblumenextrakt; 3 × tgl. 1 Tbl.), Neurexan® Tabletten (3–6 × tgl. 1–2 Tbl.) und regelmäßiges Mentaltraining, z. B. Neurostreams®. Mögliche Schnittstellen zur Autoimmunität sind:
    - entzündungsbedingte Hochregulation der Indolamin-2,3-Dioxigenase (IDO) mit Umschaltung des Tryptophan-Serotonin-Stoffwechsels auf den Tryptophan-Kynurenin-Stoffwechsel
    - Mangel an Vitamin D
    - Mangel an Vitamin $B_6$
  - PMS-H (Hyperhydration = Wasseransammlung im Körper): Hauptsymptome sind eine unerklärliche und schnelle Gewichtszunahme bis zu 2 kg, Spannungen in der Brust, die sich auch optisch vergrößern kann, aufgeblähter Bauch (Darmgase lassen sich gut mittels Perkussion erkennen) und Ödeme. Zur symptomatischen Behandlung der Wasseransammlungen sind z. B. ADOEM® spag. Peka N Tropfen (3–6 × tgl. 20 Tr.) gut geeignet. Mögliche Schnittstellen zur Autoimmunität: Die Wasseransammlungen sind zwar typisch für Stoffwechselzustände, bei denen Östrogen überwiegt, aber man findet sie gelegentlich auch bei einer Dysregulation von Aldosteron in der Nebenniere. Da dieses Stressorgan und sein Hormon Kortison hinsichtlich der Hypothalamus-Hypophysen-Nebennieren-Achse eine zentrale Rolle bei Autoimmunität spielt, ist es in einem solchen Fall sinnvoll, auch nach Symptomen zu fragen, die mit einer Störung der Kortisonbildung im Zusammenhang stehen, z. B. Schlafstörungen und unerklärliche Müdigkeit. Im Zweifelsfall ist eine Speicheluntersuchung sinnvoll, bei der DHEA und Kortison über den Tagesverlauf untersucht werden (Adrenaler Stressindex®). Diese Diagnostik kann unabhängig vom Zyklus erfolgen. Außerdem ist ein Überwiegen von Östradiol (S. 220), das für ein PMS-H typisch ist, eine hormonell ungünstige Ausgangssituation für Autoimmunerkrankungen.

- PMS-C (Craving = Sucht, meist nach Süßem): Hauptsymptome sind Heißhunger, meist auf Süßes (kann ein Hinweis auf eine latente Insulinresistenz sein), Müdigkeit, Kopfschmerzen, Kreislaufstörungen, Schwindel, anfallsweises Herzklopfen, Schwäche und Hautunreinheiten. Eine mögliche Schnittstelle zur Autoimmunität ist eine Insulinresistenz (S. 223). Diagnostisch ist es sinnvoll, nach einer solchen zu suchen und diese je nach Befund zu behandeln.
- PMS-D (Depression = Traurigkeit): Hauptsymptome sind depressives Syndrom, Weinerlichkeit, Vergesslichkeit, Stimmungsschwankungen und verwirrte Momente. Auch bei diesen Patientinnen kann sich ein älteres Trauma auf diese Weise melden. Mögliche Schnittstellen zur Autoimmunität sind Störungen im Tryptophanmetabolismus, ein Mangel an Vitamin D oder Vitamin $B_6$. Nicht selten sieht man auch eine Störung des Schilddrüsenstoffwechsels, was sich z. B. als erhöhtes TSH oder als latente und bisher evtl. unerkannte Hashimoto-Thyreoiditis (TPO, TAK, TRAK im Serum) zeigt. Da bei diesen Patientinnen meist der Antrieb vermindert ist, kann versuchsweise die Aminosäure L-Tyrosin zum Einsatz kommen, allerdings sollte vorher eine Hashimoto-Erkrankung ausgeschlossen werden, weil L-Tyrosin zu einer Zunahme der Autoantikörper führen kann. Geeignet sind z. B. L-Tyrosin Kapseln (1–2 Kps. morgens nüchtern, danach mindestens 30 Minuten nichts essen; alternativ 2 Kps. vormittags oder 1 Kps. 30 Minuten vor dem Frühstück und ggf. 1 Kps. 30 Minuten vor dem Mittagessen). Bei Vorliegen einer Hashimoto-Thyreoiditis in Kombination mit einem PMS-D ist es sinnvoller, statt Tyrosin die Vorstufe Phenylalanin einzusetzen. In Kombination mit Tryptophan bzw. der aktiven Form 5-Hydroxy-Tryptophan kann noch eine intensivere Wirkung bei PMS-D erreicht werden. Geeignet sind z. B. Griffonia 50 Serolution® Kapseln (2 × tgl. 1 Kps.), Gegenanzeigen sind Schwangerschaft, Stillzeit und die Einnahme von Antidepressiva.

### 12.2.10 Kieferorthopädische Behandlung

**Wurde bei Ihnen eine kieferorthopädische Behandlung, z. B. eine festsitzende Spange oder Brackets, durchgeführt?**

Diese Information kann wichtig sein, wenn man vermutet, dass ein Zusammenhang zwischen den vorliegenden Symptomen und dem Kiefergelenk oder der Kiefermuskulatur bestehen könnte, z. B. im Rahmen einer kraniomandibulären Dysfunktion (CMD). Eine Aufbissschiene ist streng genommen keine Behandlung im Sinne der Kieferorthopädie, trotzdem geben die Patienten sie an dieser Stelle oft an. Trägt der Patient eine Aufbissschiene, knirscht oder presst er den Kiefer v. a. nachts, was als Bruxismus bezeichnet wird. Solche Patienten können über Beschwerden klagen, die dann fälschlicherweise ihrer Autoimmunerkrankung oder auch einer anderen Krankheit, die scheinbar separat besteht, zugeordnet werden. Typische Beschwerden, die in einem solchen Kontext auftauchen können, sind Schwindel, Gesichtsschmerzen und Tinnitus. Aber auch anderer Beschwerden können ursächlich auf eine CMD zurückzuführen sein, z. B. Müdigkeit oder Beschwerden im Bereich des Beckens oder der unteren Extremitäten. Bei einem Patienten, dessen Gehfähigkeit aufgrund einer MS eingeschränkt ist, kann eine CMD nach meiner Erfahrung einer der Gründe dafür sein, dass sich trotz intensiven Trainings nur schwer eine Verbesserung erzielen lässt, z. B. was das Gleichgewicht oder die Koordination angeht.

**Vorsicht**

Nur Zahnärzte und Kieferorthopäden bzw. -chirurgen dürfen Zahnheilkunde ausüben. Allerdings spricht nichts dagegen, wenn der Atlas, die Muskulatur oder die Kopfgelenke osteopathisch oder chiropraktisch behandelt werden, sofern diese Therapie indiziert ist und keine Gegenanzeigen bestehen.

**Fallbeispiel**

Eine Patientin leidet an einer Arteriitis temporalis, einer autoimmun bedingten Entzündung der Schläfenarterie. Sie berichtet bei der Anamnese davon, dass sie nachts im Schlaf ihren Kiefer presst (Bruxismus). Eine daraufhin durchgeführte osteopathische Evaluation zeigte, dass dies zu sehr deutlichen und schmerzhaften Spannungen der Schläfenmuskulatur geführt hat, und zwar auf derselben Seite wie die Arteriitis temporalis. Eine Überweisung zum Zahnarzt, der sie mit einer entsprechenden Schiene ausstattete, und die Erweiterung des Therapieplans um osteopathische Behandlungen, führte zu einem sehr deutlichen Rückgang der Schmerzen. Auch wenn ein Patient angibt, eine Aufbissschiene zu tragen, ist es wichtig, nach einem Bruxismus als Ausdruck nächtlicher Stressverarbeitung zu fragen und dies dann im Behandlungskonzept entsprechend zu würdigen.

Ein weiteres Phänomen sind hormonelle Veränderungen, die zeitlich mit dem Tragen einer festen Spange zusammenfallen. Der Grund liegt u. a. darin, dass es durch feste Spangen oder Brackets dazu kommen kann, dass das Os sphenoidale in seiner Mobilität eingeschränkt wird. Oberhalb des Os sphenoidale befindet sich die Hypophyse, die für die Steuerung des Hormonsystems eine zentrale Bedeutung hat. Sie sitzt auf der Sella turcica auf der Oberseite des Os sphenoidale und reagiert bei manchen Menschen äußerst empfindlich auf minimale mechanische Reize, wenn diese über längere Zeit bestehen. Im Modell der Osteopathie kann es bei einer Läsion des Os sphenoidale und der damit verbundenen Reizung der Hypophyse dazu kommen, dass wichtige Steuerhormone wie ACTH, LH, FSH oder TSH weniger exakt ausgeschüttet werden, was zu entsprechenden Regulationsstörungen in den Zielorganen führen kann.

### 12.2.11 Medikamentenanamnese

**Nehmen Sie regelmäßig Medikamente, Nahrungsergänzungen, Hormone oder andere Substanzen ein? Wenn ja, was und in welcher Dosierung?**

Diese Rubrik ist sehr wichtig, denn nicht selten finden sich Medikamente, die für einen Teil der Beschwerden verantwortlich sein oder miteinander interagieren können und dadurch Symptome oder Beschwerden auslösen oder verstärken.

**Fallbeispiel**

Ein Patient, der meine Praxis mit der Diagnose „V. a. Fibromyalgie" aufsuchte, nahm aufgrund einer Hyperlipidämie als Blutfettsenker ein Statin ein. Statine können bei entsprechend prädisponierten Menschen zu Muskelschmerzen führen. Bei manchen Patienten findet sich dann im Blut eine erhöhte Konzentration des Muskelenzyms Kreatinkinase (CK-NAC), allerdings gibt es auch etliche, bei denen Muskelschmerzen bestehen und die CK-NAC nicht erhöht ist. Mit diesem Hinweis und der Bitte, auf ein anderes Präparat umzusteigen, besuchte er seinen Hausarzt, der einen Auslassversuch unternahm. Innerhalb von wenigen Wochen verschwanden die Symptome. Die Fibromyalgie erwies sich als iatrogen bedingt und bedurfte keiner weiteren Behandlung.

Immer mehr Patienten recherchieren im Internet und besorgen sich aufgrund der dort gefundenen Informationen Nahrungsergänzungen, um sich selbst zu behandeln, weil ihnen in der klassischen Medizin für ihr Problem keine adäquate Lösung angeboten wurde. Auch hier findet man nicht selten die Ursache mancher Beschwerden, z. B., weil überdosiert oder eine für den Fall weniger geeignete Substanz eingesetzt wurde. In der Praxis sah ich Patienten mit chronischer Diarrhö (Magnesium), unerklärlichen Flushes in Kombination mit anfallsweiser leichter Übelkeit (Vitamin $B_3$ steckt in Form von Niacin bzw. Nikotinsäure in manchen B-Komplexen und wenigen Multipräparaten) oder Schlafstörungen (Koenzym Q 10 bessert den Elektronentransport in den Mitochondrien, kann dadurch wach machen und sollte deswegen morgens oder mittags eingenommen werden, aber möglichst nicht abends). Auch Hyperkalzämien mit Nierenschäden habe ich als Folge der Selbstmedikation mit hohen Dosen Vitamin $D_3$ ohne entsprechende Laborkontrollen gesehen. Es mag sein, dass es für manche Menschen unbedenklich ist, eine höhere Tagesdosis Vitamin $D_3$ einzunehmen, aber um herauszufinden, ob das für den Einzelnen auch wirklich der Fall ist, benötigt man Laboranalysen (S. 94) und das entsprechende Fachwissen. Liegt z. B. ein latenter Hyperparathyreoidismus vor, kann es bei einer Tagesdosis von Vitamin $D_3$, die für viele noch geeignet ist, bei dem Betreffenden schon zu einer Hyperkalzämie mit allen dazugehörigen Folgen kommen.

### 12.2.12 Anmerkungen

**Hier finden Sie Platz für Ihre Anmerkungen und was Ihnen für den heutigen ersten Termin wichtig ist.**

Der Patient hat sich vielleicht wegen einer bestimmten Diagnose, z. B. Morbus Bechterew, angemeldet. Aber was ist Ihr Auftrag? Was ist dem Patienten im Zusammenhang mit dem Besuch bei Ihnen wichtig? Vielleicht möchte er v. a. von den schädlichen Medikamenten loskommen und sucht eine pflanzliche Alternative. Oder er sucht mehr Lebensqualität, indem ihm ein Teil seiner Schmerzen genommen wird. Möglicherweise treffen Sie einen MS-Patienten im Rollstuhl, der angibt, dass er wieder gehen können möchte. In solchen Fällen ist es immer wichtig, miteinander darüber zu sprechen, wie realistisch im Moment oder generell die Erfüllung dieses Wunsches ist.

Die Behandlung mit supraphysiologischen Dosen von Vitamin $D_3$ hat bei manchen Patienten, insbesondere solchen, die an MS leiden, den Ruf, dass sie dazu führt, dass man schnell wieder normal gehen kann. Diese Patienten kommen dann mit völlig überzogenen Wunschvorstellungen in die Praxis und sind enttäuscht, wenn sie nicht innerhalb weniger Monate vollkommen rehabilitiert sind. Unabhängig davon, dass Heilversprechen unseriös sind und gegen das Gesetz verstoßen, sind sie absolut keine Basis für eine gemeinsame Arbeit. Klären Sie ab, warum der Patient tatsächlich Ihre Praxis aufgesucht hat, welchen Auftrag Sie haben und ob Sie diesen erfüllen können. Manchmal schreiben die Patienten in dieser Rubrik auch essenzielle Informationen für den weiteren Behandlungsverlauf.

**Fallbeispiel**

Eine meiner MS-Patientinnen gab an, dass sich ihre Blasensymptome bei Regenwetter oft massiv verbessern. Sie habe das bei jedem Facharzt angegeben, aber niemand sei bisher darauf eingegangen. Sie leidet an einer für die MS durchaus typischen Blasenlähmung und die Angabe der Besserung durch Regenwetter führte dazu, dass bei der Behandlung neuraltherapeutisch Causticum Injeel® S (Potenzakkord von Causticum Hahnemanni) an der Kundalini-Linie nach Mandel eingesetzt wurde (Schamgrenze), was zu einer wesentlichen Verbesserung ihrer Blasenkontrolle führte.

## 12.3 Anamnese

**Merke**

Planen Sie für eine ausführliche Anamnese und die folgende körperliche Untersuchung **ausreichend Zeit** ein und schaffen Sie ein möglichst angenehmes Umfeld. Wer unter Stress steht, kann sich schlecht erinnern. Das Wort Anamnesis bedeutet „Rückerinnerung“ – und das funktioniert am besten, wenn der Parasympathikus aktiv und sowohl Patient als auch Therapeut **entspannt** sind.

### 12.3.1 Krankheitsbeginn

Zu Beginn ist es sinnvoll, den Fragebogen durchzugehen. Die Angaben führen oft schon tiefer in das Geschehen hinein, weswegen der Patient Sie aufgesucht hat. Bei chronischen Krankheitsverläufen – und Autoimmunerkrankungen zählen klar dazu – orientiere ich meine Anamnese an der zeitlichen Achse, d. h. ich bitte den Patienten, seine **Krankengeschichte von Anfang an** zu erzählen. Ein wichtiger Aspekt dabei ist, dass nicht immer der Zeitpunkt der Erstdiagnose einer Autoimmunerkrankung auch der Zeitpunkt ihrer Erstmanifestation ist. Deswegen ist es sinnvoll zu fragen, ob auch schon vor der Diagnose Symptome oder Beschwerden aufgetaucht sind, die mit dem Wissen von heute der Autoimmunerkrankung zugeordnet werden können. Es macht einen großen Unterschied, ob Sie jemanden mit einer MS behandeln, die seit 2 Jahren besteht, oder jemanden, der vor 2 Jahren die Diagnose bekam, aber schon seit 10 Jahren über Beschwerden klagt, die von einer bereits bestehenden MS ausgelöst wurden.

Ist der **Zeitpunkt der Erstmanifestation** erkennbar, dann ist eine ganz wichtige Frage, was in der Zeit sonst noch im Leben des Patienten geschehen ist. Hintergrund dieser Frage ist, nach dem **auslösenden Faktor** für die Autoimmunerkrankung zu suchen. In der Literatur werden psychischer Stress, thermische Reize (sehr heißes Wetter), Infekte und hormonelle Schwankungen als mögliche Trigger angegeben. Der Patient hat sicher mehrfach heiße Sommer und verschiedentlich Stresssituationen erlebt und hatte in seinem Leben bestimmt einige grippale Infekte – aber was war das Besondere in dieser Zeit? Typisch ist eine Häufung verschiedener Stressoren. Es gab z. B. eine Zeit starker beruflicher Anspannung, in der es zusätzlich zu einem Infekt kam. Oder der psychische Stress nahm zu, z. B., weil der Partner sich durch die berufliche Anspannung nicht ausreichend gewürdigt sah und evtl. dadurch eine Trennung im Raum stand. Manchmal findet sich auch nach längerem Nachhaken keine erkennbare Ursache.

Schauen Sie sich immer das **Impfbuch** der Patienten an, ob es zur Zeit der Erstmanifestation Impfungen gab. Diese Information kann wichtig sein, denn in diesem Fall sollten Sie im Rahmen der Behandlung auch eine Impfausleitung (S. 166) einplanen.

**Fallbeispiel**

Einer meiner MS-Patienten erlebte die Erstmanifestation seiner Erkrankung in einem sehr engen zeitlichen Abstand zu einer Impfung gegen Japanische Enzephalitis, die aufgrund einer Reise nach Fernost durchgeführt worden war. Die Impfausleitung mit einer entsprechenden Nosode (Ixiaro® Nosode C 30) brachte eine deutliche Stabilisierung der MS.

### 12.3.2 Toxische Substanzen

Um einen eventuellen Kontakt mit toxischen Substanzen herauszufinden, ist die Frage nach dem **Beruf**, dem **Wohnort** und dem **Hobby** oft von großer Wichtigkeit. Denken Sie beim Wohnort z. B. an eine Feldrandlage (Insektizide) oder an die Nähe zu Gewerbe- und Industriebetrieben, z. B., wenn der Patient in einem Industriegebiet wohnt bzw. gewohnt hat. Es gibt zahlreiche Hobbys, bei denen man leicht mit toxischen Umweltsubstanzen in Kontakt kommt, z. B. Gärtnern oder Imkern (Biozide), Malen und Lackieren, z. B. im Modellbau (Lösemittel), Rauchen (Cadmium und andere Schwermetalle) oder Schmuckherstellung (Lötrauch). In der Regel wird beim Hobby weniger an die Arbeitssicherheit gedacht als bei der professionellen, beruflichen Tätigkeit.

**Fallbeispiele**

**Fallbeispiel 1**

Eine 67-jährige MS-Patientin war die Tochter des Besitzers einer großen Gärtnerei. Ihr Elternhaus stand auf demselben Grundstück wie der Gartenbaubetrieb. Meine Frage nach Kontakt mit Insektiziden wurde bejaht. Eine Recherche im Internet ergab, dass zu dieser Zeit verschiedenste Pflanzengifte in Deutschland zugelassen waren, die heute als gesundheitlich hochproblematisch gelten und mittlerweile in der EU verboten sind. Zu diesen gehört auch Parathion, ein Insektizid auf Basis von Phosphorsäureestern, das unter dem Namen E605 bekannt wurde. Während der Behandlung mit einer Parathion-Nosode entwickelte die Patientin ein Hautekzem, das genau so aussah wie jenes, an dem ihr Vater über Jahrzehnte gelitten hatte. Die Entgiftung mit der Nosode war ein entscheidender Punkt bei der Behandlung ihrer MS.

**Fallbeispiel 2**

Ein Patient von mir mit Psoriasis ist Obstbauer im konventionellen Anbau. Es liegt hier nahe, dass Biozide etwas mit der Erkrankung zu tun haben könnten, zumal er in den Jahren seiner Tätigkeit verschiedene Produkte eingesetzt hat. Der Zeitpunkt der Erstmanifestation könnte damit zusammenhängen, dass seine Entgiftungssysteme an einem bestimmten Punkt einfach nicht mehr in der Lage waren, die anfallenden Toxinmengen adäquat zu entgiften. In der Naturheilkunde wird die Haut als 3. Niere bezeichnet. Möglicherweise ist dies ein wichtiger Grund, dass sich die Autoimmunopathie ausgerechnet die Haut als Zielorgan gewählt hat. Bei diesem Patienten waren die Entgiftung von Bioziden mittels verschiedener Nosoden, die Unterstützung der Nierenfunktion (3 × tgl. 5 Globuli Berberis D 3) und eine gut gewählte symptomatische Behandlung (Mahonia Gastreu® R65 Tropfen; je nach aktueller Situation 3–6 × tgl. 5–15 Tr.) für die Besserung der Symptome richtungsweisend.

### 12.3.3 Individuelle Symptome

Im Sinne einer homöopathischen Anamnese ist es sinnvoll, nach **individuellen, einzigartigen Krankheitssymptomen** der Autoimmunerkrankung zu suchen. Dazu gehören v.a. diejenigen Symptome und Modalitäten, die für dieses Krankheitsbild **untypisch** sind oder auf nicht erklärbare Weise den Krankheitsprozess beeinflussen.

**Fallbeispiel**

Ein Patient mit rheumatoider Arthritis, bei der v. a. die kleinen Gelenke betroffen sind, berichtete, dass sich seine Beschwerden bei Kälte und Bewegung verschlechtern, was bei rheumatischen Erkrankungen typisch ist, allerdings auch bei trockener Wärme. Außerdem hatte er den Eindruck, dass sich seine Schmerzen verstärken, wenn er sich ärgert, z. B. am Arbeitsplatz. Einzig Ruhe und feuchte Wärme linderten seine Beschwerden. Causticum C 12 (2 × tgl. 5 Globuli) brachten ihm zwar keine Heilung, aber eine sehr deutliche symptomatische Verbesserung. Bei diesem Patienten waren die Verschlechterung durch Ärger und trockene Wärme, aber die Verbesserung durch feuchte Wärme untypisch. Im Kontext mit den anderen geschilderten Symptomen und Beschwerden war es möglich, im Sinne der klinischen Homöopathie ein passendes Mittel zu finden, in diesem Fall Causticum Hahnemanni, der Hahnemannsche Ätzkalk.

### 12.3.4 Krankheitsverlauf

Versuchen Sie, sich bei Autoimmunerkrankungen einen Überblick über den Verlauf zu machen. Wie **häufig** treten Schübe auf? Wie **schwer** sind diese? Gibt es nach den Schüben eine **Remission** und wenn ja, wie durchgreifend ist diese? Welche Behandlungen wurden bisher durchgeführt und wie schätzt der Patient den Behandlungserfolg ein?

Es ist bei Autoimmunerkrankungen, auch und gerade bei besonders schwerwiegenden wie SLE oder MS, bereits ein bemerkenswerter Erfolg, wenn aufgrund der durchgeführten Behandlung keine neuen Schübe bzw. keine weiteren Verschlechterungen mehr auftreten, sondern der Status Quo gehalten werden kann – auch in der Schulmedizin. Andererseits ist eine bisher erfolglose Therapie ein starkes Indiz dafür, dass sie für den Patienten oder sein Krankheitsbild ungeeignet ist. In solchen Fällen frage ich genauer nach, z. B. wie diese Behandlung durchgeführt wurde und was für eine Lebenssituation beim Patienten zum Zeitpunkt der Behandlung bestand, speziell dann, wenn diese im Grunde klug ausgewählt war und eigentlich hätte anschlagen können. Hat die Behandlung nicht gewirkt, weil dies z. B. von bestimmten Lebensumständen verhindert wurde? Hat Osteopathie nicht zum gewünschten Ziel geführt, dann untersuche ich den Patienten osteopathisch und versuche, mir ein eigenes Bild zu machen. Wurde etwas übersehen? Gab es keine ausreichende Compliance des Patienten, z. B. hinsichtlich einer notwendigen Ernährungs- oder Trainingsdisziplin? Findet sich nichts Auffälliges, kann eine erfolglose Behandlung auch einfach bedeuten, dass der Patient einen anderen Weg benötigt, um weiterzukommen.

## 12.3.5 Erstdiagnose

Im zeitlichen Verlauf ist die Erstdiagnose oft ein wichtiger Moment. Wie wurde diese gestellt? Wie **sauber** wurden **differenzialdiagnostisch** andere Erkrankungen ausgeschlossen? Ich empfehle Ihnen, alle Befunde genau zu studieren, die mit der Erstdiagnose zusammenhängen.

### Fallbeispiel

Bei einer MS sollte differenzialdiagnostisch der Ausschluss einer Neuroborreliose erfolgen, bei entzündlichen rheumatischen Erkrankungen und Kollagenosen der einer Lyme-Borreliose. Wurden diese Krankheiten im Rahmen der Erstdiagnose ausgeschlossen, wird dies nach meiner Beobachtung im weiteren Verlauf nie mehr in Frage gestellt. Dabei ist es sowohl bei Patienten mit MS als auch mit entzündlichen rheumatischen Erkrankungen wichtig, dass eine Infektion mit **Borrelien** möglichst sicher ausgeschlossen wird. Daher sollten Sie die Befunde kritisch prüfen, mit denen die Erstdiagnose erstellt wurde. Wurde eine Infektion mit Borrelien ausgeschlossen, und wenn ja, mit welchem Test? Wie eindeutig war das Ergebnis? Waren damals sowohl Borrelien-IgM als auch Borrelien-IgG negativ? Im Behandlungsverlauf hat man dann die Möglichkeit, verschiedene Laborparameter mit unterschiedlicher Aussagequalität untersuchen zu lassen.

**Borrelien-Diagnostik**

*Humorale Verfahren*

Für die Untersuchung einer humoralen Immunantwort gegen Borrelien, indem Antikörper gegen diese bestimmt werden, stehen folgende Möglichkeiten zur Verfügung:

- **ELISA** (Borrelien-IgM und -IgG): bei einer akuten Infektion sind die IgM erhöht
- **Borrelien-Westernblot bzw. -Immunoblot**: erfasst die Immunreaktion genauer, indem Antikörperreaktionen gegen bestimmte immunaktive Proteine untersucht werden, die man als Banden bezeichnet

Standardmäßig wird mit einem ELISA-Test nach Borrelien gesucht, bei dem IgM- und IgG-Antikörper gegen Borrelien im Serum nachgewiesen werden. Zusätzlich erfolgt bei MS die Bestimmung von Borrelien-Antikörpern im Liquor, der mittels Liquorpunktion gewonnen wird. Dabei gibt es 3 Fallstricke:

- Die Suche nach Antikörpern gegen Borrelien im Liquor gilt als Goldstandard. Allerdings ist, zumindest nach meiner Beobachtung, nicht eindeutig geklärt, inwieweit Borrelien im Liquor in eine spheroblastische L-Form wechseln, die man sich wie eine Art Zyste vorstellen kann und die in dieser Form keine typischen Oberflächenepitope einer „normalen" mobilen Spirochäte ausbildet [687]. In diesem Fall lassen sich dann im Liquor auch keine Antikörper nachweisen, die auf eine akute Infektion mit Borrelien hindeuten.
- In älteren serologischen Befunden, die vor 2012 erstellt wurden, werden i. d. R. nur IgM-

und IgG-Antikörper gegen Borrelia burgdorferi untersucht. Da ein Antikörper immer exakt nach dem Schlüssel-Schloss-Prinzip funktioniert, kann mit ihm auch nur der für ihn passende Erreger nachgewiesen werden. Ob man mit einem Test, der B. burgdorferi untersucht, auch andere Borrelienarten wie B. garinii, B. afzelii oder B. spielmannii im Rahmen einer Kreuzreaktion genauso sicher nachweisen kann, gilt als nicht wirklich gut erforscht, geschweige denn als sicher. Achten Sie also bei Fremdbefunden darauf, ob im Antikörpernachweis „Borrelien" oder z. B. „Borrelia burgd." vermerkt ist. Letzteres bedeutet, dass nur nach Antikörpern gegen Borrelia burgdorferi gesucht wurde, was nicht zwangsläufig bedeuten muss, dass damit auch andere Borrelienarten in die Diagnostik miteinbezogen wurden.
- Ein zusätzliches Problem ist Folgendes: Liegen IgG-Antikörper gegen Borrelien vor, ohne dass gleichzeitig IgM-Antikörper nachgewiesen werden, spricht man von einer durchgemachten Infektion und geht davon aus, dass es sich bei den gefundenen IgG-Antikörpern um eine Seronarbe handelt. Das muss aber nicht der Fall sein. De facto sieht man nur, dass eine Borrelieninfektion sicher stattgefunden hat (IgG) und dass zum Zeitpunkt der Blutentnahme keine akute Reaktion des adaptiven Immunsystems gegen diese bestand (IgM). Ob die Borrelieninfektion tatsächlich ausgeheilt ist oder noch besteht, kann meines Erachtens alleine durch den ELISA-Test nicht sicher ausgeschlossen werden.

Die Empfindlichkeit des ELISA gegen Borrelien-Antigene wird von unterschiedlichen Seiten unterschiedlich bewertet. Je nach Statistik vermutet man, dass zwischen 5 und 35 % der gesunden Bevölkerung Antikörper gegen Borrelien aufweisen, ohne an einer Borreliose erkrankt zu sein. Bei diesen wurde der Erreger entweder im Rahmen der Erstinfektion vom Immunsystem vernichtet oder der Wirt hat sich mit dem Erreger insoweit „arrangiert", dass er durch das Immunsystem unter Kontrolle ist und keine Pathologie erzeugt, ähnlich wie z. B. beim HSV-1- und -2-Virus. Umgekehrt zeigt etwa die Hälfte der Patienten, bei denen sich nach einem Zeckenstich ein Erythema migrans gebildet hat, keine Antikörper gegen Borrelien (S. 195). Das kann u. a. auch daran liegen, dass durch den Zeckenstich nicht ausschließlich Borrelien übertragen werden, sondern auch andere Erreger. Allerdings ist es mehr als fraglich, ob das bei etwa 50 % der Betroffenen der Fall ist oder ob nicht auch noch andere Faktoren eine Rolle spielen und zumindest ein Teil dieser Betroffenen mit dem klassischen ELISA-Test durch den Rost fällt. Um dieses Problem zu umgehen, sollte die Untersuchung daher mittels des sichereren Westernblots bzw. Immunoblots erfolgen, allerdings ist dieser deutlich teurer.

*Zelluläre Verfahren*

Diese Verfahren werden von der Schulmedizin im Kontext einer chronischen Infektion mit Borrelien nicht anerkannt. Nichtsdestotrotz haben sie in der naturheilkundlichen Praxis ihren Stellenwert, z. B. um herauszufinden, ob sich das adaptive Immunsystem aktiv mit einem Erreger auseinandersetzt. Dazu stehen 2 Testverfahren zur Verfügung:

- Mit einem **Borrelien-LTT** oder **3HT-Memoryspot®** (das ist ebenfalls ein LTT-Test, bei dem radioaktiv markiertes Thymidin, 3H-Thymidin, zur Diagnostik eingesetzt wird) kann untersucht werden, ob T-Lymphozyten bereits Kontakt mit Borrelien hatten, z. B., wenn es bei fraglichem ELISA eindeutige klinische Symptome und eine entsprechende Vorgeschichte gibt, z. B. einen Zeckenstich (**Abb. 12.1**). Hat man bereits einen LTT während einer Erkrankungsphase ohne akute Krankheitssymptome durchgeführt, z. B. während einer schubfreie Rheumaphase, kann der LTT im Krankheitsschub wiederholt werden. Bei erhöhter LTT-Aktivität kann dies als Hinweis auf die akute Phase einer Borrelieninfektion gewertet werden. Ähnlich sieht es aus, wenn man nach einer Antibiose das Blut des Patienten erneut mit einem Borrelien-LTT bzw. 3HT-Memoryspot kontrolliert: War diese erfolgreich, bildet sich die Reak-

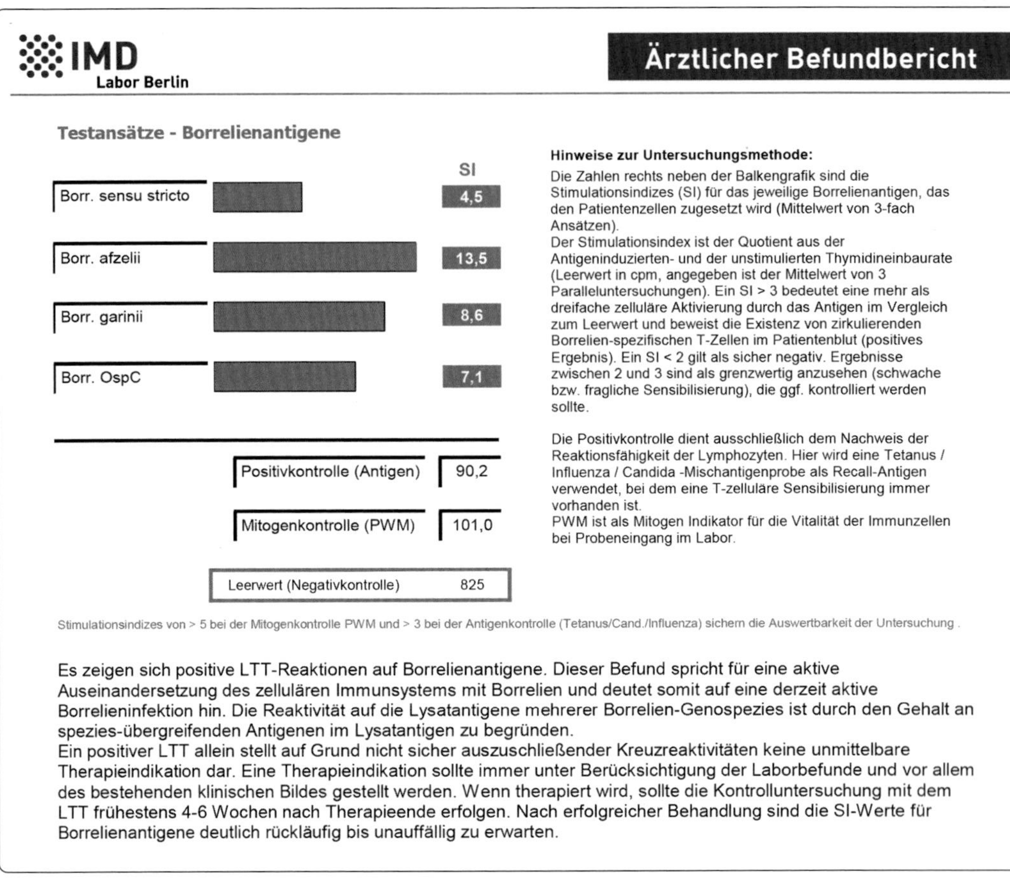

IMD Labor Berlin

**Ärztlicher Befundbericht**

**Testansätze - Borrelienantigene**

| | SI |
|---|---|
| Borr. sensu stricto | 4,5 |
| Borr. afzelii | 13,5 |
| Borr. garinii | 8,6 |
| Borr. OspC | 7,1 |
| Positivkontrolle (Antigen) | 90,2 |
| Mitogenkontrolle (PWM) | 101,0 |
| Leerwert (Negativkontrolle) | 825 |

**Hinweise zur Untersuchungsmethode:**
Die Zahlen rechts neben der Balkengrafik sind die Stimulationsindizes (SI) für das jeweilige Borrelienantigen, das den Patientenzellen zugesetzt wird (Mittelwert von 3-fach Ansätzen).
Der Stimulationsindex ist der Quotient aus der Antigeninduzierten- und der unstimulierten Thymidineinbaurate (Leerwert in cpm, angegeben ist der Mittelwert von 3 Paralleluntersuchungen). Ein SI > 3 bedeutet eine mehr als dreifache zelluläre Aktivierung durch das Antigen im Vergleich zum Leerwert und beweist die Existenz von zirkulierenden Borrelien-spezifischen T-Zellen im Patientenblut (positives Ergebnis). Ein SI < 2 gilt als sicher negativ. Ergebnisse zwischen 2 und 3 sind als grenzwertig anzusehen (schwache bzw. fragliche Sensibilisierung), die ggf. kontrolliert werden sollte.

Die Positivkontrolle dient ausschließlich dem Nachweis der Reaktionsfähigkeit der Lymphozyten. Hier wird eine Tetanus / Influenza / Candida -Mischantigenprobe als Recall-Antigen verwendet, bei dem eine T-zelluläre Sensibilisierung immer vorhanden ist.
PWM ist als Mitogen Indikator für die Vitalität der Immunzellen bei Probeneingang im Labor.

Stimulationsindizes von > 5 bei der Mitogenkontrolle PWM und > 3 bei der Antigenkontrolle (Tetanus/Cand./Influenza) sichern die Auswertbarkeit der Untersuchung.

Es zeigen sich positive LTT-Reaktionen auf Borrelienantigene. Dieser Befund spricht für eine aktive Auseinandersetzung des zellulären Immunsystems mit Borrelien und deutet somit auf eine derzeit aktive Borrelieninfektion hin. Die Reaktivität auf die Lysatantigene mehrerer Borrelien-Genospezies ist durch den Gehalt an spezies-übergreifenden Antigenen im Lysatantigen zu begründen.
Ein positiver LTT allein stellt auf Grund nicht sicher auszuschließender Kreuzreaktivitäten keine unmittelbare Therapieindikation dar. Eine Therapieindikation sollte immer unter Berücksichtigung der Laborbefunde und vor allem des bestehenden klinischen Bildes gestellt werden. Wenn therapiert wird, sollte die Kontrolluntersuchung mit dem LTT frühestens 4-6 Wochen nach Therapieende erfolgen. Nach erfolgreicher Behandlung sind die SI-Werte für Borrelienantigene deutlich rückläufig bis unauffällig zu erwarten.

**Abb. 12.1** Musterbefund eines positiven Borrelien-LTT: Das adaptive Immunsystem setzt sich aktiv mit Borrelien auseinander. (Quelle: IMD Institut für Medizinische Diagnostik Berlin-Potsdam GbR)

tion zurück. Untersucht wird hier, inwieweit sich T-Lymphozyten von **Borrelien-Antigenen** stimulieren lassen. Diese qualitative Stimulation wird als **Stimulationsindex** (SI) bezeichnet (**Abb. 12.2**).

- Ein **Borrelien-T-Cellspot® bzw. -Elispot®** weist nach, ob zytotoxische T-Zellen auf Borrelien-Antigene reagieren, indem sie IFN-γ produzieren, und soll noch sensibler sein als der LTT. Auch dieser Test sollte in akuten Phasen einer Infektion positiv ausfallen und das Ergebnis sich nach einer erfolgreichen Antibiose wieder normalisieren.

Die klassische Medizin kritisiert die zellulären Verfahren zum Nachweis einer Borreliose, weil diese Untersuchungen nicht standardisiert seien und deswegen von Labor zu Labor unterschiedlich ausfallen könnten. Deshalb sollte man ein Labor auswählen, das über ausreichend Erfahrung hinsichtlich der Borreliendiagnostik verfügt und entsprechend professionell arbeitet. Ein weitere Kritikpunkt ist, dass Borrelien-Antigene auf das zelluläre Abwehrsystem extrem stimulierend wirken können, sodass Lymphozyten auch ohne vorherigen Kontakt sofort mit diesen Antigegen reagieren und es deswegen zu falschpositiven Ergebnissen kommt. Inwieweit dies passiert, ist schwer beurteilbar. Aber es erklärt nicht, warum diese Reaktion nach einer erfolgreichen Antibiose abklingt. Wenn die im Labor verwendeten Borrelien-Antigene der Auslöser für die zelluläre Reaktion

IMD
Labor Berlin

**Ärztlicher Befundbericht**

**Testansätze - Borrelienantigene**

| | SI |
|---|---|
| Borr. sensu stricto | 1,3 |
| Borr. afzelii | 1,5 |
| Borr. garinii | 1,8 |
| Borr. OspC | 1,6 |
| Positivkontrolle (Antigen) | 17,1 |
| Mitogenkontrolle (PWM) | 47,1 |
| Leerwert (Negativkontrolle) | 1211 |

**Hinweise zur Untersuchungsmethode:**

Die Zahlen rechts neben der Balkengrafik sind die Stimulationsindizes (SI) für das jeweilige Borrelienantigen, das den Patientenzellen zugesetzt wird (Mittelwert von 3-fach Ansätzen).
Der Stimulationsindex ist der Quotient aus der Antigeninduzierten- und der unstimulierten Thymidineinbaurate (Leerwert in cpm, angegeben ist der Mittelwert von 3 Paralleluntersuchungen). Ein SI > 3 bedeutet eine mehr als dreifache zelluläre Aktivierung durch das Antigen im Vergleich zum Leerwert und beweist die Existenz von zirkulierenden Borrelien-spezifischen T-Zellen im Patientenblut (positives Ergebnis). Ein SI < 2 gilt als sicher negativ. Ergebnisse zwischen 2 und 3 sind als grenzwertig anzusehen (schwache bzw. fragliche Sensibilisierung), die ggf. kontrolliert werden sollte.

Die Positivkontrolle dient ausschließlich dem Nachweis der Reaktionsfähigkeit der Lymphozyten. Hier wird eine Tetanus / Influenza / Candida -Mischantigenprobe als Recall-Antigen verwendet, bei dem eine T-zelluläre Sensibilisierung immer vorhanden ist.
PWM ist als Mitogen Indikator für die Vitalität der Immunzellen bei Probeneingang im Labor.

Stimulationsindizes von > 5 bei der Mitogenkontrolle PWM und > 3 bei der Antigenkontrolle (Tetanus/Cand./Influenza) sichern die Auswertbarkeit der Untersuchung.

Es zeigen sich aktuell keine positiven Reaktionen auf Borrelienantigene. Dieser Befund spricht gegen eine derzeit aktive Borrelieninfektion.
Für die Therapieindikation sind jedoch die Anamnese und besonders das aktuelle klinische Bild entscheidend.

**Abb. 12.2** Musterbefund eines rückläufigen Borrelien-LTT nach erfolgreicher Therapie. (Quelle: IMD Institut für Medizinische Diagnostik Berlin-Potsdam GbR)

sind, müsste diese auch in den folgenden Tests reproduzierbar sein.

*PCR*

Der Nachweis von Borrelien über eine Polymerase-Kettenreaktion (PCR) ist schwierig, da die Erregerdichte meist nicht sehr hoch ist. Ich setze die Borrelien-PCR derzeit nicht in meiner Praxis ein.

**Fazit**

Bei Erkrankungen, bei denen eine Borreliose nicht auszuschließen ist, gibt es verschiedene Möglichkeiten herauszufinden, ob eine solche vorliegt. Allerdings existiert keine 100 %ige Sicherheit – und zwar bei keinem Testverfahren. Die nach meiner Erfahrung sicherste Diagnostikmethode ist, das jeweils verwendete Verfahren immer bei demselben Labor durchführen zu lassen, damit, was die Verlaufskontrolle angeht, das Risiko verschiedener Nachweisverfahren und Validierungen der einzelnen Labore umgangen wird. Ferner kombiniere ich humorale und zelluläre Nachweisverfahren, z. B. einen Westernblot mit einem Elispot oder LTT-Test. Damit sieht man mögliche Reaktionen gegen Borrelien sowohl auf der humoralen als auch auf der zellulären Ebene und gewinnt dadurch mehr Sicherheit für die Diagnosestellung.

### 12.3.6 Ernährung, Trinkverhalten und Rauchen

Dass die Ernährung bei der Frage nach Krankheit oder Gesundheit eine wichtige Rolle spielt, ist sicher den meisten bewusst. Trotzdem setzen noch zu wenige diesen Grundgedanken auch konsequent um.

Ein Patient, der täglich gesättigte und hoch erhitzte Fette, z. B. in der Kantine, zu sich nimmt (die Klassiker: Currywurst mit Pommes rot/weiß oder Wiener Schnitzel mit Bratkartoffeln und dem Beilagensalat als Alibi), dazu raucht und reichlich gezuckerte Softdrinks trinkt, hat in jedem Fall die ungünstigere Ausgangsposition für eine angestrebte Verbesserung seiner Autoimmunerkrankung als jemand, der in diesem Punkt bewusster konsumiert. Die proinflammatorische Omega-6-Arachidonsäure, dazu Transfettsäuren und Epoxide, das Ganze in Kombination mit ROS und Schwermetallen aus dem Zigarettenrauch sind eine Kombination, die langfristig so ziemlich jedes antioxidative Schutzsystem in die Knie zwingt. Aber auch eine scheinbar gesunde Kost kann sich ungünstig auf eine Autoimmunopathie auswirken, z. B., wenn bei einem Patienten mit Morbus Crohn oder rheumatoider Arthritis gleichzeitig eine Glutenintoleranz besteht und gerne „gesundes" Vollkornbrot oder Müsli gegessen werden.

Trinkt der Patient regelmäßig **Alkohol**? Auch diese Frage gehört zu einer guten Anamnese und es ist wichtig nachzufragen, wenn die Antwort z. B. „normal" lautet. Nicht jedem Patienten ist bewusst, dass bereits eine mehr oder weniger ausgeprägte Alkoholabhängigkeit besteht, allerdings kann sich auch diese negativ auf den Verlauf einer Autoimmunopathie auswirken. Mit dem Alkoholkonsum kompensiert der Patient i. d. R. etwas, meist einen inneren oder äußeren Konflikt oder ein Trauma, was in ihm Stress erzeugt – keine gute Ausgangssituation für die Behandlung einer Autoimmunerkrankung.

Beim **Rauchen** kommt es zu einer massiven Belastung mit freien Radikalen (ROS) und je nach Auswahl des Tabaks zu einer mehr oder weniger deutlichen Aufnahme diverser Schadstoffe über die Inhalation des Rauchs. Die Hauptursache einer COPD ist das Rauchen, aber nicht nur in den Bronchien und der Lunge kann es durch regelmäßigen Nikotinkonsum zu negativen Auswirkungen kommen. Ein Teil der toxischen Stoffe gelangt über den Mundspeichel in den Magen-Darm-Trakt, was bei einer Typ-A-Gastritis oder einer CED, bei denen ebenfalls reichlich ROS produziert werden, eine zusätzliche Belastung darstellt. Da ROS am Pathomechanismus jeder Autoimmunopathie beteiligt sind, indem sie die im Entzündungsgebiet befindlichen Zellen oder Gewebe aktiv zerstören, sollte jede unnötige Belastung mir freien Radikalen vermieden werden, auch um die enzymatischen und nicht enzymatischen Scavenger nicht zu überfordern, die als Schutzsysteme vor einer zu hohen Belastung mit ROS dienen.

### 12.3.7 Stuhlgang

Frequenz, Quantität und Qualität des Stuhlgangs liefern oft wertvolle Hinweise für die Diagnostik und Therapie. Dies ist nicht nur bei einer CED wichtig, wenn eine Normalisierung von Stuhlfrequenz und -konsistenz zeigen, dass die Behandlung wirksam ist.

Bei einer Verstopfung kommt es zur Retention von Giftstoffen, die normalerweise fäkal eliminiert werden, z. B. Histamin, Leichengiften oder Ammoniak.

Durchfälle oder Obstipation im Wechsel mit Diarrhö im Sinne einer Reizdarmsymptomatik weisen darauf hin, dass es im Verdauungstrakt zu Dysregulationen gekommen ist. Diese können sich in manchen Fällen auch auf die Autoimmunerkrankung auswirken, z. B. bei einer Glutenintoleranz oder einer IgG-Allergie gegen Nahrungsmittel.

Blähungen und ein Blähbauch können als Begleitsymptom von verschiedenen intestinalen Erkrankungen und Störungen auftreten, in deren Verlauf auch das Immunsystem irritiert werden kann, z. B. bei einer Dysbiose des Mikrobioms oder einer Lektinproblematik.

In jedem Fall sollten Sie hinsichtlich des Stuhlgangs genau nachfragen und ggf. eine Stuhluntersuchung (S. 294) durchführen lassen.

### 12.3.8 Familienanamnese

In manchen Familien kommen Autoimmunopathien häufiger vor. Dabei muss es sich aber nicht immer um ein und dasselbe Krankheitsbild handeln. Beispielsweise kann es sein, dass ein Vorfahr Rheumatiker ist, während ein Mitglied der nächsten Generation an einem SLE leidet.

Andere wichtige Informationen aus der Familienanamnese sind ein Diabetes Typ 2 (Hinweis auf eine mögliche genetische Disposition für eine Insulinresistenz) und früh verstorbene Blutsverwandte (Hinweis auf ein traumatisches Erlebnisse in der Vergangenheit).

### 12.3.9 Psychosoziale Anamnese

Die **psychosoziale Anamnese** ist sehr wichtig:

- Wie ist die persönliche Situation?
- Handelt es sich um einen im Grunde lebenszufriedenen Menschen?
- Welche Bereiche im Leben sind unerfüllt?
- Wie ist die familiäre Situation? Gibt es Spannungen in der Herkunftsfamilie?
- Lebt der Patient in einer Beziehung? Oder ist er Single und glücklich damit?
- Bei Ehepaaren: Gibt es Spannungen mit der Familie der Partnerin bzw. des Partners?
- Wie ist die berufliche Situation?
- Gibt es finanzielle Sorgen?

Gerade der 1. Termin ist nicht immer die beste Gelegenheit, über diese Themen zu sprechen, weil dafür meist erst ein Vertrauensverhältnis aufgebaut werden muss. Aber Sie sollten dennoch genau hinhören und auf eine „Einladung" des Patienten warten. Beispielsweise kann es sein, dass er beiläufig etwas erwähnt, z. B.

- „…wie Vorgesetzte halt so sind…": Hier sollten Sie den beruflichen Stress im Fokus haben.
- „Sie sind ja bestimmt auch verheiratet, dann wissen Sie ja, was ich damit meine.": Möglicherweise gibt es Spannungen in der Ehe oder mit den Schwiegerfamilien.
- „…da muss ich schon auch aufs Geld schauen…": Der Patient kann geizig sein oder seine Gesundheit zu gering achten, aber Sie sollten auch hier hellhörig werden, denn finanzielle Sorgen bedeuten i. d. R. existenziellen Stress.

Stress ist generell für den Verlauf einer Autoimmunerkrankung ungünstig und kann sowohl eine Stabilisierung als auch ein Ansprechen auf eine gut gewählte Therapie verhindern.

Ein anderer, nicht weniger wichtiger Aspekt, ist der **sekundäre Krankheitsgewinn** für den Patienten. Wofür könnte die Erkrankung gut sein? Bringt sie mehr Aufmerksamkeit durch den Partner? Dient sie als Entschuldigung, hinter der man sich verstecken kann, um endlich einmal „Nein" sagen zu können und sich einen persönlichen Freiraum zu gestatten? Das alles ist im Grunde schon sehr intim und sollte auf der Basis eines guten Vertrauensverhältnisses zwischen Patient und Therapeut diskutiert werden, damit ein Raum für Erkenntnis, Einsicht und – das ist die Essenz – ein neues Verhaltensmuster entsteht. In meiner Praxis haben sich dazu die Kommunikationstechniken des Neurolinguistischen Programmierens (NLP) (S. 311) sehr gut bewährt.

## 12.4 Körperliche Untersuchung

### 12.4.1 „Denkende Finger"

Nach der Anamnese ist die körperliche Untersuchung der nächste, wichtige Schritt, um eine gute Basis für die naturheilkundliche Behandlung des Patienten zu finden. Nachdem ich bei der Anamnese alle Beschwerden und Symptome erfahren habe, über die der Patient klagt, führe ich einen inneren Reset durch. **Innerer Reset** bedeutet in diesem Kontext eine innere Haltung, bei der ich für einen Moment vergesse, dass mein Patient an einer Autoimmunerkrankung leidet. Stattdessen suche ich bei der folgenden körperlichen Untersuchung nach anderen **Erklärungen für das Symptombild**. Das ist ein wichtiger Schritt, denn i. d. R. ist der Patient vorher bei jedem Kontakt mit der klassischen Medizin unter der Vorgabe beraten oder untersucht worden, dass er an einer Autoimmunerkrankung leidet und dass typische Beschwerden ausschließlich auch von dieser verursacht werden.

## Fallbeispiele

### Fallbeispiel 1

Bei einer MS-Erkrankung kann eine schmerzhafte Trigeminusneuralgie auftreten, die symptomatisch mit dem Neuroleptikum Carbamazepin behandelt wird. Dabei kann Carbamazepin als Nebenwirkung die Gehfähigkeit von MS-Patienten negativ beeinflussen, v. a. die Gehstrecke kann sich verkürzen. Pregabalin, ebenfalls ein Neuroleptikum, kann alternativ eingesetzt werden, eine mögliche Nebenwirkung ist Schwindel, der auch eine negative Auswirkung auf die Gehfähigkeit hat.

Eine Patientin, die seit über 10 Jahren wegen der Diagnose „MS-bedingte Trigeminusneuralgie" regelmäßig Carbamazepin einnahm, suchte mich wegen möglicher Alternativen auf und fragte nach Akupunktur, homöopathischen Mitteln usw. Die osteopathische Untersuchung zeigt klar das Bild einer kraniomandibulären Dysfunktion (CMD). Somit gab es für die Trigeminusneuralgie eine weitere Erklärung. Der Patientin wurde eine für das Thema offene Zahnarztpraxis empfohlen, in der sie eine entsprechende Schienenbehandlung erhielt. Zusätzlich wurde sie osteopathisch behandelt und bekam die folgende begleitende Therapie:

- Injektionsserie mit 10 Injektionen Methylcobalamin 5 mg bzw. 5MTHF
- Nervus trigeminus Gl D 30 Ampullen (anfangs täglich, später mit immer größeren Abständen; als Trinkampulle zur Nacht)
- Aconitum Similiaplex® Tropfen (je nach Intensität der Beschwerden 3–6 × tgl. 10–20 Tr. mit etwas Wasser vor oder zwischen den Mahlzeiten)
- Aconit Schmerzöl® (2–3 × tgl. sanft lokal auftragen)

### Fallbeispiel 2

Eine Patientin, die meine Praxis mit der Diagnose Fibromyalgie aufsuchte, hatte bei der körperlichen Untersuchung zwar an allen für diese Erkrankung typischen Triggerpunkten Druckschmerzen, allerdings zeigten sich darüber hinaus auch an vielen weiteren Faszienstrukturen bei Berührung mehr oder weniger schmerzhafte Triggerpunkte (z. B. Oberschenkelfaszie). Zusätzlich fühlten sich die faszialen Strukturen insgesamt sehr verklebt an. Sie gab an, dass Wärme als angenehm empfunden wird. Die für eine Fibromyalgie typische depressive Verstimmung und die ebenfalls häufig auftretenden Ein- oder Durchschlafstörungen, die von einer Störung im Serotoninhaushalt verursacht werden, fehlten bei ihr. Bei der Irisdiagnostik imponierte eine deutliche harnsaure Diathese, also ein Hinweis darauf, dass die Patientin Harnsäure nicht gut ausscheiden kann und deswegen im Bindegewebe und den Faszien ablagert. Meine Annahme war deshalb, dass die Ursache der Beschwerden in faszialen Verklebungen liegt, die von der harnsauren Diathese gefördert werden. Durch diese Verklebungen kommt es u. a. zur Irritation kleinster Nervenfasern im Gewebe und zu einem beeinträchtigten Stoffaustausch in den Kapillaren, der zu einem lokalen Sauerstoffmangel und Azidose führt.

Die Patientin erhielt folgende Therapie:

- 2 ×/Woche Infusionen mit Milchsäure-Ampullen Pflüger® in Kochsalzlösung (die Dosis wurde langsam gesteigert), meist in Kombination mit Coenzyme comp. Ampullen oder Ubichinon comp. Ampullen s. c.
- Im Anschluss an die Infusion wurde die Patientin baunscheidtiert, anfangs an den Rückenstreckern, später im Wechsel mit den Oberschenkeln, was sie immer als wohltuend empfand, obwohl diese Behandlung anfangs unangenehm juckt.
- Osteopathisch wurde an den verklebten Faszien gearbeitet, um diese zu lösen. Diese Technik wird als Fascial Gliding bezeichnet und oft mit viszeralosteopathischen und kraniosakralen Techniken kombiniert.
- Außerdem erhielt sie Mundipur® spag. Peka N Mischung (80 Tr. auf 1 l Wasser, tagsüber auf mehrere Portionen verteilt trinken), was sich in meiner Praxis hervorragend bewährt hat, wenn harnsaure Stoffwechselprodukte zur Ausscheidung gebracht werden sollen.
- Die Ernährung wurde auf eine mehr vegetarisch ausgerichtete Küche umgestellt, gleichzeitig wurde ein 16:8-Intervallfasten mit Verzicht auf das Abendessen durchgeführt.

- Zusätzlich wurden stressreduzierende Maßnahmen empfohlen (Neurostreams®) und die Patientin wurde dazu motiviert, sich zu bewegen – so weit es ihre Schmerzen zulassen, vorzugsweise mit aerobem Ausdauersport wie Schwimmen oder Walking.

Insgesamt führte dieses Prozedere zu einer langsamen, aber stetigen Besserung.

**Fallbespiel 3**

Bei MS-Patienten mit eingeschränkter Gehfähigkeit finde ich sehr häufig eine eingeschränkte Rumpfstabilität. Zur Untersuchung liegt der Patient flach auf dem Rücken und wird gebeten, sich langsam aufzurichten, ohne mit den Händen abzustützen oder Schwung zu holen. Ist das nicht oder nur sehr eingeschränkt möglich, ist auch die Fähigkeit, das Gleichgewicht und die Körperspannung im Rumpf zu halten, mehr oder weniger stark begrenzt, was sich negativ auf die Gehfähigkeit und das Gleichgewicht auswirkt. Solche Patienten sollten dazu angehalten werden, intensiv die Rumpfstabilität zu trainieren, z. B. bei ihrer Physiotherapie oder mit geeigneten Heimübungen.

Man findet bei manchen Patienten auch hypertone und zum Teil äußerst druckdolente Muskeln im Bereich der Hüftbeuger, Hüftstrecker, Beinheber, Glutealmuskulatur und des M. piriformis. Eine verkürzte und schlecht durchblutete Hüftmuskulatur kann, wenn überhaupt, nur noch eingeschränkt Ausdauerleistung aufbauen. Bei einer gleichzeitig gering ausgeprägten und schwachen Oberschenkelmuskulatur ist ein halbwegs normaler Gang praktisch unmöglich, kann aber entsprechend verbessert werden, wenn intelligent und v. a. konsequent trainiert wird. Einige Geduld sollte ebenfalls vorausgesetzt werden. Berichten die von mir betreuten MS-Patienten über eine Verschlechterung ihrer Gehfähigkeit bzw. einer Verringerung ihrer Gehstrecke, assoziieren sie dies meist mit einer weiteren Progredienz ihrer MS. Dass dem in vielen Fällen nicht so ist, sondern an biomechanischen Ursachen liegt, kann ich regelmäßig feststellen. Eine Veränderung des Trainings und die Motivation, durchzuhalten, hat schon die eine oder andere „Wunderheilung" bewirkt.

## 12.4.2 Inspektion

Die Inspektion des Patienten kann Ihnen helfen, den richtigen Weg zu einer zielführenden Therapie zu finden. Erhärtet sich ein Verdacht aus der Anamnese? Liefert die Inspektion evtl. neue und unerwartete Informationen? Auf die folgenden Details sollten Sie achten.

### HNO-Bereich

Achten Sie auf Rötungen am Waldeyer-Rachenring (Lymphangitis als Zeichen einer chronischen Entzündung im HNO-Bereich), den Zustand der Rachenmandeln (z. B. vergrößert, zerklüftet, Mandelsteine), eine Schleim- oder Eiterstraße an der hinteren Rachenwand (Hinweis auf chronisch-entzündliche Prozesse an den Nasennebenhöhlen) und auf Lymphknotenschwellungen am äußeren Hals. Sie alle können Hinweis auf einen lokalen Herd (z. B. eine chronische Tonsillitis (S. 199)) oder eine systemische Belastung der Halslymphe sein (z. B. bei einer chronischen Infektion mit EBV (S. 178)). Beide haben u. U. auch eine Auswirkung auf die vom Patienten beklagte Autoimmunerkrankung.

### Zähne

Falls der Patient Amalgamfüllungen hat, sollte daran gedacht werden, nach einer Quecksilberbelastung (S. 130) zu suchen (Quecksilber im Stuhl und im Vollblut, Quecksilber-Abriebtest). Eine solche, auch wenn sie nur marginal ist, sollte ernst genommen werden, denn sie belastet den Patienten 24 Stunden am Tag, 7 Tage in der Woche. Quecksilber kann sich auf vielen Wegen negativ auf autoimmune Prozesse auswirken, nicht nur wegen seiner Langzeittoxizität.

Werden feste Spangen oder Brackets getragen? Diese können Auswirkungen sowohl auf die Mechanik der Schädelknochen als auch auf die Biomechanik der Wirbelsäule haben.

### Kiefermechanik

Kann der Kiefer ordnungsgemäß geöffnet und geschlossen werden? Kann der Mund weit genug geöffnet werden? Wie ist der Zustand der Kiefermuskulatur, speziell von Biventermuskulatur, M. masseter und M. temporalis? Bei Druckdolenzen und Hartspann sollten Sie hellhörig werden und weitere Anzeichen für einen Bruxismus (nächtliches Zähneknirschen bzw. -pressen) suchen, z. B. eine schmerzhafte und verkürzte Skalenusmuskulatur.

### Abdomen und Zwerchfell

Ist das Abdomen gebläht? Blähbäuche fallen v. a. dadurch auf, dass sie auch beim Hinlegen weiterhin sichtbar sind. Dieses Phänomen sehen Sie nur bei Schwangeren und bei geblähten Patienten. Ist der gesamte Darm aufgebläht, also sowohl der Dick- als auch der Dünndarm? Besteht gleichzeitig ein Zwerchfellhochstand? Das ist ein wichtiger Punkt, denn ein Blähbauch könnte auch rein zufällig alimentär bedingt auftreten, z. B. nach einer großen Portion blähender Speisen. Das Zwerchfell aber ist ein derber und widerstandsfähiger Muskel, der sich nicht so einfach von einem singulären Ereignis nach kranial bewegen lässt. Steht das Zwerchfell zu weit nach oben, bestehen die Ursachen dafür seit längerer Zeit. Auch eine flache Atmung kann dazu führen, dass sich über Jahre die Position des Zwerchfells verändert.

Gründe für einen geblähten Bauch mit oder ohne Zwerchfellhochstand sind v. a.

- Nahrungsmittelallergien (Typ I, Typ III)
- Nahrungsmittelunverträglichkeiten (Kohlenhydrate, FODMAP, Gluten, Lektine)
- ungenügende Verdauungsleistung
- Histaminintoleranz
- Entzündungen

### Narben

Operations- und traumatisch bedingte Narben sind immer auch mögliche Störfelder. Sie bestehen aus unflexiblem Bindegewebe und können einerseits lokal zu Irritationen führen, andererseits aber auch Fernwirkungen zeigen. Letzteres kann sowohl über Meridiane als auch über fasziale Verbindungen oder Muskelketten vermittelt werden.

Man kann Narben auf unterschiedliche Weise entstören, z. B.

- Unterspritzung i. c. mit Procain
- Baunscheidtieren der Narbe im Verlauf
- osteopathische Behandlung der Narbe und der darunterliegenden Gewebe

## 12.4.3 Palpation, Perkussion, Auskultation

Die körperliche Untersuchung ergänzt die Inspektion ganz wesentlich, weil dabei weitere wertvolle Informationen gesammelt werden können. Wichtig ist auch hier der innere Reset: Gibt es für die vom Patienten beschriebenen Beschwerden auch eine andere Erklärung als die autoimmune Grunderkrankung? Bleiben Sie neugierig und erwarten Sie durchaus auch das Unerwartete.

### Atlas

Atlasdysfunktionen können sich vielfältig auswirken, z. B. indem sie Schwindel oder Ohrgeräusche (Tinnitus) verursachen, aber auch für manchen „Nebel im Gehirn“ (Brain Fog) kann dies eine Ursache sein. Einer meiner Patienten berichtete nach einer Atlasbehandlung, dass er das Gefühl habe, dass jemand wieder das Licht in seinem Kopf eingeschaltet habe. Bei MS-Patienten mit Gangstörungen kann sich eine Atlasblockade ungünstig auf das Gleichgewicht und die Gangsicherheit auswirken.

### Wirbelsäule

Je nach Art der Autoimmunerkrankung gibt es verschiedene Schnittstellen. Die Wirbelsäule ist segmental verschaltet, d. h. in jedem Segment befinden sich afferente und efferente Nervenfasern, die für den Informationsaustausch zwischen ZNS, Organen, Muskeln und Haut verantwortlich sind. Über die Testung der Head-Zonen kann man feststellen, ob es hier Irritationen gibt. Eine einfache Technik dafür ist die „tanzende Nadel“, bei der man eine Injektionsnadel (vorzugsweise Gr. 1) mit ganz lockerer Handhaltung sanft über den

Rücken „tanzen“ lässt und auf hyperalgetische Bereiche achtet. Wirbelblockaden können sich ebenfalls irritierend auf segmental zugeordnete Organe auswirken, und Schäden z. B. an den Bandscheiben können sogar ganz massive Beschwerden verursachen.

### Fallbeispiele

**Fallbeispiel 1**

Eine 42-jährige Patientin leidet an einem Morbus Raynaud, bei dem es bei Kälte zu einer Durchblutungsstörung der Finger kommt. Diese werden dann entweder blass und wächsern (Madonnenfinger) oder verfärben sich, wenn der lokale Sauerstoffgehalt zu sehr absinkt, bläulich-livide. Gleichzeitig hat sie ein chronisches HWS-Syndrom, in der Praxis wird außerdem ein ausgeprägter stressbedingter Bruxismus festgestellt.

Als erste Maßnahme werden mehrere osteopathische Behandlungen durchgeführt (u. a. von Kiefermuskulatur, HWS, zervikothorakalem Übergang, oberen Extremitäten, Leber), die jeweils mit Injektionen (Secale/Bleiglanz comp. s. c. im Nackenbereich) und Baunscheidtieren (Nacken, paravertebral HWS und obere BWS) kombiniert werden. Als orale Medikation erhält die Patientin L-Arginin in Form von Pascovasan® Pulver (morgens und abends je 1 Sachet mit 200–300 ml Wasser) und Spiraphan® Tropfen (3–4 × tgl. 20 Tr.). Dies führt zu einer deutlichen symptomatischen Besserung, obwohl sich an der Tatsache, dass eine Autoimmunerkrankung die eigentliche Ursache ist, nichts geändert hat. Offensichtlich hat die Kombination aus Wirbelsäulenbehandlung, neuromuskulärer Entspannung, verbesserter Kontrolle über die endotheliale Funktion (L-Arginin) sowie klinischer Homöopathie bzw. anthroposophischer Medizin dazu geführt, dass trotz Autoimmunität kein bzw. nur noch ein geringer Gefäßspasmus ausgelöst wird. Jedoch ist es sinnvoll, neben diesem rein symptomatischen Ansatz auch die autoimmune Komponente zu behandeln, damit es zu einem nachhaltigen Effekt kommt.

**Fallbeispiel 2**

Eine 50-jährige Patientin mit einer autoimmunen Polyneuropathie klagt über Parästhesien in den unteren Extremitäten. Auffällig dabei ist, dass sich diese deutlich bessern, sobald sie sich einige Zeit hingelegt hat. Das habe sie auch den zahlreichen Vorbehandlern erzählt, aber niemand sei darauf eingegangen. Dieser Effekt spricht dafür, dass es neben der autoimmunen Polyneuropathie zusätzlich einen symptomauslösenden Prozess in der unteren Lendenwirbelsäule gibt. Bei der osteopathischen Evaluation finden sich dafür auch verschiedene Hinweise. Daraufhin wird bei der Patientin ein MRT durchgeführt, in dem man eine Spinalkanalstenose bei L 4/L 5 und L 5/S 1 nachweisen kann.

## Beckenmechanik und Beckenboden

Hier gibt es immer dann Schnittstellen mit Symptomen von Autoimmunerkrankungen, wenn der Patient entweder schlecht laufen kann oder wenn Probleme im Bereich von Blase (Reizblase, imperativer Harndrang, Blasenlähmung) oder Anus (Stuhlinkontinenz) bestehen. Wichtig ist in diesem Fall, die untere LWS und die Beckenmechanik genau zu untersuchen, damit z. B. Bandscheibenprozesse als Kofaktor ausgeschlossen werden können. Außerdem ist der Zustand des Beckenbodens für die Therapie entscheidend.

Meine Erfahrung ist, dass bildgebende Verfahren, z. B. Ultraschall, nicht immer die diagnostische Ultima Ratio sind, wenn es um qualitative Aspekte wie die Spannung im Beckenboden geht. Zielführender ist der Beckengriff nach Viola M. Frymann, der am liegenden Patienten durchgeführt wird und eine genaue Aussage über den Spannungszustand des Beckenbodens erlaubt. Dazu wird am liegenden Patienten ein Bein aufgestellt und nach außen gebeugt. Die Hand des Therapeuten orientiert sich am inneren Teil des Oberschenkels und gleitet mit sanftem Druck über den inneren Teil des Os ischii in Richtung Beckenboden. Dann wird der Patient gebeten, beim Ausatmen den Beckenboden anzuspannen und die Finger des Therapeuten aus dem Becken herauszupressen. Sie werden bei einem pathologischen Befund entweder so gut wie gar nichts spüren (Beckenbodenschwäche) oder aber der Beckenboden ist sehr fest, es kann sogar sein, dass die Untersuchung schmerzt (Beckenbodenspastik). Ebenso kann alleine aufgrund einer MS wenig oder keine Kontrolle über den Muskeltonus der Beckenbodenmuskulatur bestehen. Dennoch ist es bei einer Beckenbodenschwäche sinnvoll, regelmäßig ein gezieltes Training durchzuführen. Es besteht trotz MS die Möglichkeit, dass es hier zu Verbesserungen kommt, einerseits, weil die betroffene Muskulatur trainiert wird, andererseits wirkt sich das regelmäßige Abrufen dieser Funktion erfahrungsgemäß auch förderlich auf die Neuroplastizität aus. Patientinnen sollten keine Spirale tragen und die Blase sollte vorher entleert werden. Außerdem ist die Zeit der Menstruation ungünstig für diese Untersuchung.

Bei Beckenbodenspastik sollte auch die Mundbodenmuskulatur in den Fokus genommen werden. Nicht selten finden sich dort hypertone Zonen, deren osteopathische Behandlung reflektorisch auch auf den Beckenboden krampflösend wirken kann. CBD-Öl 15 % Vollspektrum fand ich in vielen Fällen bei dieser Indikation sehr hilfreich. Neuraltherapie an der Michaelis-Raute und der Kundalini-Linie nach Peter Mandel mit Spascupreel® oder Baunscheidtieren an denselben Stellen (evtl. auch nacheinander oder im Wechsel) runden die osteopathische Behandlung gut ab. Denken Sie bei MS-Patientinnen mit Störungen des Beckenbodens immer auch an eine latente und unerkannte Blasenentzündung (Combur® 5 Urinteststreifen). Insgesamt lassen sich sowohl atonische als auch spastische Zustände des Beckenbodens in nicht wenigen Fällen zufriedenstellend behandeln, allerdings braucht es seitens der Patientin sehr viel Geduld und noch viel mehr Engagement, v. a. was die Bereitschaft zum ständigen Üben angeht.

Nicht selten wirkt auch ein stark geblähter Darm bis in das kleine Becken hinein irritierend auf die Blase (Druck von kranial nach kaudal), was im ungünstigsten Fall eine bereits bestehende Inkontinenz noch verstärkt.

### Fallbeispiel

Eine MS-Patientin klagte über eine Blaseninkontinenz, die sich im Rahmen ihrer Erkrankung eingestellt habe. Nicht selten ist der Beckenboden bei diesen Patientinnen schwach, was auch neurologisch bedingt sein kann. Der Beckenboden wird vom N. pudendus innerviert, der den Segmenten S 2–S 4 entspringt. Liegen Herde in der Wirbelsäule vor, ist meiner Erfahrung nach die Beckenbodenproblematik schlechter zu behandeln, als wenn diese ausschließlich im Kranium vorliegen. Bei dieser Patientin war der Beckenboden schwach und es bestanden ausschließlich kraniale Herde, weswegen folgende Therapie durchgeführt wurde.

Die Patientin erhielt eine Beckenbodenübung, die sie regelmäßig machen sollte. Das ist anfangs äußerst frustran, weil sich erst einmal einfach kein Fortschritt einstellen will. Wenn dieser Teil der Behandlung greift, dann sehr, sehr langsam, und er braucht von beiden Seiten, Patient und Behandler, wirklich jede Menge Geduld und Ausdauer. Parallel wurden verschiedene Maßnahmen eingeleitet, damit es zu einem Stopp der weiteren Krankheitsprogression und einer Reparatur von Myelin kommt, u. a. eine ketogene Ernährung, eine Behandlung mit supraphysiologischen Tagesdosen von Vitamin $D_3$ und mehrere Injektionen mit Methylcobalamin und 5MTHF. Zusätzlich wurde die Patientin alle 4 Wochen osteopathisch behandelt, u. a. der Darm und das kleine Becken, aber auch die Beckenmechanik (der Beckenboden ist mit dem knöchernen Becken verbunden) und das kraniosakrale System. Da bei der Patientin eine atonische Obstipation vorlag und sie auch über Koordinationsstörungen und Paresen der Beine klagte, erhielt sie homöopathisch Alumina (Tonerde) in der Potenz C 12 (2 × tgl. 5 Globuli). Alumina hat im Mittelbild eine deutliche atonische Obstipation, bei welcher der Stuhl manchmal sogar manuell aus dem Rektum entfernt werden muss, außerdem motorische Störungen, die sehr an eine MS erinnern.

Alle genannten Maßnahmen führten insgesamt zu einer symptomatischen Besserung und einer sehr deutlichen Verlangsamung der Progredienz.

# 12.5 Diagnostik: Basics

## 12.5.1 Ernährungsmodell

Anamnestisch sollte vorab geklärt werden, ob bereits bestimmte Ernährungsmodelle durchgeführt werden oder wurden, wie konsequent dies geschah und wie der Erfolg beurteilt wird. Führt der Patient bereits ein erfolgreiches Ernährungsmodell durch, unter dem es z. B. zu einer Schubreduzierung, einer Stabilisierung oder sogar zur Krankheitsverbesserung kam, sollte man dieses i. d. R. beibehalten. Eine Ausnahme ist, wenn es z. B. zu nachweisbaren Mangelzuständen kommt oder trotzdem weiterhin z. B. ein Leaky Gut mit einem erhöhten Zonulinwert (in Stuhl oder Blut) besteht. In diesem Fall sollte man das Ernährungsmodell entsprechend modifizieren, z. B. indem Mikronährstoffdefizite durch Nahrungsergänzungen ausgeglichen werden oder nach dem Grund für das Leaky Gut gesucht wird. Eventuell müssen nur wenige Lebensmittel aus dem an sich erfolgreichen Ernährungsprogramm ausgetauscht oder gestrichen werden. Dies kann z. B. mittels eines IgG-Nahrungsmitteltests (S. 280) oder des Coca-Tests (S. 282) eruiert werden.

Hat der Patient bisher kein erfolgreiches Ernährungsmodell gefunden, können Laboruntersuchungen hilfreich sein. Die in **Tab. 12.1** aufgeführten Parameter haben sich dabei gut bewährt. Bei einem pathologischen Befund kann die Ernährung modifiziert werden, z. B. Karenz von Typ-III-Allergenen, lektin- oder glutenfreie Ernährung. Finden sich keine labordiagnostischen Auffälligkeiten, lohnt es sich nach meiner Erfahrung, eine Blutgruppendiät nach D'Adamo ins Auge zu fassen.

**Tab. 12.1** Labortests bei nahrungsmittelbedingten Beschwerden.

| Parameter | Medium | Bedeutung |
|---|---|---|
| Zonulin | Stuhl oder Blut | • Leaky-Gut-Syndrom, meist aufgrund einer Nahrungsmittelallergie oder -unverträglichkeit<br>• Belastung mit Lektinen |
| PräScreen-IgG | Blut | • Typ-III-Allergie gegen Lebensmittel |
| EPX | Stuhl | • Typ-I-Allergie gegen Lebensmittel<br>• Histaminintoleranz<br>• Parasitose<br>• Entzündung |
| Calprotectin | Stuhl | • Entzündung<br>• Differenzialdiagnose bei erhöhtem EPX |
| Histamin | Stuhl | • Typ-I-Allergie<br>• Histaminintoleranz<br>• starke Besiedlung mit histaminbildenden Darmbakterien |
| Diamino-Oxidase (DAO) | Blut | • Histaminintoleranz |
| polyvalente fäkale Antikörper gegen Gliadin und Transglutaminase | Stuhl | • Glutenintoleranz |
| bakterielle Spaltungsfähigkeit Fruktose, Xylit, Sorbit | Stuhl | • Fruktoseintoleranz<br>• Kohlenhydratintoleranz<br>• eventuell SIBO |

### 12.5.2 Mikronährstoffdiagnostik

Eine wichtige Grundlage für eine umfassende Wiederherstellung der körpereigenen Autoregulation ist die möglichst optimale Versorgung mit Mikronährstoffen. Bei Patienten mit Autoimmunerkrankungen sind die wichtigsten nach meiner Erfahrung die in **Tab. 12.2** angegebenen.

Dazu folgende Anmerkungen:

- Bei der Kontrolle von **Vitamin D** ist es immer sinnvoll, wenigstens Kalzium und Albumin im Serum mitzubestimmen, damit eine eventuelle Hyperkalzämie ausgeschlossen werden kann.

**Tab. 12.2** Mikronährstoffdiagnostik.

| Mikronährstoff | Bedeutung | Diagnostik |
|---|---|---|
| Vitamin D | • grundlegende Regulation immunologischer Vorgänge | • Cholecalciferol im Serum<br>• Calcitriol im Serum<br>• Parathormon<br>• Kalzium im Serum |
| Vitamin A | • Integrität der Schleimhäute<br>• Differenzierung von Zellen und Geweben | • Vitamin A im Serum (ideal: 400–700 µg Retinol/l) |
| Vitamin $B_{12}$ | • Kontrolle über nitrosativen Stress<br>• Reparatur von Schleimhäuten<br>• Reparatur von Myelin bei MS | • Vitamin $B_{12}$ im Serum<br>• Holo-TC im Serum<br>• Methylmalonsäure im Serum |
| Vitamin $B_2$ | • Vitamin-D-Stoffwechsel<br>• wichtig für die Energieproduktion in Mitochondrien | • aktives Vitamin $B_2$ im EDTA-Blut |
| Vitamin $B_6$ | • zusammen mit Zink an der Bildung zahlreicher Neurotransmitter beteiligt | • aktives Vitamin $B_6$ im EDTA-Blut |
| Folsäure | • ergänzt Vitamin $B_{12}$ in seiner Wirkung<br>• Reparatur von Schleimhäuten | • Folsäure in Erythrozyten |
| Vitamin C | • ubiquitär wirksames Antioxidans in der wässrigen Phase | • Vitamin C im Serum<br>• antioxidative Kapazität im Serum |
| Vitamin E | • ubiquitär wirksames Antioxidans in der fettigen Phase | • Vitamin E im Serum<br>• Lipidperoxide im Serum |
| Magnesium | • wichtigstes Mengenelement in Mitochondrien<br>• Vitamin-D-Stoffwechsel<br>• essenziell für sehr viele Enzymfunktionen im Körper | • Magnesium im Vollblut |
| Selen | • essenziell für die Bildung von Glutathion | • Selen im Vollblut |
| Zink | • essenziell für zahlreiche Enzymfunktionen im Körper<br>• Bildung von SOD<br>• zusammen mit Vitamin $B_6$ an der Bildung zahlreicher Neurotransmitter beteiligt<br>• Wirkung von Vitamin $D_3$ am VDR | • Zink im Vollblut |
| Kupfer | • Bildung von SOD | • Kupfer im Vollblut |
| Mangan | • Bildung von SOD | • Mangan im Vollblut |
| Eisen | • Bildung von Katalasen | • Eisen im Vollblut<br>• Ferritin und Transferrin im Serum |

▶ **Tab. 12.2** Fortsetzung.

| Mikronährstoff | Bedeutung | Diagnostik |
|---|---|---|
| Omega-3-Fettsäuren | • Immunregulation über die Bildung von Serie-III-Prostaglandinen (antiinflammatorische Wirkung)<br>• Reparatur, v. a. im ZNS (DHA)<br>• Gegenspieler der Arachidonsäure | • Omega-3-Status im Serum<br>• Lipidperoxide |
| Koenzym Q 10 | • wichtiges Antioxidans in der fettigen Phase<br>• Elektronentransport in den Mitochondrien | • cholesterinkorrigiertes Q 10 im Vollblut |

Die zusätzliche Bestimmung von Parathormon ist v. a. dann sinnvoll, wenn der Patient vorher noch nie Vitamin D eingenommen hat (zur Abklärung eines Hyperparathyreoidismus), und obligatorisch bei einer Behandlung mit supraphysiologischen Tagesdosen von Vitamin $D_3$.

- Die Bestimmung von **Vitamin $B_{12}$** im Serum ist die gröbste Annäherung an die Frage, ob der Patient wirklich ausreichend mit diesem Vitamin versorgt ist. Bei einem Mangel handelt es sich um einen absoluten Mangel. Holo-TC (Holo-Transcobalamin) ist eine Methode, um das aktive Vitamin $B_{12}$ im Körper zu bestimmen. Es ist möglich, dass das Vitamin $B_{12}$ im Serum normal ist, aber nicht ausreichend Holo-TC vorliegt, also nicht genügend Vitamin $B_{12}$ in seiner bioaktiven Form. In diesem Fall kann es sinnvoll sein, aktive Folsäure (5MTHF, Metafolin) einzunehmen oder zu injizieren, um Methylgruppen für die Aktivierung bzw. Regeneration von Methylcobalamin zur Verfügung zu stellen. Methylmalonsäure ist ein Stoffwechselmetabolit aus dem Citratzyklus und entsteht, wenn bei der Umwandlung von Methlymalonyl-CoA zu Succinyl-CoA nicht ausreichend aktives Vitamin $B_{12}$ zur Verfügung steht. Mit der Bestimmung der Methylmalonsäure haben Sie also eine qualitative Aussage über die Versorgung mit aktivem Vitamin $B_{12}$, während Holo-TC eine quantitative Einschätzung erlaubt.

**! Vorsicht**

Man kann häufig im Internet lesen, dass man bei 90 % der Menschen mit einem nachgewiesenen Mangel an Vitamin $B_{12}$ [Anmerkung des Autors: gemeint ist ein zu niedriges Vitamin $B_{12}$ im Serum] auch einen Anstieg der Methylmalonsäure nachweisen kann. Allerdings finde man bei älteren Menschen häufig einen Anstieg der Methylmalonsäure, ohne dass ein nachgewiesener Mangel an Vitamin $B_{12}$ [gemeint ist die Untersuchung von Vitamin $B_{12}$ im Serum] vorliege. Daraus wird dann rückgeschlossen, dass die Methylmalonsäure kein wirklich geeigneter Parameter sei, um einen Mangel an Vitamin $B_{12}$ festzustellen. Dazu muss gesagt werden, dass es auch genau andersherum sein kann: Gerade bei älteren Menschen, die oft sehr sensibel auf einen Mangel von Vitamin $B_{12}$ reagieren, kann laborchemisch noch ein ausreichender Serumspiegel vorliegen, der aber anscheinend nicht mehr ausreicht, um alle Zellen adäquat mit Vitamin $B_{12}$ zu versorgen. Deswegen steigt dann die Methylmalonsäure an. Dasselbe gilt meiner Erfahrung nach für Patienten mit Autoimmunerkrankungen, speziell MS, denn diese haben u. a. aufgrund der Belastung mit nitrosativem Stress nicht selten einen mehr oder weniger chronischen Mehrbedarf an Vitamin $B_{12}$. Denken Sie bei den folgenden Symptomen daher immer an einen Vitamin-$B_{12}$-Mangel, auch wenn der Serumspiegel im Normbereich liegt:

- Schwindel
- kognitive Störungen wie Vergesslichkeit
- Sehstörungen
- Parästhesien
- Gangstörungen
- Glossitis
- Muskelschwäche

- Die Bestimmung von **Folsäure** im Erythrozyten, d. h. im Vollblut, scheint die genauere Methode zu sein, um die Folsäureversorgung im Körper erkennen zu können.
- Persönlich untersuche ich **Vitamin C** im Labor so gut wie nie. Stattdessen substituiere ich es, sofern indiziert. Ist die antioxidative Kapazität zu niedrig, ist das nach meiner Erfahrung immer eine Indikation, Vitamin C als wichtigstes Antioxidans der wässrigen Phase einzusetzen, gerne auch in Kombination mit Polyphenolen z. B. aus Traubenkernen (OPC), Heidelbeeren, Weintrauben (Resveratrol), Meerkiefer (Pycnogenol) oder Flavonoiden wie Citrusbioflavonoiden und Quercetin.
- **Vitamin E** besteht in der Natur aus verschiedenen Tocopherolen und Tocotrienolen. Deswegen ist es in der Tat schwierig, labordiagnostisch eine genaue Aussage zu treffen, welches Vitamin E untersucht wurde, wenn der Parameter „Vitamin E im Serum" angegeben wird. Sind die Lipidperoxide erhöht, ist das nach meiner Erfahrung immer eine Indikation dafür, die Zufuhr lipophiler Antioxidanzien zu erhöhen, allen voran natürliches Vitamin E, z. B. Vitamin E 1000 IU Mixed Tocopherols, oder Koenzym Q 10, z. B. Sanomit® Liquidum.
- **Omega-3-Fettsäuren** sind als Vorstufe der Serie-III-Prostaglandine wichtig, da diese antiinflammatorische Wirkungen haben.
- Folgende **Fettsäuren** und deren Derivate haben Einfluss auf inflammatorische Prozesse:
  - **Arachidonsäure**: Diese Omega-6-Fettsäure ist die Vorstufe proinflammatorischer Serie-II-Prostaglandine.
  - **Transfettsäuren**: Sie stammen aus der Verarbeitung von Fetten, z. B. bei der Härtung oder aus dem Hocherhitzen, und haben eine starke proinflammatorische Wirkung.
  - **Lipidperoxide**: Dies sind Metabolite, die aus der Oxidation von Fetten durch ROS entstehen. Diese können z. B. aus der Phospholipidmembran von Zellen stammen, aber auch aus der Oxidation ungesättigter Fettsäuren. Je höher das Ergebnis ist, also je mehr Lipidperoxide nachweisbar sind, desto größer sind oxidative Schäden im Körper, z. B. im Rahmen von Inflammationsprozessen. Außerdem kann es sein, dass ein Teil der oxidationsfreudigen Omega-3-Fettsäuren oxidieren und damit unbrauchbar werden, bevor sie in der Zelle zum Einsatz kommen.
  - **α-Linolensäure** (ALA): Sie ist die Vorstufe aller Omega-3-Fettsäuren und wird durch die δ-Desaturasen bzw. -Elongasen in EPA und DHA umgebaut. Die Fettsäuesysnthese kann aber limitiert sein: Einerseits durch Mikronährstoffmängel (z. B. Zink, B-Vitamine), andererseits durch Gen-Polymorphismen (Single Nucleotid Polymorphism, Einzelnukleotidpolymorphismen).
  - **Eicosapentaensäure** (EPA): Sie ist die Vorstufe der antiinflammatorischen Serie-III-Prostaglandine und kann bis zu einem gewissen Maß zu DHA konvertieren, allerdings ist die Retrokonversion von DHA in EPA nicht möglich.
  - **Docosahexaensäure** (DHA): Sie wirkt u. a. auf die Fluidität der Hirnmembranen und zeigt im ZNS Reparatureffekte, was man sich z. B. bei MS therapeutisch zu Nutze machen kann. DHA kann zwar nicht zu EPA retrokonvertieren, trotzdem führt eine vermehrte Zufuhr von DHA zu einem Anstieg von EPA. Dies scheint auf eine durch DHA induzierte Akkumulation von EPA im Plasma und einen durch hohe DHA-Zufuhr ausgelösten verlangsamten Metabolismus von EPA zurückzuführen zu sein.

### 12.5.3 Vollblutanalyse

Die Verteilung von Mikronährstoffen im Körper ist sehr unterschiedlich, z. B. haben manche Organe eine besondere Affinität zu einem oder mehreren Vitaminen oder Mineralien. Darüber hinaus befinden sich einige dieser Substanzen bevorzugt außerhalb der Zellen, z. B. Kalzium und Natrium, während andere wiederum hauptsächlich intrazellulär vorkommen, z. B. viele Spurenelemente wie Eisen oder Selen.

Bei einer **Untersuchung im Serum** wird das dem Patienten entnommene venöse Blut nach einer Standzeit zentrifugiert. Dabei werden die

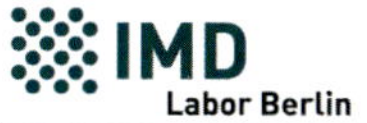


**Ärztlicher Befundbericht**

**Mineralstoffanalyse im Vollblut - großes Profil (ICP-MS)**
Die Analyse erfolgte im lysierten Heparin-Vollblut zur Beurteilung der intra- und extrazellulär lokalisierten Spurenelemente.

| Analyt | Ergebnis | | Referenzbereich |
|---|---|---|---|
| Magnesium | **35,5** | mg/l | 30 - 40 |
| Selen | 65,5 | µg/l | 85 - 147 |
| Zink | **4,5** | mg/l | 4,5 - 7,5 |
| Calcium | 49 | mg/l | 55 - 70 |
| Kalium | 1342 | mg/l | 1386 - 1950 |
| Phosphor | **463** | mg/l | 403 - 577 |
| Chrom | **0,41** | µg/l | 0,14 - 0,52 |
| Kupfer | **0,75** | mg/l | 0,70 - 1,39 |
| Mangan | **14,2** | µg/l | 8,3 - 15,0 |
| Molybdän | **0,5** | µg/l | 0,3 - 1,3 |
| **Wechselwirkungen mit toxischen Metallen:** | | | |
| Blei | 48,6 | µg/l | < 28 |
| Cadmium | 2,8 | µg/l | < 0,6 |
| Nickel | **1,7** | µg/l | < 3,8 |
| Quecksilber | **0,2** | µg/l | < 1,0 |

**Bewertung:**
Hinweis auf eine Unterversorgung mit Selen, Calcium und Kalium.

Mit Hinblick auf die erhöhten Blei- und Cadmiumwerte beachten Sie bitte, dass Blei den Mineralstoff Calcium aus seinen Bindungen an Calciumkanäle und -rezeptoren verdrängen kann. Ein ähnlicher Mechanismus ist für Cadmium und Zink bekannt. Daher sind bei Blei- und Cadmiumbelastung Calcium- und Zinkspiegel im oberen Normbereich anzustreben.

Aufgrund des unauffälligen Nickels ist keine Verdrängung von Magnesium aus seinen Bindungsstellen zu erwarten. Ferner kein Hinweis auf eine Hemmung des Selens durch Quecksilber.

**Abb. 12.3** Musterbefund einer Vollblutanalyse. (Quelle: IMD Institut für Medizinische Diagnostik Berlin-Potsdam GbR)

flüssigen von den festen Blutbestandteilen getrennt. Die festen Bestandteile werden verworfen und damit auch die intrazellulär vorkommenden Mikronährstoffe. Diese gehen damit nicht in das Untersuchungsergebnis ein. Eisen befindet sich zu 90 % intrazellulär, trotzdem wird es im Serum untersucht. Sieht man dort einen niedrigen Spiegel und macht daran einen Eisenmangel fest, wird diese Diagnose nur aus 10 % des im Körper verfügbaren Eisens gestellt. Deswegen zieht man bei der Diagnose „Eisenmangel" i. d. R. auch noch weitere Parameter hinzu: Ferritin und Transferrin zur Beurteilung des Eisenspeichers sowie Erythrozyten, Hämoglobin und Hämatokrit, um eventuelle Auswirkungen eines Eisenmangels auf die Erythrozyten beurteilen zu können. Man könnte nun argumentieren: Wenn sich kein Eisen mehr im Serum befindet, ist auch keines mehr in der Zelle vorhanden.

Aber wie ist es, wenn sich noch Mikronährstoffe wie Eisen, Zink, Selen oder Magnesium im Serum befinden – liegt in diesem Fall dann tatsächlich eine ausreichende Versorgung vor? Um dies genauer untersuchen zu können, nutzt man die so genannte **Vollblutanalyse** (**Abb. 12.3**). Dabei werden die flüssigen nicht von den festen Blutbestandteilen getrennt. Vielmehr wird das ungerinnbar gemachte Blut im Labor auf seinen Gehalt an intrazellulären Mikronährstoffen untersucht. Als diese Methode in Deutschland bekannt wurde, habe ich häufig Serum- und Vollblutergebnisse miteinander verglichen. Nicht selten sah ich, dass z. B. Magnesium im Serum im Normbereich lag, mein Patient aber über typische Magnesiummangelsymptome wie Wadenkrämpfe klagte. In der Vollblutuntersuchung allerdings zeigte sich ein intrazellulärer Magnesiummangel und nach einer entsprechenden Behandlung verschwanden die Krämpfe. Dass sich das Ergebnis zwischen Serum- und Vollblutuntersuchung zum Teil deutlich unterscheidet und es oft genau dieser Unterschied ist, der über den Erfolg einer Mikronährstoffsubstitution entscheidet, konnte ich immer wieder feststellen. Eine Weiterentwicklung der Vollblutanalyse ist die **Hämatokrit-Korrelation**. Dabei wird die in der Vollblutprobe gefundene Menge eines Mikronährstoffs rechnerisch in Relation zum Hämatokritwert gesetzt, also zum korpuskularen Anteil der jeweiligen Blutprobe. Dadurch gewinnt die Diagnose noch etwas mehr Aussagekraft.

### Merke

Bei der Vollblutanalyse erhält man immer ein aktuelles Bild über die intrazelluläre Versorgungssituation mit essenziellen Mikronährstoffen bzw. die Belastung mit toxischen Metallen.

Bei dem Musterbefund von **Abb. 12.3** fällt zunächst der **intrazelluläre Mangel** an **Selen** auf. Selen ist, neben der Aminosäure Cystein, für die Bildung von Glutathion essenziell und es ist anzunehmen, dass dieser Mangel die Glutathionsynthese limitiert. Da auch das intrazelluläre **Zink** und das **Kupfer** an der Untergrenze liegen, dürfte auch die Cu/Zn-SOD in ihrer Aktivität eingeschränkt sein, ebenso die Bildung von Metallothioneinen (S. 144). Beides ist ein deutlicher Hinweis darauf, dass der Körper Schwierigkeiten hat, freie Radikale (ROS) unter Kontrolle zu bringen. Da sowohl die Bildung von Glutathion als auch die von Metallthioneinen auf Cystein angewiesen ist, sollten Sie bei der Substitution von Zink, Kupfer und Selen zusätzlich an N-Acetylcystein (NAC) denken.

Ein **Kalziummangel** findet sich im Rahmen einer typischen „Western Diet“ mit Milch und Milchprodukten eher selten. Meiner Erfahrung nach ist ein Kalziummangel meist die Folge eines Vitamin-D-Mangels. In diesem Befund sieht man zusätzlich eine deutliche Bleibelastung – Blei ist ein Gegenspieler von Kalzium und lagert sich statt diesem im Knochen ein.

Für den **intrazellulären Kaliummangel** kommen verschiedene Ursachen in Frage. Deswegen kontrolliere ich Kalium fast immer im Vollblut und im Serum, befrage den Patienten nach typischen Symptomen eines Kaliummangels wie Müdigkeit, Muskelschwäche, Verstopfung (übrigens auch alles Symptome, die auch bei einer MS auftreten können) und substituiere dann entsprechend.

Der intrazelluläre **Manganspiegel** liegt an der Obergrenze, es macht bei diesem Patienten also keinen Sinn, Mangan zu substituieren (z. B. für die Mn-SOD).

Die moderate **Belastung mit Cadmium** ist typisch bei Rauchern (raucht der Patient?) und kann u. a. zu einer Nephropathie mit tubulärer Proteinurie führen, was sowohl bei einem SLE als auch bei einer geplanten Hochdosisbehandlung mit Vitamin D keine gute Ausgangssituation ist. Einige Pflanzen nehmen Cadmium bei einem niedrigen Boden-pH sehr effizient auf, z. B. Kartoffeln, Spinat, Leinsamen, Sellerie, Weizen und Wildpilze. Eine **Bleibelastung** kann die verschiedensten Ursachen haben, allein eine Milliarde Tonnen Blei gelangen jedes Jahr aus der Natur und aus Emissionen in die Atmosphäre. In jedem Fall sollte dieser Befund einen dazu veranlassen, die vom Patienten beklagten Symptome mit den chronischen Vergiftungsbildern der als erhöht gefundenen Metalle zu vergleichen. Die Vollblutanalytik kann allerdings nicht die Belastung der Gewebedepots des Patienten zeigen. Wenn die Metallbelastung dieses Befunds aber mehr oder weniger regelmäßig ist, ist davon auszugehen, dass sich diese Metalle auch in den Geweben befinden.

### Erschwerte Blutentnahme

Wenn die Blutentnahme erschwert ist, z. B. durch kaum sicht- und tastbare Venen, gibt es die Möglichkeit, für verschiedene Parameter der Vollblutanalytik, der klinischen Chemie und einiger Vitamine Blut mittels des CapiSave® Systems zu gewinnen. Denn für eine ganze Reihe an Untersuchungen werden nur 300 µg Kapillarblut bzw. venöses Blut benötigt.

### 12.5.4 Einnahme hoher Dosen Biotin

Werden sehr **hohe Dosen Biotin** eingenommen (z. B. bei der Behandlung einer chronisch-progredienten MS (S. 528)), können verschiedene Laborwerte beeinflusst werden:

- Schilddrüsenantikörper TPO, TAK und TRAK
- Hormone Kortisol, DHEAS, FSH, TSH, $fT_3$, $fT_4$, LH, Östradiol, Progesteron, Prolaktin, SHBG und Testosteron
- PSA (PSA gesamt und freies PSA)
- histaminbindendes Enzym Diaminooxidase (DAO)
- Vitamin $B_{12}$ und Folsäure (Folsäure im Erythrozyten)

Wenn diese Parameter untersucht werden, sollte der Patient, sofern Biotindosen > 5 mg eingenommen werden, dieses einige Tage vor der Blutentnahme absetzen, damit keine Interferenzen mit den im Labor verwendeten Testsystemen entstehen.

## 12.6 Diagnostik: weiterführende Untersuchungen

### 12.6.1 Erkennen von Hintergründen und Zusammenhängen

Die Basics (S. 345) gehören meiner Meinung nach als Teil einer Grunduntersuchung bei Patienten, die an Autoimmunopathien leiden, dazu. Die Mindestanforderungen, um überhaupt auf eine Autoimmunerkrankung positiv einwirken zu können und eine Basis für weitere naturheilkundliche Behandlungen zu schaffen, sind ein für den Patienten passendes Ernährungsmodell und eine optimale Versorgung wenigstens mit den für Autoimmunopathien wichtigen Mikronährstoffen. Bereits diese beiden Punkte können für den einzelnen Patienten und sein weiteres Schicksal schon einen ganz erheblichen Unterschied machen und die weitere Krankheitsentwicklung positiv beeinflussen.

Möglicherweise haben Sie im Rahmen der Anamnese, der körperlichen Untersuchung oder der ersten Labortests bereits Hinweise erhalten, mit denen Sie weitere diagnostische oder therapeutische Schritte einleiten können. Zu diesen gehören:

- Abklärung einer latenten viralen Infektion
- Suche nach chronischen Entzündungsherden
- Identifikation toxischer Umweltbelastungen
- Hormonanalytik, z. B. Nebenniere oder Geschlechtshormone

### 12.6.2 Abklärung einer latenten viralen Infektion

In folgenden Fällen sollten Sie an eine latente virale Infektion denken:

- Gehen akute Krankheitsschübe mit Lymphknotenschwellungen, Infektanfälligkeit oder Müdigkeit einher? Klagt der Patient auch außerhalb von Schüben über diese Symptome sowie Halsschmerzen oder subfebrile Temperaturen?
- Treten im Rahmen der Autoimmunopathie bei Krankheitsverschlechterungen oder -schüben Herpesinfektionen auf?
- Gibt es partout keinen „roten Faden", um auslösende Momente bei Krankheitsschüben zu erkennen? Häufig sind Hitze, Stress, Infekte oder hormonelle Umstellungen schubauslösend. Bei manchen Patienten sieht man aber keine erkennbare Ursache.
- Befinden sich im Differenzialblutbild die Leukozyten häufig im oberen Normdrittel oder sieht man eine Monozytose, die nicht aus dem aktuellen Kontext heraus erklärbar ist und im Befundverlauf (S. 179) phasenweise immer wieder auftritt?

Zur Abklärung hat sich in meiner Praxis dafür der **LTT** bewährt. Er zeigt die Intensität der immunologischen Auseinandersetzung mit Erregern, in diesem Fall mit **Viren der Herpesfamilie** (**Abb. 12.4**). Da die Durchseuchung in der Bevölkerung sehr hoch ist, bietet dieser Test gegenüber dem herkömmlichen ELISA-Test einen weiteren Vorteil: Man sieht nicht nur, ob es einmal zu einer

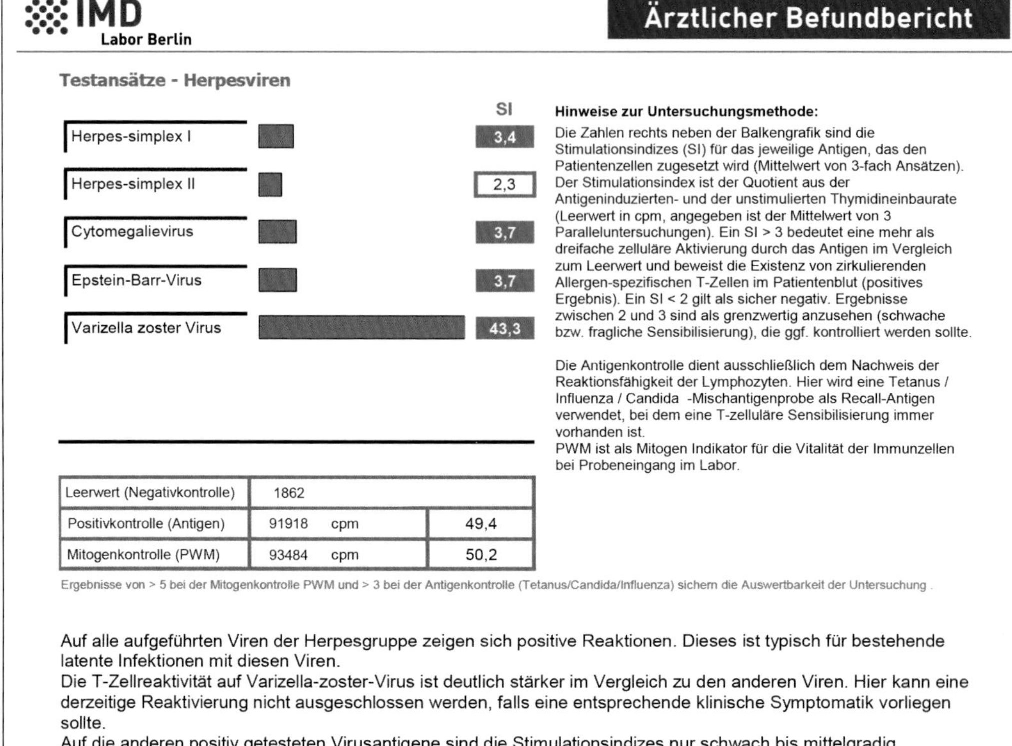

IMD Labor Berlin

**Ärztlicher Befundbericht**

**Testansätze - Herpesviren**

| Antigen | SI |
|---|---|
| Herpes-simplex I | 3,4 |
| Herpes-simplex II | 2,3 |
| Cytomegalievirus | 3,7 |
| Epstein-Barr-Virus | 3,7 |
| Varizella zoster Virus | 43,3 |

**Hinweise zur Untersuchungsmethode:**

Die Zahlen rechts neben der Balkengrafik sind die Stimulationsindizes (SI) für das jeweilige Antigen, das den Patientenzellen zugesetzt wird (Mittelwert von 3-fach Ansätzen). Der Stimulationsindex ist der Quotient aus der Antigeninduzierten- und der unstimulierten Thymidineinbaurate (Leerwert in cpm, angegeben ist der Mittelwert von 3 Parallelusuntersuchungen). Ein SI > 3 bedeutet eine mehr als dreifache zelluläre Aktivierung durch das Antigen im Vergleich zum Leerwert und beweist die Existenz von zirkulierenden Allergen-spezifischen T-Zellen im Patientenblut (positives Ergebnis). Ein SI < 2 gilt als sicher negativ. Ergebnisse zwischen 2 und 3 sind als grenzwertig anzusehen (schwache bzw. fragliche Sensibilisierung), die ggf. kontrolliert werden sollte.

Die Antigenkontrolle dient ausschließlich dem Nachweis der Reaktionsfähigkeit der Lymphozyten. Hier wird eine Tetanus / Influenza / Candida -Mischantigenprobe als Recall-Antigen verwendet, bei dem eine T-zelluläre Sensibilisierung immer vorhanden ist.
PWM ist als Mitogen Indikator für die Vitalität der Immunzellen bei Probeneingang im Labor.

| | | |
|---|---|---|
| Leerwert (Negativkontrolle) | 1862 | |
| Positivkontrolle (Antigen) | 91918 cpm | 49,4 |
| Mitogenkontrolle (PWM) | 93484 cpm | 50,2 |

Ergebnisse von > 5 bei der Mitogenkontrolle PWM und > 3 bei der Antigenkontrolle (Tetanus/Candida/Influenza) sichern die Auswertbarkeit der Untersuchung .

Auf alle aufgeführten Viren der Herpesgruppe zeigen sich positive Reaktionen. Dieses ist typisch für bestehende latente Infektionen mit diesen Viren.
Die T-Zellreaktivität auf Varizella-zoster-Virus ist deutlich stärker im Vergleich zu den anderen Viren. Hier kann eine derzeitige Reaktivierung nicht ausgeschlossen werden, falls eine entsprechende klinische Symptomatik vorliegen sollte.
Auf die anderen positiv getesteten Virusantigene sind die Stimulationsindizes nur schwach bis mittelgradig ausgefallen. Dieses spricht gegen eine aktuelle Auseinandersetzung des Immunsystems mit diesen Viren (keine aktuelle Aktivität).

**Abb. 12.4** Musterbefund eines LTT Herpesviren. Es zeigt sich eine erhöhte lymphozytäre Aktivität gegen das Varizella-zoster-Virus. (Quelle: IMD Institut für Medizinische Diagnostik Berlin-Potsdam GbR)

Infektion gekommen ist, sondern auch, ob im Moment eine aktuelle Auseinandersetzung des adaptiven Immunsystems mit einem oder mehreren Viren der Herpesklasse besteht. Gerade Herpesviren haben in den letzten Jahren zunehmend an Bedeutung für die Pathogenese von Autoimmunopathien gewonnen.

### 12.6.3 Suche nach chronischen Entzündungsherden

Eine lokale chronische Entzündung kann sich ungünstig auf den Verlauf einer Autoimmunerkrankung auswirken, weil sie den dahinterliegenden Inflammationsprozess nicht zur Ruhe kommen lässt. Solche Herde gehören zu den häufigsten Heilungshindernissen, wobei nach meiner Erfahrung der Harnblase, den Zähnen und dem Zahnhalteapparat eine besondere Bedeutung zukommt. Wenn Folgendes zutrifft, ist es sinnvoll, über einen Labortest herauszufinden, ob in diesem Bereich chronische Entzündungen vorliegen:

- Schlägt bei dem Patienten keine Behandlung an?
- Ist die Autoimmunerkrankung trotz passender Ernährung und guter Mikronährstoffversorgung nach wie vor aktiv?
- Gibt es in der Vorgeschichte Zähne, bei denen eine Wurzelbehandlung durchgeführt wurde, oder operative Eingriffe im Kieferbereich?
- Klagt der Patient über mehr oder weniger spürbare Beschwerden an den Nasennebenhöhlen?

Der **Mercaptane/Thioether-Test** untersucht, ob das Immunsystem gegen typische Eiweißzerfallsprodukte in wurzelbehandelten Zähnen reagiert (**Abb. 6.8**). Wird z. B. die TH1-Schiene des Patienten von Eiweißzerfallsprodukten in den Zähnen immunologisch getriggert, bedeutet dies, dass es zu einem mehr oder weniger ständigen immunologischen Reiz derjenigen Abwehrzellen kommt, die auch eine Rolle bei vielen Autoimmunerkrankungen spielen.

Besteht bei einem Patienten, der an einer Autoimmunopathie leidet, der Verdacht auf einen chronisch-entzündlichen Prozess im Bereich Kieferknochen oder Nasennebenhöhlen, sollte dieser zuerst zahnärztlich und ggf. mittels bildgebender Diagnostik abgeklärt werden. Ein zusätzlich durchgeführter **RANTES-Test** (Regulated And Normal T-cell Expressed and Secreted) zeigt das vermehrte Vorhandensein dieses Chemokins, also eines biochemischen Botenstoffs, der im Körper von zytotoxischen T-Lymphozyten sowie neutrophilen und eosinophilen Granulozyten nach Aktivierung sezerniert wird. RANTES wird auch als CCL-5 bezeichnet (CC-Chemokine Ligand 5) und kann bei vielen Arten von lokalen und systemischen Entzündungen nachgewiesen werden, da zytotoxische T-Zellen, Neutrophile und Eosinophile bei diesen eine wichtige Rolle spielen. Ein positiver RANTES-Test ist in diesem Kontext daher lediglich ein Nachweis für einen Entzündungsprozess, an dem die genannten Immunzellen beteiligt sind. Ursache können daher auch die Autoimmunerkrankung selbst sein, eine latente virale Infektion oder theoretisch auch eine Tumorerkrankung. Insofern ist dieser Test nicht unbedingt die erste Wahl bei Patienten mit Autoimmunopathien, wenn es um die Detektion von Herden im Kieferbereich geht. Es gibt aber eine Möglichkeit, um diesen Test sicherer zu machen: Bei hartnäckigem Verdacht auf einen entzündlichen Prozess im Kieferknochen oder HNO-Bereich sollten zunächst TNF-α und CRP hochsensitiv untersucht werden. Liegen diese im Normbereich, aber RANTES ist erhöht, kann dies den Verdacht auf einen Herd erhärten. In jedem Fall sollte für die zahnärztliche Diagnostik bzw. Behandlung ein entsprechend ausgebildeter Zahnarzt hinzugezogen werden. Fällt der RANTES nach Sanierung des Herdes negativ aus, besteht zumindest eine gewisse Evidenz dafür, dass es einen Zusammenhang geben könnte. In jedem Fall aber bedeutet ein negativer RANTES, dass ein entzündlicher Reiz nicht (mehr) besteht – bei einer Autoimmunerkrankung eine gute Nachricht. Nun sollten Sie gemeinsam mit dem Patienten beobachten, ob sich dies in den kommenden Wochen oder Monaten auch auf die Symptomatik oder den Verlauf positiv auswirkt.

Eine **Blasenentzündung** verläuft normalerweise symptomatisch auffällig (Pollakisurie, Brennschmerz beim Wasserlassen, veränderter Uringeruch). Nach meiner Beobachtung finden sich bei weiblichen MS-Patienten symptomlose chronische Blasenentzündungen, weil diese auch aufgrund einer Einschränkung der sensiblen Nerven im Urogenitaltrakt weniger gut von den Patientinnen wahrgenommen werden. Mittlerweile gehört es in meiner Praxis zur Routine, bei MS-Patientinnen grundsätzlich den Urin mit Combur® Urinteststreifen zu untersuchen. Bei einer Blasenentzündung sollte die gründliche Ausheilung an den Anfang der Behandlung einer MS gestellt werden.

### 12.6.4 Identifikation toxischer Umweltbelastungen

Ergibt sich bei der Anamnese, der Befunderstellung oder im Behandlungsverlauf der Verdacht auf eine Belastung mit Umweltnoxen, sollte eine weitere Abklärung erfolgen:

- Hat oder hatte der Patient aufgrund seines Berufs, Wohnorts oder Hobbys möglicherweise regelmäßigen Kontakt mit Umweltnoxen?
- Spricht die Autoimmunerkrankung nicht gut auf eingeleitete Therapien an oder schreitet sie mehr oder weniger unbeeindruckt von diesen weiter voran?
- Gab es im Zusammenhang mit dem Auftreten der ersten Krankheitssymptome einen Kontakt mit Umweltgiften oder wurde vorher eine Impfung durchgeführt?

- Fühlt sich der Patient bei einer Toxinmobilisation (z. B. während des Fastens) besser oder schlechter?
- Gibt es hartnäckige Hautsymptome, die sich nicht auf die üblichen Behandlungen bessern? Die Haut wird in der Naturheilkunde auch als 3. Niere bezeichnet und vom Körper in manchen Fällen als Entgiftungsventil genutzt, was sich z. B. als chronisches Schwitzen oder Hautekzem zeigt.

Eine einfache Möglichkeit für ein Screening auf aktuelle Belastungen ist die Untersuchung des **Urins auf Porphyrine** (S. 135), mit der man indirekt eine mögliche Exposition mit verschiedenen Umweltgiften wie Arsen, Quecksilber, Blei, Hexachlorbenzol, Dioxin oder Polyvinylchlorid abklären kann.

Bei Verdacht auf die Exposition mit toxischen Metallen ist auch eine **Haar-Mineral-Analyse** (HMA) eine geeignete Nachweismethode. Der Vorteil ist, dass die HMA (S. 135) die Belastung während der letzten 3 Monate zeigt, während die Vollblutanalyse (S. 133) einen wesentlich kürzeren Zeithorizont von wenigen Tagen erfasst.

Generell sollte man bei der Abklärung unterscheiden, ob nach einer aktuell bestehenden Belastung gesucht wird oder einem Stoff, mit dem der Patient vor längerer Zeit Kontakt hatte, der aber derzeit nicht mehr besteht. Dabei lassen sich aktuelle Belastungen leichter abklären als solche, die bereits viele Jahre zurückliegen. Versuchen Sie, mit einer Umweltanamnese einzugrenzen, um welche Belastung es sich handeln könnte.

> **Fallbeispiel**
>
> Ein Patient mit einer autoimmunen Polyneuropathie lebt in einem Haus, das in den 1970er-Jahren gebaut wurde. In vielen Räumen gibt es noch Holzdecken aus dieser Zeit. Der Verdacht auf eine Belastung mit Holzschutzmitteln lag nahe. Durch eine Materialprobe aus der Holzdecke konnte in einem Umweltlabor Lindan nachgewiesen werden, das offensichtlich bis heute auf die Hausbewohner einwirkt.

Bei Verdacht auf eine bereits Jahre zuvor bestehende Belastung ist es manchmal schwierig, einen eindeutigen Labornachweis zu erhalten. Eine Ausnahme bilden toxische Metalle. Oft können durch einen **Chelattest** (S. 133) auch ältere Metalldepots aus den Geweben mobilisiert werden. Um abzuklären, ob sich das adaptive Immunsystem eventuell gegen eines oder mehrere toxische Metalle sensibilisiert hat, kann ggf. an einen Metall-LTT gedacht werden (**Abb. 12.5**).

Im Zweifelsfall ist es sinnvoll, **Entgiftungsmaßnahmen** durchzuführen, um herauszufinden, ob diese einen Einfluss auf die Erkrankung oder einzelne Symptome haben. Eine unspezifische Möglichkeit ist die folgende:

- über 4 Wochen, ideal im Frühjahr oder im Herbst, die tägliche Trinkmenge auf 2 l erhöhen, dabei vorzugsweise sehr mineralarmes Wasser trinken
- 16:8-Intervallfasten unter Weglassen des Abendessens
- 3 × wöchentlich bis täglich einen Einlauf, z. B. mit Kamillentee, machen
- falls körperlich möglich, 1–2 ×/Woche in die Sauna gehen (falls Hitze die Beschwerden verschlechtert, dann ist Sauna kontraindiziert), alternativ können andere hautausleitende Verfahren wie das Salzhemd oder das Baunscheidtverfahren angewandt werden
- vor dem Schlafengehen zur Toxinbindung über Nacht z. B. Froximun Toxaprevent MediPlus® (1 Sachet in 200 ml Wasser) oder Heilerde Ultra (1–2 TL) einnehmen

Wichtig ist in jedem Fall, dass sichergestellt wird, dass der Patient mit den Spurenelementen Eisen, Zink, Kupfer, Selen, Molybdän und Mangan gut versorgt ist, da aus diesen wichtige körpereigene Scavenger wie SOD, Katalasen und Glutathionperoxidasen gebildet werden. Zusätzlich sollte eine gute Versorgung mit Aminosäuren gewährleistet sein, weil der Körper schwefelhaltige Aminosäuren und Zink für die Bildung von Metallthioneinen benötigt. Eine einfache Möglichkeit dafür ist, z. B. Woscha® NAC Plus Kapseln (1–2 × tgl. 1 Kps. vor dem Essen) und zusätzlich Woscha® Mineralkomplex Kapseln (2 × tgl. 1 Kps. nach dem Essen) einzunehmen.

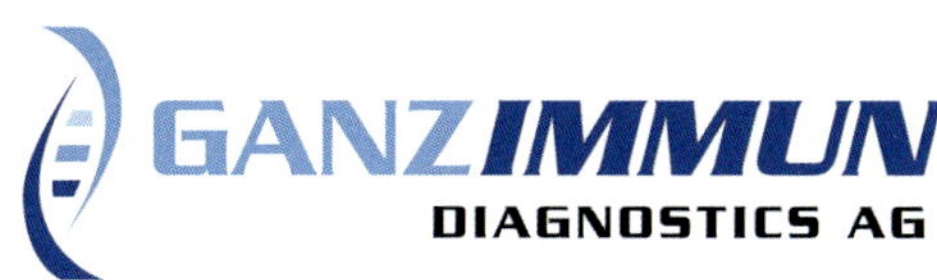

**Mustermann, Max**
geb. TT.MM.JJJJ m
Barcode 42517318
Labornummer 1910151953
Probenabnahme am 15.10.2019
Probeneingang am 15.10.2019 11:57
Ausgang am 15.10.2019

GANZIMMUN AG - Hans-Böckler-Straße 109 - 55128 Mainz

Praxis
Dr. med. Max Musterbefund
Facharzt für Allgemeinmedizin
Musterstraße 123
12345 Musterstadt

DAkkS Deutsche Akkreditierungsstelle D-ML-13147-01-00

**Laborärztlicher Befundbericht** Endbefund, Seite 1 von 4

Benötigtes Untersuchungsmaterial: Lithium-Heparin-Blut

| Untersuchung | Ergebnis | Einheit | Vorwert | Referenzbereich/ Nachweisgrenze |
|---|---|---|---|---|
| Allergiediagnostik | | | | |
| **Typ IV - Allergie:** | | | | |
| LTT-Negativkontrolle | 1,0 | Index | 1,0 (26.2.19) | 1,0 |
| LTT-Positivkontrolle | 12,0 | Index | 8,0 (26.2.19) | > 4,0 |
| **Schwermetalle:** | | | | |
| **Sonstige Metalle:** | | | | |
| Silber | 3,0 | Index | | < 4,0 |
| Zinn | 1,9 | Index | | < 4,0 |
| Gold | 3,2 | Index | | < 4,0 |
| Nickel | 1,2 | Index | | < 4,0 |
| Blei | 2,4 | Index | | < 4,0 |
| Chrom | 5,4 | Index | | < 4,0 |
| Molybdän | 2,1 | Index | | < 4,0 |
| Zink | 2,1 | Index | | < 4,0 |
| Palladium | 1,3 | Index | | < 4,0 |
| Aluminium | 1,6 | Index | | < 4,0 |
| Titan | 2,0 | Index | | < 4,0 |
| Vanadium | 0,9 | Index | | < 4,0 |
| Kobalt | 7,8 | Index | | < 4,0 |
| Platin | 1,9 | Index | | < 4,0 |

**Allergiediagnostik - Befundinterpretation**

**GANZIMMUN AG** Hans-Böckler-Straße 109 55128 Mainz
T. + 49 (0) 6131 - 7205-0 F. + 49 (0) 6131 - 7205-100 info@ganzimmun.de www.ganzimmun.de

**Abb. 12.5** Musterbefund eines Metall-LTT. (Quelle: GANZIIMUN Diagnostics AG, Mainz)

### 12.6.5 Hormonanalytik

## Nebenniere

Durch die entzündungsbedingte Aktivierung der Hypothalamus-Hypophysen-Nebennieren-Achse kommt es in den Nebennieren zu einer vermehrten Produktion von Kortisol, die sich im weiteren Verlauf der Autoimmunerkrankung zunehmend erschöpft. Kortisol wird im Körper aus derselben Grundsubstanz wie die Geschlechtshormone hergestellt: aus LDL-Cholesterin. Deswegen kann man bei manchen Menschen, die unter psychischem oder inflammatorisch bedingtem Stress stehen, eine Erhöhung des Gesamtcholesterins, v. a. aber des LDL-Cholesterins, beobachten. Reduziert sich im Verlauf der Autoimmunopathie die Fähigkeit der Nebenniere, Kortisol zu produzieren, klagen diese Patienten u. a. über eine zunehmende Tagesmüdigkeit. Im englischsprachigen Raum ist mir vor vielen Jahren schon der Begriff Adrenal Fatigue Syndrome (Müdigkeit der Nebenniere) begegnet. Zusätzlich steht immer weniger Kortisol zur Verfügung, d. h. dem Körper fehlt zunehmend eine Möglichkeit, Entzündungsprozesse zu regulieren, und damit entgleitet ihm ein Teil der Kontrolle über die Autoimmunität.

Eine einfache Methode zur Evaluation ist die Untersuchung der zirkadianen Kortisolproduktion. Dies geschieht mit Hilfe des **adrenalen Stressindex**®. Mittels 7 Speichelproben (S. 215), die über den Tag gewonnen werden, wird eine Kortisol-Tageskurve erstellt. Zusätzlich bestimmt das Labor sowohl das basale DHEA zu Beginn des Tages als auch das DHEA nach 12 Stunden. Daraus lassen sich Informationen über die Hormonproduktion in der Nebennierenrinde ableiten (**Tab. 12.3**).

Bei V. a. eine Störung in der Kortisolsynthese erfolgt schulmedizinisch eine morgendliche Blutentnahme mit Bestimmung des **Kortisolspiegels**. Zusätzlich erfolgt eine Provokation mit ACTH, was zu einer Steigerung der Kortisolproduktion führt. Liegen beide Testergebnisse im Normbereich, gilt eine Störung der Kortisolproduktion der Nebenniere als ausgeschlossen. Wenn man allerdings bedenkt, dass die Nebenniere physiologischer Weise morgens ihren Kortisolpeak hat und auf ACTH mit einer gesteigerten Kortisolproduktion reagiert, solange noch ausreichend funktionelles Parenchym existiert, wird klar, dass die Diagnostik nur den Totalschaden im Blick hat: eine Nebenniereninsuffizienz (Morbus Addison). Der Morbus Addison hat aber mit der Adrenal Fatigue nur insofern etwas zu tun, dass er im schlimmsten Fall das funktionelle oder autoimmune Endstadium einer solchen werden könnte

**Tab. 12.3** Phasen der Nebennierenerschöpfung.

| Kortisolkurve | DHEA basal | DHEA abends | Interpretation |
|---|---|---|---|
| stabil | normal | normal | kein Hinweis auf Nebennierenprobleme |
| schwankend* | normal | normal | voll kompensierter Hyperkortisolismus, i. d. R. symptomfrei |
| schwankend* | normal | ↓ | erste Erschöpfungszeichen der Nebenniere, der Zustand ist aber noch kompensiert, i. d. R. symptomfrei |
| schwankend* | ↓ | ↓ | deutlichere Einschränkung der Hormonproduktion, erste Symptome möglich |
| zunehmend abgeflacht | ↓ | ↓ | Phase der Dekompensation, viele Patienten fühlen sich schon müde |
| ↘ | ↓ | ↓ | Adrenal-Fatigue-Syndrom |

* Mit dem Begriff „schwankend" ist gemeint, dass die Kortisolkurve über 12 Stunden nicht langsam abfällt, sondern plötzliche Abweichungen in Form von Zacken hat und dadurch insgesamt meist mehr oder weniger unharmonisch verläuft.

Wenn eine Autoimmunerkrankung mit einer störenden bzw. progredient zunehmenden **Tagesmüdigkeit und Erschöpfung** einhergeht, sollte differenzialdiagnostisch zwischen einer Nebennierenschwäche, einer Mitochondriopathie und einem chronisch-viralen Infekt, speziell mit EBV oder CMV, unterschieden werden, wobei mehrere Probleme auch gleichzeitig bestehen und sich gegenseitig bedingen können. Eine optimale diagnostische Möglichkeit ist eine Kombination aus 3 Untersuchungen:

- LTT Herpesviren: Gibt es eine aktuelle Auseinandersetzung mit Viren aus der Herpesfamilie?
- Adrenaler Stressindex: Ist die Kortisolproduktion der Nebenniere eingeschränkt?
- ATP in Granulozyten: Gibt es Hinweise auf eine Mitochondriopathie?

Man kann aus dem Ergebnis einerseits herauslesen, ob es eine oder mehrere Ursachen für die beklagte Müdigkeit gibt, und man sieht, an welcher Stelle man therapeutisch ansetzen sollte, um die Situation wieder unter Kontrolle zu bringen.

### Östradioldominanz

Aufgrund der nachlassenden Kortisolproduktion kann es dazu kommen, dass dem Körper immer weniger Ausgangsprodukte für die Hormonproduktion zur Verfügung stehen, v. a. die Geschlechtshormone Östradiol, Progesteron und Testosteron. Aufgrund der mittlerweile ubiquitären Belastung mit Xeno-Östrogenen aus der Umwelt besteht kein Mangel an östradiolartigen Substanzen. Aber die Menge und damit Wirkung des Progesterons geraten immer mehr in ein Defizit. Es ist auch möglich, dass Xeno-Östrogene aus der Umwelt körpereigene Östradiolrezeptoren besetzen und dort zu einem Dauerstimulus führen. In diesem Fall kann man trotz sehr eindeutiger Symptome keine Auffälligkeiten im Hormonspeicheltest nachweisen. Ein wichtiger therapeutischer Schritt ist es dann, die Patientin zu bitten, Plastikverpackungen und -flaschen, so gut es geht, zu vermeiden.

Progesteron ist nicht nur für den weiblichen und männlichen Hormonhaushalt wichtig, sondern Untersuchungen [688] legen auch nahe, dass es einen Einfluss auf den Verlauf von Autoimmunerkrankungen hat, z. B. MS. Gleichzeitig kann Östradiol zumindest auf einige Autoimmunerkrankungen negative Auswirkungen haben [691]: Beim SLE und möglicherweise auch bei anderen autoantikörpervermittelten Erkrankungen scheint Östrogen das Erkrankungsrisiko bei dafür genetisch prädisponierten Frauen zu erhöhen. Die Kombination aus Nebennierenschwäche und Östradioldominanz sehe ich auch häufig bei Patientinnen, die an einer Hashimoto-Thyreoiditis leiden. Bei Patientinnen, die keine hormonelle Verhütungsmethode verwenden, sieht man sowohl bei einem Progesterondefizit als auch bei einer Östradioldominanz meist ein mehr oder weniger ausgeprägtes PMS.

Am einfachsten untersucht man bei V. a. eine Östradioldominanz die freien Formen von Östradiol und Progesteron im Speichel.

## 12.6.6 TNF-α-Hemmtest

### Individualisierte Medizin

Das proinflammatorische Zytokin **TNF-α** spielt bei allen **Entzündungsprozessen** eine entscheidende Rolle, auch bei autoimmun bedingten, weil TNF-α in der Lage ist, den Transkriptionsfaktor NFκB über die NIK (NFκB-induzierende Kinase) zu aktivieren. Deswegen werden z. B. bei rheumatoider Arthritis oder CED monoklonale Antikörper gegen TNF-α eingesetzt, z. B. Adalimumab (Humira®). Naturheilkundlich kennt man ebenfalls verschiedene Substanzen mit antientzündlichem Potenzial. Diese zeigen aber erfahrungsgemäß bei unterschiedlichen Menschen auch verschiedene Wirkungen. So kann es sein, dass ein Rheumapatient von einem Teufelskrallenpräparat profitiert und es zu einer phänomenalen Besserung seiner entzündlichen Beschwerden kommt, ein anderer, der mit demselben Präparat behandelt wird, kaum eine Wirkung verspürt und bei einem weiteren Patienten durch das Präparat sogar ein Schub ausgelöst wird. So bleibt bei diesem Vorgehen meist nur das Versuchsprinzip (Trial and Error), um ein möglichst optimal wirkendes Naturheilmittel zu finden.

Seit ein paar Jahren gibt es die Möglichkeit einer **Testung**, inwieweit ein biogener Immunmodulator bei einem Patienten auf die Produktion von TNF-α wirkt. Dazu wird dem Patienten Blut abgenommen, das im Labor zuerst mit Lipopolysacchariden (LPS) in Kontakt gebracht wird. LPS finden sich u. a. als Oberflächenmerkmal auf gramnegativen Bakterien und lösen bei den in der Blutprobe befindlichen Immunzellen eine Alarmreaktion aus, in deren Verlauf verschiedenste proinflammatorische Botenstoffe produziert werden, allen voran TNF-α. Die freigesetzte Menge an TNF-α wird zunächst quantitativ gemessen. In einem nächsten Schritt wird das so behandelte Blut in einzelne Proben aufgeteilt, die dann mit verschiedenen **biogenen Immunmodulatoren** in Kontakt gebracht werden. Erneut wird die Auswirkung auf die Produktion von TNF-α untersucht. Dabei können verschiedene Phänomene beobachtet werden (**Abb. 12.6**):

- Manche biogenen Immunmodulatoren verändern den TNF-α kaum, d. h. sie haben auf die durch die LPS ausgelöste Entzündung keine oder nur eine schwach entzündungshemmende Wirkung.
- Andere wiederum haben eine mehr oder weniger deutliche antiinflammatorische Wirkung, indem sie TNF-α absenken. Der Grund ist eine hemmende Wirkung auf dessen Produktion in den Immunzellen des Patienten. Vergleicht man in diesem Test die biogenen Immunmodulatoren mit der Wirkung von Prednisolon, sieht man manchmal sogar eine vergleichbare Wirkung auf die Absenkung von TNF-α.
- Manche biogenen Immunmodulatoren führen allerdings zu einer vermehrten Produktion von TNF-α, d. h., dass diese Substanzen die Entzündung sogar verstärkt hätten, anstatt sie zu hemmen.

Die Labore bieten verschiedene biogene Immunmodulatoren für den TNF-α-Hemmtest an, z. B. Enzyme, Heilpilze, Phytotherapeutika, Mikronährstoffe, sekundäre Pflanzenstoffe, Schmerzmittel oder Propolis. Es können auch eigene Immunmodulatoren eingesendet werden, was aber vorher rechtzeitig mit dem Labor abgeklärt werden sollte. Ebenfalls sollte im Einzelfall mit dem Labor besprochen werden, ob dieser Test während einer immunsupprimierenden Behandlung (z. B. mit Kortison) möglich ist.

## Hinweise

Parallel **teste** ich immer auch **Kortison (Prednisolon)** im Rahmen des TNF-α-Hemmtests, damit ich einen Vergleich zu den biogenen Immunmodulatoren habe. Denn die entzündungshemmende Wirkung von Kortison beruht auf dessen

IMD Labor Berlin

**Ärztlicher Befundbericht**

**TNF-alpha-Hemmtest**

Der TNF-α-Basiswert ist die Bezugsgröße, mit der die TNF-α-Werte der einzelnen Präparate verglichen werden. Werte, die niedriger als der Basalwert sind, zeigen eine antientzündliche Wirkung an. Höhere Werte sprechen für einen proentzündlichen in vitro-Effekt des jeweiligen Präparates.

| Untersuchung | Ergebnis | Einheit |
|---|---|---|
| TNF-α-Basiswert (LPS stimuliert) | 1760 | pg/ml |
| TNF-α Präparat 1 (1) Prednisolon | 212 | pg/ml |
| TNF-α Präparat 2 (2) Boswellia | 354 | pg/ml |
| TNF-α Präparat 3 (3) Mariendiestel | 1782 | pg/ml |
| TNF-α Präparat 4 (4) Curcumin | 2544 | pg/ml |

Neben Prednisolon zeigt vor allem Boswellia einen TNF-hemmendenund somit antientzündlichen Effekt. Mariendiestel zeigt keinen, Curcumin sogar eher einen aktivierenden Effekt.

**Abb. 12.6** Musterbefund eines TNF-α-Hemmtests. (Quelle: IMD Institut für Medizinische Diagnostik Berlin-Potsdam GbR)

Bindung an den Transkriptionsfaktor NFκB, TNF-α aber bewirkt genau das Gegenteil: die Aktivierung von NFκb. Je näher das Ergebnis eines biogenen Immunmodulators an die Wirkung von Prednisolon herankommt, desto stärker wirkt dieser beim Patienten antientzündlich. Aber auch wenn man im TNF-α-Hemmtest sieht, dass ein biogener Immunmodulator eine kortisonähnliche oder sogar eine stärkere hemmende Wirkung als Kortison auf den Entzündungsprozess hat, ist es dennoch kein Kortison. Man darf daher eine Kortisontherapie keinesfalls absetzen und durch einen biogenen Immunmodulator ersetzen, weil dies mit ziemlicher Sicherheit zu einer Verschlechterung der Erkrankung führen würde. Die getesteten biogenen Immunmodulatoren können jedoch langfristig zu einer Reduzierung der Entzündung führen und haben keine kortisonähnlichen Nebenwirkungen z. B. auf Haut, Knochen oder Nebennieren. So hat ein Teufelskrallenpräparat als Nebenwirkung u. a. Magenbeschwerden, aber nie die von Kortison, und ist damit i. d. R. nebenwirkungsärmer und risikoloser als Kortison. Außerdem sollten Sie sich stets vor Augen halten, dass Kortison grundsätzlich an anderen biologischen Mechanismen ansetzt als biogene Immunmodulatoren. Zeigt sich im Test, also in vitro, zwischen einem biogenen Immunmodulator (z. B. Weihrauch) und Kortison eine vergleichbar hemmende Wirkung auf TNF-α, bedeutet das nicht, dass man am Patienten, also in vivo, exakt dieselbe Wirkung auf alle biologischen Systeme erreichen kann wie mit einer Kortisontherapie. Deswegen nutze ich die im TNF-α-Hemmtest positiv getesteten Naturheilmittel nie im Sinne einer Monotherapie, sondern immer als Teil eines multimodalen Behandlungskonzepts.

Es gibt einen sehr wichtigen Unterschied zwischen TNF-α-Blockern wie Adalimumab und der Hemmung der TNF-α-Produktion durch ein Mittel der biologischen Medizin. TNF-α-Blocker hemmen die Wirkung dieses wichtigen proinflammatorischen Schlüsselzytokins, aber verringern nicht die Gesamtmenge an TNF-α im Blut. Das ist die Domäne der im TNF-α-Hemmtest gefundenen Heilmittel. Natürlich ist die Produktion von TNF-α und damit auch des Blutspiegels nicht konstant. Bei einem Schub wird z. B. eine viel größere Menge dieses Zytokins als in einer Phase der Krankheitslatenz ausgeschüttet. Um die Wirkung eines biologischen TNF-α-Hemmers zu beurteilen, dient einerseits den Krankheitsverlauf, andererseits kann man TNF-α im Blut bestimmen.

**Vorsicht**

Bei einer **MS** sollten Sie keinen TNF-α-Hemmtest durchführen und keine im Test erfolgreichen Präparate einsetzen. MS-Patienten haben eine spezielle Eigenheit in Form eines SNP am TNF-α-R1-Rezeptor im ZNS. Dieser Gendefekt führt dazu, dass es bei einer systemischen Hemmung von TNF-α zu einer vermehrten Ausschüttung dieses proinflammatorischen Zytokins im ZNS der Patienten kommt, was dort Entzündungen verstärken und sogar einen Schub auslösen kann.

## Gleichzeitige Anwendung von TNF-α-Blockern

Biogene Immunmodulatoren wirken anders auf TNF-α als TNF-α-Blocker wie Adalimumab oder Etanercerpt. Erstere beeinflussen die Produktion von TNF-α in Immunzellen, z. B. Makrophagen, haben also eine quantitative Wirkung. Rekombinante TNF-α-Blocker hemmen die Bindung dieses proinflammatorischen Zytokins am Rezeptor, haben also eine qualitative Wirkung.

Inzwischen bin ich vorsichtig geworden, wenn es um die parallele Anwendung von biogenen TNF-α-Hemmern und rekombinanten TNF-α-Blockern geht. Nur noch **in Ausnahmefällen** führe ich eine gleichzeitige Therapie durch, z. B., wenn ein Patient trotz rekombinantem TNF-α-Blocker keine ausreichende Besserung seines klinischen Bilds zeigt. Wenn Sie noch wenig oder gar keine Erfahrung mit dem TNF-α-Hemmtest und der Anwendung der als positiv getesteten biogenen Immunmodulatoren haben, sollten Sie diese zuerst bei Patienten sammeln, die keine TNF-α-Blocker einnehmen.

## 12.7 Verlaufskontrollen

Ob die naturheilkundliche Behandlung einer Autoimmunerkrankung erfolgreich ist oder nicht, kann man meistens erst im Verlauf beurteilen.

- Ist die Größe der Schilddrüse bei einer Hashimoto-Thyreoiditis unverändert geblieben?
- Traten dieses Jahr weniger Entzündungsschübe bei einem Rheuma auf?
- Hat sich das Hautbild bei einer Schuppenflechte verbessert?
- Wie hat sich die Gehstrecke bei einer MS verändert?

Diese Veränderungen, egal ob positiv oder negativ, können verschiedene Ursachen haben und von vielen Faktoren sowie der individuellen Situation des Patienten beeinflusst werden. So weit es möglich ist, sollten Sie den Therapieverlauf möglichst regelmäßig, objektiv und in nicht zu großen Zeitabständen kontrollieren.

Dies ist v. a. bei Autoimmunerkrankungen möglich, bei denen Autoantikörper nachweisbar sind. Dabei haben **krankheitsspezifische Autoantikörper** die größte Bedeutung. Bei einer Hashimoto-Thyreoiditis kontrolliere ich regelmäßig ca. alle 3 Monate den oder die Autoantikörper, die bisher erhöht waren, meist ist das der Thyreoperoxidase-Antikörper (TPO). Sinkt dieser ab, ist die autoimmune Aktivität gegen die Schilddrüse reduziert und es wird weniger Schilddrüsengewebe zerstört. Bei Erkrankungen des rheumatischen Formenkreises, wie einer rheumatoiden Arthritis oder einem SLE, kontrolliere ich bevorzugt den Rheumafaktor IgM, weil dieser am schnellsten auf Veränderungen reagiert.

Sie sollten allerdings bei der Kontrolle **unspezifischer Autoantikörper**, insbesondere der ANA, vorsichtig sein, weil die Ergebnisse von Labor zu Labor sehr differieren können [695]. Sie sollten daher die ANA stets im selben Labor kontrollieren lassen und weitere Parameter bestimmen, z. B. CRP hs, BSG oder spezifischere Auto-AK.

Eine weitere Möglichkeit für eine objektive Verlaufskontrolle ist bei manchen Autoimmunopathien die Untersuchung von **Entzündungsparametern**. Bei einem Patienten mit Rheuma, SLE oder CED kann das ganz einfach die BSG sein, die Sie direkt in Ihrer Praxis durchführen können. Aber auch CRP hs ist oft hilfreich. Ebenso kann die Bestimmung der Zytokine hilfreich sein, z. B. von TNF-α, IL-6 oder IP-10 als Surrogatparameter von IFN-γ. Speziell beim SLE zeigt meiner Erfahrung nach das Auftreten einer Proteinurie, die man mittels Urintest kontrollieren kann, meist zuverlässig den Beginn eines Schubs, nicht selten bevor der Patient erste Symptome wahrnimmt. Deswegen halte ich diese Patienten dazu an, regelmäßig ihren Urin zu Hause mit einem entsprechenden Test, z. B. Combur® 3, zu kontrollieren.

## 12.8 Tipp zum Schluss

Nachdem die **Ernährung** und die **Mikronährstoffversorgung** des Patienten optimiert sind, kann es sein, dass Sie nicht so recht wissen, welchen diagnostischen Schritt Sie als Nächstes gehen sollen. Neben der symptomatischen Behandlung der jeweiligen Beschwerden (s. dazu die jeweiligen Krankheiten) ist es immer sinnvoll, das **Mikrobiom** des Patienten langfristig zu sanieren. Wurde allerdings erst vor Kurzem die Ernährung umgestellt, sollten Sie diese Intervention erst einmal wirken lassen, denn es ist sehr wahrscheinlich, dass sich das Mikrobiom des Patienten auf diese Maßnahme hin verändern wird. Bei der Anamnese lassen sich oft weiterführende Behandlungsansätze erkennen, z. B. Entgiftung, Wiederherstellung einer hormonellen Balance, Regeneration der Nebenniere oder die Behandlung einer chronisch viralen Belastung oder eines bakteriellen Herds.

Eine gute Entscheidungsmöglichkeit für die nächste sinnvolle therapeutische Intervention ist das Untersuchungspanel **„Multisystemerkrankungen“** (**Abb. 12.7**). Mit 6 Parametern ist eine Vielzahl von Informationen ablesbar.

- **Histamin** spielt nicht nur eine Rolle bei Typ-I-Allergien und einer Histaminintoleranz, sondern ist als Gewebshormon auch praktisch an jeder Entzündung beteiligt. Außerdem kann ein erhöhtes Histamin im Blut auf ein Mastzellaktivierungssyndrom (MCAS) hinweisen.

IMD Labor Berlin

**Ärztlicher Befundbericht**

| Untersuchung | Ergebnis | Einheit | Referenzbereich |
|---|---|---|---|
| **Histamin (gesamt) i. Hep.-Bl.(EIA)**<br>Kein Hinweis auf Mastzell-assoziierte Entzündung | 11,5 | ng/ml | < 75 |
| **TNF-alpha i.S.(CLIA)**<br>Hinweis auf systemische Entzündungsreaktion. | 17,8 | pg/ml | < 8,1 |
| **IP-10 i.S. (PIA)**<br>Hinweis auf systemische myelomonozytäre Entzündung (TNF-a) und TH1-Immunaktivierung (IP10). | 1555 | pg/ml | < 1072 |
| **MDA-LDL i.S. (EIA)**<br>Erhöhtes MDA-modofiziertes LDL als Hinweis auf eine signifikante Lipidperoxidation als Folge eines oxidativen Stress. | 144 | U/l | < 40 |
| **Nitrotyrosin i. EDTA-Plasma (ELISA)**<br>Es besteht kein Anhalt für nitrosativen Stress. | 256 | nmol/l | < 630 |
| **ATP intrazellulär (CLIA)**<br>Vermindertes intrazelluläres ATP als Hinweis auf eine signifikant gestörte Mitochondrienfunktion. | 1,44 | µM | > 2,5 |

**Abb. 12.7** Musterbefund der Untersuchung „Multisystemerkrankungen“. (Quelle: IMD Institut für Medizinische Diagnostik Berlin-Potsdam GbR)

- **TNF-α** kann man als Schlüsselzytokin bei allen inflammatorischen Erkrankungen bezeichnen. Ein erhöhtes TNF-α ist bei einer Autoimmunerkrankung – mit Ausnahme einer MS – eine gute Indikation, einen TNF-α-Hemmtest durchzuführen, um passende biogene Immunmodulatoren zu finden.
- Die Bildung von **IP-10** (Interferon-γ Induced Protein 10) erfolgt in Makrophagen und wird fast ausschließlich durch IFN-γ induziert. Deshalb ist es ein guter Parameter, um die Aktivität von IFN-γ und damit die der TH1-Zellen zu beurteilen. Eine erfolgreiche antientzündliche Therapie sollte zu einem Rückgang von IP-10 führen.
- **MDA-LDL** zeigt bei einer Erhöhung einen oxidativen Stress an, **Nitrotyrosin** nitrosativen Stress. Im ersten Fall ist der Einsatz von Antioxidanzien sinnvoll, im zweiten Fall der von Methyl-Vitamin-$B_{12}$ und 5MTHF. Nicht selten sind beide Parameter erhöht, was sowohl eine antioxidative Therapie als auch eine gegen nitrosativen Stress gerichtete Intervention sinnvoll erscheinen lässt. Eine erfolgreiche Therapie sollte zu einer Rückkehr dieser Parameter in den Normbereich führen.
- Das **intrazelluläre ATP** weist bei einer Erniedrigung auf eine Störung der mitochondrialen Energieproduktion hin. Diese geht oft mit oxidativem, v. a. aber mit nitrosativem Stress einher, weswegen diese Parameter bei einer Mitochondriopathie in vielen Fällen ebenfalls auffällig sind.

## 12.9 Literatur


[687] Brorson O, Brorson SH. In vitro conversion of Borrelia burgdorferi to cystic forms in spinal fluid, and transformation to mobile spirochetes by incubation in BSK-H medium. Infection 1998; 26 (3): 144–150

[688] Hughes G. Progesterone and autoimmune disease. Autoimm Rev 2012; 11 (6–7): A520–A514

[689] Hughes G, Choubey D. Modulation of autoimmune rheumatic disease by oestrogen and progesterone. Nature Reviews Rheumatology 2014; 10: 740–751

[690] Metherel AH, Irfan M, Klingel SL et al. Compound-specific isotope analysis reveals no retroconversion of DHA to EPA but substantial conversion of EPA to DHA following supplementation: a randomised control trial. Am J Clin Nutr 2019; 110 (4): 823–831

[691] Moulton VR. Sex hormones in acquired immunity and autoimmune disease. Front Immunol 2018; 9: 2279

[692] Nordberg M, Forsberg P, Nyman D et al. Can ELISPOT be applied to a clinical setting as a diagnostic utility for neuroborreliosis? Cells 2012; 1 (2): 153–167

[693] Skogman BH, Hellberg S, Ekerfelt C et al. Adaptive and innate immune resonsiveness to Borrelia burgdorferi sensu lato in exposed asymptomatic children and children with previous clinical Lyme borreliosis. Clin Dev Immunol 2012; 2012: 294587

[694] von Baehr V, Doebis C, Volk HD et al. The lymphocyte transformation test for borrelia detects active lyme borreliosis and verifies effective antibiotic treatment. Open Neurol J 2012; 6: 102–112

[695] Wie zuverlässig sind Bluttets? W wie Wissen (ARD Fernsehsendung vom 18. Mai 2019)

[696] www.bfarm.de/SharedDocs/Risikoinformationen/Pharmakovigilanz/DE/RHB/2020/rhb-fluorchinolone.pdf?__blob = publicationFile&v = 6 (Stand: 22.12.2020)

[697] www.bfarm.de/SharedDocs/Risikoinformationen/Pharmakovigilanz/DE/RV_STP/a-f/fluorchinolone-bewegungsapparat.html (Stand: 22.12.2020

[698] www.spiegel.de/gesundheit/diagnose/antibiotika-fluorchinolone-werden-trotz-nebenwirkungen-haeufig-verschrieben-a-1269866.html (Stand: 17.8.2019)

# 13 Synopsis: Umsetzung in der Praxis

*Jenseits von richtig und falsch liegt ein Ort. Dort treffen wir uns.*

Rumi

Wir sind gemeinsam einen weiten Weg gegangen: Von den immunologischen Grundlagen über die vielfältige Beeinflussung autoimmuner Reaktionen durch innere und äußere Pathogenitätsfaktoren bis zur Klärung der Frage, welche Diagnosemethode zur Aufdeckung bestimmter Krankheitsursachen geeignet und zielführend ist und was man aus den Ergebnissen ableiten kann. Aber wie setzt man alle diese Informationen in der täglichen Praxis um? Die Antwort finden Sie in dieser Zusammenschau (griech. Synopsis). Hier wird die **allgemeine Vorgehensweise** bei Autoimmunopathien beschrieben. Alle danach folgenden Buchkapitel, in denen Krankheitsbilder vorgestellt und der Umgang mit ihnen dargelegt wird, stellen Erweiterungen im Sinne einer spezifischen Therapie für den jeweiligen Pathomechanismus dar.

## 13.1 Phase 1: die ersten 3–6 Monate

### 13.1.1 Der 1. Termin

Der **1. Termin** ist ein wichtiger Moment für den Behandlungsverlauf bei Patienten, die an Autoimmunerkrankungen leiden. Er dient u. a.

- dem ersten Eindruck: Gibt es einen roten Faden, der durch die Erkrankung führt? Das können z. B. eine hormonelle Dysbalance („Mein erster Schub kam nach dem Abstillen.", „Vor der Menstruation verschlimmern sich meine Beschwerden."), eine mögliche toxische Belastung („Erste Symptome spürte ich nach einer Impfung.") oder negative stressorische Einflüsse („Stress ist absolut ungünstig für meinen Zustand.") sein.
- der Auswahl einer geeigneten Diagnostik, um die weitere Behandlung zu planen.
- dem Erkennen weiterer möglicher Ursachen und Kofaktoren, die dem Patienten bisher unbekannt waren, z. B. ein geblähter Bauch mit Zwerchfellhochstand (eine Dysbiose, Allergie oder Intoleranz als mögliche Kofaktoren irritieren das Immunsystem), eine mangelhafte Rumpfstabilität in Kombination mit Muskelschwäche (Gangstörungen bei MS) oder eine funktionelle Nebennierenschwäche als eigentliche Ursache einer Fatigue bei MS.

- Medikamente zu identifizieren, die zu einem Persistieren des Krankheitszustands führen (z. B. ACE-Hemmer bei Arthritis psoriatica) oder Symptome auslösen, die dem eigentlichen Krankheitsbild zugeordnet werden (z. B. Statine bei Fibromyalgie).

Deswegen sollten Sie sich ausreichend Zeit nehmen, sehr genau zuhören, nachfragen, wenn etwas unklar ist, gewissenhaft und v. a. ergebnisoffen untersuchen. Gibt es weitere Erklärungen für die vom Patienten beschriebenen Symptome und Beschwerden?

Die **therapeutische Umsetzung** aller Informationen, die während der Anamnese und körperlichen Untersuchung gesammelt und durch verschiedene weitere Diagnoseschritte ergänzt wurden, führt zu einer sehr individuellen Behandlung des chronisch kranken Patienten. Diese fußt in den meisten Fällen auf den folgenden Eckpfeilern:

- Ernährung (ggf. inklusive Behandlung eines Leaky Guts)
- möglichst optimale Versorgung mit Mikronährstoffen
- ggf. Wiederherstellung einer hormonellen Balance
- symptomatische Therapie
- psychische Stabilisierung

Dazu kommen, je nach Patient und Fallverlauf:

- Behandlung eines chronischen lokalen Entzündungsherds (z. B. Blase, Tonsillen, Nasennebenhöhlen)
- Behandlung einer systemischen Entzündung durch Bakterien oder Viren
- Entgiftung z. B. von Umweltbelastungen oder Impfzusätzen
- Sanierung des Mikrobioms
- Immunmodulation
- Osteopathie
- humoraltherapeutische Verfahren

### 13.1.2 Ernährung

Patienten mit Autoimmunerkrankungen reagieren sehr unterschiedlich auf diätetische Modelle. Mein Fazit nach über 27 Praxisjahren ist, dass es definitiv keines gibt, das pauschal bei allen Formen von Autoimmunopathien dieselbe Wirkung zeigt. Vielmehr gilt: Die Ernährung muss zum Patienten passen. Jeder hat eine individuelle metabolische Situation, die von sehr vielen verschiedenen Faktoren geprägt ist. Unter anderem zählen die Genetik dazu, die Belastung mit Umweltschadstoffen, stressorische Einflüsse, das Mikrobiom oder die eigenen Glaubenssätze (die Aussage „Das Auge isst mit." müsste eigentlich heißen: „Der Kopf isst mit.").

In Gegenden, in denen Menschen die übliche westliche Zivilisationskost, die von schnell verfügbaren Kohlenhydraten, Kuhmilch bzw. Produkten aus Kuhmilch, großen (und zum Teil versteckten) Mengen an raffiniertem Zucker und gesättigten, hocherhitzten und gehärteten Fetten geprägt ist, in Kombination mit allerlei Nahrungszusätzen zu sich nehmen, erkranken viel mehr an einer Autoimmunopathie [713] als dort, wo sich die Ernährung an traditionellen Modellen orientiert (z. B. die klassische Küche Nordafrikas oder Asiens).

Dies zeigen epidemiologischen Studien aus Japan [711] [714] [715], die den Zusammenhang von Lebensstil und Neuerkrankungen an MS untersucht haben: In Gegenden, in denen traditionell gegessen und gelebt wird, tritt diese Erkrankung im Vergleich sehr viel seltener auf. Ändert sich der Lebensstil, z. B., weil sich die jungen Menschen einem eher westlichen Lebensstil zuwenden, steigt die Zahl an MS-Neuerkrankungen innerhalb einer Generation exponentiell an. Ähnliche Ergebnisse liegen auch aus anderen Ländern vor, in denen die MS vorher mehr oder weniger unbekannt war [709] [710]. Wandern Menschen in ein westliches Land aus und übernehmen den dortigen Lebensstil, liegt deren MS-Neuerkrankungsrate spätestens in der 2. Generation genauso hoch wie in der Normalbevölkerung [702] [704] [706].

Insofern kann man allen Patienten, die an einer Autoimmunopathie leiden, in jedem Fall raten, dass sie sich, so weit wie möglich, von Convenience-Produkten fernhalten und stattdessen **selbst kochen** sollten und dabei **möglichst frische und unverarbeitete Produkte und Lebensmittel** vorzugsweise aus Bio-Anbau verwenden – unabhängig davon, welches diätetische Modell durchgeführt wird. Eine weitere pauschale Empfehlung, die aber nur mit einem normalen oder erhöhten BMI kompatibel ist, ist das **Intervallfasten**. Dadurch können sich die Körperzellen „entmüllen" und so ihre zahlreichen Funktionen verbessern. Ferner werden Fettdepots im Gewebe reduziert, in denen sich neben lipophilen Umweltnoxen auch Östrogene befinden, die sich ungünstig auf das Progesteron-Östradiol-Verhältnis auswirken. Das Intervallfasten hat sich nicht nur in meiner Praxis als Ernährungsempfehlung sehr bewährt, sondern auch in einigen Untersuchungen zeigten sich positive Ergebnisse [699] [700]. Männer vertragen diese Fastenvariante meist sehr gut, während man bei Frauen manchmal beobachten kann, dass es zu unerwünschten Auswirkungen auf den Hormonhaushalt kommt, z. B. zu einer Veränderung der Zykluslänge bzw. der Blutungsmenge bei der Menstruation.

Eine Möglichkeit, eine für den Patienten geeignete Ernährung zu finden, ist die Diagnostik mit dem **PräScreen® IgG**. Liegt eine Nahrungsmittelallergie des verzögerten Typs vor, kann das Blut weiter ausgetestet werden, damit eine individuelle allergenkarente Ernährung geplant werden kann.

Besteht eine **Erhöhung von Zonulin im Stuhl** als Zeichen eines **Leaky Guts**, also einer immunologischen Barrierestörung der Dünndarmmukosa, sollte dies entsprechend mitbehandelt werden, z. B. mit Synerga® Liquidum (enthält Laktose; 3 × tgl. 1 TL unverdünnt vor dem Essen), Colibiogen® laktosefrei Liquidum (3 × tgl. 1 TL unverdünnt vor dem Essen) oder Glutaminpulver (3 × tgl. 1000–2000 mg vor dem Essen). Die Präparate sollten für mindestens 3 Monate eingenommen werden, ggf. auch über einen deutlich längeren Zeitraum. Ursachen eines Leaky Guts können sein:

- IgG-Allergie (PräScreen® IgG)
- Typ-I-Nahrungsmittelallergie (EPX im Stuhl)
- Glutenunverträglichkeit (polyvalente fäkale Antikörper gegen Gliadin bzw. Transglutaminase)
- Histaminintoleranz (Histamin im Stuhl)
- Entzündung (Calprotectin bzw. sIgA im Stuhl)
- toxische Belastungen durch Metabolite unverdauter Nahrungsmittel (Verdauungsrückstände im Stuhl)
- aktuell bestehende Quecksilberbelastung (Quecksilber im Stuhl)
- Dysbiose (Florastatus oder molekulargenetische Stuhldiagnostik)

Findet sich keine Ursache, kann es sich um eine Belastung des Darms mit Lektinen aus der Nahrung handeln. Diese kann man dann versuchsweise über einige Wochen aus der Ernährung eliminieren, um mögliche therapeutische Effekte zu evaluieren.

In der Praxis sehen Sie immer auch Patienten, bei denen keine Auffälligkeiten bezüglich Nahrungsmittelallergien bzw. -unverträglichkeiten bestehen. Bei diesen sollte erwogen werden, den Konsum von Milch, Milchprodukten und glutenhaltigen Lebensmitteln zumindest für eine Zeit einzuschränken, da speziell diese Lebensmittel bei sehr vielen Autoimmunerkrankungen als mögliche Kofaktoren gelten.

Wenn nichts dagegenspricht, also der PräScreen® IgG und die anderen Testergebnisse unauffällig sind, können auch empirische Diätmodelle versucht werden, z. B. die Paleo-Diät nach Therry Wahls oder die Blutgruppendiät nach Dr. D'Adamo.

**Merke**

Eine Ernährungstherapie sollte i. d. R. keine kurmäßige Diät, sondern eine langfristige Ernährungsumstellung sein.

### 13.1.3 Mikronährstoffe

#### Bausteine des Lebens

Alle Funktionen im Körper, seien es die zelluläre Signaltransduktion, die Wirkung von Enzymen oder Hormonen, die körpereigenen Detoxifikationssysteme oder die Fähigkeit des Immunsystems, auf antigene Reize zu antworten, sind direkt oder indirekt von Mikronährstoffen abhängig. Sie dienen zum Aufbau zellulärer Strukturen, als Kofaktoren für biochemische Reaktionen, als Ligand zur Bindung an Rezeptoren und erfüllen darüber hinaus unzählige weitere, für die Aufrechterhaltung des Lebens essenziell notwendige Aufgaben im Körper.

Bisher ging man davon aus, dass es erst bei einem **Mangel** an Mikronährstoffen zur Einschränkung der biologischen Funktionalität kommt. Ernsthafte Mangelsymptome sind z. B. Skorbut (Vitamin-C-Mangel), Rachitis (Vitamin-D-Mangel) Beriberi (Vitamin-$B_1$-Mangel) oder die funikuläre Myelose (Cobalaminmangel). Dabei wird von einem klaren Break-Even-Point ausgegangen, ab dem sich ein Mangelzustand pathologisch auswirkt: dem Nachweis eines globalen Mangels durch eine Laboruntersuchung des Serums, also des Zustands des Extrazellularraums. Dies berücksichtigt aber meiner Meinung nach keinesfalls die Pathologien, die durch eine **suboptimale Versorgung** verursacht werden, denn bei einem Mangel ist der Stoffwechsel bereits „Bone Dry". Was würden Sie von einem Steuerberater halten, der erst dann über finanzielle Probleme des Unternehmens berichtet, wenn bereits ein Termin mit dem Insolvenzverwalter vereinbart wurde? Genau das geschieht bei dem aktuellen Modell, das erst einen absoluten Nährstoffmangel berücksichtigt. So muss z. B. aus heutiger Sicht die Annahme, dass die Gabe von Vitamin $B_{12}$ bei MS nicht indiziert ist, weil es sich dabei nicht um eine Vitamin-$B_{12}$-Mangelerkrankung handle, in Frage gestellt werden [716], u. a., weil diesem Vitamin eine Schlüsselrolle bei der Bekämpfung von nitrosativem Stress (S. 235) zukommt, der sich bei MS besonders zerstörerisch auswirkt. Ebenso verhält es sich mit der Aussage, Vitamin D bringe bei Autoimmunität gar nichts, weil früher nur die laut DGE bzw. RDA erlaubten 400–800 IE Vitamin $D_3$ pro Tag verabreicht wurden, die i. d. R. nutzlos sind, weil sie selbst bei vielen Gesunden nicht dazu führen, einen Vitamin-D-Spiegel in einem halbwegs akzeptablen Bereich von 100 nmol/l (40 ng/ml) zu erreichen.

Daher ist eine **professionelle Mikronährstofftherapie** unabdingbar. Das bedeutet, dass ausreichend dosierte Mikronährstoffe bester Rohstoffqualität in galenisch wirksamer und schadstofffreier Zubereitung eingesetzt werden. Regelmäßig müssen die für die Versorgung und Auswirkung auf den Krankheitsprozess relevanten Laborparameter kontrolliert werden. Gegebenenfalls ist die Dosierung an diese Ergebnisse anzupassen. Bei Patienten mit **Autoimmunerkrankungen** sind eine ganze Reihe an Mikronährstoffen wichtig, damit sich die biologischen Systeme wieder stabilisieren können (**Tab. 13.1**).

**Tab. 13.1** Mikronährstoffe bei Autoimmunität.

| Mikronährstoff | Bedeutung | Untersuchungsmedium |
|---|---|---|
| Zink | Cu/Zn SOD | Vollblut |
| Kupfer | Cu/Zn SOD | Vollblut |
| Mangan | Mn SOD | Vollblut |
| Selen | GPX | Vollblut |
| Eisen | Katalasen | Vollblut |
| Vitamin A | Zelldifferenzierung, Immunmodulation | Serum |
| Vitamin $B_6$ | Kofaktor | Vollblut |
| Vitamin $B_{12}$ | nitrosativer Stress | Methylmalonsäure im Serum |
| Folsäure | Kofaktor | Vollblut |
| Vitamin D | Immunmodulation | Serum |
| Magnesium | Kofaktor | Vollblut |
| Aminosäuren | Kofaktor | Serum |
| Omega-3-Fettsäuren | Immunmodulation | Serum |

Zusätzlich dienen die Parameter antioxidative Kapazität und Lipidperoxide der Überprüfung, ob die Versorgung mit **hydrophilen und lipophilen Antioxidanzien** ausreichend ist. Zur Grundversorgung kann ein Multipräparat eingesetzt werden, z. B. Biogena Multispektrum 24/7® Kapseln (2 × tgl. 1 Kps. oder 1 × tgl. 2 Kps. zu oder nach dem Essen) oder Das Multi Kapseln (1 × tgl. 1 Kps. zu oder nach dem Essen; enthält 100 mg Kalziumascorbat, was etwa 20 mg Kalzium entspricht). Bei Patienten mit Jodallergie oder Autoimmunthyreopathien sind z. B. geeignet Woscha® Multi Mins Kapseln (ohne Jod, Eisen, Kupfer; 1 × tgl. 1 Kps. zu oder nach dem Essen), Thorne® Basic Nutrients V European Formula Kapseln (ohne Jod, Eisen; 3 × tgl. 1 Kps. oder 1 × tgl. 3 Kps. zu oder nach dem Essen) oder Biogena Multispektrum 24/7® OHNE Kapseln (ohne Jod, Kupfer, Eisen; 2 × tgl. 1 Kps. oder 1 × tgl. 2 Kps. zu oder nach dem Essen).

Bei einer Hochdosistherapie mit Vitamin $D_3$ mit Tagesdosen > 20000 IE sind allerdings so gut wie alle Multipräparate ungeeignet, da sie entweder Kalzium (S. 103) und/oder Vitamin C enthalten, deren Einnahme parallel zu dieser Therapie kontraindiziert ist. In diesem Fall sollten Mikronährstoffe als Einzelpräparate zugeführt werden, also z. B. ein B-Komplex, Vitamin $B_2$, Magnesium oder Omega-3-Fettsäuren. Soll ein Multipräparat eingesetzt werden, z. B., weil der Patient nicht so viele Tabletten einnehmen möchte, eignen sich als Begleitung einer Hochdosisbehandlung mit Vitamin D z. B. die AI Basis Formula-Kapseln (1 × tgl. 1 Kps. zu oder nach dem Essen).

**Vitamin A** ist für die Differenzierung von Zellen und für die Funktionalität aller Schleimhäute essenziell. Zusätzlich steht es in Verbindung mit einer verbesserten Balance zwischen Tregs und TH17-Zellen. Es ist daher nach meiner Erfahrung grundsätzlich für den Einsatz bei der Behandlung von Autoimmunerkrankungen geeignet (**Tab. 13.2**). Die wichtigsten Kontraindikationen sind: Schwangerschaft, Stillzeit, Hepatopathie, Niereninsuffizienz, Mangel an Vitamin K bzw. Vitamin E, gleichzeitige Einnahme gerinnungshemmender Medikamente (speziell Marcumar® bzw. Warfarin), erhöhter Hirndruck und eine Überdosierung mit Vitamin A, die eine toxische Wirkung hat. Bei Tagesdosen um 10000 IE ist allerdings bei einem normalgewichtigen Erwachsenen eher nicht mit einer solchen zu rechnen. Sollten Sie eigenverantwortlich höhere Dosen einsetzen, müssen Sie mit regelmäßigen Laborkontrollen darauf achten, dass toxische Blutspiegel unbedingt vermieden werden. Und bedenken Sie, dass Menschen keine Maschinen sind. Wenn 10 Patienten jeweils 10000 IE Vitamin A einnehmen, erreichen Sie 10 verschiedene Kontrollergebnisse im Blut, abhängig u. a. von deren aktuellem Bedarf an Vitamin A, der Funktionalität des retinolbindenden Proteins und der genetisch determinierten Fähigkeit, Vitamin A abzubauen.

Geeignete Vitamin-A-Präparate sind z. B.

- Innova Mulsin® Vitamin A forte Emulsion (Vitamin A liegt als Retinolpalmitat bereits emulgiert vor; 1 Tr. = 2664 IE [800 µg] Vitamin A)
- Vitamin AE Hevert® Kapseln (in 1 Kps. 5000 IE Vitamin A als Retinolpalmitat und 200 IE Vitamin E)
- Vitamin A flüssig Tropfen edubily® (1 Tr. = 400 IE Vitamin A als Retinolpalmitat gelöst in Kokosöl)

Regelmäßige Laborkontrollen sollten anfangs in kürzeren Abständen erfolgen, speziell in den ersten 3–6 Monaten, in denen eine Dosisfindung für die Mikronährstofftherapie erfolgt und die Ernährung genauer ausgelotet wird. Später können die Kontrollabstände ausgedehnt werden. Eine Ausnahme ist die Hochdosistherapie mit Vitamin $D_3$, bei der regelmäßige Kontrollen über die gesamte Zeit der Behandlung unumgänglich sind.

Die Behandlung des akuten Entzündungsschubs einer Autoimmunerkrankung gehört immer in die Hand eines Facharztes. Allerdings liegt dort der Fokus i. d. R. auf der Immunsuppression, z. B. durch Kortison. Der adjuvante Einsatz naturheil-

**Tab. 13.2** Vitamin A im Serum.

| Mangel | niedriger Spiegel | guter Spiegel | Intoxikation |
|---|---|---|---|
| ≤ 100 µg/dl | 100–200 µg/dl | ≥ 300 µg/dl | ≥ 1000 µg/dl |

kundlicher immunmodulierender Konzepte ist aber durchaus hilfreich.

### Nitrosativer Stress

Zur Kontrolle von Entzündungsschüben und damit verbundenem nitrosativem Stress ist es meist sinnvoll, kurmäßig Vitamin $B_{12}$ zu injizieren, zweckmäßigerweise in einer Form, die entweder schon bioaktiv ist wie Methylcobalamin (z. B. Methylcobalamin 5 mg Ampullen) oder vom Körper leicht in eine bioaktive Form umgewandelt werden kann wie Hydroxycobalamin (z. B. Vitamin-$B_{12}$-Depot-Ampullen). Beide sollten mit aktiver Folsäure als Methylgruppendonator für Cobalamin ergänzt werden (z. B. 5MTHF-Ampullen). Die Injektionen erfolgen je nach Krankheitsaktivität 2–3 ×/Woche.

> **! Vorsicht**
>
> Bei solchen Injektionsserien steigt das Vitamin $B_{12}$ im Serum extrem an, was nach meiner Beobachtung in der Praxis keinerlei negative Auswirkungen hat. Vitamin $B_{12}$ ist eine Substanz mit einer äußerst geringen Toxizität. Die wichtigste Nebenwirkung, abgesehen von einer Allergie auf den Wirkstoff, ist das Auftreten einer Akne. Je nach deren Intensität kann es notwendig sein, die Behandlung abzubrechen.
>
> Bei Patienten mit aktuell bestehender Quecksilberbelastung (Hg im Vollblut und im Stuhl ↑) ist es sinnvoll, Vitamin $B_{12}$ in Form von Hydroxycobalamin zu geben.

### Enzymtherapie

Zusätzlich können **proteolytische Enzyme** verordnet werden, z. B. bei rheumatoider Arthritis oder MS. Geeignet sind z. B. Wobenzym® Plus Tabletten (3 × tgl. 4 Tbl. ca. 1 Stunde vor dem Essen mit reichlich Wasser einnehmen) oder Innovazym® Tabletten (morgens 4 und abends 3 Tbl. ca. 1 Stunde vor dem Essen mit reichlich Wasser einnehmen). Gegenanzeigen sind: Schwangerschaft, Stillzeit, Behandlung mit Gerinnungshemmern, angeborene Gerinnungsstörungen, vor operativen Eingriffen, schwere Funktionsstörungen von Leber oder Nieren, Allergie gegen Ananas oder Papaya.

### Anthroposophische Medizin

Aus der anthroposophischen Medizin stammt die Empfehlung, bei akuten Entzündungsschüben **Apis D 30** einzusetzen, vorzugsweise als Injektion. Ich konnte damit viele gute Erfahrungen sammeln. Bei MS kommt es z. B. zu einem rascheren Abschwellen ödematöser Veränderungen im ZNS. Die Patienten fühlen sich nach meiner Beobachtung schneller wieder stabil.

Bei MS setze ich zusammen mit Apis D 30 meist Medulla-spinalis-Gl-D 30-Ampullen ein, seltener Medulla oblongata D 30 und v. a. dann, wenn die Herde weit oben in der HWS sitzen. Die Injektionsfrequenz ist unterschiedlich, bei stärkeren Schüben anfangs täglich, um nach einer ersten Besserung auf 2–3 × wöchentlich zu reduzieren. In Kombination mit Methyl-$B_{12}$ und 5MTHF habe ich in meiner Praxis regelmäßig gute bis sehr gute Ergebnisse bei der auf den Schub folgenden Remission gesehen. Aber auch bei entzündlichen Schüben anderer Autoimmunerkrankungen kann man an den Einsatz von Apis D 30 denken, v. a., wenn typische Symptome für dieses Mittel bestehen: lokale ödematöse Schwellung mit einer eher blassen Rötung und deutlicher Berührungsempfindlichkeit.

Wenn man gleichzeitig die im Entzündungsgebiet betroffenen Gewebe unterstützen möchte, haben sich die Organpräparate von Wala sehr gut bewährt. Sie werden je nach Indikation eingesetzt, z. B. Articulatio sacroiliaca Gl D 30 bei Sakroiliitis, Articulatio coxae Gl D 30 bei Coxitis, Rectum Gl D 30 bei Colitis ulcerosa mit Rektumbefall, Arteria Gl D 30 bei Vaskulitiden oder Renes Gl D 30 bei Lupusnephritis.

## 13.1.4 Wiederherstellung der Hormonbalance

Im Wesentlichen betrifft dies bei Patienten mit Autoimmunerkrankungen die Balance zwischen Progesteron und Östradiol sowie die Kortisol- und DHEA-Produktion der Nebennieren.

Bei Männern ist es durchaus sinnvoll, beim 1. Termin **Progesteron** im Speichel zu untersuchen, da dieses Hormon eine sehr wichtige Bedeutung bei Autoimmunerkrankungen hat. Progesteron vermittelt immunologische Balance, lässt T-Lymphozyten sensibler auf Vitamin D reagieren und vereinfacht damit die Behandlung mit diesem essenziellen Secosteroid, außerdem ist es bei MS-Patienten einer der wesentlichen Faktoren für die Myelinbildung. Speziell jüngere Männer spüren – selbst bei einem absoluten Progesteronmangel – sehr viel seltener Symptome oder Beschwerden als es Frauen auch schon bei einer Dysbalance zwischen Progesteron und seinem Gegenspieler Östradiol tun. Bei Frauen mit PMS, PCO, Osteoporose oder AIT ist die Bestimmung von Östradiol und Progesteron im Speichel (S. 222) ebenfalls Teil der 1. Laboruntersuchung.

Klagen die Patienten über eine Fatigue und steht dieses Symptom deutlich im Vordergrund, sollte am besten schon zu Beginn der Behandlung die Funktion der **Nebenniere** kritisch unter die Lupe genommen werden. Eine eingeschränkte Kortisolproduktion (S. 213) kann einerseits die Ursache einer Fatigue sein, andererseits ist sie nicht selten auch Promotor einer autoimmunen Entzündung, da diese von der Hypothalamus-Hypophysen-Nebennieren-Achse immer schlechter kontrolliert werden kann.

Für eine Therapie sind z. B. geeignet: Pregnenolon 30 mg Kapseln (1 × tgl. 1 Kps.), DHEA-D4-Creme (1–2 × tgl. 1–2 Hübe) oder Pregnenolon-1 %-Salbe (1–2 × tgl. 1–2 Hübe) und Progesteron HSC Globuli (2 × tgl. 2–5 Globuli).

Dabei sollte in regelmäßigen Abständen der Hormonhaushalt mittels Speicheldiagnostik überprüft werden, damit die Behandlung ggf. angepasst werden kann, um optimale Ergebnisse zu erzielen. Im Fokus stehen dabei Östradiol, Progesteron und Testosteron.

Sie werden, speziell bei der 1. Untersuchung, zwar auch absolute Mangelzustände bei manchen Patienten sehen, viel häufiger aber ein Missverhältnis der einzelnen Hormone zueinander, was sich im Befund als gestörte Ratio ausdrückt. **Abb. 7.4** zeigt die jeweils anzustrebenden Verhältnisse dieser 3 Hormone im Speichelbefund. Gegebenenfalls kann noch DHEA mitbestimmt werden, v. a., wenn es appliziert wird.

### 13.1.5 Symptomatische Therapie

Unter diesem Begriff sind alle Therapiemaßnahmen subsummiert, die weniger eine Modulation autoimmuner Prozesse zum Ziel haben (obwohl auch das nicht ausgeschlossen sein muss), als vielmehr die primär störende Krankheitssymptome abzumildern oder im Idealfall zu beseitigen. Häufig setze ich dazu symptomatisch wirkende **Einzel- oder Komplexhomöopathika** ein. Beispiele sind Alumina C 12 bei MS-bedingter atonischer Obstipation in Kombination mit schlaffer Blasenlähmung, Mercurius sublimatus corrosivus C 6 bei blutig-schleimigen Stühlen mit Tenesmen bei Colitius ulcerosa oder Spiraphan® Tropfen bei Morbus Raynaud.

Zur symptomatischen Therapie gehört auch, dass Patienten mit funktionellen Beeinträchtigungen entsprechend behandelt werden. Beispiele sind:

- MS-Patienten mit Gangstörungen, bei denen eine mangelhafte Rumpfstabilität besteht, benötigen i. d. R. eine Anpassung sowohl der **Physiotherapie** als auch des **Trainingsprogramms**.
- Patienten mit CED, deren Beschwerden zum Teil funktionelle Ursachen haben (z. B. viszerale Motilitäts- und Mobilitätsstörungen) können nach Rückgang des akuten Entzündungsprozesses bzw. in der Remissions- oder schubfreien Phase **osteopathisch** behandelt werden, damit viszerale Verklebungen sanft gelöst und biomechanische Einschränkungen zwischen den Viszera und dem knöchernen System entsprechend beseitigt werden.
- Patienten mit COPD und biomechanischen Beeinträchtigungen des Atemapparats erfahren durch eine **manuelle oder osteopathische** Behandlung, am besten in Kombination mit **Atemgymnastik**, das volle Maß an Besserungsmöglichkeiten. Eventuell benötigen sie zusätzlich synergistisch wirkende humoraltherapeutische oder andere Verfahren.

Zur symptomatischen Therapie finden Sie in den einzelnen Krankheitskapiteln zahlreiche Empfehlungen.

### 13.1.6 Psychische Stabilisierung

Psychischer Stress spielt neben Entzündungsprozessen (Herde, virale Belastungen, LTT-Reaktionen auf Metalle, chronische Blasenentzündungen) nach meiner Erfahrung eine tragende Rolle, wenn es darum geht, dass Autoimmunerkrankungen unverändert voranschreiten und auf eine gut ausgewählte Behandlung scheinbar überhaupt nicht ansprechen. In den ersten Monaten der Behandlung sollte man daher versuchen, die Auswirkungen von psychischem Stress so weit wie möglich unter Kontrolle zu bringen. Dafür sind **Kurzzeit-Psychotherapien** eine gute Option, z. B. Hypnose, NLP, oder Klopftechniken wie EFT (Emotional Freedom Techniques) oder MET (Meridian-Energie-Techniken), sofern sie beherrscht werden. Allerdings ist nicht jeder Therapeut auch in Psychotherapie ausgebildet und nicht jede Psychotherapie greift ausreichend schnell in den somatischen Autodestruktionsprozess ein, um weitere Schädigungen an Zellen und Geweben zu verhindern. Eventuell sollte man den Patienten an einen entsprechend ausgebildeten **Fachmann** verweisen, damit der nächste Schritt gegangen werden kann.

Zusätzlich haben sich meiner Erfahrung nach die verschiedenen Verfahren des **Brainwave Entrainments**® (S. 316) als Heimanwendungen bewährt. Sie ändern nichts an der persönlichen Situation des Patienten, machen aber sehr häufig einen gewaltigen Unterschied, wenn es darum geht, wie das Vegetativum mit Stress umgeht. Das ZNS des Patienten, dessen Hirnwellenmuster sich aufgrund einer mehr oder weniger dauerhaften Stresssituation häufig im Beta-Bereich befinden, erlebt bei 30–60-minütigen Sitzungen wieder Hirnwellenbereiche, die mit parasympathischen Erfahrungen verknüpft sind: Entspannung, Loslassen, Ruhepausen. Zusätzlich entsteht ein Lerneffekt, den man sich wie das Ergebnis eines körperlichen Trainings vorstellen kann: Je regelmäßiger man übt, desto leichter fällt einem die Übung. Viele Patienten meiner Praxis berichten davon, dass sie sich nach regelmäßiger Anwendung nicht nur während der Sitzungen leichter entspannen können, sondern es ihnen allgemein leichter fällt, auch im Alltag eine entspannte Haltung einzunehmen.

Noch gezielter kann der Patient durch **Bachblüten** (S. 313) oder **Spagyrika** (S. 312) unterstützt werden. Während Brainwave Entrainment® allgemein entspannend und stressreduzierend wirkt, dem Patienten also den alltäglichen Umgang mit Stress erleichtert, erfährt er dadurch eine Hilfestellung, um seine Lebensprobleme aktiv anzugehen und auf diesem Weg notwendige Veränderungen zu induzieren. Oft hilft schon eine veränderte Sichtweise der Dinge, um Lösungswege zu sehen, die vorher nicht wahrgenommen wurden. Selbstredend, dass es für einen solchen Prozess einen Patienten braucht, der die Notwendigkeit eines solchen Schritts einsieht und bereit für Veränderungen ist.

### 13.1.7 Entgiftung

Die Entgiftung habe ich bewusst nicht an die erste Stelle der Behandlung gestellt, weil ich die Erfahrung gemacht habe, dass diese bei einem **stabilen Patienten** viel unaufgeregter durchgeführt werden kann, als wenn sie an den Anfang der Behandlung gestellt wird. Zweckmäßigerweise beginnen Sie mit der Entgiftung deswegen erst in Phase 2.

Wenn man bedenkt, wie effizient die Mittel sind, mit denen sich der Körper selbst entgiften (S. 143) kann (z. B. Metallothionein, Cu/Zn-SOD, GSH, Phagozytose), sollte man diese meines Erachtens auch voll nutzen; allerdings braucht es dazu ausreichend gefüllte Mikronährstoffspeicher. Der Körper verfügt darüber hinaus auch über Ausleitungsmöglichkeiten und sichere Transportwege für problematische Stoffe: Leber/Galle (Stuhl), Niere (Urin), Lymphe und Haut (Schweiß).

Allerdings besteht bei einer Entgiftung immer die Gefahr, dass sich das Krankheitsbild verschlechtert, z. B., weil sich das adaptive Immunsystem gegen Noxen sensibilisiert hat und durch die vermehrte Freisetzung entsprechend stimuliert wird. In den letzten 200 Jahren gab es in der Umwelt einen Toxic-Overkill, sodass sich unser Körper mit allen seinen Systemen einem Ansturm bisher unbekannter Substanzen stellen musste, wie es in den letzten 2 Millionen Jahren unserer Entwicklung noch nie vorgekommen ist. Insofern ist das, was die Menschen in den Industrienationen gerade weltweit erleben, einzigartig und stellt unsere biologischen Systeme vor völlig neue Herausforderungen.

Nicht jeder Mensch entgiftet gleichermaßen gut. Aufgrund von **Genpolymorphismen (SNP)** gibt es zum Teil sehr große Unterschiede in der Schnelligkeit und der Fähigkeit, bestimmte Noxen zu entgiften. Allerdings führen viele Wege nach Rom und die Naturheilkunde kennt etliche Möglichkeiten, den Körper dabei zu unterstützen, Gifte loszuwerden. Nach meiner Beobachtung sind es weniger die Genpolymorphismen an sich als vielmehr der Umgang mit ihnen. Der Einsatz von Glutathion hat sich gut bewährt, außerdem unterstützen Vitamin $B_2$ (Riboflavin), Vitamin $B_3$ (Niacin bzw. Niacinamid), SAMe (aktiviertes Methionin), Methylfolat (aktive Folsäure), Methylcobalamin (aktives Vitamin $B_{12}$), Trimethylglycin (TMG) und Phosphatidylcholin (Lezithin) den Körper darin, mit seinen SNP umzugehen und trotz genetischer Limitation zu entgiften. Der größte Teil der hier erwähnten Mikronährstoffe ist ohnehin schon Teil des Basisprogramms.

### 13.1.8 Übersicht über Phase 1

Ziel der 1. Behandlungsphase ist, eine zielführende und patientenindividuelle Therapiestrategie zu entwickeln, die im Schnitt in den ersten 6 Monaten zu einer Stabilisierung des Patienten und seiner Gesamtsituation führen soll (**Abb. 13.1**).

- **1. Termin**: Daten sammeln
  - Anamnese
  - Inspektion
  - Blutentnahme
- **2. Termin**: Daten auswerten
  - Besprechung aller Ergebnisse
  - Vorstellung der individuellen Therapiestrategie
- **Monat 1–6**: Stabilisierung
  - individuell passende Ernährung
  - Optimierung der Mikronährstoffversorgung
  - Wiederherstellung der Hormonbalance
  - symptomatische Therapie
  - psychische Stabilisierung

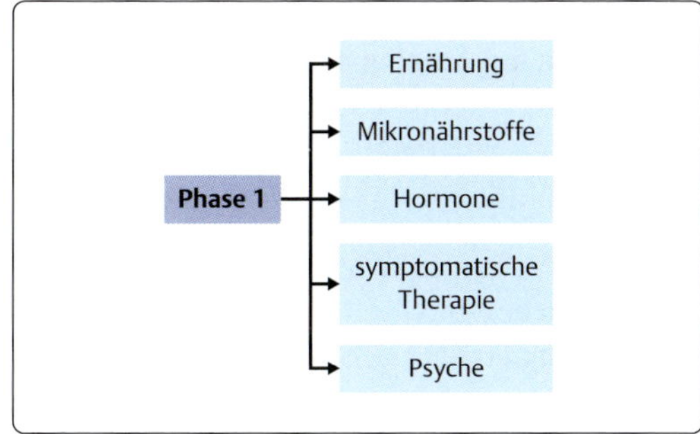


**Abb. 13.1** Schematische Übersicht der wichtigsten Behandlungsschritte in Phase 1.

Diese ersten Maßnahmen tragen in vielen Fällen bereits zu einer Stabilisierung des Geschehens bei. Autoimmunerkrankungen haftet das Œuvre der Machtlosigkeit und des Geheimnisvollen an: Mein Immunsystem richtet sich gegen mich, die Ursache ist unbekannt, ich bin unheilbar krank und kann selbst gar nichts für mich tun. Diesem Schisma, also der Trennung von einem scheinbar unbeeinflussbaren Krankheitsprozess und der Verantwortung für das eigene Wohlergehen, wird im wahrsten Sinn des Wortes spürbar ein Ende gesetzt und der Patient erfährt v. a. körperlich, dass er selbst viel dazu beitragen kann, dass es ihm besser geht und er selbst den weiteren Krankheitsverlauf entscheidend beeinflusst. Das Bewusstsein der Selbstverantwortung ist meines Erachtens der wichtigste Schritt zur Gesundwerdung. „Ich bin kein Kranker, sondern ich habe eine Krankheit und ich selbst habe in der Hand, wie sich die Dinge weiter entwickeln werden“, ist das entscheidende Kommittent für eine grundlegende Veränderung.

## 13.2 Phase 2: die Zeit nach den ersten 6 Monaten

### 13.2.1 Voraussetzungen

Diese Ziele sollten zum Ende der 1. Behandlungsphase **erreicht** sein:

- Der Patient ernährt sich nach einem Modell, das immunologisch keine unnötigen Reize setzt.
- Im Labor zeige sich kein Hinweis mehr auf einen Leaky Gut oder sonstigen Stress an der Darmmukosa. Ausnahme: Bei Patienten mit CED kann es dazu kommen, dass Zonulin, sIgA, Calprotectin usw. erhöht sind, was Ausdruck des Krankheitsprozesses ist.
- Die Mikronährstoffversorgung ist optimiert, alle Laborwerte liegen im Zielbereich, speziell Vitamin D, Vitamin A und Omega-3-Fettsäuren.
- Das Verhältnis von Progesteron zu Östradiol und Testosteron liegt in einem optimalen Bereich.
- Falls eine funktionelle Nebennierenschwäche bestand, wurde diese bereits mehrere Monate lang behandelt und es sind zumindest subjektive Verbesserungen der Fatigue eingetreten, sofern die Nebenniere die einzige Ursache für dieses Symptom ist.
- Symptome und Beschwerden, die biomechanisch (mit-)verursacht wurden, haben eine entsprechende Behandlung erfahren bzw. erfahren diese noch.
- Falls notwendig, wird eine symptomatisch passende Therapie durchgeführt.
- Es wird ein regelmäßiges Entspannungstraining durchgeführt.
- Patienten mit Gehbehinderung führen ein regelmäßiges und gezieltes Training durch, dessen Ergebnis in bestimmten Abständen kontrolliert wird, um ggf. Anpassungen vorzunehmen.

Nun sollte eine **Zwischenbilanz** erhoben werden:

- Welche Veränderungen haben sich aufgrund der ersten Therapiemaßnahmen eingestellt?
- Hat sich die Autoimmunerkrankung hinsichtlich der Intensität ihrer Symptome im Vergleich zum bisherigen Verlauf verbessert?
- Hat sich die Schubfrequenz verringert bzw. sind noch Schübe aufgetreten?
- Ist die Progredienz gestoppt?

Das **Resümee** kann sehr unterschiedlich sein:

- Manche Patienten berichten über eine erfreuliche und v. a. stabile Besserung, die weiter fortschreitet. Bei diesen ist eine Remission eingetreten, die es zu halten gilt.
- Einige wiederum bemerken nur wenige Verbesserungen, allerdings sind keine Schübe aufgetreten oder es ist keine weitere Krankheitsprogredienz ersichtlich. Auch bei diesen Patienten ist eine Remission eingetreten und auf dieser Basis sollte nun versucht werden, symptomatische Verbesserungen zu erzielen.
- Andere Patienten berichten von keiner spürbaren symptomatischen Verbesserung, stattdessen ist der Zustand trotz der bisher eingeleiteten Maßnahmen mehr oder weniger unverändert oder hat sich sogar verschlechtert.

Für letztere Entwicklung muss es Gründe geben, und die **Aufgabe von Phase 2** ist es, Ursachen zu identifizieren, die den autoimmunen Entzündungsprozess aktiv halten und so eine Stabilisierung verhindern. Die beiden wichtigsten sind latente virale Prozesse und chronische Schadstoffbelastungen, allen voran Metalle. Letztere können sowohl aufgrund ihrer toxikologischen Eigenschaften als auch einer möglichen Sensibilisierung des adaptiven Immunsystems zu mehr oder weniger ständigen immunologischen Irritationen führen. Außerdem kann die 2. Phase dazu genutzt werden, weitere immunmodulierende Maßnahmen zu ergreifen, z. B. die Gabe von erfolgversprechenden biogenen Immunmodulatoren aufgrund des Testergebnisses eines TNF-α-Hemmtests oder die Behandlung des Mikrobioms. Auch wenn es dem Patienten besser geht, ist es sinnvoll, die Durchführung weiterer Maßnahmen zu prüfen, um möglichen Verschlechterungen Vorschub zu leisten. Manche Patienten nutzen das Ende der ersten Behandlungsphase aber auch für eine notwendige Pause, wobei die Basics aus Phase 1 weiter durchgeführt bzw. beachtet werden sollten.

### 13.2.2 Entgiftung

#### Diagnostische Hinweise

Möglicherweise lieferten bereits **Anamnese** und **Inspektion** erste **Hinweise auf eine Belastung**. Amalgamfüllungen in den Zähnen oder häufiger Fischkonsum können zu einer Belastung mit Quecksilber oder Arsen führen, die sich einerseits aufgrund ihrer Toxizität belastend auswirkt, bei der aber auch durch eine Sensibilisierung des adaptiven Immunsystems eine Typ-IV-Reaktion bestehen kann, die sich als Dauerreiz schlimmstenfalls auf die Autoimmunität im Sinne der Förderung einer weiteren Progredienz auswirkt. Eine ständige Müdigkeit in Kombination mit mehr oder weniger dauerhaft geschwollenen Lymphknoten, speziell im Halsbereich, und einer auffälligen Infektanfälligkeit kann auf eine latente Infektion mit herpoiden Viren hinweisen. Auch eine gar nicht selten vorkommende Parallelität zwischen autoimmunem Schub und viraler Infektion sollte hellhörig machen („Bei mir gehen MS-Schübe meist mit Lippenherpes einher.").

Im Zweifelsfall helfen eine **Vollblutuntersuchung** oder **Haar-Mineral-Analyse**, eine aktuelle Belastung mit toxischen Metallen aufzudecken. Reagiert ein Patient auf Entgiftungsmaßnahmen typischerweise mit einer Symptomverstärkung, kann das bedeuten, dass die Entgiftungsmaßnahme das Gesamtsystem überfordert, aber auch, dass eine Typ-IV-Reaktion gegen toxische Metalle besteht und es deshalb zu einer verstärkten Reaktion des adaptiven Immunsystems kommt. Um Letzteres abzuklären, kann ein **Metall-LTT** eingesetzt werden. Bei einer Reaktion im LTT bewirkt die Freisetzung von Metallen also eine Immunantwort, die offensichtlich auch dazu führt, dass der autoimmune Prozess getriggert wird.

> **Vorsicht**
>
> Generell gilt: Während der Schwangerschaft und der Stillzeit sollten keine Entgiftungsmaßnahmen durchgeführt werden.

#### Ausleitung anregen

Generell soll die **Entgiftungsleistung** von **Leber, Lymphe und Nieren unterstützt** werden. Dafür geeignet sind z. B.

- **Lebermittel**, z. B. Solunat® 8 (ehemals Hepatik), Hechocur® spag. Peka Tropfen, Phönix Phönohepan® spag. Tropfen, Quassia Similiaplex® Tropfen, Metahepatachol® Tropfen oder Hepar Pasc® Tabletten
- **Nierenmittel**, z. B. Solunat® 16 (ehemals Renalin), Relix® spag. Peka Tropfen, Phönix® Solidago spag. Tropfen, 23 Equisetum-Komplex Tropfen oder Metasolidago® Tropfen.
- **Lymphmittel**, z. B. Solunat® 9 (ehemals Lymphatik), Itires® spag. Peka Tropfen, Lymphomyosot® Tropfen
- Wenn der Patient nicht so viele Präparate einnehmen möchte, ist z. B. das **Komplexpräparat** Derivatio® Tabletten geeignet, das Leber-, Nieren- und Lymphmittel miteinander in einem Präparat kombiniert (3 × tgl. 1–2 Tbl.).
- Um die **Entgiftung aus den Geweben** zu fördern, stehen verschiedene homöopathische bzw. spagyrische Mittel zur Verfügung, z. B. Solunat® 6 (2–3 × tgl. 5–10 Tr.) oder Toex® spag. Peka Tropfen (3 × tgl. 20 Tr.). Letzteres enthält zwar Echinacea, aber in der Potenz D 12, weshalb aufgrund der hohen Verdünnung keine Gefahr besteht, dass T-Zellen getriggert werden.
- Im Menschenbild der Spagyrik spielt die **Milz** eine wichtige Rolle, wenn es um die Behandlung entgleister immunologischer Vorgänge geht, so wie sie bei Allergien oder Autoimmunerkrankungen vorliegen. Die Milz gehört anatomisch gesehen zu den sekundären lymphatischen Organen. So setzte ich z. B. Solunat® 18 (2–3 × tgl. 5–10 Tr.) v. a. dann ein, wenn der Patient schlecht schwitzt, und kombiniere mit hautausleitenden Maßnahmen und Lindenblütentee. Weitere Milzmittel sind z. B. Ailgeno® spag. Peka Tropfen (3 × tgl. 20 Tr.) und 260 Grindelia F Komplex Nestmann® (3 × tgl. 10 Tr.).

Ein **typisches Ausleitungsprogramm** meiner Praxis sieht so aus:

- Woche 1: je 60 Tropfen Hechocur® und Relix® zusammen auf 1 l Wasser tagsüber
- ab Woche 2: je 60 Tropfen Hechocur®, Relix®, Itires® und Toex® zusammen auf 1 l Wasser tagsüber
- zusätzlich ab Woche 1: Ailgeno® spag. Peka Tropfen (3 × tgl. 20 Tr.), die auch nach Ende der Entgiftung alternierend eingesetzt werden können, z. B. um das adaptive Immunsystem (B- und T-Lymphozyten) zu stabilisieren.

## Verbesserung der Entgiftungskompetenz

Auch die **Methylierungsprozesse** im Körper sollten gut unterstützt werden, ebenso wie der **Glutathionstatus**. Die Mindestanforderungen sind:

- **S-Acetylglutathion** (SAG): z. B. in Kapselform (Tagesdosis 1000–3000 mg)
- **B-Komplex** mit aktiven Formen von Vitamin $B_{12}$, $B_6$, Folsäure und einer hohen Dosis Riboflavin: z. B. Woscha® B-Ultra EmboCaps® (1 × tgl. 1 Kps.)
- **S-Adenosylmethionin** (SAMe): einschleichend mit tgl. 400–600 mg über 2 Wochen dosieren, Reaktionen beobachten (gastrointestinale Beschwerden, Kopfschmerzen, Mundtrockenheit, Schlaflosigkeit) und bei guter Verträglichkeit bis auf maximal 1200 mg steigern; auf Gegenanzeigen achten (Parkinsonpatienten unter L-Dopa, Einnahme von Psychopharmaka, Einnahme hoher Dosen Niacin)
- **N-Acetylcystein** (NAC): z. B. Woscha® NAC Plus EmboCaps® (je 1 Kps. vormittags und nachmittags, das entspricht einer Tagedosis von 1000 mg NAC, 50 µg Selen als Selenmethionin, 100 µg Molybdän als Natriummolybdat); mit einem deutlichen Abstand zu Zinkpräparaten einnehmen, da NAC Zink bindet; Gegenanzeigen beachten (gleichzeitige Anwendung von Antibiotika, Nitraten, Hustenstillern wie Codein, Dextromorphan, und Paracetamol)
- **Zink**: z. B. Zinkcitrat 30 Kapseln (1 × tgl. 1 Kps. vor dem Essen); ist zusammen mit Cystein wichtig für die Bildung von Metallthioneinen; die Tagesdosis liegt meist zwischen 20 und 50 mg; im Behandlungsverlauf neben dem Zinkspiegel immer auch die Spiegel von Kupfer, Eisen, Mangan und Selen kontrollieren lassen, da hier wechselseitige Beziehungen bestehen
- **Vitamin C**: z. B. Ester-C® Gold Kapseln (2–3 × tgl. 1 Kps.); wichtigstes hydrophiles Antioxidans, das außerdem die Entgiftung zahlreicher Umweltnoxen wie Schwermetalle oder Pestizide unterstützt
- **Lezithin**: z. B. Lezithingranulat (2 × tgl. 1 TL bis 1 EL)

## Belastung mit toxischen Metallen

Bei der **Metallentgiftung** werden diese aus den Gewebedepots auf unterschiedliche Weise gelöst. Meist geschieht das über eine Veränderung des Diffusionsgefälles (z. B. zwischen Intra- und Extrazellularraum) und dem daraus resultierenden Umbau im Rahmen der Metall-Homöostase. Die Freisetzung der Metalle kann im LTT zu einer Reaktion führen, wenn das Immunsystem entsprechend sensibilisiert ist, wobei deren Stärke von der freigesetzten Menge an Metallen im Verhältnis zu der Zeit, in der diese Freisetzung erfolgt, abhängig ist: je mehr und je schneller, desto heftiger die Reaktion. Bei einer LTT-Reaktion kann das adaptive Immunsystem getriggert werden, was sich auch auf den autoimmunen Entzündungsprozess auswirken kann. Drei Faktoren haben hier einen entscheidenden **Einfluss**:

1. die Menge der freigesetzten Metalle in Relation zur Freisetzungszeit: Dies kann durch die Auswahl des jeweiligen Ausleitungsverfahrens beeinflusst werden.
2. die Bindung der Metalle: Physiologische Bindungen z. B. an GSH oder Metallthioneine führen nach meiner Beobachtung seltener zu Immunreaktionen als z. B. eine Infusion mit einem Chelatbildner.
3. die Reagibilität des Immunsystems: Diese wird reguliert von
   a) einem ausreichend hohe Blutspiegel immunausgleichender Faktoren; dazu gehören
      - Vitamin D, A, $B_{12}$, Calcidiol, Selen und Omega-3-Fettsäuren
      - optional biogene Immunmodulatoren nach vorherigem TNF-α-Hemmtest

b) dem Fehlen immunirritativer Reize, v. a.
   - Nahrungsmittelallergien oder -unverträglichkeiten
   - Leaky-Gut-Syndrom
   - ROS bzw. nitrosativem Stress

Um den Entgiftungsprozess in für den Körper **erträgliche Bahnen** zu lenken, gibt es verschiedene Strategien. Die langsamste Form der Entgiftung ist die **Bindung von Toxinen im Darm**, z. B. mittels Zeolithen, Klinoptilolith oder medizinischer Kohle. Durch die Senkung des toxischen Niveaus im Darm kommt es zu einem Diffusionsgefälle und damit zu einem sehr langsamen, aber dafür kontinuierlichen Abfluss toxischer Substanzen aus allen Geweben – außer dem ZNS. Dort verhindert die Blut-Hirn-Schranke den Übertritt. Allerdings geht der Abbau toxischer Substanzen in der Tat sehr langsam vonstatten, und für manche Patienten dauert dieser Weg einfach zu lange, weil die toxische Belastung zur weiteren Krankheitsprogredienz beiträgt und diese deutlich schneller erfolgt als der langsame Abbau mittels Diffusion.

Eine andere, wesentlich schnellere Möglichkeit ist, die Bindung im Darm mit dem **Fasten oder Intervallfasten** zu kombinieren und **ausleitende Maßnahmen** durchzuführen. Zu diesen gehören:

- ausreichend Trinkmenge, vorzugsweise gutes mineralarmes Wasser in Glasgebinden
- abendliche heiße Leberwickel
- Schwitzen (z. B. Trockenbürsten, Sauna, Salzhemd, Baunscheidtieren)
- Schröpfmassage der Halslymphe
- Reibesitzbäder nach Louis Kuhne zur Ausleitung über die Vaginalschleimhaut
- nasale Reflextherapie nach Krack oder morgendliches Ölziehen zur Ausleitung über die HNO- bzw. Mundschleimhaut
- Ableitung über den Darm (z. B. Einläufe, salinische Salze)
- wenn keine Kontraindikationen bestehen, kleine Aderlässe von 30–60 ml oder blutiges Schröpfen gelotischer Ablagerungen im Bindegewebe zur allgemeinen Toxinentlastung

Eine weitere Möglichkeit für eine schonende Entgiftung von toxischen Metallen ist **modifiziertes Citruspektin (MCP).** Es hat 2 Vorteile: Die Entgiftung verläuft langsam, weil eher geringe Mengen gelöst werden und weil MCP über ein gutes Bindungspotenzial verfügt. Andererseits hat MCP kaum Affinität zu physiologischen Mengen- und Spurenelementen wie Zink, Kupfer und Selen, sodass diese nicht ausgeschieden werden. Allerdings wird diskutiert [703], ob MCP an bestimmte Medikamente bindet, allen voran Digoxin, Lovastatin und Tetrazykline. Die Tagesdosis beträgt maximal 15 g. Am besten beginnt man mit kleinen Dosen, z. B. 1–2 × tgl. 2 g, und steigert je nach Verträglichkeit. Als Nebenwirkung sah ich in der Praxis gelegentlich vermehrte Blähungen, die bei weiterer Dosissteigerung auch zu Durchfall führten. Bei einer Allergie gegen Zitrusfrüchte sollte MCP nicht eingesetzt werden.

## Belastung mit anderen Bioziden

Wenn weniger Metalle als vielmehr **Pestizide, Lösungsmittel** u. Ä. im Fokus stehen, kann man alle genannten Maßnahmen, sofern vertragen, mit der Aminosäure **Taurin** (2000–3000 mg vor oder zwischen den Mahlzeiten, am besten auf mehrere Portionen verteilt) oder **α-Liponsäure** kombinieren. Letztere bindet allerdings auch an physiologische Mengen- und Spurenelemente. Man kann sie **oral** verabreichen (z. B. 100–200 mg/Gabe, verteilt auf mehrere Gaben über den Tag, am besten unabhängig von den Mahlzeiten, Tagesdosis 600 mg).

Besser ist die Gabe per Infusion, weil man dadurch eine schnellere und direktere Entgiftung erreichen kann. Eine meiner Erfahrung nach bewährte Kombination ist die **orale** Anwendung von **SAG** und **Taurin** in Kombination mit **Infusionen von α-Liponsäure** (z. B. Thiogamma Turboset®; 1–2 ×/Woche 1 Infusionsflasche unter Lichtschutz langsam eintropfen lassen, Infusionsdauer mindestens 30 Minuten). Gegenanzeigen für α-Liponsäure sind: Empfindlichkeit gegen den Wirkstoff (es kann wie bei jeder anderen Infusion im schlimmsten Fall ein allergischer Schock eintreten), entgleister Diabetes mellitus (Infusionen können den Blutzuckerspiegel akut absenken oder die Anfälligkeit für ein Insulinautoimmunsyndrom bei dafür genetisch disponierten Menschen verstärken, bei einem insulinpflichtigen

Diabetes ist besondere Vorsicht geboten), die gleichzeitige Anwendung des Zytostatikums Cisplatin (Wirkungsminderung), Kinder, Jugendliche, Schwangere und Stillende. Nach 4 Wochen führe ich i. d. R. eine Infusionspause durch, in der verstärkt physiologische Mengen- und Spurenelemente zugeführt werden und die Metallhomöostase wirken kann.

Auch die **alleinige Infusion von SAG** (Eumetabol® 1000 bzw. 3000 mg) ist eine meiner Erfahrung nach wirkungsvolle Option, die am besten mit der parallelen **Einnahme von NAC** begleitet wird (z. B. Woscha NAC Plus EmboCaps®; in diesem Fall vormittags und nachmittags je 1 Kps., was einer Tagedosis von 1000 mg NAC, 50 µg Selen als Selenmethionin und 100 µg Molybdän als Natriummolybdat entspricht). Gegenanzeigen sind die gleichzeitige Anwendung von Antibiotika, Nitraten, Hustenstillern wie Codein oder Dextromorphan sowie Paracetamol. NAC sollte mit einem deutlichen Abstand zu Zinkpräparaten eingenommen werden, da es Zink bindet. Man kann die SAG-Infusionen entweder im Sinne einer alternierenden kurmäßigen Anwendung durchführen (z. B. 2 ×/Woche 1000–3000 mg über 4 Wochen, dann 4 Wochen Pause, Therapiewiederholung usw.). Eine weitere bewährte Möglichkeit besteht darin, die zu infundierende Dosis an den Glutathionspiegel (S. 162) anzupassen.

### 13.2.3 Latente virale Infektionen

Neben den Metallbelastungen können latente virale Infektionen ebenfalls verantwortlich dafür sein, dass Autoimmunerkrankungen trotz passender Behandlungsstrategien weiter persistieren, die Remission ausbleibt oder ständig neue Entzündungsschübe auftreten. Eine Schlüsselrolle fällt hier den Viren der **Herpesgruppe** zu, HSV 1 und 2, EBV sowie CMV. Dabei ist weniger entscheidend, ob eine Infektion im Laufe des Lebens stattgefunden hat, sondern ob sich das adaptive Immunsystem aktiv mit einer solchen auseinandersetzt. Um das herauszufinden, eignet sich meiner Erfahrung nach weniger der IgM- bzw. IgG-ELISA-Test, sondern ich empfehle stattdessen den **LTT** (z. B. LTT Herpesviren).

Die Crux bei viralen Infektionen ist, dass man die Viren – anders als Bakterien – nicht endgültig vernichten kann. Daher besteht eine virale Belastung lebenslang. Allerdings kann man mit entsprechenden Behandlungsregimes dafür Sorge tragen, dass die Viren von einer Aktivierungswieder in eine Latenzphase wechseln und somit die Intensität der immunologischen Reaktion stark abnimmt. Das Immunsystem kommt zur Ruhe und damit besteht die Möglichkeit, dass auch der autoimmune Prozess in ruhigeren Bahnen verläuft.

Hauptproblem bei der **Behandlung** von viralen Infektionen mit Herpesviren, gegen die eine aktive Reaktion des adaptiven Immunsystems stattfindet, ist die Gefahr, dass diese zu einer verstärkten Immunreaktion führt, was wiederum die Autoimmunität triggern kann. Um das zu verhindern, sollten grundsätzlich dieselben **Voraussetzungen** wie bei der Entgiftung von Metallbelastungen gegeben sein:

- ausreichend hohe Blutspiegel immunausgleichender Faktoren; dazu gehören
- Vitamin D, A, $B_{12}$, Calcidiol, Selen und Omega-3-Fettsäuren
- optional biogene Immunmodulatoren nach vorherigem TNF-α-Hemmtest
- Minimierung anderer immunologischer Reize, v. a.
  - Nahrungsmittelallergien oder -unverträglichkeiten
  - Leaky-Gut-Syndrom
  - ROS bzw. nitrosativer Stress

Bei einer Erregerbelastung kann man zwar grundsätzlich auch an die Anwendung von **Nosoden** denken, in diesem Fall von Nosoden aus den entsprechenden Herpesviren, aber diese führen erfahrungsgemäß dazu, dass sich das Immunsystem stärker mit der Infektion auseinandersetzt, was im Kontext von Autoimmunerkrankungen zu einer unerwünschten Triggerwirkung führen kann. Deswegen ist die Nosodentherapie nach meiner Erfahrung für die Behandlung einer viralen Belastung **keinesfalls die erste Wahl**.

Stattdessen hat es sich bewährt, Maßnahmen einzusetzen, welche die **virale Aktivität hemmen**. Zu diesen gehören:

- **Lysin**: Zum Beispiel L-Lysin 500 mg Kapseln (2–3 × tgl. 2 Kps.). Lysin ist ein Antagonist der Aminosäure L-Arginin, die speziell für den Stoffwechsel herpoider Viren von Bedeutung ist.
- **Olivenblattextrakt**: Zum Beispiel Olive Leaf Extract Kapseln (2–3 × tgl. 500 mg). Das Monoterpen Oleuropin und die Phenolsäure Hydroxytyrosol sind sowohl für die antiviralen als auch die stark antioxidativen Eigenschaften verantwortlich. Kontraindikationen sind: Schwangerschaft, Stillzeit, Allergie gegen einen der Inhaltsstoffe, Hypotonie, Diabetes mellitus.
- **Propolis**: Zum Beispiel Woscha Propolis-Extrakt EmboCaps® (2–3 × tgl. 1 Kps. zum Essen). Das Kittharz dient im Bienenstock zur Abdichtung und zum Schutz vor mikrobiellem Befall. Bisher wurden etwa 150 Inhaltsstoffe entdeckt, v. a. Flavonoide, Carbonsäuren, Wachs und ätherische Öle. Gegenanzeigen sind: Pollenallergie, Allergie gegen Bienenprodukte.
- **Ingwer**: Zum Beispiel in Form von Ingwertee (Ingwerwurzel schälen, in mehrere schmale Stücke schneiden und mit heißem Wasser übergießen; Tagesdosis 0,5–1 l), der sich geschmacklich und auch hinsichtlich eines Synergismus der Inhaltsstoffe gut mit Grüntee kombinieren lässt. Ätherische Öle und Sesquiterpene werden für die antivirale Wirkung verantwortlich gemacht.

Die substanzielle antivirale Wirkung dieser Substanzen lässt sich in der Praxis gut mit informellen Therapien kombinieren, z. B. der **Isopathie** oder der **Homöopathie**:

- Quentakehl® D 5 Tropfen (morgens nüchtern 8 Tr. unverdünnt sublingual) enthalten als Wirkstoff eine homöopathische Verdünnung von Penicillium glabrum. Kontraindikationen sind: Schwangerschaft, Stillzeit, Allergie gegen Schimmelpilze. Die Anwendung sollte im Sinne einer milden Reiztherapie nach 8 Wochen für längere Zeit unterbrochen werden.
- Engystol® Tabletten (3 × tgl. 1 Tbl. lutschen) enthalten Vincetoxicum hirundinaria in den Potenzen D 6, D 10, D 30 und Sulfur in den Potenzen D 4 und D 10. Gegenanzeigen sind: Allergie gegen einen der Inhaltsstoffe, Laktoseunverträglichkeit, Kinder < 1 Jahr. Während Schwangerschaft und Stillzeit sollte die Anwendung mit einem Facharzt abgeklärt werden.

**Merke**

Bei einer auffälligen Therapieresistenz sollte man an eine Belastung mit toxischen Metallen denken, die eine gut gewählte antivirale Behandlung torpedieren kann. Aus dieser Erfahrung heraus empfehle ich, im Zweifelsfall **zuerst** mit der Suche und ggf. Behandlung einer Belastung mit **toxischen Metallen** zu beginnen, bevor man sich einer möglichen viralen Belastung zuwendet.

### 13.2.4 Immunmodulation

**Selen** kann sich bei manchen Autoimmunerkrankungen, wie z. B. AIT, senkend auf die pathologisch erhöhten Antikörper auswirken. Die Omega-3-Fettsäure **α-Linolensäure** hat bei manchen Patienten eine hemmende Wirkung auf die Omega-6-Fettsäure Arachidonsäure, der Vorstufe proinflammatorischer Serie-II-Prostaglandine wie $PGH_2$, zeigt in diesem Sinn also eine indirekte Wirkung auf Entzündungsprozesse. Die Omega-3-Fettsäure **Eicosapentaensäure (EPA)** ist Vorstufe antiinflammatorischer Serie-III-Prostaglandine wie $PGE_3$, während die Omega-3-Fettsäure **Docosahexaensäure (DHA)** Reparaturprozesse im ZNS unterstützt.

**Vitamin $B_{12}$** hat eine hemmende Wirkung auf nitrosativen Stress, während **enzymatische Scavenger** (z. B. SOD, GSH) bzw. **nicht enzymatische Scavenger** (z. B. Vitamin E, Vitamin C) in der Lage sind, die schädliche Wirkung von ROS abzumildern. Die beiden fettlöslichen **Vitamine A und D** haben immunmodulierende Wirkungen, u. a. auf die Balance zwischen Tregs und TH17-Zellen. Darüber hinaus ist Vitamin A für eine gesunde Differenzierung von Zellen und Geweben essenziell.

Verschiedene **biogene Immunmodulatoren** werden z. T. schon seit Jahrhunderten in der Medizin genutzt, z. B. Zingiber officinale (Ingwer), Heilpilze wie Hericium erinaceus (Igelstachelbart) in der Traditionellen Chinesischen Medizin TCM sowie Curcuma longa (Gelbwurz) oder Boswellia serrata (Weihrauch) im Ayurveda. Es besteht die Möglichkeit, diese aus rein empirischen Überlegungen mehr oder weniger pauschal anzuwenden, was in der Praxis erfahrungsgemäß zu unterschiedlichen Ergebnissen führt.

Die von mir präferierte Anwendungsweise ist, den oder die passende Substanz im Rahmen eines TNF-α-Hemmtests zu ermitteln, der 2 Vorteile bietet: Er verkürzt die Zeit, in der das passende Mittel gefunden wird, und verhindert den Einsatz eines Immunmodulators, der bei dem jeweiligen Patienten eventuell eine individuell abhängige inverse Wirkung hat, also proinflammatorisch wirkt. Nicht sinnvoll ist die Testdurchführung bei MS-Patienten, weil bei diesen ein Genpolymorphismus vorliegt, der dazu führt, dass es bei Hemmung von TNF-α zu einem Schub kommen kann.

### 13.2.5 Mikrobiom

Das Mikrobiom ist auf vielfältige Weise mit dem autoimmunen Geschehen verbunden, u. a. kann eine **Dysbiose** einen Kofaktor bei Autoimmunopathien darstellen. In einem gesunden Mikrobiom ist der Crosstalk zwischen Mikrobiota und adaptivem Immunsystem einer der entscheidenden Drehknöpfe für das Verhältnis von autoaggressiven TH17- zu Treg-Zellen. Überhaupt zeigt die aktuelle immunologische Forschung [705] [717], dass TH17-Zellen (S. 73) durchaus nicht nur „autoaggressiv" und „böse" sind. Sie sorgen im Darm dafür, dass sich die TH1-Immunantwort nicht gegen die Mikrobiota richtet, und haben damit auch immunmodulierende Aufgaben. Ein kleiner Teil des Mikrobioms ist vollkommen individuell und bleibt zeitlebens konstant, aber der weitaus größere Teil reagiert flexibel auf Veränderungen im Äußeren und Inneren. Zu diesen gehören, neben der Ernährung, v. a. psychischer Stress.

Die erste Behandlungsphase hat der Patient möglicherweise mit einem gestörten Mikrobiom begonnen. Die Modifikation verschiedener Parameter durch die eingeleitete Therapie wirkt sich erfahrungsgemäß auch auf die komplexe Zusammensetzung der Mikrobiota aus. Deswegen lasse ich molekulare Mikrobiomanalysen nur sehr selten vor oder während Phase 1 der Behandlung durchführen, weil es zu viele Parameter gibt, die sich in den ersten 6 Monaten ohnehin verändern.

Ist der Patient nach Ende der 1. Behandlungsphase **stabil** und es besteht hinsichtlich der Entgiftung kein Handlungsbedarf, ist das eine gute Gelegenheit, diesen Therapieerfolg durch die **Optimierung des Mikrobioms** nachhaltig zu sichern. Bestehen allerdings noch behandlungsbedürftige Belastungen, z. B. mit Metallen oder Viren, hat dies nach meiner Erfahrung Vorrang. Es ist meist nicht sinnvoll, eine Entgiftungstherapie und die Behandlung des Mikrobioms parallel durchzuführen.

Die Behandlung des Mikrobioms kann auch zu immunologischen Irritationen führen, weil an einem essenziellen Mechanismus der adaptiven Immunabwehr gearbeitet wird. Neben den Veränderungen des Mikrobioms, die sich durch eine Umstellung der Ernährung und den Einsatz u. a. von Vitamin D und Vitamin A, nicht selten in der 1. Phase der Behandlung einstellen, ist das der 2. Grund, warum ich die Behandlung des Mikrobioms als eigenständigen Teil der Behandlung von Autoimmunopathien sehe und i. d. R. erst dann damit beginne, **wenn die Phase 1 beendet** wurde.

Dabei fällt die mikrobiologische Therapie **befundabhängig** sehr individuell aus. Folgendes kommt zum Einsatz:

- Prebiotika (z. B. resistentes Dextrin)
- Schleimhautmittel (z. B. Glutamin oder Coliobiogen®)
- Bitterstoffe
- Probiotika mit einem Keim (z. B. Mutaflor®) oder mit mehreren Keimen (z. B. Probiotik Pur®)
- Spezialpräparate bei SIBO (z. B. Sibosan®)
- EM®-Produkte

# 13.3 Diagnostisches Ablaufschema

## 13.3.1 Phase 1

1. Anamnese: Gibt es Hinweise z. B. auf eine hormonelle Begleitkomponente, eine funktionelle Nebenniereninsuffizienz oder eine latente Auseinandersetzung mit herpoiden Viren? Dann sollte dies bei den Laboruntersuchungen entsprechend berücksichtigt werden.
2. Körperliche Untersuchung: Lassen sich manche Beschwerden oder Symptome des Patienten biomechanisch erklären? Findet sich ein aufgeblähter Bauch mit tympanitischem Klopfschall und z. B. einem Zwerchfellhochstand?
3. Laboruntersuchungen als Basisdiagnostik:
   - Stuhl:
     - Zonulin → Leaky Gut
     - polyvalente fäkale Antikörper gegen Gliadin und Transglutaminase → Glutenintoleranz
   - Blut:
     - PräScreen® IgG → IgG-vermittelte Nahrungsmittelallergie
     - physiologische und toxische Mengen- und Spurenelemente im Vollblut → aktuelle Versorgung mit physiologischen bzw. Belastung mit pathologischen Mengen- bzw. Spurenelementen
     - Calcidiol, Calcitriol, Parathormon, Kalzium im Serum → Versorgung mit Vitamin D 3, Verhältnis von Calcidiol zu Calcitriol, Abklärung eines latent vorliegenden Hyperparathyreoidismus
     - Vitamin A → Versorgung
     - Fettsäurestatus (Omega-3-, Omega-6-, Omega-9-Fettsäuren, Arachidonsäure, gesättigte Fette) → Versorgung, Arachidonsäurespiegel, Verhältnis der Fettsäuren zueinander
     - Lipidperoxide, Transfettsäuren → Belastung mit ROS und mit Transfetten
     - Hormone
       - Adrenaler Stressindex® → Status Kortisol- bzw. DHEA-Produktion der Nebennierenrinde, z. B. bei Fatigue
       - Östradiol, Progesteron, Testosteron → Östradioldominanz z. B. bei PMS, PCO-Syndrom (bei männlichen MS-Patienten untersuche ich Progesteron bzw. alle 3 Hormone häufig schon im Rahmen der Erstdiagnostik)

## 13.3.2 Phase 2

Optionale Laboruntersuchungen:

- LTT Herpesviren → latente Auseinandersetzung des adaptiven Immunsystems mit Viren der Herpesklasse wie EBV, CMV
- toxische Metalle im Vollblut oder im Rahmen der HMA, weitere Möglichkeiten sind die Untersuchung der Porphyrine im Urin oder ein Chelattest
- Untersuchung des Mikrobioms mittels Florastatus oder PCR-Reaktion

Grundlegend kann man wie folgt **zusammenfassen**: Die hier beschriebenen Therapiekonzepte setzen am autoimmunen Entzündungsprozess **multimodal** an, indem gleichzeitig verschiedene immunologische Ebenen angesteuert werden, z. B.

- das Verhältnis von TH17-Zellen zu Tregs (z. B. mikrobiologische Therapie, Vitamin D, Vitamin A)
- die Prostaglandinbiosynthese (Omega-3-Fettsäuren)
- mögliche Entzündungspromotoren (Herdsuche und -therapie, Behandlung eines Leaky Guts, diätetische Behandlung, Therapie einer latenten viralen Infektion, Detoxifikation)
- die Aktivierung von NFκB in Makrophagen (TNF-α-Hemmtest)
- stressorische Einflüsse (Brainwave Entrainment®, Spagyrik)
- Verbesserung der somatischen Eigenregulation bzw. Reparaturmechanismen (Optimierung der Mikronährstoffversorgung)

## 13.4 Literatur

[699] Bai M, Wang Y, Han R et al. Intermittent caloric restriction with a modified fasting-mimicking diet ameliorates autoimmunity and promotes recovery in a mouse model of multiple sclerosis. J Nutr Biochem 2021; 87: 108493

[700] Choi Y, Lee C, Longo VD. Nutrition and fasting mimickung diets in the prevention and treatment of autoimmune diseases and immunosenscense. Mol Cel Endocrinol 2017; 455: 4–12

[701] Esplugues E, Huber S, Gagliani N et al. Control of Th 17 cells occurs in the small intestine. Nature 2011; 475 (7357): 514–518

[702] Esposito S, Bonavita S, Sparaco M et al. The role of diet in multiple sclerosis: A review. Nutr Neurosc 2018; 21 (6): 377–390

[703] González Canga A, Fernández Martínez N, Sahagún Prieto AM et al. Dietary fiber and its interactions with drugs. Nutr Hosp 2010; 25: 535–539

[704] Hempel S, Graham GD, Fu N et al. A systematic review of modifiable risk factors in the progression of multiple sclerosis. Mult Scler 2017; 23 (4): 525–533

[705] Hernández-Santos N, Gaffen SL. Th 17 cells in immunity to Candida albicans. Cell Host Micr 2012; 11 (5): 425–435

[706] Koch-Henriksen MD, Soelberg Sorensen P. The changing demographic pattern of multiple sclerosis epidemiology. Lancet Neurol 2010; 9 (5): 520–532

[707] Lochner M, Ohnmacht C, Preslev L et al. Microbiota-induced tertiary lymphoid tissue aggravate inflammatory disease in the absence of RORgamma t and LTi cells. J Exp Med 2011; 208 (1): 125–134

[708] Manzel A, Muller DN, Hafler DA et al. Role of „Western diet“ in inflammatory autoimmune diseases. Curr Allergy Asthma Rep 2014; 14 (1): 404

[709] Matveeva O, Bogie JFJ, Hendriks JAJ et al. Western lifestyle and immunpathology of multiple sclerosis. Ann N.Y. Acad Sci 2018; 1417 (1): 71–86

[710] Milo R, Kahana E. Multiple sclerosis: Geoepidemiology, genetics and the environment. Autoimm Rev 2010; 9 (5): A387–A394

[711] Müller T. MS-Prävalenz steigt – liegt es an der Ernährung? CME 2017; 14: 34

[712] Noschinski DR. Die Milz – das vergessene Organ. EBI-Forum 2017; 107: 9

[713] www.news.doccheck.com/de/newsletter/4477/30432 (Stand: 22.11.2020)

[714] Sakoda A, Matsushita T, Nakamura Y et al. Environmental risk for multiple sclerosis in Japanese people. doi:org/10.1016/j.msard.2019.101872

[715] Sato W, Yamamura T. Multiple sclerosis: Possibility of a gut environment-induced disease. Neurochem Int 2019; 130: 104475

[716] Schwarz S, Leweling H, Daffertshofer M et al. Unkonventionelle Therapien der multipen Sklerose: Nutzen unklar. Dtsch Ärztebl 2005; 102 (30): A2102–A2107

[717] Sundrud MS, Trivigno C. Identity crisis of Th 17 cells: many forms, many functions, many questions. Sem Immunol 2013; 4: 263–272

# Teil 4
# Krankheitsbilder



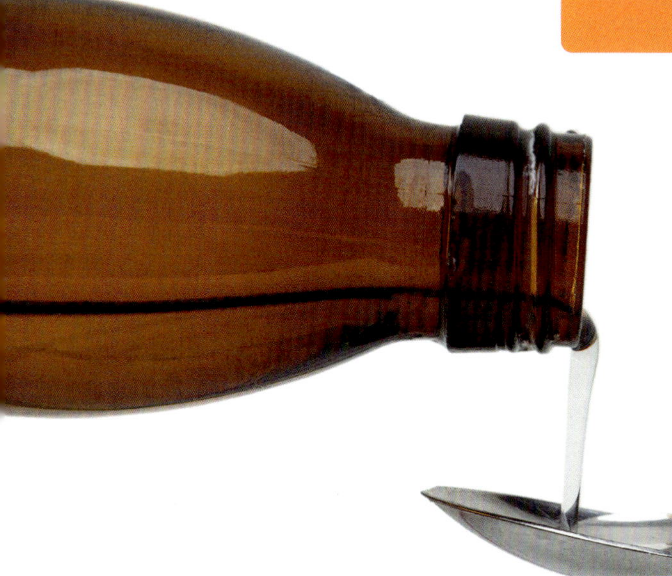

# 14 Alopecia areata

## 14.1 Definition und Epidemiologie

Unter dem Begriff Alopecia areata versteht man das Auftreten von **kreisrundem Haarausfall** am Kopf. Seltener ist bei Männern der Bart und noch seltener die Körperbehaarung betroffen. In der betroffenen Zone kommt es zu einem **vollständigen** Ausfall der Haare.

Diese Erkrankung kann Kinder, Frauen und Männer gleichermaßen befallen, tritt aber bevorzugt in jüngeren Jahren, also bei Kindern und jungen Menschen auf. Bei etwa 20 % der Patienten ist bereits jemand in der Familie erkrankt. Man schätzt, dass es in Deutschland etwa 1,5 Millionen Betroffene gibt.

Bei der Alopecia areata kommt es in 70–80 % zu einer Spontanheilung, was im Vergleich zu der Erfolgsquote mit Behandlungen in der konventionellen Medizin absolut vergleichbar ist. Deswegen empfehlen manche Dermatologen – nicht zu Unrecht – ein „Watchful Waiting", also erst einmal abzuwarten. Allerdings kann es auch nach einer Remission, egal aus welchem Grund diese auftrat, wieder zu einem Rezidiv kommen, was hinsichtlich der Tatsache, dass es sich bei der Alopecia areata um eine Autoimmunerkrankung handelt, nicht verwunderlich ist.

## 14.2 Pathophysiologie

Die Pathophysiologie ist **unklar**, man sieht histologisch eine **lymphozytäre Immunreaktion gegen den Haarfollikel**, was auf eine inflammatorische Reaktion schließen lässt, die sich gegen die Haarwurzel richtet. Mit sehr großer Wahrscheinlichkeit handelt es sich bei den verschiedenen Formen der Alopecia areata um einen komplexen autoimmunen Entzündungsprozess, bei dem eine genetische Determination zugrunde liegt, es aber weitere Pathogenitätsfaktoren braucht, bis es zu einem Krankheitsausbruch kommt. Für die Autoimmunität als Ursache spricht auch, dass die Alopecia areata mit weiteren Autoimmunopathien assoziiert ist.

Bisher werden die folgenden **Ursachen diskutiert**:

- **Infektionshypothese**: Bei manchen Patienten tritt der erste Krankheitsschub im Rahmen einer Infektion auf, oft einem grippalen Infekt. Dieser könnte ein Trigger für die Aktivierung des adaptiven Immunsystems sein. Weitere Hintergründe sind aber unklar.
- **psychoneuroimmunologische Hypothese**: Es gibt bei manchen Patienten eine zeitliche Korrelation zwischen dem ersten Ausbruch einer Alopecia areata und einer psychischen Stresssituation, z. B. beruflichem Dauerstress oder auch schockartigen Erlebnissen, wie z. B. dem Tod eines Angehörigen. Aus psychoneuroimmunologischen Grundlagenforschungen weiß man, dass dies zur vermehrten Bildung proin-

flammatorischer Zytokine führt und dass unter Dauerstress die Hypothalamus-Hypophysen-Nebennieren-Achse zunehmend gefordert und schlussendlich überfordert werden kann [731] [732].

- **toxische Hypothese**: Zahlreiche chronische Vergiftungsbilder können mit Haarausfall einhergehen, z. B. Thallium (Glasindustrie, thermoelektrische Materialien, industrielle Verzinkung, Herstellung von Fotozellen), Aluminium (Backpulver, Deo, Kochgeschirr), Quecksilber (Zahnamalgam, Konsum von Fisch und Meeresfrüchten), Cadmium (Zigarettenrauch, Konsum von Fisch und Meeresfrüchten, Rostschutzmittel), Blei (belasteter Tee, Wild, Waldpilze) oder Arsen (belasteter Reis, Konsum von Fisch und Meeresfrüchten). Viele dieser Metalle kommen mittlerweile mehr oder weniger ubiquitär in unserer Umwelt vor und es kann dadurch relativ häufig zu einer Kontamination kommen [721]. Neben der toxischen Wirkung kann auch eine lymphozytäre Immunreaktion (Typ-IV-Reaktion) gegen Metalle eine Triggerwirkung bei Autoimmunerkrankungen auslösen (S. 131).

Diese 3 Hypothesen erklären sowohl das Auftreten bei jungen Menschen als auch bei Kindern, da diese i. d. R. häufiger an Infektionen erkranken als Erwachsene, die Stressbelastung für Kinder massiv zugenommen hat (Schule, soziale Netzwerke) und viele Schadstoffe plazentagängig sind und auf diesem Weg manches Kind bei seiner Geburt sehr wahrscheinlich ein weitaus höheres Level an Umweltbelastungen hat als es bei Kindern vor 100 Jahren noch der Fall war. Bitte denken Sie daran: Die Evolution geht in Zeiträumen von Millionen Jahren vonstatten, 100 Jahre sind evolutionär mit einem Herzschlag vergleichbar.

Tritt die Alopecia areata erst in späteren Jahren auf, ist sie häufiger mit Autoimmunthyreopathien verknüpft (**Schilddrüsenhypothese**). Diese epidemiologische Erkenntnis und ihre Auswirkung auf die Sichtweise bezüglich der Alopecia areata wird aktuell wissenschaftlich diskutiert. Möglicherweise spielt das Spurenelement Zink eine Rolle, da es sowohl für die Synthese von Schilddrüsenhormonen als auch für den Haarstoffwechsel und immunologische Funktionen von Bedeutung ist.

## 14.3 Klinik

Man kennt verschiedene Formen der Alopezie, die jeweils anhand ihrer Ausbreitung am Körper definiert werden. Die am meisten verbreitete Form ist die **Alopecia areata**, die etwa 80 % aller Fälle ausmacht. Es kommt zu einem **kreisrunden Haarausfall**, der aber weder die Wimpern noch die Körperbehaarung betrifft (**Abb. 14.1**). Typisch für diese Erkrankung ist, dass am Randsaum der Herde einzelne Haare sichtbar sind, die auch als „Ausrufezeichenhaare" oder „Kommahaare" bezeichnet werden.

Nicht selten geht eine Alopecia areata mit **Veränderungen an den Hand- und Fußnägeln** einher. Dabei können diese aussehen, als hätte man sie mit grobem Sandpapier abgeschliffen (Sandpapiernägel) oder sie weisen typische Querrillen auf. Der Halbmond im Nagelbett zeigt bei manchen Patienten eine rote Tüpfelung. Eher selten befällt die Alopecia areata ausschließlich die Hand- und Fußnägel, die dann die entsprechenden Veränderungen zeigen.

Bei der **Alopecia ophiasis** (griech. ophis = Schlange) fallen die Kopfhaare geschlängelt oder kranzartig im Bereich von Schläfen, Ohren und Nacken aus. Es bleibt oft nur ein Haarschopf im Bereich des Scheitels übrig (Skalplocke). Wimpern und Augenbrauen bleiben erhalten, andere Körperbereiche sind nicht betroffen.

Sowohl bei der Alopecia areata als auch bei der Alopecia ophiasis kann es zum **spontanen Nach-**

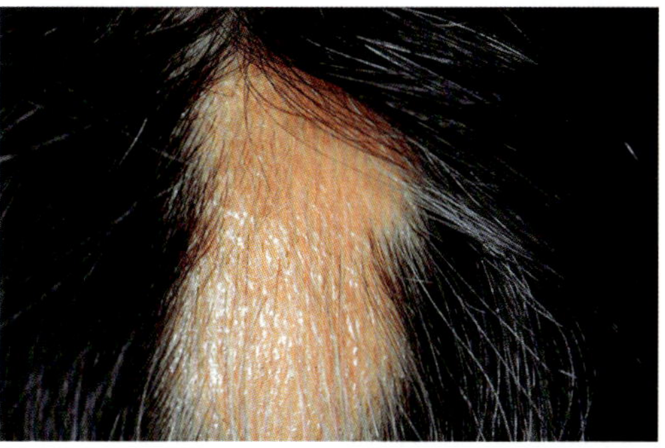

**Abb. 14.1** Alopecia areata. (Quelle: Lautenschlager S. Alopecia areata. In: Battegay E, Hrsg. Differenzialdiagnose Innerer Krankheiten. 21., vollständig überarbeitete und erweiterte Auflage. Stuttgart: Thieme; 2017. doi:10.1055/b-004-129980)

**wachsen** neuer Haare kommen, dabei dominieren dann i. d. R. depigmentierte weiße Haarsträhnen, was als Poliosis bezeichnet wird. Möglich ist auch, dass Haare depigmentieren, ohne dass es zum Haarausfall kommt, ähnlich wie das bei einer Vitiligo der Fall ist.

Wenn die gesamte Behaarung am Kopf ausfällt, also Kopfhaare, Barthaare, Augenbrauen und Wimpern, spricht man von einer **Alopecia totalis**. Diese ist aber eher selten, noch seltener trifft man Patienten, die an einer **Alopecia universalis** leiden. Bei diesen fehlt von Kopf bis Fuß praktisch die gesamte Behaarung.

Die Alopecia areata ist mit verschiedenen **weiteren Autoimmunerkrankungen** assoziiert, v. a. Autoimmunthyreopathien, SLE, Vitiligo, Psoriasis, rheumatoider Arthritis und CED. Außerdem leiden Betroffene häufiger an Erkrankungen des atopischen Formenkreises, speziell einer Neurodermitis. Dies ist mit einem frühen Auftreten einer Alopecia areata bzw. schwereren Krankheitsverläufen assoziiert.

Eine **ungünstige Prognose** bei Alopecia areata besteht

- bei einer Alopecia ophiasis, totalis oder universalis,
- wenn die Erstmanifestation vor der Pubertät liegt,
- falls bereits mehrere Familienmitglieder erkrankt sind,
- bei Vorliegen von Erkrankungen des atopischen Formenkreises und/oder Autoimmunerkrankungen,
- wenn die morphologischen Veränderungen an den Nägeln sehr ausgeprägt sind,
- bei rascher Krankheitsprogredienz,
- wenn die Krankheit bereits länger als 2 Jahre besteht.

**Red Flags**

- plötzlicher Beginn mit kreisrunden, kahlen Stellen, die hauptsächlich am Kopf auftreten, und sich von der Mitte her ausbreiten
- gelegentliches Auftreten auch im Bereich des Barts oder der Körperbehaarung

## 14.4 Diagnostik

### 14.4.1 Schulmedizinische Diagnostik

Die Diagnostik erfolgt mittels **Trichogramm** (Untersuchung von Haar, Haarstruktur und Haarwurzel unter dem Mikroskop) und ggf. der histologischen Untersuchung eines Kopfhautbiopsats. Eine Labordiagnostik ist nur sinnvoll, wenn es darum geht, bei Verdacht nach weiteren Autoimmunopathien zu suchen, z. B. mittels Antikörpertests.

### 14.4.2 Naturheilkundliche Diagnostik

Bei der **Mineralstoffanalyse im heparinisierten Vollblut** sollten die folgenden Elemente untersucht werden:

- physiologische Elemente: Magnesium, Selen, Zink, Kalzium, Kalium, Natrium, Phosphor, Chrom, Kupfer, Mangan, Molybdän
- toxische Elemente: Blei, Cadmium, Nickel, Quecksilber, Aluminium

Mit dieser Untersuchung sieht man die aktuelle Versorgung mit physiologischen bzw. Belastung mit toxischen Elementen.

**Merke**

Ein **Zinkmangel** ist manchmal das Bindeglied zwischen Haarausfall und einer Schilddrüsenunterfunktion.

Zusätzlich sollten Sie den **Eisenhaushalt** überprüfen (Ferritin, Transferrin, Eisen im Vollblut) und die Versorgung mit **Vitamin $B_6$** und **Biotin**. Da auch ein Jodmangel eine Alopezie fördern kann, ist die Bestimmung von **Jod im Urin** ebenfalls angezeigt. Eine Kontrolle der **Schilddrüsenparameter** rundet die Diagnostik ab, sofern diese nicht ohnehin bereits vom Haus- oder Facharzt kontrolliert wurden. Dabei sollten sowohl die Funktionsparameter (TSH, $fT_3$, $fT_4$) als auch die Antikörper (TPO, TAK, TRAK) bestimmt werden.

Eine weitere Option ist die Durchführung einer **Haar-Mineral-Analyse** (HMA). Hier kann man die Versorgung der Haare mit Mengen- und Spurenelementen ablesen, aber auch eine mögliche Belastung erkennen. Manchmal ist die Untersuchung der Haare bei der Alopecia areata sinnvoller, da sie einen längeren Zeithorizont als die Vollblutuntersuchung abbildet.

Sollten auffällige Spiegel an toxischen Elementen in der Vollblut- bzw. Haar-Mineral-Analytik nachgewiesen werden, ist zu überlegen, eine mögliche Sensibilisierung des adaptiven Immunsystems gegen diese mittels eines **LTT** zu untersuchen.

# 14.5 Therapie

## 14.5.1 Schulmedizinische Therapie

Zur Anwendung kommen:

- topische Steroide
- selten orale Kortisontherapie als Stoßtherapie mit Tagesdosen von 250 mg über eine bis mehrere Wochen; meiner Meinung nach ist diese hinsichtlich des Nutzen-Risiko-Profils kritisch zu überdenken
- topische Anwendung von Tacrolimus als Immunsuppressivum
- PUVA-Therapie
- topische Immuntherapie mit Diphenylcyclopropenon (DCP) oder Quadratsäuredibutylester (SADBE)
- selektive Janus-Kinase-Inhibitoren wie z. B. Tofacitinib (Xeljanz®): werden experimentell bei entzündlicher Alopecia areata als Off-Label-Use mit unterschiedlichem Erfolg eingesetzt

### Topische Immuntherapie

Die topische Immuntherapie wurde von dem Dermatologen Prof. Dr. Rudolf Happle am Universitätsklinikum Marburg entwickelt [733]. **Diphenylcyclopropenon (DCP)** oder **Quadratsäuredibutylester (SADBE)** sind hautreizende Substanzen, die experimentell bei der Behandlung der Alopecia areata eingesetzt werden. Die Idee dahinter ist, die Haut so zu reizen, dass ein mildes Kopfhautekzem entsteht, das zu einer lokalen immunologischen Irritation führt. Diese „Ablenkung“ soll dafür sorgen, dass sich die Immunzellen ein anderes Ziel als die Haarfollikel suchen. Praktische Erfahrungen zeigen, dass es bei etwa 50 % der so Behandelten an den betroffenen Stellen wieder zu Haarwuchs kommt [723]. DCP wird im Klinikalltag weitaus häufiger eingesetzt als SADBE.

Da es für DCP keine offizielle Zulassung für diese Behandlung gibt, wird diese Substanz Off-Label eingesetzt. Die Behandlung läuft in mehreren Schritten ab.

1. Auf einem ca. 25 $cm^2$ großen, halbseitigen Areal auf der Kopfhaut wird eine 2 %ige DCP-Lösung aufgebracht, was zu einer lokalen Kontaktallergie führt. Die halbseitige Anwendung wird zu Beginn der Therapie empfohlen, damit nicht eine eventuell parallel stattfindende Spontanheilung übersehen wird. Schlägt die Therapie auf der einen Kopfhälfte an, werden später alle Herde auf dem Kopf entsprechend behandelt.
2. Zwei Wochen später wird damit begonnen, die für den Patienten passende Konzentration der DCP-Lösung zu finden. Dabei werden in wöchentlichem Abstand unterschiedliche und ansteigende Konzentrationen einer DCP-Lösung auf die betroffenen Hautareale aufgebracht. Das Ziel ist die Erzeugung eines therapeutisch wirksamen Ekzems, das sich durch eine leichte lokale Rötung mit einem gut erträglichen Juckreiz und geringer Schuppenbildung auszeichnet.
3. Ist diese Konzentration gefunden, erfolgt eine lokale Behandlung mit dieser in wöchentlichem Abstand, allerdings sollte sich spätestens nach etwa 40 Behandlungswochen eine sichtbare Verbesserung des Haarwuchses zeigen. Ist das der Fall, kann eine Fortsetzung der DCP-Therapie, je nach Ansprechen des Patienten, bis zu 1½ Jahren erforderlich sein.

Generell darf dabei die Kopfhaut erst 3 Tage nach der Behandlung wieder gewaschen werden. Diese Therapie ist **kontraindiziert** für Kinder < 10 Jahren, während Schwangerschaft, Stillzeit und wenn der Patient gleichzeitig an einer Vitiligo leidet. Bei Patienten mit Psoriasis und anderen Erkrankungen, bei denen ein Köbner-Phänomen besteht (isomorpher Reizeffekt, Hautverletzungen können eine Krankheitsausbreitung provozieren), sollte DCP nicht angewendet werden.

Zu den möglichen **Nebenwirkungen** gehören ein vermehrter Juckreiz, ausgeprägte Hautrötung und Schuppenbildung über den gewünschten Effekt hinaus, außerdem sind Blasenbildung, Pigmentveränderungen, Urtikaria, nässende Hauteffloreszenzen und ein Ausbreiten des Kopfhautekzems auf den Körper möglich. Häufig kommt es auch zu Lymphknotenschwellungen im Nackenbereich, die aber allgemein als harmlos gelten und sich meist von selbst wieder zurückbilden.

Die DCP-Therapie hat keinen Einfluss auf ein mögliches Krankheitsrezidiv und muss im Bedarfsfall nach einem Rezidiv wiederholt werden. In etwa 50 % der Fälle ist eine Alopecia areata damit nicht zu beeinflussen. Bei erfolgreicher Behandlung kommt es in 70 % der Fälle zu einem Rezidiv.

## 14.5.2 Naturheilkundliche Therapie

### Naturheilkundliche Sichtweise

Die Alopecia areata ist Folge einer autoimmunen Reaktion. Deswegen sind alle naturheilkundlichen Behandlungen, die sich regulierend auf diesen Bereich auswirken, sinnvoll. Um die Therapie auf möglichst breite Füße zu stellen, sollten zusätzlich eine Ursachensuche betrieben, z. B. nach einer Belastung mit toxischen Metallen, Mangelzustände aufgedeckt und der Zustand der Schilddrüse überprüft werden, da die Alopecia areata nach meiner Erfahrung am ehesten mit einer AIT assoziiert ist.

### Wechselwirkungen Schulmedizin – Naturheilkunde

Bei Therapien, welche die Fotosensitivität der Haut erhöhen, sollten parallel keine Phytotherapeutika mit derselben Wirkung eingesetzt werden, z. B. Johanniskraut (Hyperici herba), und solche, die Furanocumarine enthalten, z. B. Angelikawurzel (Angelicae radix), Bibernellwurzel (Pimpinellae radix), Ammi-visnaga-Früchte (Ammeos visnagae fructus), Liebstöckelwurzel (Levistici radix), Steinkleekraut (Meliloti herba), Waldmeisterkraut (Galii odorati herba).

Bei der Anwendung hautreizender Therapien sollte aus grundsätzlichen Erwägungen während der Behandlungszeit keine weitere hautreizende Therapie erfolgen, z. B. die Anwendung von Pustulantien, da es sich um eine Reiztherapie handelt.

## 14.5.3 Spezifischer Therapievorschlag

### Psychischer Stress

Die Behandlung einer Alopecia areata orientiert sich am besten an der Anamnese und den Ergebnissen der erstellten Befunde. Spielt **Stress** eine Rolle? Dann sollte an Maßnahmen gedacht werden, um diesen wichtigen Pathogenitätsfaktor zu entschärfen, z. B. Brainwave-Entrainment®. Wenn die Patienten im Leben immer wieder „Haare lassen müssen“, ist es meist mit einem Stress-Release allein nicht getan. Stattdessen kann die Erkrankung bedeuten, einen generellen Wechsel im Umgang mit der Außenwelt vorzunehmen. Neben den Möglichkeiten, welche die moderne Psychotherapie bietet, empfehle ich naturheilkundliche Therapien (S. 310), mit denen persönliche Wachstumsprozesse unterstützt werden können.

### Umweltbelastung

Bei einer Umweltbelastung mit toxischen Metallen sollte neben einer **Entgiftung** auch an das Vorliegen einer **Typ-IV-Reaktion** (S. 131) gedacht werden, also eine lymphozytäre Immunreaktion gegen diese Metalle.

### Mikronährstoffe

Ein Mangel an Mikronährstoffen sollte in jedem Fall ausgeglichen werden. Eine Schlüsselrolle bei der Alopecia areata spielt oft das Spurenelement **Zink**, und zwar sowohl bei Patienten, die erst kürzlich an einer Alopecia areata erkrankt sind, als auch bei langjährigen Fällen. Im Rahmen einer

Vollblutuntersuchung kann ein solcher Mangel leicht detektiert werden. Ich empfehle eine Tagesdosis von 50 mg Zink in Form von Zinkcitrat bzw. Zinkpiccolinat. Nach etwa 6 Wochen erfolgt eine erste Kontrolle im Vollblut, bei der ich sowohl den Zinkspiegel bestimmen lasse als auch diejenigen Spurenelemente, die von Zink beeinflusst werden, v. a. Kupfer, Mangan, Selen und Eisen. Je nach Ergebnis erfolgt dann eine Anpassung der Tagesdosis mit dem Ziel, eine optimale Versorgung mit Zink zu erreichen, ohne die anderen Spurenelemente zu verdrängen.

## B-Vitamine

B-Vitamine kombiniere ich meist, indem ich einen hochdosierten **Vitamin-B-Komplex** einnehmen lasse, z. B. Basic B Complex Kapseln (1 × tgl. 1 Kps. zum Essen), und parallel dazu kurmäßige Injektionsserien mit 5 mg **Methylcobalamin bzw. 5MTHF** (aktive Formen von Vitamin $B_{12}$ bzw. Folsäure) durchführe. Die zusätzlich verabreichten Injektionen wirken auf den bei autoimmunen Inflammationsprozessen auftretenden nitrosativen Stress (S. 235).

## Vitamin D

Vitamin D hat sich in meiner Praxis im Sinne einer **Mid-Dose-Therapy** (S. 100) ebenfalls bewährt. Dabei werden Tagesdosen von 10000–30000 IE Vitamin $D_3$ eingesetzt. Es handelt sich dabei ausdrücklich nicht um eine Substitutionstherapie zum Ausgleich eines Vitamin-D-Mangels, sondern um eine immunregulative Therapie. Diese Behandlung sollte nur unter bestimmten Kautelen durchgeführt werden, u. a. nach Ausschluss eines Hyper- bzw. Hypoparathyreoidismus und mit regelmäßigen Laborkontrollen.

Patienten, die an einer Alopecia areata leiden, haben signifikant niedrigere Blutspiegel an Calcidiol als Gesunde und Patienten mit Vitiligo, außerdem besteht eine inverse Korrelation zwischen der Schwere der Erkrankung und der Höhe des Vitamin-D-Spiegels im Blut. Cerman et al. [722] konnten feststellen, dass 90,7 % der von ihnen untersuchten Patienten mit Alopecia areata sogar einen schweren Mangel an Vitamin D (≤ 20 ng/ml) aufwiesen.

Auch bei Patienten mit androgenem Haarausfall fanden Wissenschaftler niedrige Vitamin-D-Blutspiegel [724]. In dieser Untersuchung wurden verschiedene Parameter des Vitamin-D-Stoffwechsels von 60 Patienten mit Alopecia areata bzw. androgener Alopezie mit denen einer gesunden Kontrollgruppe verglichen. Der Fokus lag auf dem Serumspiegel von Calcidiol und der Vitamin-D-Rezeptordichte im Serum (s.VDR) bzw. im Gewebe (t.VDR). Dabei zeigte sich Folgendes Ergebnis: Bei den Patienten mit Alopecia areata bzw. androgener Alopezie lagen signifikant niedrigere Blut- und Gewebespiegel des VDR vor als bei den gesunden Probanden, allerdings unterschieden sich diese nicht zwischen den beiden Alopezie-Gruppen. Bei Patienten mit Alopecia areata bzw. androgener Alopezie korreliert der s.VDR mit dem t.VDR, was für künftige Untersuchungen bedeutsam ist, da man dadurch den vergleichsweise einfach zu bestimmenden s.VDR als Surrogatparameter für den viel schwerer zu ermittelnden t.VDR verwenden kann. Es bestand eine negative Korrelation zwischen dem s.VDR und der Schwere beider Erkrankungen. Die Studie kommt daher zu dem Schluss, dass dem VDR eine wichtige Rolle bei der Pathogenese der Alopecia areata bzw. androgenen Alopezie zukommt, was man an den dokumentierten niedrigeren Serum- und Gewebespiegeln des VDR sehen kann.

Dabei scheint die Alopecia areata nicht mit einem der üblichen Genpolymorphismen am VDR (S. 95) zu korrelieren [718]. Stattdessen spricht einiges dafür, dass eine Mutation am CTLA-4-Gen von T-Zellen bei Patienten mit Alopecia areata besteht. Diese korreliert mit zahlreichen anderen Autoimmunopathien, z. B. Diabetes Typ 1, Autoimmunthyreopathien, Zöliakie oder SLE. Die Aufgabe von CTLA-4, einem Oberflächenprotein auf T-Zellen, ist es, eine überschießende Immunantwort zu verhindern. Aktuelle Studien [727] [728] [730] unterstützen diese These und haben weitere Genpolymorphismen ins Spiel gebracht: Neben einem Polymorphismus im HLA-DRB1*1-Allel und dem bereist bekannten SNP im CTLA-4 Gen (rs3087243) wurde ein Genpolymorphismus am Interleukin-2-Rezeptor-α-Gen IL2RA (rs3118470) und an dem Protein Tyrosinkinase PTPN22 (rs2476601) entdeckt, die beide mit autoimmunen Dysregulationen in Verbindung stehen.

## Thymuskin®

Die Anwendung von Thymuspräparaten in der Medizin geht ursprünglich auf den schwedischen Internisten Elis Sandberg zurück, der diese Therapie in den 1960er-Jahren entwickelte. Bereits in den 1920er-Jahren hatte der Schweizer Arzt Paul Niehans die nach ihm benannte Frischzellentherapie entwickelt, bei der Zellaufschwemmungen verschiedener Organe zur Behandlung eingesetzt werden. Sandberg verwendete zellfreie Zubereitungen, was die allgemeine Verträglichkeit ganz entscheidend verbesserte.

Die Haarpflegeserie Thymuskin®, bei der es sich um Kosmetika handelt, basiert auf Thymusextrakt. Die Anwendung besteht aus einer Kombination von Shampoo und einem Serum, das direkt auf die Kopfhaut aufgebracht wird. Bei manchen Patienten mit Alopecia areata kann man eine Verbesserung des Haarwuchses sehen; allerdings gibt es dazu keine klinischen Studien. Ich empfehle die Anwendung von Thymuskin®, weil eine gewisse Chance auf Besserung besteht und die Anwendung im Vergleich zu topischen Anwendungen in der konventionellen Medizin harmlos ist.

## Komplexmittelhomöopathie bzw. Spagyrik

In meiner Praxis setze ich begleitend spagyrische Mittel ein, weil sich diese gut in eine individuelle multimodale Behandlung integrieren lassen. Geeignet sind z. B.

- Cri regen® spag. Peka Tropfen (3–4 × tgl. 20 Tr. vor dem Essen bzw. Schlafengehen) enthalten
  - Thallium aceticum D 8: Thallium hat im Arzneimittelbild eine ausgeprägte Alopecia areata und wird in der klinischen Homöopathie häufig als Symptomatikum bei verschiedenen Arten von Haarausfall verwendet.
  - Cytisus scoparius (Spartium scoparium) spag. Peka Urtinktur: Besenginster kennt man aus der Behandlung von Herzrhythmusstörungen. Weniger bekannt ist, dass er in seinem Arzneimittelbild auch den büschelweisen Haarausfall hat.
  - Graphites D 8: Dieses Polychrest zeichnet sich durch eine tiefgreifende Stoffwechselwirkung aus und wurde wohl aus diesem Grund in den Komplex mitaufgenommen, denn die Alopezie fehlt im Mittelbild. Da bei Haarausfall aber nicht selten auch metabolische Ursachen bzw. Kofaktoren eine Rolle spielen, hat Graphites mit seinem Bezug zum Hautstoffwechsel hier seine Berechtigung.
  - Cynara scolymus Urtinktur: Die Artischocke hat blutreinigende Eigenschaften und regt Leber und Galle an.
  - Natrium carbonicum D 4: Dieses Mittel wurde zur allgemeinen Stoffwechselverbesserung in den Komplex mitaufgenommen und ist ein eher unspezifisches Mittel bei Haarausfall.
  - Ustilago zeae (Ustilago maydis) D 2: Die Sporen des Pilzes, der den Maisbrand auslöst, kenne ich v. a. als Frauenmittel, das bei bestimmten Formen von Menstruationsstörungen eingesetzt wird. Aber er hat im Mittelbild auch Erkrankungen, die Haare und Nägel befallen, was wiederum gut zur Alopecia areata passt.
- Dalektro® NR Mischung Pekana (je 20 Tr. vormittags, nachmittags und abends): Bei der Behandlung von Patienten, die an Alopezia areata leiden, kombiniere ich Cri-regen® meistens mit Dalektro®. Es enthält Selenium D 8, Argentum nitricum D 6, Cobaltum nitricum D 12, Cuprum aceticum D 4, Ferrum metallicum D 8 und Manganum sulfuricum D 6. Dalektro® ist eigentlich als Mittel zur Harmonisierung des Elektrolytstoffwechsels konzipiert worden, mit Argentum nitricum D 6 und Ferrum metallicum D 8 enthält es aber auch 2 potente klinisch-homöopathische Mittel mit Wirkung auf Entzündungsprozesse.

## Sanierung der Darmflora

Die Sanierung der Darmflora erfolgt abhängig vom Befund (S. 294). Das intestinale Mikrobiom kann das adaptive Immunsystem beeinflussen und hat so auch Auswirkungen auf Autoimmunität. Aber nicht nur im Darm existiert ein Mikrobiom, sondern es findet sich praktisch auf allen

Oberflächen, also auch auf der Haut bzw. der Kopfhaut. Inwieweit es hier ebenfalls Einflüsse auf autoimmune Prozesse bzw. die Alopecia areata gibt und ob diese abhängig oder unabhängig von der intestinalen Mikrobiota sind, müssen künftige Forschungsarbeiten zeigen.

## 14.6 Meine Erfahrung

Warum sollte man eine Erkrankung behandeln, die gar nicht selten mit Spontanheilungen verbunden ist? Die Antwort darauf ist einfach: Weil weder die spontanen Remissionen noch eine erfolgreiche Therapie mit konventioneller Medizin ursächlich etwas am dahinterliegenden autoimmunen Prozess ändern. Es kann also trotz einer Remission der Alopecia areata durchaus dazu kommen, dass sich in späteren Jahren weitere Autoimmunerkrankungen einstellen, z. B. eine AIT. Deswegen ist in diesem Fall eine professionelle Ursachenbehandlung auch eine mögliche Vorbeugung kommender Ereignisse.

Zusätzlich ist die lokale Behandlung mit DCP oder SABDE für die Patienten – trotz aller symptomatischer Erfolge – in Summe kein Zuckerschlecken und mit unangenehmen Symptomen verbunden. Außerdem sieht die auf diese Weise behandelte Kopfhaut nicht unbedingt attraktiv aus, um es diplomatisch auszudrücken – und das oft über viele Monate.

Bei Alopecia areata sollten Sie in jedem Fall systemisch denken und handeln, was in diesem Kontext bedeutet, dass es sich bewährt hat, die Empfehlungen aus dem Kapitel Synopsis (S. 363) umzusetzen, sofern es hier Schnittstellen gibt. Dazu gehören eine für den Patienten passende Ernährung und die optimale Versorgung mit Mikronährstoffen, v. a. Vitamin A und Vitamin D. Vitamin A ist für die Differenzierung von Zellen und Geweben von Bedeutung, während Vitamin D eine Schlüsselrolle im autoimmunen Geschehen hat. Beachten Sie dazu die Hinweise in diesem Kapitel und denken Sie immer auch an Zink. Bei geschlechtsreifen Patienten sollten Sie auch nach Störungen in der Balance von Östradiol und Progesteron und nach einer funktionellen Nebennierenschwäche fahnden – zumindest, wenn es dafür anamnestische Hinweise gibt wie PMS, PCO-Syndrom, Fatigue. Unterschätzen Sie nicht den zeitlich gesehen langen Arm multipler toxischer Belastungen, der bei zwar geringer, aber kontinuierlicher Kontamination (S. 157) weit in die Zukunft reichen kann, und entgiften Sie in solchen Fällen konsequent. Setzen Sie möglichst frühzeitig Vitamin D ein und denken Sie auch an eine lokale Behandlung der Kopfhaut, z. B. mit Thymoskin®. Gab es einen traumatischen Auslöser der Alopezie oder „lässt der Patient Haare", dann sollte hier entsprechend unterstützt werden, eventuell auch, indem ein Psychotherapeut hinzugezogen wird.

Nach meiner Erfahrung liegt die Stärke der Naturheilkunde weniger in der Verbesserung des Haarwuchses, sondern v. a. in der Behandlung der systemisch-autoimmunen Komponente, z. B. um längere Remissionsphasen zu erreichen oder der Entstehung weiterer Autoimmunerkrankungen vorzubeugen. Insofern ergänzen sich bei der Alopecia areata die konventionelle Behandlung z. B. mit DCP und eine adjuvante naturheilkundliche Therapie hervorragend, weil sie in diesem Kontext jeweils ihre Stärken ausspielen, was bessere Therapie- und Langzeiteffekte zeigen kann.

## 14.7 Literatur

[718] Akar A, Orkunoglu FE, Tunca M et al. Vitamin D receptor gene polymorphisms are not associated with alopecia areata. Int J Dermatol 2007; 46 (9): 927–929

[719] Bakry OA, El Farargy SM, El Shafiee MK et al. Serum vitamin D in patients with alopezia areata. Indian Dermatol Online J 2016; 7 (5): 371–377

[720] Betsy A, Binitha MP, Sarita S. Zinc deficiency associated with hypothyroidism: an overlooked cause of severe alopezia. Int J Trichology 2013; 5 (1): 40–42

[721] Blaurock-Busch E. Schwermetallbelastungen bei Alopecia areata. OM & Ern 2011; 135: 10–14

[722] Cerman AA, Solak SS, Altunay IK. Vitamin D deficiency in alopecia areata. Brit J Dermatol 2014; 170 (6): 1299–1304

[723] Dumke A, Rhein D, Elsner P. Behandlung der Alopecia areata mit Diphenylcycloprenon. Akt Dermatol 2012; 38: 326–330

[724] Fawzi MM, Mahmoud SB, Ahmed SF et al. Assessment of vitamin D receptors in alopecia areata and

androgenic alopecia. J Cosmetic Dermatol 2016; 15 (4): 318–323
[725] Gade VKV, Mony A, Munisamy M et al. An investigation of vitamin D status in alopecia areata. Clin Exp Med 2018; 18 (4): 577–584
[726] John KK, Brockschmidt FF, Redler S et al. Genetic variants in CTLA4 are strongly associated with alopecia areata. J Invest Dermatol 2011; 131 (5): 1169–1172
[727] Miao Y, Kang Z, Xu F et al. Association analysis of the IL 2RA gene with alopecia areata in a chinese population. Dermatology 2013; 227 (4): 299–304
[728] Moravvei H, Tabatabaei-Panah PS, Abgoon R et al. Genetic variant association of PTPN22, CTLA4, IL 2RA, as well as HLA frequencies in suscetibility to alopecia areata. Immunol Investig 2018; 47 (7): 666–679
[729] Park H, Kim CW, Kim SS et al. The Therapeutic Effect and the Changed Serum Zinc Level after Zinc Supplementation in Alopecia Areata Patients Who Had a Low Serum Zinc Level. Ann Dermatol 2009; 21 (2): 142–146
[730] Petukhova L, Duvic M, Hordinsky M et al. Genomwide association study in alopecia areata implicates both innnate and adaptive immunity. Nature 2010; 466: 113–117
[731] Poot F, Janne P, Tordeurs D et al. Psychosomatics and dermatology: comparison between objective data and subjective impression given by patients and dermatologists. Dermatol Psychosom 2000; 1: 19–25
[732] Stojanovich L, Marisavljevich D. Stress as a trigger of autoimmune disease. Autoim Rev 2008; 7 (3): 209–213
[733] van der Steen R, Hoffmann R, Raykowski S et al. Alepocia areata. Dtsch Ärzteblatt 1995; 92: A831–A836
[734] www.amboss.com/de/wissen/Alopezien (Stand: 5.12.2020)
[735] www.kreisrunderhaarausfall.de (Stand: 5.12.2020)
[736] www.uni-marburg.de/fb20/dermallergo/lehre/vorlesungen09/4_HaarTalgdruesen_SS_09.pdf (Stand: 5.12.2020)

# 15 Autoimmungastritis (Typ-A-Gastritis)

## 15.1 Definition und Epidemiologie

Die Autoimmungastritis wird mittlerweile als Typ-A-Gastritis bezeichnet. Dabei handelt es sich um eine Autoimmunerkrankung, bei der **Antikörper gegen die Parietalzellen** der Magenschleimhaut gebildet werden, was vor Ort zu einer Entzündung führt. Neben den Antikörpern gegen Parietalzellen können in manchen Fällen auch Antikörper gegen Intrinsic Factor nachgewiesen werden. Die Typ-A-Gastritis tritt hauptsächlich bei Frauen auf, Männern erkranken nur sehr selten daran. Man schätzt, dass in Deutschland etwa 2 % aller Frauen davon betroffen sind. Die Prävalenz nimmt mit dem Alter zu, etwa ⅓ aller Patientinnen im Alter über 60 Jahre, die an funktionellen Magenbeschwerden (Gastritis, Reflux, Völlegefühl, Magenschmerzen usw.) leiden, sind wahrscheinlich an einer Typ-A-Gastritis erkrankt.

Patienten, die an einer Typ-A-Gastritis leiden, haben ein höheres Risiko für Infektionen der oberen Atemwege, einen Befall des Magens mit Helicobacter pylori und für die Entstehung eines Magenkarzinoms. Eine Typ-A-Gastritis kann mit anderen Autoimmunopathien vergesellschaftet sein, allen voran Diabetes mellitus Typ 1, AIT und Morbus Addison.

## 15.2 Pathophysiologie

Der gesunde Magen produziert in 24 Stunden im Schnitt:

- etwa 2 l **Magensäure** (Salzsäure) mit einem pH von 1–2
- **Pepsin** (proteolytisches Verdauungsenzym)
- **Muzine** (Schleimstoffe, die v. a. dem Schutz des Magenepithels vor der aggressiven Magensäure dienen)
- Glykoprotein **Intrinsic Factor**

Die Aufgabe des **Intrinsic Factors** ist, zusammen mit **Vitamin $B_{12}$** eine stabile Verbindung einzugehen, die dieses säureempfindliche Vitamin während der Magenpassage schützt. Die **Resorption** erfolgt dann im terminalen Ileum. Bei einer Minderproduktion von Intrinsic Factor kommt es zu einer verminderten Aufnahme von Vitamin $B_{12}$, da dieses im Magen ohne Bindung an den Intrinsic Factor zerstört wird.

Die **Salzsäure** hat mehrere Aufgaben. Zusammen mit dem Enzym Pepsin **denaturiert** sie die **Nahrungsproteine**. Außerdem hat die Umwandlung von biologisch inaktivem Pepsinogen in **aktives Pepsin** ihr pH-Wert-Optimum bei einem pH-Wert von 2, was recht sauer ist. Je höher der pH-Wert ist, desto weniger Pepsinogen wird in Pepsin umgewandelt, ab einem schwach sauren Milieu von pH6 wird Pepsin irreversibel inaktiviert. Außerdem hat die Magensäure eine **Barrierefunktion** gegen Erreger aus der Außenwelt. Säureempfindliche Mikroben wie manche Bakterien oder Parasiten werden im sauren Magensaft zerstört.

### Salzsäurebildung im Magen

Wasser und Kohlendioxid aus der Zellatmung werden in den Belegzellen mit Hilfe des Enzyms Carboanhydrase zu $H_2CO_3$ (Kohlensäure) umgewandelt. Diese zerfällt dann zu $HCO_3^-$ (Bikarbonat) und $H^+$-Ionen. Das Bikarbonat wird von den Belegzellen im Austausch gegen Chlorid-Ionen ins Blutplasma abgegeben. Außerdem werden die $H^+$-Ionen aus den Belegzellen unter ATP-Verbrauch in das Magenlumen gepumpt, und zwar im Austausch für ein Kalium-Ion. Diese Funktion ist bei einem funktionellen oder absoluten Kaliummangel nur eingeschränkt möglich. Diesen Austausch ermöglicht das Enzym $H^+/K^+$-ATPase, das auch als Protonen-Kalium-Pumpe bezeichnet wird. Protonenpumpenhemmer (PPI, Magensäureblocker) hemmen die $H^+/K^+$-ATPase.

Das proteolytische Enzym **Pepsin** spaltet die z.T. sehr komplexen Nahrungsproteine in kleinere Ketten auf. Dabei werden wasserunlösliche Verbindungen in wasserlösliche Peptone gespalten. Diese Wirkung erfolgt sequenzspezifisch, d.h. Pepsin spaltet nicht irgendwie und irgendwo, sondern vorrangig an den Aminosäuren Phenylalanin, Leucin und Glutaminsäure. Wenn im Verhältnis zu den genossenen Nahrungsproteinen keine adäquate Menge Pepsin aktiviert werden kann, werden **weniger Proteine aufgespalten** und ein Teil gelangt somit unverdaut in weiter hinten gelegene Darmabschnitte. Dies hat dann gleich mehrere **negative Effekte** auf den Organismus:

- Höhermolekulare Proteine haben eine immunogene Wirkung auf MALT und GALT, d.h. über das Immunsystem des Darms, das über verschiedene Mechanismen mit dem Immunsystem vernetzt ist, wird die adaptive Immunabwehr aktiviert.
- Die unverdauten, höhermolekularen Proteinstrukturen werden im Darm vorrangig von Fäulniskeimen, v.a. Clostridien, abgebaut. Durch das verbesserte Nahrungsangebot erhalten solche Keime einen Überlebensvorteil gegenüber anderen Keimen wie Lakto- oder Bifidostämmen. Ändert sich das Nahrungsangebot, unabhängig davon, ob anders gegessen oder anders verdaut wurde, ändert sich relativ rasch die Zusammensetzung des Mikrobioms (S.289) mit allen daraus resultierenden Folgen, z.B. einer höheren Prävalenz für bestimmte Erkrankungen, auch Autoimmunopathien.
- Zusätzlich kommt es bei 37 °C Kerntemperatur im Darm dazu, dass nicht denaturierte Nahrungseiweiße faulen, was zur Bildung von verschiedenen, zum Teil giftigen Eiweißzerfallsprodukten („Leichengift") führt, u.a. hochtoxischem Ammoniak. Dazu kommen die Stoffwechselendprodukte, die von den wachsenden Populationen unerwünschter Fäulniskeime produziert werden. Die Folge ist eine Überlastung der Leber, was sich je nach genetisch determinierter Entgiftungsfähigkeit sehr unterschiedlich auswirken kann.
- Neben den Leichengiften entsteht im Rahmen der Eiweißfäulnis vermehrt Histamin, was zu Reizungen an der Mukosa führen kann. Zusätzlich kann es sich systemisch auswirken, z.B. mit Symptomen einer Histaminintoleranz. Dies ist von verschiedenen Faktoren abhängig, v.a. von der Histaminmenge im Darm und der Fähigkeit des Organismus, diese enzymatisch intrazellulär (N-Methyltransferase) oder extrazellulär (Diamino-Oxidase) abzubauen.
- Darüber hinaus stehen dem Körper – je nach täglicher Eiweißzufuhr und -aufnahme im Darm – in manchen Fällen weniger Proteine zur Verfügung. Erfahrungsgemäß betrifft das weniger einen Mangel an Strukturproteinen als vielmehr ein Defizit an Vorstufen für die Bildung von Funktionsproteinen wie Schilddrüsenhormonen, Katecholaminen und Neurotransmittern.

Im Verlauf einer **Typ-A-Gastritis** kommt es zur **Zerstörung der Parietalzellen**. Dadurch wird weniger Salzsäure gebildet und der pH-Wert im Magen steigt. Dieser Anstieg führt dazu, dass mehr Gastrin gebildet wird, da Gastrin das Signal an den Magen ist, mehr Magensäure zu bilden, um den pH-Wert wieder abzusenken. Das Gastrin wirkt im Magen auf enterochromaffine Zellen

(ECL-Zellen). Diese bilden bei Stimulation vermehrt Histamin, was dazu führt, dass die Parietalzellen vermehrt Magensäure bilden. Durch die mehr oder weniger dauerhafte und damit unphysiologische Stimulation mit Gastrin, kommt es zu einer Hyperplasie der ECL-Zellen, was dazu führen kann, dass sich Mikrokarzinoide bilden. Einen Mangel an Magensäure führt außerdem zu einem Mangel an Eisen und Vitamin C.

Sind Autoantikörper gegen den Intrinsic Factor nachweisbar, wird dieser durch das Immunsystem zerstört, was die Aufnahme von Vitamin $B_{12}$ im Körper einschränken bzw. im Extremfall aufheben kann.

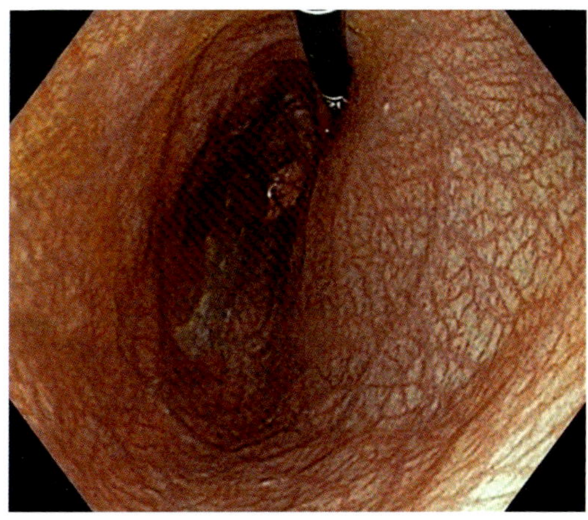

**Abb. 15.1** Typ-A-Gastritis. Typischer Aspekt einer atrophischen Magenschleimhaut mit Verlust der Falten und durchschimmernden Gefäßen. (Quelle: Labenz J, Koop H, Madisch A et al. Gastritis: Update 2020. Gastroenterologie up2date 2020; 16(03): 277 - 300. doi:10.1055/a-0605-7315)

## 15.3 Symptome

Patienten, die an einer Typ-A-Gastritis (**Abb. 15.1**) erkrankt sind, berichten i. d. R. über einen schleichenden Krankheitsbeginn, bei dem sich die Beschwerden im Lauf von Jahren verstärkt haben. Typisch sind die folgenden Symptome:

- aashafter **Mundgeruch**
- stark **stinkende und schmierige Stühle**, die u. a. dazu führen, dass der Verbrauch an Toilettenpapier ansteigt
- mehr oder weniger ausgeprägtes **postprandiales Völlegefühl**, das so stark werden kann, dass die Patienten manchmal davon berichten, dass das Essen wie ein Stein im Magen liegt
- gelegentlich Verstärkung der **postprandialen Müdigkeit**
- **Plätschermagen**, bei dem der Patient einige Zeit nach dem Essen ein Plätschergeräusch im Magen hört, was nach Aschner darauf hindeutet, dass der Magen untersäuert ist
- Durch die eingeschränkte Magenfunktion und die damit verbundene Maldigestion entstehen in den Därmen größere Mengen an Gas, die den Magen von kaudal gegen das Zwerchfell pressen. Deswegen klagen diese Patienten nicht nur über einen **Blähbauch** und **Flatulenzen** (die zum Teil heftig stinken können), sondern nicht selten auch über Magendruck, ein Engegefühl unter dem Sternum, speziell beim Bücken, und über Aufstoßen, Sodbrennen und Reflux.
- Mangel an Eisen oder Vitamin $B_{12}$ und konsekutive **Anämie**: Eine Eisenmangelanämie speziell bei Mischköstlern, die also auch Fleisch zu sich nehmen, schulmedizinisch befundlos untersucht wurden (Ausschluss einer malignen Ursache bzw. von Blutverlust z. B. über den Magen-Darm-Trakt) und an meist diskreten Symptomen im Magen-Darm-Trakt wie Blähungen, Aufstoßen oder funktionellen Magenbeschwerden leiden, sind immer verdächtig auf eine Typ-A-Gastritis oder eine Unverträglichkeit von Gluten

### Red Flags

- Frauen > 60 Jahre
- funktionelle Magenbeschwerden seit vielen Jahren mit schleichendem Beginn
- aashafter Mundgeruch
- stinkende Stühle und Verbrauch großer Mengen Toilettenpapier
- Plätschermagen nach dem Essen
- postprandiales Völlegefühl
- unerklärlicher Mangel an Eisen bzw. Ferritin
- Vitamin-$B_{12}$-Mangel (Vitamin $B_{12}$ im Serum erniedrigt)

In der Praxis ist es sehr wahrscheinlich, dass Sie Patienten mit **„funktionellen Magenbeschwerden"** haben, deren Symptome einer Typ-A-Gastritis stark ähneln, ohne dass eine autoimmune Genese vorliegt. Dies kann sowohl Frauen als auch Männer betreffen, die in den meisten Fällen älter als 50 Jahre sind. Diese Patienten leiden an einer **Hypazidität,** also einer Untersäuerung des Magens. Das kann auch dann der Fall sein, wenn der Einsatz von Protonenpumpenhemmern (PPI, Magensäureblocker) bei diesen zu einer kurzfristigen Besserung mancher Beschwerden führt. Die klassische Medizin unterscheidet in ihren Leitlinien nur 3 Typen von Gastritiden:

- autoimmune Typ-A-Gastritis
- durch eine Infektion mit Helicobacter verursachte Typ-B-Gastritis
- chemisch-toxische Gastritis, die als Typ-C-Gastritis bezeichnet wird

Eine funktionelle Hypazidität wird in den aktuellen gastroenterologischen Leitlinien kaum berücksichtigt. Die Beschwerden dieser Patienten müssen allerdings sehr wohl ernstgenommen werden. Eine Umstellung der Ernährung, Bitterstoffe, Homöosiniatrie, Viszeralosteopathie, mikrobiologische Therapie und homöopathische bzw. spagyrische Mittel sind probate Möglichkeiten, mit denen man die Lebensqualität dieser Patienten signifikant verbessern und sie vor Spätschäden bewahren kann. Bitte beachten Sie bei Ihren diagnostischen Überlegungen immer, dass auch eine eingeschränkte Funktion anderer Verdauungsorgane wie Pankreas oder Galle ebenfalls zu Beschwerden führen kann, die den hier beschriebenen ähneln.

# 15.4 Diagnostik

## 15.4.1 Schulmedizinische Diagnostik

**Merke**

Der Diagnose einer autoimmunen Gastritis sollte durch eine gastroenterologische Facharztpraxis gestellt werden.

### Untersuchung

Bei einer Entzündung des Magens finden sich i. d. R. ein tastbarer Widerstand und **Druckdolenz** über der Magenblase im Epigastrium, wobei dies immer auch von der Intensität der Entzündung abhängig ist. Postprandial kann bei manchen Patienten das Plätschern des Plätschermagens taktil wahrgenommen werden. Durch die mangelhafte Verdauung finden sich meist **größere Gasmengen**, die über dem Darm perkutiert werden können. Bei einem Mangel an Vitamin $B_{12}$ klagen die Patienten manchmal über **Zungenbrennen**, bei der Inspektion zeigt sich die Zunge auffällig **glatt und rot**.

Wenn die Atrophie des Magens schon länger besteht, senkt sich der Magen ab, weil die Magenwand zunehmend erschlafft. Er „hängt" dann zwischen Mageneingang und -ausgang, was als Hakenmagen oder **Gastroptose** bezeichnet wird. Die konventionelle Gastroenterologie sieht derzeit eine Absenkung des Magens nicht unbedingt als pathologisch an, v. a. wohl deswegen, weil diese auch asymptomatisch verlaufen kann. Osteopathisch gesehen macht es einen Unterschied, ob der Magen in dieser Position seine Mobilität behält oder ob sich eine Mobilitätsstörung entwickelt. Letztere führt dann auch zu Pathologien bzw. Symptomen.

### Labor

Der labordiagnostische Nachweis einer Typ-A-Gastritis gelingt über die Bestimmung von **Autoantikörpern** gegen **Parietalzellen** (= Belegzellen) und gegen **Intrinsic Factor**. Letztere finden sich bei 70 % der Patienten, weshalb es sicherer ist, immer beide Autoantikörper untersuchen zu lassen. Zusätzlich ist es bei Patienten mit Typ-A-Gastritis sinnvoll, die Versorgung mit Vitamin $B_{12}$ und Folsäure zu überprüfen (Vitamin $B_{12}$ bzw. Holo-Transcobalamin im Serum, Folsäure in den Erythrozyten).

### Bildgebende Verfahren

Bei einer **Gastroskopie** kann festgestellt werden, ob und in welchem Bereich eine Entzündung des Magens vorliegt. Außerdem können dabei Gewebeproben aus der Magenwand entnommen werden, die dann in einem Labor histologisch begutachtet werden.

## 15.4.2 Naturheilkundliche Diagnostik

### Helicobacter-Antigene im Stuhl

Um abzuklären, ob beim Patienten eine akute Infektion mit Helicobacter pylori vorliegt, hat sich die Stuhluntersuchung auf Helicobacter-Antigene bewährt. Vorteil gegenüber der serologischen Diagnostik ist, dass dieser Test ausschließlich dann positiv ist, wenn aktuell auch eine Infektion mit diesem Keim besteht. Dieser Stuhltest eignet sich auch als Erfolgskontrolle nach durchgeführter Eradikation.

> **Vorsicht**
> Im Rahmen der gesetzlich vorgeschriebenen Sorgfaltspflicht müssen Heilpraktiker positiv getestete Patienten an eine gastroenterologische oder internistische Facharztpraxis überweisen.

### GastroPanel®

Um die **Funktionalität der Magensäureproduktion** zu beurteilen, bietet sich z. B. das GastroPanel® an. Dabei werden vor und nach dem Genuss eines Proteindrinks verschiedene Parameter im EDTA-Blut untersucht:

- Helicobacter-pylori-IgG zum Ausschluss einer Typ-B-Gastritis
- Pepsinogen I und II, die in der Korpusschleimhaut gebildet werden
- Gastrin 17, das in der Antrumschleimhaut gebildet wird

Die Werte vor und nach dem Proteingetränk werden miteinander verglichen. Daraus lässt sich dann eine Aussage darüber treffen, in welchem Teil des Magens möglicherweise eine Störung vorliegt (**Abb. 15.2**). Diese Untersuchung ist aus 2 Gründen **sinnvoll**:

- Die Autoantikörper gegen Parietalzellen bzw. Intrinsic Factor zeigen zwar an, dass eine autoimmune Reaktion besteht, sie zeigen aber nicht, in welchem Ausmaß diese bereits die Magensäureproduktion eingeschränkt hat.
- Außerdem lässt sich bei entsprechender Symptomatik mit einer Kombination aus Antikörperdiagnostik und GastroPanel® eine Differenzialdiagnose zwischen autoimmuner Genese und funktioneller Untersäuerung des Magens treffen.

### Vitamin-$B_{12}$-Analytik

Patienten mit einer Autoimmungastritis entwickeln oft einen Mangel an Vitamin $B_{12}$ mit den dazugehörigen Symptomen. Dabei sollte man aber beachten, dass die Frage, wann denn zu wenig dieses wichtigen Vitamins im Körper vorliegt, von Patient zu Patient sehr unterschiedlich beantwortet werden muss. In der Schulmedizin wird davon ausgegangen, dass ein Mangel erst dann vorliegt, wenn der Vitamin-$B_{12}$-Serumspiegel unterhalb der Norm liegt. Man sollte in einem solchen Fall meiner Erfahrung nach eher von einem absoluten Mangel an Vitamin $B_{12}$ sprechen. Denn wenn dieses Vitamin im Blut nicht mehr nachweisbar ist, sind alle Depots leer.

In der Praxis werden Sie aber immer wieder auf Patienten treffen, bei denen der **Vitamin-$B_{12}$-Spiegel** im Serum zwar noch **innerhalb der Norm** liegt, die aber bereits über **Symptome** klagen, die durchaus mit einem Vitamin-$B_{12}$-Mangel vereinbar sind. Dazu zählen z. B. Müdigkeit, Missempfindungen, Infektanfälligkeit oder Konzentrationsmangel. Auch die Kontrolle von nitrosativem Stress ist mit abnehmender Vitamin-$B_{12}$-Versor-

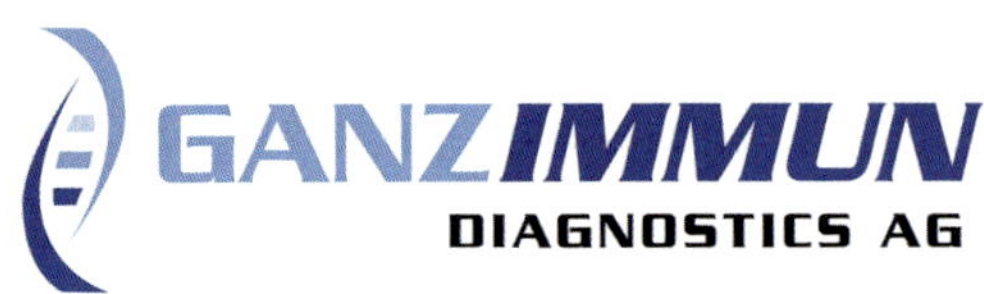

Test, Gastropanel
geb. TT.MM.JJJJ m
Barcode 42454965
Labornummer 1904172233
Probenabnahme am 17.04.2019
Probeneingang am 17.04.2019 12:38
Ausgang am 17.04.2019

GANZIMMUN AG - Hans-Böckler-Straße 109 - 55128 Mainz

Praxis
Dr. med. Max Musterbefund
Facharzt für Allgemeinmedizin
Musterstraße 123
12345 Musterstadt

DAkkS Deutsche Akkreditierungsstelle D-ML-13147-01-00

**Laborärztlicher Befundbericht** Endbefund, Seite 1 von 2

Benötigtes Untersuchungsmaterial: EDTA-Plasma (stabilisiert), EDTA-Plasma (stabilisiert) 2

| Untersuchung | Ergebnis | Einheit | Vorwert | Referenzbereich/ Nachweisgrenze |
|---|---|---|---|---|
| Magen-Darm-Diagnostik | | | | |
| **GastroPanel (Plus):** | | | | |
| Gastrin 17 | 1,2 | pmol/l | | 1,0 - 7,0 |
| Gastrin 17 nach Stimulation | 2,1 | pmol/l | | 3,0 - 30,0 |
| Pepsinogen 1 | 12,8 | µg/l | | 30,0 - 160,0 |
| Pepsinogen 2 | 7,8 | µg/l | | 3,0 - 15,0 |
| Pepsinogen 1/2 Ratio | 1,6 | | | 3,0 - 20,0 |
| Helicobacter pylori-AK (IgG) | 79,9 | EIU | | < 30,0 |

**Übersicht Stuhldiagnostik:**

**Gastropanel:**

Die Resultate des GastroPanel® weisen auf eine **atrophische Gastritis sowohl des Korpus als auch des Antrums** (atrophe Pangastritis) hin, die wahrscheinlich durch eine **Infektion mit *Helicobacter pylori*** ausgelöst wurde. Aufgrund der vorliegenden Untersuchungsergebnisse ergibt sich die **Indikation für eine Gastroskopie**. Der Verlust der gastrischen Zellen und die dadurch bedingte Abnahme der Magensäureproduktion bedeuten aufgrund der Bildung des karzinogenen Acetaldehyds in einem achlorhydrischen Magens einen signifikanten Risikofaktor für Magenkrebs.

GANZIMMUN AG | Hans-Böckler-Straße 109 | 55128 Mainz
T. + 49 (0) 6131 - 7205-0 | F. + 49 (0) 6131 - 7205-100 | info@ganzimmun.de | www.ganzimmun.de

**Abb. 15.2** Musterbefund eines GastroPanel®. (Quelle: GANZIMMUN Diagnostics AG, Mainz)

gung immer weniger gewährleistet, genauso wie die Reparatur von Schleimhäuten z. B. im Magen-Darm-Trakt. Es gibt 2 Laborparameter, mit deren Hilfe man sich ein genaueres Bild über die Versorgung mit Vitamin $B_{12}$ machen kann:

- **Holotranscobalamin (Holo-TC) im Serum**: Holo-TC ist der bioaktive Teil von Vitamin $B_{12}$. Damit kann man untersuchen, ob ausreichend aktives, also bioverfügbares Vitamin $B_{12}$ im Körper vorliegt. Ist das nicht der Fall, steckt meistens ein Mangel an Vitamin $B_{12}$ oder anderen Mikronährstoffen dahinter, die für die Aktivierung von Vitamin $B_{12}$ benötigt werden, v. a. Folsäure in ihrer bioaktiven Form als Methyltetrahydrofolsäure.
- **Methylmalonsäure im Urin oder Serum**: Ich bevorzuge die Messung im Serum. Die Methylmalonsäure entsteht als Metabolit im Zitratzyklus und steigt bei einem funktionellen Mangel an Vitamin $B_{12}$ an. Dabei geht ein Anstieg der Methylmalonsäure einem Abfall von Vitamin $B_{12}$ im Serum voraus, d. h. man kann mit Hilfe dieses Parameters erkennen, ob sich bereits ein Vitamin-$B_{12}$-Mangel ankündigt, und eventuelle Symptome des Patienten nun richtig zuordnen und kausal behandeln.

#### Mikrobiomanalytik

Da sich eine Autoimmungastritis und die damit verbundene Maldigestion auf Dauer auf die Zusammensetzung des Mikrobioms auswirken, kann es sinnvoll sein, eine Mikrobiomanalytik in Auftrag zu geben. Das Ziel sollte sein, durch geeignete Maßnahmen wie Diätetik, die Substitution von Bitterstoffen, Betain-HCl, Pepsin, Ballaststoffe oder Pre- bzw. Probiotika so lange wie möglich normale mikrobiologische Verhältnisse im Darm aufrechtzuerhalten. Vor allem fakultativ pathogene Keime, wie z. B. Clostridien, sollten in ihrem Wachstum gehemmt werden, da sie toxische Metabolite produzieren, die zu einer Belastung der Leber führen und die physiologische Darmflora verdrängen können.

## 15.5 Therapie

### 15.5.1 Schulmedizinische Therapie

In der Schulmedizin gibt es derzeit **keine kurative Therapie** für die Typ-A-Gastritis. Es wird lediglich empfohlen, bei einem Mangel an Vitamin $B_{12}$ oder Eisen diese zu substituieren, meist in parenteraler Form. Gegen säurebedingte Beschwerden werden Protonenpumpenhemmer bzw. Schichtgitter-Antazida eingesetzt.

### 15.5.2 Naturheilkundliche Therapie

#### Naturheilkundliche Sichtweise

Meiner Meinung nach ist es sinnvoll, bei einer Typ-A-Gastritis die **Produktion von Magensäure zu unterstützen**. Diese Diagnose bedeutet nämlich nicht automatisch einen völligen Verlust von Magensäure. Vielmehr sinkt die Produktion in dem Maße ab, wie Parietalzellen vom fehlgeleiteten adaptiven Immunsystem zerstört werden. Dieser Prozess findet über einen längeren Zeitraum statt, d. h. je nach Erkrankungsstadium ist die Magensäureproduktion mehr oder weniger eingeschränkt. Allerdings kann bereits eine eingeschränkte Produktion von Magensäure bedeuten, dass die Nahrungseiweiße nicht mehr ausreichend denaturiert werden oder dass kein ausreichender Schutz mehr vor einer Infektion mit Helicobacter pylori besteht. Dabei bietet die Magensäure weniger eine Schutzfunktion als das im Magensaft befindliche Vitamin C, dessen Konzentration im Verlauf einer Typ-A-Gastritis abfällt. Zur Verbesserung der Magensäureproduktion stehen verschiedene **Bitterstoffe** zur Verfügung, außerdem **Betain-HCl** und auch der traditionell eingesetzte **Pepsinwein** findet hier seine Daseinsberechtigung.

Verschiedene Mikronährstoffe hängen sowohl mit der **Integrität** als auch mit der **Funktionalität der Magenschleimhaut** zusammen:

- **Vitamin A** ist essenziell für die Differenzierung von Zellen und hat eine besondere Bedeutung für die Integrität der Mukosa.

- **Vitamin C** findet sich im Magensaft gesunder Probanden in hoher Konzentration, außerdem besteht eine direkte Korrelation zwischen dem Plasma-Vitamin-C-Spiegel und der Konzentration von Salzsäure im Magensaft. Eine US-amerikanische Studie [740] kommt zu dem Schluss, dass bei einem Magensäuremangel das Risiko für die Entstehung eines Magenkarzinoms direkt mit der Vitamin-C-Konzentration im Magensaft korreliert. Außerdem hemmt ein physiologischer Spiegel an Vitamin C im Magensaft die Fähigkeit von Helicobacter pylori, Energie zu gewinnen. Dies geschieht, indem Vitamin C die Urease hemmt, also das Enzym, mit dem Helicobacter pylori Harnstoff in Ammoniak und Kohlendioxid spaltet. Selbst kritische Stimmen in der wissenschaftlichen Literatur sprechen Vitamin C zumindest eine prophylaktische Wirkung gegen Infektionen mit Helicobacter pylori zu.
- **Vitamin $B_{12}$** und **Folsäure** sind ebenfalls für den Aufbau und die Reparatur einer gesunden Magenschleimhaut wichtig. Außerdem hat Vitamin $B_{12}$ einen Einfluss auf die Schließfunktion des Mageneingangs. Bei Refluxsymptomatik hat es sich bewährt, eine Serie mit Vitamin $B_{12}$ zu injizieren, z. B. in Form von Hydroxycobalamin (z. B. Vitamin $B_{12}$ Depot Ampullen, 2 ×/ Woche i. m. über 5 Wochen).
- **Kalium** ist essenziell für die Funktion der $H^+/K^+$-ATPase und damit für die Produktion von Magensäure. Lediglich 10 % des Kaliums befindet sich außerhalb der Zellen, was bedeutet, dass bei der Untersuchung des Kaliumstatus im Serum nur eine Aussage über diese 10 % Kalium getroffen werden kann. Wird stattdessen das Vollblut untersucht, findet sich nicht selten ein funktioneller Kaliummangel. In den USA wurde die Empfehlung für die tägliche Kaliumzufuhr bereits angepasst; sie beträgt nun 4,7 g Kalium pro Tag für einen normalgewichtigen Erwachsenen. Die DGE empfiehlt bisher immer noch 2 g/Tag. Hinsichtlich der Funktion der $H^+/K^+$-ATPase spielt der Austausch dieser beiden Mengenelemente eine entscheidende Rolle für die Magensaftproduktion. Die westliche Ernährung ist im Unterschied zur „Steinzeitkost" u. a. sehr natriumreich, während sich unsere Vorfahren aufgrund des Konsums an pflanzlicher Nahrung und des naturgemäßen Mangels an Salz eindeutig kaliumbetonter ernährten. Neben dem Alter ist der Kochsalzkonsum ein weiterer Risikofaktor, an einer Untersäuerung des Magens zu erkranken. Wenn man die Funktion der $H^+/K^+$-ATPase bedenkt, ist das eigentlich kein Wunder. Deswegen sollten Sie bei Patienten mit Magensäuremangel das Kalium im Vollblut kontrollieren und ggf. substituieren.

Wenn der Magen nur noch **eingeschränkt Magensäure** produziert, werden weniger Eiweiße denaturiert, was u. a. zu einer **Eiweißmalabsorption und -digestion** führt. Außerdem ändern sich dadurch auch die pH-Verhältnisse im Darm, sodass die **exokrinen Pankreasenzyme** (Verdauungsenzyme) im Dünndarm **nicht mehr ausreichend aktiviert** werden, da diese, genauso wie das Pepsin im Magen, ein pH-Optimum haben, das bei ca. pH 8,0–8,5 liegt. Bei diesen Patienten kann es sinnvoll sein, die Eiweißverdauung zu verbessern, indem **Pepsin** (z. B. Pepsinwein aus der Apotheke) oder Verdauungsenzyme eingesetzt werden. Gerade bei Letzteren geht es weniger um die Frage der Quantität als vielmehr um die verminderte Wirksamkeit in einem veränderten pH-Milieu im Darm, also um die qualitative Wirkung vor Ort. Deswegen bevorzuge ich bei diesen Patienten z. B. das Enzympräparat Nortase® Kapseln (1–3 Kps. pro Mahlzeit). Dessen Rioenzyme sind säureresistent und wirken in einem Substrat-pH zwischen 3–9 ohne Aktivitätsverlust. Kontraindikation sind eine Allergie gegen die Inhaltsstoffe und eine Laktoseintoleranz. Es liegen keine ausreichenden Erfahrungen in der Schwangerschaft und Stillzeit vor.

Prophylaxe einer Infektion mit Helicobacter pylori

Bei Patienten mit einer Typ-A-Gastritis kommt es häufiger zu **Infektionen mit Helicobacter pylori**. Diese kann die entzündliche Situation im Magen verstärken und erhöht das Risiko für ein Magenkarzinom, das bei diesen Patienten ohnehin schon höher ist als bei Gesunden. Zur **Prophylaxe** hat sich Folgendes bewährt:

- Regelmäßiger Konsum von sulforaphanreichen Gemüsen wie Brokkoli und anderen Kreuzblütlern, z. B. allen Kohlsorten, Kresse, Steck- und Weißrüben, Senf, Rettich, Meerrettich, Wasabi, Radieschen oder Rucola.

- Zusätzlich sollte regelmäßig Vitamin C eingenommen werden, z. B. Woscha® Vitamin C 1000 Kapseln (1–3 × tgl. 1 Kps.).
- Gut bewährt hat sich auch Grapefruitkernextrakt, z. B. Citroplus® 800 Tropfen (3 × tgl. 5–15 Tr. mit Wasser vor dem Essen einnehmen).

### Wechselwirkungen Schulmedizin – Naturheilkunde

Bisher sind keine bekannt.

## 15.5.3 Spezifischer Therapievorschlag

### Gut gekaut ist halb verdaut

Generell sollte die Nahrung gut gekaut und eingespeichelt werden. Am besten eine Stunde vor, zum und bis eine Stunde nach dem Essen trinken. Damit wird sichergestellt, dass die Magensäure nicht verdünnt wird.

Zur Vermeidung eines Refluxes hat es sich bewährt, nachts den Oberkörper etwas erhöht zu lagern.

### Vitamin D

Trotz intensiver Recherche fanden sich keine Publikationen zu diesem Thema. Da es sich bei einer Typ-A-Gastritis um eine Autoimmunerkrankung handelt und Vitamin D regulierend auf autoimmune Prozesse wirkt, setze ich es in moderaten Dosen bei diesen Patienten ein. Das Ziel ist, einen Serumspiegel um die 140 nmol/l zu erreichen, bei sehr guter Verträglichkeit und entsprechendem Labor-Monitoring auch höhere Spiegel von 160–240 nmol/l.

### Bitterstoffdrogen

Bitterstoffe aktivieren über die Geschmacksknospen die Verdauungsvorgänge, v. a., wenn man diese ca. 20 Minuten vor dem Essen einnimmt. Dabei bedeutet der Begriff „Bitterstoffe“ keinen einzelnen Stoff oder eine homogene Gruppe chemischer Substanzen, vielmehr sind der bittere Geschmack und die daraus entstehenden Wirkungen verschiedener Pflanzen auf unterschiedliche chemische Verbindungen zurückzuführen, z. B. Diterpenoidlaktone (Andorn), Secoiridoidglykoside und Iridoide (Enzian) oder Pyrollodinalkaloide (Schafgarbe). In der Pflanzenheilkunde teilt man die Bitterstoffdrogen je nach ihrer Wirkung in verschiedene Gruppen ein:

- **Amara simplex**, also einfache Bittermittel, deren Wirkung hauptsächlich auf den Bitterstoffen basiert. Sie werden auch als Amara tonica bezeichnet, da sie auf den Menschen eine tonisierende und roborierende Wirkung haben, z. B. durch Steigerung des Appetits. Zu ihnen gehören z. B. Enziangewächse wie Tausendgüldenkraut (Centaurii herba) oder Enzianwurzel (Gentianae radix), aber auch Chinarinde (Cinchonae cortex) von Cinchona pubescens (Chinabaum).
- **Amara aromatica** enthalten ätherische Öle, die für einen Teil der Wirkung mitverantwortlich sind, z. B. Schafgarbenkraut/-blüten (Millefolii herba/flos), Benediktenkraut (Cnici benedicti herba), Kalmuswurzelstock (Calami rhizoma) und Angelikawurzel (Angelicae radix).
- **Amara acria** sind scharfe Bittermittel. Hauptvertreter ist Galgantwurzelstock (Galangae rhizoma).
- **Amara muzilaginosa** wirken einerseits durch die Bitterstoffe, andererseits durch die Mukopolysaccharide. Hauptvertreter ist Isländisch Moos (Lichen islandicus).
- Bei dieser Einteilung gibt es manchmal Überschneidungen. So ist das Wermutkraut (Absinthii herba) aufgrund seines Gehalts an Bitterstoffen und ätherischen Ölen ein Amarum aromaticum, hat aber auch eine tonisierende Wirkung und wird daher in der Praxis nicht selten in Mischungen verschiedener Amara tonica eingesetzt.

In der Praxis haben sich verschiedene Bitterstoffmischungen hervorragend bewährt, z. B. Amara-Pascoe® Tropfen (enthalten Chinarinde, Enzianwurzel, Pomeranzenschalen und Zimtrinde; 3 × tgl. 15–20 Tr. mit etwas Wasser oder auf Zucker ca. 20–30 Minuten vor dem Essen). Aufgrund der Inhaltsstoffe wirken die Tropfen als kräftiges Amarum tonicum. Gegenanzeigen sind Magen-

bzw. Zwölffingerdarmgeschwüre, Schwangerschaft, Allergie gegen einen der Inhaltsstoffe. Laut Beipackzettel können in seltenen Fällen eine Verminderung der Blutplättchen auftreten, außerdem Kopfschmerzen, Allergien oder Fieber.

## Spagyrik

Der Vorteil spagyrisch aufbereiteter Bitterstoffdrogen ist nach meiner Erfahrung, dass neben der rein biochemischen auch eine energetische Wirkung beim Patienten beobachtet werden kann. Diese berichten dann nicht nur über eine Symptomverbesserung im Magen, sondern z. B. über einen verbesserten Allgemeinzustand (energetischer Zustand, Psyche usw.).

Solunat® 19 Tropfen (2–3 × tgl. 5–10 Tr. mit etwas Wasser oder auf Zucker oder in einem Likörglas Wein nach dem Essen) enthalten eine spagyrische Komplextinktur aus Angelikawurzel, Beifußkraut, Enzianwurzel, Galgant-, Kalmus-, Meisterwurzwurzelstock, Melissen-, Pfefferminzblättern, Pomeranzenschalen, Rosmarinblättern, Tausendgüldenkraut, Wacholderbeeren und Wermutkraut. Es ist ein kräftig wirkendes Amarum tonicum, das auf Chinarinde verzichtet und so z. B. bei einer Allergie gegen Chinin trotzdem eingesetzt werden kann. Gegenanzeigen sind Alkoholabhängige, Schwangerschaft, Stillzeit, Kinder unter 12 Jahren und Nierenkranke. Auf ausgedehnte Sonnenbäder sollte während der Einnahme verzichtet werden.

## Injektionstherapie

Bei der Injektion homöopathischer bzw. anthroposophischer Ampullen hat man, neben der Wirkung der darin befindlichen Einzel- bzw. Komplexmittel, auch einen neuraltherapeutischen und zusätzlichen energetischen Effekt, wenn man diese z. B. an die Vopler-Punkte (rechter Rippenbogen), über dem Magen (z. B. auf Höhe der Akupunkturpunkte KG 10 und KG 11) oder an bestimmte Akupunkturpunkte mit Bezug zum Magen injiziert, z. B. KG 6 („Meer der Energie“), KG 13 (Spezialpunkt für Magenstörungen), Bl 21 (Zustimmungspunkt des Magens) oder Ma 36 (Yang-Qualität des Erdelements; dieser Akupunkturpunkt ist so etwas wie ein Polychrest der TCM). Geeignet sind z. B.:

- Cardia Gl D 12 Ampullen bei Kardiaschwäche, z. B. s. c. am Epigastrium. Die ersten 2–5 Behandlungen sollten Sie mit einer Injektion Methylcobalamin 5 mg bzw. 5MTHF begleiten, denn Vitamin $B_{12}$ ist bei Kardiaschwäche sehr häufig indiziert. Auch Hydroxycobalamin ist als Injektionspräparat geeignet.
- Obatri Similiaplex® 1–2 ×/Woche 1 Ampulle i. m. oder s. c. z. B. an die Akupunkturpunkte Ma 26 und KG 6 im Sinne der Homöosiniatrie. Obatri Similiaplex® enthält verschiedene, auf den Magen-Darm-Trakt spasmolytisch wirkende Homöopathika, zusätzlich wirkt es entkrampfend auf die Gallengänge (Chelidonium) und hat eine vegetative Wirkung auf den N. vagus. (Nux vomica). Apomorphinum hydrochloricum ist ein symptomatisches Mittel bei Übelkeit, Podophyllum bei Durchfällen.

## Osteopathie

Dysfunktionen, Läsionen oder auch Segmentblockaden können sich vielfältig auf den Magen auswirken, gerade wenn dieser aufgrund einer Typ-A-Gastritis ohnehin schon funktionell eingeschränkt ist.

Bei Blockaden der BWS, Restriktionen der kostovertebralen oder kostosternalen Gelenkverbindungen, einer Reizung des N. vagus beim Durchtritt durch das Foramen jugulare oder Muskelhartspann im Bereich der Bauchmuskeln kann es reflektorisch zu einer Minderdurchblutung der Magenmukosa kommen, was zu einer funktionellen Einschränkung der Parietalzellen führen kann.

Eine Magensenkung (Gastroptose) kann aus osteopathischer Sicht zu einer Mobilitätseinschränkung des Magens führen, was dessen Funktionalität entscheidend beeinflusst. Zu den Ursachen gehören z. B. eine altersgemäße Abnahme der Spannung im Pleura- und Lungengewebe, sodass sich die Druckverhältnisse zwischen Thorax und Abdomen verändern. Aber auch viszerale Narben (z. B. postoperativ), Restriktionen der kostovertebralen oder kostosternalen Gelenkverbindungen, eine Motilitätseinschränkung der Klavikula oder eine stark betonte Kyphose der BWS können die Mobilität des Magens einschränken, noch dazu, wenn eine Typ-A-Gastritis mit ihren Folgen besteht.

In der konventionellen Medizin wird häufig die Diagnose Kardiaschwäche (mangelhafte Schließfunktion des Ringmuskelsystems am Mageneingang), gestellt, die mit Protonenpumpenhemmern behandelt wird. Aus osteopathischer Sicht gibt es verschiedene Ursachen für diese, u. a. einen vermehrten Gasdruck von kaudal auf den Magen, was diesen gegen das Zwerchfell presst und die Funktion der Kardia einschränken kann. Besteht zusätzlich ein Mangel an Vitamin $B_{12}$, verstärkt dieser die Insuffizienz.

Man kann die Behandlung gut mit Cardia Gl D 12 WALA Ampullen (z. B. s. c. über dem Gebiet des Mageneingangs im Rahmen der osteopathischen Behandlung) und Meta® Nux vomica Tropfen (3 × tgl. 5–15 Tr. vor dem Essen mit etwas Wasser) ergänzen. Argentum nitricum und Belladonna haben die akute bzw. chronische Gastritis im Mittelbild, Nux vomica ist eines der wichtigsten Homöopathika bei Magenerkrankungen aller Art u. a. mit Säurebelastung, Basilicum wird in der klinischen Homöopathie bei Schleimhautentzündungen, speziell chronischer Gastritis, eingesetzt. Der seinerzeit sehr bekannte deutsche Homöopath Julius Metzger setzte Mandragora bei Gastritiden, aber auch bei Ulcus ventriculi et duodeni und Cholezystopathien erfolgreich ein. Absinthium wirkt in der homöopathischen Verdünnung tonisierend und setzt einen nicht zu starken Bitterstoffreiz.

## Homöopathie

Folgende klinische Homöopathika sind bei den genannten Schlüsselsymptomen geeignet:

- Robinia D 3 (saures Aufstoßen, Zähne werden stumpf und sauer)
- Nux vomica D 4 (Folge von Ärger und Aufregung, oft Choleriker, Verlangen nach Kaffee)
- Capsicum D 4 (chronisches Brennen im Magen)
- Phosphorus D 12 (nächtliche Säure mit viel Hunger und Durst)
- Carbo vegetabilis D 30 (alles gärt, Aufstoßen erleichtert, muss die Hose nach dem Essen öffnen, weil das Gas im Bauch so drückt)
- Argentum nitricum D 4 (Folge von Ärger, Lampenfieber vor Ereignissen wie Prüfungen, Krämpfe, Verlangen nach Süßem, das aber nicht vertragen wird, Aufstoßen erleichtert im Gegensatz zu Carbo vegetabilis nicht)

## Anthroposophische Medizin

Wenn der Patient auf alkoholhaltige Medikamente verzichten muss, z. B. aufgrund einer chronischen Lebererkrankung oder der Alkoholkrankheit, stehen als alkoholfreie Alternative z. B. Gentiana Magenglobuli WALA (3 × tgl. 5–10 Globuli vor dem Essen) zur Verfügung. Dieses Bittermittel, das je nach Dosis einen leichten bis mittleren Reiz setzt, kann sogar bei Kindern unter 6 Jahren angewendet werden, wobei Patienten mit einer Autoimmungastritis i. d. R. erwachsen sind. Gegenanzeige ist eine Unverträglichkeit von Sukrose (Trägerstoff der Globuli).

## Sanierung der Darmflora

Diese sollte je nach Befund erfolgen. Ob es, analog zu den Erkenntnissen bei MS, durch eine Verbesserung des Mikrobioms auch bei einer Autoimmungastritis dazu kommt, dass autoaggressive TH17-Zellen durch den Crosstalk mit dem Mikrobiom zu physiologischen Treg-Zellen umprogrammiert werden können, ist bei der Autoimmungastritis bisher noch nicht erforscht worden. Wenn man sich den Pathomechanismus vor Augen hält, der Autoimmunerkrankungen zugrunde liegt, dann liegt dieser Rückschluss zumindest nahe.

## Humoralpathologie

Manche Patienten sprechen gut auf eine Behandlung der Head-Zonen an. Bei Menschen mit eher schwachem Tonus kann das Trockenschröpfen paravertebral der BWS gut mit Amara tonica kombiniert werden. Eine andere Möglichkeit ist die Behandlung dieser Zone mit dem Baunscheidtverfahren. Beide führen reflektorisch zu einer Aktivierung des Magen-Darm-Trakts, u. a. im Sinne einer vermehrten Durchblutung und einer Anregung der Verdauungsdrüsen.

Dabei sollten Sie das Vorgehen nicht übertreiben, denn es handelt sich bei beiden Verfahren immer auch darum, dass ein Reiz gesetzt wird. Bei zu häufigen Behandlungen kann es durch die mehr oder weniger ständige Reizwiederholung dazu kommen, dass entweder überstimuliert wird oder dass sich das System an den Reiz adaptiert.

## 15.6 Meine Erfahrung

Bei dieser Autoimmunerkrankung ist eine naturheilkundliche Sichtweise und eine daraus abgeleitete Therapie auf vielen Ebenen für den Patienten ein Gewinn. Unabhängig davon, ob der autoimmune Zerstörungsprozess aufgehalten werden kann, gibt es zahlreiche Symptome und Folgebeschwerden, die meist gut auf eine naturheilkundlich orientierte Behandlung ansprechen: Das allgemeine Symptombild bessert sich und es kommt wieder zu mehr Lebensqualität (allein das rechtfertigt meines Erachtens schon den Einsatz naturheilkundlicher Maßnahmen). Die Verdauungsleistung kann oft optimiert werden, was einerseits bedeutet, dass wieder mehr Nährstoffe resorbiert werden, andererseits kann dadurch auch Einfluss auf die Zusammensetzung des Mikrobioms genommen werden, was Folgeerkrankungen verhindert. Begleitsymptome, die sekundär entstanden sind, z. B. funktionelle kardiale Störungen wie Arrhythmien oder Stenokardien, die eigentlich Folge eines gastrokardialen Symptomkomplexes sind, können gebessert oder im Idealfall vollständig beseitigt werden. Das Risiko für eine Infektion mit Helicobacter pylori und die Entstehung eines Magenkarzinoms wird gemindert.

Die Auswahl des Bittermittels sollte immer sehr individuell geschehen. Mancher Patient benötigt einen starken Reiz, andere sprechen auch auf schwächere Reize gut an. Ein zu starker Reiz kann zu unerwünschten Symptomen einer Hyperazidität führen, ein zu schwacher Reiz bewirkt nichts oder zu wenig, um dem Patienten effektiv zu helfen und seine durch die Grunderkrankung bedingten Beschwerden zu lindern. Dasselbe gilt für die humoralpathologischen Verfahren. Die Kunst bei beiden besteht darin, den richtigen Reiz für den Patienten zu finden und das Vorgehen im Rahmen der Erkrankung immer wieder anzupassen.

## 15.7 Literatur


[737] Aschner B. Lehrbuch der Konstitutionstherapie. 9. Aufl. Stuttgart: Hippokrates; 1994

[738] Barral JP. Lehrbuch der Viszeralosteopathie. Band 2. München: Elsevier; 2002

[739] Magel H, Prinz W, van Luijk S. 180 westliche Kräuter in der Chinesischen Medizin. Stuttgart: Haug; 2013

[740] O'Connor HJ, Schorah CJ, Habibzedah N et al. Vitamin C in the human stomach: relation to gastric pH, gastroduodenal disease, and possible sources. Gut 1989; 30 (4): 436–442

[741] Pal J, Sanal MG, Gopal GJ. Vitamin-C as anti-Helicobacter pylori-agent: More prophylactic than curative – Critical review. Indian J Pharmacol 2011; 43 (6): 624–627

[742] Ruiz B, Rood JC, Fondham ET et al. Vitamin C concentrations in gastric juice before and after anti-Helicobacter pylori treatment. Am J Gastroenterol 1994; 89 (4): 533–539

[743] Sobala GM, Schorah CJ, Sanderson M et al. Ascorbic acid in the human stomach. Gastroenterol 1989; 97 (2): 357–363

[744] Waring AJ, Drake MI, Schorath CJ et al. Ascorbic acid and total vitamin C concentrations in plasma, gastric juice, and gastrointestinal mucosa: effects of gastritis and oral supplementation. Gut 1996; 38: 171–176

[745] www.chemie.de/lexikon/Pepsin.html (Stand: 8.12.2019)

[746] www.netdoktor.at/krankheit/chronische-gastritis-6676089 (Stand: 8.12.2019)

[747] www.researchgate.net/publication/326689338_Vitamin_C_A_Preventative_Therapeutic_Agent_Against_Helicobacter_pylori (Stand: 8.12.2019)

[748] Yanaka A et al. Dietary sulforaphane-rich broccoli sprouts reduce colonization and attenuate gastritis in Helicobacteer pylori-infected mice and humans. Cancer Prev Res 2009; 2: 353–360

# 16 Autoimmunthyreopathien

## 16.1 Definition und Epidemiologie

Autoimmune Schilddrüsenerkrankungen gehören mit einer Prävalenz von ca. 10% der Bevölkerung zu den häufigsten Formen von Autoimmunopathien. Frauen sind wesentlich häufiger betroffen als Männer, die Prävalenz steigt mit zunehmendem Alter. Folgende Formen kann man voneinander unterscheiden:

- **Hashimoto-Thyreoiditis (Autoimmunthyreoiditis, AIT)**: Sie wurde erstmals 1912 von dem Chirurgen Hakaru Hashimoto beschrieben. Im Rahmen einer Autoimmunreaktion werden **Schilddrüsenzellen zerstört**. Bei 80–90% aller Patienten entwickeln sich Autoantikörper gegen die Schilddrüsen-Peroxidase, die für die Produktion von Schilddrüsenhormonen essenziell ist und sich in der Zellmembran der Schilddrüsenepithelzellen befindet. Diese Autoantikörper werden als **Thyreoperoxidase-Antikörper (TPO)** bezeichnet. Darüber hinaus kann man bei einem Teil der Patienten auch **Autoantikörper gegen Thyreoglobulin (TAK)** nachweisen. Bei 10–20% der Patienten sind allerdings keine Autoantikörper gegen Schilddrüsengewebe nachweisbar, obwohl Symptome bestehen und bei der Ultraschalluntersuchung typische Gewebeveränderungen sichtbar sind. Eine AIT führt bei 3% der Patienten innerhalb von 5 Erkrankungsjahren zu einer manifesten Hypothyreose [802]. Wenn sowohl Autoantiköper als auch ein erhöhtes TSH nachweisbar sind, liegt die Konversionsrate in eine manifeste Unterfunktion der Schilddrüse sogar bei 4% [802]. Die AIT ist mit verschiedenen anderen Autoimmunopathien assoziiert, v.a. Diabetes mellitus Typ 1, Morbus Addison, Autoimmungastritis, perniziöser Anämie, Vitiligo und Zöliakie. Außerdem ist sie in ca. 30% der Fälle eine Begleiterkrankung des PCO-Syndroms (poylzystisches Ovarialsyndrom).
- **Morbus Basedow (Immunhyperthyreose)**: Bei dieser Autoimmunerkrankung werden **Autoantikörper gegen den TSH-Rezeptor** gebildet, die dort die natürliche TSH-Wirkung imitieren und die Schilddrüse dadurch mehr oder weniger ständig stimulieren, was im Laufe der Erkrankung zu immer mehr Symptomen einer Schilddrüsenüberfunktion führt. Der Morbus Basedow ist mit anderen Autoimmunerkrankungen assoziiert, v.a. Morbus Addison, Diabetes mellitus Typ 1 und Zöliakie.
- **Postpartum-Thyreoiditis**: Diese seltene Variante der Hashimoto-Thyreoiditis tritt bei der Mutter einige Monate nach der Geburt auf und zeichnet sich i.d.R. durch einen milden Verlauf aus. Sie kann sich sowohl mit Symptomen einer Über- als auch einer Unterfunktion äußern und verschwindet unbehandelt meist innerhalb eines Jahres. Nur bei ausgeprägten Beschwerden werden in dieser Zeit Schilddrüsenhormo-

ne eingesetzt. Frauen, die an einem Diabetes Typ 1 leiden oder bei denen bereits Autoantikörper gegen die Schilddrüse vorliegen, erkranken häufiger.

- **iatrogen induzierte Formen der Autoimmunthyreoiditis**: Diese können im Rahmen einer **Zytokinbehandlung**, z. B. bei Krebspatienten, auftreten, wobei bei ca. der Hälfte der Patienten bereits vor Beginn Autoantikörper gegen die Schilddrüse nachweisbar waren und sich der Serumspiegel im Rahmen der Zytokintherapie dann erhöhte. Das Antiarrhythmikum **Amiodaron**, das zu einem Teil aus Jod besteht, kann ebenfalls eine Schilddrüsenentzündung auslösen. Amiodaron ist lipophil, weshalb das in Amiodaron enthaltene Jod ebenfalls im Fettgewebe gespeichert wird, sodass es weniger schnell ausgeschieden bzw. abgebaut wird. Diese Form der Thyreoiditis ist nicht selten gravierend, manchmal kann eine Kortisontherapie den Entzündungsprozess stoppen, es gibt aber in Einzelfällen auch therapieresistente Verläufe, bei denen eine Thyreoidektomie die einzige Therapieoption darstellt.
- **Silent Thyreoiditis**: Sie verläuft völlig unbemerkt, obwohl eine autoimmune Schilddrüsenentzündung vorliegt. Über diese Erkrankung ist bisher wenig bekannt. Bei ca. 5 % aller Frauen mit Hashimoto-Erkrankung finden sich Autoantikörper, ohne dass klinische Symptome vorliegen.

### Die Schilddrüse

Die Schilddrüse hat die Größe eines kleinen Schmetterlings, liegt unterhalb des Kehlkopfs vor der Luftröhre und besteht aus 2 Lappen (Lobus dexter bzw. Lobus sinister) mit einer kleinen Zwischenverbindung, die als Isthmus bezeichnet wird.

Histologisch besteht die Schilddrüse aus Thyreozyten, deren Aufgabe die Synthese von Schilddrüsenhormonen ist. Diese erfolgt durch Bindung von Jod an den Tyrosinanteil eines Proteins in den Thyreozyten, das als Thyreoglobulin bezeichnet wird. Dabei produziert die Schilddrüse hauptsächlich das wenig aktive **Thyroxin ($T_4$)** und eine wesentlich geringere Menge von **aktivem Trijodthyronin ($T_3$)**, die in eigens dafür vorgesehenen Bläschen (Follikeln) gelagert werden. Diese Follikel werden von den Thyreozyten umlagert. In den ca. 3 Millionen Follikeln einer gesunden Schilddrüse befindet sich ausreichend Schilddrüsenhormon für ca. 3 Monate.

Die Aufnahme von Jod in die Thyreozyten erfolgt über Transportproteine, die als Natrium-Iodid-Symporter bezeichnet werden. Dabei wird 1 Jodid-Ion mit 2 Natrium-Ionen aktiv transportiert. Als Energiequelle dafür dient der Natriumgradient über der Zellmembran der Thyreozyten, der von der Na-K-ATPase aufgebaut wird. Die Weiterleitung des Jods in den kolloidalen Raum der Follikel findet über einen Ionenkanal statt, der als Pendrin bezeichnet wird.

**Hauptwirkhormon** ist **$T_3$**, für das an praktisch allen Körperzellen inkl. den Neuronen entsprechende Rezeptoren vorliegen. $T_3$ wird enzymatisch von den Dejodasen katalysiert, indem diese von $T_4$ ein Jodatom entfernen, was als Dejodierung bezeichnet wird. So kann sich jede Zelle des Körpers ihren eigenen Schilddrüsenhormonspiegel maßschneidern.

Um den gesamten Funktionskreis – also Hormonproduktion, Dejodierung und Rezeptorwirkung – zu ermöglichen, sind verschiedene Mikronährstoffe wie Jod, Selen, Eisen, Omega-3-Fettsäuren und die Vitamine A, C und D notwendig.

$T_3$ steuert im Körper sämtliche **katabolen Prozesse**, d. h. alle Stoffwechselvorgänge, bei denen Energie durch Verbrennung von Glukose und Fettsäuren freigesetzt wird: Wachstum, Grundumsatz und Wärmehaushalt, Stoffwechsel von Fetten, Proteinen und Kohlenhydraten, Knochenstoffwechsel, Muskelwachstum, Steigerung der Herzkraft, bessere Konzentration usw. Dabei wirken $T_3$ bzw. $T_4$ in der Zelle v. a. genomisch über verschiedene Transkriptionsfaktoren, die sich ständig im Zellkern befinden und von den Schilddrüsenhormonen als Liganden gesteuert werden. Ohne diese Stimulation wirken die Transkriptionsfaktoren im Zellkern auf die Gentranskription hemmend, nach Bindung an Schilddrüsenhormone induzieren sie die Expression verschiedener Gene.

Gesteuert wird die Hormonproduktion primär durch Hypothalamus und Hypophyse. Dabei sezernieren die Neurone des Hypothalamus stoßartig TRH, was dazu führt, dass die Hypophyse TSH freisetzt. TSH löst dann an der Schilddrüse verschiedene Effekte aus:

- Die Jodaufnahme aus dem zirkulierenden Blut wird erhöht.
- Die Schilddrüsenzellen teilen sich.
- $T_3$ und $T_4$ werden aus den Follikeln ins Blut abgegeben.

Der größere Teil der Schilddrüsenhormone wird dann im Blut an verschiedene Transportproteine gebunden. Dadurch haben sie eine lange Halbwertszeit von 24 Stunden ($T_3$) bzw. 1 Woche ($T_4$). Ein sehr kleiner Teil liegt ungebunden als freie Form im Körper vor, und zwar 0,3 % freies $T_3$ ($fT_3$) bzw. 0,05 % freies $T_4$ ($fT_4$). Dies sind die direkten Wirkformen der Schilddrüsenhormone, während die proteingebundenen als Pool dienen.

Bei der Wirkung von Schilddrüsenhormonen im Nervensystem wurde lange davon ausgegangen, dass diese v. a. beim Fetus und in den ersten Lebensjahren eine Funktion für die Ausbildung des Nervensystems haben, z. B., weil sie eine Rolle bei der Myelinbildung spielen. Aktuelle Forschungen zur Neuroplastizität aber haben gezeigt [754] [773] [796], dass es auch im adulten ZNS noch zur Neubildung von Neuronen bzw. synaptischen Verbindungen kommt. Zum Beispiel verfügen neuronale Stammzellen im Hippokampus über Schilddrüsenrezeptoren. Daher können Symptome, die im Praxisalltag oft als psychosomatisch gedeutet werden, z. B. Antriebsstörungen, Depressionen, aber auch Hyperaktivität und Ängste, ursächlich von der Schilddrüse verursacht werden. Dies gilt auch für demenzielle Symptome und Gedächtnisstörungen.

## 16.2 Pathophysiologie

### 16.2.1 Hashimoto-Thyreoiditis (AIT)

Die AIT ist die häufigste Form der Schilddrüsenentzündung. Man unterscheidet bei der AIT den atrophen vom hypertrophen Verlauf, wobei in Deutschland Ersterer häufiger vorkommt. Beim **atrophen Verlauf** kommt es zu einem Verlust von Schilddrüsenzellen und das Organ wird in bildgebenden Verfahren, z. B. der Ultraschalluntersuchung, immer kleiner. Beim **hypertrophen Verlauf** einer AIT kommt es durch Zellwachstum der Schilddrüsenzellen zur Strumabildung bzw. einem primären Myxödem. Man unterscheidet histologisch eine Struma diffusa mit gleichmäßiger Gewebsstruktur von einer Struma nodosa (Knotenstruma), einer Struma cystica mit Zystenbildung und einer Struma nodosa et cystica, in der beides vorkommt.

Beim Myxödem kommt es zu einer vermehrten Ablagerung verschiedener Glukosaminoglykane (Hyaluronsäure, Chondroitinsulfat) im Unterhaut gewebe, die wahrscheinlich durch eine zu geringe Produktion bzw. Aktivität der Hyaluronidase verursacht wird, also das Enzym, das solche Glukosaminoglykane abbaut. Diese Ablagerungen finden sich um die Augen herum, aber auch typischerweise im Bereich der Beine und Hände.

### 16.2.2 Morbus Basedow

Die mehr oder weniger ständige Stimulation an den TSH-Rezeptoren der Schilddrüsenzellen führt am Schilddrüsengewebe zu einem Wachstumsreiz, der in der Folge zu einer Struma führt. Zusätzlich werden durch diesen Reiz vermehrt Thyroxin ($T_4$) und Trijodthyronin ($T_3$) gebildet und es kommt zu einer Überfunktionssymptomatik, die in eine thyreotoxische Krise führen kann. Normalerweise ist der größte Teil der Schilddrüsenhormone an ein Transportprotein gebunden (thyroxinbindendes Globulin, TBG). Werden zu schnell zu viele Schilddrüsenhormone freigesetzt, liegen diese frei im Blut vor und es kommt zur maximalen Ausprägung der Symptome einer Überfunktion der Schilddrüse wie Tachykardie, Hyperthermie, Flush, Übelkeit, Durchfall, Tremor oder Bewusstseinstrübung. Im Extremfall kann eine solche Krise in Bewusstlosigkeit und Koma enden und der Patient versterben.

Andererseits kommt es bei knapp der Hälfte der Basedow-Patienten im Krankheitsverlauf zu einer Spontanheilung. Nicht selten leiden Basedow-Patienten an einer Entzündung der Augenhöhlen, die als endokrine Orbitopathie bezeichnet wird.

## 16.3 Klinik

### 16.3.1 Hashimoto-Thyreoiditis (AIT)

Bei der AIT kann man 2 verschiedene Symptomgruppen voneinander unterscheiden: Die Patienten können Symptome einer Unterfunktion der Schilddrüse haben, aber auch Überfunktionssymptome sind möglich. Zusätzlich kann es zu Allgemeinsymptomen kommen, die nach Besserung der Erkrankung ebenfalls verschwinden.

Zu den typischen **Unterfunktionssymptomen** gehören:

- Müdigkeit, schnelle Ermüdung und Abgeschlagenheit
- Gewichtszunahme
- Verstopfung
- Haarausfall, veränderte Haarstruktur, trockene Haut, brüchige Nägel
- geringes Interesse an der Umwelt und Antriebslosigkeit (ähnlich wie bei einer leichten Depression)
- Konzentrations- und Gedächtnisstörungen
- Empfindlichkeit gegen Kälte
- Heiserkeit
- Menstruationsstörungen
- Erhöhung der Blutfettwerte und Eisenmangel

In der Praxis sah ich aber auch normal- bis untergewichtige Patienten, die an Nervosität, innerer Unruhe und verminderter Stressresistenz litten. Auch Herzklopfen, Zittern (v. a. der Hände), Schwitzen und Bluthochdruck traten auf – also Symptome, die man eher einer Überfunktion der Schilddrüse zuordnen würde.

**Durchfall und Verstopfung** bzw. Durchfall und normaler Stuhlgang im **Wechsel**, ähnlich einem Reizdarmsyndrom, kann man bei manchen Betroffenen mit AIT beobachten. Dieses scheinbare Paradoxon kommt zustande, weil die AIT i. d. R. schubweise verläuft. Im schubfreien Verlauf kann, je nachdem, wie gut sich die Schilddrüse noch selbst reguliert, eine Unterfunktionssymptomatik auftreten, die man auch als latente Hypothyreose bezeichnet. Im Entzündungsschub kann es zu einer Reizung der Schilddrüse und dadurch bedingt zur Ausprägung von Beschwerden kommen, die eher an eine Überfunktion erinnern.

Zusätzlich kann die AIT mit verschiedenen anderen Problemen verknüpft sein, z. B. einer Glutenintoleranz (S. 251), Nebennierenschwäche (S. 213) oder Östradioldominanz (S. 220). Dazu kommen **folgende Symptome**, die sich in der Praxis als durchaus mit einer AIT vergesellschaftet zeigen:

- unspezifische Muskel- und Gelenkbeschwerden, v. a. Schmerzen, die sich ähnlich wie eine Fibromyalgie äußern können
- Hauterkrankungen wie Urtikaria oder Hautentzündungen
- Libidomangel
- Schlafstörungen, v. a. Durchschlafstörungen
- metabolisches Syndrom (Patienten, die trotz geringer Kalorienzufuhr kein Gewicht abnehmen, häufig besteht in einem solchen Fall auch eine Hypertriglyzeridämie)
- Lipödem, das mit einer Insulinresistenz bzw. einer Nahrungsmittelunverträglichkeit, speziell gegen Gluten, assoziiert sein kann
- Hyperhidrosis
- rezidivierende Infekte, insbesondere Harnwegsinfekte
- alle Arten von psychisch-neurologischen Störungen, z. B. Angststörungen, Panikattacken, Wortfindungsstörungen, Zwangsvorstellungen, Parästhesien, Koordinationsprobleme, Ataxie, unerklärliche Veränderungen der Persönlichkeit, Brain Fog

Eine seltene Komplikation ist die **Hashimoto-Enzephalopathie**, die sowohl mit als auch ohne Schilddrüsenbeteiligung auftreten kann. Typische Symptome sind:

- unerklärliche epileptische Anfälle
- kognitive Symptome wie Verwirrtheit oder Psychosen
- Verhaltensauffälligkeiten, z. B. unkontrollierte Wutausbrüche
- phasenweise starke Müdigkeit bis zum Bewusstseinsverlust oder im Extremfall auch komatösen Zustände
- selten Myoklonien und Ataxien (Störungen der Bewegungskoordination)
- sehr selten Sprachstörungen und Gesichtsfeldausfälle als Zeichen neurologischer Ausfälle

Die Diagnosestellung ist schwierig, weil die Patienten nicht unbedingt einen Endokrinologen, sondern eher einen Neurologen aufsuchen. Dieser kann i. d. R. Veränderungen im EEG nachweisen. Liegen gleichzeitig Autoantikörper gegen die Schilddrüse vor, kann das den Verdacht erhärten. Therapeutisch werden hochdosierte Glukokortikoide eingesetzt.

**Red Flags**

- sehr viele verschiedene Symptome sind möglich, dazu gehören Allgemeinsymptome wie Müdigkeit, Antriebslosigkeit, Haarausfall, Eisenmangelanämie
- TSH kann bei beginnender AIT noch im Normbereich liegen, spätestens bei einem TSH > 2,5 oder einer entsprechender Symptomatik sollten die Autoantikörper TPO, TAK und TRAK bestimmt werden

## 16.3.2 Morbus Basedow

Der Morbus Basedow beginnt meistens langsam mit eher diskreten Symptomen, die sich im Lauf der Zeit verstärken. Typisch sind aufgrund der **Schilddrüsenüberfunktion** die folgenden Symptome:

- **Merseburger Trias**: Exophthalmus, Tachykardie und Struma (**Abb. 16.1**)
- innere Unruhe, Nervosität
- Stimmungsschwankungen, vermehrte Aggressivität
- Schlafstörungen
- unerklärlicher Gewichtsverlust
- Durchfall
- Hypertonie, Tachykardie
- Hyperhidrosis
- Haarausfall
- Zittern (v. a. Hände bzw. Finger)
- Erschöpfung und Kraftverlust
- Menstruationsstörungen
- Fremdkörpergefühl oder Druckgefühl im Auge, Sehstörungen oder Doppelbildersehen

**Red Flags**

- Merseburger Trias
- unerklärlicher Gewichtsverlust
- Tremor
- TSH unter Norm
- $fT_3$ bzw. $fT_4$ erhöht
- TRAK erhöht

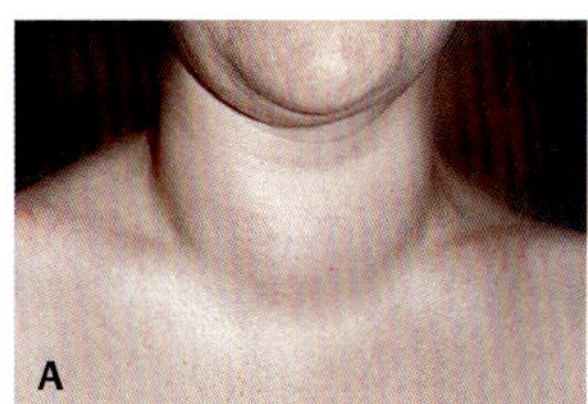


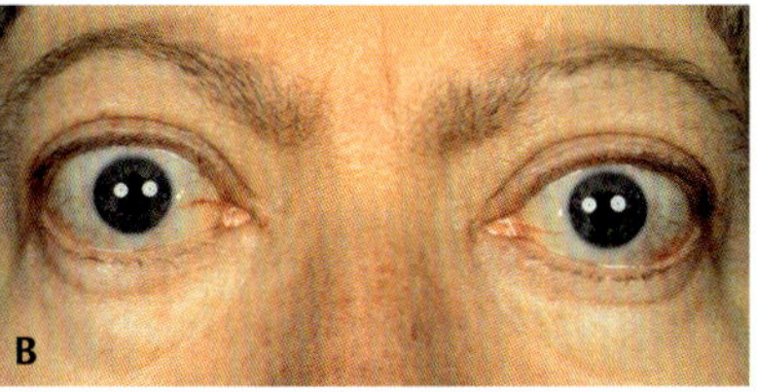


**Abb. 16.1** Morbus Basedow.

**A** Struma diffusa. (Quelle: Klomp H. Morbus Basedow. In: Henne-Bruns D, Hrsg. Duale Reihe Chirurgie. 4., aktualisierte Auflage. Stuttgart: Thieme; 2012. doi:10.1055/b-002-89583)

**B** Exophthalmus. (Quelle: Spinas GA, Fischli S. Endokrinologie und Stoffwechsel. Thieme; 2011)

# 16.4 Diagnostik

## 16.4.1 Schulmedizinische Diagnostik

### Medikamentenanamnese

Verschiedene Pharmaka beeinflussen den Transport von Schilddrüsenhormonen, indem sie das thyroxinbindende Globulin (TBG) beeinflussen, v. a. Androgene, anabole Steroide und Kortison (hemmend), Östrogene, Tamoxifen und Fluorouracil (steigernd) sowie Furosemid, Salicylate und Mefenaminsäure (entkoppeln Bindungsstellen für Schilddrüsenhormone am TBG). Andere verringern die Ausschüttung von TSH (Dopamin, Kortison, Ocreotid), verringern die Produktion von Schilddrüsenhormonen (Lithium, Aminoglutethimid) oder verstärken ihre Wirkung (Amiodoron, Jodpräparate).

Die Umwandlung von $T_4$ in $T_3$ kann durch Propylthiouracil und Amiadoron beeinträchtigt werden, da sie die Aktivität der 5'Deiodinase herabsetzen. Außerdem kann die Aufnahme von Schilddrüsenhormonen im Magen-Darm-Trakt durch die gleichzeitige Einnahme bestimmter Mengen- und Spurenelemente beeinträchtigt werden, allen voran Kalzium, Magnesium, Eisen und Zink, ähnlich wirken aluminiumhaltige Präparate und Produkte, z. B. Magensäureblocker. Diskutiert wird, ob sich das Antibiotikum Ciprofloxacin ebenfalls störend auf die Aufnahme von L-Thyroxin im Magen-Darm-Trakt auswirkt.

**Vorsicht**

Sie sollten diese Zusammenhänge mit dem Patienten besprechen und ihn mit der Frage nach einer Änderung der jeweiligen Medikation an einen Facharzt verweisen.

### Untersuchung

Bei manchen Patienten mit AIT oder Morbus Basedow findet sich eine sichtbare bzw. tastbare **Struma**, auch das Vorhandensein eines **Myxödems** ist möglich. In diesem Fall sieht man Verdickungen an der Tibia (speziell beim Morbus Basedow, oft gemeinsam mit einem Exophthalmus), um die Augenhöhlen und an Händen und Füßen. Betrifft das Myxödem die Zunge und die Schleimhäute in Rachen und Kehlkopf, sprechen diese Patienten mit einer eher kehligen Sprache. Selten lassen sich lokale Lymphknotenschwellungen tasten.

### Labor

Generell können die Funktionsparameter der Schilddrüse verändert sein – müssen es aber nicht. Das hängt u. a. davon ab,

- in welchem Stadium sich die Erkrankung befindet,
- ob zum Zeitpunkt der Blutentnahme ein akuter Schub vorherrscht,
- wie viele Schilddrüsenzellen bereits untergegangen sind und
- ob eine Behandlung erfolgt.

#### TSH

- Normwert: 0,4–4,0 mU/l
- TSH > 2,0 mU/l kann auf eine AIT hinweisen
- bei einem unbehandelten Morbus Basedow liegt das TSH meist unter der Norm, also < 0,4 mU/l
- Bei sehr alten Menschen kann physiologisch ein erhöhtes TSH bestehen, ohne dass sich das negativ auf die Gesundheit oder die kognitiven Funktionen auswirkt. Ein erhöhtes TSH scheint im fortgeschrittenen Lebensalter sogar ein lebensverlängernder Faktor zu sein [759].

#### $fT_4$ und $fT_3$

- Normwert $fT_4$: 0,7–1,9 ng/dl (9–24 pmol/l)
- Normwert $fT_3$: variiert je nach Lebensalter, für Erwachsene 0,2–0,52 ng/dl (3–8 pmol/l)
- $fT_4$ und $fT_3$ können in ihrer Höhe variieren, was u. a. davon abhängt, ob und welche Medikation eingesetzt wird.
- Eine AIT kann mit einem niedrigen $fT_4$ einhergehen.
- Bei einem Morbus Basedow dient die Bestimmung von TSH, $fT_3$ und $fT_4$ u. a. zur Kontrolle einer Behandlung mit Thyreostatika.
- Bei einem unbehandelten Morbus Basedow ist $fT_4$ so gut wie immer erhöht, oft zusammen mit $fT_3$, was für eine Thyreotoxikose spricht. Seltener findet sich eine isolierte Erhöhung von $fT_3$.

**Schilddrüsen-Autoantikörper**

Mit Autoantikörpern wird untersucht, ob eine Autoimmunerkrankung der Schilddrüse vorliegt. Üblicherweise bestimmt man TPO, TAK und TRAK, die bei AIT bzw. Morbus Basedow unterschiedlich verteilt sein können (**Tab. 16.1**). Autoantikörper gegen andere thyreogene Strukturen, z. B. NIS oder Pendrin, gehören nicht zur Standarddiagnostik. Studien [756] haben gezeigt, dass diese bei Gesunden nicht nachweisbar sind und bei Patienten mit Autoimmunthyreopathien nur selten vorkommen.

**Tab. 16.1** Autoantikörperdiagnostik.

| | AIT | Morbus Basedow |
|---|---|---|
| TPO | 90 % | 70 % |
| TAK | 70 % | 20 % |
| TRAK | ≤ 1 % | ≥ 90 % |

## Bildgebende Verfahren

Zur Diagnostik einer AIT und eines Morbus Basedow erfolgt meist eine Ultraschalluntersuchung. Zusätzlich kann eine Schilddrüsenszintigrafie durchgeführt werden, z. B. bei einer Knotenstruma.

### 16.4.2 Naturheilkundliche Diagnostik

## Schilddrüsen-Autoantikörper

In der Schulmedizin wird die Bestimmung von Antikörpern gegen die Schilddrüse v. a. zur Primärdiagnostik eingesetzt. Um die Heftigkeit einer autoimmunen Entzündung zu beurteilen, werden ggf. Entzündungsmarker wie CRP oder BSG verwendet. Eine Verlaufskontrolle der Autoantikörper ist hier nicht unbedingt vorgesehen, meist wird nur der TSH-Wert in mehr oder weniger regelmäßigen Abständen bestimmt, um die Einstellung der Schilddrüsenhormone (AIT) bzw. der Thyreostatika (Morbus Basedow) anzupassen.

Nach meiner Erfahrung eignen sich regelmäßige Laboruntersuchungen der Antikörper gegen die Schilddrüse aber sehr gut für eine Kontrolle des Therapieverlaufs, ganz speziell bei der AIT. Zu Beginn der Behandlung sollte eine aktuelle Bestimmung des oder der Autoantiköper erfolgen, die für eine AIT maßgeblich sind. In etwa 90 % der Fälle ist das der **TPO**. Gerade bei einer AIT mit TPO-Erhöhung ist nach meiner Erfahrung eine begleitende Therapie mit Selen, Zink und Vitamin D nicht selten erfolgversprechend, wenn es darum geht, TPO wieder in den Normbereich zu bringen. Ein Antikörper bedeutet immer, dass Schilddrüsenzellen vom adaptiven Immunsystem als feindlich angesehen und entsprechend markiert werden. Diese Zellen werden von Lymphozyten oder Makrophagen vernichtet.

Keine vorhandenen Autoantikörper bedeutet im Umkehrschluss, dass die autoimmune, gegen die Schilddrüse gerichtete Aktivität des adaptiven Immunsystems ein Ende genommen hat. Es ist also in diesem Kontext sinnvoll, die Produktion von Autoantikörpern – falls möglich – abzusenken. Je früher dies geschieht, desto weniger Zellen werden zerstört. Je mehr unzerstörte und funktionsfähige Schilddrüsenzellen übrig sind, desto größer wird die Chance, dass die Schilddrüse wieder in den Regulationskreis Hypothalamus-Hypophyse-Schilddrüse zurückfinden kann. Das bedeutet jedoch keinesfalls, dass die Schilddrüsenpräparate einfach abgesetzt werden können. Nach meiner Erfahrung ist das in vielen Fällen auch nicht so einfach möglich. Eine Veränderung der Schilddrüsenmedikation muss stets in Absprache mit dem behandelnden Arzt erfolgen. Außerdem klagen nicht wenige Patienten nach Normalisierung der Autoantikörper weiterhin über Beschwerden. Die Gründe dafür sind:

- Die AIT hat im Körper Spuren hinterlassen, z. B. eine funktionelle Nebenniereninsuffizienz, die noch nicht ausgeheilt sind.
- Komorbiditäten sind nicht behandelt worden, z. B. eine HPU oder eine Östradioldominanz.
- Mikronährstoffmängel sind unentdeckt oder wurden bisher wegen der aktiven AIT nicht behandelt. Das betrifft v. a. Jod.
- Die Einstellung auf Schilddrüsenhormone hat sich v. a. am TSH orientiert, während die Serumspiegel von $fT_3$ und $fT_4$ weniger im Fokus lagen.

Deshalb sollte man bei Patienten mit AIT viel Wert auf die Diagnostik legen, auch was den Umfang der Parameter angeht, deren Auswahl sich zweckmäßigerweise an den Beschwerden des Patienten orientieren sollte. In etwa 10% der Fälle finden sich Antikörper gegen Thyreoglobulin (TAK) und bei einer sehr geringen Patientenzahl Antikörper gegen den Thyreotropinrezeptor (TRAK). Diese kleine Gruppe verdient aber ein besonderes Augenmerk, weil eine AIT in manchen Fällen in einen Morbus Basedow transformieren kann. Die jeweilige Konstellation der Autoantikörper bildet die Grundlagen für die weitere Kontrolle. Falls kein aktueller Laborbefund der Schilddrüse vorliegt, lasse ich zusätzlich TSH, $fT_3$ und $fT_4$ bestimmen.

### Orthomolekulare Basisdiagnostik

Als orthomolekulare Basisdiagnostik, speziell bei AIT, sind die folgenden Parameter nach meiner Erfahrung sinnvoll:

- Vitamin-D-Haushalt: Calcidiol, Calcitriol, Verhältnis von Calcitriol zu Calcidiol, Parathormon, Kalzium, Albumin, Phosphat und Kreatinin im Serum
- Vollblutdiagnostik: Zink, Kupfer, Mangan, Selen, Eisen, Magnesium, Kalium, Aluminium, Quecksilber, Blei, Cadmium, Nickel, Arsen
- Jod im Urin

Lassen sich in der Vollblutuntersuchung toxische Metalle nachweisen, sollte darüber nachgedacht werden, im Lauf der Behandlung einen **LTT** auf diese Metalle durchführen zu lassen, da neben der toxischen Wirkung evtl. zusätzlich eine Sensibilisierung des adaptiven Immunsystems bestehen kann.

Stehen **Erschöpfungssymptome** im Vordergrund, sollten folgende Parameter überprüft werden:

- Kortisolprofil über 12 Stunden und DHEA basal bzw. nach 12 Stunden (Adrenaler Stressindex®)
- Untersuchung des Urins auf HPU
- LTT Herpesviren
- ATP in Granulozyten

Bei Verdacht auf eine **Östradioldominanz**, z. B. bei Menstruationsstörungen, PMS, polyzystischem Ovarialsyndrom, diätresistenter Adipositas und unerfülltem Kinderwunsch, sollten Östradiol und Progesteron im Speichel zwischen dem 20. und 22. Zyklustag untersucht werden.

Bei Blähungen, Blähbauch, Stuhlanomalien oder Symptomen eines Reizdarmsyndroms sollte eine **Glutenempfindlichkeit** ausgeschlossen bzw. nach einer **IgG-Nahrungsmittelallergie** gesucht werden. Dazu geeignet sind:

- polyvalente fäkale Antikörper gegen Gliadin bzw. Transglutaminase
- PräScreen® IgG

Bei Verdacht auf eine **HPU/KPU** sollte der Patientenurin auf eine solche untersucht werden.

# 16.5 Therapie

## 16.5.1 Schulmedizinische Therapie

### AIT

Die AIT wird i. d. R. mit **Schilddrüsenhormonen** behandelt, meist erfolgt eine Substitution mit einem Thyroxin-Präparat, also mit $T_4$, seltener ein $T_3/T_4$-Kombinationspräparat wie Novothyral®. Nach meiner Beobachtung berichten AIT-Patienten häufiger von einem guten Allgemeinzustand und deutlich weniger Beschwerden, wenn sie auf ein $T_3/T_4$-Kombinationspräparat eingestellt sind. Allerdings ist das nicht bei allen Betroffenen möglich. Das Ziel einer Behandlung mit Schilddrüsenhormonen ist nicht die Therapie der zugrunde liegenden Autoimmunerkrankung, sondern die hormonelle Substitution zur Stabilisierung des TSH, das laut Leitlinie auf einen Wert von < 2 mU/l abgesenkt werden soll.

Um den autoimmunen Prozess zu beeinflussen, ist die Komedikation mit **Natriumselenit** (200 µg elementares Selen) verbreitet, da man beobachtet hat, dass sich darunter die Autoantikörper, speziell die TPO, absenken lassen.

### Substitution mit Schilddrüsenhormonen bei AIT

Die Substitution mit Schilddrüsenhormonen bei der AIT, die prinzipiell richtig und notwendig ist, könnte sehr viel patientenverträglicher gestaltet werden. Dieser steht aber, so meine Erfahrung, der Leitliniengedanke entgegen. Patienten werden i. d. R. auf ein $T_4$-Präparat eingestellt mit dem Ziel, das TSH < 2 mU/l abzusenken. In der Praxis zeigen sich allerdings dabei verschiedene Probleme.

Eines dieser Probleme ist, dass der $fT_3$-Wert zu wenig beachtet wird, wahrscheinlich weil allgemein die Vorstellung besteht, dass der Körper das $T_4$ aus dem Schilddrüsenpräparat automatisch in die jeweils benötigte Menge von aktivem Schilddrüsenhormon $T_3$ umwandelt, was auch als Konversion bezeichnet wird. Dem ist aber in der Tat nicht so, da diese Umwandlung von der **Funktionalität der Dejodasen** abhängt, deren Aktivität von einer ausreichenden Versorgung mit Selen und Jod abhängig ist. Nun ist die Substitution von Jod bei einer AIT kontraindiziert, weil dies nicht selten zu einer Erhöhung der TPO und damit zu einer gesteigerten Autoimmunantwort führen kann.

Das zweite Problem ist, dass nicht jeder Patient die $T_4$-Präparate gleichermaßen gut verträgt. Das liegt nicht unbedingt am Wirkstoff selbst, sondern meist an der unterschiedlichen **Galenik** der einzelnen Präparate. Da aber die GKV mit manchen Arzneimittelherstellern Rabattverträge abgeschlossen haben, kann es sein, dass Patient A, weil er Mitglied in einer bestimmten GKV ist, das $T_4$-Präparat eines ganz bestimmten Herstellers verschrieben bekommt. Der Fokus sowohl der Kassen als auch vieler Fachärzte liegt hier auf dem Wirkstoff und weniger auf der Galenik des jeweiligen Präparats. Tatsächlich aber vertragen die Patienten Schilddrüsenpräparate, trotz scheinbar gleichen Inhalts, zum Teil sehr unterschiedlich.

Dazu kommt die Absicht, TSH grundsätzlich auf einen bestimmten Wert abzusenken, was meiner Beobachtung nach im Praxisalltag wenig taugt. Menschen mit AIT spüren oft das, was ich den „Wohlfühl-TSH“ nenne – also einen TSH-Wert, bei dem sie sich subjektiv am besten fühlen. Dafür gibt es keine allgemeine Regel; der „Wohlfühl-TSH“ kann bei manchen Patienten < 1 mU/l und bei anderen zwischen 4 und 5 mU/l liegen.

Grundsätzlich wäre eine individuelle Behandlung wünschenswert, bei der häufiger als bisher üblich $T_3/T_4$-Kombinationen eingesetzt werden als die üblicherweise verschriebenen $T_4$-Präparate und die das subjektive Wohlbefinden der Betroffenen mehr in den Fokus stellt.

## Morbus Basedow

Zunächst wird bei einem Morbus Basedow die Überfunktion der Schilddrüse medikamentös behandelt. Zu diesem Zweck werden Thyreostatika eingesetzt, die den Einbau von Jod in die Schilddrüsenhormone und damit deren Neuproduktion hemmen. Da die bereits im Körper befindlichen Schilddrüsenhormone von dieser Therapie nicht beeinflusst werden, kommt es zu einem langsamen Abbau. Ist dies geschehen, bleiben verschiedene Möglichkeiten der Weiterbehandlung: Bei der konservativen Weiterbehandlung mit **Thyreostatika** wird die Neuproduktion von Schilddrüsenhormonen gehemmt. Etwa die Hälfte der so behandelten Patienten erlebt eine Spontanremission, bei der es zum Verschwinden des Morbus Basedow kommt. Allerdings tritt bei 50 % dieser Patienten nach Absetzen des Thyreostatikums ein Rezidiv auf. In diesem Fall gibt es 2 Behandlungsoptionen: die **Radiojod-Therapie** und die **Thyreoidektomie**.

### Thyreostatika

Bei einer nicht jodinduzierten Hyperthyreose sind **Thiomazol** und **Carbimazol** die Therapie der 1. Wahl. Thiomazol wird auch als Methimazol bezeichnet und ist der aktive Metabolit von Carbimazol. **Propylthiouracil** ist während der Schwangerschaft oder bei einer Unverträglichkeit gegen die Mittel der 1. Wahl das Mittel der 2. Wahl. Sie alle gehören chemisch zur Gruppe der **Thioamidthyreostatika**, Derivate des Thioharnstoffs. Sie hemmen die Thyreoperoxidase und damit die Produktion von Schilddrüsenhormonen.

Häufige Nebenwirkungen sind allergische Hautreaktionen, Kopfschmerzen, Übelkeit, Magenstörungen, Gelenk- und Muskelschmerzen. Bei Gelenkbeschwerden sollte Thiomazol umgehend abgesetzt werden, da es zum Thyreostatika-Arthritis-Syndrom (Antithyroid Arthritis Syndrome) mit Gelenkzerstörung kommen kann. Gelegentlich kann eine Agranulozytose auftreten und selten eine Lebererkrankung, die in jedem Fall eine Beendigung der Therapie bedeuten. Im Februar 2019 wurde im Rote-Hand-Brief [817] von den Herstellern von Carbimazol bzw. Thiomazol vor neuen möglichen Nebenwirkungen gewarnt: einer akuten Pankreatitis und möglichen Missbildungen beim Fetus. Deswegen besteht nun die Empfehlung, Carbimazol oder Thiamazol während einer Schwangerschaft nur nach der Durchführung einer strengen individuellen Nutzen-Risiko-Bewertung und nur mit der niedrigsten wirksamen Dosis ohne zusätzliche Verabreichung von Schilddrüsenhormonen anzuwenden.

### Radiojod-Therapie

Bei der Radiojod-Therapie bekommt der Patient eine bestimmte Menge radioaktiven Jods als Kapsel verabreicht. Dieses Jod lagert sich in aktiven Schilddrüsenzellen ab und zerstört diese aufgrund der Strahlendosis. Diese Behandlung darf laut deutscher Strahlenschutzverordnung nur in dafür zugelassenen Kliniken und nur im Rahmen eines stationären Aufenthalts erfolgen. Dieser beträgt in der Regel 2–6 Tage, wobei die ersten 48 Stunden nach Behandlung aufgrund der Strahlenbelastung in einer Quarantäne erfolgen. In manchen Fällen kann sich der stationäre Aufenthalt auf 12 Tage verlängern. Ist die Schilddrüse beim Morbus Basedow nicht zu sehr vergrößert, ist die Radiojod-Therapie meist die Behandlung der Wahl, wenn Thyreostatika nicht wirken. In dieser Zeit sollte keine Schwangerschaft bestehen.

### Thyreoidektomie

Beim Morbus Basedow wird eine totale Thyreoidektomie durchgeführt, also eine vollständige Entfernung der Schilddrüse. Neben dem allgemeinen Operationsrisiko gibt es bei der Thyreoidektomie folgende spezielle Risiken:

- Schluckbeschwerden (nach ½ Jahr noch bei etwas weniger als einem Fünftel der Patienten)
- Weichteilschäden im Operationsgebiet
- Narbenbildung
- Verletzungen von Luft- und Speiseröhre
- zeitweise oder bleibende Heiserkeit durch Verletzung des N. laryngeus recurrens (Rekurrensparese)
- ungeplante Entfernung der Nebenschilddrüse mit allen Folgen (z. B. Hypokalzämie)
- extrem selten Herzstillstand

## 16.5.2 Naturheilkundliche Therapie

### Naturheilkundliche Sichtweise

### Auswirkung einer AIT

Die Schilddrüse produziert v. a. Thyroxin ($T_4$), das erst in Trijodthyronin ($T_3$) umgewandelt werden muss, damit es im Körper eine Wirkung entfalten kann. Das liegt daran, dass sich an den Körperzellen hauptsächlich $T_3$-Rezeptoren befinden. Dockt $T_3$ an seinen Rezeptor an, wird die jeweilige Körperzelle dazu angeregt, schneller und effizienter zu arbeiten. Das Ansprechen dieses Rezeptors auf $T_3$ ist u. a. von Vitamin A abhängig. Da diese Aktivierung i. d. R. systemisch geschieht, also nicht auf wenige einzelne Körperzellen beschränkt ist, steigt der Energieverbrauch im gesamten Körper spürbar an und der Stoffwechsel wird auf katabolen Energieverbrauch umgeschaltet: Glukose und Fettsäuren werden dabei verbraucht und der Körper arbeitet auf Hochtouren. Eine Einschränkung des Schilddrüsenstoffwechsels, z. B. durch eine AIT, hat daher immer auch unerwünschte bzw. limitierende Effekte auf die meisten Körperzellen und damit auf den gesamten Körper. Im Idealfall befinden sich $fT_3$ und $fT_4$ im oberen Normdrittel. Liegt z. B. $fT_4$ im oberen Normdrittel, aber $fT_3$ im unteren, liegt nahe, dass die Konversion von $T_4$ in $T_3$ nur eingeschränkt funktioniert, was z. B. an einem Mangel an Selen, Zink, Kupfer oder Jod liegen könnte.

### EBV

Bei der Untersuchung [786] eines möglichen Zusammenhangs zwischen einer Infektion mit EBV und dem chronischen Müdigkeitssyndrom (CFS,

Chronic Fatigue Syndrom) wurde festgestellt, dass Ähnlichkeiten zwischen Epitopen von EBNA-6-Peptiden bzw. -Proteinen und Gensequenzen auf der Thyreoperoxidase bestehen. Das bedeutet, dass sich durch molekulare Mimikry die adaptive Immunabwehr im Rahmen einer EBV-Infektion zusätzlich gegen die Thyreoperoxidase sensibilisieren könnte, was dann zu einer AIT führt. Geht die AIT mit einer Fatigue einher oder gibt es andere Hinweise auf eine chronische Infektion mit EBV (z. B. Infektanfälligkeit, Lymphknotenschwellungen im Halsbereich), sollte an die Bestimmung eines LTT Herpesviren gedacht werden, mindestens jedoch an einen LTT EBV.

Bei einer Hashimoto-Enzephalopathie ist eine Infektion mit Herpesviren, welche die Blut-Hirn-Schranke überwunden haben, ein wichtiger Aspekt. In diesem Fall zeigt ein LTT Herpesviren, ob aktuell eine solche Infektion überhaupt im Körper aktiv ist, allerdings ist dies nicht automatisch beweisführend für eine ZNS-Beteiligung.

## Mikronährstoffe

Für die Bildung von Schilddrüsenhormonen sind verschiedene Mikronährstoffe essenziell:

- **Selen**: Dieses Spurenelement hat zahlreiche Aufgaben im Schilddrüsenstoffwechsel. Es ist an der Produktion von $T_4$ beteiligt, außerdem an der Aktivierung von $T_4$ durch die Dejodasen und am Abbau bzw. der Inaktivierung von $T_3$ in $T_2$ (Dijodthyronin). Die Selenverbindung mit der stärksten Affinität zum Schilddrüsenstoffwechsel ist **Selenocystein**. Patienten, die an einer AIT erkrankt sind, haben häufig einen Selenmangel, der sich zwar nicht auf das TSH auswirkt, sehr wohl aber auf die Höhe der TPO. Bei einer Behandlung mit Selen besteht die Möglichkeit, dass sich die TPO absenken.
- **Jod**: Der Körper kann Jod nur sehr begrenzt speichern. Daher sollte es regelmäßig zugeführt werden. Etwa 80 % des Jods befinden sich in der Schilddrüse, die restlichen 20 % können von sehr vielen verschiedenen Körperzellen aufgenommen werden, z. B. in der Brustdrüse oder im Nervensystem. Die Funktion der Schilddrüsenhormone $T_3$ und $T_4$ ist wesentlich von Jod abhängig. Darüber hinaus hat Jod eine wichtige Bedeutung für den Stoffwechsel, den Wärmehaushalt, das Wachstum und das Nervensystem. Liegt eine Hyperthyreose vor oder ist eine AIT sehr aktiv (CRP bzw. BSG erhöht, TPO und TRAK positiv), sollte man von einer Jodsupplementierung **absehen**. Epidemiologische Studien [770] legen nahe, dass ein Jodmangel nicht nur mit der Strumahäufigkeit, sondern auch mit einem erhöhten Brustkrebsrisiko einhergeht. Letzteres gilt aktuell allerdings als nicht gesichert. Dabei wird ein kleiner Teil des in der Schilddrüse und der Brust befindlichen Jods in Form von Jodlaktonen gespeichert. Jodlaktone sind eine chemische Verbindung aus Jod und bestimmten essenziellen Fettsäuren, die man somit auch als Jodlipide bezeichnen könnte. Allerdings sind die Jodlaktone wesentlich an der Verhinderung einer Proliferation von Schilddrüsen- bzw. Mammagewebe beteiligt. Bei einer Struma oder auch bei Veränderungen der weiblichen Brust, z. B. einem Fibroadenom, spielen Jod und Fettsäuren möglicherweise eine wichtige Rolle für die Prophylaxe.
- **Omega-3-Fettsäuren**: Jod liegt in der Schilddrüse und der Brustdrüse nur in geringem Maß an Fette gebunden vor, was als Jodlakton bezeichnet wird. Bei einer Behandlung mit Jod sollte also auch an eine ausreichende Zufuhr von Omega-3-Fettsäuren gedacht werden, z. B. in Form von Lebertran oder Fischöl.
- **Zink**: Ein Zinkmangel kann eine Limitierung für die Produktion bzw. Konversion von Schilddrüsenhormonen bedeuten. Zusätzlich hat Zink einen indirekten Einfluss auf die TSH-Produktion in der Hypophyse, da es an der Produktion von TRH durch den Hypothalamus beteiligt ist. Bei regelmäßiger Substitution von 26,4 mg elementarem Zink in Form von Zinkglukonat stiegen in einer Untersuchung [789] innerhalb von 4 Monaten $fT_3$ und $fT_4$ signifikant. Deswegen sollte bei einem Hyperthyreoidismus, wie z. B. Morbus Basedow, von einer Zinksubstitution eher **abgesehen** werden.
- **Kupfer**: Ein Kupfermangel kann sowohl die Umwandlung von $T_4$ in $T_3$ beeinflussen als auch die Produktion von $T_4$ selbst, und dies, lange bevor er sich auf die Blutbildung auswirkt (ein Kupfermangel kann eine Anämie analog einer

Eisenmangelanämie verursachen). Neben einem Kupfermangel kann auch eine Kupferüberlastung negative Auswirkungen auf den Stoffwechsel, speziell den Schilddrüsenstoffwechsel haben. Allerdings haben Schilddrüsenhormone, speziell $T_3$, selbst auch einen Einfluss auf den Kupferstoffwechsel: Sie stimulieren die Produktion kupferbindender Transportproteine, v. a. Coeruloplasmin, aber auch weniger bedeutsame wie die ATPase ATP7A (Menke's Protein), deren Aufgabe der Transport von Kupfer durch die Zellmembran ist, oder ATP7B (Wilson-Protein), eine ATPase, die Kupfer aus Zellen heraustransportiert. Bei einer **Unterfunktion der Schilddrüse** kann es so zu einem niedrigen Coeruloplasminspiegel im Serum bzw. einem funktionellen **Kupfermangel** kommen.

- **Vitamin A**: Dieses fettlösliche Vitamin hat einen Einfluss auf das Ansprechen der Körperzellen auf $T_3$. Außerdem nimmt die Schilddrüse bei einem Mangel an Vitamin A weniger Jod auf. Auf der anderen Seite können hohe Serumspiegel von Vitamin A dazu führen, dass die Schilddrüsenfunktion gebremst wird, was bei einer AIT i. d. R. unerwünscht ist. Deswegen sollte bei Patienten mit AIT der Vitamin-A-Status im Serum überprüft und bei einem **Mangel** durch eine moderate **Substitution** ausgeglichen werden.
- **Vitamin $B_2$**: Ähnlich wie bei Kupfer gibt es auch bei Vitamin $B_2$ (Riboflavin) eine **Wechselwirkung** zwischen Schilddrüse und Mikronährstoff. Einerseits ist Riboflavin die Vorstufe von FAD und FMN, die zusammen mit NAD aus Vitamin $B_3$ für die Energieproduktion in den Mitochondrien essenziell notwendig ist. Auch die Produktion von Schilddrüsenhormonen verläuft unter APT-Verbrauch. Andererseits wirken Schilddrüsenhormone auf die Umwandlung von Riboflavin in FAD in FMN. Neben der ATP-abhängigen Produktion von Schilddrüsenhormonen ist bei einem Riboflavinmangel auch das Ansprechen der Zellen auf $T_3$ reduziert. Ferner verbessert die Therapie mit $T_4$ die Funktion von FAD in der Leber, d. h. ein funktionierender Schilddrüsenstoffwechsel hat einen Einfluss auf die Konversion von Riboflavin in seine aktive Form bzw. seine Koenzymform.
- **Vitamin $B_3$**: Vitamin $B_3$ (Niacin) ist die Vorstufe von NAD, das neben FAD aus Vitamin $B_2$ essenziell für die Energieproduktion in allen Zellen ist und damit auch Bedeutung für die Synthese von Schilddrüsenhormonen hat. Zusammen mit Riboflavin ist Niacin essenziell für die Energieproduktion in den Mitochondrien. Es gibt bezüglich des Einsatzes bei AIT aber auch Gegenstimmen. Eine Studie [777] konnte zeigen, dass Niacin die Produktion von Schilddrüsenhormonen vermindern kann. Unterzieht man eine der am häufigsten zitierten Studien [805] allerdings einer kritischen Prüfung, stellt man fest, dass die dort verwendete Tagesdosis bei durchschnittlich 2600 mg (± 700 mg) lag, was nicht den üblicherweise eingesetzten Dosen von 50–100 mg bei einer reinen Supplementierung entspricht. Einzige Ausnahme ist hier die orthomolekulare Therapie von Hyperlipidämien mit Tagesdosen bis 3000 mg. Meiner Erfahrung nach ist Niacin in den üblicherweise eingesetzten Dosen von 50–100 mg, vorzugsweise in Form von **Niacinamid**, bei der Behandlung der AIT **sinnvoll**.
- **Proteine**: Aminosäuren spielen bei der Produktion von Hormonen eine wichtige Rolle. So ist die Aminosäure Tyrosin Ausgangssubstanz für die Synthese von $T_4$, aber auch von Katecholaminen. Allerdings sollte der therapeutische Einsatz bei AIT nach meiner Erfahrung gut überlegt sein, denn zur Bildung von $T_4$ sind sowohl Tyrosin als auch Jod notwendig und es kann in der Praxis vorkommen, dass die Substitution von Tyrosin zu einem Anstieg der TPO-Antikörper führt. Ich setze **Tyrosin** v. a. dann ein, wenn $T_4$ erniedrigt ist und die Produktion von TPO-Antikörpern durch die therapeutische Anwendung von Selen und Vitamin D abgesenkt wurde.

### AIT: Jod und Fluor

Fluor gehört, genauso wie Jod, Chlor und Brom, zu den Halogenen. In der heutigen Zeit sind typische Fluoridquellen Trinkwasser, fluoridiertes Salz, Zahncreme und konventionell angebaute Lebensmittel. Noch in den 1950er-Jahren wurde Fluor in einer Tagesdosis von 2–5 mg pharmazeutisch als Wirkstoff genutzt, um eine Hyperthyreose zu behandeln [768]. Das bedeutet konkret: 2–5 mg Fluor pro Tag sind nötig, um die Hormonproduktion bei einer krankhaften Überfunktion der Schilddrüse abzusenken. Aber wie sieht das z. B. bei einer Schilddrüse aus, die eine normale Hormonproduktion aufweist, oder bei einer AIT, bei der die Hormonproduktion ohnehin schon erniedrigt ist? Sind in solchen Fällen eventuell schon weitaus geringere Mengen an Fluor ausreichend, um in die Produktion von Schilddrüsenhormonen einzugreifen? **Fluor** scheint die **Aufnahme von Jod** in die Schilddrüse zu **behindern**. In verschiedenen Studien [757] [779] konnte gezeigt werden, dass es bei Menschen, die erhöhten Fluoriddosen ausgesetzt sind, zu einem reduzierten Spiegel von $T_3$ und einem Anstieg von TSH kommt. Fluor und Jod gehören zu den Halogenen und Halogene können sich gegenseitig aus chemischen Bindungen verdrängen, abhängig von ihrem Atomgewicht. Da Fluor Jod aus seinen Bindungen verdrängen kann, ist m. E. bisher ungeklärt, ob dies auch in der Schilddrüse geschieht und falls ja, welche Auswirkungen das konkret auf die Produktion von Schilddrüsenhormonen hat.

## Hormonsystem

### Wirkung von Östradiol an der Schilddrüse

Damit Östradiol in einer Zelle wirken kann, muss diese über entsprechende Rezeptoren verfügen, an die es bindet. Dabei unterscheidet man α-Rezeptoren (ERα) und β-Rezeptoren (ERβ). Thyreozyten verfügen sowohl über ERα- als auch über ERβ-Rezeptoren und Östradiol wirkt in diesen Zellen sowohl genomisch als auch nongenomisch. Unter anderem **beeinflusst** es die Aufnahme und den Transport von Jod in die Schilddrüse, die Produktion von Thyreoglobulin, das Zellwachstum von Thyreozyten und die Schilddrüsenaktivität.

In der Praxis kann man feststellen, dass bei Patientinnen mit AIT nicht selten auch eine hormonelle **Dysbalance zwischen Östradiol und Progesteron** besteht. Dabei spielt z. T. auch das Alter der Patientin eine Rolle. Bei Frauen < 50 Jahren dominiert meist ein funktioneller, selten ein absoluter Progesteronmangel, während bei prä-, peri- und postmenopausalen Frauen unterschiedliche hormonelle Konstellationen (S. 220) vorliegen können.

Die 1. Zyklushälfte wird physiologisch von Östradiol dominiert, während nach dem Eisprung die Wirkung von Progesteron zunimmt. Aufgrund der steigenden Umweltbelastung durch endokrine Disruptoren wie Bisphenol A kann es dazu kommen, dass im Körper tendenziell mehr Substanzen vorliegen, die in ihrer biochemischen Wirkung dem Östradiol (S. 221) ähnlich sind. Gleichzeitig kann man feststellen, dass sich die Stressbelastung innerhalb einer Generation exponentiell verstärkt hat: Hektik im Alltag, Stress am Arbeitsplatz, die Doppelrolle der Frau als Mutter und gleichzeitig als Erwerbstätige, aber auch die sozialen Medien und die ständige Erreichbarkeit – alle diese Faktoren führen zu einem chronischen Stress, der die Adaptionsfähigkeit des Körpers stark fordert, allen voran die Hypothalamus-Hypophysen-Nebennieren-Achse (S. 213).

Auch eine chronische Entzündung, z. B. eine autoimmune Inflammation bei AIT, führt zu einer Aktivierung dieser Achse und kann die Anforderungen an diesen Kompensationsmechanismus entscheidend beeinflussen. Anfangs kommt es zu einer gesteigerten Kortisolproduktion, die allerdings durch einen vermehrten Verbrauch biochemischer Vorstufen geschieht. Die Ausgangssubstanz, quasi der „Rohstoff" für die Produktion sowohl von Steroid- als auch von Geschlechtshormonen, ist das in der Leber produzierte LDL-Cholesterin. Über verschiedene Synthesestufen entstehen daraus u. a. Kortisol, DHEA, Östradiol, Testosteron und Progesteron. Der Körper verfügt über ein intelligentes Steuersystem, das in über 2 Millionen Jahren der Evolution entstanden ist: Bei Dauerstress ist das eigene Überleben wichtiger als die Fortpflanzung. Dahinter steckt eine ganz eigene Logik: Wenn ich nicht überlebe, habe ich auch keine Chance, meine Gene weiterzugeben (in der Evolution unsere einzige Aufgabe). Wenn ich in einer solchen Situation schwanger werde, dann laufe ich Gefahr, gefressen zu werden (in der Logik dieses Systems bedeutet Stress i. d. R. immer Säbelzahntiger), in diesem Fall stirbt auch mein Nachkomme, sei es im Mutterbauch, sei es nachgeburtlich, wenn ich ihn nicht mehr verteidigen oder mit ihm fliehen kann. Deswegen nutzt der Körper das LDL-Cholesterin für das Überleben und investiert es vorrangig in die Kortisolproduktion. Anderen Hormonen, speziell den Geschlechtshormonen, steht nun weniger Rohstoff zur Verfügung. Gleichzeitig besteht ein Überschuss an endokrinen Disruptoren mit östrogenartiger Wirkung. Die Folge ist, dass die Geschlechtshormonproduktion reduziert wird, allerdings betrifft das in weitaus größerem Maß das Progesteron, da Östradiol auch aus der Umwelt zur Verfügung steht. Es kommt zu einem funktionellen, also einem relativen, selten zu einem absoluten **Mangel an Progesteron**.

Mit 40 Jahren beginnt, je nach genetischer Prädisposition, ein langsamer Rückgang der physiologischen Progesteronproduktion. Das kann man daran erkennen, dass diese Frauen immer schwieriger schwanger werden, obwohl noch ein regelmäßiger Zyklus vorliegt. Bestehen gleichzeitig eine AIT und eine entsprechende Belastung mit endokrinen Disruptoren, kann man beobachten, dass die Progesteron- und mit zunehmendem Alter auch die Östradiolspiegel absinken (spätestens mit Anfang 50) und trotzdem Symptome einer Östradioldominanz bestehen können. Bei menopausalen Beschwerden inkl. Osteoporose spielt physiologisch durchaus auch die Schilddrüse eine wichtige Rolle, wenngleich dies meiner Beobachtung nach in der Praxis noch zu wenig gewürdigt wird. Da Vitamin A das Ansprechen von $T_4$ bzw. $T_4$ am Schilddrüsenrezeptor verbessert, profitieren Frauen in der Prämenopause, die nicht an einer AIT leiden, in vielen Fällen von einer **Behandlung mit Vitamin A** (4000–10000 IE Retinol täglich, in Studien [767] sogar 25000 IE Retinylpalmitat).

Eine dauerhafte Stimulation der Thyreozyten mit Östradiol könnte also durchaus eine der Ursachen für die Entstehung einer AIT sein. Progesteron als Hormon der 2. Zyklushälfte dient im Körper als hormoneller Gegenspieler des Östradiols, und ich sehe oft, dass eine Verbesserung der Östradiol-Progesteron-Balance zugunsten von Progesteron nicht selten sowohl zu einer symptomatischen Verbesserung als auch zu einer Normalisierung der Laborwerte, insbesondere TPO, führt.

Ein anderes Problem ergibt sich, wenn die Stressbelastung dazu führt, dass die Nebenniere ermüdet und dadurch keine adäquaten Mengen an Kortisol synthetisiert und dem Körper zur Verfügung gestellt werden. Man könnte diesen Zustand eine **funktionelle Nebennierenerschöpfung** nennen, im englischen Sprachraum hat sich der Begriff „Adrenal Fatigue Syndrome" eingebürgert. In meiner Praxis benutze ich den Begriff **„funktionelle Nebennierenschwäche"**, um dieses Phänomen zu beschreiben. Bei diesen Patienten dominiert ein Symptombild, das von Müdigkeit, Antriebsschwäche, Infektanfälligkeit, Hauttrockenheit, Libidomangel, niedrigem Blutdruck, verminderter Stressresistenz, Verdauungsproblemen, Schwindel, Gereiztheit oder Heißhungerattacken geprägt ist, je nach Ausprägung des Kortisolmangels und der eigenen Kompensationsfähigkeit. Viele dieser Symptome sind auch sehr gut mit der Diagnose einer AIT vereinbar und in der Praxis sieht man nicht selten Patientinnen, die trotz guter Einstellung auf ein Schilddrüsenpräparat über diverse Beschwerden klagen, die sich nicht gebessert haben. Das liegt daran, dass die konventionelle Medizin bei der Behandlung der AIT vorrangig die Schilddrüse im Fokus hat.

## Umweltnoxen

Verschiedene Metalle haben eine Affinität zur Schilddrüse, allen voran Nickel, Arsen, Cadmium, Blei und Quecksilber. Diese können toxische Wirkungen entfalten, aber auch eine Reaktion des adaptiven Immunsystems auslösen, das dann unter Umständen sowohl gegen das jeweilige Metall als auch gegen das Gewebe reagiert, in dem sich ein Depot dieses Metalls befindet, z. B. dem Schilddrüsengewebe. Diese Metalle lassen sich mittels eines LTT nachweisen. In der Praxis ist es sinnvoll, Patienten mit AIT hinsichtlich einer toxischen Belastung bzw. einer Immunreaktion gegen diese Metalle zu untersuchen, speziell dann, wenn diese auf eine gut gewählte Behandlung nicht ansprechen oder wenn sich bei der Anamnese bzw. Inspektion (z. B. des Mundraums) entsprechende Anhaltspunkte ergeben.

Eine Studie [780] untersuchte, ob bei Patienten, die an einer Autoimmunerkrankung leiden, häufiger lymphozytäre Typ-IV-Reaktionen gegen toxische Schwermetalle nachzuweisen sind. Das Resümee der Studie ist, dass Patienten mit AIT und anderen Autoimmunerkrankungen, wie MS, Psoriasis, SLE und atopischem Ekzem, im Vergleich zu einer gesunden Kontrollgruppe eine gesteigerte lymphozytäre Reaktion in vitro gegen Quecksilber, Nickel und andere Metalle aufweisen. Der Ersatz von Amalgamfüllungen bei Patienten mit einer Typ-IV-Reaktion gegen Quecksilber zeigt bei diesen eine Verbesserung der Gesundheit in 70 % der Fälle. Verschiedene Laborparameter, wie die quecksilberspezifische Reaktion von Lymphozyten in vitro und Antikörper gegen die Schilddrüse, normalisieren sich ebenfalls. Eine akute Belastung mit Cadmium hat sich in einer Studie [760] als einziges toxisches Metall gezeigt, das mit niedrigen $fT_4$-Blutspiegeln korreliert.

Neben Metallen haben Nitrate (z. B. aus Dünger) und Perchlorate (in der EU als Düngemittel verboten, sie können aber trotzdem in importierten Lebensmitteln enthalten sein, z. B. Zitrusfrüchten, Beerenobst, Wurzel-, Blattgemüse) eine Affinität zur Schilddrüse und können die Jodaufnahme behindern oder sogar blockieren.

## KPU/HPU

Eine Kryptopyrrolurie bzw. Hämopyrrollaktamurie (HPU) ist eine Stoffwechselstörung, die bisher von der konventionellen Medizin keine Anerkennung gefunden hat. Ob die Ursache dieser Erkrankung v. a. genetisch determiniert ist, ob eine mitochondriale Dysfunktion ursächlich beteiligt ist oder ob Umweltnoxen, allen voran toxische Metalle wie Quecksilber, eine Rolle spielen, ist noch nicht abschließend geklärt.

Bei einer HPU kommt es zu einer **fehlerhaften Bildung des roten Blutfarbstoffs Häm**. Dieses hat eine hohe Bindungsaffinität zu aktivem Vitamin $B_6$ (Pyridoxal-5-phosphat, P5P), Zink und Mangan, was dazu führt, dass diese zuerst an Häm zu einem Komplex binden (Hämopyrrollaktam) und dann verstärkt aus dem Körper ausgeschieden werden, was langfristig zu einem Mangel an diesen 3 Nährstoffen führt. Das hat verschiedene Konsequenzen:

- Die Bildung aller Superoxid-Dismutasen (SOD) im Körper ist eingeschränkt, da diese von Zink (in Verbindung mit Kupfer bildet es die Cu/Zn-SOD) bzw. Mangan (Mn-SOD) abhängig ist. SOD haben sowohl bei der Entgiftung von Umweltnoxen als auch bei der Kontrolle von oxidativem Stress eine zentrale Bedeutung.
- Zink und P5 P sind für die Bildung bzw. den Abbau der Neurotransmitter GABA und Glutamat essenziell, außerdem für die Funktion des NMDA-Rezeptors im ZNS, der mit der Erregbarkeit von Neuronen assoziiert ist. Bei einer AIT wird Zink für die Bildung von Schilddrüsenhormonen benötigt, außerdem hat es essenzielle Funktionen bei der Umwandlung von Vitamin A in seine aktive Form und Vitamin A hat ebenfalls eine Bedeutung im Schilddrüsenstoffwechsel.
- P5 P ist zusammen mit den Vitaminen $B_{12}$ und C essenziell für die Synthese von Dopamin und Serotonin. Bei Patientin mit Autismus mildert es den Grad der kognitiven Einschränkung ab.

Da die bei HPU betroffenen Nährstoffe eine so große Bandbreite an Aufgaben im menschlichen Körper erfüllen, kann diese Erkrankung sehr unterschiedliche Symptombilder verursachen, die sowohl allein als auch in Kombination auftreten können und noch verstärkt werden, wenn weitere Nährstoffmängel im Körper bestehen, z. B. ein Mangel an Jod oder an Vitamin D. Dazu gehören u. a.

- Infektanfälligkeit
- Gedächtnisstörungen, v. a. Kurzzeitgedächtnis
- Müdigkeit, Antriebslosigkeit, Erschöpfung
- Schilddrüsenerkrankungen wie AIT
- Muskel- und Gelenkschmerzen
- Allergien und Intoleranzen
- unterschiedliche psychische Symptome und Beschwerdebilder wie verminderte Stressresistenz, schnelles Überforderungsgefühl, Angststörungen, innere Unruhe, Psychosen

Wenn ein Patient sowohl an einer AIT als auch HPU leidet, können die Symptome der AIT von der HPU verstärkt werden bzw. es kann trotz guter Einstellung auf Schilddrüsenhormone bzw. einem Absinken der TPO dazu kommen, dass weiterhin Beschwerden bestehen, die dann irrtümlich der AIT zugeordnet werden bzw. für die es in der konventionellen Medizin keine Erklärung gibt.

Eine HPU kann durch einen speziellen Urintest diagnostiziert werden. Mit einer gezielten orthomolekularen Mikronährstoffbehandlung in Kombination mit regelmäßigen Laborkontrollen ist es möglich, die Auswirkungen dieser komplexen Stoffwechselstörung unter Kontrolle zu bringen.

## Ernährung

In der medizinischen Literatur finden sich Lebensmittel mit **strumafördender Wirkung**, die als **Goitrogene** bezeichnet werden und denen eine negative Wirkung auf die Bildung von Schilddrüsenhormonen bzw. den Schilddrüsenstoffwechsel nachgesagt wird. Sie enthalten verschiedene natürliche Phytowirkstoffe, die entweder die Aufnahme von Jod in die Schilddrüse hemmen oder die Bildung der Schilddrüsenhormone bzw. von organischen Jodverbindungen blockieren.

Lebensmittel, die Goitrogene enthalten, sind u. a. die meisten polyphenolhaltigen Früchte, alle Kohlsorten, Zwiebeln oder Mandeln. Deswegen wird allgemein empfohlen, diese Lebensmittel zu **meiden**, wenn man an einer Hypothyreose, einem Jodmangel, Kropf oder einer AIT leidet. Wie gesichert aber ist diese Erkenntnis bzw. wie ist deren Bedeutung im Gesamtbild einer AIT zu sehen? Meiner Erfahrung nach spielen hier mehrere Faktoren eine Rolle:

- Die Menge an goitrogenen Inhaltsstoffen schwankt in Lebensmitteln, d. h. es ist nicht allein entscheidend, dass Goitrogene in Lebensmitteln enthalten sind, sondern v. a. wie groß ihre Menge pro gegessener Portion ist.
- Viele Lebensmittel enthalten so wenig Goitrogene, dass man wahrscheinlich einige Kilo davon essen müsste, um überhaupt eine nennenswerte Menge davon zuzuführen, z. B. ist das bei Brokkoli der Fall.
- Die Goitrogene in Pflanzen liegen nicht als isolierte Monosubstanzen vor, sondern sind an verschiedene Phytochemikalien und Aminosäuren gebunden. Diese beeinflussen u. a. ihre Freisetzung im Organismus und ihre Bindungsfähigkeit an Rezeptoren.
- Neben den Goitrogenen enthalten Lebensmittel mit goitrogener Wirkung zahlreiche wichtige und essenzielle Mikronährstoffe wie Vitamine, Mengen-, Spurenelemente und sekundäre Pflanzenstoffe, z. B. Polyphenole und Sulforaphane, die alle eine gesundheitsfördernde Wirkung haben.

Viele Patienten mit AIT vertragen kein Gluten, weshalb glutenhaltige Nahrungsmittel bei einer Unverträglichkeit gemieden bzw. aus der täglichen Ernährung vollständig eliminiert werden sollten. Auch bei Patienten mit einer Hashimoto-Enzephalopathie lohnt es sich, nach einer Kreuzreaktion gegen Gluten Ausschau zu halten. Nicht selten ist diese mit einer **Glutenunverträglichkeit** assoziiert.

Gluten kann in Form von Metaboliten, sog. Gliadorphinen, die Blut-Hirn-Schranke überwinden und im ZNS den Opiatrezeptor besetzen, was manche Symptome erklärt, z. B. kognitive Symptome, Psychosen, Verhaltensauffälligkeiten und Angststörungen. Um dies abzuklären, können die Exomorphine über eine Urinuntersuchung bestimmt werden.

Eine andere Schnittstelle zwischen Gluten, Hashimoto-Thyreoiditis und ZNS ist die Sensibilisierung gegen die neuronale Transglutaminase, die auch als Transglutaminase 6 (TG6) bezeichnet wird, ein Enzym, das im ZNS am Glutamatstoffwechsel beteiligt ist. Bei einer Sensibilisierung gegen Gluten kann es auch zu einer Kreuzreaktion gegen Transglutaminasen kommen. Betrifft dies die TG6, führt das bei den Patienten auffällig oft zu Ataxien [776]. Nachweisen lässt sich eine solche Kreuzreaktion durch eine Laboruntersuchung, bei der Anti-hn TG IgA untersucht werden. Auch eine glutenfreie Testdiät kann in einem solchen Fall hilfreich sein.

## Wechselwirkungen Schulmedizin – Naturheilkunde

Meiner Erfahrung nach sollte Jod bei einer **AIT**, wenn überhaupt, nur während einer **Schwangerschaft** substituiert werden, wenn gleichzeitig ein

**Jodmangel** vorliegt. Das lässt sich leicht über die Bestimmung der Jodausscheidung im Urin überprüfen. Ist das der Fall, sollte Jod eher in organischer Form als **Kelp** eingesetzt werden. Kelp ist eine jodhaltige Meeresalge, die es als Nahrungsergänzung z. B. im Naturkosthandel zu kaufen gibt. Das Problem ist Folgendes: Prinzipiell können Jodgaben die Produktion von TPO und damit die autoimmune Reaktion gegen die Schilddrüse verstärken. Andererseits kann ein Jodmangel beim Fetus zu Kretinismus führen. Da in der Schwangerschaft sehr hohe Progesteronspiegel im Blut vorliegen, ist das Risiko, dass durch moderate Jodgaben eine AIT verstärkt wird, nur sehr gering. Insofern sollte bei Patientinnen, die an AIT erkrankt sind und in der Schwangerschaft einen Jodmangel aufweisen, an eine moderate Jodsubstitution (z. B. 100–150 µg elementares Jod, z. B. in Form von Kelp) gedacht werden. Jod spielt als Teil der Dejodasen eine Schlüsselrolle bei der Konversion von $T_4$ zu $T_3$. In jedem Fall sollten während einer Behandlung mit moderaten Jodgaben TSH, $fT_3$, $fT_4$, TPO und Jod im Urin kontrolliert werden, um die Behandlung ggf. anpassen zu können.

Die folgenden Aussagen gelten ausschließlich, wenn **keine Schwangerschaft** vorliegt. Falls möglich, sollte eine **Konversionsstörung** von $T_4$ in $T_3$ zuerst mit **Selen** (S. 419) behandelt werden (z. B. Selenmethionin 100–200 µg/Tag), Ziel ist ein Vollblutselenspiegel von ca. 200 µg/l, also höher als die übliche Norm bei Gesunden, die bei 100–150 µg/l liegt). Gleichzeitig ist es sinnvoll, den **Vitamin-D-Spiegel** (S. 98) auf einen Wert von wenigstens 100–150 nmol/l und bei guter Verträglichkeit noch weiter anzuheben. Auch hat sich die zusätzliche Gabe von **Omega-3-Fettsäuren** in hoher Dosierung als unterstützende Maßnahme bewährt, z. B. Norsan® Omega-3 Arktis Öl (1 EL tgl. nach einer Mahlzeit). Nicht selten sieht man unter diesem Prozedere ein Absinken der TPO. Je niedriger die TPO ist, desto weniger Risiko besteht bei der Anwendung von Jod bei der AIT. Man kann die Wirksamkeit der Jodsupplementierung verbessern, wenn gleichzeitig **Vitamin A** eingenommen wird. Ich setze Vitamin A bei Erwachsenen meist in Tagesdosen von 5000–10000 IE ein (z. B. Vitamin A Tropfen).

### 16.5.3 Spezifischer Therapievorschlag

Das Ziel einer naturheilkundlichen Behandlung bei AIT ist einerseits, den autoimmunen Prozess unter Kontrolle zu bringen, und andererseits die Symptome zu verbessern bzw. zur Ausheilung zu bringen, sofern das möglich ist. Da die Behandlung einer AIT damit ein sehr individueller Prozess ist, kann ich an dieser Stelle nur anhand von Beispielen aus meiner Praxis aufzeigen, wie eine solche ablaufen kann. Eine „Basisbehandlung" zur Senkung der Autoantikörper besteht im Wesentlichen aus 2 Komponenten:

- Beseitigung von Faktoren, die den autoimmunen Prozess anheizen
- Unterstützung antiinflammatorischer Mechanismen

#### Mikronährstoffe als Basisbehandlung der AAK-Produktion

In der Regel setze ich **Vitamin D** so ein, dass je nach Intensität des autoimmunen Prozesses Calcidiol-Serumspiegel zwischen 140 und 200 nmol/l erreicht werden. Bei einer Calcitriol-Calcidiol-Ratio ≤ 1 können auch höhere Tagesdosen eingesetzt werden, was aber immer bedeutet, regelmäßige Laborkontrollen (S. 99) durchzuführen.

Der Einsatz von **Selen** ist mittlerweile auch in der konventionellen Medizin verbreitet, meist in Form von 200–300 µg anorganischem Selen in Form von Natriumselenit. Persönlich setze ich **organische Selenverbindungen** ein, entweder in Form von Paranüssen (2 Nüsse täglich enthalten 100–180 µg elementares Selen in Form von Selencystathionin) oder Selenmethionin bzw. Selenocystein (100–200 µg/Tag). Die langfristig tägliche Aufnahmemenge, bei der keine negativen Folgen für die Gesundheit zu erwarten sind (sog. UL-Wert) liegt bei < 400 µg Selen. Nach meiner Beobachtung vertragen Patienten mit AIT organische Selenverbindungen meistens subjektiv besser. Die Erfahrung in der täglichen Praxis zeigt, dass organische Selenverbindungen dazu neigen zu kumulieren, d. h. nach ein paar Wochen oder Monaten erreicht man Vollblut-Selenspiegel, die über der Norm liegen, und zwar meist unabhängig davon, ob Paranüsse oder Selenkapseln verwendet wurden. Das organische Selen wird im Körper in alle Kompartimente verteilt, in denen es benötigt wird, während das anorganische Selen nach Einnahme sofort bioverfügbar ist und nur wenig kumuliert. Die erstere Variante hat sich in meiner Praxis jedoch besser bewährt und bisher konnte ich bei Vollblutspiegeln von bis zu 300 µg/l keine negativen Effekte beobachten. (Achtung: nicht während Schwangerschaft oder Stillzeit).

Patienten mit AIT benötigen sehr unterschiedliche Tagesdosen an **Zink**. Das erkennt man daran, dass die Vollblutspiegel dieses Spurenelements bei Einnahme derselben Dosis bei verschiedenen Patienten fast nie dieselben Resultate zeigen. Im Allgemeinen setze ich 15–50 mg elementares Zink pro Tag ein, und zwar in Form von Zinkcitrat, Zinkpiccolinat und anderen chemischen Verbindungen. Man sollte während einer Substitution mit Zink auch das Vollblut-Kupfer, -Mangan und -Eisen kontrollieren, da es sich um Gegenspieler bei der Aufnahme im Körper handelt.

Als **Omega-3-Fettsäuren** verordne ich meist z. B. Norsan® Omega-3 Arktis Fischöl (1–2 × tgl. 1 EL nach einer Mahlzeit), als **Vitamin A** Retinol oder Retinylester täglich 4000–10000 IE (Ziel: Normalisierung von Vitamin A im Serum) und als **B-Vitamine** i. d. R. einen B-Komplex, z. B. Basic B Complex (1 × tgl. 1 Kps. zum Essen) oder B-Komplex hochdosiert mit Kofaktoren Kapseln (1 × tgl. 1 Kps. zum Essen). Kupfer und Aminosäuren (S. 413) sind für die Stabilisierung des Schilddrüsenstoffwechsels ebenfalls hilfreich. Eine **Kupfersubstitution** ist nur bei einem Mangel sinnvoll, den Sie mittels der Bestimmung von Kupfer im Vollblut ermitteln können. Denken Sie daran, dass bei Entzündungen oder der Anwendung von Östrogenpräparaten (z. B. orale Antikonzeptiva, Hormonspirale) der Kupferwert im Vollblut erhöht ein kann, obwohl kein Mangel vorliegt. Bei einem Mangel substituiere ich meist 2–6 mg Kupfer täglich und überprüfe die Substitution mittels einer Laborkontrolle, um die Dosis ggf. anzupassen. An die **Proteinsubstitution** sollten Sie v. a. dann denken, wenn die Proteinzufuhr limitiert sein könnte (z. B. bei Veganern).

## Bioidentische Hormone

Die **hormonelle Situation** (S. 219) ist bei Patientinnen mit AIT, abhängig von der Dauer der Erkrankung, der Intensität des autoimmunen Entzündungsprozesses, des Alters der Patientin und der Belastung mit Xeno-Östrogenen nicht selten pathologisch verändert. Das betrifft sowohl die Balance zwischen Östradiol und Progesteron als auch die zirkadiane Kortisol- bzw. DHEA-Produktion der Nebenniere. Im Krankheitsverlauf werden die Auswirkungen der gestörten hormonellen Regelkreise selbst Teil der Pathologie und sind für verschiedene Symptome und Beschwerden (mit-) verantwortlich. Das ist eine der wichtigsten Ursachen dafür, dass Sie in der Praxis Patientinnen sehen, deren Schilddrüsenhormone normwertig sind, bei denen TPO nur gering oder gar nicht erhöht ist und die trotzdem über z. T. deutliche Beschwerden und/oder eine spürbare Einschränkung ihrer Lebensqualität klagen.

Stehen Erschöpfung, Infektanfälligkeit oder Gewichtsprobleme im Vordergrund der Beschwerden, dann sieht man bei vielen dieser Patienten eine funktionelle Nebennierenschwäche im Adrenalen Stressindex®. Bei **Frauen** ist diese oft mit einem funktionellen Mangel an Progesteron verbunden, der mal mehr und mal weniger symptomatisch spürbar ist. Deswegen setze ich bei Frauen häufiger folgende Kombination ein: Pregnenolon 1 % Salbe (1 × tgl. 1–2 Hübe) bzw. Pregnenolon 30 mg bzw. 50 mg Kapseln (1 × tgl. 1 Kps. morgens) mit oder ohne Kombination von Progesteron D 4 Globuli (2–3 × tgl. 2–5 Globuli). Wenn weniger die Nebenniere, sondern eher die Östradioldominanz bzw. ein funktioneller Progesteronmangel dominiert, setze ich Progesteron in homöopathisierter Form als Progesteron D 4 Salbe ein (1–2 × tgl. 1–2 Hübe), manchmal in Kombination mit Progesteron HSC Globuli (2–3 × tgl. 2–5 Globuli). Die Globuli enthalten Progesteron D 4, Progesteron D 6, Progesteron D 10, Pregnenolon D 8, Cuprum chlor. D 4 und Zincum chlor. D 4. Dieses Kombinationsmittel unterstützt den Körper darin, wieder in eine Regulation der hormonellen Balance zurückzufinden. Bei **Männern** gebe ich bei Nebennierenschwäche DHEA D 4 Creme (2–3 × tgl. 1–3 Hübe). Als Arzt können Sie, je nach Befund, Männern auch DHEA 25 mg bzw. DHEA 50 mg Kapseln verschreiben.

Persönlich bin ich ein Befürworter der Behandlung mit bioidentischen Hormonen, allerdings bei Östradiol und Progesteron ausschließlich in Form homöopathisierter Salben. Wird ein Hormon oral aufgenommen, wird es zunächst in der Leber verstoffwechselt und dort an Transportproteine gebunden. Der weitaus größte Teil der oral aufgenommen Hormone dient so als Reserve-Pool, während an den Rezeptoren nur die freien Hormone wirken. Ihr Anteil an der gesamten Menge an zirkulierenden Hormonen ist aber sehr gering. Ein Beispiel: Progesteron ist zu etwa 80 % an Albumin und zu 18 % an Transkortin gebunden. Lediglich 2 % liegen als freies Progesteron vor und binden an Rezeptoren und lösen so in der Zelle ein Signal aus. Bei einer Blutuntersuchung, in der Progesteron im Serum bestimmt wird, ist es schlicht unmöglich festzustellen, wie viel freies Progesteron vorhanden ist.

Wird ein Hormon in Form einer Salbe aufgenommen, liegt es im Körper zum größten Teil als freies Hormon vor. Die freien Formen von Hormonen lassen sich problemlos mit der Hormon-Speicheldiagnostik nachweisen. In der Praxis überprüfe ich die hormonelle Situation mit Hilfe der Bestimmung von Progesteron, Östradiol, DHEA und Testosteron im Speichel und setze dann entsprechende homöopathisierte Salben (z. B. Progesteron D 4) ein.

## Umweltbelastungen

Bei einer AIT können, so wie bei vielen anderen Autoimmunerkrankungen, sowohl eine latente Infektion mit Viren (S. 179), vorzugsweise aus der Herpesfamilie, als auch eine Belastung mit Bioziden, v. a. toxischen Metallen (S. 133), eine Rolle spielen. Sie sollten einen Verdacht (z. B. Fatigue-Symptomatik, akute EBV-Infektion in der Vorgeschichte, Amagamfüllungen) mit einer entsprechenden Diagnostik abklären. Therapeutisch stehen in diesen Fällen verschiedene Optionen (S. 183), z. B. evolutionsbasierte Entgiftung, zur Verfügung (S. 157).

## HPU/KPU

Die Behandlung einer **HPU/KPU** kann komplexer sein als gedacht. Einerseits sollte das mehr oder weniger ausgeprägte Defizit an Zink, Mangan und Vitamin $B_6$ ausgeglichen werden. Dazu stehen verschiedene Spezialpräparate zur Verfügung, z. B. KPU Formula® Kapseln (1 × tgl. 1 Kps.). Andererseits sollte eine mögliche Belastung mit toxischen Metallen abgeklärt und ggf. entsprechend behandelt werden. Ein weiterer Aspekt ist eine meist mit einer HPU/KPU vergesellschafteten Störung der mitochondrialen Energieproduktion. Hier haben sich Vitamin $B_2$ in Form von Riboflavin (100–200 mg pro Tag), Curcumin und Kupfer als Ersatz bzw. Substitution für Cytochrom C und Koenzym Q 10 sehr gut bewährt, das ich meist in Form von Ubichinon einsetze. Die Tagesdosis richtet sich nach dem angestrebten Vollblutspiegel, der bei diesen Patienten durchaus bei 4 mg/l und höher liegen darf.

## Mentales Training

Zu guter Letzt spielt bei den meist psychisch labilen Patienten mit AIT die eigene Befindlichkeit eine große Rolle. Sie sind i. d. R. wenig stressresistent und profitieren von einem mentalen Training, das schnell reproduzierbare Effekte zeigt, z. B. Brainwave Entrainment®.

## Injektionstherapie

In der aktiven Phase einer AIT mit hohen Autoantikörpertitern kann eine Mischinjektion erfolgen mit

- Glandula thyreoidea Gl D 30 WALA
- Quarz D 30 WALA
- Retikuloendotheliales System Gl D 30 WALA
- Thymus/Mercurius WALA

Diese können 2–3 × pro Woche s. c. durchgeführt werden, am besten im Bereich des Nackens.

## Osteopathie

**C 7** steht im Zusammenhang mit der Schilddrüse und eine Blockade dieses Wirbelkörpers kann zu Funktionsstörungen der Schilddrüse führen. Daher kann die Behandlung von C 7 und des zervikothorakalen Übergangs eine sehr hilfreiche

Maßnahme sein. In der TCM ist auf C 7 übrigens der Akupunkturpunkt GG14 verortet, der auch als „Punkt der tausend Mühen“ bezeichnet wird – eine passende Allegorie dafür, dass die AIT mit Schwermut, Antriebsstörungen und anderen Symptomen einer Hypothyreose vergesellschaftet sein kann.

Alle Hormondrüsen werden durch Regelkreise gesteuert, an deren Spitze der Hypothalamus und die Hypophyse stehen. Letztere sitzt auf der Sella turcica des Os sphenoidale, weswegen alle biomechanischen Einflüsse, die sich negativ auf die Beweglichkeit des Os sphenoidale auswirken, auch die Hypophyse und damit die hormonelle Steuerung beeinflussen können. Dazu gehören u. a. Läsionen von Atlas und Synchondrosis sphenobasilaris oder funktionelle Erkrankungen des Kiefergelenks. Die Wiederherstellung der **Beweglichkeit des Os sphenoidale** kann sich aus Sicht der Osteopathie positiv auf hormonelle Funktionsstörungen auswirken.

Eine weitere wichtige Indikation ist die osteopathische Behandlung von **Muskel- und Gelenkbeschwerden**, die im Verlauf einer AIT entstanden sind.

## Homöopathie

Bei **Gewichtsverlust** im Rahmen eines Morbus Basedow empfahl der bekannte homöopathische Arzt Werner Quilisch (1896–1959) Geranium robertianum (Storchenschnabel) Urtinktur (2–3 × tgl. 2–5 Tr.) als Goldkörnchen. Ich kombiniere diese Behandlung oft mit Maltodextrin zur Steigerung der Kalorienzufuhr.

Die **Tachykardien** bei Morbus Basedow bzw. AIT werden schulmedizinisch mit Betablockern behandelt. In weniger schweren Fällen kann man Adonis vernalis D 3 Dilution (3–4 × tgl. 5–15 Tr.) versuchen, allerdings nicht, wenn Betablocker klar indiziert sind. Besteht zusätzlich eine deutliche Schwäche des Patienten, verbunden mit Nachtschweiß, passt Chininum arsenicosum D 6 oft besser (3–4 × tgl. 5 Globuli). Bei Schwäche und Nachtschweiß sollte der Patient immer schulmedizinisch untersucht werden, um andere Erkrankungen auszuschließen. Bei Tachykardien, auch im Zusammenhang mit einer Hyperthyreose, wirkt sich ein Mangel an Kalium oder Magnesium verschlechternd aus. Deswegen ist es sinnvoll, Magnesium und Kalium im Vollblut zu überprüfen und diese ggf. zu substituieren.

Hat ein Patient mit einer hyperthyreoten Struma trotz guter Einstellung mit Thyreostatika weiterhin **Herzklopfen**, oft verbunden mit einem Zerschlagenheitsgefühl, kann das eine Indikation für Badiaga D 3 Dilution (3–4 × tgl. 5 Tr.), evtl. im Wechsel mit Lycopus virginicus D 2 Dilution (3–4 × tgl. 5 Tr.) sein.

Bei Morbus Basedow mit **Durchfall** kann symptomatisch versuchsweise Cuprum arsenicosum D 6 Dilution (3–6 × tgl. 5–10 Tr.) eingesetzt werden.

## Komplexmittelhomöopathie bzw. Spagyrik

Symptomatisch können Astru® spag. Peka Tropfen eingesetzt werden (3 × tgl. 5–20 Tr.; die Dosis sollte an das Befinden des Patienten angepasst werden). Diese enthalten:

- Calcium fluoratum D 8: Beengungsgefühl am Hals, allgemeine Tonussteigerung
- Hedera helix spag. Peka D 3: traditionell bei Thyreopathien eingesetztes Mittel
- Lopophylum leandri D 4 (= Flor de Piedra): Druckgefühl an der Schilddrüse
- Conium maculatum D 6: knotige Strukturveränderungen von Drüsengewebe
- Magnesium carbonicum D 8: psychische Unruhe, Schmerzen im Entzündungsgebiet der Schilddrüse, endokrin ausgelöste kardiale Symptome
- Crataegus spag. Peka Urtinktur: Tonisierung des bei einer Thyreopathie nicht selten in Mitleidenschaft gezogenen Myokards
- Cystus scoparius spag. Peka D 6 (= Spartium scoparium): Kardiomyopathien, auch im Rahmen einer Thyreopathie
- Galium aparine: skrofulöse Drüsenschwellungen

Wenn das Ziel eine Absenkung des entzündlichen Prozesses ist, kann als unspezifisches Entzündungsmittel Solunat® Nr. 3 gegeben werden (je nach Intensität der Entzündung 3 × tgl. 4–30 Tr.

auf ein Glas Wasser, tagsüber schluckweise trinken). Solunat® 3 (früher Azinat) enthält eine spagyrische Mischung aus Antimondestillat A nach Bernus, Antimondestillat B nach Bernus, Brechweinsteinlösung D 3 und Kieselsäurelösung D 6.

## Sanierung der Darmflora

Die Behandlung einer gestörten Zusammensetzung des intestinalen Mikrobioms sollte ggf. analog dem Befund (S. 301) (z. B. Florastatus, Mikrobiomanalytik) erfolgen. Offensichtlich wirkt sich die Zusammensetzung der Mikrobiota auf die Schilddrüsenfunktion aus. Eine Studie [823] konnte zeigen, dass Störungen im Schilddrüsenstoffwechsel, Knotenbildung und Schilddrüsenkrebs statistisch signifikant mit bestimmten Veränderungen der Zusammensetzung der Darmflora korrelieren.

## Humoralpathologie

Bei plethorischen Patienten, die an einer AIT leiden, kann zur allgemeinen Stoffwechselentlastung an **Aderlässe** gedacht werden, entweder im Frühjahr und im Herbst je 60 ml zur allgemeinen Entgiftung oder in kürzeren Abständen, z. B. 1 × im Quartal in der Woche nach Vollmond.

## Vitamin D

Verschiedene Genpolymorphismen des Vitamin-D-Rezeptors (VDR) sind mit einer erhöhten Morbidität für AIT verbunden, während man bei Patienten mit Morbus Basedow häufiger Genpolymorphismen am Vitamin-D-bindenden Protein (VDB) findet. Insgesamt zeigt die Studienlage [785] [794], dass Autoimmunthyreopathien mit **Genpolymorphismen** im gesamten Vitamin-D-Stoffwechsel assoziiert sind, neben dem VDR und dem VDB finden sich auch SNP der α-1,25- bzw. -24-Hydroxylase.

Interessant ist eine Studie [790] aus Griechenland, einem Land mit statistisch 348 Sonnentagen pro Jahr (z. B. in Athen). Untersucht wurden 218 Patienten mit AIT, von denen 186 (85,3 %) einen Vitamin-$D_3$-Serumspiegel von < 30 ng/ml aufwiesen, sich also in einer Mangelsituation befanden. Diese erhielten über 4 Monate Tagesdosen von 1200–4000 IE Vitamin $D_3$, um den Vitamin-D-Spiegel > 40 ng/ml anzuheben. Diese Behandlung senkte bei 20 % der Behandelten die TPO signifikant, auf andere Parameter wie TAK oder TSH hatte sie jedoch keinen signifikanten Einfluss. Auffällig war auch, dass bei Patienten mit einem Vitamin-D-Mangel die TPO häufig erhöht war.

Generell ist ein **Mangel an Vitamin D** bei Patienten mit AIT bzw. Morbus Basedow häufiger als bei gesunden Kontrollgruppen [761] [788]. Ist dies aber auch die Hauptursache für die Pathogenese dieser Erkrankungen? Dazu gibt es eine prospektive Studie [764], bei der Patienten in 2 Gruppen eingeteilt wurden: Patienten, bei denen Blutsverwandte an einer AIT erkrankt waren, also eine genetisch bedingte Wahrscheinlichkeit für das Auftreten einer solchen Erkrankung bestand, und Patienten mit erhöhten TPO im Serum, bei denen aber die Schilddrüsenfunktion (TSH, $fT_3$, $fT_4$) durch die beginnende AIT (noch) nicht beeinträchtigt war und die somit als „Frühphase einer AIT“ eingestuft wurden. Beide Gruppen wurden mit gesunden Kontrollgruppen verglichen. Der BMI, die Einnahme von Östrogenpräparaten, das Rauchen und die Jahreszeit, bei der Kontrolluntersuchungen durchgeführt wurden, fanden eine statistische Berücksichtigung. Sowohl in der Verum- als auch in der Kontrollgruppe lagen die Vitamin-D-Spiegel < 30 ng/ml. Über die gesamte Beobachtungszeit wurde kein signifikanter Unterschied zwischen beiden Gruppen nachgewiesen, d. h. ein schwerer Mangel an Vitamin D ist nicht allein der Auslöser für eine AIT bzw. einen Morbus Basedow.

Meiner Meinung nach ist ein Vitamin-D-Mangel **eine Ursache** für das Entstehen einer Autoimmunthyreopathie, aber sicher nicht der einzige und wesentliche Krankheitsauslöser. Wie bei anderen Autoimmunerkrankungen, scheint auch hier eine Kombination verschiedener Faktoren eine Rolle zu spielen. Zu diesen gehören, neben einer genetischen Komponente, meines Erachtens ein Jodmangel, eine hormonelle Dysbalance (meist in Form einer Östradioldominanz), die Belastung mit Umweltnoxen und psychischer Stress.

Allerdings gehört die Behandlung mit Vitamin D, sofern keine Kontraindikation besteht, zu den wichtigsten Therapien, um speziell eine AIT erfolgreich zu behandeln. Wenn man bedenkt, dass bereits das Anheben des Vitamin-$D_3$-Serumspiegels von < 30 ng/ml auf > 40 ng/ml mit vergleichsweise moderaten Tagesdosen von 1200–4000 IE Vitamin $D_3$ bei einem Fünftel der Patienten mit AIT den TPO-Level signifikant senkt, gehört die professionelle Anwendung dieses Secosteroids zu den wichtigsten therapeutischen Maßnahmen

## 16.6 Meine Erfahrung

Es gibt meiner Erfahrung nach keine Autoimmunerkrankung, die so deutlich mit weiteren Pathologien und somatischen Funktionskreisen vernetzt ist wie die AIT. Aus diesem Grund stellt sie eine **komplexe Herausforderung** für die Diagnostik und die Behandlung dar. Das ist nach meiner Beobachtung einer der Hauptgründe, warum in der klassischen Medizin zwar einerseits die AIT erkannt und die entstandene Unterfunktion mit Schilddrüsenhormonen behandelt wird, dass man aber andererseits das Ergebnis dieser Behandlung hinsichtlich der (weiter-)bestehenden Symptomatik oft kaum als tatsächlich adäquat bezeichnen kann. Stattdessen erfolgt dann nicht selten eine Psychosomatisierung dieser Patienten. Was ich damit zum Ausdruck bringen möchte: Ein Therapeut mit einem Weitblick ist für die Betroffenen möglicherweise die einzige Chance auf eine kausale Therapie und damit auf eine Besserung des Zustands.

Am besten gehen Sie bei diesen Patienten strukturiert vor: Die Schilderung der Symptome führet Sie zu den gestörten Funktionskreisen im Körper. Für die Differenzialdiagnostik nutzen Sie die Möglichkeiten der modernen Labormedizin. Parallel zu der daraus abzuleitenden Behandlung sollten Sie versuchen, den ursächlich zugrunde liegenden autoimmunen Prozess unter Kontrolle zu bringen und die Funktion der Schilddrüse und ihrer Hormone optimal zu unterstützen.

## 16.7 Literatur

[749] Abdel-Dayem, M.M., Elgendy, M.S. Effects of chronic estradiol treatment on the thyroid gland structure and function of ovariectomized rats. doi: org/10.1186/1756-0500-2-173
[750] Arora M, Mahat RK, Kumar S et al. Study of trace elements in patients with hypothyreoidism with special reference to zinc and copper. doi:10.26717/BJSTR.2018.06.001336
[751] Atkins MB, Mier MW, Parkinson DR et al. Hypothyreoidism after treatment with interleukin-2 and lymphokine-activated killer cells: N Engl J Med 1988; 318: 1557–1563
[752] Bandlow J, Kraut A, Ludwig M. Praxis der modernen Spagyrik. Kulmbach: ML; 2015
[753] Banga JP, Barnett PS, McGregor AM. Immunological and molecular characteristics oft he thyroid peroxidase autoantigen. Autoimmunity 1991; 8: 335–343
[754] Bernal J. Thyroid hormone regulated genes in cerebral cortex development. J Endocrinol 2017; 232 (2): R83–R97
[755] Blum P. Autoimmunthyreopathie – Beispiel der Hashimoto-Thyreoiditis. Fokus Mikroimmuntherapie 2015; 8: 4–6
[756] Brix TH, Hegedüs L, Weetman AP et al. Pendrin and NIS antibodies are absent in healthy individuals and are rare in autoimmune thyroid disease: evidence from a Danish twin study. Clin Endocrinol 2014; 81 (3): 440–444
[757] Bürgi H, Siebenhüner L, Miloni E. Fluorine and thyroid gland function: A review of the literature. Klin Wochenschr 1984; 62: 564–569
[758] Burgerstein L. Burgersteins Handbuch der Nährstoffe. 8. Aufl. Stuttgart: Haug; 1997
[759] Ceresini G, Marina M, Lauretani F et al. Relationship between circulating thyroid-stimulating hormone, free thyroxine, and free triiodothyronine concentrations and 9-year mortality in euthyroid elderly adults. J Am Geriatric Soc 2016; 64 (3): 553–560
[760] Chen A, Kim SI, Chung E et al. Thyroid hormones in relation to lead, mercury, and cadmium exposure in the national health and nutrition examination survey, 2007–2008. Environm Health Perspect 2013; 121 (2): 181–186
[761] Chao G, Zhu Y, Fang L. Correlation between Hashimoto's thyroiditis-related thyroid hormone levels and 25-hydroxyvitamin D. Front Endocrinol 2020; 11: 4
[762] Cimino JA, Jhangiani S, Schwartz E et al. Riboflavin metabolism in the hypothyroid human adult. Proc Soc Exp Biol Med 1987; 184 (2): 151–153
[763] D'Aurizio F, Villalta D, Metus P et al. Is vitamin D a player or not in the pathophysiology of autoimmune thyroid diseases? Autoim Rev 2015; 14 (5): 363–369

[764] Efframidis G, Badenhoop K, Tijssen JGP et al. Vitamin D deficiency is not associated with early stages of thyroid autoimmunity. Eur J Endocrinol 2012;167 (1): 43–48
[765] Engbring NH, Engstrom WW. Effects of estrogen and testosterone on circulating thyroid hormone. J Clin Endorinol Metabol 1959; 19 (7): 783–796
[766] Ertek S, Cicero AF, Caglar O et al. Relationship between serum zinc levels, thyroid hormones and thyroid volume following successful iodine supplementation. Hormones (Athens) 2010; 9 (3): 263–268
[767] Farhangi MA, Keshawarz SA, Eshraghian M et al. The effect of vitamin A supplementation on thyroid function in premenopausal women. J Am Coll Nutr 2012; 31 (4): 268–274
[768] Galetti PM, Joyet G. Effect of fluorine on thyroidal iodine metabolism in hypertyhroidism. J Clin Endocrinol Metabol 1958; 18 (10): 1102–1110
[769] Gärtner R, Gasnier BC, Dietreich JW et al. Selenium supplementation in patients with autoimmune thyreoiditis decreases thyroid peroxidase antibodies concentrations. J Clin Endocrinol Metab 2002; 87: 1687–1691
[770] Gärtner R, Rank P, Ander B. The role of iodine and delta-iodolactone in growth and apoptosis of malignant thyroid epithelial cells and breast cancer cells. Hormons 2010; 9 (1): 60–66
[771] Gasnier BC. Einfluss einer Selensubstitution auf den Verlauf einer Autoimmunthyreoiditis [Dissertation]. München: Ludwig-Maximilians-Universität; 2002
[772] Gebhardt U. Unscheinbarer Führungsspieler. In: Spektrum Kompakt – Hormone im Körper. Heidelberg: Spektrum; 2016
[773] Gilbert ME, Sanchez-Huerta K, Wood C. Mild thyroid hormone insufficiency during development compromises activity-dependent neuroplasticity in the hippocampus of adult male rats. Endocrinology 2016; 157 (2): 774–787
[774] Guan ZZ, Zhuang ZJ, Yang PS et al. Synergistic action of iodine-deficiency and fluorine-intoxication on rat thyroid. Chin Med J 1988; 101 (9): 679–684
[775] Gussekloo J, van Exel E, de Craen EJ et al. Thyroid status, disability and cognitive function, and survival in old age. JAMA 2004; 292: 2591–159
[776] Hadjivassiliou M, Arschlimann P, Sanders DS et al. Transglutaminase 6 antibodies in the diagnosis of gluten ataxia. Neurology 2013; 80 (19): 1740–1745
[777] Hoffer A. The relationship of nicotinic acid to thyroid function. Can Med Assoc J 1957; 77 (10): 965
[778] Hoffman K, Kaufmann S. Jod – Schlüssel zur Gesundheit. 2. Aufl. Lünen: Systemed; 2016
[779] Hosur MB, Puranik RS, Vanaki S et al. Study of thyroid hormones free triiodthyronine (FT 3), free thyroxine (FT 4) and thyroid stimulating hormone (TSH) in subjects with dental fluorosis. Eur J Dent 2012; 6 (2): 184–190
[780] Hybenova M, Hrda P, Procházková J et al. The role of environmental factors in autoimmune thyreoiditis. Neuro Endocrinol Lett 2010; 31 (3): 283–289
[781] Khanam S. Impact of zinc on thyroid metabolism. J Diabetes Metab Disord Control 2018; 5 (1): 27–28
[782] Kilic M, Baltaci AK, Gunay M et al. The effect of exhaustion exercise on thyroid hormones and testosterone levels of elite athletes receiving oral zinc. Neuro Endocr Lett 2006; 1 (27): 247–252
[783] Kim D. Low vitamin D status is associated with hypothyreoid Hashimoto's disease. Hormones 2016; 15: 385–393
[784] Kralik A, Kirchgessner M, Eder K. Concentrations of thyroid hormones in serum and activity of hepatic 5'monodeiodinase in copper-deficient rats. Z Ernährungswiss 1996; 35 (3): 288–291
[785] Lin W-Y, Wan L, Tsai C-H et al. Vitamin D receptor gene polymorphisms are associtated with risk of Hashimoto's thyreoiditis in Chinese patients in Taiwan. Clin Lab Anal 2006; 20: 109–112
[786] Loebel M, Eckey M, Sotzny F et al. Serological profiling oft he EBV immune response in Chronic Fatigue Syndrome using a peptide microarray. doi:10.1371/journal.pone.0179124
[787] Lukaski H, Clinton CB, Marchello MJ. Body temperature and thyroid hormone metabolism of copper-deficient rats. J Nutr Biochem 1995; 6 (8): 445–451
[788] Ma J, Wu D, Li C et al. Lower serum 25-hydroxyvitamin D level is associated with 3 types of autoimmune thyroid diseases. Medicin 2015; 94 (39): e1639
[789] Maxwell C, Volpe SL. Effect of zinc supplementation on thyroid hormone function. A case study of two college females. Ann Nutr Metabol 2007; 51 (2): 188–194
[790] Mazokopakis EE, Papadomanolaki MG, Tsekouras KC et al. Is vitamin D related to pathogenesis and treatment of Hashimoto's thyreoiditis? Hellen J Nucl Med 2015; 18 (3): 222–227
[791] Noschinski DR. Hashimoto-Thyreoiditis. DHZ 2014; 5: 44–49
[792] Noschinski DR. Krank durch Immungifte. DHZ 2016; 1: 15–19
[793] Noschinski DR. Spagyrik als unterstützende Therapie bei Schilddrüsenerkrankungen. EBI-Forum 2016; 103: 5–8
[794] Pani MA, Regulla K, Segni M et al. A polymorphism within the vitamin D-binding protein gene is associated with Grave's disease but not with Hashimoto's thyreoiditis. J Clin Endocrinol Metabol 2002; 87 (6): 2564–2567
[795] Rasic-Milutinovic Z, Jovanovic D, Bogdanovic G et al. Potential influence of selenium, copper, zinc and cadmium on L-thyroxine substitution in patients with Hashimoto thyreoiditis and hypothyroidism. Epx Clin Endocrinol Diabetes 2017; 125 (2): 79–85

[796] Raymaekers S, Darras VM. Thyroid hormones and learning-associated neuroplasticity. Gen Comp Endocrinol 2017; 247: 26–33
[797] Ritter TM. Stoffwechselstörung HPU: Wenn Stress krank macht. Stuttgart: Trias; 2018
[798] Rivlin RS, Wolf G. Diminished responsiveness to thyroid hormone in riboflavin-deficient rats. Nature 1969; 223: 516–517
[799] Rivlin RS. Regulation of flavoprotein enzymes in hypothyroidism and in riboflavin deficiency. Advances Enzyme Reg 1970; 8: 239–250
[800] Santin AP, Weber Furlanetto T. Role of estrogen in thyroid function and growth regulation. J Thyroid Res 2011; 2011: 875125
[801] Sato K. Why is vitamin B6 effective in alleviating thy symptoms of autism? Med Hypotheses 2018; 115: 103–106
[802] Schott M, Scherbaum WA. Autoimmune Schilddrüsenerkrankungen. Dtsch. Ärztebl. 2006;103(45): A3023-A3032
[803] Schulte-Uebbing C. Hashimoto-Thyreoiditis, Östrogen-Dominanz und Progesteron-Mangel. ZAEN-Magazin 2002; 6: 32–34
[804] Schweizer U, Schlicker C, Braun D et al. Crystal structure of mammalian selenocysteine-dependent iodothyronine deiodinase suggests a peroxiredoxin-like catalytic mechanism. PNAS 2014; 111 (29): 10526–10531
[805] Shakir KM, Kroll S, Aprill BS et al. Nicotinic acid decreases serum thyroid hormone levels while maintaining a euthyroid state. Mayo Clin Proc 1995; 70 (6): 556–558
[806] Soldin OP, O'Mara DM, Aschner M. Thyroid hormones and methylmercury toxicity. Biol Trace Elem Res 2008; 126 (0): 1–12
[807] Sonberg M, Mullinger B, Rajendran D. Langjährige Schilddrüsenunterfunktion und muskuläre Beschwerden: Ist Osteopathie für die betroffenen Frauen von Nutzen? Osteopath Med 2010; 11 (4): 6–12
[808] Stefanic M, Papic S, Suver M et al. Association of vitamin D receptor gene 3'-variants with Hashimoto's thyreoiditis in the Croatian population. Int J Immunogenet 2006; 35 (2): 125–131
[809] Sudhahar V, Das A, Horimatsu T et al. Copper transporter ATP7A (Copper- transporting P-type ATPase/Menke's ATPase) limits vascular inflammation and aortic aneurysm development. Arterioscler Thromb Vasc Biol 2019; 39: 2320–2337
[810] Szokeová E, Tátjaková M, Mirossay M et al. Effect of nitrates on active transport of iodine (Article in Slovak). Vnitr Lek. 2001 Nov; 47 (11): 768–771
[811] Takir M, Turkoglu O, Turkoglu Z. Thyroid hormone and ultrasonographical analyses in patients with nickel allergy. EJMO 2017; 1 (3): 145–148
[812] Unal AD, Tarcin O, Parildar H et al. Vitamin D deficiency is associated to thyroid antibodies in autoimmune thyreoiditis. Cent Eur J Immunol 2014; 39 (4): 493–497
[813] Vasiliu I, Preda C, Serban IL et al. Selenium status in autoimmune thyreoiditis. Rev Med Chir Soc Med Nat Iasi 2015; 119 (4): 1037–1044
[814] Weissel M. Der Schilddrüsenfall: Auftreten eines Morbus Basedow bei chronischer Autoimmunthyreoiditis (Hashimoto-Thyreoiditis). J Klin Endokrinol Stoffw – Austrian J Clin Endocrin Metabol 2015; 8 (4): 109–111
[815] www.aerztezeitung.de/Medizin/Wechselwirkungen-bei-L-Thyroxin-Substitution-im-Fokus-297230.html (Stand: 9.1.2021)
[816] www.amboss.com/de/wissen/Thyreostatika (Stand: 9.1.2021)
[817] www.bfarm.de/SharedDocs/Risikoinformationen/Pharmakovigilanz/DE/RHB/2019/rhb-carbimazol_thiamazol.html (Stand: 6.1.2021)
[818] www.deutsches-schilddruesenzentrum.de/wissenswertes/behandlung/radiojodtherapie/ (Stand: 9.1.2021)
[819] www.deutsches-schilddruesenzentrum.de/wissenswertes/schilddruesenerkrankungen/morbus-basedow/ (Stand: 9.1.2021)
[820] www.netdoktor.de/krankheiten/schilddruesenentzuendung/morbus-basedow/ (Stand: 9.1.2021)
[821] www.pharmazeutische-zeitung.de/rote-hand-brief-fuer-carbimazol-und-thiamazol/ (Stand: 9.1.2021)
[822] www.zentrum-der-gesundheit.de/fluoride-blockieren-die-schilddruese-ia.html (Stand: 9.1.2021)
[823] Zhang J, Zhang F, Zhao C et al. Dysbiosis of the gut microbiome is associated with thyroid cancer and thyroid nodules and corralated with clinical index of thyroid function. Endocrine 2019; 64: 564–574
[824] Zimmermann MB, Wegmüller R, Zeder C et al. The effects of vitamin A deficiency and vitamin A supplementation on thyroid function in goitrous children. J Clin Endocrinol Metabol 2004; 89 (11): 5441–5447

# 17 Chronisch entzündliche Darmerkrankungen (CED)

## 17.1 Definition und Epidemiologie

Unter dem Begriff CED werden hauptsächlich zusammengefasst:

- **Colitis ulcerosa** (CU), eine ulzerierende Entzündung des Dickdarms, bei der vorwiegend das Rektum betroffen ist
- **Morbus Crohn** (MC), bei dem v. a. das Gebiet um das terminale Ileum herum entzündet ist, der sich allerdings auch im gesamten Verdauungstrakt manifestieren kann

CED gehen mit Defekten der Schleimhaut oder aller Darmwandschichten einher und verlaufen schubweise. Nicht immer kann man zu Beginn der Erkrankung klar die Diagnose CU oder MC stellen, weil sich erst im Verlauf typische Veränderungen zeigen.

Man kann der CED auch noch die seltene Kollagenkolitis zuordnen, die sowohl den Magen als auch den Dünndarm und Dickdarm befallen kann und in vielen Fällen gutartig verläuft.

Lag der Zeitpunkt der Erstmanifestation früher zwischen dem 20. und 40. Lebensjahr, sieht man in den letzten Jahren, dass auch zunehmend Kinder an CED erkranken. Dies könnte möglicherweise an häufigen Antibiotikaverordnungen liegen [841] [847] [861].

## 17.2 Pathophysiologie

Aktuell (Stand: Januar 2021) werden verschiedene Entstehungsmodelle diskutiert: Autoimmunität, **Umweltfaktoren** (Nikotin), eine **genetische Prädisposition**, ein fehlerhaft zusammengesetztes Mikrobiom und eine Barrierestörung der Mukosa. Seit 2020 wird auch diskutiert, inwieweit Zucker (Fruktose, Glukose) das intestinale Mikrobiom beeinflussen und auf diesem Weg die Entstehung einer CU gefördert wird [856]. Ebenso diskutiert wird, ob es einen Zusammenhang zwischen einem Genpolymorphismus, der das antiinflammatorische Zytokin IL-10 (IL10RA) betrifft, einer Dysbiose des intestinalen Mikrobioms mit Überwiegen bestimmter Firmicutes und der Krankheitsaktivität bei MC gibt [864].

Alle genannten Faktoren können in autoimmune Prozesse involviert sein. Daher liegt meines Erachtens nahe, dass Autoimmunität auch der gemeinsamen Nenner bei CED ist. Autoimmunerkrankungen können zwar einen spezifischen Auslöser haben (z. B. Infekt, akute stressorische Überlastung), aber sie haben stets eine multifaktorielle Ätiologie. Deswegen werden CED in diesem Kapitel als Autoimmunerkrankungen behandelt.

> **Fallbeispiel**
> Jemand, der Träger eines bestimmten HLA-Motivs ist, also eine entsprechende genetische Information aufweist, muss deswegen nicht zwangsläufig auch an einer CED erkranken. Nun kommen bei ihm aber weitere Faktoren zusammen: Er lebt auf der Nordhalbkugel und hat deswegen nur eine suboptimale Versorgung mit Vitamin D, zusätzlich konsumiert er eine typische westliche Zivilisationskost und ist, wie so viele andere auch, verschiedenen toxischen Belastungen ausgesetzt. Er ernährt sich vorzugsweise von konventionell angebauten Lebensmitteln, hat eine Quecksilberbelastung durch Amalgamfüllungen und ist Raucher. Sein Mikrobiom weist daher nicht unbedingt eine ideale Zusammensetzung auf. Beruflich ist er einem erhöhten Stresslevel ausgesetzt. Im Rahmen einer Infektion wird ihm ein Antibiotikum verordnet, das aber nicht greift, da der Keim offensichtlich resistent ist. Deswegen erhält er nach einigen Tagen ein anderes Antibiotikum, das wirkt und die Infektion unter Kontrolle bringt. Allerdings haben die beiden Antibiotika zu einer Schädigung an der Mukosa geführt, durch die es nun zu einem vermehrten Antigeneinstrom u. a. von Bakterien und Nahrungsmittelantigenen in die Lamina propria kommt. Normalerweise ist der Körper in der Lage, eine solche Situation unter Kontrolle zu bringen. Durch die bereits bestehenden Belastungen, die Dysbiose und die genetische Disposition ist nun aber ein Break-Even-Point erreicht und es kommt zu unkontrollierten Entzündungen an der Mukosa – die autoimmune Reaktion nimmt ihren Anfang.

## 17.3 Klinik

Hauptsymptome sind **krampfartige Bauchschmerzen** und **schleimig-breiige Durchfälle** beim **MC** und **blutig-schleimige Durchfälle** bei der **CU**. Beim MC kann die Stuhlfrequenz aber auch normal sein oder es kann sogar eine Verstopfung vorliegen. Auch nachts kommt es zu Durchfällen, außerdem besteht das Gefühl, dass sich der Darm nie wirklich ganz entleert. Weitere Symptome sind Schwäche, Inappetenz und Fieber.

Eine CED kann sich darüber hinaus auch **extraintestinal** manifestieren:

- Gelenke und Wirbelsäule: Arthritis, Sakroiliitis, bei Patienten mit HLA-B27 kann ein Erkrankungsbild ähnlich einem Morbus Bechterew auftreten
- Augen: Uveitis oder Skleritis
- Mund: Stomatitis
- Galle: primär sklerosierende Cholangitis, Gallensäureverlustsyndrom, Gallensteine
- Niere: Nierensteine
- Haut: Erythema nodosum, Pyoderma gangraenosum (sehr schmerzhafte, ulzerierende und nekrotisierende Entzündung, bevorzugt an den Streckseiten der unteren Extremitäten)
- Wachstumsstörungen bei Kindern

Die Differenzialdiagnostik von MC und CU zeigt **Tab. 17.1**.

Folgende **Komplikationen** können auftreten:

- **Colitis ulcerosa**:
  - toxisches Megakolon (pathologische Erweiterung des Dickdarms mit der Gefahr eines Durchbruchs mit nachfolgender Bauchhöhlensepsis)
  - maligne Entartung (Kolonkarzinom)
  - Blutungen und dadurch Anämie
  - Abszessbildung
  - Ulzerationen
- **Morbus Crohn**:
  - Darmstenosen bis zum Ileus
  - Darmfisteln
  - Abszesse
  - Perforation
  - Malabsorption

> **Red Flags**
> - Bauchschmerzen und Durchfälle, die langsam begannen und im Verlauf immer intensiver werden
> - auch schlagartiger Beginn möglich mit starken Bauchschmerzen, häufigen Diarrhöen mit Blutbeimengungen, hohem Fieber → Patienten sofort in ein Krankenhaus überweisen

**Tab. 17.1** Unterschiede zwischen Colitis ulcerosa und Morbus Crohn.

| Parameter | Colitis ulcerosa | Morbus Crohn |
|---|---|---|
| Durchfall | • stark erhöhte Stuhlfrequenz<br>• blutig-schleimig | • Stuhlfrequenz normal oder leicht erhöht, manchmal sogar Obstipation<br>• schleimig-breiig |
| Bauchschmerzen | Schmerzen bestehen i. d. R. nur vor oder nach dem Stuhlgang, meist im linken Unterbauch | Schmerzen im Schub meist durchgehend vorhanden, bevorzugt im rechten Unterbauch |
| befallener Darmabschnitt | Beginn fast immer im Rektum, von dort Ausbreitung nach proximal, i. d. R. ist aber nur der Dickdarm betroffen (**Abb. 17.1**) | Beginn häufig im terminalen Ileum, gesamter Verdauungstrakt kann befallen sein (**Abb. 17.2**) |
| befallene Darmwandschichten | Mukosa und Submukosa | alle Schichten |
| Kraft- und Ernährungszustand | normal | reduziert |

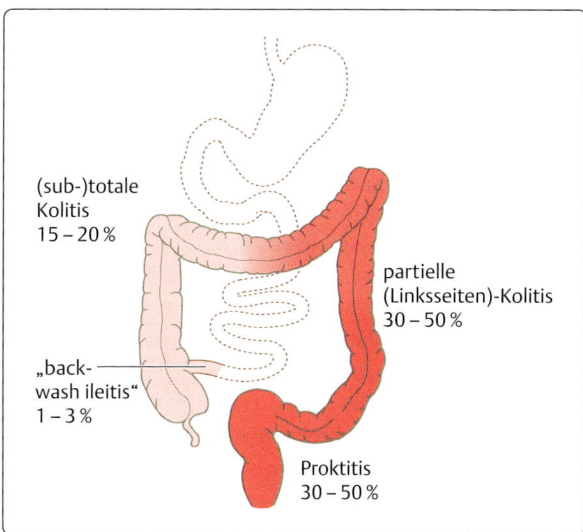


**Abb. 17.1** Befallsmuster bei Colitis ulcerosa. (Quelle: Pathologie. In: Arastéh K, Baenkler H, Bieber C et al., Hrsg. Duale Reihe Innere Medizin. 3. Auflage. Stuttgart: Thieme; 2012. doi:10.1055/b-002-5209)

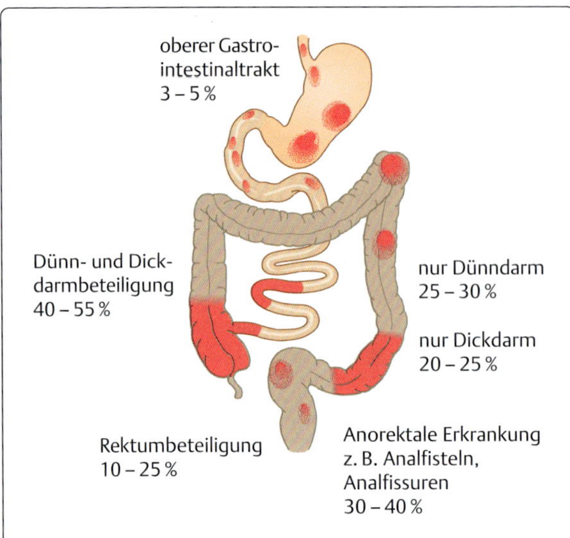


**Abb. 17.2** Befallsmuster bei Morbus Crohn. (Quelle: Pathologie. In: Arastéh K, Baenkler H, Bieber C et al., Hrsg. Duale Reihe Innere Medizin. 3. Auflage. Stuttgart: Thieme; 2012. doi:10.1055/b-002-5209)

# 17.4 Diagnostik

## 17.4.1 Schulmedizinische Diagnostik

### Untersuchung

Bei der Palpation des Abdomens von CED-Patienten dominieren tastbare **Resistenzen** und **druckdolente** Abschnitte im Dünn- bzw. Dickdarmbereich. Untersuchen Sie solche Patienten immer sehr vorsichtig und vermeiden Sie einen zu starken Tastdruck, einerseits, um den Patienten unnötige Schmerzen zu ersparen, andererseits, um nicht aus Versehen eine Verletzung im entzündeten Gewebe zu verursachen. Patienten mit CED haben oft sowohl in der Schubphase als auch im schubfreien Stadium einen **geblähten Bauch**.

Es gibt weltweit verschiedene **Indizes**, mit denen eine Verlaufseinschätzung bei CED vorgenommen wird:

- **Aktivitätsindex nach Best (CDAI)**: Ist am besten validiert, allerdings recht aufwendig und kann deswegen in den Praxisalltag nicht wirklich gut integriert werden, u. a., weil sehr viele Parameter in das Ergebnis eingehen.
- **Simple Colitis Activity Test (SCAI)**: Ist praxisnäher und stimmt signifikant mit dem in den USA verwendeten **Powel-Tuck-Index** (sigmoidoskopische Bewertung der Schleimhautsymptome, körperliche Untersuchungsbefunde) und den üblicherweise untersuchten Laborparametern wie CRP, BSG usw. überein. Er orientiert sich an folgenden Symptomen:
  - Stuhlfrequenz tagsüber und nachts
  - Intensität des Stuhldrangs
  - Blutbeimengungen zum Stuhl
  - allgemeines Wohlbefinden
  - extraintestinale Manifestationen
- **Aktivitätsindex nach Truelove und Witts**: Ist hilfreich, um einen schweren Schub im Rahmen einer aktiven CU zu erkennen. Werden mehr als 6 Stuhlgänge/Tag abgesetzt, liegt ein schwerer Schub vor, wenn zusätzlich mindestens eines der folgenden Symptome besteht:
  - Körpertemperatur ≥ 37,8 °C
  - Herzfrequenz ≥ 90 Schläge/Minute
  - Anämie mit Hb ≤ 8,6 mmol/l
  - Blutsenkung 1. Stunde > 30 mm

### Labor

Bei der Blutuntersuchung sind die **Entzündungsparameter** (CRP, Blutsenkung, Leukozytose) v. a. im Schub erhöht. Aufgrund der mehr oder weniger ständigen Entzündungssituation kann es zu einem Eisenmangel und damit auch zu einer **Eisenmangelanämie** mit erniedrigtem Hämoglobin kommen.

Zur Differenzialdiagnose zwischen CU und MC können serologisch die **ASCA** (IgA/IgG-Antikörper gegen Saccharomyces cervisiae) bestimmt werden. Allerdings wird wegen der Schwierigkeit, zwischen beiden Krankheitsbildern zu unterscheiden, generell empfohlen, die Differenzialdiagnose mit Hilfe verschiedener Parameter zu stellen, v. a. der Ergebnisse der Darmspiegelung und der Histologie. ASCA sind bei ca. 70 % aller Patienten mit MC nachweisbar, aber nur bei ca. 15 % aller Patienten mit CU. Dabei gilt ein negatives Ergebnis nicht als Ausschluss für eine CU oder einen MC. Außerdem korrelieren die ASCA nicht mit der Krankheitsaktivität; der Titer bleibt im Krankheitsverlauf relativ stabil.

Bei der **Stuhluntersuchung** ist der Entzündungsmarker **Calprotectin** der wichtigste Parameter und korreliert mit der Entzündungsaktivität der Erkrankung. Auch in symptomfreien Phasen findet man bei nicht wenigen Patienten mit CED dennoch ein erhöhtes Calprotectin im Stuhl, was zeigt, dass trotz Beschwerdefreiheit ein aktiver entzündlicher Prozess im Darm stattfindet. Ich kontrolliere daher Calprotectin im Sinne einer Verlaufskontrolle und eines Therapiemonitorings regelmäßig, v. a. in den subklinischen Phasen, da es mit der **Entzündungsaktivität** korreliert. In schubfreien Phasen ohne klinische Symptome können Sie sich auf die Rückmeldung Ihrer Patienten zum Erfolg der Behandlungsmaßnahmen meist nicht verlassen. Gerade in diesen Phasen ist das Calprotectin ein sensibler Parameter, mit dessen Hilfe Sie ablesen können, ob sich die eingeleitete Behandlung durch den Facharzt bzw. Ihre ergänzenden Maßnahmen auf den autoimmun-entzündlichen Prozess auswirkt oder nicht. Manchmal kann es vorkommen, dass diese Patienten aufgrund von Stress o. Ä. über abdominale Symptome klagen, die auch auf einen beginnenden Schub hindeuten könnten. Die Bestimmung von Calprotectin im Stuhl schafft hier schnell Klarheit.

### Bildgebende Verfahren

Bildgebende Verfahren sind ein wichtiger Teil der Diagnostik bzw. Verlaufskontrolle bei CED. Mit Hilfe der **Sonografie** lassen sich z. B. ödematöse Verdickungen an der Darmwand (typisch bei entzündlichen Prozessen) oder eine Fistelbildung nachweisen bzw. kontrollieren.

Bei der CU erfolgen regelmäßige **Koloskopien**, um die Entzündung zu lokalisieren und diese dann entsprechend zu therapieren bzw., um die Entstehung eines Karzinoms rechtzeitig zu diagnostizieren.

Beim MC werden Stenosen und Fistelgänge mit dem **Enteroklysma nach Sellink** (Röntgenkontrastuntersuchung des Dünndarms) nachgewiesen. Dabei wird dem Patienten über eine Nasensonde ein dünnflüssiges wasserlösliches Kontrastmittel in den Dünndarm eingebracht. Danach erfolgen mehrere Röntgenaufnahmen im zeitlichen Verlauf, damit nach und nach alle Darmabschnitte beurteilt werden können. Beim **MRT** des Dünndarms nach Sellink erhält der Patient eine Mannitollösung und anschließend eine MRT-Untersuchung, bei der ödematöse Verdickungen der Darmschlingen und Lymphknotenschwellungen im Abdomen nachgewiesen werden können.

## 17.4.2 Naturheilkundliche Diagnostik

### Ernährung

Dass sich Nahrungsmittel durch ihren direkten Kontakt mit den Schleimhäuten auf eine CED auswirken können, habe ich immer wieder erlebt. Da das Thema so wichtig ist, sollten Sie darauf einen Schwerpunkt Ihrer Diagnostik und Behandlung legen. CED-Patienten sollten verarbeitete Lebensmittel meiden und leiden häufiger als Gesunde an einer **Laktoseintoleranz**. In der Praxis lasse ich die folgenden Parameter kontrollieren, um eine eventuelle **Nahrungsmittelallergie oder -unverträglichkeit** abzuklären:

- PräScreen IgG-Reaktion gegen Nahrungsmittel
- polyvalente fäkale Antikörper gegen Gliadin bzw. Transglutaminase
- Zonulin im Stuhl

Zusätzlich führe ich eine **Ernährungsanamnese** durch, wobei der Schwerpunkt auf der Frage liegt: Was wurde bisher gut vertragen und was nicht?

Finden sich immunologische Auffälligkeiten, also eine IgG-vermittelte Nahrungsmittelallergie, eine Glutensensitivität oder ein Hinweis auf eine Mukosaschädigung z. B. durch Lektine, lege ich den Fokus der Ernährung darauf, diese Nahrungsmittel aus der täglichen Ernährung zu entfernen.

## Quecksilberbelastung

Eine chronische Belastung des Körpers mit Quecksilber kann zu Symptomausprägungen führen, die einer CED ähneln. Wenn man sich z. B. das Arzneimittelbild von Mercurius sublimatus corrosivus (Hydragyrum bichloratum, Quecksilberchlorid) durchliest, findet man im Organsystem Magen-Darm viele Symptome einer Colitis ulcerosa, u. a. geschwürige Entzündungen, blutig-schleimige Stühle, Bauchschmerzen. Bei Patienten, die häufig Fisch oder Meeresfrüchte essen, Träger von Amalgamfüllungen sind oder bei denen es aufgrund der Anamnese sonstige Hinweise auf eine akute Belastung mit Quecksilber gibt, sollten Sie an die Untersuchung von **Quecksilber im Vollblut** bzw. **im Stuhl** denken. Liegt eine solche vor, dann ist es sinnvoll, zusätzlich einen **LTT Quecksilber** durchführen zu lassen, damit Sie einen Überblick haben, ob „nur" ein toxisches Problem besteht oder ob sich darüber hinaus das adaptive Immunsystem gegen dieses Metall sensibilisiert hat.

In jedem Fall ist es angezeigt, bei einem positiven Befund mit dem Patienten darüber zu sprechen, dass die Ursache für diese Belastung beseitigt werden sollte (Änderung der Ernährungsgewohnheiten, Amalgamsanierung durch eine biologische Zahnarztpraxis). Liegt zusätzlich ein positiver LTT Quecksilber vor, wird es für Therapeut und Patient zu einem Eiertanz: Einerseits sollte der Körper, speziell die Darmschleimhaut, entgiftet werden, anderseits besteht dabei aber immer das Risiko, dass die vermehrte Ausscheidung von Quecksilber auch das adaptive Immunsystem triggern und damit die autoimmune Entzündung verstärken kann. Nach über 27 Praxisjahren kann ich sagen, dass es leider keine Universallösung gibt. Trotzdem kann Folgendes versucht werden, wenn neben der Quecksilberbelastung auch eine Sensibilisierung des adaptiven Immunsystems gegen dieses Metall vorliegt:

- Froximun Toxaprevent MediPlus Sachets (1 × tgl. 1 Sachet in 200 ml Wasser vor dem Schlafengehen): bindet Quecksilber und verhindert den weiteren Kontakt mit der Mukosa
- Phönix® Hydragyrum spag. Tropfen (3–4 × tgl. 20 Tr.): Dieses spagyrische Präparat wird als antientzündliches Mittel eingesetzt. Gleichzeitig enthält es potenziertes spagyrisches Quecksilber (Hydragyrum bichloratum spag. Glückselig D 6), und kann damit auch zur Ausleitung dieses Metalls im Sinne einer niedrig potenzierten Nosode eingesetzt werden.
- Kombination mit Phönix® Plumbum spag. (3–4 × tgl. 20 Tr.), wenn gleichzeitig Darmtenesmen bestehen, da Blei in diesem Kontext kühlend und spasmolytisch wirkt. Es ist für den Patienten einfacher, wenn Sie beide Mittel vom Apotheker zu gleichen Teilen mischen lassen:

  Rp.
  Phönix® Hydrargyrum Tropfen
  Phönix® Plumbum Tropfen aa ad 100,0
  M.f.dil.
  ad vitr. gutt.
  D.S.
  3–4 × tgl. 40 Tropfen, bei akuteren Phasen auch stündlich 40 Tropfen

## Kofaktor: Viren aus der Herpesfamilie

Liegt eine virale Begleitkomponente vor, kann man diese nicht immer klar von den durch die CED verursachten Symptomen unterscheiden. Beide können zu Schlappheit, Fatigue, depressiver Stimmungslage und Lymphknotenschwellungen führen. Gerade CMV hat eine starke Affinität zum Magen-Darm-Epithel. Sind Sie unsicher, kann ein **LTT Herpesviren** Klarheit schaffen.

# 17.5 Therapie

## 17.5.1 Schulmedizinische Therapie

Als Langzeitmedikation werden i. d. R. **Aminosalicylate** (Mesalazin, Sulfasalazin) eingesetzt, bei der CU meist als lokal wirkende Rektalanwendung, z. B. als Zäpfchen, oder Rektalschaum (z. B. Claversal®), beim MC in oraler Form als Retardtabletten bzw. Retardgranulat (z. B. Salofalk® Tabletten). Aminosalicylate wirken hemmend auf die Bildung proinflammatorischer Serie-II-Prostaglandine, die im Körper enzymatisch von δ-Desaturasen aus der Omega-6-Fettsäure Arachidonsäure synthetisiert werden. Einen ähnlichen Ansatz verfolgt die linolsäurearme Ernährung nach Frazer und Hebener, indem sie die Zufuhr von Linolsäure aus der Nahrung streng limitiert. Zusätzlich wirkt die Zufuhr von Omega-3-Fettsäuren, v. a. α-Linolensäure und Eicosapentaensäure, limiterend auf die Arachidonsäuresynthese bzw. verstärkt die Wirkung der Gegenspieler, der antiinflammatorischen Serie-III-Prostaglandine. Das bedeutet keinesfalls, dass man bei der naturheilkundlichen Behandlung von Patienten mit CED die Aminosalicylate absetzen sollte. Aber je nach Verträglichkeit kann daran gedacht werden, diese Medikation durch eine entsprechende Diät, Omega-3-Fettsäuren und Antioxidanzien zu ergänzen, um auf diese Weise z. B. die Remissionsphase zu verlängern. In einer randomisierten kontrollierten Studie [855] erhielten Patienten, die an CU erkrankt waren, neben ihrer Basistherapie Fischöl, lösliche Ballaststoffe und Antioxidanzien, wodurch Kortison deutlich eingespart werden konnte.

**Kortison** wird v. a. zur Induktion der Remission einer schweren Schubphase eingesetzt, aber aufgrund möglicher Nebenwirkungen und des erhöhten Infektionsrisikos nicht zum Resmissionserhalt.

Als **Immunsuppressiva** kommen Azathioprin, Ciclosporin, Tacrolimus und Metothrexat zum Einsatz. Auch **monoklonale Antikörper gegen TNF-α** (Infliximab, Adalimumab, Etanercerpt), oder **gegen IL-12 bzw. IL-23** (Ustekinumab) bzw. **Integrin-Antagonisten** (Vedalizumab) zählen zur etablierten Therapiestrategie. Im Rahmen von Phase-2- bzw. Phase-3-Studien werden der Sphingosin-1-Phosphat-Antagonist Etrasimod bzw. ABX464, ein neuartiger Wirkstoff, der über Bindung an RNA dazu führt, dass entzündungshemmende microRNA (miR124) gebildet wird, untersucht.

Der **Janus-Kinase-Hemmer** Tofacitinib kann als Zweitlinientherapie bei mittelschweren bis schweren Formen der CU eingesetzt werden. Wird anstatt der empfohlenen Dosis von 2 × tgl. 5 mg eine höhere Dosis von 2 × tgl. 10 mg angewendet, kann das bei Patienten, die ein höheres Risiko für Blutgerinnsel haben, zu Komplikationen führen. Eine Überprüfung der Europäischen Arzneimittelagentur ergab ein dosisabhängiges erhöhtes Risiko für die Entstehung schwerer venöser Thromboembolien, einschließlich Lungenembolien, von denen einige Fälle tödlich verliefen, und tiefer Beinvenenthrombosen [866].

Eventuell ist bei der CU eine chirurgische Therapie sinnvoll, bei der die betroffenen Darmabschnitte entfernt werden. Beim MC wird die Indikation zur Operation sehr streng gesellt und erfolgt meist nur bei Komplikationen.

## 17.5.2 Naturheilkundliche Therapie

### Naturheilkundliche Sichtweise

#### Mikrobiom

Bei Patienten mit MC findet sich bereits bei Krankheitsausbruch eine hinsichtlich ihrer Zusammensetzung **gestörte Mikrobiota**, was sich u. a. in einer geringeren Konzentration kurzkettiger organischer Säuren wie der Buttersäure äußert. Sie wird von bestimmten Darmbakterien gebildet, allen voran Faecalibacterium prausnitzii, und trägt wesentlich zur Ernährung der Intestinalmukosa bei. Eine mögliche Erklärung für diese Störungen könnte die Häufigkeit vorangegangener **Behandlungen mit Antibiotika** sein. Dafür sprechen verschiedene Studien [831] [861], bei denen dieser Zusammenhang für Erwachsene gezeigt werden konnte, und eine Studie [847], bei der ein signifikanter Zusammenhang zwischen der Häufigkeit vorangegangener Antibiotikatherapien und dem Ausbruch eines MC gesehen wurde. Eine Ursache dafür könnte die Vernichtung physiologischer Keime mit Schlüsselfunktion für die Ernährung der Mukosa bzw. für die Mukosaprotektion sein, eine andere, dass sich durch die zunehmende Antibiotikaresistenzen schneller und nachhaltiger Dysbiosen entwickeln, wenn eine Antibiose durchgeführt wird.

Ziel einer Untersuchung [864] an 192 Zwillingspaaren, bei denen mindestens einer an einer CED erkrankt ist, war es, Pathogenitätsfaktoren zu identifizieren, die den Ausbruch einer solchen Erkrankung fördern. Erkrankte Zwillingspartner hatten demzufolge eindeutig mehr Antibiotika vor Krankheitsausbruch eingenommen. Allerdings zeigte diese Studie auch den Einfluss der Ernährung auf den Ausbruch einer CED. Diejenigen, die mehr Convenience-Food und verarbeitete Lebensmittel, z. B. Wurstwaren, konsumiert hatten, erkrankten signifikant häufiger an CED.

## Vitamin A

Patienten mit CED haben oft niedrigere Blutspiegel von Vitamin A als Gesunde. Wenn man bedenkt, dass Vitamin A für die **Integrität der Schleimhäute** essenziell ist und eine wichtige Rolle bei der **Differenzierung der Zellen** spielt, ist es nicht überraschend, dass Patienten mit CED einen höheren Bedarf an diesem fettlöslichen Vitamin haben als Gesunde. Vitamin A reguliert die Immunantwort und ist ein wichtiger Faktor für die Wiederherstellung einer Immunbalance zwischen TH17- und Treg-Zellen, speziell in der Intestinalmukosa.

In meiner Praxis setze ich bei Patienten mit CED Vitamin A in Tagesdosen zwischen 2000 und 10000 IE ein, allerdings nie in Form einer Monotherapie, sondern immer in **Kombination mit** weiteren, synergistisch wirkenden **Mikronährstoffen**, v. a. Vitamin D, Zink, und **Schleimhautpräparaten**, z. B. Colibiogen®. Mein Eindruck ist, dass Vitamin A die Wirkung der anderen schleimhautstabilisierenden Maßnahmen fördert, wenn es mit Augenmaß dosiert wird und Synergismen mit weiteren Substanzen genutzt werden.

## Ernährung

Bei ca. ⅓ der Patienten lag entweder bereits bei Diagnosestellung eine **Laktoseintoleranz** vor oder es stellte sich im Krankheitsverlauf eine solche ein. Die Wirkung der Laktase, also des milchzuckerspaltenden Enzyms, ist vom Darm-pH-Wert abhängig und damit vom Zustand des Mikrobioms. Nach meiner Erfahrung haben laktoseintolerante Patienten zusätzlich sehr häufig einen **Zinkmangel**. Ich konnte immer wieder beobachten, dass sich durch eine **Verbesserung der Mikroflora** in Kombination mit einer Optimierung des Zinkstatus, die Toleranz auf Laktose zumindest verbesserte, was ein ganzes Stück mehr Lebensqualität bedeuten kann.

Seit vielen Jahren kann ich beobachten, dass CED-Patienten, bei denen IgG gegen Lebensmittel (S. 270) nachgewiesen werden, von einer entsprechenden Ernährung profitieren, was sowohl die Stuhlfrequenz als auch das Ansprechen auf weitere therapeutische Interventionen, gleich welcher Art, betrifft. Dass CED-Patienten positiv auf eine Eliminationsdiät reagieren, bei der IgG-Nahrungsmittelallergene gemieden werden, konnte mittlerweile auch in einer Doppelblindstudie nachgewiesen werden [828].

Grundsätzlich sollte ein Patient, der an CED leidet, möglichst wenig verarbeitete Lebensmittel zu sich nehmen. Wenn keine Typ-III-Allergie o. Ä. vorliegt, profitieren diese Patienten von einer linolsäurearmen Kost nach Frazer und Hebener bzw. von der regelmäßigen Zufuhr von Omega-3-Fettsäuren und Antioxidanzien. Falls es vertragen wird, kann sich ein Intervallfasten sowohl auf die Zusammensetzung des intestinalen Mikrobioms als auch auf die Regeneration der Darmschleimhaut positiv auswirken [852] [859].

Die European Society for Clinical Nutrition and Metabolism ESPEN hat 2020 eine neue Leitlinie zur Ernährung von Patienten mit CED vorgestellt [829]. Dabei wird keine allgemeingültige CED-Diät empfohlen, sondern stattdessen werden verschiedene Empfehlungen ausgesprochen, u. a. viel Obst, Gemüse und Omega-3-Fettsäuren bei geringer Aufnahme von Omega-6-Fettsäuren. Neu ist, dass bei CED ein höheres Risiko für einen **Mikronährstoffmangel** angenommen wird und die ESPEN-Leitlinie regelmäßige Kontrollen und eine daraus abzuleitende Substitution empfiehlt. Ferner sollen Patienten auf individuelle Unverträglichkeiten achten, aber laut ESPEN liegen keine neuen bzw. ausreichenden Studien zur Wirkung von Auslassdiäten vor.

## Nikotin

Rauchen ist ein absolutes Hindernis und kann bei CED den Behandlungserfolg im schlimmsten Fall torpedieren.

## Glutamin und Glutathion

Bei Patienten mit CED, v.a. bei MC-Patienten, findet sich eine verminderte Synthese von Glutathion speziell in den Dünndarmzellen und eine verminderte antioxidative Kapazität. Glutamin dient im Darm sowohl als energielieferndes Substrat der Enterozyten als auch, zusammen mit Glycin und Cystein, als Ausgangssubstanz für die Glutathionsynthese.

In der Mukosa von MC-Patienten findet sich auch ein reduzierter Gehalt an Glutamin, abhängig vom Grad der lokalen Inflammation, außerdem eine geringere Aktivität der Glutaminase [842]. Da Glutamin auch für die Reparatur der Dünndarmmukosa von Bedeutung ist, liegt es nahe, eine Substitution mit dieser Aminosäure bei MC-Patienten durchzuführen, am besten flankiert von weiteren Maßnahmen zur Verbesserung der Glutathionsynthese bzw. des Glutathionstatus. Geeignet ist z. B. Glutaminpulver ohne Zusätze (3 × tgl. 2 g ca. 30 Minuten vor dem Essen, bei guter Verträglichkeit kann die Dosis ggf. gesteigert werden). In der orthomolekularen Praxis setzt man bei CED Tagesdosen bis zu 40 g ein, die nach symptomatischer Besserung auf eine Erhaltungsdosis von 10–20 g verteilt auf 3 Tagesdosen reduziert werden können.

## Vitamin D

Bei Patienten mit CED finden sich häufiger Genpolymorphismen am VDR und eine geringere Expression des Vitamin-D-Rezeptors (VDR). Buttersäure (Butyrat), die von physiologischen Darmbakterien gebildet wird, erhöht die VDR-Expression und dessen Bindungskapazität. Dies könnte eine der Erklärungen sein, warum sich eine Verbesserung der butyrogenen Flora positiv auf den weiteren Verlauf einer CED auswirken kann.

In einer randomisierten plazebokontrollierten Doppelblindstudie [851] wurden 27 Patienten mit MC in Remission untersucht, um zu klären, ob und wie sich die empirisch beobachtete Verlängerung der Remissionsrate bei MC unter einer Therapie mit Vitamin D erklären lässt. Dazu wurden verschiedene Laborparameter, die sich bei dieser Erkrankung typischerweise verändern, vor Beginn der Behandlung untersucht. Im Fokus standen die intestinale Permeabilität, die antimikrobielle Peptidkonzentration und der serologische Entzündungsmarker CRP. Die Verumgruppe erhielt 2000 IE Vitamin D pro Tag. Im Zeitraum der Untersuchung zeigte sich in der Plazebogruppe eine Verschlechterung der intestinalen Permeabilität, während sich diese in der Verumgruppe im gleichen Zeitraum besserte. Die intestinale Permeabilität ist ein Parameter für die Durchlässigkeit der Dünndarmzellen, die auch als Leaky Gut bezeichnet wird. Aus ihr lässt sich auf eine mögliche Rezidivrate bei MC schließen. Zusätzlich hatten diejenigen Patienten mit den höchsten Vitamin-D-Serumspiegeln das niedrigste CRP, also eine geringere Entzündungsaktivität. Trotz einer relativ kurzen Beobachtungdauer von 3 Monaten und einer eher niedrigen therapeutischen Tagesdosis von 2000 IE Vitamin D zeigte sich ein signifikantes Ergebnis.

Ferner wies eine Studie nach [839], dass die Krankheitsaktivität bei MC umso aktiver ist, je niedriger der Serumspiegel von Calcidiol ist. In der Remissionsphase einer CED ist der Serumspiegel an Calcidiol ein wichtiges Kriterium für das Risiko, wieder einen Schub zu erleiden. Liegt er niedrig (< 35 ng/ml), ist das Schubrisiko deutlich höher als bei Patienten, deren Serumspiegel > 35 ng/ml ist. In einer Studie [837] wurde bei 70 Patienten mit CU in der Remissionsphase der Calcidiolspiegel 1 Jahr lang beobachtet. Bei den Patienten, bei denen in dieser Zeit ein Schub ausbrach, lag der durchschnittliche Serumspiegel bei 29,5 mg/l, während er bei denjenigen Patienten, die keinen Schub hatten, bei durchschnittlich 50,3 ng/ml lag. Somit kann davon ausgegangen werden, dass eine gute Versorgung mit Vitamin $D_3$ bei CED sinnvoll ist und sich sowohl auf die

Krankheitsaktivität als auch auf das Risiko, einen Schub zu erleiden, positiv auswirken kann.

### 17.5.3 Spezifischer Therapievorschlag

Im akuten Schub, der grundsätzlich in die Hand des Facharztes gehört, können Sie den Patienten begleitend zur schulmedizinischen Behandlung mit einer Injektions- und Infusionsbehandlung unterstützen, damit der Schub möglichst rasch und nachhaltig abklingt. Das Ziel sollte dabei stets sein, dass möglichst viel gesundes Darmgewebe enthalten bleibt und dass sich wenige Verklebungen bilden, z. B. durch fibrinöse Ausschwitzungen. Diese müssen später mühsam osteopathisch behandelt werden und manchmal ist auch dies nicht möglich. Damit steigt die Gefahr, dass sich später z. B. ein Ileus bildet. Außerdem sind viszerale Adhäsionen die Grundlage für funktionelle Verdauungsstörungen aller Art.

Die **Remissionsphase**, in welcher der Patient meist nur Aminosäuresalicylate erhält, ist die eigentliche Domäne der naturheilkundlichen Therapie. Diese sollte so lange wie möglich dauern, beginnende immunologische Irritationen (z. B. durch Stress oder Diätfehler) sollten rechtzeitig erkannt und unter Kontrolle gebracht werden, die Regeneration von Mukosa und Mikrobiom sollten so umfangreich und nachhaltig wie möglich sein.

#### Ernährung

Finden sich im Labor keine Hinweise auf spezielle Probleme wie eine IgG-vermittelte Nahrungsmittelallergie, eine Glutenintoleranz oder Mukosaschädigung durch Lektine, können Sie an eine **zuckerfreie** Ernährung denken. Ich bin immer wieder überrascht, wie gut diese rein empirisch begründete Diät speziell bei manchen Patienten mit MC wirkt. Weitere mögliche diätetische Optionen sind eine **linolsäurearme Ernährung** nach Frazer und Hebener zur Reduzierung der Arachidonsäure als Präkursor von proinflammatorischen Serie-II-Prostaglandinen und die **Blutgruppendiät** nach D'Adamo. Sie können, sofern der Patient das toleriert, alle diese Ernährungsformen mit dem Intervallfasten kombinieren, da dies weitere positive Effekte auf die Zusammensetzung des Mikrobioms bzw. die Regeneration der Mukosa mit sich bringt. Achten Sie allerdings in diesem Fall immer auf den BMI des Patienten: Bei niedrigem BMI ist das Intervallfasten (S. 265) oft nicht sinnvoll (weitere Gewichtsreduktion), außerdem kann es sich bei manchen Patientinnen nach meiner Beobachtung negativ auf den Hormonhaushalt auswirken (Zyklusveränderungen).

#### Bittermittel

Patienten mit CED sprechen seitens ihrer **Verdauung** oft gut auf Bittermittel an. Das ist ein wichtiger Punkt, denn bei länger dauernder Krankheit kann es durchaus dazu kommen, dass Nährstoffe schlechter aufgenommen werden. Das liegt einerseits an den Schäden an der Intestinalmukosa, andererseits aber auch daran, dass nicht selten auch die Funktion von Leber, Galle und Bauchspeicheldrüse nachlässt. Sie erkennen dies daran, dass auch in der symptomfreien Remissionsphase ein **Blähbauch** besteht. Im Labor lässt sich ein Malabsorptions- bzw. -digestionssyndrom nachweisen (Verdauungsrückstände im Stuhl), außerdem sieht man bei Blutuntersuchungen Mangelzustände, z. B. bei der Vollblutuntersuchung von Mengen- und Spurenelementen.

Die Crux bei Bitterstoffen ist allerdings, dass mit der Anregung der Verdauung auch die intestinalen Inflammationsprozesse aktiviert werden können. Hier heißt es, Augenmaß zu bewahren, den Patienten regelmäßig zu kontrollieren und aus einem möglichst großen Portfolio unterschiedlicher Präparate auszuwählen, damit stets das passende Mittel verordnet wird. Scharf wirkende Bitterstoffe, z. B. Galgantwurzelstock (Galangae rhizoma), sind meistens nicht indiziert. Zum Einsatz können kommen:

- Schafgarbenkraut/-blüten (Millefolii herba/flos), z. B. Millefolium Urtinktur Dilution Ceres/Alcea (3 × tgl. 1–3 Tr.): wirkt adstringierend im Verdauungstrakt und entstaut das kleine Becken
- Artischockenblätter (Cynarae folium), z. B. Cynara scolymus Urtinktur Dilution Ceres/Alcea (3 × tgl. 1–3 Tr.): wirkt entgiftend auf die Leber und regt den Gallefluss an

- Wegwartenwurzel (Cichorii radix), z. B. Cichorium e planta tota 5 % Globuli (3 × tgl. 5 Globuli): stärkt die Funktion von Milz und Pankreas
- Eberrautenkraut (Artemisiae herba), z. B. Abrotanum ex herba D 3 Globuli (3 × tgl. 5 Globuli): ist ein hervorragendes Aufbaumittel bei körperlicher Schwäche
- Echte Nelkenwurzel (Gei urbani radix), z. B. Geum urbanum Rh D 3 Dilution (3 × tgl. 10 Tr.): verbessert die Ausnutzung der Nahrung

## Extraintestinale Manifestationen

Bei extraintestinalen Manifestationen einer CED, speziell wenn rheumatoide Symptome wie eine Sakroiliitis oder Arthritis auftreten, spielt **TNF-α** eine Schlüsselrolle. Deswegen setzt die Schulmedizin in diesen Fällen Biologicals ein, z. B. den monoklonalen TNF-α-Antikörper Adalimumab. Auch biologische Mittel zur Behandlung chronischer Entzündungen können sich hemmend auf TNF-α auswirken, allerdings sieht man dabei zum Teil sehr unterschiedliche Effekte. Außerdem wirken biologische Heilmittel nicht über eine Blockade von TNF-α, sondern über die Hemmung der Ausschüttung durch Immunzellen wie Makrophagen. Klarheit kann hier ein TNF-α-Hemmtest bringen, bei dem ausgetestet werden kann, ob und wie signifikant biologische Mittel wie Curcuma, Methylsulfonylmethan (MSM) oder Weihrauch die Ausschüttung von TNF-α hemmen (S. 357).

## Schleimhautrestitution

Die Restitution der intestinalen Mukosa ist ein wichtiger therapeutischer Schritt, um die Krankheitsaktivität einer CED abzusenken. Dadurch reduziert sich der Antigendruck in der Lamina propria und damit ein wichtiger pathologischer Stimulus auf das adaptive Immunsystem. Geeignet sind z. B.:

- Synerga® Liquidum bzw. bei laktosesensiblen Patienten Colibiogen® lactosefrei Liquidum (vorsichtiger Beginn mit 1 × tgl. 1 Espressolöffel vor einer Mahlzeit, je nach Verträglichkeit bis 3 × tgl. 1 TL vor den Mahlzeiten erhöhen)
- Mucozink® Pulver (2 Messlöffel oder 1 Portionsbeutel in 200 ml Wasser einrühren und zu oder nach einer Mahlzeit trinken; Einnahme kann auf 2 Mahlzeiten verteilt werden)
- Glutaminpulver möglichst ohne Zusätze (Tagesdosis 1000–10000 mg, je nach Verträglichkeit und Effekt): Bitte denken Sie daran, bei einer Behandlung mit hochdosierten Proteinen die Nierenfunktion und die Proteinausscheidung regelmäßig zu überprüfen (Kreatinin, Gesamteiweiß, Harnsäure, Harnstoff).

Sie können die Restitution der Darmschleimhaut noch gezielter unterstützen, wenn Sie die entsprechende Organampulle injizieren bzw. als Trinkampulle verordnen, z. B. Rectum Gl D 30.

## Infusions- bzw. Injektionstherapie

Eine Injektions- bzw. Infusionstherapie wirkt gerade in der akuten Phase einer CED nach meiner Erfahrung sehr gut als Ergänzung einer naturheilkundlichen Basistherapie (Ernährung, Mikronährstoffe, Homöopathika, Spagyrika) und kann deren Wirkung beträchtlich steigern. Wenn Sie keine Injektions- bzw. Infusionsbehandlungen anbieten, kann der Patient die anthroposophisch-homöopathischen Ampullen auch als Trinkampullen verwenden – sie wirken in diesem Fall aber schwächer als bei der Injektion.

### Adjuvante Begleitung eines akuten Schubs

Dafür sind z. B. geeignet:

- Stibium metallicum praeparatum D 6 Ampullen 10 ml (anfangs bis tgl. 1 Ampulle i. v., nach Besserung Dosis reduzieren): die Abnahme der Stuhlfrequenz tritt oft sehr rasch ein
- Apis ex animale D 30 Ampullen (bis tgl. 1 Ampulle s. c.)
- Methylcobalamin 5 mg Ampullen oder 5MTHF-Ampullen (2–3 ×/Woche 1 Ampulle i. m. oder s. c.)

### Schleimhautrestitution

Mit anthroposophischen Organampullen kann man die Restitution der Darmschleimhaut noch genauer „präzisieren“. Das ist immer dann von Vorteil, wenn feststeht, in welchem Bereich des Darms sich der Entzündungsprozess befindet. Die Potenz D 30 wirkt im Modell der anthroposophischen Medizin ordnend und entzündungswidrig:

- Dünndarm: Ileum D 30, evtl. in Kombination mit Tunica mucosa intestini tenuis Gl D 30
- Dickdarm: Colon Gl D 30
- Rektum: Rectum Gl D 30

Da es sich um einen autoimmunen Prozess handelt, ist es i. d. R. sinnvoll, die jeweilige Schleimhautampulle mit Folliculi lymphatici aggregati Gl D 30 (Peyer-Plaques) und/oder RES Gl D 30 (retikuloendotheliales System) zu ergänzen, weil damit die eher lokale Behandlung mit einer systemischen Information ergänzt wird.

Je niedriger das Calprotectin ist, desto seltener sollte injiziert werden. Manche Patienten erhalten in meiner Praxis dann nur noch 1 Injektion/ Woche, bei manchen setze ich die Injektionen sogar aus, wenn sich der Befund über längere Zeit stabil gezeigt hat, und therapiere nur mit Oralpräparaten.

Falls Sie sich nicht sicher sind, wo genau die Mukosaschädigung liegt oder Sie die Schleimhäute lieber etwas „globaler" ansprechen möchten, verwenden Sie statt Einzelmitteln das Ampullenpräparat Mucosa compositum (2–3 ×/Woche s. c. oder i. m.), auch zur intrakutanen Reiztherapie z. B. im Rahmen der Segmenttherapie oder der Homöosiniatrie (Quaddelung von Akupunkturpunkten mit homöopathischen Mitteln).

Sie können die Regeneration der Mukosa durch kurmäßig durchgeführte Injektionsserien mit Methylcobalamin 5 mg Ampullen bzw. 5MTHF-Ampullen gut unterstützen.

## Therapie bei Fistelbildung

Im Verlauf eines MC kann es zur Fistelbildung kommen, die immer (!) in fachärztliche Hände gehört. Einerseits kann die chirurgische Ausräumung, meist in Kombination mit einer Antibiose, dem Betroffenen eine schnelle, aber eben auch mehr oder weniger kurzfristige Erleichterung bringen. Andererseits wirkt diese natürlich nicht auf den dahinterliegenden autoimmunen Prozess, weswegen man in der Praxis immer wieder Rezidive beobachten kann. Eine bremsende Wirkung auf die Fistelbildung konnte ich häufiger mit dem folgenden Prozedere sehen:

- Entgiftung (z. B. Hepar Pasc® Tabletten, 2–3 × tgl. 1 Tbl., zusätzlich Brennnesseltee): Damit kann versucht werden, die Darmschleimhaut als „Entgiftungsventil" zu entlasten.
- Quarz D 12 Ampullen (2–3 ×/Woche bis tgl. 1 Injektion)
- TNF-α-Hemmtest: Sinnvoll ist der Einsatz von einem oder mehreren der positiv getesteten biologischen Heilmittel (S. 359). Bitte beachten Sie hierzu auch alle Kontraindikationen und den Hinweis auf die zusätzliche Anwendung von Biologicals (S. 358).
- Bei einer akuten Fisteleiterung habe ich in den weitaus meisten Fällen eine akute stressorische Lebenssituation als Ursache ausmachen können. Hier ist es therapeutisch (S. 310) immer sinnvoll, den Patienten auch auf dieser Ebene zu unterstützen, z. B. durch eine Psychotherapie, aber auch durch Brainwave Entrainment®, Bachblüten oder Spagyrika.

## Osteopathie

Der akute Schub einer CED stellt eine Kontraindikation für alle Manipulationen im abdominalen Bereich dar. Nach meiner Erfahrung liegt die Domäne osteopathischer Behandlungen in der **Wiederherstellung der physiologischen Motilität bzw. Mobilität** der Abdominalorgane bzw. ihrer zahlreichen Verbindungen z. B. zum Bewegungsapparat und zum Nervensystem, sofern das bei den bereits eingetretenen Schäden noch möglich ist. Zusätzlich kann die **Entgiftung** der Leber und der Nieren angeregt werden.

## Homöopathie

Der in den 1930er-Jahren bekannte homöopathische Arzt Dr. Fritz Donner empfahl bei blutigschleimigen Stühlen und Tenesmen Mercurius sublimatus corrosivus D 6 Tabletten. Meine Erfahrung ist, dass sich ein Einzelmittel immer dann lohnt, wenn die individuellen Symptome des Patienten bzw. der CED und das Mittelbild auch wirklich gut zusammenpassen. Mercurius sublimatus corrosivus hat v. a. Tenesmen des Rektums, die mehr oder weniger ohne Unterbrechung bestehen, im Mittelbild. Der Stuhlabgang lindert die Schmerzen nicht, die oft als schneidend beschrieben werden, es gehen Blut, Schleim und Schleimhautfetzen ab. Diese Patienten gehören sofort in fachärztliche Behandlung, allerdings können Sie versuchen, die Schubdauer und damit die Leidenszeit abzukürzen, indem Sie parallel Folgendes verordnen:

- Mercurius sublimatus corrosivus D 6 Tabletten (3 × tgl. 1 Tbl. vor oder zwischen den Mahlzeiten lutschen)
- Ist der Patient sehr stark laktoseintolerant: Mercurius sublimatus corrosivus D 6 Dilution (3 × tgl. 5 Tr. vor oder zwischen den Mahlzeiten mit etwas Wasser)

Betrifft die Entzündung nicht ausschließlich das Rektum, sondern auch andere Abschnitte des Magen-Darm-Trakts, so wie beim MC, aber die Symptome passen ansonsten zu Mercurius, dann können sie Mercurius vivus naturalis D 6 Ampullen (bis tgl. 1 Ampulle s. c.) geben.

## Komplexmittelhomöopathie bzw. Spagyrik

Wenn Mercurius symptomatisch nicht zu den beklagten Symptomen passt, setze ich als adjuvante Schubbehandlung folgende Komplexmittel ein:

- OPSONAT® spag. Peka Mischung (4–6 × tgl. 25 Tr. mit etwas Wasser vor oder zwischen den Mahlzeiten): enthält Acidum nitricum D 4, Hydrastis canadensis D 4, Acidum sulfuricum D 4, Gratiola officinalis D 4, Bellis perennis spag. Peka D 1, Lachesis mutus D 7, Lytta vesicatoria (Cantharis) D 4, Glechoma hederacea spag. Peka Urtinktur
  - Acidum nitricum und Acidum sulfuricum haben im Mittelbild zum Teil schwerste Schleimhautschäden mit Ulzerationen und Lymphknotenschwellungen.
  - Bei Bellis perennis sind die Schleimhäute gereizt, außerdem wirkt Bellis auf das Kapillarsystem und kann auf diesem Weg auch Blutungen beeinflussen.
  - Cantharis ist nicht nur ein Mittel bei Entzündungen der Blasenschleimhaut (dafür ist es in der Homöopathie und darüber hinaus bekannt), sondern seine Wirkung betrifft auch alle anderen Schleimhäute im Körper.
  - Gratiola officinalis ist als homöopathisches Heilmittel u. a. bei Darmkatharren zu sehen, das auch Tenesmen und Koliken in diesem Bereich im Mittelbild aufweist.
  - Hydrastis canadensis ist ein ubiquitär wirkendes Schleimhautmittel, speziell bei fortgeschrittenen Zuständen mit präkanzerösen Tendenzen, Abmagerung und Kräfteverfall. Diese Patienten haben nur wenig Lebenskraft, fühlen sich schwach und ihr System kann auf anfachende Reize oft nur noch spärlich reagieren.
  - Lachesis hat ebenfalls die Entzündung im Mittelbild, und zwar auch, wenn diese in eine septische Phase übergeht. Lachesis kann zur Blutreinigung eingesetzt werden.
  - Glechoma hederacea, der Gundermann, ist ein wichtiges Ausleitungs- und Entgiftungsmittel mit tiefgreifender Wirkung u. a. auf die Funktionen von Milz und Leber.
- ENTREGIN® spag. Peka Tropfen (3–6 × tgl. 20 Tr. mit etwas Wasser vor oder zwischen den Mahlzeiten): enthält Veratrum album D 4, Potentilla anserina spag. Peka Urtinktur, Colocynthis D 4, Podophyllum peltatum D 4, Cynara scolymus Urtinktur und Artemisia abrotanum spag. Peka Urtinktur
  - Colocynthis hat im Mittelbild blutige Diarrhö mit heftigen, schneidenden Darmkoliken, die sich durch Zusammenkrümmen bessern.
  - Podophyllum, der Gänsefuß, ist ein klinisch-homöopathisches Mittel bei akuter Enteritis mit Diarrhö, hat aber auch Bezug zum Magen, zur Leber und zu den Gallenwegen. Der Patient kann stärkste krampfartige Bauchschmerzen haben.
  - Vetraum album, ebenfalls ein klinisch-homöopathisches Durchfallmittel, hat Fieber im Mittelbild, außerdem Kreislaufstörungen bis hin zum Kollaps.
  - Potentilla anserina ist ein potentes Spasmolytikum, speziell für den Magen-Darm-Trakt.
  - Cynara scolymus ist ein Bittermittel mit leberentgiftender Wirkung.
  - Artemisia abrotanum war ein beliebtes, traditionell angewendetes Kräftigungsmittel, z. B. nach Infekten und zum allgemeinen Aufbau. Es hat darüber hinaus auch kolikartige

Bauchschmerzen, Durchfall und Verstopfung im Wechsel sowie die Entzündung von serösen Häuten im Mittelbild – alles Symptome, die auch bei einer CED auftreten können.

In der Praxis kombiniere ich beide Präparate, z. B. indem ich sie im stündlichen bzw. 2-stündlichen Wechsel einnehmen lasse.

Bei Blutungen ergänze ich ggf. noch mit Solunat® Nr. 21 Tropfen (ehemals Styptik; 2 × tgl. 5 bis 4 × tgl. 15 Tr. mit etwas Wasser), die eine spagyrische Komplextinktur nach Alexander von Bernus enthalten und durch Extraktion der folgenden Heilpflanzen hergestellt wurde: Brennnesselfrüchte, -kraut, Eichenrinde, Hirtentäschel-, Johanniskraut, Rathaniawurzel, Schafgarben-, Spitzwegerichkraut, Tormentill- und Wiesenknöterichwurzelstock. Sie sind ein Spezifikum bei Blutungen aller Art und haben sich gut bewährt. Allerdings handelt es sich nicht um ein Wundermittel, d. h., es ist sicher nicht in der Lage, schwere intestinale Blutungen über Nacht zu beseitigen. Jedoch ist es als Ergänzung oft hilfreich, damit eine eingeleitete antientzündliche Therapie schneller und nachhaltiger wirkt, speziell was die Blutungen angeht.

### Probiotische Therapie

Bei CU ist die schulmedizinische Domäne von Acetylsalicylaten wie Mesalazin oder Sulfasalazin die Behandlung der schubfreien Phase. Bei Unverträglichkeiten oder Kontraindikationen werden entweder eine Low-Dose-Kortisontherapie oder ein stärkeres Präparat eingesetzt, z. B. ein Immunsuppressivum wie 6-Marcaptane oder Ciclosporin, die aber ein deutlich höheres Nebenwirkungsrisiko haben als Acetylsalicylate.

Eine naturheilkundliche Möglichkeit ist die Gabe des Probiotikums Mutaflor® Kapseln, das in einer randomisierten Double-Dummy-Studie mit Mesalazin verglichen wurde [854]. In einer Dosis von 2 × tgl. 2 Kapseln zeigte die Behandlung mit nicht pathogenen E. coli bezüglich der Aufrechterhaltung einer Remission bei Colitis ulcerosa einen vergleichbaren Effekt wie Mesalazin. Ein diskutierter Wirkmechanismus könnte darin liegen, dass spezifische Kohlenhydratstrukturen auf der Zelloberfläche von E. coli, sie werden als Lipopolysaccharide (LPS) bezeichnet, mit den darmwandständigen M-Zellen im Sinne einer gesunden Immunmodulation reagieren. Die in den M-Zellen gesammelten Informationen dienen dem adaptiven Immunsystem in den Peyer-Plaques als Ort des immunologischen Austausches mit der Außenwelt. Somit könnten die colispezifischen LPS auf diesem Kommunikationsweg überschießende Immunreaktionen positiv beeinflussen.

In der Remissionsphase einer CU könnte eine Verordnung so aussehen:

- Colibiogen lactosefrei Liquidum 100 ml (3 × tgl. 1 TL unverdünnt 30 Minuten vor dem Essen)
- Mucozink Pulver (1 Portionsbeutel in 200 ml Wasser auflösen und nach einer Hauptmahlzeit einnehmen)
- Vitamin D Liquid (Tagesdosis 3000–10000 IE zum Essen)
- Vitamin A Tropfen (Tagesdosis 2000–10000 IE zum Essen)
- Mutaflor® Kapseln (2 × tgl. 2 Kps.)

## 17.6 Meine Erfahrung

Um ein so komplexes Krankheitsbild wie CED positiv zu beeinflussen, ist nach meiner Erfahrung eine Kombination verschiedener therapeutischer Maßnahmen notwendig. Zu diesen gehören die Ernährung, die Sanierung der Darmschleimhäute bzw. des Mikrobioms, eine optimale orthomolekulare Mikronährstoffversorgung (v. a. mit Vitamin D, Vitamin A, Vitamin $B_5$, Vitamin $B_{12}$, Folsäure, Zink und Aminosäuren, allen voran Glutamin), die Reduzierung von Stressfaktoren und eine individuelle Behandlung mit homöopathischen, spagyrischen oder anthroposophischen Mitteln, deren Auswahl im Behandlungsverlauf oft angepasst werden muss. Wenn sich extraintestinale Krankheitsmanifestationen in Form von rheumatoiden Symptomen zeigen, sollte man an einen TNF-α-Hemmtest denken, mit dessen Hilfe aus dem großen Angebot von Phytotherapeutika und Nährstoffen das oder die ausgewählt werden können, die individuell am besten wirken. In der subakuten Phase ist es oft sinnvoll, diese Patienten vorsichtig viszeralosteopathisch zu behandeln, damit bestehende Verklebungen so weit wie möglich beseitigt und die Motilität bzw. Mobilität der Organe und Strukturen im Abdomen wiederhergestellt werden.

Achten Sie im Rahmen Ihrer Diagnostik auch auf Quecksilber. Sie finden Indizien für eine Belastung häufig schon bei der Anamnese und Untersuchung (Amalgamfüllungen, häufiger Konsum von Fisch bzw. Meeresfrüchten usw.). Bei Therapieblockaden sollten Sie an Rauchen, Stress, eine bisher nicht entdeckte Nahrungsmittelallergie bzw. -unverträglichkeit und eine virale Belastung, v. a. mit Vertretern der Herpesfamilie, denken. Versuchen Sie bei Rauchern, das Thema gleich zu Beginn anzusprechen. Die Chance, eine CED zu bessern, wenn der Patient raucht, geht nach meiner Erfahrung gegen Null.

## 17.7 Literatur


[825] Abdelhamid L, Luo XN. Retinoic acid, leaky gut, and autoimmune disease. Nutrients 2018; 10 (8): 1016. doi:10.3390/nu10081016

[826] Atzeni F, Defendenti C, Ditto MC et al. Rheumatic manifestations in inflammatory bowel disease. Autoimmun Rev 2014; 13 (1): 20–23

[827] Bakke D, Sun J. Ancient nuclear receptor VDR with new functions: microbiome and inflammation. Inflamm Bow Dis 2018; 24 (6): 1149–1154

[828] Bentz S, Hausmann M, Piberger H et al. Clinical relevance of IgG antibodies against food antigens in Crohn's disease: a double-blind cross-over diet intervention study. Digestion 2018; 81 (4): 252–264

[829] Bischoff S, Escher J, Hébuterne X et al. ESPEN practical guideline: clinical nutrition in inflammatory bowel disease. Clin Nutr 2020; 39 (3): 632–653

[830] Blank S, Aberra F. Vitamin D deficiency is associated with ulcerative colitis disease activity. Digest Dis Sci 2013; 58: 1698–1702

[831] Card T, Logan RFA, Rodrigues LC et al. Antibiotic use and the develeopment of Crohn's disease. Gut 2004; 52 (2): 246–250

[832] de Mendonca Oliveira L, Mouradian Emidio Teizeira F, Notomi Sato M. Impact of retinoic acid on immune cells and inflammatory diseases. doi:10.1155/2018/3067126. eCollection 2018

[833] Donner F. Zwölf Vorlesungen über Homöopathie. Berlin: Haug; 1948

[834] Elias KM, Laurence A, Davidson TS et al. Retinoic acid inhibits Th 17 polarization and enhances FoxP3 expression through a Stat-3/Stat-5 independent signalling pathway. Blood 2008; 111 (3): 1013–1020

[835] Gaschott T, Stein J. Short-chain fatty acids and colon cancer cells: the vitamin D receptor-butyrate connection. Recent Results Cancer Res 2003; 164: 247–257

[836] Gevers D, Kugathasan S, Denson LA et al. The treatment-naive microbiome in new-onset Crohn's Diasease. Cell Host Microbe 2014; 15 (3): 382–392

[837] Gubatan J, Mitsuhashi S, Zenlea T et al. Low serum vitamin D during remission increases risk of clinical relapse in patients with ulcerative colitis. Clin Gastroeneterol Hepatol 2017; 15: 240–246

[838] Halvarson J, Brislwan C, Lamendella R et al. Dynamics of the human gut microbiome in inflammatory bowel disease. doi:10.1038/nmicrobiol.2017.4

[839] Ham M, Longhi MS, Lahiff C et al. Vitamin D levels in adults with Crohn's disease are responsive to disease activity and treatment. Inflamm Bow Dis 2014; 20 (5): 856–860

[840] Haskey N et al. Symbiotic therapy: a promising new adjunctive therapy for ulcerative colitis. Nutr Rev 2006; 64: 132–138

[841] Hildebrand H, Malmborg P, Askling J et al. Early-life exposures associated with antibiotic use and risk of subsequent Crohn's disaese. Sc J Gastroenterol 2008; 43 (8): 961–966

[842] Hochlehnert A. Untersuchung zu antioxidativen Faktoren der Dünndarmschleimhaut bei chronisch-entzündlicher Darmerkrankung unter Berücksichtigung der Glutathion-Synthese [Dissertation]. Heidelberg: Ruprecht-Karls-Universität; 2000

[843] Janczewska I, Bartnik W, Butruk E et al. Metabolism of vitamin A in inflammatory bowel disease. Hepato-Gastroenterol 1991; 38 (5): 391–395

[844] Jorgensen SP, Hvas CL, Agnholt J et al. Active Crohn's disease is associated with low vitamin D 3 levels. J Crohns Col 2013; 7 (10): e407–413

[845] Liu W, Chen Y, Golan MA et al. Intestinal epithelial vitamin D receptor signalling inhibits experimental colitis. J Clin Invest 2013; 123: 3983–3996

[846] Mathur J, Naing S, Mills P et al. A randomized clinical trial of vitamin D 3 (cholecalciferol) in ulcerative colitis patients with hypovitaminosis D 3. doi:10.7717/peerj.3654. eCollection 2017

[847] Nguyen LH, Örtqvist A, Cao Y et al. Antibiotic use and the development of inflammatory bowel disease: a national case-control study in Sweden. Lancet Gastroenterol Hepatol 2020; 5 (11): 986–995

[848] Noschinski DR. Colitis ulcerosa. Paracelsus-Magazin 2015; 1: 10–13

[849] PEKANA – Das homöopathisch-spagyrische Heilmittelprogramm. Rezeptierbuch der Fa. Pekana Naturheilmittel. Kisslegg; 1996

[850] Pittayanon R, Lau JT, Leontiadis GI et al. Difference in gut microbiota in patients with vs without inflammatory bowel diseases: a systematic review. Gastroenterology 2020; 158 (4): 930–946

[851] Raferty T. Martineau AR. Greiller CL. et al. Effects of vitamin D supplementation on intestinal permeability, cathelicidin, and disease markers in Crohn's disease: Results from a randomised double-blind placebo-controlled study. United Eur Gastroenterol 2015; 3 (3): 294–302

[852] Rangan P, Choi I, Wei M et al. Fasting-mimicking diet modulates microbiota and promotes intestinal regeneration to reduce inflammatory bowel disease pathology. Cell Rep 2019; 10 (5): 2704–2719

[853] Ransford RA, Langmann MJ. Sulphasalazine and mesalazine : serious adverse reactions re-evaluated on the basis of suspected adverse reaction reports to the Commitee on Safety of Medicines. Gut 2002; 51 (4): 536–539

[854] Rembacken BJ, Snelling AM, Hawkey PM et al. Non-pathogenic Escherichia coli versus mesalazine for the treatment of ulcerative colitis: a randomised trial. The Lancet 1999; 354 (9179): P635–639

[855] Seidner DL, Lashner BA, Brzezinski A et al. An oral supplement enriched with fish oil, soluble fiber, and antioxidants for corticosteroid sparing in ulcerative colitis: a randomized, controlled trial. Clin. Gastroenterol. Hepatol. 2005; 3(4):358–369

[856] Shahansharh K, Waliullah S, Godfrey V et al. Dietary simple sugars alter microbial ecology in the gut and promote colitis in mice. doi:10.1126/scitranslmed.aay6218. PMID: 33115951

[857] Sharifi A, Hosseinzadeh-Attar MJ, Vahedi H et al. A randomized controlled trial on the effect of vitamin D 3 on inflammation and cathelicidin gene expression in ulcerative colitis. Saudi J Gastroenterol 2016; 22 (4): 316–323

[858] Soares-Mota M, Silva TA, Zaltman C et al. High prevalence of vitamin A deficiency in Crohn's disease patients according to serum retinol levels and the relative dose-response test. World J Gastroenterol. 2015; 21 (215): 1614–1620

[859] Song S, Bai M, Lin Y et al. Intermittent Administration of a Modified Fasting-Mimicking Diet Reduces Intestinal Inflammation and Promotes Repair to Ameliorate Inflammatory Bowel Disease in Mice. doi:org/10.2139/ssrn.3640527

[860] Stallmach A, Carstens O. Role of infections in the manifestation or reactivation of inflammatory bowel disease. Inflamm Bowel Dis 2002; 8 (3): 213–218

[861] Virta L, Auvinen A, Helenius H et al. Association of repeated exposure to Antibiotics with the development of pediatric Crohn's diasease – A nationwide, register-based Finnish case-control study. Am J Epidemiol 2012; 175 (8): 775–784

[862] Walmsley RS, Ayres RCS, Pounder RE et al. A simple clinical colitis activity index. Gut 1998; 43: 29–32

[863] Wang TT, Dabbas B, Laperriere D et al. Direct and indirect induction by 1,25-dihydroxyvitamin D 3 of the NOD2/CARD15-beta defensin 2 innate immune pathway defective in Crohn's disease. J Biol Chem 2009; 285 (4) :2227–2231

[864] www.aerztezeitung.de/Medizin/Foerdern-Antibiotika-eine-chronisch-entzuendliche-Darmerkrankung-262360.html (Stand: 16.11.2019)

[865] www.amboss.com/de/wissen/Morbus_Crohn#-xid = VS 0GA2&anker = Za68ae351b9-fe7d73d82f34bccba3e01b (Stand: 16.11.2019)

[866] www.ema.europa.eu/en/news/ema-confirms-xeljanz-be-used-caution-patients-high-risk-blood-clots (Stand: 9.1.2021)

[867] Xue AJ, Miao SJ, Sun H et al. Intestinal dysbiosis in pediatric Crohn's disease patients with IL 10RA mutations. World J Gastroenterol 2020; 26 (22): 3098–3109

# 18 COPD

## 18.1 Definition und Epidemiologie

Unter einer COPD (Chronic Obstructive Pulmonary Disease) versteht man eine Lungenkrankheit mit einer dauerhaften Verengung der Atemwege, bei der v. a. die Ausatmung erschwert ist (obstruktive Lungenerkrankung). Die COPD entwickelt sich meist aus einer chronischen Bronchitis heraus, die dann im Krankheitsverlauf obstruktiv wird, d. h. es kommt zunehmend zu Verengungen der Atemwege mit Atemnot. Das Endstadium ist ein Lungenemphysem. Die COPD gilt als unheilbar, d. h. die bestehenden Krankheitssymptome und Organschäden sind nicht mehr umkehrbar.

In Industrieländern kommt die COPD häufiger vor, ca. 13 % aller Deutschen > 40. Lebensjahr leiden daran, Männer sind 3-mal häufiger betroffen. Insgesamt schätzt man, dass es in Deutschland knapp 7 Millionen Betroffene gibt.

## 18.2 Pathophysiologie

**Hauptrisikofaktor** ist das **Rauchen**: 80–90 % der Betroffenen sind bzw. waren Raucher oder haben Zigarettenrauch passiv inhaliert. In einer Studie [879] wurden knapp 9000 aktive und ehemalige Raucher im Alter zwischen 45 und 80 Jahren untersucht, die mindestens 10 Jahre lang wenigstens eine Packung Zigaretten pro Tag geraucht hatten. Üblicherweise findet man bei etwa der Hälfte dieser Patienten bei der Spirometrie eine Einschränkung der Lungenfunktion, was Anzeichen einer COPD sein kann, die anderen 50 % der Raucher haben eine normale Lungenfunktion und gelten damit als gesund. In dieser Studie erhielten aber alle Raucher zusätzlich ein Lungen-CT. Dabei ergab sich, dass 42 % der als gesund eingestuften Raucher bereits Veränderungen der Atemwege bis hin zum beginnenden Lungenemphysem aufwiesen. Selbst bei einer unauffälligen Spirometrie ist es also nicht unwahrscheinlich, dass ein als gesund geltender Raucher bereits an einer COPD mit unumkehrbaren Schädigungen im Bronchial- bzw. Lungengewebe leidet.

Daneben gehört die Belastung mit **Feinstaub** ebenfalls zu den Risikofaktoren einer COPD, außerdem sind Patienten mit einem **genetisch** bedingten **Mangel an $\alpha_1$-Antitrypsin** prädestiniert dafür, eine COPD zu entwickeln. Bei ihnen produziert die Leber aufgrund eines Defekts im SERPINA1-Gen dieses Akute-Phase-Protein nicht mehr in ausreichendem Maß.

$\alpha_1$-Antitrypsin hemmt die Aktivität verschiedener körpereigener Enzyme, u. a. der Elastasen, deren Aufgabe der Abbau von Elastin ist, einem elastisch dehnbaren Strukturprotein, das im Lungengewebe für die dort notwendige Elastizität u. a. der Alveolen verantwortlich ist. Alte Fasern müssen vom Körper abgebaut und gegen neue ersetzt werden. An dieser Aufgabe sind die zu den Proteasen gehörenden Elastasen beteiligt. Normalerweise existiert eine Balance zwischen Abbau und Aufbau von Lungengewebe. Bei einem Mangel an $\alpha_1$-Antitrypsin werden die Elastasen nicht mehr gehemmt, sodass es im Lauf der Zeit zu einer zunehmenden Zersetzung des in den Lungenalveolen befindlichen Elastins kommt. Dies führt zur Zerstörung der Alveolen und schließlich zu einem Lungenemphysem. Ein genetischer Mangel an $\alpha_1$-Antitrypsin zählt bei Europäern zu den häufigsten Erbkrankheiten und wird trotzdem im Klinikalltag häufig übersehen [889].

Virale **Lungeninfektionen** in der Kindheit scheinen das spätere Risiko, an einer COPD zu erkranken, ebenfalls zu verstärken, außerdem wird diskutiert, ob der regelmäßige Genuss von Lebensmitteln, die Nitritpökelsalz enthalten (z. B. geräucherter Schinken), das COPD-Risiko erhöht. Dies könnte an der Bildung von nitrosativem Stress liegen, der im Lungengewebe zu strukturellen Schädigungen führen kann, die histologisch derjenigen eines Emphysems ähneln.

Der **Krankheitsprozess** einer COPD verläuft schleichend über viele Jahre. Durch Zigarettenrauch oder Feinstaub kommt es zu einem zunehmenden **Untergang des Flimmerepithels** in den Bronchien. Dies führt einerseits dazu, dass der in den Bronchien befindliche **Schleim** nicht mehr automatisch und kontinuierlich abtransportiert wird, was z. B. zum morgendlichen „Raucherhusten" führt. Andererseits werden dadurch aber auch kleinere Partikel aus der Atemluft bzw. dem Zigarettenrauch, die ihren Weg in die Atemwege gefunden haben, nicht mehr in vollem Umfang abtransportiert. Diese aktivieren die Immunabwehr und es kommt dadurch zu lokalen **Entzündungsprozessen**, die wieder zu einer vermehrten Schleimproduktion führen, der aber mangels Flimmerepithels immer schlechter abtransportiert werden kann. Es beginnt ein Circulus vitiosus aus Entzündung, Bildung von freien Radikalen bzw. Nitrostress, Zelluntergang mit Umwandlung von funktionsfähigem Lungengewebe in funktionsunfähiges Bindegewebe (Narben) und zunehmendem Verlust der Lungenfunktion.

Im Verlauf der Erkrankung kommt es dann zu einem **Lungenemphysem** und einem **Cor pulmonale** mit zunehmender Vergrößerung der rechten Herzkammer aufgrund der pulmonalen Hypertonie. Das Cor pulmonale führt zu einer **Rechtsherzinsuffizienz**. Die Crux beim Cor pulmonale, gerade wenn es im Zusammenhang mit einer COPD auftritt, ist, dass beide Erkrankungen ähnliche Symptome aufweisen und die kardiologische Komponente dabei leicht übersehen werden kann. Zusätzlich ist ein Cor pulmonale im EKG oft nicht zu erkennen bzw. erst in späten Stadien. Auch im Röntgen-Thorax zeigt es sich erst in späten Stadien. Allerdings können bei einer Ultraschalluntersuchung des Herzens die typische Verdickung der rechten Herzwand und die Vergrößerung der rechten Herzkammer gesehen werden.

Die Gründe, warum die COPD der Gruppe der **Autoimmunerkrankungen** zugerechnet werden kann, mehren sich [881]. An den Entzündungsprozessen im Atmungstrakt sind vorwiegend **zytotoxische T-Lymphozyten** beteiligt und je mehr davon vorhanden sind, desto deutlicher leidet der Patient an obstruktiven Symptomen bzw. einem Emphysem. Außerdem finden sich in den Lungen von COPD-Patienten vermehrt **TH17-Helferzellen, Autoantikörper gegen Lungenepithel** und in den Lymphfollikeln vermehrt **oligoklonale** Populationen von **B-Lymphozyten**, die offenbar als Reaktion auf Lungenantigene entstehen. Eine Studie [874] untersuchte das Genom von über 18000 Menschen, von denen 1805 an COPD leiden. Dabei konnte nachgewiesen werden, dass bei COPD-Patienten signifikant häufig ein **Genpolymorphismus**, ein sog. SNP, vorliegt, der als rs2074488 bezeichnet wird. Dieser SNP ist ebenfalls mit verschiedenen Autoimmunerkrankungen wie Diabetes Typ 1 und rheumatoider Arthritis assoziiert.

Obwohl die COPD bisher von der Schulmedizin nicht offiziell als Autoimmunerkrankung anerkannt ist, habe ich das Krankheitsbild aus verschiedenen Gründen in dieses Buch aufgenommen. Der Pathomechanismus ist mit großer Wahrscheinlichkeit die Sensibilisierung des adaptiven Immunsystems gegen Feinstaubpartikel bzw. Partikel im Tabakrauch in den Alveolen, bei der es zu einer Kreuzreaktion mit dem körpereigenen Elastin kommt. Dabei spielen wohl – so wie bei anderen Autoimmunerkrankungen auch – eine oder mehrere genetische Determinanten eine Rolle. Man findet in den betroffenen Geweben sowohl TH17-Zellen als auch zytotoxische T-Zellen, und je mehr dieser Zellen sich im Gewebe befinden, desto schlechter ist die Atmung der Patienten. Zusätzlich lassen sich im Lymphgewebe oligoklonale B-Zellen nachweisen, die sich offensichtlich gegen körpereigene Strukturen sensibilisiert haben, denn anders lassen sich die Autoantikörper gegen Lungengewebe nicht erklären. Es liegen also verschiedene Indizien vor, die eine autoimmune Komponente nahelegen. Da bisher keine Behandlung in dieser Richtung stattfindet, fehlt meines Erachtens ein ganz wichtiger Behandlungsarm, und zwar einer, der die Krankheitsprogredienz hemmt. Diese Patienten benötigen nach meiner Erfahrung Therapiemaßnahmen, die sich bremsend auf autoimmune Prozesse auswirken. COPD-Patienten profitieren häufig von naturheilkundlichen Maßnahmen, sei es, dass diese eher symptomatisch ausgelegt sind, sei es von grundlegenden immunmodulierenden Therapien.

## 18.3 Klinik

Die Kardinalsymptome der COPD werden auch als **AHA-Symptomatik** bezeichnet: **Auswurf, Husten und Atemnot**. Zu Beginn der Erkrankung tritt gelegentlich Husten auf, der im Lauf der Zeit aber immer häufiger wird. Es kommt zunehmend zu Sekretauswurf und Kurzatmigkeit. Außerdem klagen die Patienten über rezidivierende Infekte im Lungen- und Bronchialbereich, z. B. akute Bronchitiden oder auch Pneumonien. Diese wiederkehrenden Entzündungen führen zu einer Krankheitsprogredienz – ein Circulus vitiosus entsteht. Als weitere Folge können sich ein Lungenemphysem oder ein Cor pulmonale entwickeln, die mit deutlicher Belastungsdyspnoe einhergehen.

> **! Vorsicht**
>
> Bei chronischem Husten, speziell ohne Dyspnoe, muss immer auch an ein Bronchialkarzinom gedacht werden. Verweisen Sie solche Patienten daher stets an einen Lungenfacharzt.
>
> Ist neben einer Belastungsdyspnoe das NTproBNP (S. 447) erhöht, sollte der Patient zeitnah einen Kardiologen aufsuchen.

Patienten mit COPD leiden häufig an folgenden **Begleiterkrankungen**:

- Osteoporose, Muskelschwund
- Diabetes mellitus
- psychische Erkrankungen wie Depressionen oder einem Angstsyndrom (fast 80 % aller Betroffenen)
- Hypertonie, KHK
- metabolisches Syndrom

Muskelschwund und Osteoporose erklären sich u. a. aus dem Bewegungsmangel, und dass in der Vorgeschichte häufig geraucht wurde. Zusätzlich spielt Kortison als Medikation eine Rolle, zumindest bei denjenigen COPD-Patienten, die schon lange erkrankt sind (in der Vergangenheit wurde orales Kortison häufiger bei COPD verordnet, mittlerweile ist das nicht mehr üblich). Möglicherweise hat auch der erhöhte Kohlendioxidgehalt des Bluts bei fortgeschrittener COPD einen Einfluss auf die Knochendichte.

Die psychischen Symptome sind einerseits sicher Folge der Tatsache, dass der Patient an einer Erkrankung leidet, die als unheilbar gilt, ohne Hoffnung auf eine Besserung der Situation, mit keiner besonders guten Prognose und zunehmenden Einschränkungen im Alltag. Andererseits führen chronische Entzündungsprozesse dazu, dass im ZNS das Enzym Indolamin-2,3-Dioxigenase (S. 44) freigesetzt wird, dass u. a. einen Einfluss auf den Serotoninhaushalt hat und dadurch an der Entstehung von depressiven Verstimmungen beteiligt sein kann.

Warum Patienten mit COPD häufiger am metabolischem Syndrom oder einem Diabetes mellitus erkranken, ist ungeklärt; sicher spielt hier auch der Bewegungsmangel eine Rolle. Die KHK resultiert möglicherweise aus dem Bewegungsmangel, dem Mangel an Sauerstoff und dem metabolischen Syndrom.

Die wichtigsten Differenzialdiagnosen der COPD sind – je nach Krankheitsstadium:

- angeborener $\alpha_1$-Antitrypsinmangel (selten)
- chronische Bronchitis
- Asthma bronchiale
- Lungenfibrose
- Lungenemphysem
- Sarkoidose mit Lungenbeteiligung
- Silikose
- Tuberkulose
- Bronchialkarzinom
- Herzinsuffizienz (Dyspnoe und Husten bei Linksherzinsuffizienz)

**Vorsicht**

Eines der Probleme bei COPD ist die Differenzialdiagnostik, außerdem sind die Übergänge zwischen chronischer Bronchitis, chronisch-obstruktiver Bronchitis und COPD mehr oder weniger fließend. Für die korrekte Diagnosestellung gehören diese Patienten in die Hand eines Lungenfacharztes.

**Red Flags**

- Patient > 40. Jahre, männlich (es kann aber auch Frauen betreffen)
- Anamnese: Raucher, Passivraucher, Belastung mit Feinstaub (wohnt oder arbeitet z. B. an einer vielbefahrenen Straße, Berufsanamnese)
- langsamer Krankheitsbeginn mit zunehmender Atemnot
- Krankheitssymptome treten immer häufiger und intensiver auf
- keine Besserung der Krankheitssymptome

# 18.4 Diagnostik

## 18.4.1 Schulmedizinische Diagnostik

### Untersuchung

Neben der körperlichen Untersuchung und der **Auskultation** wird das **Lungenvolumen** mittels **Spirometrie** bestimmt, um den Grad der Lungenschädigung einschätzen zu können. Um die Diagnose und die Behandlung zu verbessern, wird die COPD nach GOLD (Global Initiative for Chronic Obstructive Lung Disease) in 4 Stadien eingeteilt. Dazu wird mittels Spirometrie die Luftmenge bestimmt, die ein Patient zu Beginn der Ausatmung mit maximaler Kraft ausatmen kann. Sie wird auch als forcierte **Einsekundenkapazität ($FEV_1$)** bezeichnet und mit einem Normwert (= Sollwert) für Gesunde verglichen.

**Einteilung der COPD nach GOLD**:

- Grad I (Anfangsstadium): $FEV_1 \geq 80\,\%$ des Sollwerts
- Grad II (mittelschwere COPD): $FEV_1$ 50–79 % des Sollwerts
- Grad III (schwere COPD): $FEV_1$ 49–30 % des Sollwerts
- Grad IV (Endstadium): $FEV_1 \leq 30\,\%$ des Sollwerts

Zusätzlich wird die COPD nach GOLD in die Buchstaben **A–D** unterteilt. Diese richten sich nach der Stärke der Symptome, z. B. dem Schweregrad der Atemnot, und nach der Häufigkeit sowie dem Schweregrad (Krankenhausaufenthalt = KH) von akuten Verschlechterungen (Exazerbationen):

- A = leichte Atemnot, keine oder maximal eine Exazerbation, kein KH
- B = schwere Atemnot, keine oder maximal 1 Exazerbation, kein KH
- C = leichte Atemnot, mindestens 2 Exazerbationen, mindestens 1 × KH
- D = schwere Atemnot, mindestens 2 Exazerbationen, mindestens 1 × KH

## Labor

### Blutgasanalyse

Die Effektivität der Lungenfunktion kann über die Blutgasanalyse (BGA) erfolgen. Dabei wird das Patientenblut in einem Blutgasanalysegerät auf die folgenden Parameter untersucht:

- Blut-pH arteriell (Norm: 7,37–7,45)
- Blut-pH venös (Norm: 7,26–7,46)
- Kohlendioxid-Partialdruck ($pCO_2$) im arteriellen Blut (Norm: 35–46 mmHg)
- Sauerstoff-Partialdruck ($pO_2$) im arteriellen Blut (Norm: 75–105 mmHg)
- Konzentration an Bikarbonat im Blut (Norm: 21–26 mmol/l)
- Sauerstoffsättigung (Norm: > 96 %)

Zusätzlich wird der Basenüberschuss (Base Excess, BE) untersucht, mit dem bestimmt werden kann, wie viele Pufferbasen im Blut vorliegen (Norm: -2 bis + 3 mmol/l).

Im Rahmen einer COPD kommt es einerseits zu einem Sauerstoffmangel, andererseits zu einem Überschuss des nicht mehr ausreichend abgeatmeten Kohlendioxids. Schreitet der Krankheitsprozess fort, kann es dazu kommen, dass durch den erhöhten Kohlendioxidgehalt des Bluts Kohlensäure ausgefällt wird und das Blut übersäuert, was als Hyperkapnie mit Azidose bezeichnet wird. Dieser Zustand geht mit Symptomen wie Atemnot und Unruhe, später dann zunehmender Schläfrigkeit, Verwirrtheit, Tachykardie, Kopfschmerzen und Zyanose einher. Die Patienten befinden sich in akuter Lebensgefahr und müssen umgehend intensivmedizinisch betreut werden.

### CRP und BSG

Die **Entzündungsparameter** CRP und BSG geben Auskunft darüber, ob die aktuelle Symptomatik ggf. von einer Entzündung mitverursacht wird bzw. wie stark diese ist. Bei akuten Entzündungsprozessen sollte bei COPD-Patienten immer die Indikation von Antibiotika abgeklärt und der Patient ggf. zum Haus- oder Facharzt überwiesen werden.

### Blutbild

Man findet bei Patienten mit COPD aufgrund des Sauerstoffmangels nicht selten eine Erhöhung der Erythrozyten, was als **sekundäre Polyglobulie** bezeichnet wird. Dabei handelt es sich um eine physiologische Reaktion des Körpers: Er erhöht die Menge an roten Blutkörperchen, um möglichst jedes Molekül Sauerstoff, das sich in den Lungen befindet, über die Bindung an Erythrozyten dem Körper zur Verfügung zu stellen.

### Serumelektrophorese

In der Serum-Elektrophorese ist $\alpha_1$-Globulin stark erniedrigt, wenn ein genetisch bedingter **Mangel an $\alpha_1$-Antitrypsin** vorliegt. Zur Diagnosesicherung ist eine Gentypisierung notwendig. Auch im Stuhl ist $\alpha_1$-Antitrypsin stark vermindert oder gar fehlend.

> **! Vorsicht**
>
> Bei Verdacht auf einen genetisch bedingten Mangel an $\alpha_1$-Antitrypsin sollten Sie den Patienten immer an einen Facharzt verweisen, da nur dieser alle notwendigen Untersuchungen durchführen darf (z. B. Gentypisierung).

### NTproBNP

Bei COPD wird das Herz zunehmend belastet, was zu einem Cor pulmonale und **Herzinsuffizienz** führen kann. Patienten mit COPD haben ein 4,5-fach höheres Risiko für eine Herzinsuffizienz als Patienten ohne. Da eine Belastungsdyspnoe als Kardinalsymptom sowohl für eine COPD als auch für eine Herzinsuffizienz typisch ist, wird Letztere bei COPD-Patienten nicht immer rechtzeitig erkannt. Nach meiner Erfahrung kann es sogar sein, dass ein EKG in frühen Stadien einer Herzinsuffizienz kein pathologisches Ergebnis zeigt. Diese Patienten laufen Gefahr, nicht rechtzeitig genug einer kardiologischen Behandlung zugeführt zu werden, was im Extremfall lebensgefährlich sein kann, sich aber in jedem Fall negativ auf die weitere Krankheitsprognose auswirkt. Der Laborparameter NTproBNP schließt hier eine Lücke. Nach meiner langjährigen Beobachtung von Patienten mit COPD bzw. Herzinsuffizienz zeigt

NTproBNP zuverlässig frühe Stadien einer Herzinsuffizienz an und verschafft einen wertvollen Zeitvorsprung, in dem bereits eine Therapie eingeleitet werden kann. Die Kombination COPD und erhöhtes NTproBNP ist immer ungünstig, zumindest wenn keine adäquate Therapie erfolgt. Deswegen sollten bei COPD-Patienten, speziell wenn diese über eine Belastungsdyspnoe klagen, NTproBNP überprüft werden. Nach meiner Erfahrung ist NTproBNP sowohl zur **Überprüfung der Verdachtsdiagnose** als auch zum **Monitoring des Verlaufs** sehr gut geeignet. Auch wenn die European Society of Cardiology (ESC) diesen Parameter nur als Teil einer Erstdiagnostik bei Herzinsuffizienz empfiehlt, da für die korrekte kardiologische Einschätzung des Verlaufs einer Herzinsuffizienz weitaus mehr als nur ein Laborparameter erforderlich ist, hilft NTproBNP in der täglichen Praxis, die eingeleiteten Behandlungsmaßnahmen bzw. den Zustand des Herzmuskels im Verlauf grob einschätzen zu können.

#### NTproBNP

NTproBNP (N-terminal Fragments of BNP) gehört zur Gruppe der BNP (b-Type Natriuretic Peptide). Das sind Eiweiße, die an der Elektrolyt- und Wasser-Homöostase sowie der Blutdruckregulation beteiligt sind.

BNP befindet sich im Körper fast ausschließlich im Herzmuskelanteil der Herzkammern und wird vom Myokard ausgeschüttet, wenn durch einen Volumenzuwachs ein Dehnungsreiz entsteht. Dabei wird zunächst proBNP ausgeschüttet, das in aktives BNP umgewandelt und dann weiter in ein N-terminales Fragment gespalten wird. Dieses wird als NTproBNP bezeichnet und ist sehr zuverlässig im Serum bzw. Plasma nachweisbar.

### Bildgebende Verfahren

**Thorax-Röntgen** und ein **CT** des Thorax können, je nach Krankheitsstadium, typische morphologische Veränderungen des Brustkorbs bzw. des Atemapparats zeigen.

## 18.4.2 Naturheilkundliche Diagnostik

### Nitrosativer Stress

Da nitrosativer Stress im Lungengewebe zu ähnlichen strukturellen Veränderungen wie ein Lungenemphysem führen kann, sollten Sie diesen überprüfen (z. B. Nitrotyrosin im EDTA-Blut) und bei positivem Befund kurmäßig Injektionsserien mit Methylcobalamin 5-mg- bzw. 5MTHF-Ampullen behandeln. Als orale Medikation können Sie z. B. Nitrostress® Formula I Kapseln (2 × tgl. 1 Kps.) bzw. Nitrostress® Formula 2 Kapseln (1 × tgl. 1 Kps.) einsetzen. Ziel sollte sein, die Belastung mit nitrosativem Stress so weit wie möglich auf ein Minimum zu beschränken und so den Endpunkt der Erkrankung (Lungenemphysem) möglichst weit nach hinten zu verschieben. Denken Sie daran, den Erfolg der von Ihnen gewählten Behandlungsmethode durch eine entsprechende Laboruntersuchung zu überprüfen.

### Chronische Infektionen

Neben biomechanischen Einschränkungen sind chronisch-bakterielle Infektionen bei COPD eine echte Crux. Speziell Chlamydia pneumoniae und Mykoplasmen sind intrazelluläre Erreger, die durch die Persistenz des von ihnen verursachten Infekts dafür sorgen können, dass die Lunge im Lauf der Zeit immer weiter geschädigt wird. Kommt es immer wieder zu Infekten und zeigt sich beständig Schleim, der auf einen bakteriellen Infekt schließen lässt (gelb-grün), sollten Sie zunächst einfache **desinfizierende Maßnahmen** durchführen, z. B. mit einer Kombination von isopathischen Mitteln und Phytotherapeutika:

- Notakehl® D 5 Tropfen (morgens nüchtern 8 Tr. unverdünnt perlingual)
- Quentakehl® D 5 Tropfen (vor dem Schlafengehen 8 Tr. unverdünnt perlingual)
- Gelomyrtol® forte Kapseln (vor dem Essen und vor dem Schlafengehen, also 4 × tgl., je 1 Kps. mit Flüssigkeit). Der enthaltene Myrtenextrakt mit Wirkstoffen wie Cineol wirkt im Atmungstrakt desinfizierend und sekretolytisch.

Führt das zu keinem Erfolg, sollten Sie eine **Antikörperdiagnostik** durchführen lassen, um nach einem chronisch-bakteriellen Infekt zu suchen. Geeignet dafür sind **Screening-Untersuchungen**, bei denen aus einer Blutprobe Antikörper gegen die verschiedensten viralen und bakteriellen Erreger untersucht werden, die typischerweise an Infektionen der Atemwege beteiligt sein können. Bei positivem Befund, z. B. mit Chlamydien, sollte eine Behandlung mit zellgängigen Antibiotika durch einen Facharzt erfolgen. Die Überprüfung einer erfolgreichen Antibiose kann ca. 4–6 Wochen nach Ende der Behandlung durch einen Chlamydia-pneumoniae-T-Cellspot durchgeführt werden. In manchen Fällen sprechen die Erreger nicht auf die Antibiose an; dann sollte an eine (adjuvante) naturheilkundliche Behandlung gedacht werden. Dazu gibt es verschiedene Möglichkeiten, wie z. B. Isopathie (S. 197) oder Nosodentherapie (S. 167).

Eine besondere Diagnostikmethode ist das **Aromatogramm**. Dabei wird infektiöser Bronchialschleim des Patienten in das Labor gesendet, die darin befindlichen Keime werden identifiziert, angezüchtet und danach wird getestet, ob die Lungenkeime sensibel auf bestimmte ätherische Öle reagieren. Ist das der Fall, dann werden im Befundbericht ätherische Öle bzw. eine Ölmischung empfohlen, die patientenindividuell die Keimbelastung reduzieren können. Diese kommen dann z. B. in Form von Kapseln zum Einsatz. Der Vorteil einer Behandlung mit ätherischen Ölen ist, neben dem niedrigen Nebenwirkungsprofil, dass ätherische Öle Zellmembranen durchdringen und somit auch gegen intrazelluläre Erreger wirken können [882].

## MALT und Infektvermeidung

Da bei Patienten mit COPD Infektionen der oberen Atemwege möglichst verhindert werden sollten, ist es von Vorteil, die Abwehrfähigkeit des MALT auf einem guten Niveau zu halten. Die von außen z. B. durch eine Tröpfcheninfektion auf die Schleimhäute auftreffenden Erreger sollten möglichst direkt vor Ort von den körpereigenen antibiotisch wirkenden Defensinen und dem sekretorischen IgA abgetötet werden. Zusätzlich können Sie die Atemluft des Patienten desinfizieren, z. B. mittels einer Erhaltungsdosis von GeloMyrtol® forte Kapseln (2 × tgl. 1 Kps. vor dem Essen).

Um den Zustand des MALT zu ermitteln, bietet sich die Untersuchung des **sIgA im Stuhl** an. Ist dieses zu niedrig, bedeutet dies eine zu geringe Aktivität des MALT und ein mehr oder weniger offenes Einfallstor an den Schleimhäuten für Erreger aller Art. Zusätzlich zeigt ein niedriges sIgA nach meiner Erfahrung speziell bei Patienten mit Asthma bronchiale oder COPD an, dass die Schleimhäute hyperreagibel sind. Hyperreagible Schleimhäute im Bronchialbereich führen u. a. zu vermehrtem Hustenreiz. Sie können die Funktion des MALT durch verschiedene Maßnahmen stärken, z. B.

- Symbioflor® 1 Tropfen (3 × tgl. 30 Tr. mit etwas Wasser vor dem Essen): die darin enthaltenen Enterokokken können das sIgA verbessern
- Nutriglucan® Tabletten (1 × tgl. 3 Tbl. zu einer Mahlzeit mit Flüssigkeit): Hauptwirkstoff sind β-Glukane, eine Gruppe von Polysacchariden, die sich verbessernd auf das sIgA auswirken können.

Generell ist die Produktion von sIgA von der **Zinkversorgung** des Patienten abhängig, außerdem spielt **Vitamin A** eine wichtige Rolle für die Schleimhautimmunität. Das Nahrungsergänzungsmittel Nutriglucan® enthält bereits Zink, es ist aber trotzdem sinnvoll, die Zinkversorgung durch Kontrolle von Zink im Vollblut zu überprüfen, denn manche Patienten mit COPD haben einen immensen Bedarf an diesem für das Immunsystem wichtigen Spurenelement. Vitamin A setze ich bei dieser Indikation meist in einer Tagesdosis von 5000–10000 IE ein.

## Mikronährstoffe und oxidativer Stress

Neben Vitamin D, Vitamin A und Zink spielt **Vitamin C** als eines der wichtigsten Vitamine für den Erhalt der Immunabwehr, z. B. in Form von Ascorbylpalmitat (z. B. Ascorbyl-Palmitat Vegicaps® Kapseln, 2–4 × tgl. 1 Kps.) eine wichtige Rolle. Der Vorteil von Ascorbylpalmitat bei COPD ist, dass es sowohl wasser- als auch fettlöslich ist und so die bei COPD stark betroffenen Zellmembranen besser vor oxidativem Stress schützen kann.

Statt des Vitamin-C-Spiegels im Blut sollten bei COPD-Patienten lieber die **Lipidperoxide** bzw. die **antioxidative Kapazität** im Labor untersucht werden. Sie zeigen den Grad der Schädigung von oxidativem Stress sowohl im wässrigen (z. B. Interzellularraum) als auch im fettigen Milieu (z. B. Zellmembran). Bei zu niedriger antioxidativer Kapazität sollten Sie v. a. hydrophil wirkenden Substanzen wie Vitamin C oder das Bioflavonoid Quercetin (z. B. Quercetin Kapseln, 2 × tgl. 2 Kps. zwischen den Mahlzeiten) einsetzen, bei erhöhter Lipidperoxidation die lipophilen Antioxidanzien, v. a. Vitamin E (am besten in Form von gemischten Tocopherolen, z. B. Vitamin E 1000 IU mixed tocopherols Kapseln, 1 × tgl. 1 Kps. zum Essen). Gemischte Tocopherole setzen sich aus den verschiedenen biochemischen Formen von Vitamin-E-Tocopherolen zusammen, also α-, β-, γ- und δ-Tocopherol, und wirken insgesamt deutlich hemmender auf die Lipidperoxidation als das üblicherweise verwendete α-Tocopherol [877].

Ein weiterer wichtiger Mikronährstoff bei COPD ist **Magnesium**. Niedrige Magnesiumspiegel korrelieren bei COPD mit einer geringeren Lungenfunktion und Reizungen in den Atemwegen. Es gibt die verschiedensten Magnesiumverbindungen auf dem Markt; geeignet ist immer diejenige, die vom Patienten hinsichtlich der Nebenwirkung Durchfall am besten vertragen wird. In jedem Fall sollte die Einnahme vor dem Essen erfolgen, da dies am sichersten einen möglichen Durchfall verhütet. Meistens genügt Magnesiumcitrat, das sehr gut bioverfügbar ist, in einer Tagesdosis von 300–600 mg, je nach Verträglichkeit und Filtrationsfähigkeit der Nieren (z. B. Magnesiumcitrat Kapseln, 3–4 × tgl. 1 Kps. vor dem Essen bzw. Schlafengehen).

# 18.5 Therapie

## 18.5.1 Schulmedizinische Therapie

In der Schulmedizin wird die COPD symptomatisch meist mit Inhalationspräparaten behandelt, v. a. Bronchodilatoren und inhalativen Glukokortikoiden, außerdem kommen Schleimlöser wie ACC zur Anwendung. Nur bei einer Exazerbation werden Glukokortikoide kurzfristig auch als Oralpräparat oder als Infusion eingesetzt. Generell werden Patienten mit COPD Impfungen empfohlen, v. a. gegen Pneumokokken und eine jährliche Grippeimpfung.

### Inhalative Bronchodilatoren

Bronchodilatoren verringern die Muskelspannung in den Bronchien. Dadurch werden diese erweitert, was die Atmung erleichtert. Lang wirksame Bronchodilatoren werden mit kurz wirksamen kombiniert. Dabei unterscheidet man zwei verschiedene Wirkstoffgruppen:

#### $\beta_2$-Sympathomimetika

$\beta_2$-Sympathomimetika wirken auf Gewebe, in denen eine hohe Dichte an $\beta_2$-Adrenorezeptoren vorliegt, z. B. Bronchien, Herz, Gefäße, Uterus. In den Bronchien führen sie zu einer Entspannung, was bei Patienten mit COPD die Atmung erleichtert. Im Grunde imitieren sie eine sympathische Stresssituation (Flight or Fight) mit vergrößertem Atemvolumen und schnellerem Herzschlag. Man unterscheidet kurz wirksame, wie Salbutamol, von langfristig wirksamen, z. B. Clenbuterol.

Da $\beta_2$-Sympathomimetika den Augeninnendruck erhöhen und den Herzschlag beschleunigen, sind sie bei Tachyarrhythmien, KHK, Kardiomyopathien, Glaukom, Hyperthyreose, Phäochromozytom, Leber- und Niereninsuffizienz kontraindiziert. Nebenwirkungen sind u. a. Unruhe, Tremor, Muskelkrämpfe, Herzrhythmusstörungen und Kopfschmerzen.

#### Anticholinergika

Anticholinergika wie das Atropinderivat Ipratropiumbromid verringern die Wirkung des Parasympathikus in den Bronchien und führen so zu einer Bronchienerweiterung.

Mögliche Nebenwirkungen sind Mundtrockenheit, Tachykardie, Miktions- und Akkommodationsstörungen.

### Theophyllin

Theophyllin ist ein Alkaloid, das in der Natur in Kombination mit anderen Alkaloiden wie Coffein oder Theobromin, z. B. in Tee, Maté oder Guarana, enthalten ist. Theophyllin führt zu einer Bronchodilatation, hemmt unspezifisch die Phosphodiesterase und erhöht den Zilienschlag des Flimmerepithels. In den 1970er-Jahren wurden Theophyllinpräparate mit verzögerter Wirkung entwickelt, die damals für die Dauerbehandlung von Patienten mit Asthma bronchiale genutzt wurden.

Hauptproblem von Theophyllin ist die geringe therapeutische Breite. Bei Überdosierung kommt es u. a. zu Herzrhythmusstörungen, Tachykardie, Tremor, Übelkeit und Erbrechen. Seit Entwicklung der $\beta_2$-Sympathomimetika und der inhalativen Glukokortikoide wird Theophyllin bei COPD daher nur noch bei schweren Formen und in Ausnahmefällen angewendet.

Mögliche Nebenwirkungen sind u. a. Elektrolytstörungen, allergische Reaktionen und zentralnervöse Störungen (z. B. Unruhe, Gliederzittern, Krampfanfälle).

### Inhalative Glukokortikoide

Inhalative Glukokortikoide wie Budesonid werden nur minimal resorbiert und wirken hauptsächlich lokal antientzündlich. Obwohl sie in der Leber rasch verstoffwechselt werden, haben sie verschiedene lokale Nebenwirkungen, wie Rachenreizungen, Heiserkeit, Schluckbeschwerden, Husten und Mundsoor, aber auch systemische, z. B. Depressionen, Aggressivität, Reizbarkeit, Angst, Psychosen und Ruhelosigkeit.

### Roflumilast

Bei schwerkranken Patienten mit COPD existieren zusätzliche Behandlungsoptionen: Roflumilast und eine Langzeitantibiose mit Makrolidantibiotika, z. B. Erythromycin, um ständige Exazerbationen durch bakterielle Infekte zu behandeln.

Roflumilast gehört zur Gruppe der Phosphodiesterase-4-Hemmer (PDE-4-Hemmer). Das Enzym Phosphodiesterase-4 (PDE-4) baut verschiedene Zellbotenstoffe, sog. Second Messenger, wie intrazelluläres zyklisches AMP (cAMP) ab, v. a. in Lunge, Gehirn, Leber und Niere. Wird es gehemmt, führt das in diesen Organen zu einem Anstieg u. a. an cAMP. Dadurch werden die Bronchien erweitert. Ferner hemmen PDE-4-Hemmer verschiedene proinflammatorische Botenstoffe und verlangsamen den bindegewebigen Umbau in der Lunge.

Da sich die PDE-4 nicht nur in den Lungen befindet, haben PDE-4-Hemmer auch in anderen Organen eine Wirkung, in denen dieses Enzym ebenfalls eine Rolle spielt. Rofumilast hat zahlreiche mögliche Nebenwirkungen, die von gastrointestinalen Beschwerden, über muskuläre Symptome (Schwäche, Schmerzen, Krämpfe) und Müdigkeit bis zu verringertem Geschmackssinn und Atemwegsinfektionen reichen. Nach der Markteinführung wurde in seltenen Fällen von Suizidabsichten bzw. durchgeführtem Suizid unter Roflumilast berichtet, außerdem über Depressionen und Angstattacken.

### Nicht medikamentöse Therapie

Physiotherapie, Ergotherapie, Atemgymnastik, Reha-Kuren und gerätegestütztes Atemtraining sind die wichtigsten nicht medikamentösen Maßnahmen bei COPD.

## 18.5.2 Naturheilkundliche Therapie

### Naturheilkundliche Sichtweise

#### Biomechanik

Patienten, die an chronischen Atemwegserkrankungen wie COPD leiden, entwickeln im Krankheitsverlauf zunehmend eine Insuffizienz der Atem- bzw. Atemhilfsmuskulatur, die sich in einer veränderten bzw. abgeflachten Atmung und einem zum Teil deutlichen Hartspann verschiedener Muskeln, z. B. der Rückenstrecker und des M. levator scapulae, zeigen. Aber auch die Mechanik des Thorax (BWS, Zwerchfell, kostovertebrale und kostosternale Gelenkverbindungen) büßt im

Lauf der Erkrankung zunehmend ihre Funktionalität ein. Neben Atemtherapie bzw. -gymnastik bietet die Osteopathie eine sehr gut geeignete Behandlungsmöglichkeit bei COPD, um strukturelle und funktionelle Veränderungen zu erfassen und zu behandeln.

#### Ernährung

Unabhängig von Laborbefunden, z. B. einer IgG-Reaktion gegen Nahrungsmittel, sollte der Patient aus grundsätzlichen Überlegungen heraus keine Milch bzw. Milchprodukte wie Käse, Joghurt und Quark zu sich nehmen. Dies führt aus Sicht der traditionellen Naturheilkunde zu einer Verschleimung des Atemtrakts und der Lymphe. Die Alternative sind Pflanzenmilch und Produkte aus dieser, z. B. Kokos-Joghurt.

#### Vitamin D

Ein Mangel an Vitamin D korreliert bei COPD-Patienten mit einem Genpolymorphismus im VDBP-Gen. Die beiden SNP-Varianten werden als rs7041 und rs4588 bezeichnet, wobei rs7401 die bedeutendere von beiden ist. Zusätzlich existiert eine Korrelation zwischen einem Vitamin-D-Mangel und dem Schwergrad einer COPD. Vitamin D setzt bei COPD an vielen unterschiedlichen Stellen an:

- Verbesserung der Produktion von antimikrobiellen Peptiden wie Cathelecidin und dadurch ein geringeres Risiko für bakterielle Infekte
- Immunmodulation durch Herabregulation der TH17-Immunantwort und vermehrte Produktion antiinflammatorischer Zytokine wie IL-4
- Verbesserung der Knochendichte bei Osteopenie bzw. Osteoporose, einer Komorbidität bei COPD
- günstige Wirkung auf die Prognose einer KHK, einer Komorbidität bei COPD
- Verbesserung von Muskelschwäche und depressivem Syndrom, sofern diese mit einem Vitamin-D-Mangel assoziiert sind

### Wechselwirkungen Schulmedizin – Naturheilkunde

Bei einer Langzeitantibiose mit Makrolidantibiotika kommt es auch zur Beeinflussung des Mikrobioms bzw. einer Wirkverminderung von Probiotika. Wenn Maßnahmen eingeleitet wurden, um das Mikrobiom zu restituieren, werden diese daher von einer Langzeitantibiose konterkariert.

## 18.5.3 Spezifischer Therapievorschlag

### Injektionstherapie

Man kann bei Patienten mit COPD als unterstützende Maßnahme bzw. im Verbund mit weiteren Therapien, wie z. B. Osteopathie, segmental im Bereich des Brustbeins intrakutan injizieren (2 ×/Woche). Gut geeignete Präparate dafür sind:

- Broncho-Injektopas® SL Ampullen: Es wirkt spasmolytisch, sekretolytisch und stabilisiert das Bindegewebe. Es ist im Grunde ein Allroundmittel für Bronchitiden, Asthma und obstruktive Bronchialerkrankungen wie COPD.
- Infi-Drosera® Injektion: Es ist ähnlich zusammengesetzt wie Broncho-Injektopas® SL, hat aber eine deutlichere Betonung der akuten Entzündung (Belladonna, Bryonia), außerdem nutzt es andere Homöopathika für die Sekretolyse (Tartarus emeticus) und die Behandlung einer möglichen asthmoiden Begleitkomponente (Grindelia robusta).

### Vitamin D

Bei COPD ist der Einsatz von Vitamin D nach meiner Erfahrung sehr sinnvoll und ergänzt bereits eingeleitete Therapien. Wenn neben der COPD auch eine Osteoporose besteht, sollte keine Hochdosisbehandlung mit Vitamin D durchgeführt, aber stattdessen eine Tagesdosis gefunden werden, mit welcher der Patient einen optimalen Serumspiegel von Calcidiol von 100–150 nmol/l erreicht. Kontrollieren Sie immer zusätzlich die Kalzium- und Phosphatausscheidung im 24-Stunden-Urin (die Phosphatausscheidung im Urin kann bei einer optimalen Tagesdosis von Vitamin $D_3$ etwas vermindert sein), damit Sie eine individuell passende Vitamin-$D_3$-Dosis bei exzellenter Verträglichkeit finden.

## Osteopathie

Osteopathische Behandlungen haben sich in meiner Praxis bei Patienten mit obstruktiven Lungenerkrankungen seit vielen Jahren sehr bewährt. Sowohl durch die Erkrankung selbst als auch durch Kompensationsversuche des Körpers kann es im Lauf der Zeit zu zahlreichen funktionellen Störungen und Einschränkungen im Bereich der Atemhilfsmuskulatur bzw. an den bei der Atmung beteiligen knöchernen Strukturen des Thorax kommen. Zum Beispiel schränkt eine Fixation der 1. Rippe mit einer daraus resultierenden Einschränkung ihrer Mobilität die Vergrößerung des Lungenraums beim Einatmen ein, was für COPD-Patienten eine zusätzliche Belastung bedeutet.

Dazu kommt noch die für COPD typische fortschreitende Immobilität, d. h., diese Patienten sitzen häufiger, was weitere negative Effekte mit sich bringt, u. a. eine Verkürzung des M. iliopsoas. Neben den offensichtlich direkt an der Atembewegung beteiligten Muskeln (Zwerchfell) und den Gelenken (z. B. kostosternale Gelenkverbindungen) gibt es zahlreiche weitere Strukturen, die ebenfalls eine wichtige Rolle spielen und deren Behandlung u. U. den entscheidenden Unterschied macht, ob der Patient für eine gewisse Zeit wieder besser atmen kann. Stellvertretend seien der M. iliopsoas erwähnt, der durch fasziale Ketten mit dem Zwerchfell verbunden ist, und die Leber mit ihrer Verbindung zum Zwerchfell über das Lig. coronarium. Ein verkürzter M. iliopsoas oder eine Leber, die in ihrer Motilität eingeschränkt ist, können bei Patienten mit obstruktiven Atemwegserkrankungen, abhängig vom Schweregrad, die Atemmechanik mehr oder weniger spürbar einschränken.

Parietale, viszerale und kraniosakrale Techniken lassen sich gut mit weiteren therapeutischen Maßnahmen, wie dem blutigen Schröpfen oder der segmentgezielten Infiltration am Sternum, sehr gut kombinieren. Nutzen Sie jeden Synergismus, um Ihren COPD-Patienten das Leben so weit wie möglich zu erleichtern. Osteopathische Techniken, die ich in meiner Praxis bei COPD einsetze, sind:

- Mobilisation der kostosternalen Gelenkverbindungen (**Abb. 18.1**)
- Mobilisation des Zwerchfells (**Abb. 18.2**)
- Mobilisation der Leber mit Recoil-Technik (**Abb. 18.3**)
- Behandlung M. levator scapulae (**Abb. 18.4**)
- Mobilisation der Scapula (**Abb. 18.5**)
- Behandlung der oberen Thoraxapertur (**Abb. 18.6**)

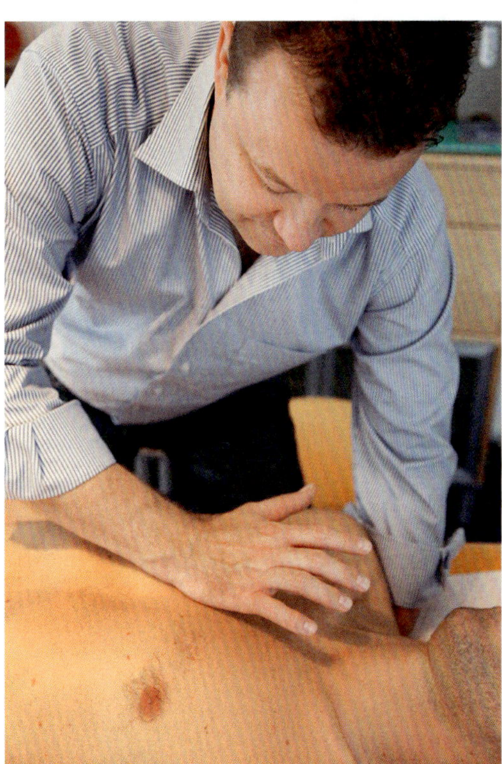

**Abb. 18.1** Mobilisation der kostosternalen Gelenkverbindungen. (Quelle: Stefan Rebscher, Sulzbach)

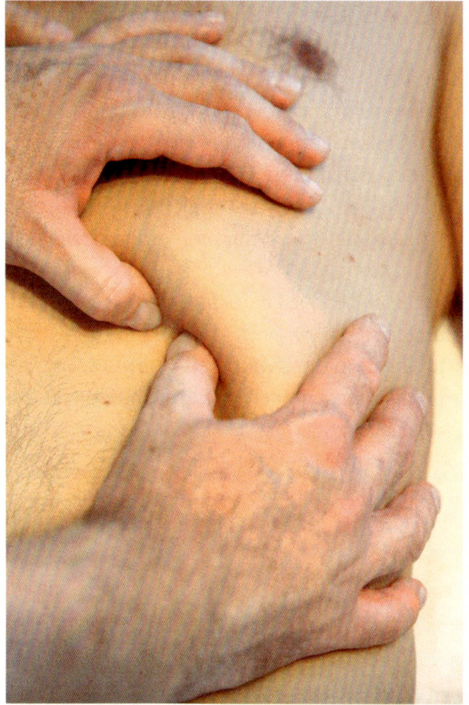

**Abb. 18.2** Mobilisation des Zwerchfells. (Quelle: Stefan Rebscher, Sulzbach)

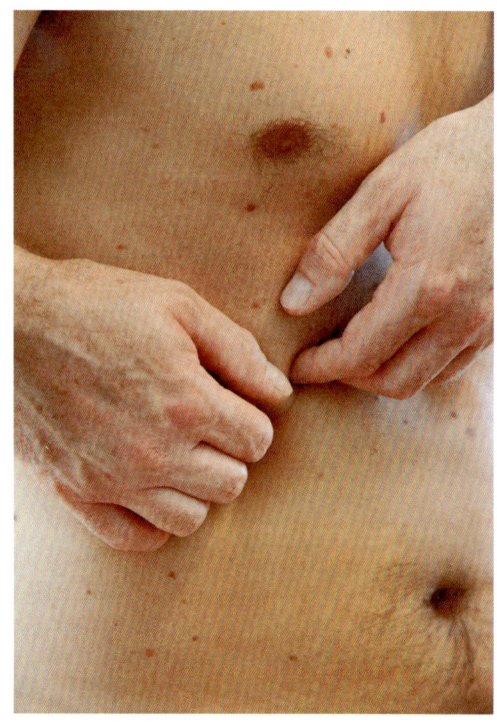

**Abb. 18.3** Mobilisation der Leber mit Recoil-Technik. (Quelle: Stefan Rebscher, Sulzbach)

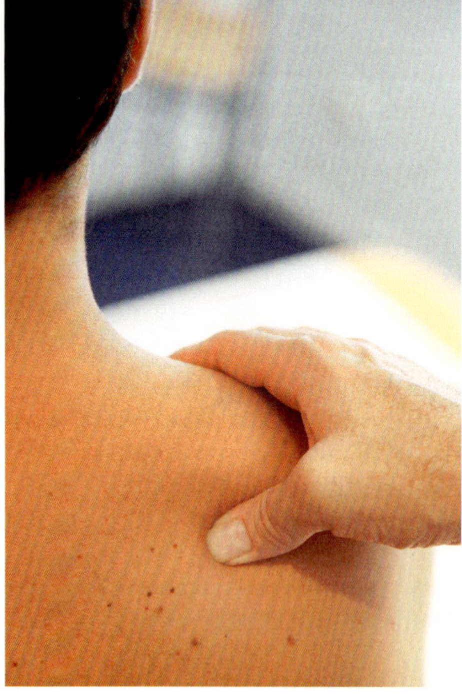

**Abb. 18.4** Behandlung M. levator scapulae. (Quelle: Stefan Rebscher, Sulzbach)

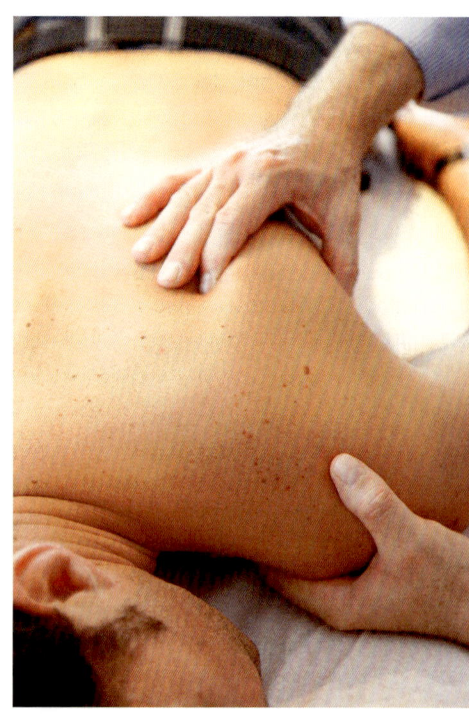

**Abb. 18.5** Mobilisation der Skapula. (Quelle: Stefan Rebscher, Sulzbach)

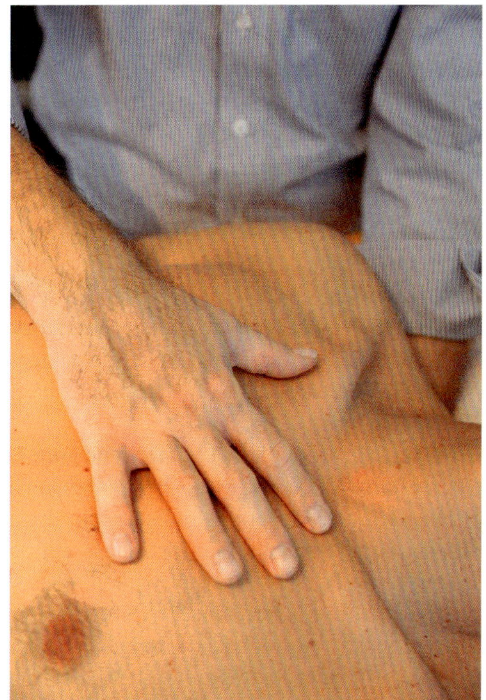

**Abb. 18.6** Behandlung der oberen Thoraxapertur. (Quelle: Stefan Rebscher, Sulzbach)

## Homöopathie

Es gibt eine ganze Reihe von homöopathischen Mitteln, die man bei obstruktiven Atemwegserkrankungen einsetzen kann. Die Mittelwahl erfolgt nach verschiedenen Kriterien. Meiner Erfahrung nach hat es sich gut bewährt, sich nach der Konsistenz, Farbe, Geruch usw. des Auswurfs zu orientieren und ggf. noch weitere mittelspezifische Symptome hinzuzuziehen. Manche Patienten reagieren gut auf Einzelmittel, allerdings muss ich zugeben, dass es wegen der nicht selten wechselhaften Symptomatik bzw. der überlappenden Symptome oft sicherer ist, Komplexmittel oder Spagyrika einzusetzen.

Geeignete Mittel sind:

- Antimonium sulfuratum aurantiacum (= Stibium sulfuratum aurantiacum) C 200 Globuli (5 Globuli auf ½ Glas stilles Wasser, tagsüber mehrmals 1 TL, nach Besserung seltenere Gaben): Die Schleimbildung steht im Vordergrund, der Schleim löst sich nicht und ist zäh, beim Auskultieren typische Rasselgeräusche, häufig besteht auch eine Bronchiektasie.
- Kalzium phosphoricum D 6 Tabletten (3–6 × tgl. 2 Tbl.): Auswurf wie Eiklar (rohes, ungeschlagenes Eiweiß), oft ist der Patient erschöpft.
- Arsenicum album C 6 Globuli (3–6 × tgl. 5 Globuli): Auswurf wie geschlagenes Eiweiß, also schleimig-klar mit kleinen Blasen, der Patient ist oft unruhig.
- Tartarus emeticus C 6 Globuli (3–6 × tgl. 5 Globuli): Reichlich Schleim in den Bronchien, der nicht herauskommt, beim Auskultieren kann man gut die Rasselgeräusche hören. In warmen Räumen fühlt sich der Patient schlechter.
- Dulcamara C 6 Globuli (3–6 × tgl. 5 Globuli): Die COPD verschlimmert sich im Herbst, wenn die feucht-kalten Witterungslagen dominieren, speziell dann, wenn schöne, warme und sonnige Herbsttage in feucht-kühlen Nächten enden. Oft besteht ein trockener Schnupfen. Der Schleim ist locker, reichlich und eher grün.
- Acidum benzoicum Dilution D 2 (3–4 × tgl. 5 Tr.): Bei COPD in Verbindung mit harnsaurer Diathese, Gicht oder Rheuma sollte man daran denken, dass der Körper die Schleimhäute eventuell als Ausweichweg für die Ausscheidung verwendet und es so zu einer mehr oder weniger ständigen Reizung in diesem Bereich kommt. Neben einer Erhöhung der täglichen Trinkmenge, einer Veränderung der Ernährungsgewohnheiten (die nicht immer die Ursache für die erhöhten Harnsäurewerte sein müssen) und dem Einsatz von Vollmers Grüner Hafertee® im Wechsel mit Brennnesseltee.

## Komplexmittelhomöopathie bzw. Spagyrik

Spagyrika bieten ein breites Wirkspektrum bei Lungen- und Bronchialerkrankungen und können auch als adjuvante Therapie bei COPD gut eingesetzt werden. Geeignet sind z. B.

- BROPERT® spag. Peka Saft (4–6 × tgl. 25 Tr.) bei COPD mit Infekt. Zeigt in seinen Mittelbildern bronchospasmolytische und sekretolytische Wirkung und passt sowohl zu beginnenden als auch bereits weiter fortgeschrittenen Infekten der Atemwege. Außerdem enthält es Phosphorus, ein wichtiges Polychrest bei allen Arten von Entzündungen der Atemwege und Bryonia bei trockenen Infektionen der Schleimhäute.

- APULO® spag. Peka Mischung (4–6 × tgl. 25 Tr.): Wirkt stärker schleimlösend und kann in Kombination mit BROPERT® eingesetzt werden, bis sich der Schleim gelöst hat. Dann mit einem der beiden Mittel weiterbehandeln.

### Sanierung der Darmflora

Die Sanierung der Darmflora (S. 289) kann aus verschiedenen Gründen sinnvoll sein. Einerseits kann sich die Zusammensetzung des intestinalen Mikrobioms positiv auf den Verlauf einer Autoimmunerkrankung auswirken, andererseits unterscheidet sich das Mikrobiom der Lunge von COPD-Patienten signifikant von dem Gesunder und es verändert sich in seiner Zusammensetzung, abhängig von der Entzündungssituation in der Lunge, sehr rasch [885].

### Humoralpathologie

Bei COPD-Patienten, deren Lebenskraft nicht zu schwach ist und die im Bereich des Akupunkturpunkts Bl 12 (Tor des Windes) eine schröpfwürdige Stelle haben, ist es sinnvoll, diesen blutig zu schröpfen. Die Patienten berichten danach oft über eine Erleichterung beim Atmen, die auch über eine gewisse Zeit anhält.

Der Akupunkturpunkt Bl 12 befindet sich im Bereich des hinteren Teils des M. trapezius in Höhe von Th 2, cal 1,5 CUN seitlich des Dornfortsatzes. Eine Stelle, die für das blutige Schröpfen geeignet ist, zeigt sich im Sinne eines Fülle-Zeichens: Rötung, Dichtigkeit und evtl. eine leichte Schwellung an diesem Punkt zeigen an, dass er blutig geschröpft werden kann. Kontraindikation ist v. a. die Einnahme von stark wirkenden Gerinnungshemmern, z. B. Marcumar®.

## 18.6 Meine Erfahrung

Die COPD gehört zu den Erkrankungen, bei denen Patienten durch die Anwendung von Naturheilverfahren in sehr vielen Fällen ganz erheblich profitieren können. Das betrifft sowohl die Lebensqualität als auch den weiteren Krankheitsverlauf, die Häufigkeit von Atemwegsinfektionen, die Prognose und das Risikomanagement. Allerdings muss man wissen, dass selbst die beste naturheilkundliche Behandlung weder zerstörtes Lungengewebe zurückbringen noch ein Lungenemphysem wieder in den Normalzustand zurückversetzen kann.

In meiner Praxis sehe ich häufig sehr gute Ergebnisse durch osteopathische Behandlungen in Kombination mit Humoraltherapie bzw. Infiltrationsbehandlungen. Nicht, dass sich diese auf den autoimmunen Prozess selbst auswirken, aber sie verbessern die biomechanische Situation des Atemapparats, was je nach Krankheitsstadium eine ganz erhebliche symptomatische Besserung und damit eine signifikant höhere Lebensqualität bedeutet.

Ein weiterer wichtiger Punkt bei diesen Patienten ist die Kontrolle der Herzfunktion durch den Laborparameter NTproBNP, die Sie regelmäßig durchführen sollten, spätestens aber bei Symptomen einer Belastungsdyspnoe. Denken Sie daran, bei einer Herzinsuffizienz einen Facharzt hinzuzuziehen.

Die Behandlung eines akuten Entzündungsschubs in den Bronchien oder Lungen gehört in fachärztliche Hände, allerdings können Naturheilverfahren dafür sorgen, dass es viel seltener zu solchen Exazerbationen kommt und die antibiotische Therapie sinnvoll begleitet wird, damit die akute Krankheitsphase möglichst schnell und vollständig abklingt. Dadurch kann funktionelles Lungengewebe länger erhalten bleiben, was für die Krankheitsprognose von großem Wert ist.

Ein weiterer wichtiger prognostischer Faktor ist die Vermeidung von Infekten im Lungen- bzw. Bronchialbereich. Dafür sollte auf ein stabiles MALT geachtet werden, außerdem eine Desinfektion des Atemtrakts, z. B. mit Gelomyrtol® forte Kapseln.

Zusätzlich bietet die Naturheilkunde eine ganze Reihe an Maßnahmen an, mit denen der Patient und sein Atemapparat stabilisiert werden können, z. B. regelmäßige Injektionen mit 5 mg Methylcobalamin bzw. 500 µg 5MTHF bei Belastung mit nitrosativem Stress, symptomanaloge homöopathische bzw. spagyrische Einzel- oder Komplexmittel, die patientenindividuell und v. a. aktuell an den Krankheitsverlauf angepasst werden können oder Behandlungsmaßnahmen für die autoimmune Komponente der COPD, z. B. orthomolekulare Mikronährstoffe, Vitamin D, die Behandlung des intestinalen Mikrobioms oder Ernährung. Diese eher langfristig angelegten Therapien ergänzen die symptomanalogen um eine immunmodulierende Komponente und runden so eine erfolgversprechende naturheilkundlich-adjuvante Strategie ab.

Zum Schluss noch ein wichtiger Hinweis: Das Rauchen muss in jedem Fall aufgegeben werden, damit der Patient eine Chance hat, gut und v. a. lange mit seiner Erkrankung zu leben.

## 18.7 Literatur


[868] Christ M, Mueller C. Bestimmung natriuretischer Peptide bei Atemnot. Dtsch Arztebl 2008; 105 (6): 95–100

[869] Cosio MG, Saetta M, Agusti A. Immunologic aspects of chronic pulmonary disease. N Engl J Med 2009; 360: 2445–2454

[870] Dao Q, Krishnaswami P, Kazanegra R et al. Utility of B-type natriuretic peptide in the diagnosis of congestive heart failure in an urgent-care setting. J Am Coll Cardiol 2001; 37: 379–385

[871] Hong SC, Lee S-H. Role of Th 17 cell and autoimmunity in chronic obstructive pulmonary disease. Immune Netw 2010; 10 (4): 109–114

[872] https://goldcopd.org/gold-reports/ (Stand: 16.1.2021)

[873] Janssens W, Bouillon R, Claes B et al. Vitamin D deficiency is highly prevalent in COPD and correlates with variants in the vitamin D-binding gene. Thorax 2010 ;85 (3): 215–220

[874] Ji X, Niu X, Qian J et al. A phenomen-wide association study uncovers a role for autoimmunity in the development of chronic obstructive pulmonary disease. Am J Respir Cell Mol Bio 2018; 58 (6): 777–779

[875] Knauber-Idler G. Lunge in Not. DHZ 2019; 7: 18–23

[876] Kokturk N, Baha A, Oh YM et al. Vitamin D deficiency: What does it mean for chronic obstructive pulmonary diasease (COPD)? A comprehensive review for pulmonologists. Clin Respir J 2018; 12 (2): 382–397

[877] Liu M, Wallin R, Wallmon A et al. Mixed tocopherols have a stronger inhibitory effect on lipid peroxidation than α-tocopherol alone. J Cardiovasc Pharmacol 2002; 39 (5): 714–721

[878] Nielsen LS, Svanegaard J, Klitgaard NA et al. N-terminal pro-brain natriuretic peptide for discriminating between cardiac and non-cardiac dyspnoea. Eur Heart J 2004; 6: 63–70

[879] Regan EA, Lynch DA, Curran-Everett D et al. Clinical and radiologic disease in smokers with normal spirometry. JAMA Intern Med 2015; 175 (9): 1539–1549

[880] Schmitt J. Atemheillkunst. 8. Aufl. Bern: Humata; 1986

[881] Stefanska AM, Walsh PT. Chronic obstructive pulmonary disease: evidence for an autoimmune component. Cell Mol Immunol 2009; 6: 81–86

[882] Teixeira B, Marques A, Ramos C et al. Chemical composition and antibacterial and antioxidant properties of commercial essential oils. Industr. Crops Products 2013; 43: 587–595

[883] Tosiek MJ, Gruber AD, Bader SR et al. $CD4^{+}CD25^{+}Foxp3^{+}$ regulatory T-cells are dispensable for controlling CD8 + T-cell mediated lung inflammation. J Immunol 2011; 186 (11): 6106–6118

[884] Varraso R, Jiang R, Barr RG et al. Prospective study of cured meats consumption and risk of chronic obstructive pulmonary disease in men. Am J Epidemiol 2007; 166 (12): 1438–1445

[885] Wang Z, Liu H, Wang F et al. A refined view of airway microbiome in chronic obstructive pulmonary disease at species and strain-levels. Front Microbiol 2020; 11: 1758. doi:10.3389/fcmib.2020.01758

[886] Wey S. Mit Mikronährstoffen zu Atem kommen. DHZ 2019; 7: 26–318

[887] www.copd-aktuell.de/ (Stand: 16.1.2021)

[888] www.copd-deutschland.de/ (Stand: 16.1.2021)

[889] www.lungenaerzte-im-netz.de/krankheiten/alpha-1-antitrypsin-mangel/was-ist-alpha-1-antitrypsin-mangel/ Stand: (Stand: 16.1.2021)

[890] www.lungeninformationsdienst.de/krankheiten/copd/index.html Stand: (Stand: 16.1.2021)

[891] www.qualitaetskliniken.de/erkrankungen/copd/ Stand: (Stand: 16.1.2021)

[892] www.sciencedaily.com/releases/2018/08/180816143046.htm Stand: (Stand: 16.1.2021)

# 19 Fibromyalgie-Syndrom

## 19.1 Definition und Epidemiologie

Beim Fibromyalgie-Syndrom (FMS) handelt es sich um ein generalisiertes Schmerzsyndrom, das v. a. die Sehnen und Muskeln betrifft. Hinzu kommen Schlaf-, Konzentrationsprobleme, Müdigkeit und Erschöpfung. Die Fibromyalgie kann als Begleitsymptom von Erkrankungen auftreten, z. B. Hepatitis C oder Rheuma. Man spricht in diesem Fall von einer sekundären Fibromyalgie. Eine primäre Fibromyalgie hingegen tritt ohne erkennbare Primärerkrankung auf.

Die Morbidität liegt bei 1–3 % der Bevölkerung, statistisch sind zu 90 % Frauen im mittleren Lebensalter betroffen.

## 19.2 Pathophysiologie

Über die Pathophysiologie der Fibromyalgie ist derzeit nur **wenig bekannt**. Diskutiert werden u. a. eine genetische Komponente, weil hauptsächlich Frauen betroffen sind und darüber hinaus eine familiäre Häufung zu beobachten ist [943], aber auch psychosomatische Komponenten wie eine gesteigerte Vulnerabilität [909], ein Zusammenhang mit einer speziellen Form von Polyneuropathie, die als Small-Fiber-Neuropathie bezeichnet wird [914] oder einer AIT vom Hashimoto-Typ [931]. Auch Impfungen werden als Auslöser diskutiert, speziell gegen Hepatitis B [894] und HPV [915]. Man findet bei Patienten mit Fibromyalgie in manchen Fällen erhöhte TH1-Zytokine wie IL-1, IL-6 und IL-8 bzw. erhöhte Level an Chemokinen [923], was interessant ist, weil auch eine neuroinflammatorische Komponente diskutiert wird [919] [925]. In der Vorgeschichte findet man bei manchen Patienten Virusinfektionen, Tumorerkrankungen, Behandlung mit Chemo- und/oder Radiotherapie, Operationen oder Unfälle. Auslösend können auch stressorische Ereignisse und psychische bzw. somatische Traumata sein (z. B. Autounfall).

Zusätzlich sieht man eine gesteigerte Häufung des FMS bei Patienten, die an Autoimmunerkrankungen wie einer Hashimoto-Thyreoiditis oder Rheuma leiden [908] [921]. Eine Studie [922] geht sogar davon aus, dass man bei einem Patienten mit FMS im Vergleich zu einem Gesunden mit einer 4-fach erhöhten Wahrscheinlichkeit Autoantikörper gegen die Schilddrüse findet, v. a. TPO.

Ebenfalls diskutiert wird eine **gestörte Schmerzverarbeitung** im ZNS. Ein Serotoninmangel im ZNS oder eine verstärkte Synthese von Substanz P, einem Schmerzbotenstoff, werden vermutet [895] [924]. In einer Studie [934] wurde untersucht, ob es hinsichtlich der Struktur der C-Fasern Unterschiede zwischen Patienten mit FMS und Patienten mit Depressionen ohne zusätzliche Schmerzsymptomatik gibt. Bei den C-Fasern handelt es sich um Nervenfasern ohne Myelinschicht, weshalb sie eine im Vergleich zu anderen Nervenfasern langsamere Leitgeschwindigkeit haben. Sie gehören zum somatosensiblen Teil des Nervensystems, ihre freien Enden sind die Nozirezeptoren (Schmerzrezeptoren). Daher ist eine ihrer Hauptaufgaben die Weiterleitung von Schmerzreizen. Die Forscher fanden heraus, dass bei einigen der Patienten aus der FMS-Gruppe die Anzahl dieser C-Fasern deutlich reduziert waren. Diese Art der Schädigung findet man bei verschiedenen Neuropathien, z. B. der Small-Fiber-Polyneuropathie. Diese Ergebnisse wurden in einer Studie [918] bestätigt. Allerdings weisen durchaus nicht alle Patienten mit FMS solche Veränderungen der C-Fasern auf; es handelt sich um weniger als die Hälfte der Untersuchten. Man kann also davon ausgehen, dass die Schädigung der C-Fasern bei Patienten mit FMS nur einen Teil des Pathomechanismus darstellt und auch nur bei einem Teil der Patienten besteht.

## 19.3 Klinik

Das zentrale Symptom des FMS sind **tiefe Muskelschmerzen**, die in mehreren Körperregionen auftreten Die Schmerzen werden oft ähnlich wie Muskelkater oder grippeartige Gliederschmerzen beschrieben und gehen typischerweise mit verschiedenen Begleitsymptomen einher. Neben Muskelschmerzen bestehen bei knapp 90 % der Patienten auch chronische Arthralgien [939]. Stress und Wetterwechsel führen oft zur Symptomverstärkung. **Zusätzlich** klagen die Betroffenen über folgende Beschwerden:

- Kopfschmerzen bzw. Migräne (60 %)
- Reizdarm-Symptome mit Bauschmerzen, Durchfall oder Verstopfung
- Gesichtsschmerzen
- Ein- und Durchschlafstörungen (90 %)
- Müdigkeit, Erschöpfung und Leistungsknick (80 %)
- Restless-Legs-Syndrom
- Depressionen (75 %) und Angststörungen
- Reizüberempfindlichkeit

Zu den **Differenzialdiagnosen** zählen:

- Polymyalgia rheumatica bzw. rheumatoide Arthritis: im Schub Entzündungsparameter wie BSG, CRP, Leukozyten ↑
- Myalgien, z. B. Morbus Duchenne: Kreatinkinase CK-NAC ↑
- Borreliose: im Schub Entzündungswerte wie CRP, BSG ↑, außerdem positive Borrelienserologie
- systemische Neoplasien: die diagnostische Abgrenzung ist nicht immer leicht; oft Entzündungsmarker ↑, speziell Ferritin oder BSG, aber nicht immer
- Hyperkalzämie: Kalzium im Serum ↑, oft auch Kalziumausscheidung im 24-Stunden-Urin ↑
- Hypothyreose: TSH ↑, evtl. $fT_4$ und/oder $fT_3$ ↓, bei autoimmuner Genese auch Schilddrüsenautoantikörper ↑ (TPO, TAK, TRAK)
- Vitamin-D-Mangel: Calcidiol im Serum ↓
- somatisierte Depression: Abgrenzung am besten durch entsprechend ausgebildete Fachkräfte, z. B. Psychiater, Psychologen, Neurologen
- Nebenwirkung bestimmter Pharmaka, z. B. Statine, Chloroquin: manchmal, aber nicht immer, Kreatin-Kinase (CK-NAC) ↑
- Mastzellaktivierungssyndrom (MCAS): Eine häufige Erkrankung, bei der es zu einer vermehrten und unkontrollierten Degranulation der Mastzellen kommt. Neben Gelenk- und Muskelschmerzen klagen die Patienten meist auch über Hautausschläge, Magen-Darm-Beschwerden (Übelkeit, Durchfall), interstitielle Zystitis, Asthma und Osteoporose. Die Diagnosestellung ist nicht einfach, da die Erkrankung schubweise verläuft. Histamin im Plasma bzw. im Urin können erhöht sein, ebenso wie die Tryptase.

**Red Flags**

- chronisches Krankheitsbild über mindestens 3 Monate
- Schmerzen im gesamten Körper im Bereich von Muskeln, Sehnen und Sehnenansätzen
- Zusätzlich Schlafstörungen, Müdigkeit, Erschöpfung und/oder depressive Verstimmung
- Basislabor unauffällig

# 19.4 Diagnostik

## 19.4.1 Schulmedizinische Diagnostik

### Untersuchung

Lange Zeit galten bestimmte schmerzhafte Druckpunkte (Tenderpoints) als typisch für eine Fibromyalgie. Waren mindestens 11 von den 18 Tenderpoints (**Abb. 19.1**) bei der Untersuchung auffällig druckdolent, galt die Diagnose Fibromyalgie als gesichert. Die Tenderpoints sind aber keine hinreichenden diagnostischen Kriterien mehr, sondern es muss ein Symptomkomplex vorliegen, um die Diagnose „FMS" stellen zu können.

### Labor

Das FMS zeichnet sich durch eine auffällige Befundlosigkeit aus, auch was die Laborwerte betrifft.

### Bildgebende Verfahren

Mit bildgebenden Verfahren lässt sich ein FMS nicht diagnostizieren. Diese können aber u. U. als Abgrenzung z. B. bei rheumatoider Arthritis eingesetzt werden, bei der es im Lauf der Zeit zu typischen morphologischen Veränderungen der Knochen und Gelenke kommt, die man bei Fibromyalgie nicht nachweisen kann, z. B. Verdickungen an den Grundgelenken.

## 19.4.2 Naturheilkundliche Diagnostik

### Störungen im Serotoninhaushalt

Bei **niedrigen Serotoninspiegeln** im ZNS kommt es u. a. zu einer gesteigerten Schmerzwahrnehmung, zu Schlafstörungen und depressiven Verstimmungen bzw. Depressionen. Studien [900] [928] [929] haben gezeigt, dass man bei Patienten mit Fibromyalgie niedrige Spiegel von Serotonin, Tryptophan und Somatomedin C (IGF1) findet. Tryptophan, eine essenzielle Aminosäure, ist die einzige Ausgangssubstanz für die Serotoninsynthese (**Abb. 19.2**). Über verschiedene Schritte werden daraus Serotonin bzw. Melatonin synthetisiert, das essenziell für den Schlaf ist. Das würde auch erklären, warum bei manchen Patienten Schlafstörungen auftreten. Durch den Serotoninmangel würde man auch erklären können, warum einige Patienten durch regelmäßige sportliche Betätigung über eine Verbesserung ihrer Beschwerden berichten, speziell bei moderatem Ausdauersport [935]. Dieser verbessert die Verfügbarkeit der Aminosäure Tryptophan im ZNS, die einzige Ausgangssubstanz für die Serotoninproduktion.

Serotonin wird sowohl im Dünndarm von enterochromaffinen Zellen als auch im ZNS synthetisiert, allerdings ist enteral gebildetes Serotonin nicht in der Lage, die Blut-Hirn-Schranke zu überwinden. In der Praxis hat sich die Bestimmung der wichtigsten **Metaboliten des Serotoninhaus-**

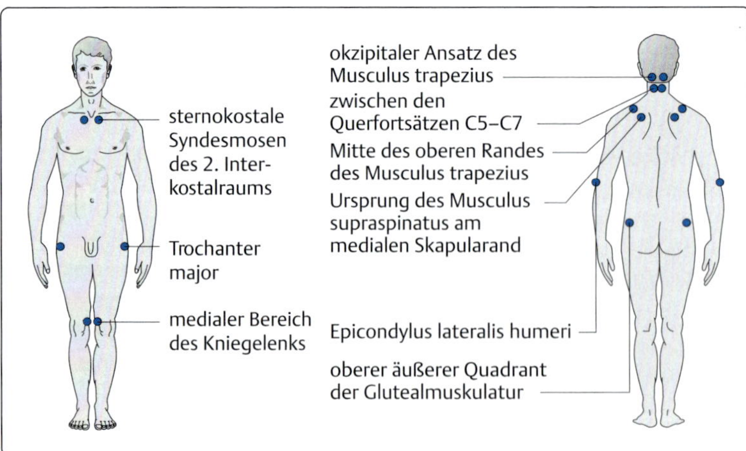


**Abb. 19.1** Tenderpoints bei Fibromyalgie. Mindestens 11 müssen auffällig druckdolent sein. (Quelle: Hahn JM. Checkliste Innere Medizin. 6. Auflage. Stuttgart: Georg Thieme; 2010)

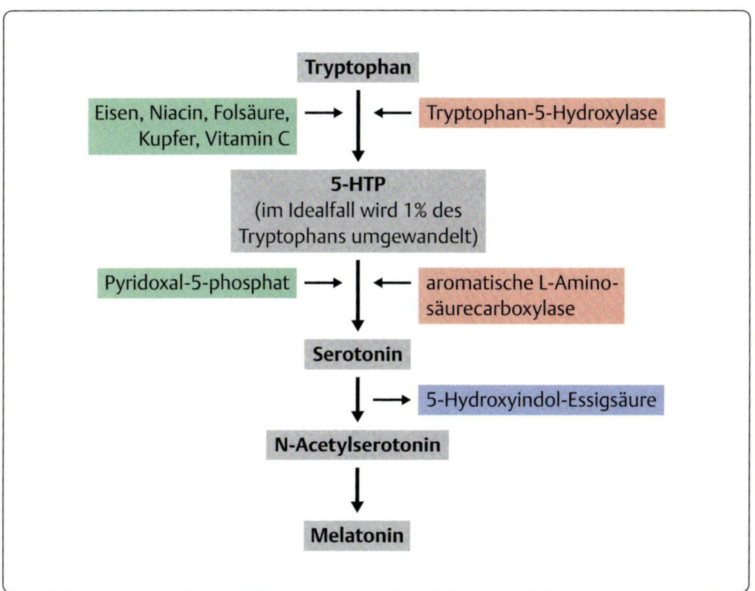


**Abb. 19.2** Tryptophanstoffwechsel.

**halts im Urin** durch einen Organix® Neuro Test bewährt. Dabei werden u. a. Serotonin, 5-Hydroxyindol-Essigsäure, Vanillinmandelsäure, Homovanillinmandelsäure, Xanthurensäure, L-Kynurenin, Kynureninsäure und das Verhältnis L-Kynurenin/Tryptophan bzw. Kynureninsäure/L-Kynurenin bestimmt. Dadurch lassen sich diagnose- und therapierelevante Rückschlüsse auf den Serotoninhaushalt ziehen.

Bei autoimmunen Reaktionen gegen Serotonin kommt es zur Bildung von **Serotonin-Autoantikörpern**, die dann im Serum nachweisbar sind. Hauptsymptome sind – neben der Schmerzsymptomatik – Depressionen und Schlafstörungen. Der Zusammenhang ist bis heute zwar wenig erforscht, trotzdem sollten Sie bei der Kombination aus fibromyalgischen Beschwerden und Depressionen bzw. Schlafstörungen an einen Serotoninmangel denken, der auch durch eine autoimmune Reaktion gegen diesen Neurotransmitter verursacht werden kann. Die Diagnostik erfolgt über die Bestimmung der Antikörper gegen Serotonin im Serum.

Eine weitere mögliche Ursache für einen Serotoninmangel ist eine diätetisch unbehandelte **Fruktoseinteroleranz**. Dabei kommt es zur Bildung unlöslicher Fruktose-Tryptophan-Komplexe, sodass das Tryptophan im Magen-Darm-Trakt nicht resorbiert wird und damit auch weniger Tryptophan für die Bildung von Serotonin zur Verfügung steht. Nachgewiesen wird dies über die bakterielle Spaltungsfähigkeit für Fruktose bzw. Sorbit bzw. Xylit im Stuhl und den Fruktose-Atemgastest.

## Funktioneller Mangel an Vitamin $B_6$

Der Serum- bzw. Vollblutspiegel von Vitamin $B_6$ zeigt lediglich die quantitative Versorgungslage mit diesem wasserlöslichen Mikronährstoff. Bei Patienten mit Fibromyalgie, aber auch mit Depressionen oder Schlafstörungen, zeigt die Erfahrung, dass ein funktioneller Mangel vorliegen kann, d. h. dass der aktuelle Bedarf nicht mehr durch die quantitativ bereitgestellte Menge an Vitamin $B_6$ gedeckt wird. Bei diesen Patienten liegen meist noch ausreichende Serum- bzw. Vollblutspiegel vor, allerdings zeigt eine **Erhöhung der Xanthurensäure im Urin** bereits einen funktionellen Mangel. Typischerweise sieht man solche Befunde bei der Einnahme von Hormonpräparaten.

## Breast Implantat Illness (BII)

Unter diesem Begriff versteht man das Auftreten verschiedener Symptome bei Frauen, die Brustimplantate aus Silikon eingesetzt bekommen haben. Die Beschwerden können dabei sehr unterschiedlich sein, z. B. kognitive Störungen wie Vergesslichkeit, Angstzustände, immunologische Dysregulationen wie das Auftreten von Allergien oder Infektanfälligkeit, Haarausfall, chronische Verdauungsprobleme, Hautekzem, Akne, grippeähnliche Symptome mit Nachtschweiß und Gliederschmerzen, Blasenstörungen, Kopfschmerzen und Migräne bis hin zu fibromyalgischen Beschwerdebildern. Im Grunde eine große Zahl an Symptomen, die sehr an das ASIA-Syndrom (S. 141) erinnern.

Da es sich bei Silikonimplantaten weder um körpereigenes noch um organisches Material handelt, kann es von Makrophagen nicht phagozytiert werden. Stattdessen kapselt der Körper die Implantate i. d. R. mit einer Hülle aus Bindegewebe ein. Im Rahmen dieser Reaktion kann es zu einem Riss in der Kapselhülle des Implantats kommen, durch den Silikongel in den Körper gelangt. Silikon erfüllt im Organismus keinerlei biologische Funktionen und gehört dort schlicht nicht hin. Im Rahmen eines Skandals, der den damals drittgrößten Hersteller von Silikonimplantaten betraf (seine Produkte wurden weltweit annähernd 400000 Frauen eingesetzt), wurde billiges Industrie-Silikon statt eines zugelassenen Medizinprodukts verwendet [942]. Das BfArm hatte insgesamt 1565 Meldungen von Explanationsoperationen erhalten [938]. Dabei fand man bei 48 % entweder einen Riss in der Kapselhülle und/oder es wurde ein Austritt von Silikon aus dem Implantat (= Bleeding) festgestellt. Bei Patientinnen mit Fibromyalgie sollte man also nachfragen, ob Brustimplantate getragen werden. In diesem Fall sollte Folgendes untersucht werden:

- Autoantikörper: ANA, Rheumafaktor IgM, zirkulierende Immunkomplexe, TPO, TAK
- Antikörper gegen Polymere (APA = Anti-Polymer-Antikörper)
- aktuelle Belastung mit Schwermetallen (S. 133) im Vollblut, Urin oder den Haaren

## ASIA-Syndrom

Eine diskutierte Ursache von Fibromyalgie sind Impfungen, v. a. gegen Hepatitis B und HPV. Da diese nicht generell bei allen Geimpften auftritt, müssen Kofaktoren eine Rolle spielen. Die wissenschaftliche Diskussion dazu hält bis heute an, allerdings scheint es so, dass Koinfektionen (z. B. Mykoplasmen, Parvovirus B19) [902], eine bereits bestehende AIT [898] oder Umweltfaktoren [896] eine Rolle spielen könnten. Auch eine Reaktion auf Impfadjuvanzien wird beim ASIA-Syndrom (S. 141) diskutiert.

Bei Patienten mit Fibromyalgie sollten Sie deshalb nachfragen, ob vor Ausbruch der Erkrankung eine Impfung vorgenommen wurde, speziell gegen Hepatitis B oder HPV. In diesem Fall kann es sinnvoll sein, im Verlauf der Behandlung eine Impfausleitung vorzunehmen (S. 166).

## Chronische Entzündungsprozesse

Chronische Entzündungen (Silent Inflammation) können über die Aktivierung der beiden Enzyme Indolamin-2,3-Dioxigenase (IDO) bzw. Tryptophan-2,3-Dioxigenase (TDO) dazu führen, dass das Tryptophan aus der Nahrung nicht mehr für die Serotoninsynthese zur Verfügung steht (**Abb. 19.2**), weil es stattdessen in den Kynurenin-Pathway überführt wird (**Abb. 19.3**). Mit dem Organix Neuro® werden im **Urin** verschiedene **Stoffwechselmetaboliten des Serotoninstoffwechsels** nachgewiesen, u. a. Kynurenin, Homovanillinsäure als Metabolit der Dopaminsynthese und 5-Hydroxyindol-Essigsäure als Metabolit der Serotoninsynthese.

Um grundsätzlich abzuklären, ob überhaupt eine **Silent Inflammation** vorliegt, eignen sich die folgenden Parameter:

- CRP ultrasensitiv
- Blutsenkung
- Kupfer im Vollblut
- proinflammatorische Zytokine (S. 23) wie IL-1, IL-6 oder TNF-α, um einen TH1-Shift nachzuweisen

Die chronischen Entzündungsprozesse (S. 199) können unterschiedlich lokalisiert sein, z. B. im Bereich der Zähne oder der Kieferknochen, im HNO-Bereich, in den Tonsillen, im Magen-Darm-Trakt oder Urogenitalbereich. Auch der Darm kann einen Entzündungsherd darstellen. Ein **Leaky-Gut-Syndrom** kann zu einer vermehrten im-

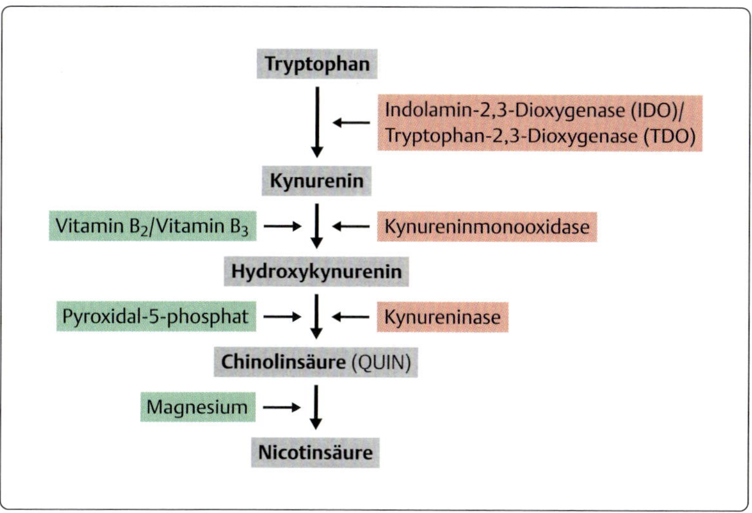


**Abb. 19.3** Kynurenin-Pathway.

munologischen Belastung des MALT führen. Resultiert daraus eine Nahrungsmittelallergie vom verzögerten Typ (IgG- bzw. IgG4-bedingt), wird dadurch die immunirritative Wirkung noch verstärkt. Zur Diagnostik sind Zonulin im Stuhl bzw. Serum und der PräScreen Kombi® geeignet.

Bei Verdacht auf eine chronische Entzündung durch wurzelgefüllte Zähne kann der Mercaptane/Thioether-Test durchgeführt werden. Die Behandlung solcher Störungen ist allerdings nur Zahnärzten vorbehalten.

## Verklebte Faszien

Die Spannung in Muskeln und Faszien wird grundsätzlich durch die Aktivität des autonomen Nervensystems, also durch Sympathikus und Parasympathikus geregelt. In Stresssituationen erhöht sich sympathikoton die Grundspannung, damit in einer Flight-or-Fight-Situation schnell reagiert werden kann. Wenn diese Situation beendet ist, kommt es durch parasympathische Reize wieder zu einer muskulären und faszialen Entspannung.

Fasziale Adhäsionen können aus verschiedenen Gründen entstehen. Ein wichtiger Grund dafür ist eine mehr oder weniger **permanente sympathikotone Situation** durch Dauerstress. Dazu tragen u. a. Lärm, Elektrosmog (WLAN, DECT usw.), die Dauerpräsenz der sozialen Medien auf dem Smartphone, aber auch die zunehmende soziale Unsicherheit (z. B. Arbeitsplatzverlust) bei. Ein weiterer Faktor ist meines Erachtens die in den Ballungsräumen immer dichter werdende Besiedlung, die ebenfalls einen Stressfaktor darstellt. Durch die mehr oder weniger durchgehend erhöhte Grundspannung kommt es zu verschiedenen unerwünschten Effekten. Erstens wird die **Gleitfähigkeit** derjenigen Faszien **eingeschränkt**, die direkten Kontakt mit den verspannten Muskeln haben. Zweitens resultiert aus der eingeschränkten Beweglichkeit der Muskeln und der Faszien eine lokale Stase des Lymphsystems, was zu einem Austritt von Fibrinogen und in der Folge zu seiner Aktivierung in Fibrin führt. **Fibrin** ist ein nicht wasserlösliches Protein mit einer bedeutenden Funktion bei der Blutgerinnung, das man sich wie eine Art **Klebstoff** vorstellen kann.

Verklebte Faszien können ihre Funktion nur noch eingeschränkt ausführen und aufgrund der komplexen Vernetzung des Fasziensystems kann es zu Dysbalancen auch in entfernten Gebieten kommen. Eine weitere Folge verklebter Faszien können Einschränkungen im Durchfluss kleiner Gefäße sein, was v. a. beim arteriellen System zu einer latenten Minderperfusion von Geweben führen kann, wodurch Schmerzen entstehen. Zur Diagnostik dient die osteopathische Evaluation des Fasziengewebes und der angrenzenden Strukturen.

## Übersäuerung

Der Begriff „Übersäuerung", auch „latente Azidose" oder „Gewebeübersäuerung", bedeutet in der Naturheilkunde einen langsam ablaufenden Zustand, der zu Einlagerung von Säuren in bindegewebigen Strukturen führt. Als Folge kommt es zu Schmerzen, aber auch zu Verklebungen von Faszien bzw. bindegewebigen Strukturen. Wie aber kommen die Säuren in den Organismus?

Käse, Wurstwaren, Fleisch und Eier enthalten im Vergleich zu Obst und Gemüse große Mengen schwefelhaltiger Aminosäuren. Zusätzlich wird in den Industrieländern zunehmend eine phosphatreiche Kost gegessen. Nahrungsphosphate finden sich v. a. in Fleisch, Wurstwaren, Milchprodukten und Hülsenfrüchten, aber auch als Binde- und Säuerungsmittel, Stabilisator, Backtriebmittel oder Antioxidationsmittel in Fertigprodukten wie Schmelzkäse und Softgetränken. Sowohl Schwefel als auch Phosphor erfüllen im Körper wichtige physiologische Aufgaben. Aber um es mit den Worten von Paracelsus zu sagen: Allein die Dosis macht den Unterschied zwischen einem Gift und einer Arznei. Beim Abbau überschüssiger Mengen entstehen Schwefel- und Phosphorsäure. Die Idee, dass es dadurch zu einer „Übersäuerung des Bluts" kommt, ist völliger Unsinn. Wäre das der Fall, würde man nach einer Grillparty mit Bier und Softdrinks bzw. Würstchen, Steak und Fertigsoßen üblicherweise auf einer Intensivstation landen. Die überschüssigen Säuren werden vom Körper, so weit möglich, neutralisiert und über die Nieren ausgeschieden. Gelingt das nicht vollständig, landen die Säurekapazitäten am Ende der Verstoffwechslung im Bindegewebe – so das naturheilkundliche Modell. Und genau diese sauren Valenzen sind es, die im Terminus der „Übersäuerung" die entscheidende Rolle spielen.

Die Frage, ob Getreideprodukte zu den sauren oder den basischen Nahrungsmitteln gehören, wird kontrovers diskutiert. Einerseits verbrennen Kohlenhydrate in einer aeroben Stoffwechselsituation zu $CO_2$ und $H_2O$. Nur beim anaeroben Stoffwechsel (z. B. beim Sport, durchaus aber auch bei älteren Patienten) kommt es zur Laktatbildung. Das manganabhängige Enzym Pyruvat-Carboxylase sorgt für die Umwandlung von Laktat in Glukose. Getreide besitzt physiologisch, aber auch durch die Phosphatdüngung bedingt, im Schnitt 3,5 g Phosphor/kg. Es gibt also sowohl Argumente, die dafür sprechen, dass Getreide neutral verstoffwechselt wird, ohne dass dabei überschüssige Säuren oder Basen entstehen, als auch durchaus gute Gründe, das Gegenteil zu behaupten. Die Frage, ob und welches Getreide im Rahmen einer Basendiät gegessen werden sollte, ist u. a. davon abhängig, wie viel Basen bzw. Säuren aus anderen Quellen konsumiert werden und wie gut die Ausscheidung überschüssiger Säuren individuell funktioniert.

Wenn man sich für eine basenbetonte Kost interessiert und Getreide bzw. Getreideprodukte in der täglichen Nahrung belassen möchte, gibt es dazu gleich mehrere Möglichkeiten:

- basischer Frühstücksbrei statt Müsli oder Brot (z. B. MorgenStund® Frühstücksbrei)
- Waffeln oder Pancakes aus Teff-Mehl: Teff wird auch als Zwerghirse bezeichnet und ist in Äthiopien ein Grundnahrungsmittel. Da es sehr große Mengen an Kalium enthält, gilt Teff-Mehl als basenüberschüssig.
- Brot aus gekeimtem Getreide, v. a. Buchweizen oder alten Getreidesorten wie Emmer oder Einkorn, ist ebenfalls basenüberschüssig. Werden lange Teigruhezeiten eingehalten (24 Stunden), verringert sich dadurch auch der Lektingehalt, was die Brote zusätzlich sehr viel verträglicher macht.

Um Säuren auszuscheiden, benötigt es eine ausreichend große Menge an Wasser (Ausscheidung über die Niere), regelmäßigen Stuhlgang (Ausscheidung über den Darm), eine ausreichend tiefe Atmung (Ausscheidung von $CO_2$ über die Lungen) und Schwitzen (Ausscheidung über die Haut). Dazu ein Beispiel: Ein Mensch, der täglich 2–3 l klares Wasser trinkt, viel schwitzt, regelmäßig aeroben Sport treibt (vermehrtes Abatmen von $CO_2$ ohne übermäßige Bildung von Laktat durch Verzicht auf anaeroben Sport) und sich v. a. von Gemüse, Obst, Salat, Hülsenfrüchten und Nüssen ernährt, sollte über ausreichende Basenüberschüsse verfügen.

Da Säuren im Körper schnell mit Hilfe von Mineralien in Salze umgewandelt werden, braucht es zu deren Ausscheidung zusätzlich basische Mineralsalze (z. B. Kalziumkarbonat, Magnesiumcitrat), Zink (essenziell für das Enzym Carboanhydrase, das zur Ausscheidung von Säuren über die Niere benötigt wird) und Kalium. Normalerweise befinden sich ca. 10 % des Kaliums extra- und 90 % intrazellulär. Dies ist u. a. für die Funktion der Natrium-Kalium-Pumpe und zur Aufrechterhaltung des Ruhepotenzials der Neuronen notwendig. Bei einem echten Kaliummangel strömen zur Aufrechterhaltung der Elektronenneutralität $H^+$-Ionen statt Kalium-Ionen in die Zelle ein. Bei einer intrazellulären Azidose gelangen die $H^+$-Ionen in die Zelle ein und verdrängen die Kalium-Ionen in den Extrazellularraum. Dadurch steigt der Kaliumgehalt im Serum an, während der Kaliumgehalt in den Zellen absinkt. Umgekehrt wird Kalium benötigt, um saure Stoffwechselvalenzen aus dem intrazellulären in den extrazellulären Raum zu überführen, da Kalium-Ionen in der Lage sind, $H^+$-Ionen aus dem intrazellulären Raum zu verdrängen. Es entsteht in diesem Fall also ein Teufelskreis, der nur unterbrochen werden kann, wenn ausreichend basische Valenzen zugeführt werden.

Um eine mögliche Übersäuerung des Körpers zu erkennen, können verschiedene Laboruntersuchungen vorgenommen werden:

- Messung des Urin pH-Werts: Wenn keine latente Blasenentzündung vorliegt (Ausschluss über Combur® 5 Test), kann man mit der Messung des Urin-pHs die Pufferkapazität v. a. der Nieren ablesen.
- Säure-Basen-Test nach Sander: Spezialtest, bei dem mittels mehrerer Urinproben über den Tag sehr genaue Aussagen über die Pufferkapazitäten im Körper getroffen werden können
- Zink im Vollblut: Zink ist essenziell für die Funktion des Enyzms Carboanhydrase, das u. a. für die renale Ausscheidung von Säuren notwendig ist

## Intrazellulärer Energiemangel (Mitochondriopathie)

In den Mitochondrien wird **Energie** in Form von **ATP** hergestellt. ATP besteht aus der Purinbase Adenin, Ribose und einem Rest aus 3 Phosphatgruppen. Adenin und Ribose bilden zusammen das Nukleosid Adenosin. Zwischen dem Zucker und der 1. Phosphatgruppe besteht eine Esterbindung, zwischen den nächsten beiden Phosphatgruppen jeweils eine Anhydridbindung (zwischen den beiden Phosphorsäuren). Die Energie des ATP steckt in diesen beiden Phosphoranhydridbindungen.

Wird von der Zelle Energie benötigt, wird eine Phosphatgruppe abgespalten, was etwas Energie kostet. Lagert sich diese Phosphatgruppe dann aber an Wasser an, wird Energie freigesetzt (ca. 32 kJ/mol). Es entstehen aus dieser Reaktion also Energie, ADP und anorganisches Phosphat. Da die ATP-Vorräte im Muskel nur für wenige Kontraktionen ausreichen, muss der Körper ständig neues ATP bilden, wofür er Phosphatreste zur Regeneration von ADP benötigt. Ein gesunder Mensch von 80 kg benötigt je nach beruflicher Tätigkeit bzw. sportlicher Betätigung bis zu 40 kg ATP pro Tag. Ein weiterer wichtiger Energielieferant im Muskel ist **Kreatinphosphat**, das ATP sehr schnell resynthetisieren kann. Genügt das nicht, nutzt der Körper u. a. das Enzym Adenylat-Kinase (auch als Myokinase bezeichnet), um **ADP** in ATP umzuwandeln, wozu 2 ADP benötigt werden: 2 ADP → ATP + AMP. AMP kann aber nicht so schnell zu ADP bzw. ATP regeneriert werden, gelangt stattdessen in andere Stoffwechselwege und wird u. a. zu Harnsäure abgebaut. Dadurch gehen aber auch wichtige Stoffe für die ATP-Bildung verloren.

Bei einer Störung oder Einschränkung der intrazellulären Energieproduktion in den Mitochondrien kann es zu einer zunehmenden Limitierung bei der ATP-Produktion kommen und damit auch zu einer verminderten Bereitstellung von Energie im Körper bzw. in der Muskulatur. Dies wird auch als Auslöser bzw. Kofaktor der Fibromyalgie bereits seit den 1980er-Jahren diskutiert [899]. Experimentelle Therapieansätze, um die ATP-Produktion in der Muskulatur zu verbessern, z. B. mit D-Ribose, einer Zuckerart, oder Magnesium-Malat, dem Magnesiumsalz der Apfelsäure, waren in diesen Fällen erfolgreich [893] [907] [933].

Eine Möglichkeit, einen **ATP-Mangel** labordiagnostisch zu verifizieren, ist die Bestimmung von ATP in Granulozyten. Liegt eine verminderte ATP-

Produktion vor, kann dies die verschiedensten Ursachen haben, u. a. eine Belastung mit Umweltgiften wie Metallen und Pestiziden, nitrosativen Stress, aber auch einen Mangel an bestimmten Mikronährstoffen wie Kupfer, Zink, Magnesium, Ubichinon Q 10 oder L-Carnitin. Als weiterführende Diagnostik sind die folgenden Parameter sinnvoll:

- Citrullin, Nitrophenyl-Essigsäure und Methylmalonsäure im Urin (Hinweis auf nitrosativen Stress)
- Kupfer, Mangan, Selen, Magnesium im Vollblut (Funktion von Komplex IV, Bildung mitochondrialer SOD, Glutathionsynthese, Bereitstellung des Mg-ATP-Komplexes)
- Vitamin $B_2$ (Funktion der Komplexe I und II)
- Vitamin $B_6$ (Funktion von Komplex III)
- cholesterinkorrigiertes Ubichinon Q 10 (Funktion von Komplex II)
- Carnitin im Serum (essenzielle Funktion bei der β-Oxidation der Fettsäuren)
- Glutathionstatus: Glutathion gesamt, Glutathion oxidiert, Glutathion reduziert, Verhältnis oxidiertes zu reduziertes Glutathion (Elektronentransport in der Atmungskette)

### Glutathion

Glutathion wirkt mit seiner Schwefelwasserstoffgruppe als **Antioxidans**. Hauptwirkungsorte sind das Hämoglobin in den Erythrozyten und die Hepatozyten (Phase-2-Entgiftung in der Leber). Darüber hinaus ist es an zahlreichen Stoffwechselprozessen beteiligt, u. a. dem Transport von Aminosäure in die Zellen, der Modifikation proteinogener Strukturen in Funktionsproteine (z. B. Cytochrom-c-Oxidase), der Bildung der Leukotriene C 4, E4 und D 4 sowie der Bindung von Stickoxid (NO). Da Glutathion für den Elektronentransport in den Mitochondrien essenziell ist, wird es allgemein als das wichtigste körpereigene Antioxidans bezeichnet. Der Körper balanciert ständig zwischen Glutathiosynthese bzw. Regeneration von verbrauchtem (oxidiertem) Glutathion und dem Glutathionverbrauch durch die Bindung an freie Radikale.

## Kreuzreaktion Gluten und Transglutaminase

In der Erfahrungsheilkunde finden sich einzelne Beobachtungen, die von einem Zusammenhang zwischen der Ernährung mit glutenhaltigen Getreidearten (Weizen, Roggen, Hafer, Dinkel, Gerste, Grünkern, Emmer usw.) und dem Auftreten von Schmerzen in den Muskeln und den Gelenken berichten bzw., dass sich diese nach einer Auslassdiät im Sinne einer glutenfreien Ernährung bessern [917]. Dies lässt sich durch eine immunologische **Kreuzreaktion** mit dem körpereigenen Enzym **Transglutaminase** (TG) erklären. Es existieren 8 verschiedene TG, deren Funktion hauptsächlich darin besteht, Quervernetzungen zwischen Proteinen herzustellen, z. B. bei der Blutgerinnung. Sie fungieren sozusagen als „biologischer Klebstoff" in verschiedenen Körperbereichen, z. B. der Haut (TG3) oder dem Nervensystem (TG6). Im Jahr 1997 konnte erstmals die TG2 (auch als Gewebstransglutaminase bezeichnet) als das zentrale Autoantigen bei Zöliakiepatienten nachgewiesen werden [904]. Das bedeutet, dass der Körper bei einer Zöliakie auch Antikörper gegen ein wichtiges körpereigenes Gewebsenzym bildet, dem bei der Vernetzung von Proteinen eine zentrale Bedeutung zukommt und das aus genau diesem Grund auch in zahlreichen Körpergeweben zu finden ist.

Bei Verdacht auf Mitbeteiligung von Gluten an der Pathogenese einer Fibromyalgie kommen folgende Untersuchungen in Frage:

- Stuhl: polyvalente fäkale Antikörper gegen Gliadin und Transglutaminase (diese Antikörper treten i. d. R. vor allen anderen auf, z. B. bevor serologisch Antikörper gegen Gliadin nachgewiesen werden können)
- Serologie: IgA- und IgG-Antikörper gegen Gliadin, Transglutaminase, Endomysium

## Phosphatüberschuss

Nach Dr. St. Amand (US-amerikanischer Arzt) ist das FMS eine genetisch determinierte Erkrankung, bei der es zu einem Phosphatüberschuss im Körper kommt [930]. Anfangs wird dieser in die Knochen eingelagert, in einem späteren Stadium dann in Muskeln, Sehnen und Bänder. Zusätzlich beeinträchtigt das überschüssige Phosphat zunehmend die mitochondriale Energieproduktion. Ein Teil der Phosphate wird in Form von Kalziumphosphat in die Gelenke eingelagert, was dort zur Osteoarthrose führt. Im Rahmen des osmotischen Ausgleichs wird zunehmend Wasser eingelagert, was zusammen mit faszialen Verklebungen die typischen Schmerzen beim FMS verursacht. Es kommt im Körper im Verlauf der Erkrankung zu einem globalen Energiemangel.

Nach Dr. St. Amands Theorie wird zur Ausscheidung der überflüssigen Phosphate die Substanz **Guaifenesin** eingesetzt. Dabei handelt es sich um ein Derivat aus Gujacol, einem sekundären Pflanzenstoff aus dem Harz des Gujakbaumes, der als Sekretolytikum und Expektorans bei Bronchitis eingesetzt wird und dafür auch von der FDA zugelassen wurde. Während der „Umkehrung" kommt es zur vermehrten Flüssigkeitseinlagerung in den Zellen, was die Schmerzen zuerst verstärkt bzw. zu Schmerzen im gesamten Körper führt, die einige Tage andauern können. Danach folgt eine symptomarme Ruhephase, die Stunden, Tage oder auch Wochen andauern kann, auf die wieder eine Phase der Umkehrung mit Symptomverstärkung folgt. Es gibt laut Dr. St Amand mehrere Faktoren, welche die Wirkung des Guaifenesins bei FMS beeinträchtigen oder aufheben können:

- Salicylate aus Obst, Medikamenten, aber auch aus Kosmetika blockieren die Phosphatausscheidung über die Niere. Dr. St. Amand empfiehlt daher eine salicylatarme Kost und den Verzicht auf Kosmetika pflanzlicher Herkunft.
- Beim Hypoglykämie-Syndrom kommt es zu aufgrund einer Insulinresistenz zu Schwankungen von Blutzucker und Insulinspiegel. Nach Dr. St. Amand führt dies zu einer Einschränkung der renalen Phosphatausscheidung und einer vermehrten Phosphataufnahme in die Zellen. Dies ist ein unerwünschter und der Wirkung von Guaifenesin entgegenwirkender Mechanismus. Deswegen wird die salicylatarme Kost mit einer Low-Carb-Diät kombiniert.

Nach Dr. St. Amand kann Guaifenesin bei FMS nur optimal wirken, wenn die individuelle Dosis gefunden wird, die bei jedem Patienten unterschiedlich ist. Außerdem soll die Dosisfindung unter langsamem Einschleichen durchgeführt werden. Zusammenfassend kann man sagen, dass die Therapie nach Dr. St. Amand aus der Einnahme von Guaifenesin in **individueller Dosis** bei gleichzeitiger **Low-Carb-Diät** und **salicylatarmer Ernährung** besteht.

Eine 12-monatige randomisierte prospektive Doppelblindstudie [901] zeigte keine signifikante Wirkung von Guaifenesin gegenüber Plazebo bei FMS. Außerdem konnte bei den Probanden keine erhöhte Phosphatausscheidung festgestellt werden. Allerdings waren einige Punkte zum Zeitpunkt der Studie noch nicht klar: Erstens die einschleichende und individuell abgestimmte Dosierung (in der Studie wurde pauschal eine Standarddosis verwendet), zweitens die Interaktion zwischen Salicylaten und Guaifenesin. Zusätzlich lag für eine Medikamentenstudie eine sehr geringe Probandenzahl je Gruppe vor (n = 18). Dies macht es wiederum schwierig, sich abschließend über die Wertigkeit dieser Therapie zu äußern.

## Jodmangel

Manche Patienten mit fibromyalgischen Beschwerden haben einen Jodmangel bzw. einen erhöhten Jodbedarf, der nicht ausreichend gedeckt ist [936]. Um einen solchen auszuschließen, kann man die Jodausscheidung im Urin untersuchen lassen, da diese erst bei einem deutlichen Jodmangel vermindert ist (**Tab. 19.1**). Allerdings zeigt dieses Ergebnis lediglich, ob die tägliche Jodaufnahme für die Versorgung der Schilddrüse ausreichend ist. Fast alle Körperzellen benötigen

**Tab. 19.1** Jod im Urin: Interpretation des Befunds.

| Ergebnis | Interpretation |
|---|---|
| < 10 µg/g Kreatinin | massiver Jodmangel |
| 10–50 µg/g Kreatinin | deutlicher Jodmangel |
| 50–99 µg/g Kreatinin | moderater Jodmangel |
| 100–200 µg/g Kreatinin | normale Jodversorgung |
| 201–300 µg/g Kreatinin | leichte Überversorgung |
| > 1000 µg/g Kreatinin | Jodexzess |

Jod und die Diskussion um dieses Halogen befindet sich aktuell (Dezember 2020) auf einem ähnlichen Stand wie die Diskussion um Vitamin D vor etwa 10 Jahren [911]. Genügt es, wenn wir im Schnitt 150 µg Jod/Tag aufnehmen? Ist eine zu intensive Jodaufnahme eventuell eine der Ursachen für Autoimmunthyreopathien? Oder ist gerade eine erhöhte Jodaufnahme ein Schutz vor diesen Erkrankungen? Nach meiner Erfahrung stellen sich fibromyalgische Beschwerden eher bei einem massiven Jodmangel ein. Besteht ein solcher, sollte vor Beginn der Behandlung Folgendes ausgeschlossen werden:

- Jodallergie
- Hyperthyreose (TSH, $fT_3$, $fT_4$)
- Autoimmunthyreopathie (TPO, TAK, TRAK)

Man kann einen Jodmangel mit jodhaltigen Algen behandeln. Die am häufigsten verwendete Sorte ist die Braunalge Kelp. Dabei werden Tagesdosen von 100–250 µg elementarem Jod in Form von Kelp eingesetzt.

## Hormonelle Dysbalancen

Eine Nebennierenschwäche (S. 213) bzw. eine Östradioldominanz (S. 220) kommen meiner Erfahrung nach als Komorbidität bei Fibromyalgie in Frage. Besteht eine ausgeprägte Fatigue, sollten Sie die Nebenniere in den diagnostischen Fokus nehmen, bei PCO, PMS und anderen hormonabhängigen Beschwerden, z. B. einer hormonellen Migräne, sollten Sie Progesteron, Östradiol, Testosteron und DHEA im Speichel untersuchen lassen.

Man sieht in der Praxis bei FMS-Patienten, dass die Behandlung einer hormonellen Dysbalance dazu führt, dass sich Fatigue (Nebenniere), Depressionen, Stimmungsschwankungen und Schlafstörungen (Östradioldominanz) bessern, sofern sie eine hormonelle Ursache haben.

## Schwerer Vitamin-D-Mangel

Bei einem schweren Vitamin-D-Mangel klagen manche Patienten auch über unspezifische Muskelbeschwerden, die mit Müdigkeit und einem depressiven Syndrom einhergehen können. Die Untersuchung von Calcidiol im Serum bringt schnell Klarheit. Speziell bei Blutspiegeln < 20 ng/ml und dem Vorliegen einer FMS-Symptomatik sollten Sie an die Substitution von Vitamin D denken.

## Zusammenfassung Diagnostik

Für die Entstehung einer Fibromyalgie (S. 459) können verschiedene Pathomechanismen verantwortlich sein, die durchaus auch in Kombination miteinander auftreten können. Es ist daher für die Therapiefindung entscheidend, möglichst viele Faktoren aufzudecken, die mit der beklagten Symptomatik ursächlich in einer Beziehung stehen könnten. Beginnen Sie daher zuerst damit, alle Vorbefunde des Patienten zu sichten und eine Differenzialdiagnostik durchzuführen.

Von großer Wichtigkeit für die Auswahl der geeigneten Laborparameter ist auch eine ausführliche Anamnese:

- Bestehen Schlafstörungen und ein depressive Begleitkomponente? Legen Sie Ihr Augenmerk auf den Serotoninhaushalt.
- Ist der Patient oft müde und erschöpft? In diesem Fall wäre es sinnvoll, eine Mitochondriopathie abzuklären. Denken Sie in diesem Zusammenhang auch an eine latente virale Infektion, z. B. mit EBV oder CMV (Abklärung mittels Serologie) und klären Sie die zirkadiane Kortisolproduktion durch einen Speicheltest ab.
- Zeigt sich bei der Inspektion oder Palpation das typische Bild eines deutlich geblähten Dünn- oder Dickdarms z. B. durch einen tympanitischen Klopfschall? Dann denken Sie an die Untersuchung auf eine Glutenintoleranz, auch wenn der Patient nicht über Blähungen oder Durchfälle klagt. Auch eine Untersuchung von LPS ist sinnvoll, evtl. zusätzlich eine Mikrobiomanalytik.

Die Messung des Urin-pHs im Sinne eines Tagesprofils und die Untersuchung des 24-Stunden-Urins auf Kalzium und Phosphat sind wenig aufwendige und preiswerte Untersuchungen, die Sie bei FMS-Patienten stets mituntersuchen sollten. Ferner ist es immer sinnvoll, eine osteopathische Evaluation des Patienten durchzuführen, um u. a. den Zustand des Fasziensystems abzuklären.

**Übersicht über die diagnostischen Untersuchungen**:

- Serotoninmangel: Organix® Neuro Urintest
- autoimmuner Serotoninmangel: Antikörper gegen Serotonin
- Tryptophanmangel aufgrund einer Fruktosemalabsorption: bakterielle Spaltungsfähigkeit Fruktose, Sorbit, Xylit
- Störungen der Serotoninsynthese
  - durch Hochregulation der IDO: Organix® Neuro Urintest
  - bei einer Silent Inflammation: TNF-α, IP10, Histamin, CRP hs (Serum)
    - durch Zahnherde: Mercaptane/Thioether bzw. RANTES
    - durch ein Leaky-Gut-Syndrom: Zonulin im Serum
    - durch eine Typ-III-Allergie: PräScreen Kombi®
    - durch Bakteriophagen: LPS im Blut
    - durch eine latente virale Infektion: Virusserologie
    - durch Mikronährstoffmangel: Tryptophan, Magnesium, Kupfer, Zink, Folsäure und Eisen in Vollblut- bzw. Serumdiagnostik
- Verklebung der Faszien: osteopathische Evaluation
- MCAS: Histamin, DAO und Tryptase im Blut, Leukotriene im Urin
- Übersäuerung: Säure-Basen-Test nach Sander, Urin-pH-Wert
  - in Kombination mit einem Zink- oder Kaliummangel: Kalium und Zink im Vollblut
- Mitochondriopathie/ATP-Mangel: ATP in Granulozyten
  - durch nitrosativen Stress: Citrullin, Nitrophenylessigsäure, Methylmalonsäure im Urin
  - durch Mikronährstoffmangel: Kupfer, Zink, Selen, Magnesium im Vollblut, Folsäure im Erythrozyten, cholesterinkorrigiertes Ubichinon Q10, Carnitin im Serum, Glutathionstatus
- Glutenintoleranz: polyvalente fäkale Antikörper gegen Gliadin/Transglutaminase
- Phosphatüberschuss/Indikation für Guaifenesin: Die Diagnostik ist schwierig. Am ehesten geeignet ist Phosphat im 24-Stunden-Urin, wobei es bei Einnahme von Vitamin D in Tagesdosen ab 5000 IE zu einer Verringerung der renalen Phosphatausscheidung kommt. Eine andere Möglichkeit ist Phosphat im Vollblut, also die Bestimmung des intrazellulären Phosphats.
- Jodmangel: Jod im Urin
- hormonelle Störungen als Komorbidität: Adrenaler Stressindex®, Progesteron, Östradiol, Testosteron, DHEA im Speichel
- schwerer Mangel an Vitamin D: Calcidiol im Serum

## 19.5 Therapie

### 19.5.1 Schulmedizinische Therapie

Auf dem EULAR-Kongress 2017 wurden neue Empfehlungen für eine differenziertere Behandlung von Patienten mit FMS vorgestellt [913]:

- Bei schmerzbedingter Depression, Ängstlichkeit und anderen psychischen Symptomen werden u. a. kognitive Verhaltenstherapie und in schweren Fällen auch Psychopharmaka eingesetzt.
- Bei starken Schmerzen, die eventuell auch mit Schlafstörungen assoziiert sein können, wird v. a. zur Pharmakotherapie mit Duloxetin, Pregabalin oder Tramadol geraten.
- Bei schweren Einschränkungen und häufigem Fehlen am Arbeitsplatz wird zusätzlich eine multimodale Reha empfohlen.

#### Bewegungstherapie

Empfohlen wird 2–3-mal wöchentlich ein **moderates aerobes Ausdauertraining**, z. B. Walking, Schwimmen, Radfahren, Wandern, Wassergymnastik, in geringer bis mittlerer Intensität.

#### Psychotherapie

Bei einer **kognitiven Verhaltenstherapie** können die Patienten lernen, Schmerzen neu zu bewerten, die dann nicht mehr im Mittelpunkt stehen. Denn wie stark die Schmerzen wahrgenommen werden, ist von der inneren Haltung ihnen gegenüber abhängig. Auch Denk- und Wahrnehmungsmuster können positiv beeinflusst werden.

### Medikamentöse Therapie

Es sind zwar keine Medikamente explizit zur Behandlung des FMS zugelassen, aber folgende können die Therapie bei einem schweren Krankheitsverlauf **zeitlich befristet** ergänzen:

- **Antidepressiva** :
  - Amitriptylin: Ein Wirkstoff aus der Gruppe der trizyklischen Antidepressiva mit zahlreichen möglichen Nebenwirkungen, u. a. Verstärkung der Suizidneigung bei depressiven Patienten, Herzrhythmusstörungen, Libidoverlust, Akkommodationsstörungen, Ataxie, Kreislaufkollaps, Paranoia und Manie.
  - Duloxetin bei komorbider Major-Depression: Ein Wirkstoff aus der Gruppe der selektiven Serotonin-Wiederaufnahmehemmer (SSRI). Ziel ist, die Spiegel an Serotonin und Noradrenalin im ZNS anzuheben. Nebenwirkungen sind u. a. Kopfschmerzen, Müdigkeit, Muskelschmerzen, Verstopfung, Bluthochdruck und Tinnitus.
- **Antikonvulsivum**:
  - Pregabalin bei komorbider Angststörung: Ein Wirkstoff aus der Gruppe der Neuroleptika, der als Schmerzmittel eingesetzt wird. Nebenwirkungen sind u. a. Benommenheit, Verwirrtheit, Sehstörungen und Schmerzen am Bewegungsapparat.

## 19.5.2 Naturheilkundliche Therapie

### Naturheilkundliche Sichtweise

Bei der Fibromyalgie handelt es sich aus Sicht der Naturheilkunde um eine multifaktorielle Erkrankung.

### LPS aus zerstörten E.-coli-Keimen

Es gibt eine Theorie im Zusammenhang **Darm** und FMS, die sich auf die Zerstörung von E. coli im Darm durch Bakteriophagen bezieht [941]. Bei den **Bakteriophagen** handelt es sich um parasitäre Viren, die sich jeweils auf einen ganz bestimmten Wirt spezialisiert haben, in diesem Fall auf E. coli. Wie bei einer viralen Infektion üblich, überführen die Bakteriophagen einen Teil ihres Erbguts in die DNA der Wirtszelle und über mehrere Phasen kommt es dann zur Freisetzung der viralen Klone aus dem geplatzten Colibakterium. So genannte temperente (gemäßigte) Bakteriophagen haben eine andere Überlebensstrategie. Sie bauen auch die virale DNA in die Wirts-DNA ein, aber es kommt nicht zur Bildung vieler viraler Klone im Wirt, die dann für dessen Zerstörung sorgen. Stattdessen bildet sich ein Prophage. Bei jeder weiteren Zellteilung des Wirts verdoppeln sich nun sowohl die DNA des Wirts als auch die des Prophagen. Dieser Zyklus kann aufgrund bisher ungeklärter Ursachen so verändert werden, dass es zu einer lytischen Phase kommt, bei der massenhaft E. coli absterben. Dabei gelangen toxische Stoffwechselprodukte der Bakterien, die als Endotoxine oder **Lipopolysaccharide** (LPS) bezeichnet werden, in den Blutkreislauf. Außerdem bilden sich im Lauf der Erkrankung Antikörper gegen LPS. Zur Aufdeckung von erhöhten Mengen an Endotoxinen im Körper ist LPS im Serum bzw. Endotoxine mittels Limulus-Amöben-Lysat-Test (LAL-Test) geeignet. Seit Neustem steht auch die Untersuchung von **sCD14** im Serum zur Verfügung, um eine Belastung mit Endotoxinen nachzuweisen. sCD14 ist ein Abspaltungsprodukt des Membranproteins mCD14, das sich auf der Oberfläche von Monozyten bzw. Makrophagen befindet. Seine Aufgabe ist, Endotoxine im Blut zu binden und zum TLR-4 zu transportieren, dem eigentlichen Endotoxin-Rezeptor des inerten Immunsystems. Nach Bindung an ein Endotoxin aktiviert dieser dann bestimmte intrazelluläre Signalwege. Der Nachweis von vermehrtem sCD14 im Serum zeigt an, dass eine größere Menge an Endotoxinen im Blut vorliegt, die auf eine verstärkte bakterielle Translokation zurückzuführen sein kann.

### Darm-Hirn-Achse

Darüber hinaus sind verschiedene Mechanismen der gegenseitigen Beeinflussung von Darm und ZNS, die **Darm-Hirn-Achse**, Gegenstand der aktuellen wissenschaftlichen Diskussion [912]. Basis ist die gegenseitige Interaktion zwischen ZNS und enteralem Nervensystem. Es existieren dazu verschiedene Hypothesen:

- **Neuropeptide**: Durch im Darm produzierte Neuropeptide wird die Signalverarbeitung im

ZNS beeinflusst. Zu diesen gehören u. a. Serotonin, Substanz P und Glutamat. Eine Studie [916] untersuchte diesen Zusammenhang und fand heraus, dass bestimmte Veränderungen in der Zusammensetzung der Darmflora dafür verantwortlich sind, dass sich die Schmerzwahrnehmung auch außerhalb des Darms verändert. Die Wissenschaftler übertrugen diese Informationen als Algorithmen auf ein selbstlernendes KI-System. Dieses war daraufhin in der Lage, nur aus der Zusammensetzung des Mikrobioms mit einer Wahrscheinlichkeit von knapp unter 90 % zwischen Gesunden und Patienten mit Fibromyalgie zu unterscheiden.

- **Zytokine**: Durch den Kontakt zwischen Mikrobiom und Immunzellen kommt es zu einer Aktivierung des adaptiven Immunsystems mit entsprechender Zytokinbildung. Die Zytokine wiederum nehmen Einfluss auf biochemische Prozesse im ZNS. Denkbar wäre z. B. die Beeinflussung der IDO durch die Hochregulation von TH1-Zytokinen.

### Wechselwirkungen Schulmedizin – Naturheilkunde

Beim Einsatz von SSRI bzw. trizyklischen Antidepressiva kann es in Kombination mit L-Tryptophan bzw. 5 HTP zu einem Serotoninsyndrom kommen. Opioide haben vielfältige Neben- und Wechselwirkungen im ZNS und tragen ein z. T. erhebliches Suchtpotenzial. Da sie auch mit SSRI bzw. trizyklischen Antidepressiva interagieren, besteht auch hier ein Wechselwirkungsrisiko mit L-Tryptophan bzw. 5 HTP.

## 19.5.3 Spezifischer Therapievorschlag

Die Behandlung sollte sich an dem Ergebnis der Befunde orientieren und benötigt i. d. R. ein individuelles therapeutisches Vorgehen, bei dem nicht selten verschiedene Behandlungsmaßnahmen kombiniert werden müssen.

### Therapie eines ATP-Mangels

Diagnostisch sollte bei Vorliegen eines ATP-Mangels und damit einer Mitochondriopathie weiter nach den Ursachen geforscht werden. Eine vorab durchgeführte symptomatische Therapie ist aber oft sinnvoll, um dem Patienten eine zwischenzeitliche Verbesserung seiner Beschwerden zu ermöglichen:

- Infusionslösung Mito Energy® Basis HP in 500 ml physiologischer NaCl-Lösung auflösen (1–2 ×/Woche, Infusionsdauer ca. 60 Minuten)
- Ubichinon comp. und Adenosintriphosphat Injeel® forte im Wechsel (2 ×/Woche bis 1 × tgl. s. c.)
- D-Ribose (Einzeldosis bis 5 g = 1 gehäufter TL, maximale Tagesdosis 20 g): Die Einnahme sollte stets auf nüchternen Magen erfolgen. Ab 10 g können Nebenwirkungen wie Unterzuckerung, Blähungen oder weicher Stuhlgang auftreten.

### Tryptophan

Solange bei einem **Serotoninmangel** das Enzym IDO hochreguliert ist, macht die Gabe von Tryptophan – wenn überhaupt – nur dann Sinn, wenn es in Form von 5-Hydroxytryptophan (5HTP, aktiviertes Tryptophan) eingesetzt wird, da die IDO v. a. Einfluss auf den 1. Syntheseschritt hat, also die Umwandlung von Tryptophan in seine aktive Form 5HTP.

Wenn psychischer Stress eine Rolle spielt, was bei vielen Patienten mit Fibromyalgie der Fall ist, sollten Sie neben der Empfehlung für eine entsprechende Psychotherapie an Entspannungsmaßnahmen denken, z. B. Autogenes Training, Meditation, Brainwave Entrainment® oder Mindmachine.

### Entsäuerung

Infusionen mit **Milchsäure** sind nach meiner Erfahrung sehr gut geeignet, um überschüssige Säuren in den Faszien, der Muskulatur und dem Bindegewebe zu neutralisieren. Beginnen Sie bitte vorsichtig, da nach meiner Beobachtung speziell Fibromyalgiepatienten sehr unterschiedlich auf diese Form der Entgiftungstherapie reagieren. Dies ist von verschiedenen Faktoren abhängig, z. B. der Gesamtbelastung mit Säuren, der individuellen Entgiftungskapazität sowie dem Kalium- und Zinkstatus. Die Infusionsmenge sollte immer individuell angepasst werden, es gibt Patienten, die auch höhere Dosierungen gut vertragen und solche, deren Entgiftungssysteme auch schon bei niedrigen Dosen überfordert sind.

- 1. Infusion: 1–2 Ampullen auf 100 ml physiologische NaCl-Lösung
- 2. Infusion: 2–3 Ampullen auf 100 ml physiologische NaCl-Lösung
- 3. Infusion: 3–4 Ampullen auf 100 ml bzw. 250 ml physiologische NaCl-Lösung
- 4. Infusion: 4–5 Ampullen auf 250 ml physiologische NaCl-Lösung

Je nach Effekt und Verträglichkeit setze ich in meiner Praxis bis zu 10 Ampullen, gelöst in 250 bis 500 ml physiologischer Kochsalzlösung, je Infusionssitzung ein. Meist steigere ich um 1–2 Ampullen je Sitzung, entweder bis die vom Patienten seitens seiner Ausscheidungskapazität maximale Dosis erreicht ist oder bis die Infusionsmenge maximal 10 Ampullen beträgt. Mehr habe ich bisher noch nicht eingesetzt, denn spätestens in dieser Dosierung sollte man einen therapeutischen Effekt sehen. Die Infusionen führe ich i. d. R. 1–2 ×/ Woche durch. Ist die maximale Menge an Ampullen erreicht, sollten Sie diese Behandlung über 4–6 Wochen durchführen, um einen guten Effekt zu erzielen – sofern diese Behandlung passt und nicht andere Ursachen vorliegen.

Begleitend dazu ist es oft sinnvoll, die Entgiftungssysteme anzuregen, z. B. mit Derivatio® Tabletten (3 × tgl. 1–2 Tbl. vor dem Essen lutschen) oder Derivatio® Ampullen (meist 1–2 Ampullen auf 100 ml physiologische NaCl-Lösung) im Wechsel oder in Kombination mit Milchsäure infundieren.

Zusätzlich sollten Sie bei Patienten, die empfindlich auf Entgiftungen reagieren, **Toxine** im Darm **binden**, damit eine Rückresorption über den enterohepatischen Kreislauf unterbunden wird. Hilfreich sind oft Zeolith oder Klinoptilolith, z. B. Froximun® Toxaprevent Medi Plus Sticks (den Inhalt eines Sticks vor dem Schlafengehen in 0,2 l Wasser auflösen und trinken). Nach 28 Tagen sollte 1 Woche Einnahmepause eingelegt werden.

Wenn der Patient angibt, dass Wärme die Symptome verbessert, und therapeutisch gesetzte Reize gut toleriert werden (am besten an einer kleineren Hautstelle ausprobieren), hat sich zur Ausleitung über die Haut das **Baunscheidtverfahren** gut bewährt. Es kann auch gut begleitend zur Entsäuerung angewendet werden.

Manchmal ist es zusätzlich eine gute Unterstützung, den **Intermediärstoffwechsel** anzuregen, z. B. mit Coenzyme comp. Ampullen im Wechsel mit Ubichinon comp. Ampullen (2–3x/Woche s. c.).

## Therapieversuch mit SAM

Aktiviertes Methionin, S-Adenosylmethionin (SAM), ist der wichtigste **Methylgruppendonator** im Stoffwechsel. Methylgruppen werden für sehr viele Stoffwechselprozesse und -funktionen benötigt, z. B. bei der Synthese von Hormonen oder als Kofaktor der Glutathionsynthese. Als pharmazeutische Substanz nutzt man SAM, weil es auch an der Synthese wichtiger Neurotransmitter beteiligt ist. In verschiedenen klinischen Studien [932] führte SAM in Tagesdosen von 800–3600 mg zu signifikanten Verbesserungen bei Depressionen, Gedächtnisstörungen und Morbus Parkinson. Bei Fibromyalgie, speziell wenn die depressive Begleitkomponente dominiert, kann ein Behandlungsversuch mit einer Tagedosis von 600–1600 mg SAM erfolgen, z. B. jeweils 30 Minuten vor dem Essen und dem Schlafengehen 400 mg.

Mögliche Nebenwirkungen sind dosisabhängig und bestehen in gelegentlich gastrointestinalen Beschwerden wie Meteorismus, Durchfall, Sodbrennen und Übelkeit, Mundtrockenheit, Kopfschmerzen oder Schlaflosigkeit. Kontraindikationen sind Schwangerschaft, Stillzeit, Einnahme von L-Dopa bzw. Dopaminagonisten. Interaktionen treten mit hohen Dosen Nikotinsäure bzw. Niacin auf, indem die SAM-Spiegel in der Leber verringert werden.

## 19.6 Meine Erfahrung

Die große Crux beim FMS ist die immens große Bandbreite möglicher Ursachen. Auf der Basis einer ausführlichen Anamnese und einer gezielten osteopathischen Evaluation sollten Sie diejenigen diagnostischen Verfahren auswählen, mit denen Sie am wahrscheinlichsten die Krankheitshintergründe aufdecken können.

Meistens werden Sie mehr als eine Ursache finden und die Erfahrung lehrt, dass eine erfolgreiche Behandlung i. d. R. durch die Kombination verschiedener Maßnahmen gelingt, z. B. Ernährung, manuelle Verfahren und stoffwechselverbessernde Maßnahmen. Im Verlauf der gemeinsamen Arbeit mit dem Patienten sollten Sie in regelmäßigen Abständen ein Zwischenresümee ziehen. Es kann sein, dass es mitunter notwendig ist, den Behandlungsfokus zu verändern.

## 19.7 Literatur


[893] Abraham GE, Flechas JD. Management of fibromyalgia: rationale for the use of magnesium and malic acid. J Nutr Environm Med 2009; 3 (1): 49–59

[894] Agmon-Levin N, Zafrir Y, Kivity S et al. Chronic fatigue syndrome and fibromyalgia following immunization with the hepatitis B vaccine: another angle of the „autoimmune (auto-inflammatory) syndrome induced by adjuvants“ (ASIA). Immunol Res 2014; 60: 376–383

[895] Alnigenis MNY, Barland P. Fibromyalgia syndrome and serotonin: review. Clin Exp Rheumatol 2001; 19: 205–210

[896] Andreoli L, Tincani A. Undifferentiated connective tissue disease, fibromyalgia and the environmental factors. Curr Opin Rheumatol 2017; 29 (4): 355–360

[897] Baas S. Die Transglutaminase. DZG Aktuell 2009; 3: 33–34

[898] Bazzichi L, Rossi A, Zirafa C et al. Thyroid autoimmunity may represent a predisposition for the development of fibromyalgia? Rheumatol Int 2012; 32: 335–341

[899] Bengtsson A, Henriksson KG, Larsson J. Reduced high-energy phosphate levels in the painful muscles of patients with primary fibromylagia. Arthr Rheumat 1986; 29 (7): 817–821

[900] Bennett RM. Adult growth hormone deficiency in patients with fibromyalgia. Curr Rheumatol Rep 2002; 4: 306–312

[901] Bennett R, deGarmo P, Clark S. A 1 year double blind, placebo controlled study of guaifensin in fibromyalgia. Program Overview. American College College of Rheumatology 60th National Scientific Meeting; Association of Rheumatology Health Professionals 31st Scientific Meeting. doi: 10.1002/art.1780391402

[902] Cassisi G, Sarzi-Puttini P, Cazzola M. Chronic widespread pain and fibromyalgia: could there be some relationship with infections and vaccinations? Clin Exp Rheumatol 2011; 29 (Suppl. 69): S 118–S 126

[903] Davis I, Aimin L. What is the tryptophan kynurenine pathway and why is it important to neurotherapy? Expert Rev Neurother 2015; 15 (7): 719–721

[904] Dieterich W, Ehnis T, Bauer M et al. Identification of tissue transglutaminase as the autoantigen of celiac disease. Nature Medicine 1997; 3: 797–801

[905] Fesus L, Piacentini M. Transglutaminase 2: an enigmatic enzyme with diverse functions. Trends Biol Sci 2002; 27 (10): 534–539

[906] Fischer A. Fibromyalgie als Autoimmunerkrankung? CO.med 2020; 2: 58–61

[907] Gebhart B, Jorgenson JA. Benefit of ribose in a patient with fibromyalgia. J Hum Pharamcol Drug Ther 2012; 24 (11): 1646–1648

[908] Haliloglu S, Carlioglu A, Akdeniz D et al. Fibromyalgia in patients with other rheumatic diseases: prevalence and relationship with disease activity. Rheumatol Int 2014; 34: 1275–1280

[909] Heim T. Fibromyalgie: Trend zum Deskriptiven und Pragmatischen. Info Neurol Psychiatr 2020; 22: 57

[910] Hoffman K, Kaufmann S. Jod – Schlüssel zur Gesundheit. 2. Aufl. Lünen: Systemed; 2016

[911] Kaufmann K, Kaufmann S, Hoffmann A. Jod – Das Standardwerk zu dem vergessenen Heilmittel. München: Riva; 2019

[912] Kennedy PJ, Cryan JE, Dinan TG et al. Kynurenine pathway metabolism and the microbiota-gut-brain-axis. Neuropharamcology 2017; 112: 399–412

[913] MacFarlane GJ, Kronisch C, Dean LE et al. EULAR revised recommendations for the management of fibromyalgia. Ann Rheum Dis 2017; 76 (2): 318–328

[914] Martinez-Lavin M. Fibromyalgia and small fiber polyneuropathy: the plot thickens. Clin Rheumatol 2018; 37: 3167–3171

[915] Martinez-Lavin M. HPV-vaccination syndrome: a clinical mirage, or a new tragic fibromyalgia model? Rheum Clin 2018; 14 (4): 211–214

[916] Minerbi A, Gonzalez E, Brereton NJB et al. Altered microbiome composition in individuals with fibromylagia. Pain 2019; 160 (11): 2589–2602

[917] Noschinski DR. Glutensensibilität – Ein wichtiger Faktor bei unterschiedlichen Krankheitsbildern. Journal für Orthomolekulare Medizin 2002; 4: 433–441

[918] Oaklander AL, Herzog ZD, Downs H et al. Objective evidence that small-fibre polyneuropathy underlies some illness currently labeled as fibromyalgia. Pain 2013; 154 (11): 2310–2316
[919] Ohgidani M, Kato TA, Hosoi M et al. Fibromyalgia and microglial TNF-α: Translational research using human blood induced microglia-like cells. Sci Rep. 2017; 7: 11882
[920] Ohlenschläger G. Freie Radikale, Oxidativer Stress und Antioxidantien: Krankheitsursache, präventive und reparative Mechanismen in lebenden Systemen. Köln: Ralf Reglin; 2000
[921] Pamuk ON, Cakir N. The frequency of thyroid antibodies in fibromyalgia patients and their relationship with symptoms. Clin Rheumatol 2007; 26 (1): 55–59
[922] Ribeiro LS, Proietti FA. Interrelations between fibromyalgia, thyroid antibodies and depression. J Rheumatol 2004; 31 (10): 2036–2040
[923] Rodriguez-Pinto I, Agmon-Levin N, Howard A et al. Fibromyalgia and cytokines. Immunol Lett 2014; 2: 200–203
[924] Russel IO, Orr MD, Littman B et al. Elevated cerebrospinal fluid levels of substance P in patients with the fibromyalgia syndrome. Arthr Rheumat 1994; 37 (11): 1593–1601
[925] Ryabkova VA, Churilov LP, Shoenfeld Y. Neuroimmunology: What role for autoimmunity, neuroinflammation, and small fiber polyneuropathy in fibromyalgia, chronic fatigue syndrome, and adverse events after human papilloma vaccination? Int J Mol Sci 2019; 20 (20): 5164
[926] Sarzi-Puttini P, Giorgi V, Marotto D et al. Fibromyalgia: an update on clinical characteristics, aethiopathogenesis and treatment. Nature Rev Rheumatol 2020; 16: 645–660
[927] Schmidbauer C. Mikronährstoff-Coach®. Salzburg: Biogena; 2015
[928] Schwarz MJ, Offenbacher M, Neumeister A et al. Evidence for an altered tryptophan metabolism in fibromyalgia. Neurobiol Dis 2002; 11 (3): 434–442
[929] Schwarz MJ, Späth M, Müller-Bardorff H et al. Relationship of substance P, 5-hydroxyindole acetic acid and tryptophan in serum of fibromyalgia patients. Neurosci Lett 1999; 259 (3): 196–198
[930] St. Amand RP, Marek CC. Fibromyalgie: Die revolutionäre Behandlungsmethode, durch die man vollständig von Beschwerden frei werden kann. Norderstedt: BoD; 2014
[931] Suk JH, Lee JH, Kim JM. Association between thyroid autoimmunity and fibromyalgia. Exp Clin Endocrinol Diabetes 2012; 120: 401–404
[932] Tavoni A, Vitali C, Bombardieri S et al. Evaluation of s-adenosylmethionine in primary fibromyalgia: a double-blind crossover study. Am J Med 1987; 83 (5): 107–110
[933] Teitelbaum JE, Johnson C, St. Cyr J. The use of D-ribose in chronic fatigue syndrome and fibromyalgia: a pilot study. J Altern Complement Med 2006; 12 (9): 857–862
[934] Üceyler N, Zeller D, Kahn AK et al. Small fibre pathology in patients with fibromyalgia syndrome. Brain 2013; 136 (6): 1857–1867
[935] Valim V, Natour J, Xiao Y et al. Effects of physical exercise on serum levels of serotonin and its metabolite in fibromyalgia: a randomized pilot study. Revista Brasileira de Reumatologia 2013; 53 (6): 538–541
[936] Verheesen RH, Schweitzer CM. Iodine deficiency, more than cretinism and goiter. Med Hypothesis 2008; 71 (5): 645–648
[937] www.aerztezeitung.de/Medizin/Bei-Fibromyalgie-aerobes-Ausdauertraining-372562.html (Stand: 3.1.2021)
[938] www.bfarm.de/DE/Medizinprodukte/risikoerfassung/empfehlungen/Silikon_Brustimplantate_PIP.html;jsessionid = A052E552D-CEBB11B912E3745 CE425EE5.1_cid322?nn = 3494892 (Stand: 2.1.2021)
[939] www.awmf.org/leitlinien/detail/ll/145–004.html (Stand: 3.1.2021)
[940] www.gesundheits-lexikon.com/Schilddruese/Vorsorge/Jod-im-Urin.html (Stand: 3.1.2021)
[941] www.praxishey.de/deutsch/fibro.htm (Stand: 3.1.2021)
[942] www.spiegel.de/wissenschaft/medizin/pip-skandal-bis-zu-10-000-deutsche-frauen-haben-billig-implantate-bekommen-a-808786.html (Stand: 2.1.2021)
[943] Yunus MB, Khan MA, Rawlings KK et al. Genetic linkage analysis of multicase families with fibromyalgia syndrome. The Journal of Rheumatology 1999; 26 (2): 408–412

# 20 Guillain-Barré-Syndrom (GBS)

## 20.1 Definition und Epidemiologie

Seitdem die Poliomyelitis in den Industrieländern so gut wie nicht mehr vorkommt, sind die meisten **akuten generalisierten Lähmungen** auf das Guillain-Barré-Syndrom (GBS) zurückzuführen. Beim GBS handelt es sich um eine akute **entzündliche demyelenisierende Polyneuroradikulitis**, also eine Entzündung der aus dem Rückenmark entspringenden Nerven mit Zerstörung der Myelinscheiden, die auf einer autoimmunen Genese basiert (**Abb. 20.1**). Einige Unterformen gehen zusätzlich mit einer axonalen Schädigung einher, was zu deutlich schwereren Verläufen führt, da der Schaden nicht nur die Hüllstrukturen des Nervs betrifft, sondern auch den Nerv selbst. Erstmals beschrieben wurde das Krankheitsbild im

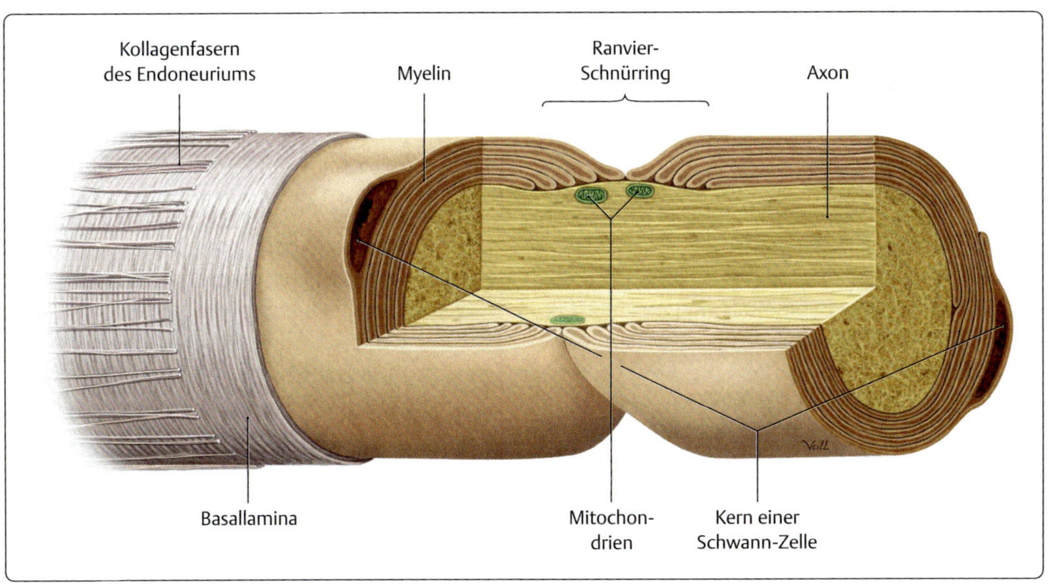


**Abb. 20.1** Myelinisiertes Axon. (Quelle: Schünke M, Schulte E, Schumacher U et al. 2.2 Neuroglia und Myelin. In: Schünke M, Schulte E, Schumacher U et al., Hrsg. Prometheus LernAtlas - Kopf, Hals und Neuroanatomie. Illustrationen von Voll M und Wesker K. 5. Auflage. Stuttgart: Thieme; 2018. doi:10.1055/b-006-149644)

Jahr 1916 von den französischen Neurologen Georges Charles Guillain (1876–1961) und Jean-Alexandre Barré (1880–1976).

Ein GBS kann in allen Altersklassen auftreten, häufiger sind aber junge Erwachsene und die Generation zwischen dem 50. und 70. Lebensjahr betroffen, die Inzidenz liegt bei etwa 1–2 Fällen pro 100000 Einwohner pro Jahr.

## 20.2 Pathophysiologie

Ätiologie und Pathogenese des GBS sind weitgehend ungeklärt. Allerdings scheinen speziell **gegen Ganglioside gerichtete Antikörper** eine wichtige Rolle bei der Pathogenese zu spielen. Man vermutet ein molekulares Mimikry als Ursache, da Epitope in der Zellwand von Campylobacter jejuni Ähnlichkeit mit Oberflächenmerkmalen von Gangliosiden aufweisen, während sich die von Mycoplasma pneumoniae getriggerte Immunreaktion gegen das Myelin richtet [953] [959]. Ganglioside gehören als Baustein des Nervensystems zu den Sphingolipiden und bestehen aus einem Ceramidkörper, der über eine Hydroxylgruppe mit einem Zucker verbunden ist, der ein oder mehrere Moleküle der Sialinsäure trägt. Man findet sie reichlich in der Substantia nigra im ZNS, aber auch in anderen Hirnbereichen. Im Kontext des GBS attackieren Gangliosid-Antikörper vorrangig Spinalganglien, Motoneuronen und Proteinstrukturen an peripheren Nerven.

Bei axonalen Varianten des GBS richten sich die Antikörper gegen Ganglioside, die sich auf der Zellmembran der Axone befinden, v. a. GM1-Ganglioside. Diese haben eine zentrale Bedeutung u. a. für die neuronale Plastizität und neuronale Reparaturmechanismen. GM1-Antikörper sind bei bis zu 50 % der Fälle nachweisbar, bei denen es zu einem ausgeprägten axonalen Untergang kommt. Bei vorausgegangener Infektion mit Campylobacter jejuni kommt es gehäuft zu schweren axonalen Verlaufsformen [958].

Wird das GBS durch eine CMV-Infektion getriggert, dominieren meist ausgeprägte Sensibilitätsstörungen den Krankheitsverlauf. Das EBV spielt bei der Pathogenese (maximal 10 % der Fälle) ebenso wie Mycoplasama pneumoniae (max. 5 % der Fälle) eine eher untergeordnete Rolle [975]. Im Liquor von GBS-Patienten finden sich außerdem erhöhte Konzentrationen von IL-17 und IL-22 [955], was ein starkes Argument für die autoimmune Komponente dieser Erkrankung ist.

Es gibt bei GBS möglicherweise auch einen Zusammenhang mit Impfungen [969]. 1976 erkrankten in New Jersey einige Menschen an der Schweinegrippe. Das führte zu einer großen Impfkampagne in den USA, bei der über 40 Millionen US-Amerikaner geimpft wurden. Dabei erkrankten Hunderte Geimpfte am GBS, die Impfkampagne wurde daraufhin gestoppt. Offiziell wurde von den Behörden eine bakterielle Verunreinigung des Impfstoffs als Ursache für die vermehrten GBS-Fälle angegeben [977]. In Peru wurden im Dezember 2020 erste Tests mit einem Impfstoff gegen Covid-19 vorerst gestoppt, nachdem bei einem Probanden neurologische Symptome auftraten, die GBS ähneln [974].

Nach Exposition mit Organophosphaten (Schädlingsbekämpfungsmittel) wurde in den 1970er-Jahren ein Fall von GBS beschrieben, der offensichtlich ursächlich von diesen ausgelöst wurde [946]. Über einen ähnlichen Fall wurde 2002 in einer brasilianischen Fachzeitschrift berichtet [970]. Die neurologischen Symptome traten einige Zeit nach der Exposition auf und waren mit axonalen Schädigungen assoziiert.

## 20.3 Klinik

In etwa ⅔ der Fälle treten erste Symptome 1–4 Wochen nach einer Infektion der Atemwege oder des Magen-Darm-Trakts auf. Der am häufigsten nachgewiesene Erreger in diesem Zusammenhang ist Campylobacter jejuni, ein gramnegatives Bakterium, das zu Bauchschmerzen, Diarrhö, hohem Fieber und gelegentlich auch zu Erbrechen führt. Es werden aber auch andere Erreger als Trigger für ein GBS diskutiert, u. a. hauptsächlich CMV, aber auch EBV und Mycoplasma pneumioniae. Wird das GBS durch eine Infektion mit Campylobacter jejuni ausgelöst, dann hat es i. d. R. eine schlechtere Prognose.

Das GBS beginnt meist mit einer mehr oder weniger plötzlich einsetzenden **Schwäche** in den **unteren Extremitäten** und im **Beckengürtel**, sodass es schwierig ist, sich aus einer sitzenden Position zu erheben oder Treppen zu steigen. Es gibt aber auch Fälle, die mit Rückenschmerzen beginnen, zu denen sich neurologische Symptome gesellen, meist handschuh- bzw. strumpfartige Parästhesien an den Händen bzw. Füßen. Im weiteren Verlauf stellt sich dann, zusätzlich zu der Schwäche in den unteren Extremitäten, eine **Schwäche** in den **oberen Extremitäten** ein. Die Muskeldehnungsreflexe sind meist von Beginn der Erkrankung an abgeschwächt oder erloschen. Innerhalb weniger Tage, manchmal auch weniger Wochen, erreicht die Krankheit ihren Höhepunkt: Es gibt milde Verläufe, bei denen der Patient noch gehfähig ist, aber es treten auch schwere und lebensbedrohliche Krankheitsbilder mit Tetraplegie, Atemlähmung und Hirnnervenschädigung auf. Letztere kann sich in Form einer Lähmung der Schlund- und Rachenmuskulatur bzw. einer ein- oder doppelseitigen Fazialisparese äußern, seltener sind die Augenmuskeln oder der N. hypoglossus betroffen, was zu einer Zungenlähmung führt. Sehr häufig bestehen bei GBS auch **orthostatische Dysregulation** und Störungen der Schweißproduktion.

**! Vorsicht**

Da beim akuten GBS etwa 5 % der Patienten bei einem unbehandelten Krankheitsverlauf an einer Atemlähmung versterben, sollten Patienten bei Verdacht auf ein GBS so zeitnah wie möglich einer weiteren ärztlichen Abklärung zugeführt werden.

Das **Miller-Fisher-Syndrom** (MFS) ist eine Sonderform des GBS, bei der v. a. die Hirnnerven betroffen sind. Leitsymptom ist eine akute Lähmung der Augenmuskeln (**Ophthalmoplegie**), die mit einer **Gangataxie** und **Areflexie** einhergeht. Es gibt auch Fälle, bei denen zusätzlich eine Fazialis- und Bulbärparalyse auftritt. Hauptauslöser dieser Variante des GBS ist i. d. R. eine Infektion mit Campylobacter jejuni. Meist kommt es im Verlauf innerhalb von Monaten zu einer Erholung, es gibt aber auch Fälle, die mit einer Atemlähmung einhergehen oder bei denen keine Besserung einsetzt.

Eine weitere Variante ist die **akute Pandysautonomie**, die durch schwere **Beeinträchtigungen** des **vegetativen Nervensystems** gekennzeichnet ist. Symptome sind eine orthostatische Dysregulation, Synkopen, Bauchschmerzen, Verstopfung oder Durchfall und verminderte Schweißsekretion. Auslöser ist nicht selten eine Infektion mit EBV. Meist besteht ein blander Verlauf mit einem langsamen Symptomrückgang.

Die klassische Neurologie unterscheidet noch weitere Unterformen, u. a. MFS-GBS-Mischformen, ein GBS mit rein sensiblen oder motorischen oder ataktischen Ausprägungen, ein GBS mit zusätzlichem axonalem Befall wie AMAN oder AMSAN und ein paraparetisches GBS.

Das GBS kann man in verschiedene **Stadien** unterteilen (**Abb. 20.2**):

- Die **akute Phase** erreicht 2–4 Wochen nach Beginn ihren Höhepunkt, unbehandelt versterben etwa 5 % der Patienten an einer Atemlähmung.
- In der **Remissionsphase** entwickeln sich bei etwa 70 % der Patienten die Beschwerden sehr langsam zurück, und zwar i. d. R. in umgekehrter Reihenfolge, was oft viele Monate dauern kann. Ältere Patienten haben eine schlechtere Prognose als jüngere, denn bei ihnen kommt es viel seltener zu einem vollständigen Symptomrückgang. Diese Phase des GBS kann viele Jahre andauern, der autoimmune Prozess besteht meist weiter und es kann z. B. zu einer autoimmunen Polyneuropathie kommen (bei etwa 3 % der Patienten).
- In der **Spätphase** verändert sich der autoimmune Prozess und die Degeneration überwiegt.

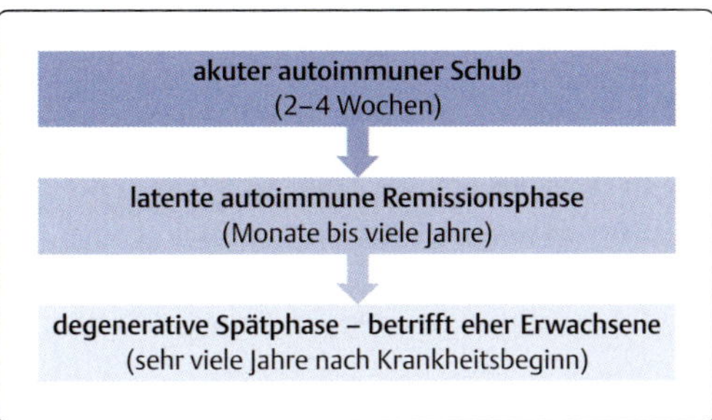


**Abb. 20.2** Verlauf des Guillain-Barré-Syndroms.

Selbst bei zeitnah einsetzenden intensivmedizinischen Maßnahmen versterben 2–6 % der Patienten an Komplikationen wie Infekten, Thromboembolien oder kardiovaskulären Ereignissen. Fast ⅔ aller Patienten behalten leichte neurologische Beeinträchtigungen zurück, z. B. Missempfindungen oder eine Fußheberschwäche. Bei etwa 15 % der Fälle bleiben funktionell beeinträchtigende neurologische Schäden, wie Lähmungen, zurück. Eine schlechte Prognose für eine vollständige Remission besteht bei:

- erwachsene Patienten, speziell ab dem 50. Lebensjahr
- einer vorausgegangenen Infektion mit Campylobacter jejuni als Trigger des GBS
- einem raschen Beginn
- einem schweren Krankheitsverlauf mit axonalem Befall und ausgeprägtem Symptombild
- der Notwendigkeit einer Beatmung

**Red Flags**

- Alle beschriebenen Symptome treten mehr oder weniger plötzlich bzw. innerhalb weniger Tage auf und es scheint keine erklärbare Ursache dafür zu geben. Fragen Sie daher immer nach einer vorausgegangenen Infektion in den letzten 1–4 Wochen. Das GBS kann aber auch auftreten, ohne dass der Patient eine Infektion wahrgenommen hat.
- Meist sind von Beginn der Erkrankung an die Muskeldehnungsreflexe abgeschwächt oder sogar erloschen. Prüfen Sie daher den Achillessehnen-, Patellarsehnen- und Bizepssehnenreflex.
- Rückenschmerzen mit neurologischen Begleitsymptomen wie Parästhesien, Taubheit und Muskelschwäche, wobei die Parästhesien meist akrodistal beginnen und als strumpf- oder handschuhförmig beschrieben werden.
- Die typische Schwäche in den unteren Extremitäten, die sich v. a. beim Aufstehen aus einer Sitzposition und beim Treppensteigen zeigt, kann in vielen Fällen auch ohne Schmerzen als Begleiterscheinung auftreten.

## 20.4 Diagnostik

### 20.4.1 Schulmedizinische Diagnostik

Spezielle neurologische Funktionstests und eine elektrophysiologische Diagnostik sollten von einem neurologischen Facharzt durchgeführt werden.

#### Labor

Bei der **Liquoruntersuchung** ist ein erhöhtes Liquoreiweiß bei normaler Liquorzellzahl typisch, was als zytoalbuminäre Dissoziation bezeichnet wird.

Bei den verschiedenen Varianten des GBS sind **Antikörper** gegen die Ganglioside GM1, GM1b, GQ 1b, GD1a oder GD1b nachweisbar.

#### Bildgebende Verfahren

Eine relativ neue Diagnosemethode bei GBS ist die **Nervensonografie**, bei der schon frühzeitig aufgetriebene proximale Nervenabschnitte erkannt werden können. Allerdings ist diese Methode bisher noch wenig verbreitet und setzt eine sehr große Erfahrung seitens des untersuchenden Arztes voraus. Seit dem 1. April 2020 wird die Nervensonografie von den gesetzlichen Krankenkassen erstattet [976].

### 20.4.2 Naturheilkundliche Diagnostik

#### Mikronährstoffdiagnostik

Die in **Tab. 20.1** aufgeführten Mikronährstoffe sollten Sie bei Patienten mit GBS im Auge behalten und bei einem Mangelzustand ggf. auffüllen, damit Nerven und Muskeln ordnungsgemäß funktionieren. Ein Mangel wird sich bei einem Gesunden weniger deutlich auswirken als bei einem GBS-Patienten, der ohnehin schon neurologisch bzw. muskulär limitiert ist.

**Tab. 20.1** Mikronährstoffdiagnostik bei GBS.

| Parameter | Aussage |
|---|---|
| Zink, Kupfer, Mangan, Selen, Eisen im Vollblut sowie Ferritin und Transferrin im Serum | Vorstufen der wichtigsten körpereigenen Scavenger wie SOD, Katalasen, GPX |
| Vitamin $B_{12}$ bzw. Methylmalonsäure im Serum | Bedarf an Vitamin $B_{12}$, indirekter Nachweis für eine Belastung mit nitrosativem Stress |
| Folsäure im Erythrozyten | Bedarf an Folsäure (einziger Methylgruppendonator für Vitamin $B_{12}$) |
| Magnesium und Kalium im Vollblut | wichtige Mengenelemente für den Muskelstoffwechsel |
| Aminosäuren im Serum | speziell bei Muskelschwäche ist es sinnvoll, die Gesamtversorgung mit Aminosäuren im Auge zu behalten |
| Calcidiol und Calcitriol | Vitamin $D_3$ sollte wenigstens im Optimalbereich von 140–160 nmol/l liegen. Außerdem spielt das Verhältnis (S. 105) zwischen der Depotform und der aktiven Form bei manchen Menschen eine Rolle, was die Verträglichkeit hoher Tagesdosen von Vitamin $D_3$ betrifft; ideal ist ein Verhältnis von maximal 1. Je höher es steigt, desto vorsichtiger sollte man bei einer eventuellen Dosissteigerung über den physiologischen Bereich sein. |
| Lipidperoxide | Belastung mit lipophilen ROS |
| antioxidative Kapazität | Fähigkeit, hydrophile ROS zu kontrollieren |
| Koenzym Q 10 im cholesterinkorrigierten Vollblut | wichtiges lipophiles Antioxidans, essenziell für die Energiegewinnung in den Mitochondrien |
| Glutathionstatus | Elektronentransport in den Mitochondrien, Regeneration verschiedener Antioxidanzien, wichtiger enzymatischer Scavenger |

### Fatigue

Bei einem GBS kann man immer wieder beobachten, dass die Belastbarkeit der Patienten nachlässt und sie schneller erschöpft sind. Nach meiner Beobachtung kann dies durch eine Störung in der mitochondrialen Energieproduktion bzw. einer funktionellen Nebenniereninsuffizienz bedingt sein. Die Überprüfung der ATP-Produktion in den Granulozyten bzw. der Adrenale Stressindex® helfen bei der Ursachensuche und führen damit zu einer ursächlich ansetzenden Behandlung.

## 20.5 Therapie

### 20.5.1 Schulmedizinische Therapie

Trotz der autoimmunen Komponente zeigen **Glukokortikoide** beim GBS **keine** ausreichende Wirkung.

Bei Infusionen mit **Immunglobulinen** führen vermutlich die Fc-Fragmente der IgG-Antikörper, die an Immunzellen binden, zu einer Normalisierung der Immunreaktion.

Bei der Plasmapherese werden Antikörper bzw. Immunkomplexe aus dem Plasma des Patienten mittels selektiver Membranen so weit wie möglich entfernt. Diese Variante der Plasmapherese wird als **Immunadsorptionstherapie** bezeichnet.

## 20.5.2 Naturheilkundliche Therapie

### Naturheilkundliche Sichtweise

Wenn Infektionen mit Mikroben oder durchgemachte Impfungen (S. 166) als mögliche Ursache einer Autoimmunerkrankung in Frage kommen, bietet die Naturheilkunde zahlreiche Möglichkeiten, diese zu behandeln.

Warum erkrankt nur ein Teil der Menschen nach Infektionen mit bestimmten Erregern bzw. der Durchführung einer Impfung an GBS? Vieles spricht für Genpolymorphismen als Ursache, am wahrscheinlichsten an IG-Fc-Rezeptorgenen und HLA DRB 1*0701 [964]. Ein Kofaktor könnte in der „Western Diet“ liegen: Bestandteile von Weizen, Wheat Germ Agglutinine (WGA), sind in der Lage, an Sialinsäure zu binden [548] und ebenso and das α-Gliadin 33-mer Peptid [961]. Beide gehören zur Gruppe der Lektine (S. 251)). Es wird diskutiert, ob Lektine an der Entstehung von Autoimmunerkrankungen beteiligt (S. 253) sein könnten, da es durch die Bindung an Sialinsäure auch zur Bindung an Sialoglykoproteine und daraus abgeleitete Strukturen wie Sphingolipide kommen kann.

Auch ein langjähriger Mangel an Mikronährstoffen könnte an der Entstehung eines GBS beteiligt sein bzw. eine schnelle neuronale Regeneration limitieren. Sowohl oxidativer als auch nitrosativer Stress spielen bei neuronalen Schädigungen eine entscheidende Rolle. ROS entsteht auch physiologisch im Rahmen der aeroben Energieproduktion, aber der Körper verfügt im Regelfall über ausreichende enzymatische Scavenger wie SOD oder GPX, um diese unter Kontrolle zu halten. Bei Patienten, die an einem GBS erkrankt sind, lassen sich verminderte Plasmakonzentrationen von **lipophilen Antioxidanzien**, z. B. Vitamin E, nachweisen. Eine Studie [949] kommt zu dem Schluss, dass sich auch über eine Erhöhung der antioxidativen Aktivität eine funktionelle Besserung bei Patienten mit GBS erreichen lassen könnte. Bei Patienten, die an immunvermittelten peripheren Neuropathien wie GBS erkrankt sind, findet sich signifikant häufiger ein **Vitamin-D-Defizit**. Auch der **Serumfolatspiegel** korreliert mit der Schwere und dem Verlauf eines GBS. Inwieweit auch andere Mikronährstoffe betroffen sein können, z. B. Vitamin $B_{12}$, wurde bisher nur in Einzelfallschilderungen dokumentiert, dazu fehlen Daten umfangreicherer Untersuchungen.

Wenn man sich den Pathomechanismus beim GBS vor Augen hält, bei dem es durch einen autoimmun induzierten Inflammationsprozess zu Schädigungen an verschiedenen neuronalen Strukturen kommt, allen voran von Myelin und axonalen Gangliosiden, erscheint der **Einsatz von Mikronährstoffen** hinsichtlich seines Kosten-Nutzen-Risiko-Profils mehr als gerechtfertigt. Die Studienlage zum Einsatz von Mikronährstoffen beim GBS ist äußerst bescheiden. Wenn man allerdings den Blick auf andere neuroinflammatorische Erkrankungen mit autoimmuner Genese lenkt, allen voran MS, bei der weitaus mehr valide Daten über die Wirkung von Mikronährstoffen vorliegen, sieht man, wie hilfreich, risikoarm und vergleichsweise kostengünstig diese eingesetzt werden können. Das Argument, dass Äpfel mit Birnen verglichen werden, kann so nicht stehengelassen werden: GBS und MS unterscheiden sich zwar in zahlreichen Punkten, aber nicht in der zerstörerischen Wirkung von ROS bzw. nitrosativem Stress auf dieselben neuronalen Strukturen, egal ob es sich um GBS oder MS handelt.

### Wechselwirkungen Schulmedizin – Naturheilkunde

Da die Infusion mit Immunglobulinen bzw. die Plasmapherese bei GBS-Patienten i. d. R. im Rahmen einer intensivmedizinischen Behandlung erfolgen, gibt es hier keine Schnittstellen mit naturheilkundlichen Therapien.

## 20.5.3 Spezifischer Therapievorschlag

### Ernährung

Ein GBS wird i. d. R. durch eine Infektion verursacht, allen voran mit Campylobacter jejuni und CMV, und es kommt im Verlauf der Erkrankung zur Demyelenisierung oder axonalen Schädigungen. Nach der Akutphase versucht der Körper über Monate, diese zu reparieren, was zu sehr unterschiedlichen Ergebnissen führt. Nach meiner Erfahrung ist es für eine optimale Neuroplastizität wichtig, dass mögliche Störfaktoren ausgeschlossen werden, die hier zu einer Limitation führen könnten. Neben einem Mangel an für die neuronale Regeneration notwendigen Mikronährstoffen (z. B. Proteine, B-Vitamine) und einer Belastung mit ROS bzw. nitrosativem Stress, kann sich eine **latent vorhandene Glutenunverträglichkeit** negativ auf diesen Prozess auswirken. Besteht eine immunologisch vermittelte Glutenunverträglichkeit, kann sich das Abwehrsystem auch gegen ein glutenspezifisches Eiweiß sensibilisieren, das als α-Gliadin 33-mer Peptid bezeichnet wird. Es kann dabei zu Kreuzreaktionen mit verschiedenen neuronalen Strukturen kommen, u. a. mit Gangliosiden und basischem Myelinprotein, die beide als Ziel von Antikörpern tief in die Pathophysiologie des GBS involviert sind. Bei axonaler bzw. demyelenisierender Polyneuropathie wurde der Zusammenhang bereits in der Literatur beschrieben [944] [962]. Diese Erkrankung kann auch als Spätstadium beim GBS auftreten. Deswegen ist es bei Patienten, die an GBS erkrankt sind, nach meiner Erfahrung sinnvoll, im Rahmen einer glutenfreien Testdiät zu verifizieren, ob es dadurch zu symptomatischen Verbesserungen bzw. einer schnelleren neuronalen Regeneration kommt.

## Viren

Falls das GBS von einem **Herpesvirus** verursacht wurde (CMV ist statistisch am häufigsten beteiligt, gefolgt von EBV), kann es sinnvoll sein abzuklären, ob sich das adaptive Immunsystem im Krankheitsverlauf weiterhin aktiv mit diesen auseinandersetzt, was immer auch ein Krankheitspromotor sein kann. Man findet bei Menschen > 30. Lebensjahr sehr häufig IgG-Antikörper gegen Viren aus der Herpesfamilie, was primär eine durchgemachte Infektion anzeigt (Seronarbe). Nach meiner Erfahrung sieht man bei latenten Infektionen (S. 183) eine gleichzeitige Erhöhung von IgM-Antikörpern eher selten, weswegen ich die Untersuchung mittels Herpes-LTT favorisiere. Besteht noch eine aktive Auseinandersetzung mit herpoiden Viren, dann sollte diesem Umstand in der Therapiestrategie Rechnung getragen werden.

## Mikronährstoffe

Die Auswahl der zur Behandlung verwendeten Mikronährstoffe sollte sich einerseits am Ergebnis der Laboruntersuchungen orientieren, damit eventuell Mängel beseitigt werden. Andererseits gibt es einige Substanzen, die sich in meiner Praxis beim GBS besonders gut bewährt haben:

- **Omega-3-Fettsäuren**, z. B. Norsan® Omega-3 Arktis oder Omega-3 Total Fischöl (1 × tgl. 1 EL). Ziel ist das Erreichen eines Omega-3-Status nach Schacky von 8–11 %. Wird eine vermehrte Zufuhr von DHA benötigt, z. B., weil neuronale Reparaturprozesse gezielt unterstützt werden sollen, ist Algenöl zielführender, z. B. Norsan® Omega-3 Vegan Algenöl (1 × tgl. 1 TL).
- **Vitamin E** ist als wichtiges lipophiles Antioxidans beim GBS sinnvoll, am besten in Form von gemischten Tocopherolen, da in einer Studie bei Patienten mit GBS speziell γ- und δ-Tocopherol auffällig niedrig lagen [967]. Ein geeignetes Produkt ist z. B. Woscha Tocotrienole & E-Complex EmboCaps® (1 × tgl. 1 Kps. zum Essen).
- Zur Unterstützung neuronaler Funktionen ist ein **Vitamin-B-Komplex** mit möglichst vielen B-Vitaminen in aktiver Form sinnvoll, damit eventuell vorliegende Genpolymorphismen, die sich auf die Aktivierung der B-Vitamine auswirken, keinen limitierenden Einfluss auf die Therapie haben.
- Beim GBS kombiniere ich meist einen B-Komplex mit einem hochdosierten **Vitamin-$B_2$-Präparat**, z. B. 100 mg Riboflavin, da dieses in die Energiebildung in den Mitochondrien involviert ist. Das Produkt Woscha B-Ultra EmboCaps® beinhaltet Vitamin $B_{12}$, Vitamin $B_6$ und Folsäure in aktiver Form und liefert zusätzlich 100 mg Vitamin $B_2$ in Form von Riboflavin (1 × tgl. 1 Kps.).
- Um die **mitochondriale Energieproduktion anzuregen**, sind verschiedene weitere Mikronährstoffe indiziert: neben Vitamin $B_2$ auch Koenzym Q10, Curcuma, α-Liponsäure und Glutathion. Beim GBS ist die Kombination aus Ni-

trostress Formula II Kapseln (1 × tgl. 1 Kps.), Woscha B-Ultra EmboCaps® (1 × tgl. 1 Kps.) und einem Curcumapräparat mit guter Bioverfügbarkeit sinnvoll, z. B. Curcuminextrakt 45 Kapseln (1 × tgl. 3 Kps.).

## Koenzym Q 10

Neben seiner Funktion beim mitochondrialen Elektronentransport ist Koenzym Q 10 eines der wichtigsten lipophilen Antioxidanzien. Ich setze es u. a. bei der Behandlung von MS, Morbus Parkinson und GBS ein. Die Dosis sollte so gewählt werden, dass langfristig ein Vollblutspiegel > 4 mg/l erreicht wird. Da es sich bei Koenzym Q 10 um eine äußerst untoxische Substanz handelt, ist es durchaus sinnvoll, wenn Vollblutspiegel von 6 mg/l erreicht werden. Ein geeignetes Präparat ist z. B. Woscha Ubiquinol 100 mg Softgel. Beginnen Sie mit einer Dosierung von 1–2 × tgl. 1 Softgel nach dem Essen, kontrollieren Sie nach 6 Wochen Koenzym Q 10 im Vollblut und passen Sie bei guter Verträglichkeit die Dosis ggf. an, damit ein Q 10-Vollblutspiegel > 4 mg/l erreicht werden kann. Bei Überdosierung (erfahrungsgemäß sind das Tagesdosen > 1000 mg) können Magen-Darm-Beschwerden und Hautsymptome auftreten.

## Vitamin D

Bei Autoimmunopathien zeigt Vitamin D verschiedene immunregulative Effekte, u. a. auf die Treg-Zellen. Bei der Behandlung des GBS setze ich Vitamin D von Patient zu Patient in sehr individuell angepassten Dosierungen ein, weil jeder unterschiedlich auf diese Behandlung reagiert. Wenn z. B. die Ausleitung von Organophosphaten (S. 125) im Vordergrund steht, sollte die Niere (S. 117) durch eine Hochdosisbehandlung mit Vitamin $D_3$ nicht zu sehr belastet werden. In jedem Fall sollte der Serumspiegel in den Optimalbereich von 120–150 nmol/l gebracht werden, bei guter Verträglichkeit und regelmäßiger Kontrolle können auch höhere Serumspiegel von 200–250 nmol/l angestrebt werden, eventuell muss hier aber bereits eine kalziumreduzierte Ernährung durchgeführt werden.

## Neurosteroide

Das Prohormon **Pregnenolon** dient als Vorstufe für zahlreiche Hormone wie Kortison, Progesteron, Testosteron und Östradiol. Im ZNS ist der Pregnenolonspiegel um ein Vielfaches höher als im Blut, da es dort als Neurosteroid zahlreiche Funktionen erfüllt, u. a. hat es eine Affinität zu GABA- bzw. NMDA-Rezeptoren, außerdem haben Neurosteroide nicht nur im ZNS, sondern auch im PNS neuroprotektive Eigenschaften [960]. Ich setze Pregnenolon beim GBS i. d. R. dann ein, wenn ein ausreichender Koenzym-Q 10-Vollblutspiegel von wenigstens 4 mg/l besteht, damit ausreichend antioxidative Kapazität vorhanden ist, bevor Reparaturprozesse im ZNS angeregt werden. Je nach Befund und individuellem Krankheitsverlauf reicht die Spanne von 1 %iger Pregnenolon-Salbe (1–2 × tgl. 1–2 Hübe) bis zu 50-mg-Pregnenolon-Kapseln (1–2 × tgl. 1 Kps.). Wenn Sie nur wenig Erfahrung haben, beginnen Sie am besten mit einer niedrigen Dosis, z. B. 1 %ige Pregnenolon-Salbe (1–2 × tgl. 1 Hub in die Innenseite des Unterarms einreiben).

Wichtig bei der Anwendung sind nach meiner Erfahrung 2 Dinge:

- Die Wirkung von Pregnenolon im ZNS sollte durch die Gabe weiterer Mikronährstoffe entsprechend unterstützt werden. Antioxidanzien sind hier an erster Stelle zu nennen, außerdem Nährstoffe, welche die Neuroregeneration im ZNS fördern. Geeignet sind z. B. Antioxidans Formula Kapseln (1 × tgl. 2 Kps. zu oder nach dem Essen) oder andere Produkte aus der Drogerie oder dem Bio-Fachhandel. Als Omega-3-Fettsäuren, speziell DHA, eignet sich z. B. Norsan® Omega-3 Vegan Algenöl (1 TL zu oder nach einer fetthaltigen Mahlzeit), als neurotrope B-Vitamine z. B. Vitamin-B-Complex #12 (1 × tgl. 1 Kps. zu oder nach dem Essen).
- Zusätzlich sollte die hormonelle Balance zwischen Progesteron, Östradiol und Testosteron im Behandlungsverlauf kontrolliert (S. 221) werden, damit die Therapie ggf. angepasst werden kann. Wichtig bei der Interpretation ist nicht nur ein möglicher absoluter Mangel, sondern auch ein relatives Ungleichgewicht der einzelnen Hormone zueinander.

## Injektionstherapie

Als Basistherapie beim GBS verwenden ich kurmäßige Injektionen mit Methylcobalamin 5-mg- bzw. 5MTHF-Ampullen in einer Injektionsfrequenz von 2 Injektionen pro Woche. Zusätzlich kann man folgende Mischung einsetzen (2 ×/Woche s. c. oder als abendliche Trinkampulle):

- Medulla spinalis GL D 30 Ampullen WALA (potenziertes Rückenmark)
- Argentum metallicum praeparatum D 30 Ampullen WELEDA (homöopathisiertes Silberpräparat aus der anthroposophischen Medizin, das auf eine spezielle Weise hergestellt wird)

## Infusionstherapie

Bei einer Belastung mit Organophosphaten oder anderen Bioziden spielen Infusionen als Teil einer evolutionsadapierten Entgiftung (S. 143) eine wichtige Rolle, weil diese eine intensivere Wirkung als die alleinige orale Entgiftung entfalten. Je sensibler allerdings ein Patient auf eine Entgiftungstherapie reagiert, z. B., weil limitierende Genpolymorphismen vorliegen, desto vorsichtiger sollten Sie hier agieren. In solchen Fällen kann eine orale und damit schonendere, aber eben auch langsamere Entgiftung besser sein als gar keine.

- Infusionen mit S-Acetylglutathion SAG (z. B. Eumetabol®, 3000 mg SAG gelöst in 250 ml physiologischer NaCl-Lösung 1–2 ×/Woche). SAG kann auch in oraler Form anstatt als Infusion verabreicht werden, z. B. S-acetyliertes Glutathion SAG Kapseln (in 1 Kps. 250 mg SAG; tgl. 1–4 Kps.).
- Coenzyme comp. im Wechsel mit Ubichinon comp. zur Anregung des Intermediärstoffwechsels, z. B. im Wechsel je 1 Ampulle in 100 ml physiologischer NaCl-Lösung. Auch die subkutane Anwendung dieser Ampullen ist möglich.

## Osteopathie

Gang- und Bewegungsstörungen beim GBS sind i. d. R. Ausdruck neuronaler Schädigungen. Je länger sich der Zustand aber hinzieht, desto wahrscheinlicher spielen auch fehlgeleitete Kompensationsmechanismen eine Rolle. Nach meiner Erfahrung kann Osteopathie auf vielen Ebenen hilfreich sein: u. a. Behandlung des ZNS bzw. des PNS, Faszienbehandlung, parietale Osteopathie für Gelenke und Wirbelsäule und Viszeralosteopathie

## Spagyrik

Bei der Behandlung des GBS kombiniere ich ein solares (Solunat® 17) und ein lunares (Solunat® 4) Mittel mit Antimon (Solunat® 3). Dies geschieht aus rein symptomatischen Überlegungen heraus: Patienten mit GBS leiden oft an Schwächezuständen und solare Mittel eignen sich hervorragend, um solche zu bekämpfen. Außerdem ist das Nervensystem betroffen, dem spagyrisch der Mond zugeordnet wird, was den Einsatz eines lunaren Mittels sinnvoll erscheinen lässt. Antimon reguliert entzündliche Prozesse und diesem Halbmetall ist im spagyrischen Modell die Erde zugeordnet, weshalb Antimon auch zu einer gewissen Erdung und allgemeinen Stabilisierung führt [963]. Die Kombination morgens ein solares Mittel, tagsüber Antimon und abends ein lunares Mittel fördert die Rhythmisierung und – so die spagyrische Sicht der Dinge – die Rückbindung an die kosmische Ordnung und damit auch die eigenen ordnenden Kräfte [963].

- Solunat® Nr. 17 (ehemals Sanguisol; 5–10 Tr. vor dem Frühstück und Mittagessen): dient hier als solares Tonikum, das Schwächezustände ausgleichen soll
- Solunat® Nr. 4 (ehemals Cerebretik; 5–10 Tr. vor dem Abendessen und Schlafengehen): Wichtigstes Solunat®, wenn es um Prozesse im ZNS geht. Wird Solunat® Nr. 17 in der 1. Tageshälfte und Solunat® Nr. 4 in der 2. Tageshälfte eingenommen, entsteht gleichzeitig eine Rhythmisierung des Patienten, die das aus der Ordnung geratene Gesamtsystem schrittweise normalisiert.
- Solunat® Nr. 3 (ehemals Azinat; 5–10 Tr. vormittags und nachmittags), wenn die Polyneuritis im Vordergrund steht. Es ist ein antientzündliches Mittel, wobei das im Azinat enthaltene Antimon den Menschen ganz allgemein stabilisiert.
- Solunat® Nr. 14 (ehemals Polypathik; 5–10 Tr. vormittags und nachmittags), wenn spastische oder epileptiforme Beschwerden im Vordergrund stehen. Es wirkt spasmolytisch, beruhigend und entstauend.

### Sanierung der Darmflora

Das intestinale Mikrobiom (S. 294) sollte je nach Befund saniert werden.

## 20.6 Meine Erfahrung

Die Domäne der konventionellen Medizin liegt klar in der Behandlung des akuten GBS, wo sie lebensrettend ist und dem Patienten dank Plasmapherese und Immunglobulin-Infusionen die besten Chancen bietet. Danach sind v. a. die Selbstheilungskräfte des Patienten gefragt, denn dann hat die konventionelle Medizin, außer Kontrollen und Reha-Maßnahmen, nicht mehr viel anzubieten. Selbst bei einem normalen weiteren Verlauf, bei dem sich das GBS in 70 % der Fälle zurückbildet, sieht man eine ganze Reihe von Patienten, bei denen keine Restitutio ad integrum einsetzt. Genau für diese Patienten sind die in diesem Buchkapitel beschriebenen Maßnahmen gedacht: Sie unterstützen den weiteren Heilungsverlauf, indem ROS und Nitrostress abgemildert, mögliche weitere Störfaktoren erkannt und eliminiert sowie die neuronale Regeneration angeregt werden. Symptomatisch ansetzende Mittel und Osteopathie runden diese Maßnahmen ab. Aber auch Patienten, bei denen es zu einer langsamen Besserung kommt, können von den in diesem Kapitel beschriebenen Maßnahmen profitieren. Eine möglichst passende Ernährung, die Neutralisierung von ROS und nitrosativem Stress, gezielte Entgiftungsmaßnahmen, der Aufbau eines gesunden intestinalen Mikrobioms, Spagyrik und Osteopathie – all das kann, sofern jeweils indiziert, zu einer verbesserten Regeneration beitragen.

Es gibt Studien, die einen Zusammenhang zwischen einer Grippeimpfung und dem Auftreten von GBS herstellen [950] [952], ebenso nach Impfungen gegen HPV [964]. Insofern kann es sinnvoll sein, einen möglichen zeitlichen Zusammenhang zu erfragen. Besteht ein Verdacht, sollte die Behandlung einer möglichen Impffolge (S. 166) in das Therapiekonzept mit aufgenommen werden.

## 20.7 Literatur


[944] Boskovic A, Stankovic I. Axonal and demyelating polyneuropathy associated with celiac disease. Ind Pediatr 2014; 51: 311–312

[945] Elf K, Askmark H, Nygren I et al. Vitamin D deficiency in patients with primary immune-mediated peripheral neuropathies. J Neurol Sci 2014; 345 (1–2): 184–188

[946] Fisher JR. Guillain-Barré syndrome following organophosphate poisoning. JAMA 1977; 238 (18): 1950–1951

[947] Gao Y, Zhang HL, Xin M et al. Serum folate correlates with severity of Guillain-Barré syndrome and predicts disease progression. doi:10.1155/2018/5703279

[948] Gong Y, Tagwa Y, Lunn MPT et al. Localization of major gangliosides in the pns: implications for immune neuropathies. Brain 2002; 125 (11): 2491–2506

[949] Gümüsyala S, Vural G, Yurtogullari S et al. Dynamic thiol-disulphide homoestasis in patients with Guillain-Barré syndrome. Neurol Res 2019; 41 (5): 413–418

[950] Haber P, DeStefano F, Angulo FJ et al. Guillain-Barré-syndrome following influenca vaccination. JAMA 2004; 292 (20): 2478–2481

[951] Hadjivassiliou M, Aeschlimann P, Strigung A et al. Autoantibodies in gluten ataxia recognize a novel neuronal transglutaminase. Ann Neurol 2008; 64: 332–343

[952] Israeli E, Agmon-Levin N, Blank M et al. Guillain-Barré-syndrome – a classical autoimmune disease triggered by infection or vaccination. Clin Rev Allerg Immunol 2012; 42: 121–130

[953] Kaida K, Kusunoki S. Gangliosid complexes as target antigens in Guillain-Barré syndrome and related disorders. Future Lipidol 2008; 3 (4): 425–434

[954] Kumar KT, Chandrika A, Sumanth KN et al. Free radical toxicity and antioxidants in Guillain-Barré syndrome, a preliminary study. Clin Chim Acta 2004; 346 (2): 205–209

[955] Li S, Yu H, Li H et al. IL-17 and IL-22 in cerebrospinal fluid and plasma are elevated in Guillain-Barré syndrome. doi:10.1155/2012/260473

[956] Lorentz K, Zierke R. Untersuchung zur Reaktion von Weizenkeimlekton mit Glykoprotein des Serums: Lektine als Reagentien. J Clin Chem Clin Biochem 1988; 26: 549–558

[957] Lotti M, Moretto A. Organophosphate-induced delayed polyneuropathy. Toxicol. Rev. 2005; 24 (1): 37–49

[958] Malin JP, Sindern E. Das akute Guillain-Barré-Syndrom. Dtsch Ärztebl 1996; 93: 28–29

[959] Meier Sauteur PM, Huizinga R, Tio-Gillen AP et al. Mycoplasma pneumoniae triggering the Guillan-Barré syndrome: a case-control study. Ann Neurolog 2016; 80 (4): 566–580

[960] Melcangi RC, Giatti S, Pesaresi M et al. Role of neuroactive steroids in the peripheral nervous system. Front Endocrinol 2011; 2: 104
[961] Mokarizadeh A, Esmaeili P, Soraya H et al. Antibody against α-gliadin 33-mer peptide: Is the key initiating factor for development of multiple sclerosis during gluten sensitivity? J Med Hypothes Ideas 2015; 9: 38–44
[962] Polizzi A, Finocchiaro M, Parano E et al. Recurrent peripheral neuropathy in a girl with celiac disease. J Neurol Neurosurg Psychiatr 2000; 68: 104–105
[963] Proeller C. Alechmia medica. Hohenfurch: Erasmus Grasser; 2007
[964] Sinha S, Prasad KN, Jain D et al. Immunglobulin IgG Fc-receptor polymorphisms and HLA class II molecules in Guillain-Barré syndrome. Acta Neurol Scand 2010; 122 (1): 21–26
[965] Souahya N, Michas-Martin PA, Nasar A et al. Guillain-Barré-syndrome after Gardasil® vaccination: data from Vaccination Adverse Event Reporting System 2006–2009. Vaccine 2011; 29 (5): 886–889
[966] Szeto HH. Mitochondria-targeted peptide antioxidants: novel protective agents. The AAPS J 2006; 8 (3): E521–E531
[967] Tang HY, Ho HY, Chiu TS et al. Alterations of plasma concentrations of lipophilic antioxidants are associated with Guillain-Barré syndrome. Clin Chim Acta 2017; 470: 75–80
[968] Torabian S, Haddad E, Rajaram S et al. Acute effect of nut consumption on plasma total polyphenols, antioxidant capacity and lipid peroxidation. J Hum Nutr Diet 2009; 22 (1): 64–71
[969] Vadala M, Poddighe D, Laurino C et al. Vaccination and autoimmune diseases: is prevention of adverse health effects on the horizon? EPMA Journal 2017; 8: 295–311
[970] Vasconcellos LFR, Leite AC, Nascimento OJM. Organophosphate-induced delayed neuropathy. Arq Neuropsiquiatr 2002; 60 (4): 1003–1007
[971] www.amboss.com/de/wissen/Guillain-Barr%25C3%25A9-Syndrom (Stand: 31.12.2019)
[972] www.awmf.org/uploads/tx_szleitlinien/022–008k_S3_Guillain-Barre_Syndrom_2019-03.pdf (Stand: 3.2.2021)
[973] www.deutsche-apotheker-zeitung.de/daz-az/2009/daz-51-2009/was-steckt-eigentlich-hinter-dem-guillain-barre-syndrom (Stand: 3.2.2021)
[974] www.dw.com/de/peru-unterbricht-tests-mit-chinesischem-impfstoff/a-55914906 (Stand: 3.2.2021)
[975] www.klinikum.uni-muenchen.de/Friedrich-Baur-Institut/de/krankheitsbilder/aidp_gbs/ (Stand: 3.2.2021)
[976] www.kvhessen.de/abrechnung-ebm/ebm-reform/muskel-nerven-sonographie/ (Stand: 3.2.2021)
[977] www.pei.de/DE/arzneimittelsicherheit/pharmakovigilanz/forschung/pandemische-inflluenza-impfung-guillan-barre-miller-fisher-syndrom-2.html (Stand: 3.2.2021)
[978] www.researchgate.net/publication/313477123_A_Case_of_Guillain_Barre_Syndrome_Complicated_By_p-ANCA_Positivity_Elevated_CSF_Sugar_and_Protein_with_Decreased_25_Hydroxy_OH_Vitamin_D_And_B12_Levels (Stand: 3.2.2021)
[979] www.spektrum.de/lexikon/biologie/neurotrophe-faktoren/46255 (Stand: 3.2.2021)
[980] www.spektrum.de/lexikon/neurowissenschaft/ganglioside/4544 (Stand: 3.2.2021)

# 21 Lichen

## 21.1 Definition und Epidemiologie

Der Begriff „Lichenifikation" bezeichnet eine flächenhafte Verdickung der Haut, in der Praxis kann man v. a. 2 Arten voneinander unterscheiden:

- **Lichen planus** oder **Lichen ruber planus** (Knötchenflechte) ist eine chronisch-entzündliche, nicht infektiöse Erkrankung der Haut bzw. der Schleimhäute, die sehr unterschiedliche Symptombilder erzeugen kann und deren Ätiologie immer noch unklar ist. Die Erkrankung findet sich häufiger bei Rauchern. Sie zählt zu den häufigsten idiopathischen Hauterkrankungen und betrifft v. a. Menschen im Alter von 30–60 Jahren.
- Der **Lichen sclerosus**, der früher auch als Lichen sclerosus et atrophicus bezeichnet wurde, betrifft häufiger Frauen als Männer. Es handelt sich um eine chronisch-entzündliche, nicht infektiöse Erkrankung, die vorrangig den Genitalbereich befällt, nur in etwa 15 % der Fälle findet sich ein extragenitaler Befall.

## 21.2 Pathophysiologie

Über die Pathophysiologie ist nur wenig bekannt. Mit sehr großer Wahrscheinlichkeit handelt es sich um eine Autoimmunerkrankung, bei der sich CD4- bzw. CD8-Zellen gegen Keratinozyten sensibilisieren. In der Folge kommt es zu einer Immunreaktion gegen die Subkutis und das elastische Bindegewebe, die im Krankheitsverlauf zerstört werden. Für diese Annahme spricht, dass Lichen mit anderen Autoimmunopathien assoziiert ist, v. a. Autoimmunthyreopathien und Diabetes mellitus, und dass eine familiäre Häufung zu beobachten ist, was für eine genetische Komponente spricht. Außerdem spricht Lichen auf eine immunsupprimierende Therapie mit Kortison oder Calcineurininhibitoren an.

## 21.3 Klinik

### 21.3.1 Lichen planus

Typische Läsionen sind **flache, oft vielförmige rötlich-violette Papeln oder Plaques**, die scharf zu ihrer Umgebung abgegrenzt sind (**Abb. 21.1**). Meist liegen sie in Form größerer konfluierender Herde vor, auf denen sich typische weiße Streifen bilden, die sich nicht abwischen lassen und als **Wickham-Streifung** bezeichnet werden.

Typische Prädilektionsstellen sind die Innenseiten der Handgelenke, der Bereich der LWS, die Innenseiten der Knie, die Unterschenkel, der Bereich der Genitalien und des Anus sowie die Schleimhäute von Mund und Genitoanalregion.

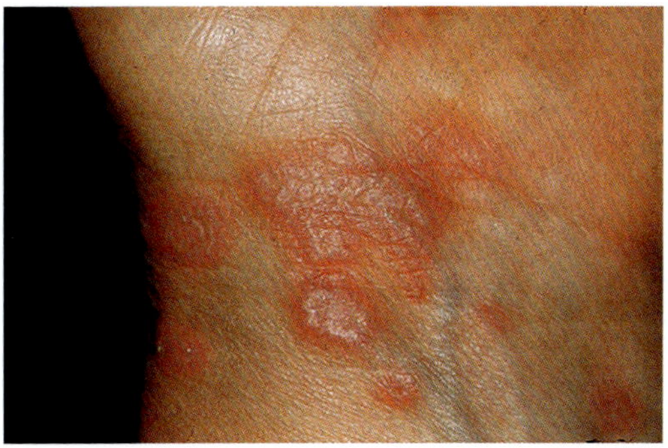

**Abb. 21.1** Lichen ruber planus mit flachen polygonalen Papeln. (Quelle: Worm M. Lichenoide Dermatosen. In: Sterry W, Burgdorf W, Worm M, Hrsg. Checkliste Dermatologie. 7. Auflage. Stuttgart: Thieme; 2014. doi:10.1055/b-003-125808)

Die befallenen Stellen können jucken („Juckt es an den Handgelenken, immer an den Lichen denken.").

**Vorsicht**

Ein Lichen ruber planus an der Mundschleimhaut stellt immer eine Präkanzerose dar und sollte fachärztlich überwacht werden.

Folgende Sonderformen finden sich:

- **Lichen ruber verrucosus**: knotige große Herde an den Unterschenkeln, die zu Vernarbung neigen
- **Lichen ruber acuminatus**: exanthemischer Befall behaarter Hautareale mit nur leichtem Juckreiz
- **Lichen ruber follicularis capillitii**: die Kopfhaut ist betroffen, dort kommt es im Krankheitsverlauf zu Haarausfall und Narbenbildung

Lichenifizierte Hautreaktionen können als Arzneimittelexantheme auftreten, z. B. bei der Behandlung mit Chinin (z. B. bei Muskelkrämpfen) oder Thiaziddiuretika (z. B. bei Bluthochdruck).

**Red Flags**

- rote, juckende, trockene Papeln an der Innenseite der Handgelenke
- jede schmerzlose weißliche oder rötliche Erosion im Mundraum, die nicht innerhalb weniger Tage von selbst verschwindet, sollte (zahn-)ärztlich untersucht werden
- Fälle von Lichen planus in der Familie

### 21.3.2 Lichen sclerosus

Der Lichen sclerosus unterscheidet sich vom Lichen ruber planus in 3 Punkten:

- Die flachen **Papeln** haben ein anderes Aussehen: Sie sind **weißlich-porzellanfarben**, bilden verhärtete Plaques, der Randsaum ist meist entzündlich gerötet (**Abb. 21.2**).
- Hauptausbreitungsort ist die **Genitoanalregion**, v. a. Vulva, Vorhaut, Eichel und Analbereich. Es können aber auch Rücken, Hals oder Unterarme befallen werden, seltener die Mundschleimhaut.
- Es kommt im Krankheitsverlauf zur Bildung von **Rhagaden** (spaltförmige Einrisse der Haut bei herabgesetzter Elastizität), **Synechien** (krankhafte Verwachsung zweier Hautschichten), **Hyperkeratose** (Hautverhornung) und einer zunehmenden **Atrophie** von Haut und Bindegewebe. Ist die weibliche Harnröhre betroffen, klagen Patientinnen häufiger über Blasenentzündungen.

Auch beim Lichen sclerosus tritt **Juckreiz** auf. Im Krankheitsverlauf ziehen sich bei der Frau die kleinen Schamlippen zurück, die Klitoris wird von der Vorhaut bedeckt und der Scheideneingang verengt sich. Im unbehandelten Endstadium der Erkrankung ist das weibliche Genitale praktisch nicht mehr zu erkennen. Beim Mann kommt es im unbehandelten Endstadium zu einer massiven Vorhautverengung und je nach Prädilektionsstelle auch zu einer Verengung der Harnröhre.

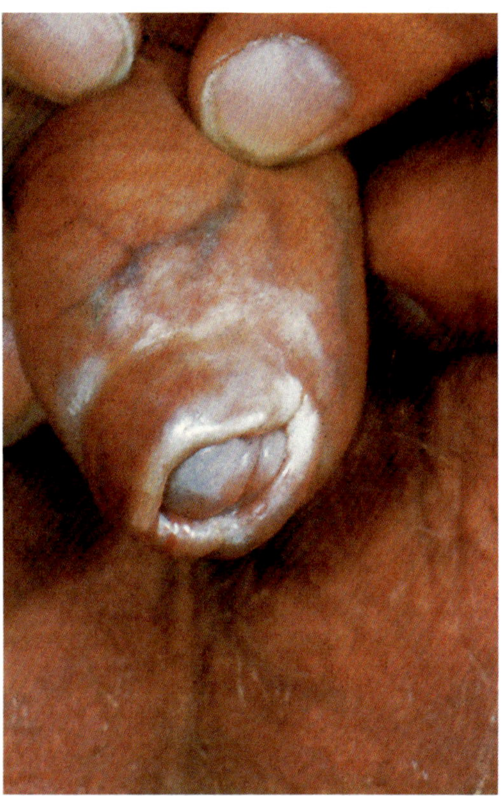

**Abb. 21.2** Lichen sclerosus. (Quelle: Worret W. Intoleranzreaktionen. In: Jocham D, Miller K, Hrsg. Praxis der Urologie. 3. überarbeitete und erweiterte Auflage. Stuttgart: Thieme; 2007. doi:10.1055/b-001-2170)

**Vorsicht**

Jede Hautveränderung im Genitoanalbereich sollte fachärztlich diagnostisch abgeklärt werden (u. a. Syphilis, maligne Entartung, Lichen sclerosus).

Ein Lichen sclerosus genitalis mit Befall der Vulva gilt als Präkanzerose für ein Vaginalkarzinom und sollte regelmäßig von einen Facharzt überwacht werden.

**Red Flags**

- porzellanartige, weißliche, juckende Papeln
- Auftreten im Genitoanalbereich

# 21.4 Diagnostik

## 21.4.1 Schulmedizinische Diagnostik

### Untersuchung

Beim Lichen ist das **Köbner-Phänomen** positiv: Durch Kratzen oder Verletzungen kommt es an gesunder Haut zur Bildung neuer Krankheitsherde. Auch die Verletzung in bereits befallenen Gebieten kann zu einer Verschlechterung des Symptombilds führen, was speziell beim Lichen sclerosus unerwünscht ist.

Man kann die Diagnose anhand der Symptomatik stellen, die im Lichen-Score (**Tab. 21.1**) zusammengefasst ist. Eine Biopsie bietet sich bei unklarer Symptomatik bzw. zur Abklärung einer möglichen malignen Umwandlung des befallenen Gewebes an. Sie sollte aber nicht generell durchgeführt werden, weil dies zu einer Verschlechterung der Erkrankung führen kann (Köbner-Phänomen).

### Labor

Die Labordiagnostik stellt keine Diagnosemethode der 1. Wahl dar. Allerdings ist sie sinnvoll, wenn es darum geht, bei Verdacht nach weiteren Autoimmunopathien zu suchen, z. B. mittels **Antikörpertests**. Man kann bei Patienten, die an Lichen leiden, häufiger ANA nachweisen, ebenso Antikörper gegen glatte Muskulatur (SMA) und gegen Mitochondrien (AMA). Seltener findet man Antikörper gegen Belegzellen des Magens und gegen die Schilddrüse, hier v. a. TAK und TPO.

**Tab. 21.1** Lichen-Score. Bei einem Ergebnis ≥ 4 liegt die Wahrscheinlichkeit für einen Lichen sclerosus bei ≥ 90 %.

| | keine | wenig | ausgeprägt |
|---|---|---|---|
| Erosionen | 0 | 1 | 2 |
| Hyperkeratose | 0 | 1 | 2 |
| Rhagaden | 0 | 1 | 2 |
| Synechien | 0 | 1 | 2 |
| Atrophie | 0 | 1 | 2 |

### 21.4.2 Naturheilkundliche Diagnostik

Ziel einer naturheilkundlichen Diagnostik ist, sich ein möglichst umfassendes Bild über die Versorgung mit bestimmten **Mikronährstoffen** und die **hormonelle Situation** zu machen. Mit dem TNF-α-Hemmtest können patientenindividuell wirksame biogene Immunmodulatoren identifiziert werden, mit denen der systemisch-autoimmune Entzündungsprozess heruntergefahren werden kann. Die folgenden Untersuchungen sind bei Vorliegen eines Lichen ruber planus, Lichen sclerosus genitalis oder eines oralen Lichen sinnvoll:

- Zink, Kupfer, Mangan, Eisen und Selen im Vollblut
- Vitamin A und Vitamin D im Serum
- Fettsäurestatus inkl. Arachidonsäure
- Transfettsäuren und Lipidperoxidation
- Aminosäurediagnostik im Serum bzw. Urin.
- Glutathionstatus
- Östradiol und Progesteron im Speichel, bei gebärfähigen Frauen zwischen dem 20. und dem 22. Zyklustag
- Adrenaler Stressindex®
- TNF-α-Hemmtest

## 21.5 Therapie

### 21.5.1 Schulmedizinische Therapie

#### Lichen planus

Beim Lichen planus erfolgt eine lokale Behandlung mit **Kortisonsalben**, oft in Kombination mit **Salicylsäure**. Auch die Anwendung topischer **Calcineurininhibitoren** (Tacrolimus, Pimecrolimus) ist üblich. Speziell bei Letzteren wird diskutiert, inwieweit eine längere Anwendung die Gefahr der Entstehung von Hautkrebs bzw. Lymphomen verstärken könnte. Je nach Intensität, Ausprägung und Ansprechen auf eine lokale Therapie gibt es verschiedene weitere Behandlungsansätze:

- lokale Behandlung mit Ciclosporin
- PUVA-Therapie
- systemische Behandlung mit
  - Kortison
  - Retinoiden (Vitamin-A-Analoga): Mögliche Nebenwirkungen sind Rhabdomyolyse, Vitamin-A-Vergiftung und Fototoxizität (in von Licht bestrahlter Haut entwickeln sich freie Radikale, die zu einer lokalen Entzündung mit Rötung, Schwellung, Juckreiz, Brennen, Blasenbildung und Gewebsuntergang führen können). Absolute Kontraindikation sind Schwangerschaft, Stillzeit und eine latente oder offene Tuberkulose.
  - Ciclosporin
  - Metronidazol (Clont®): Mögliche Nebenwirkungen sind Durchfall, Geschmacksstörungen, eine ausgeprägte Alkoholintoleranz, Kopfschmerzen, Ataxie, periphere Neuropathien und Juckreiz.
  - Thalidomid (Contergan®) (S. 498)
  - Sulfasalazin

#### Lichen sclerosus

In der Regel wird der Lichen sclerosus mit einer Kombination aus **Kortison- und Fettsalben** behandelt, es können aber statt Kortison auch topische **Calcineurininhibitoren** (Tacrolimus, Pimecrolimus) eingesetzt werden. Die lokale Behandlung teilt sich in eine Akutphase von 3 Monaten und eine Erhaltungsphase ein. Dies genügt in vielen Fällen, um die Beschwerden und Symptome innerhalb weniger Wochen zum Verschwinden zu bringen. Allerdings stellt die lokale Behandlung keine kurative Therapie dar, da Rezidive auftreten können.

Manchmal wird ein Lichen sclerosus symptomatisch mit Operation, mechanischer Dehnung von Anus oder Scheideneingang, Fototherapie, Laserbestrahlung oder Hormontherapie (speziell Testosteron bzw. Östradiol) experimentell behandelt.

Eine experimentelle Studie [983] untersuchte die Wirkung einer Injektionstherapie mit Platelet-Rich-Plasma (PRP) auf den Verlauf eines Lichen sclerosus. Dabei wurden insgesamt 28 Frauen im Alter von 22–88 Jahren mit histologisch gesichertem Lichen sclerosus, die nicht auf eine topische Behandlung mit Kortison ansprachen, mit dieser Therapie behandelt. Alle Patientinnen berichteten über Verbesserungen, bei 8 Frauen verschwanden die Hautveränderungen völlig. Bei der Behandlung mit PRP werden aus 10–20 ml Patientenblut durch Zentrifugation etwa 7–14 ml Blutplasma gewonnen, die mit einer dünnen Nadel in das betroffene Gewebe bzw. Unterhautfettgewebe eingespritzt werden. Durch Aktivierung von Wachstumsfaktoren werden lokale Fibroblasten und Hautzellen zur Zellneubildung und zur Synthese von Elastin, Kollagen und Hyaluron angeregt. In Deutschland ist die Behandlung mit PRP aktuell nur Ärzten erlaubt. Nachteile einer Therapie mit PRP sind v. a. die nicht unerheblichen Behandlungskosten und die Tatsache, dass es sich um eine lokale Behandlung handelt, Lichen aber – wie alle Autoimmunopathien – eine systemische Erkrankung ist. Außerdem kann eine mechanische Verletzung der betroffenen Hautareale, z. B. im Rahmen einer Biopsie oder einer Injektionsbehandlung, zu einer Exazerbation der Symptomatik führen (Köbner-Phänomen).

## 21.5.2 Naturheilkundliche Therapie

### Naturheilkundliche Sichtweise

#### Mikronährstoffe

Beim Lichen spielt die Arachidonsäure als Vorstufe proinflammatorischer Serie-II-Prostaglandine und Isoprostane eine Rolle. In den Blutproben von Patienten mit oralem Licher planus fanden sich signifikant größere Mengen von 8-Isoprostan als bei Gesunden [981]. Andere Ursachen wie Rauchen, Geschlecht oder vorherige Behandlungen und Medikamenteneinnahmen konnten ausgeschlossen werden. Das macht den Einsatz verschiedener **Omega-3-Fettsäuren** bei Lichen interessant: α-Linolensäure wirkt bei manchen Menschen antagonistisch auf Arachidonsäure, zusätzlich kann EPA als Vorstufe antiinflammatorischer Serie-III-Eicosanoide verabreicht werden:

- morgens 1 EL Fischöl nach dem Essen (z. B. Norsan® Omega-3 Total)
- mittags 1 EL Leinsamenöl

Da **Vitamin A** generell für die Differenzierung von Zellen essenziell notwendig ist, setze ich es bei allen Hauterkrankungen ein, vorausgesetzt, dass keine Retinoide verabreicht werden und keine Schwangerschaft, Stillzeit oder Hepatopathien vorliegen. Außerdem ist es wichtig, darauf zu achten, dass der Haut alle für einen korrekten Stoffwechsel notwendigen Mikronährstoffe in ausreichender Form zugeführt werden.

Ich konnte in der Praxis feststellen, dass sich speziell **3 Therapien** bei Lichen sclerosus auf den Krankheitsverlauf besonders positiv auswirken:

- die Behandlung mit **Vitamin D** (S. 490) in Kombination mit **Vitamin A**
- der Einsatz eines oder mehrerer **biogener Immunmodulatoren**, wenn sich diese im TNF-α-Hemmtest als erfolgversprechend gezeigt haben
- Bei manchen Patienten ist es notwendig, parallel die **hormonelle Situation** wieder in Balance zu bringen, speziell die Kortisol-DHEA-Produktion in der Nebenniere und das Verhältnis von Progesteron zu Östradiol.

Beim Lichen sclerosus genitalis hat es sich empirisch bewährt, auf Milch und Milchprodukte zu verzichten.

#### Vitamin D

Da es sich bei Lichen mit sehr großer Wahrscheinlichkeit um eine Autoimmunerkrankung handelt, ist die Anwendung von Vitamin D nach meiner Erfahrung von grundlegender Bedeutung, allerdings nicht als Monotherapie, sondern in Kombination mit weiteren Verfahren. Die wenigen Studien, die sich mit der Behandlung von kutanem Lichen planus bzw. scleorosus mit Vitamin D beschäftigen, hatten die lokale Anwendung von Vitamin-D-Analoga (Calcipotriol) im Fokus. Hier zeigte sich nur ein mäßiger Erfolg [982].

Allerdings existieren Untersuchungen über den Zusammenhang zwischen oralen Formen von Lichen und der Einnahme von Vitamin D. In oralen Keratinozyten befindliche VDR werden durch bakterielle Endotoxine und die dadurch verbundene immunologische Auseinandersetzung, bei der TNF-α eine Schlüsselrolle spielt, deutlich vermindert [991]. Orale Keratinozyten mit verminderter VDR-Anzahl sind prädestiniert für die Bildung von oralem Lichen planus. Wissenschaftler fanden heraus [993], dass die Keratinozyten in oralen Lichen-Herden eine Störung in ihrer Genregulation aufweisen, bei der eine bestimmte Micro-RNA (miRNA-802) hochreguliert wird, was die Apoptose beeinflusst und zu einer vermehrten Gewebsproliferation führt. Unter dem Begriff Micro-RNA (miRNA) versteht man hochkonservierte, nicht kodierende RNA, die eine wichtige Rolle u. a. beim Gen-Silencing spielt, also einer Verminderung der Genexpression, spielt. Dies ist besonders ausgeprägt bei Mäusen zu beobachten, die keinen VDR aufweisen. In Gewebeproben von Patienten, die an oralem Lichen planus leiden, wurde ebenfalls eine inverse Korrelation zwischen miRNA-802 und VDR festgestellt. Weniger VDR machen orale Keratinozyten also empfänglicher für einen oralen Lichen planus, weil aufgrund des Fehlens von VDR ein wichtiger Gegenspieler für eine bestimmte Micro-RNA (miRNA-802) nicht mehr zur Verfügung steht. Deren vermehrte Aktivität stimuliert u. a. das Zellwachstum in den betroffenen Keratinozyten. Durch den Einsatz von Vitamin D in oraler Form kann sichergestellt werden, dass die verbliebenen VDR so optimal wie möglich stimuliert werden.

### Wechselwirkungen Schulmedizin – Naturheilkunde

Bei Therapien, welche die Fotosensitivität der Haut erhöhen, sollten parallel keine Phytotherapeutika mit derselben Wirkung eingesetzt werden, z. B. Johanniskraut (Hyperici herba), bzw. Phytotherapeutika, die Furanocumarine enthalten wie Angelikawurzel (Angelicae radix), Bibernellwurzel (Pimpinellae radix), Bischofskrautfrüchte (Ammeos visnagae fructus), Liebstöckelwurzel (Levistici radix), Steinkleekraut (Meliloti herba), Waldmeisterkraut (Galii odorati herba). Werden Retoinoide eingesetzt, sollte parallel kein Vitamin A verabreicht werden.

## 21.5.3 Spezifischer Therapievorschlag

### Lokale Anwendungen

Bei Scheidentrockenheit mit/ohne Schmerzen im Rahmen eines Lichen sclerosus genitalis können **Phytoöstrogene** aus Rotklee bzw. Granatapfelkernöl hilfreich sein:

- Rosenzäpfchen mit Rotklee (1–2 × tgl. einführen)
- Delima® Scheidenzäpfchen (1–2 × tgl. einführen)
- 1 TL Naturjoghurt 1 TL Granatapfel-Regenerationsöl Weleda® und 3 Tropfen alkoholfreie Propolis-Lösung mischen und sanft in den Genitalbereich einmassieren

Bei Lichen sclerosus genitalis kann zusätzlich versucht werden, den lokalen Hautstoffwechsel umzustimmen. Unter dem Begriff „Umstimmung" versteht man in der Naturheilkunde jede Therapie, die systemisch oder lokal für eine Balance des Immunsystems sorgt. Dabei sollen überschießende Reaktionen abgemildert werden, während bei Schwächezuständen des Immunsystems eine Anregung erfolgt. Typische systemisch wirkende Umstimmungstherapien sind z. B. die Eigenbluttherapie (Stand Februar 2021 nur Ärzten erlaubt) oder die Behandlung mit Stuhl-Autovakzinen. Während ich aufgrund meiner Erfahrung bei der Behandlung von Autoimmunerkrankungen eher davon abrate, systemisch wirkenden Umstimmungsverfahren einzusetzen (wenn überhaupt, dann braucht es dazu sehr viel Erfahrung, da eine Überstimulation in jedem Fall vermieden werden muss), sind lokale Anwendungen durchaus eine Option. Dazu gehört die topische Behandlung mit **Thymussalbe**, z. B. Thymussalbe N (ohne Konservierungsstoffe; 1–3 × tgl. lokal auftragen).

Nach meiner Beobachtung führt die topische Anwendung von **Vitamin D** bei manchen Patienten mit Lichen sclerosus genitalis zu einer Verbesserung des Hautbilds – was im Widerspruch zur Studienlage [982] steht. Möglicherweise liegt das daran, dass ich diese immer in ein Gesamtkonzept einbette, anstatt eine Monotherapie durchzuführen. Geeignet ist z. B. die lokale Anwendung von

Vitamin-$D_3$-Öl (1 Tr. enthält 5000 oder 10000 IE Vitamin $D_3$ in MCT-Fett oder Kokosöl). Manchen Patienten tut es besonders gut, wenn Vitamin-$D_3$-Öl im Anschluss an ein heißes Sitzbad in Kombination mit einer Olivenöleinreibung lokal angewendet wird.

Bei oralem Lichen planus hat sich die lokale Anwendung von **Aloe-vera-Gel** in einer Studie [984] bewährt (81 % der Probanden verzeichneten Verbesserungen). Der orale Lichen planus ist eine nur schwer behandelbare Erkrankung der Mundhöhle, bei der es zu atrophischen und erosiven Veränderungen an der bukkalen Mukosa, der Zunge und der Gingiva kommt, die auch in einen malignen Tumor entarten können. Studien [986] [990] haben gezeigt, dass es in manchen Fällen von oralem Lichen planus zu einem Abheilen des Krankheitsbilds kommt, wenn Dentalwerkstoffe wie z. B. Amalgam aus der Mundhöhle vollständig entfernt werden. In Deutschland ist die Zahnheilkunde nur Zahnärzten erlaubt.

## Orthomolekulare Mikronährstoffe

Optimierung der Mikronährstoffversorgung, insbesondere von Vitamin D (Ziel: 120–150 nmol/l; bei guter Verträglichkeit und regelmäßiger Kontrolle können auch Spiegel von 180–220 nmol/l bei allen Formen von Lichen angestrebt werden). Dazu sind nicht selten Tagesdosierungen bis zu 10000 IE (S. 100) notwendig, die einer entsprechenden Kontrolle bedürfen. Zusätzlich sollte ein B-Komplex eingesetzt werden, bei dem die B-Vitamine möglichst in aktiver Form vorliegen, z. B. Basic B Complex Kapseln (1 × tgl. 1 Kps. zum Essen). Die Substitution weiterer Mikronährstoffe wie Zink, Selen, Glutathion oder Antioxidanzien erfolgt je nach Laborbefund.

## Hormonelle Regulation

Bei einer Östradioldominanz (S. 220), sollte abgewogen werden, ob diese direkt behandelt wird (z. B. Progesteron D 4 Creme, 1–3 × tgl. 1–3 Hübe) oder ob gleichzeitig eine funktionelle Nebennierenschwäche (S. 213) vorliegt. Dann ist es oft zielführender, die hormonelle Gesamtsituation mit Pregnenolon zu behandeln (S. 222), z. B. Pregnenolon 30 mg Kapseln (1 × tgl. 1 Kps.) oder Pregnenolon 1 % Creme (1–2 × tgl. 1 Hub in die Armbeuge einreiben) in Kombination mit Progesteron HSC Globuli (1–3 × tgl. 3–10 Globuli).

## TNF-α-Hemmtest

Bei der Behandlung von Lichen setze ich sehr häufig den TNF-α-Hemmtest (S. 357) ein, weil ich die Erfahrung gemacht habe, dass diese Patienten bzw. ihr Immunsystem auffallend häufig gut auf die jeweiligen Testsieger reagieren und es zu einer Verlangsamung bzw. einem Stopp der Progredienz kommt.

## Ätherische Öle nach Aromatogramm

Falls sich aufgrund eines Lichen sclerosus eine rezidivierende **Blasenentzündung** einstellt, wird diese oft mit Antibiotika behandelt. Unabhängig von der Tatsache, dass diese Therapie z. B. zur Verhinderung einer Nierenbeckenentzündung absolut sinnvoll ist, verändern wiederholte Gaben von Antibiotika oder gar eine Langzeitantibiose die Zusammensetzung des Mikrobioms, was sich langfristig ungünstig auf den autoimmunen Prozess auswirkt. Bitte denken Sie daran, dass ein Lichen mit anderen Autoimmunopathien vergesellschaftet sein kann. Da sich aufgrund der autoimmunen Komponente eine immunstimulierende Behandlung verbietet, kann an die Erstellung eines Aromatogramms aus Patientenurin gedacht werden. Dabei werden aus dem Patientenurin stammende Keime angezüchtet und geprüft, gegen welche Substanz diese resistent sind bzw. auf welche sie sensibel reagieren – allerdings wird dieser Test nicht mit Antibiotika, sondern mit ätherischen Ölen durchgeführt. Finden sich Öle, auf die das Keimspektrum des Patienten ausreichend sensibel reagiert, erstellt das Labor eine Empfehlung, die dann von der Apotheke in ein entsprechendes Individualpräparat umgesetzt wird.

## Injektionstherapie

Cutis compositum Ampullen setzte ich z. B. 2 ×/Woche s. c. oder i. m. über 5 Wochen im Sinne einer Kur ein, die je nach Effekt wiederholt werden kann. Gegenanzeige ist eine Allergie gegen Ammoniumbituminsulfat. Cutis compositum ist ein „Allroundmittel", was den Hautstoffwechsel angeht, und passt meiner Erfahrung nach sehr gut bei der Behandlung von Lichen. Es enthält Organsubstanzen (Haut, Leber, Milz, Plazenta, Nebenniere), verschiedene Symptomatika und homöopathisierte organische Säuren des Zitratstoffwechsels.

### Infusionstherapie

Infusionen mit S-Acetylglutathion SAG (Eumetabol®, z. B. 3000 mg SAG gelöst in 250 ml physiologische NaCl-Lösung 1–2 ×/Woche) verbessern den Glutathionstatus und unterstützen die körpereigene Entgiftung. SAG kann auch in oraler Form verabreicht werden, z. B. S-Acetylglutathion SAG Kapseln (1 Kps. enthält 250 mg SAG; 1–4 Kps. tgl.).

Coenzyme comp. im Wechsel mit Ubichinon comp. ist zur Anregung des Intermediärstoffwechsels geeignet (je 1 Ampulle in 100 ml physiologischer NaCl-Lösung; 1–2 ×/Woche). Auch die subkutane Anwendung dieser Ampullen ist möglich.

### Homöopathie

Die wichtigsten Schlüsselsymptome der klinischen Homöopathie, die für den Einsatz von **Arsenicum album** bei Lichen sprechen, sind Brennen, Rhagadenbildung, innere Unruhe des Patienten und Durstgefühl auf kleine Mengen Wasser. Zu empfehlen ist Arsenicum album D 15 Dilution (2 × tgl. 5 Tr.).

### Komplexmittelhomöopathie bzw. Spagyrik

Spagyrische Mittel wirken oft tiefgreifend auf den Organismus und haben sich in meiner Praxis in vielen Jahren immer wieder gut bewährt, z. B.

- Solunat® Nr. 1 Tropfen (ehemaliges Alcangrol; 2–3 × tgl. 5–10 Tr.): Enthalten eine spagyrische Komplextinktur aus Hamamelisblättern, Lärchenschwamm, Mistelkraut, Ringelblumenblüten, Waldreben und Schierlingskraut D 4 aus spagyrischer Urtinktur.
- Solunat® Nr. 9 Tropfen (ehemaliges Lymphatik; 2–3 × tgl. 5–10 Tr.): Enthalten eine spagyrische Komplextinktur aus Guajak-, Sandelholz, Sarsaparillenwurzel, Thujakraut und Walnussblättern.
- Solunat® Nr. 10 Tropfen (ehemaliges Matrigen I aktivierend; 2–3 × tgl. 5–10 Tr.): Enthalten eine spagyrische Komplextinktur aus Frauenmantel-, Kamillen-, Schachtelhalm-, Taubnesselkraut und Kalziumazetat.

Bei einer spagyrischen Behandlung der Haut würde man normalerweise Solunat® Nr. 6 (Dyscrasin) einsetzen, damit der Hautstoffwechsel entlastet wird. Der Lichen aber steht meiner Erfahrung nach der Zellentartung näher als andere Hauterkrankungen, weshalb ich als Basismittel Soluna®t Nr. 1 (Alcangrol) bevorzuge. Die in Solunat® Nr. 9 (Lymphatik) enthaltenen Heilpflanzen wirken im Sinn der traditionellen Medizin antiskrofulös. Damit ist gemeint, dass der Organismus (hier: die Haut) auf im Grunde unbedeutende und tolerable Reize mit Krankheitszeichen reagiert, was man auch als exsudative Diathese bezeichnet. Solunat® Nr. 10 (Matrigen I aktivierend) hat sich oft in meiner Praxis bewährt, wenn es um eine allgemeine Harmonisierung der hormonellen Situation bei weiblichen Patienten geht, sei es bei Menstruationsstörungen oder anderen hormonell bedingten Beschwerden wie z. B. hormonell bedingter Migräne.

### Sanierung der Darmflora

Auch bei Lichen ist, so wie bei jeder Autoimmunerkrankung, eine Sanierung des intestinalen Mikrobioms (S. 301) sinnvoll.

## 21.6 Meine Erfahrung

Nach meiner Erfahrung ist die mit Abstand erfolgversprechendste Behandlung bei Lichen der Einsatz von biogenen Immunmodulatoren, die sich in einem TNF-α-Hemmtest als Testsieger gezeigt haben. Allerdings gibt es dabei gleich mehrere Fallstricke:

- Manchmal findet sich im TNF-α-Hemmtest kein für den Patienten passender Immunmodulator.
- Ohne optimale Mikronährstoffversorgung kann eine solche Behandlung u. U. nur abgeschwächt oder auch gar nicht wirken.

- Selbst wenn sich einer oder mehrere potente biogene Immunmodulatoren finden, handelt es sich zwar um eine Behandlung, die wesentlich sanfter und deutlich risikoärmer ist als die Therapie mit Biologicals, allerdings ist auch diese keine kurative Therapie.
- Denken Sie bei einem oralen Lichen planus immer an die Möglichkeit, dass eine lymphozytäre Typ-IV-Reaktion gegen Dentalmaterial vorliegen könnte, und verweisen Sie den Patienten bei Verdacht an eine biologisch arbeitende Zahnarztpraxis.
- Zusätzlich kann eine hormonelle Schieflage den Erfolg einer Behandlung mit biogenen Immunmodulatoren erschweren oder gar verhindern.
- Die Patienten haben zum Teil einen immens hohen Leidensdruck und gerade bei Lichen sclerosus auch unangenehme Beschwerden. Nicht jeder hat die Geduld abzuwarten, bis eine grundsätzlich ansetzende Therapie erste Erfolge zeigt.

Daher kombiniere ich bei Lichen meist mehrere Verfahren:

- Optimierung der Mikronährstoffversorgung, insbesondere von Vitamin D, Vitamin A und Omega-3-Fettsäuren
- symptomatische lokale bzw. systemische Behandlung der Hautläsionen und der damit verbundenen Beschwerden, z. B. mit Arsenicum album als orales Mittel oder Thymussalbe als externe Anwendung
- Durchführung eines TNF-α-Hemmtests und Einsatz des bzw. der am besten geeigneten Immunmodulatoren
- Kontrolle des Hormonsystems und ggf. Wiederherstellung einer Balance bzw. Behandlung einer funktionellen Nebennierenschwäche
- gegebenenfalls Kontrolle einer chronischen Blasenentzündung, z. B. mittels einer Mischung ätherischer Öle, die sich aus einem Aromatogramm ergeben haben
- langfristige Umstimmungsbehandlung durch Solunate: Eventuell setzen Sie diese dann ein, wenn aufgrund der anderen Maßnahmen etwas Ruhe eingekehrt ist und Sie nun eine eher langfristige Behandlungsstrategie anstreben. Unterschätzen Sie nicht die Wirkungskraft dieser auf alten paracelsischen Rezepten basierenden traditionellen Heilmittel.

## 21.7 Literatur


[981] Amirchaghmaghi M, Hashemy SI, Alirezaei B et al. Evaluation of plasma isoprostane in patients with oral lichen planus. J Dent 2016; 17 (1): 21–25

[982] Bayramgürler D, Apaydin R, Bilen N. Limited benefit of topical calcipotriol in lichen planus treatment: a preliminary study. J Dermatol Treatm 2002; 13 (3): 129–132

[983] Behnia-Willison F, Reza Pour N, Mohamadi B et al. Use of platelet-rich plasma for vulvogenital autoimmune conditions like lichen sclerosus. doi:10.1097/GOX.0000000000001124

[984] Choonhakarn C, Busaracome P, Sripanidkulchai B et al. The efficiacy of Aloe vera gel in the treatment of oral lichen ruber planus: a randomized controlled trial. Br J Dermatol 2008; 158: 573–577

[985] Günthert AR, Duclos K, Jahns BG et al. Clinical scoring system for vulvar lichen sclerosus. J Sex Med 2012; 9 (9): 2342–2350

[986] Issa Y, Brunton PA, Glenny AM, Duxbury AJ: Healing of oral lichenoid lesions after replacing amalgam restorations: a systematic review. Oral surgery, oral medicine, oral pathology, oral radiology, and endodontics 2004; 98: 553–565

[987] Naswar S, Marfatia YS. Physician-administered clinical score of vulvar lichen sclerosus. A study of 36 cases. Ind J Sex Transmitt Dis AIDS 2015; 36: 174–177

[988] Phatak SR. Homöopathische Arzneimittellehre. 2. Aufl. München: Urban & Fischer; 2004

[989] Stiegele A. Klinische Homöopathie. 5. Aufl. Stuttgart: Hippokrates; 1955

[990] Thornhill MH, Pemberton MN, Simmons RK et al. Amalgam-contact hypersensitivity lesions and oral lichen planus. Oral surgery, oral medicine, oral pathology, oral radiology, and endodontics 2003; 95: 291–299

[991] www.lichensclerosus.ch/de/home (Stand: 16.1.2021)

[992] Zhao B, Li R, Yang F et al. LPS-induced vitamin D receptor decrease in oral keratinocytes is associated with oral lichen planus. Sci Rep 2018; 8: Article number: 763

[993] Zhao B, Xu N, Li R et al. Vitamin D/VDR signaling suppresses microRNA-802-induced apoptosis of keratinocytes in oral lichen planus. FASEB 2019; 33 (1): 1042–1050

# 22 Morbus Bechterew

## 22.1 Definition und Epidemiologie

Die Bechterew-Erkrankung (Spondylitis ankylosans) zählt zum rheumatischen Formenkreis. Dabei handelt es sich um eine **chronische, entzündliche** Autoimmunerkrankung mit schleichendem Beginn, meist zwischen dem 15. und 40. Lebensjahr, und schubweisem Verlauf. Sie befällt v. a. das **Achsenskelett**, aber auch die **stammnahen Gelenke**. In der Remissionsphase kommt es je nach Krankheitsstadium zu einem mehr oder weniger beschwerdefreien Intervall.

Männer sind 3 × häufiger betroffen als Frauen, das Erkrankungsrisiko liegt in den Industrienationen bei 0,5 %, eine familiäre Häufung ist zu beobachten.

## 22.2 Pathophysiologie

Die Entzündung richtet sich v. a. gegen derbes kollagenfaserreiches Bindegewebe und zerstört so u. a. die äußere Schicht von Gelenkkapseln (Membrana fibrosa), die Bandstrukturen von Gelenken und Sehnen sowie die Faserknorpel der Zwischenwirbelscheiben und der Symphyse.

Bei nahezu allen Patienten kann HLA-B27 nachgewiesen werden. Dabei handelt es sich um ein MCH-Klasse-I-Molekül (S. 36). Das sind Eiweiße, mit denen Körperzellen an ihrer Oberfläche spezifische Informationen zu ihrem Zustand und einem möglichen Befall mit intrazellulären Pathogenen signalisieren. Möglicherweise basiert die autoimmune Reaktion beim Morbus Bechterew also auf einer molekularen Ähnlichkeit (S. 47) zwischen Oberflächenstrukturen intrazellulärer Erreger und körpereigener Strukturen.

## 22.3 Klinik

**Schmerzen** an den Sehnenansätzen sind die Hauptsymptome. Als Erstes treten Schmerzen meistens am **Iliosakralgelenk** (ISG) in Form von tiefsitzenden Rückenschmerzen auf. Typisch ist auch ein **Fersenschmerz** aufgrund einer Entzündung an der Achillessehne. Oft entstehen Schmerzen in wechselnden Bereichen des **Gesäßes**, die auch in die Oberschenkel ausstrahlen können.

Die Beschwerden beginnen langsam und **schleichend**. Typischerweise bessern sie sich durch Umhergehen und verschlechtern sich in **Ruhe**, also nachts und in den frühen Morgenstunden, sodass die Patienten aufstehen und herumlaufen. Neben den Schmerzen besteht eine **Morgensteifigkeit**.

Die Erkrankung zeigt einen **schubweisen** Verlauf; es kommt immer wieder zu symptomfreien bzw. symptomarmen Phasen. Im Krankheitsverlauf verändert sich die Form der Wirbelsäule: Es

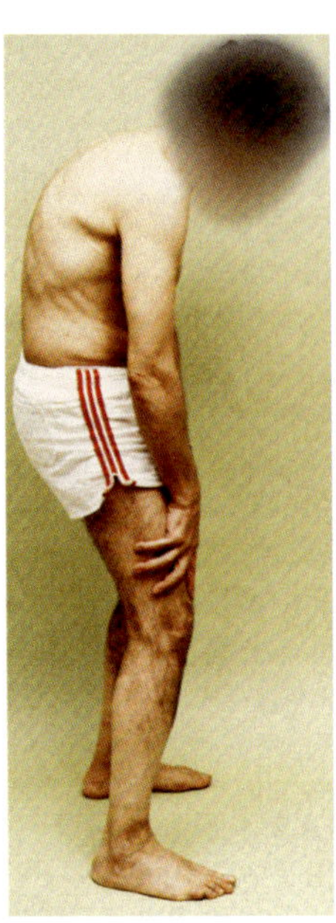

**Abb. 22.1** Morbus Bechterew. (Quelle: Niethard F, Pfeil J, Biberthaler P. Kyphose bei Morbus Bechterew. In: Niethard F, Pfeil J, Biberthaler P, Hrsg. Duale Reihe Orthopädie und Unfallchirurgie. 8., unveränderte Auflage. Stuttgart: Thieme; 2017. doi:10.1055/b-005-143648)

kommt zu einer **Kyphose** (von griech. kyphos = Buckel) mit zunehmend vorgebeugter Körperhaltung und Verknöcherung des Thorax, die dazu führen, dass der Patient immer schlechter atmen kann (**Abb. 22.1**). Die gesamte Erkrankung ist für den Betroffenen, speziell während der Schubphase und in den späten Stadien, äußerst schmerzhaft. Etwa ⅓ der Betroffenen leidet an rheumatischen Entzündungen **verschiedener Gelenke**, v. a. ISG (Sakroiliitis), Hüfte, Knie und Schultern. Im Rahmen der chronisch verlaufenden Entzündung kommt es zu Arthrose, Gelenkdestruktionen und **Versteifung** der Gelenke zwischen den Wirbelkörpern und der Gelenke zwischen den Rippen und den Wirbelkörpern.

Bei ca. einem Fünftel der Erkrankten treten auch in anderen Körperteilen und Organen Entzündungen auf, v. a. an den Augen (**Iridozyklitis**), den Nieren, dem Darm, am Herz und an der Aorta abdominalis.

**Red Flags**

- Schmerzen von ISG, Achillessehne und Gesäß
- nächtliche Verschlimmerung (Wechsel des Betts oder der Matratze bessert Beschwerden nicht)
- Morgensteifigkeit
- schubweiser Verlauf
- im akuten Schmerzschub BSG und CRP ↑

In den 1990er-Jahren wurden von Ärzten aus dem südenglischen Kurort Bath **Fragebögen** zum klinischen Verlauf entwickelt, die sich für die **Verlaufsbeurteilung** beim Morbus Bechterew bewährt haben. Insgesamt gibt es 3 Fragebögen, die von den Patienten auszufüllen sind:

- Bath Ankylosing Spondylitis Disease Activity Index (BASDAI) zur Erfassung der Krankheitsaktivität
- Bath Ankylosing Spondylitis Functional Index (BASFI) zur Einschätzung von Funktionseinschränkungen im Alltag
- Bath Ankylosing Spondylitis Patient Global Score (BAS-G) für den allgemeinen Gesundheitszustand

Zusätzlich stehen 2 weitere Befundprotokolle zur Verfügung:

- Bath Ankylosing Spondylitis Metrology Index (BASMI), in dem die Ergebnisse von 5 verschiedenen Beweglichkeitstests zusammengefasst werden
- Bath Ankylosing Spondylitis Radiology Index (BASRI), eine Zusammenfassung bestehender Röntgenbefunde des Patienten

Man kann sich diese Fragebögen kostenlos auf der Homepage der Deutschen Vereinigung Morbus Bechterew DVMB e. V. als pdf herunterladen: www.bechterew.de/diagnose-therapie/was-kann-ich-selbst-tun/.

# 22.4 Diagnostik

## 22.4.1 Schulmedizinische Diagnostik

### Untersuchung

Eine **Sakroiliitis** kann man mit dem **Mennel-Test** überprüfen. Dabei liegt der Patient auf dem Bauch und der Therapeut hebt nacheinander die Beine nach hinten an. Bei einer Entzündung im Bereich des ISG kommt es dabei zu einem typischen stechenden Schmerz.

Eine eingeschränkte **Beweglichkeit der LWS** lässt sich mit dem **Schober-Zeichen** überprüfen, das auch gut dazu geeignet ist, den Verlauf eines Morbus Bechterew einzuschätzen und dokumentieren zu können. Am stehenden Patienten wird der Dornfortsatz von S 1 mit Hilfe eines Fettstiftes markiert, zusätzlich 10 cm oberhalb davon wird ein weiterer Punkt angezeichnet. Wenn sich der Patient nach vorne beugt, sollte sich diese markierte Strecke um ca. 5 cm verlängern. Je nachdem, wie weit die krankhaft bedingte Versteifung der Wirbelsäule fortgeschritten ist, verringert sich die Verlängerung der Punktabstände.

Weitere Möglichkeiten, um die **Beweglichkeit** des Patienten zu beurteilen, sind die thorakolumbale Flexion (Vorbeugung des Patienten im Stehen) bzw. thorakolumbale und zervikale Rotation (Drehen des Oberkörpers im Sitzen bzw. Drehen der HWS). Im Verlauf der Erkrankung bzw. bei progredienter Versteifung der Wirbelsäule findet sich bei diesen Tests eine zunehmende Einschränkung der Beweglichkeit dieser Segmente.

### Labor

Obwohl der Morbus Bechterew zu den Erkrankungen des rheumatischen Formenkreises gehört, kann man im Labor keine Erhöhung der typischen Rheumawerte, z. B. des Rheumafaktors quantitativ oder von Anti-CCP, beobachten. Während eines akuten Schubs sind CRP und BSG erhöht. 95 % aller Betroffenen sind **HLA-B27**-positiv (diese Untersuchung ist nur Ärzten gestattet).

### Bildgebende Verfahren

Auf einer **Röntgenaufnahme** können je nach Krankheitsstadium typische Veränderungen an den Knochen und Gelenken nachgewiesen werden. Zu diesen gehört die **Sakroiliitis** (Entzündung im Gelenkspalt zwischen Os sacrum und Ossa ilia). Diese wird in 5 Grade unterteilt:

- Grad 0: keine sichtbaren Veränderungen
- Grad 1: V. a. Veränderungen ohne spezifischen Befund
- Grad 2: minimale Veränderungen, z. B. kleine Erosionen, ohne Veränderung des Gelenkspalts zwischen Kreuzbein und Darmbeinen
- Grad 3: ausgeprägte Erosionen und morphologische Veränderungen des Gelenkspalts (Erweiterung bzw. Verengung)
- Grad 4: komplette knöcherne Versteifung des Gelenkspalts

Im Endstadium der Erkrankung sieht man im **Röntgenbild** die typische **Bambusstabwirbelsäule** aufgrund der Verkalkung im Bereich der Bänder und Bandscheiben.

Bei Verdacht auf einen Morbus Bechterew kann es sinnvoll sein, das Röntgenbild durch eine **MRT-Untersuchung** zu ergänzen, da die Veränderungen in Frühstadien damit sicherer diagnostiziert werden können. Außerdem kann man im MRT oder CT eine Entzündung der Bandscheibe bzw. der beiden angrenzenden Wirbelkörper (Spondylodiszitis), lokale Flüssigkeitsanlagerungen (Knochenödeme) und typische knöcherne Verbindungen zwischen den Wirbelkörpern (Knochenbrücken, Syndesmophyten) nachweisen.

## 22.4.2 Naturheilkundliche Diagnostik

Bakterien wie **Yersinien** oder **Klebsiellen** werden verdächtigt, in die Pathogenese des Morbus Bechterew verwickelt zu sein. Dabei handelt es sich um Keime, deren Oberflächenstrukturen im Rahmen einer molekularen Mimikry möglicherweise dazu führen, dass es zu einer autoimmunen Reaktion gegen Strukturen aus derbem Bindegewebe kommt. Sinnvoll erscheinen in diesem Zusammenhang v. a. 2 Untersuchungen:

- Analyse der **Stuhlflora**: ggf. Sanierung des Mikrobioms, um fakultativ pathogene Keime wie Klebsiellen zu verdrängen
- **Antikörpersuche nach pathogenen Darmkeimen**, z. B. Yersinien, Klebsiellen: Bei positivem Befund und Therapieresistenz sollte man an eine isopathische Behandlung oder eine Nosodentherapie denken.

# 22.5 Therapie

## 22.5.1 Schulmedizinische Therapie

Ziel ist es, die **Schmerzen zu reduzieren** und möglichst lange die **Beweglichkeit** zu erhalten. Dazu werden eingesetzt:

- Physio-, Bewegungs-, Kälte- und Wärmetherapie
- NSAR, z. B. Ibuprofen, oft in Kombination mit $H_2$-Blockern (z. B. Omeprazol) als Magenschutz
- Kortison im akuten Schub
- Aminosalicylate (Sulfasalazin), wenn die alleinige Therapie mit NSAR nicht ausreicht, um den Schmerz zu dämpfen bzw. wenn die Extremitäten mitbetroffen sind
- monoklonale Antikörper zur Hemmung von TNF-α, z. B. Adalimumab® oder Certolizumab Pegol®
- Interleukin-17-Inhibitoren, z. B. Secukinumab® oder Ixekizumab®
- Bisphosphonate, um die Aktivität knochenabbauender Zellen zu bremsen
- Thalidomid (Contergan®), das in einer Studie [1010] bei fortgeschrittenem Bechterew zu einer Besserung der Symptome und der Entzündungsparameter führte. Thalidomid ist bei einer Schwangerschaft absolut kontraindiziert. Nebenwirkungen sind schwere Hautreaktionen (Steven-Johnson-Syndrom), Lungenembolie, Venenthrombose, Herzinfarkt, Schlaganfall oder periphere Neuropathie.
- Radon-Therapie, meist in Stollen mit radonhaltiger Luft oder Wasser, bekannt ist der Gasteiner Heilstollen in Österreich. Dabei kommt es zu einer geringen radioaktiven Belastung.
- Wirbelsäulenoperation

## 22.5.2 Naturheilkundliche Therapie

### Naturheilkundliche Sichtweise

Bechterew-Patienten sind in 95 % der Fälle **HLA-B27 positiv**. HLA-B27 dient dem Immunsystem zur Erkennung und Eliminierung von Erregern wie Yersinien, Salmonellen, Shigellen, Chlamydien und Klebsiellen durch die T-Lymphozyten. Wenn eine infektiöse **Durchfallerkrankung** durch einen dieser Erreger verursacht wird, kann es Wochen nach dem Infekt zu einer **postenterischen Arthritis** kommen, also zu einer Entzündung im Bereich der Gelenke (Arthritis), der Wirbelsäule (Spondylarthritis) oder von Bändern und Sehnen (entzündliche Enthesiopathie). Das Risiko, daran zu erkranken, ist bei HLA-B27-positiven Patienten signifikant erhöht [1012]. Interessant dabei ist, dass in den betroffenen Gelenken keine bakteriellen Erreger zu finden sind, aber CD8- und CD4-Zellen, die für die Entzündung verantwortlich sind. Identische CD8- und CD4-Zellen können bei diesen Patienten im Darm nachgewiesen werden. Eine Erklärung für dieses Phänomen ist, dass sich Peptide aus dem HLA-B27-Molekül und Peptide, die sich auf der Oberfläche bestimmter bakterieller Erreger wie Klebsiellen und Pseudomonas befinden, eine große Ähnlichkeit mit Peptiden in Gelenkzellen aufweisen und es so zu einer **Kreuzreaktion** kommt. Bei HLA-B27-Trägern kann also schon die Auseinandersetzung des Immunsystems mit der Darmflora einen Impuls für die Entstehung eines Morbus Bechterew geben.

Bechterew-Patienten haben einen **niedrigeren Vitamin-D-Serumspiegel** als gesunde Kontrollprobanden und es gibt eine Korrelation zwischen diesem und der Krankheitsaktivität – so das Ergebnis einer Metaanalyse [997].

## Wechselwirkungen Schulmedizin – Naturheilkunde

Die absolute Bioverfügbarkeit von **Bisphosphonaten** ist mit 0,6–6 % sehr gering und wird durch die zeitgleiche Einnahme von Mikronährstoffpräparaten weiter reduziert. Die Ursache dafür ist, dass Bisphosphonate mit zwei- und dreiwertigen Metallionen stabile Komplexverbindungen eingehen, die nur schlecht resorbierbar sind. Dies gilt z. B. für Kalzium, Magnesium, Zink und Eisen, aber auch Aluminium in Antazida. Die gleichzeitige Gabe von Bisphosphonaten und Mengen- bzw. Spurenelementen sollte also vermieden werden. Bei der Einnahme von Bisphosphonaten kann es aber zu einem Magnesiummangel kommen, der sich negativ auf die Knochendichte auswirkt. Daher sollte an die Supplementierung von Magnesium gedacht werden, wegen der angesprochenen Komplexbildung allerdings deutlich zeitversetzt. Ein guter Vitamin-D- und Vitamin-$K_2$-Status verbessern die Wirkung von Bisphosphonaten.

### 22.5.3 Spezifischer Therapievorschlag

## Injektionstherapie

### Akute Phase

Die Auswahl der Medikamente zur Infiltration bei Morbus Bechterew unterscheidet akute und subakute Krankheitsphasen. Im Schubstadium stehen die kühlenden und abschwellenden Effekte von Argentum metallicum (Silber) und Apis mellifica (Honigbiene) im Vordergrund der Therapie. Man ergänzt diese mit analgetisch wirkenden Mitteln. Je nach Symptomatik und Ansprechen auf die Therapie werden mindestens 1 ×/Woche bis zu 1 × tgl. paravertebral z. B. gegeben:

- Disci comp. cum Argento Ampullen 10 ml s. c. enthalten die folgenden Wirkstoffe:
  - Argentum metallicum (metallisches Silber) ist ebenso wie Arnica (Bergwohlverleih) ein homöopathisches Mittel bei akuten Entzündungen, aber auch bei entzündlich-destruierenden Prozessen.
  - Disci intervertebrales (Bandscheiben vom Rind) dienen als homöopathisiertes Organpräparat zur Regeneration betroffener Strukturen an der Wirbelsäule. Bei Organpräparaten unterscheidet die anthroposophische Medizin zwischen niedrigen Potenzen (D 5, D 6), die eher regenerativ und damit anregend auf den Organstoffwechsel wirken, und hohen Potenzen (D 12, D 20, D 30), die eine kühlende und ausgleichende Wirkung auf entzündliche Prozesse haben. Die Potenz D 7 steht dazwischen und wirkt sowohl regenerativ als auch ausgleichend.
  - Formica rufa D 6 ist ein klassisches Umstimmungsmittel der klinischen Homöopathie, das v. a. bei Allergien und Erkrankungen des rheumatischen Formenkreises eingesetzt wird.
  - Phyllostachis (Bambus) zeigt in seinem Mittelbild viele Symptome, die man auch beim Morbus Bechterew beobachten kann, z. B. die Einsteifung der Wirbelsäule oder die Degeneration bindegewebiger Strukturen.
- Apis ex animale D 30 s. c.:
  - In der anthroposophischen Medizin wird Apis D 30 als entzündungswidriges Mittel eingesetzt („anthroposophisches Kortison“).

Sie können diese Therapie gut ergänzen mit:

- Disci comp. cum Argento Globuli (3–5 Globuli morgens und abends): Sie enthalten dieselben Inhaltsstoffe wie die Ampullen.
- Disci/Viscum comp. cum Argento Suppositorien (1 Zäpfchen morgens und abends):
  - Sie enthalten alle Mittel, die man auch in dem Präparat Disci comp. cum Argento findet, allerdings in anderen Potenzen.
  - Darüber hinaus enthalten sie Viscum album (Mali) e planta tota ferm D 4 (Apfelmistel) und Pulsatilla vulgaris e floribus ferm D 2 (Küchenschelle). Pulsatilla hat wandernde Schmerzen und die Verschlechterung von Rückenschmerzen in Ruhe bzw. Besserung durch Bewegung im Mittelbild, Viscum die nächtliche Verschlechterung und die typische Steifigkeit in Muskeln, Gelenken und Wirbelsäule.

## Subakute Phase

Wenn kein akuter Erkrankungsschub besteht, sollte man die Zeit der Remission nutzen, um den bindegewebigen Stoffwechsel zu verbessern, körpereigene Reparaturmaßnahmen zu unterstützen, die Knochenbildung zu fördern und die umstimmenden Maßnahmen weiter fortzuführen. Dazu sind z. B. geeignet:

- regelmäßige paravertebrale Infiltrationen mit Disci Bamb HM® Injektion 5 ml (2 ×/Woche, später zum Erhalt evtl. seltener) Ampullen:
  - Acidum silicicum (Silicea) ist ein Funktionsmittel für das Bindegewebe, während Arnica (Bergwohlverleih) in diesem Kontext als Muskel- und Entzündungsmittel zu sehen ist.
  - Aurum colloidale (kolloidales Gold) hat im Mittelbild allgemein destruktive Prozesse (somatisch wie psychisch) und tiefliegende Schmerzen in Gelenken und am Periost, die durch Ruhe verschlechtert und durch Bewegung gebessert werden.
  - Das Mittelbild von Bambus ähnelt in vielen Bereichen dem Symptombild des Morbus Bechterew.
  - Calcium phosphoricum (Kalziumphosphat) ist ein homöopathisches Knochenaufbaumittel, das auch in der Biochemie nach Schüßler Verwendung findet.
  - Discus intervertebralis thoracalis suis (Bandscheiben aus der Brustwirbelsäule von Schweinen) sind in der D 6 ein organspezifisches Mittel zur Regeneration der Wirbelsäule.
  - Formica rufa (rote Waldameise) ist ein Umstimmungsmittel.
  - Euphorbia cyparissias hat brennende Knochenschmerzen und Gliederschwäche im Mittelbild.
  - Magnesium phosphoricum ist ein homöopathisches Entkrampfungsmittel.
- Nigersan® D 5 oder D 6 oder D 7 Ampullen i. m. (je nach Reaktion des Patienten individuell dosieren, z. B. 1 ×/Woche, es sind aber auch kürzere und längere Abstände zwischen den Injektionen möglich)
  - Der Wirkstoff in Nigersan® ist Aspergillus niger (schwarzer Gießkannenschimmel) in homöopathischer Verdünnung (Gegenanzeige: Allergie gegen Schimmepilze)
  - Nigersan® ist in der Isopathie eines der Mittel für das tuberkulinische bzw. paratuberkulinischen Miasma. Ziel der Behandlung ist die Normalisierung entgleister Immun- oder Stoffwechselprozesse, die im Rahmen dieses Miasmas entstanden sind. Im Denksystem der miasmatischen Homöopathie bzw. der Isopathie wird der Morbus Bechterew dem tuberkulinischen bzw. paratuberkulinischen Miasma zugeordnet. Die Miasmentheorie kann am ehesten mit einer genetisch bedingten Neigung zu bestimmten Reaktionsmustern übersetzt werden, die sich sowohl auf der körperlichen als auch auf der seelisch-geistigen Ebene äußern können. Dabei führt das Miasma selbst nicht unbedingt zu einer Erkrankung; es braucht dafür zusätzliche Stimuli in Form von äußeren Impulsen. Dazu ein Beispiel: Derselbe Umweltreiz kann bei verschiedenen Menschen sehr unterschiedliche Reaktionen auslösen, abhängig u. a. von deren individueller Entgiftungsleistung, immunologischen Reaktionsmustern und Stoffwechselsituation, im Grunde also von der individuellen somatopsychischen Resilienz (S. 70). Die Frage, ob ein HLA-B27-positiver Mensch an einem Morbus Bechterew erkrankt, kann man mit diesem Modell so erklären, dass hier viele individuelle Gesichtspunkte eine Rolle spielen. Kommt es zum Ausbruch der Erkrankung, hat sich eine miasmatisch bedingte Schwäche aufgrund eines oder mehrerer äußerer Reize, die nicht mehr kompensiert werden konnten, ihre Bahn gebrochen.
- Coenzyme comp. Ampullen im Wechsel mit Ubichinon comp. Ampullen i. m. oder s. c.: Coenzyme comp. enthält homöopathisierte Enzyme des Zitratstoffwechsels, Ubichinon comp. homöopathisierte Enzyme der oxidativen Phosphorylierung. Diese homöopathischen Komplexampullen sollen intermediäre Stoffwechselvorgänge ordnen und optimieren.
- Formasan® Ampullen (enthält einen Potenzakkord von Acidum formicicum in den Potenzen D 6, D 12, D 30 und D 200) oder Acirufan®

Ampullen (enthält Acidum formicicum D 4 und Aurum chloratum natronatum D 4): Ameisensäure kann in dieser Erkrankungsphase intermittierend als Umstimmungsmittel gegeben werden. Sie sollte als Injektion patientenindividuell eingesetzt werden, je nach Krankheitsdauer, -intensität und individuellem Ansprechen auf das Medikament.

## Infusionstherapie

Auch bei der Infusionsbehandlung werden je nach Krankheitsstadium unterschiedliche Präparate eingesetzt. **Vitamin C** gehört in Form der bewährten Pascorbin® Infusionslösung seit sehr vielen Jahren zum Repertoire meiner Praxis. Ich sehe mit der Kombination aus Vitamin C, Apis D 30 und Disci comp. cum Argento häufig gute bis sehr gute Erfolge. Bitte denken Sie daran, dass Sie bei Ihren Patienten einmalig die Glucose-6-Phosphat-Dehydrogenase (G6PDH) untersuchen lassen sollten, um einen Mangel auszuschließen, bevor Sie Vitamin C per Infusion verabreichen. Ein Gendefekt der G6PDH ist selten, trotzdem sollten Sie immer sichergehen, dass keiner vorliegt. Zusätzlich sollte die Nierenfunktion (Kreatinin im Serum) kontrolliert werden. Weitere Kontraindikationen für die Infusion sind das Vorliegen einer Hämochromatose, Schwangerschaft und Stillzeit.

Homöopathisierte **Milchsäure** ist in der subakuten Phase oft hilfreich, ich kombiniere sie gelegentlich mit 3000 mg S-Acetylglutathion (SAG, Eumetabol®), in diesem Fall folgt auf die Infusion mit Milchsäure eine weitere mit SAG. Dies v. a. dann, wenn Belastungen mit freien Radikalen vorliegen oder eine begleitende Entgiftung des Patienten vorgenommen werden soll.

Folgendes hat sich z. B. bewährt:

- in der akuten Phase zur Entzündungshemmung: Pascorbin® 7,5 g/50 ml Infusionsflasche (auf 100 ml physiologische NaCl-Lösung bis zum Abklingen der akuten Entzündungsphase, oft über einige Wochen, 1–3 ×/Woche)
- in der subakuten Phase: Milchsäure Ampullen (bis zu 10 Ampullen auf 250 ml physiologische Kochsalzlösung 1–2 ×/Woche kurmäßig über mehrere Wochen, meist 1–2 ×/Woche)

## Osteopathie

Ziele sind eine Schmerzlinderung und eine verbesserte Körperhaltung. In der subakuten Phase besteht bei fortgeschrittenen Stadien nicht selten eine Schonhaltung, die dann ebenfalls zu Schmerzen führt. Mit Hilfe der Osteopathie, oft in Kombination mit Physio- und Bewegungstherapie, können diese gezielt gelindert werden. Im Vordergrund steht u. a. die Behandlung der tiefen Lumbalmuskulatur, des kleinen Beckens, der Fascia thoracolumbalis und der Fascia iliosacralis. Zusätzlich sollten alle Mechanismen, die zu einer besseren Kompensation herangezogen werden können, beachtet werden. In meiner Praxis behandle ich einerseits mit lokal wirkenden Techniken, behalte aber andererseits immer auch das große Ganze im Auge, indem ich zusätzlich weiter entfernt befindliche Dysfunktionen miteinbeziehe. Außerdem nutze ich jede Möglichkeit, um die kompensatorischen Fähigkeiten des Bewegungsapparats zu verbessern, z. B. stoffwechselverbessernde Injektionen, Taping und humoraltherapeutische Verfahren usw.

## Komplexmittelhomöopathie bzw. Spagyrik

Klinisch-homöopathisch stehen die Arzneimittelbilder von Bambusa (optische Ähnlichkeit des Verknöcherungsbildes der Wirbelsäule mit dem Stamm des Bambus), Aurum (destruktive Knochenprozesse), Asa foetida (entzündliche Knochenprozesse mit Knochenumbau und stark gestörtem Knochenstoffwechsel) und als Umstimmungsmittel Acidum formicicum im Vordergrund. Letzteres ist meiner Erfahrung nach v. a. in Form von Injektionen am wirkungsvollsten (Formasan® Ampullen, Acirufan® Ampullen).

Homöopathische bzw. spagyrische Komplexe haben den großen Vorteil, dass bei den oft diffusen Schmerzsymptomen gleich mehrere passende Einzelmittel synergistisch miteinander kombiniert werden, was die Wahrscheinlichkeit erhöht, dass eine Wirkung eintritt. Geeignet sind z. B.:

- OSS-regen® spag. Peka Tropfen (3–6 × tgl. 20 Tr.) enthalten
  - Asa foetida D 3 (Knochenkaries, chronische Entzündungen Periost)
  - Acidum phosphoricum D 3 (Schmerzen in den Gelenken, Knochenstoffwechsel)
  - Galipea officinalis spag. Peka (Angustura) D 4 (Steifigkeit und Spannung in der Muskulatur, schmerzhafte Knochenentzündungen)
  - Bryonia cretica spag. Peka D 4 (stechende Schmerzen bei jeder Bewegung)
  - Guajacum D 3 (Rheuma, Autointoxikation)
  - Bellis perennis spag. Peka D 3 (Mikrozirkulation Bewegungsapparat)
  - Ruta graveolens spag. Peka D 3 (Knochenhaut)
  - Equisetum arvense Urtinktur (Ausleitung über die Niere)
- Pflügerplex® Asa foetida 139 H Mischung (3 × tgl. 15 Tr., ggf. auch häufiger) enthalten
  - Acidum hydrofluoricum D 10 (Osteomalazie, Knochenschmerzen)
  - Asa foetida D 4 (Knochenkaries, chronische Entzündung Periost)
  - Aurum metallicum D 12 (Ostitis, Exostosen, Knochenkaries)
  - Calcium phosphoricum D 10 (Kallusbildung, Rheumaschmerz)
  - Phosphorus D 15 (Osteoporose, Periostitis)
  - Symphytum officinale D 6 (Knochenhaut)

### Sanierung der Darmflora

Da einige fakultativ pathogene Darmbakterien möglicherweise eine Schlüsselrolle bei der Pathogenese des Morbus Bechterew spielen, ist es sinnvoll, das intestinale Mikrobiom untersuchen zu lassen. Werden Sie fündig, sollten diese Keime entsprechend behandelt werden (Behandlungsverbot für Heilpraktiker beachten, z. B. bei Salmonellen). Auch zu große Populationen sulfatreduzierender Mikroben, die ebenfalls zum Mikrobiom gehören und einen Bezug zu CED haben könnten, scheinen bei Patienten mit Morbus Bechterew häufiger vorzuliegen [1007]. Möglicherweise spielt auch eine quantitative Erhöhung verschiedener Prevotella-Arten (allen voran Prevotella copri) bzw. ein Rückgang bei den Bacteroides-Arten eine Rolle, wobei man im Mikrobiom von Bechterew-Patienten auffällig häufig erhöhte Zahlen bestimmter Bifidobacteriae nachweisen kann [1011]. Ob es hier aber einen Zusammenhang gibt, müssen weiterführende Studien klären.

Unabhängig von diesen Überlegungen ist es in jedem Fall sinnvoll, bei einem Patienten, der an einer Autoimmunerkrankung leidet, dafür zu sorgen, dass die butyrat- und propionatbildende Mikroflora (S. 289) in einem optimalen Zustand ist. Diese kurzkettigen Fettsäuren spielen offensichtlich eine wichtige Rolle bei der Balance zwischen bestimmten pathogenen TH17-Subsets und den Treg-Zellen.

### Baunscheidtieren

Oft ist es sinnvoll, in der subakuten Phase, bzw. wenn der Patient angibt, dass Wärmeanwendungen die Schmerzen bessern, im Anschluss an eine Infiltrationstherapie paravertebral der Wirbelkörper zu baunscheidtieren. Das Baunscheidtverfahren mit dem Lebenswecker bringt Wärme in erkaltete und verhärtete Bereiche und kann dort wieder ein Fließen in Gang bringen. Nicht selten erlebt man, neben der Durchblutung und Erwärmung der Muskulatur, eine Schmerzlinderung, die bei manchen Patienten auch nachhaltig sein kann.

## 22.6 Meine Erfahrung

Nach meiner Erfahrung wird bei 3 Autoimmunerkrankungen die Bedeutung der Osteopathie maßlos unterschätzt: COPD, MS und Morbus Bechterew. Ein manuelles Verfahren, gleich welcher Art, kann bereits versteifte Wirbelgelenke nicht mehr in Bewegung setzen. Allerdings setzt diese Versteifung eine riesige Kaskade biomechanischer Kompensationen in Gang, die in vielen Fällen einigen Anteil an den Schmerzen haben: Muskelketten, innere Organe und deren Aufhängungen, die Faszienmechanik, das Kiefergelenk oder die Schädelknochen. Deshalb lohnt es sich fast immer, die biomechanische Anpassung zu optimieren.

In meiner Praxis besteht die spezifische Therapie beim Morbus Bechterew meist aus einer Kombination von:

- Osteopathie (1 ×/Woche)
- Infusionsserien mit Vitamin C (Pascorbin® 2 ×/ Woche je 7,5 g verdünnt in 100 ml physiologischer NaCl-Lösung) oder Milchsäure (mit und ohne Kombination mit Eumetabol®)
- paravertebrale Infiltrationen (2 ×/Woche): Die Auswahl sollte je nach aktueller Krankheitssituation und beklagten Beschwerden individuell angepasst werden.
- Baunscheidtverfahren (1 ×/Woche)

## 22.7 Literatur


[994] Adami S, Giannini S, Bianchi G et al. Vitamin D status and response to treatment in post-menopausal osteoporosis. Osteoporos Int 2009; 20 (2): 239

[995] Almanea S, Miller WH, Siebert S et al. Serum vitamin D in ankylosing spondylitis and axial spondylitis: a systematic review and meta-analysis. doi:10.1093/rheumatology/key075.401

[996] Appel H. Immunologische und immunpathologische Untersuchungen zur Pathogenese der Ankolysierenden Spondylitis [Habilitationsschrift]. Berlin: Humboldt-Universität; 2006

[997] Cai G, Wang L, Fan D et al. Vitamin D in ankylosing spondylitis: review and meta-analysis. Clin Chim Acta 2015; 438: 316–322

[998] Deane A, Constancio L, Fogelmann I et al. The impact of vitamin D status on changes in bone mineral density during treatment with bisphosphonates and after discontinuation following long-term use in post-menopausal osteoporosis. BMC Musculoskelet Disord 2007; 8: 3

[999] EA Farrington. Der neue Farrington. Klinische Materia Medica 2. Aufl. Buchendorf: Peter Irl; 2010

[1000] Geller JR, Hu B, Reed S et al. Increase in bone mass after correction of vitamin D insufficiency in bisphosphonate-treated patients. Endocr Prac 2008; 14 (3): 293–297

[1001] Gröber U. Arzneimittel und Mikronährstoffe. 2. Aufl. Stuttgart: Wissenschaftliche Verlagsgesellschaft; 2012

[1002] Rashid T, Ebringer A. Ankylosing spondylitis is linked in Klebsiella – the evidence. J Clin Rheumatol 2007; 26: 858–864

[1003] Reckeweg HH. Homoeopathica Antihomotoxica. 3. Aufl. Baden-Baden: Aurelia; 1993

[1004] Reckeweg HH. Homotoxikologie. Baden-Baden: Aurelia; 1986

[1005] Roemer F. Therapiekonzepte der Anthroposophischen Medizin. Stuttgart: Haug; 2014

[1006] SR Phatak. Homöopathische Arzneimittellehre. 2. Aufl. München: Urban & Fischer; 2004

[1007] Stebbings S, Munro K, Simon MA et al. Comparison of the faecal microflora of patients with ankylosing spondylitis and controls using molecular methods of analysis. Rheumatol 2002; 41 (12): 1395–1401

[1008] van Demderen JC, van der Horst-Bruinsma IE, Bezemer PD et al. Efficacy and safety of mesalazine (Salofalk) in an open study of 20 patients with ankylosing spondylitis. J Rheumatol 2003; 30: 1558–1560

[1009] Viitanen JV, Heikkilä S, Kokko ML et al. Clinical assesements of spinal mobility measurement in ankylosing spondylitis: a compact set of for follow-up and trials. Clin Rheumatol 2000; 19: 131–137

[1010] Wei JC, Chan TW, Lin HS et al. Thalidomide for severe refractory ankylosing spondylitis: a 6-month open-label trial. J Rheumatol 2003; 30 (12): 2627–2631

[1011] Wen C, Zheng Z, Shao T et al. Quantitative metagenomics reveals unique gut microbiome biomarkers in ankylosing spondylitis. Gen Biol 2017; 18: 214

[1012] www.awmf.org/leitlinien/detail/ll/060-003.html (Stand: 17.1.2021)

[1013] www.pharmazeutische-zeitung.de/ausgabe-342008/bisphosphonate-und-polyvalente-kationen/ (Stand: 17.1.2021)

[1014] www.pharmazeutische-zeitung.de/index.php?id = 29407 (Stand: 17.1.2021)

[1015] www.pharmazeutische-zeitung.de/index.php?id = 653. (Stand: 17.1.2021)

[1016] Yu D, Kuipers JG. Role of bacteria and HLA-B27 in the pathogenesis of reactive arthritis. Rheum Dis Clin North Am 2003; 29 (1): 21–36

# 23 Multiple Sklerose

## 23.1 Definition und Epidemiologie

Die Multiple Sklerose (MS, Encephalomyelitis disseminata) ist eine **neuroinflammatorische** bzw. **neurodegenerative** Erkrankung, die das Gehirn und das Rückenmark betrifft und in 2 Formen verlaufen kann: als **schubförmige** (Relapsing Remitting Multiple Sclerosis, RRMS) oder als **sekundär progrediente** (Secondary Progressive Multiple Sclerosis, SPMS) bzw. **primär progrediente** (Primary Progressive Multiple Sclerosis, PPMS) Form. Die MS kann sehr unterschiedliche Symptombilder erzeugen, was manchmal die Diagnosefindung erschwert. Deshalb wird sie auch als die „Krankheit der tausend Gesichter" bezeichnet. Bei der weitaus größten Zahl der Betroffenen beginnt die Erkrankung als schubförmige MS, der progrediente Verlauf tritt in den meisten Fällen als Spätstadium nach ca. 10–15 Krankheitsjahren auf und wird als sekundär progrediente MS (SPMS) bezeichnet. Sehr viel seltener besteht gleich zu Beginn der Erkrankung ein progredienter Verlauf, die primär progrediente MS (PPMS). Die PPMS ist nicht von Krankheitsschüben gekennzeichnet, sondern stattdessen verläuft die Erkrankung von Beginn an schleichend, d. h. Verschlechterungen treten regelmäßig, aber in einem gewissen zeitlichen Verlauf ein, der Zustand wird langsam aber kontinuierlich immer schlechter.

Neben den schubförmig auftretenden Symptomen ist die RRMS durch Veränderungen im MRT gekennzeichnet: Durch den Untergang von Nervenzellen sieht man typische Aufhellungen. Beim progredienten Verlauf finden sich allerdings kaum nachweisbare entzündliche Veränderungen im MRT, obwohl die Erkrankung zwar langsam, aber kontinuierlich voranschreitet.

Die MS beginnt meist zwischen dem 20. und 40. Lebensjahr und betrifft anteilsmäßig deutlich mehr Frauen als Männer. Weltweit sind 2–2,5 Millionen Menschen von MS betroffen, die Zahl der Neuerkrankungen liegt bei 3,5–5 pro 100000 Einwohner. Von der schubförmigen MS sind Frauen dreimal häufiger betroffen als Männer. In Deutschland hat sich die Zahl an MS-Patienten innerhalb von 40 Jahren verdoppelt, weltweit kann man ebenfalls einen Anstieg der Neuerkrankungen beobachten, speziell in den Industrieländern.

## 23.2 Pathophysiologie

Verschiedene **Genpolymorphismen** (SNP) sind mit MS assoziiert, hauptsächlich HLA-DRB1, außerdem zwei SNP auf dem Interleukin-2-Rezeptor-α-Gen (IL2RA), einer auf dem Interleukin-7-Rezeptor-α-Gen (IL7RA) und ein Gendefekt auf dem TNF-α-R1-Rezeptor-Gen im ZNS (TNF-α-R1) [1047] [1175]. Obwohl aktuell ca. 200 Risikogene für diese Erkrankung bekannt sind, zeigen Zwillingsstudien, dass die **genetische Komponente** nur etwa 30 % des Risikos ausmacht, tatsächlich an MS zu erkranken [1054]. Viel bedeutsamer scheint eine Kombination aus einer genetisch bedingten Komponente und entsprechenden **Umweltfaktoren** zu sein. Zu diesen gehören:

- Vitamin-D-Mangel
- westlicher Lebensstil mit zucker- und fetthaltigen Lebensmitteln, Gluten, Kuhmilch, hoch erhitzten Fetten, Bewegungsmangel und Rauchen
- Störungen der intestinalen Immunität (Dysbiose, Leaky Gut)
- psychischer Stress
- latent vorhandene virale Infektionen, v. a. mit Viren aus der Herpesfamilie wie EBV oder VZV
- Umweltbelastungen

Durch die Entzündungen kommt es zu einem **Untergang von Nervenzellen**, da sich die Immunabwehr bei der RRMS gegen die **Myelinscheiden** der Neuronen richtet. Dabei kann ein Entzündungsschub im besten Fall eine „stille Zone" im ZNS betreffen, was vom Patienten kaum wahrgenommen wird, aber auch in Hirnarealen stattfinden, die mit Funktionen verbunden sind, was dann Symptome und Beschwerden auslöst. Bei den progredienten Formen der MS dominieren wahrscheinlich weniger Schädigungen an den Nervenscheiden, stattdessen vermutet man, dass **axonale Läsionen** im Vordergrund stehen. Diese sind kaum noch rückbildungsfähig, was ein typisches Merkmal progredienter Formen der MS ist: Die Verschlechterungen verlaufen kontinuierlich, ohne dass eine Remission eintritt, während es bei der RRMS nach einem Schub nicht selten wieder zu einer Verbesserung oder im Idealfall sogar zu einer restitutio ad integrum kommt.

Bei der MS führt eine Schwangerschaft zu einer verminderten Krankheitsaktivität. Dieser empirisch schon länger beobachtete Zusammenhang wurde näher erforscht [1050]. Während der Schwangerschaft ist der Serumspiegel von Progesteron deutlich erhöht. Progesteron bindet an den Kortisolrezeptor von T-Lymphozyten und durch diesen Mechanismus werden vermehrt Tregs gebildet. Diese sind in der Lage, überschießende (Auto-)Immunreaktionen des adaptiven Immunsystems zu regulieren und abzuschwächen.

Lange Zeit war man der Meinung, dass für den Pathomechanismus der MS die T-Lymphozyten, v. a. TH17-Helfer-Zellen, verantwortlich sind. Man vermutet, dass die **autoreaktiven TH17-Zellen**, die bei MS eine Schlüsselrolle spielen, zu einem bestimmten Subtyp zählen, der sich durch die Produktion des Zytokins GM-CSF auszeichnet, das bei der Neuroinflammation der MS bedeutsam ist [1059]. Dieses Modell war aber insofern lückenhaft, da man damit zwar den schubweisen MS-Verlauf gut erklären konnte, bei dem inflammatorisch wirkende T-Zellen im ZNS Nervenzellen angreifen und dort auch nachweisbar sind. Die progredienten Formen mit der kontinuierlichen langsamen Verschlechterung, bei denen es offensichtlich nicht mehr zu entzündlichen Veränderungen im ZNS kommt, konnten mit diesem Modell allerdings kaum erklärt werden. Erst in den letzten Jahren konnte die Bedeutung der **B-Zellen** bei MS dank neuer Forschungsergebnisse besser verstanden werden [1134]. Im ZNS von MS-Patienten finden sich nicht nur T-Zellen, sondern auch B-Lymphozyten, wobei die Konzentration der B-Zellen beim schubförmigen Verlauf mit der Krankheitsprogression korreliert. Auch die für den schubförmigen Verlauf typischen erhöhten IgG-Antikörper im Liquor, die als oliklonale IgG-Banden bezeichnet werden, zeigen, dass Plasmazellen bei der Pathogenese der MS eine Rolle spielen. Sowohl bei der schubförmigen MS als auch beim progredienten Verlauf spielen B-Lymphozyten eine Rolle, die den Oberflächenmarker CD20 exprimieren, das sind Prä-B-Zellen, reife B-Zellen und B-Gedächtniszellen [1134]. Allerdings ist der genaue Wirkmechanismus bei SPMS bzw. PPMS bis dato (Stand: Februar 2021) noch nicht vollständig geklärt.

## 23.3 Klinik

Folgende Symptome können bei einer MS auftreten:

- **ausgeprägte Müdigkeit** (Fatigue)
- **Missempfindungen**: verlaufen meist einseitig, aber nicht unbedingt segmental und äußern sich als Kribbeln, Hitze-, Kälte- oder Druckgefühl, aber auch als Taubheit bzw. eingeschränkte Sensibilität (Parästhesien)

- **Sehstörungen**, wenn der N. opticus von der Entzündung betroffen ist (Optikusneuritis). Meistens besteht neben den Sehstörungen ein Gesichtsfeldausfall, es kann aber auch zu Doppelbildersehen kommen. In sehr seltenen Fällen und bei schweren Verläufen führt die Optikusneuritis durch die völlige Zerstörung des Sehnervs zur Erblindung.
- **Sprachstörungen**: undeutliche und verwaschene Sprache (skandierende Sprache)
- **Gangstörungen**: meist bedingt durch eine Schwäche des M. tibialis anterior (Fußheberschwäche), seltener durch eine zusätzliche Schwäche oder Spastik der Oberschenkelmuskulatur
- **Gleichgewichts- bzw. Koordinationsstörungen**: führen zu einer zusätzlichen Einschränkung der Gehfähigkeit bzw. des fußläufigen Aktionsradius (Ataxie)
- **Schwindel**: kann in manchen Fällen auftreten
- **Blasenstörungen**: entweder als mehr oder weniger unkontrollierter Harndrang, der unter Umständen dazu führt, dass Urin gar nicht mehr gehalten werden kann, oder als Harnverhalt, sodass sich der Patient ggf. selbst katheterisieren muss. Bei manchen Patienten besteht eine eingeschränkte sensible Wahrnehmung im Bereich des Urogenitaltrakts, sodass z. B. der Harndrang nicht gespürt wird. Dies ist in der täglichen Praxis auch deswegen eine Crux, weil dadurch manche Patienten die typischen Symptome einer Blasenentzündung (z. B. Brennen und Stechen beim Urinieren) nicht oder nur sehr eingeschränkt wahrnehmen. Durch den MS-bedingten Restharn und die anatomisch kürzere Harnröhre neigen MS-Patientinnen nach meiner Beobachtung häufiger zu rezidivierenden Zystitiden, die dann ihrerseits im Sinne eines Herdes zu einer unerwünschten Stimulation des Immunsystems führen. Da dies in vielen Fällen unbemerkt geschieht, kann dieser Zustand auch über einen längeren Zeitraum bestehen. In der Regel ist dieser Reiz zu schwach, um bei RRMS einen echten Schub auszulösen, aber er kann nach meiner Erfahrung durchaus als Dauerreiz für eine mehr oder weniger ständige Irritation des Immunsystems sorgen.
- **Obstipation**: zeigt sich in sehr vielen Fällen als spastische Variante, bei der Ziegenkotstuhl ausgeschieden wird (harte einzelne Brocken), seltener besteht eine atonische Obstipation, in manchen Fällen verliert der Patient die neurologische Kontrolle über den Afterschließmuskel, was unter Umständen zu einem unkontrollierten Stuhlabgang führt, oder es kommt zum Verlust der sensiblen Wahrnehmung, sodass der Patient den Stuhldrang nicht spürt
- **Konzentrations- und Gedächtnisstörungen**
- **Neuralgien des N. trigeminus**
- **Uthoff-Phänomen**: Verstärkung der MS-Symptome durch warme bzw. heiße Temperaturen, z. B. an einem schwül-heißen Sommertag oder bei einem Saunabesuch

Der **Grad der Behinderung** wird weltweit v. a. mit der Expanded Disability Status Scale (**EDSS**) anhand der Gehstrecke des Patienten und des Zustands von insgesamt 8 Funktionssystemen eingeschätzt:

- Pyramidenbahn (z. B. motorische Funktionsstörungen)
- Kleinhirn (z. B. Ataxie)
- Hirnstamm (z. B. Schwindel, Neuralgien, Sprachstörungen)
- sensorisches Empfindungsvermögen (z. B. Missempfindungen)
- Großhirnfunktionen (z. B. Konzentrationsstörungen)
- Sehfähigkeit (z. B. Doppelbildersehen)
- Blase und Mastdarm (z. B. imperativer Harndrang, Kontrollverlust über den M. sphincter ani)

Nachteil des EDSS ist, dass erfahrungsgemäß die Funktionen der oberen Extremitäten und die kognitiven Fähigkeiten bzw. die Fatigue nur unzureichend erfasst werden. Folgende Grade unterscheidet die EDSS (**Tab. 23.1**):

- Grad 0: normale Funktion
- Grad 1: Abweichungen ohne echte Funktionseinschränkung oder Behinderung
- Grad 2: leichte Behinderung
- Grad 3: mäßige Behinderung
- Grad 4: ausgeprägte Behinderung
- Grad 5: maximale Behinderung

**Tab. 23.1** EDSS (FS = Funktionssystem).

| EDSS | Grad der Behinderung bzw. Zustand des Betroffenen |
|---|---|
| 0 | keine Behinderung, regelrechter neurologischer Status |
| 1,0 | keine Behinderung, minimale Symptome Grad 1 in 1 FS |
| 1,5 | keine Behinderung, minimale Symptome Grad 1 in > 1 FS |
| 2,0 | minimale Behinderung Grad 2 in 1 FS |
| 2,5 | minimale Behinderung Grad 2 in 2 FS |
| 3,0 | mäßige Behinderung Grad 3 in 1 FS oder leichte Behinderung Grad 2 in 3–4 FS, volle Gehfähigkeit |
| 3,5 | mäßige Behinderung Grad 3 in 1 FS und leichte Behinderung Grad 2 in 1–2 FS, volle Gehfähigkeit oder mäßige Behinderung Grad 3 in 2 FS, volle Gehfähigkeit oder leichte Behinderung Grad 2 in 5 FS, volle Gehfähigkeit |
| 4,0 | ohne fremde Hilfe und ohne Pause kann eine maximale Gehstrecke von 500 m bewältigt werden, ausgeprägte Behinderung Grad 4 in 1 FS, die übrigen weisen einen Einschränkungsgrad von 0–1 auf oder es liegen Kombinationen geringerer Grade in verschiedenen FS vor, die über 0–1 liegen, Tagesaktivität von 12 Stunden möglich |
| 4,5 | ohne fremde Hilfe und ohne Pause kann eine maximale Gehstrecke von 300 m bewältigt werden, benötigt minimale Hilfe, ausgeprägte Behinderung Grad 4 in 1 FS, die übrigen weisen einen Einschränkungsgrad von 0–1 auf oder es liegen Kombinationen geringerer Grade in verschiedenen FS vor, die über 0–1 liegen, ganztätige Arbeitsfähigkeit mit gewisser Einschränkung der Aktivität |
| 5,0 | ohne fremde Hilfe und Pause kann eine maximale Gehstrecke von 200 m bewältigt werden, beeinträchtigte ganztägige Arbeitsfähigkeit, Grad 5 in 1 FS, die übrigen weisen einen Einschränkungsgrad von 0–1 auf oder es liegen Kombinationen geringerer Grade in verschiedenen FS vor, die über Grad 4 liegen |
| 5,5 | ohne fremde Hilfe und Pause kann eine maximale Gehstrecke von 100 m bewältigt werden, beeinträchtigte ganztägige Arbeitsfähigkeit, Grad 5 in 1 FS, die übrigen weisen einen Einschränkungsgrad von 0–1 auf oder es liegen Kombinationen geringerer Grade in verschiedenen FS vor, die über Grad 4 liegen |
| 6,0 | eine Gehstrecke von 100 m kann nur noch mit vorübergehender oder ständiger beidseitiger Unterstützung bewältigt werden, Kombination von Behinderungen > Grad 3 in mehr als 2 FS |
| 6,5 | eine Gehstrecke von 20 m kann nur noch unter ständiger beidseitiger Unterstützung bewältigt werden, Kombination von Behinderungen > Grad 3 in mehr als 2 FS |
| 7,0 | maximale Gehstrecke 5 m trotz Unterstützung, weitestgehend an einen Rollstuhl gebunden, der aber noch selbst bewegt werden kann, Patient ist ca. 12 Stunden täglich in seinem Rollstuhl mobil und kann selbstständig ein- und aussteigen, Kombination von Behinderungen > Grad 4 in mehr als 2 FS, sehr selten besteht eine Behinderung von Grad 5 in den Pyramidenbahnen |
| 7,5 | Gehfähigkeit verloren, voll auf den Rollstuhl angewiesen, der selbst bewegt werden kann, benötigt aber Hilfe beim Ein- und Aussteigen und kann im Rollstuhl keinen ganzen Tag mehr verbringen, evtl. Indikation für einen Elektrorollstuhl, Kombination von Behinderungen > Grad 4 in mehr als 2 FS |
| 8,0 | weitgehend an den Rollstuhl gebunden, zeitweise bettlägerig, aber die meiste Zeit des Tages außerhalb des Betts, der Rollstuhl muss geschoben werden, kann mit den Armen noch weitgehend autonome Bewegungen durchführen bzw. Leistungen abrufen, Kombination von Behinderungen > Grad 4 in mehreren FS |
| 8,5 | die meiste Zeit des Tages bettlägerig, Arme können noch für wenige Aktionen benutzt werden, Kombination von Behinderungen > Grad 4 in mehreren FS |

▶ **Tab. 23.1** Fortsetzung.

| EDSS | Grad der Behinderung bzw. Zustand des Betroffenen |
|---|---|
| 9,0 | hilflos, bettlägerig, kann aber noch schlucken, essen, trinken und kommunizieren, Kombination von Behinderungen > Grad 4 in den meisten FS |
| 9,5 | hilflos, bettlägerig, muss künstlich ernährt werden, kann nicht mehr kommunizieren, Kombination von Behinderungen > Grad 4 in den meisten FS |
| 10,0 | Exitus als Folge einer MS |

Typische **Differenzialdiagnosen** der MS sind z. B. Neuromyelitis optica (NMO), akute demyelenisierende Enzephalomyelitis (ADEM), Spätstadium der Syphilis (Neurolues), Neuroborreliose, funikuläre Myelose (Spätstadium eines absoluten Vitamin-$B_{12}$-Mangels), HIV-Infektion, SLE, HTLV-1-Myelopathie, einige Kollagenosen (z. B. Sharp-Syndrom, eine Mischkollagenose) oder Polymyositis.

Bei der **Neuromyelitis optica** (NMO) handelt es sich um **keine MS**, obwohl sie ihr in manchen Punkten ähnelt und mit ihr verwechselt werden kann. Sie verläuft ebenfalls in Entzündungsschüben, die meist mit Kortisoninfusionen, seltener mit Plasmapherese behandelt werden. Betroffen sind fast ausschließlich der Sehnerv, der ein- aber auch beidseitig befallen sein kann, und das Rückenmark. Die Differenzialdiagnose ist nicht immer einfach. Bei etwa ⅔ der Patienten finden sich Antikörper gegen Aquaporin 4, ein Transmembranprotein im ZNS, die ansonsten nur bei Patienten nachweisbar sind, bei denen ein Sjögren-Syndrom mit ZNS-Beteiligung vorliegt. Hier ist die Differenzialdiagnose leichter, da Aquaporin-4-Antikörper nicht bei MS auftreten. Außerdem ist die NMO im Vergleich zur MS sehr selten. In Deutschland schätzt man, dass etwa 100000–120000 Menschen an MS erkrankt sind, aber nur etwa 1000–1500 an NMO. Trotzdem ist die Differenzialdiagnose wichtig. Bei der MS dominiert eine T-Zell-vermittelte Autoimmunreaktion, während NMO vorrangig ein B-Zell-vermitteltes Krankheitsbild ist. Die NMO reagiert gut auf Kortison, Plasmapherese, Azathioprin und das Biological Ocrelizumab, das speziell auf die B-Lymphozyten wirkt. Erfahrungsgemäß führen Interferone, Fingolimod und das Biological Natalizumab eher zu einer Verschlechterung des Krankheitsbilds. Mit der richtigen Differenzialdiagnose kann für den Betroffenen schneller eine passende Therapie gefunden werden.

Schulmedizinisch spricht man von einem **klinisch isolierten Syndrom (KIS)**, wenn einmalig eine schubweise Entzündung im ZNS entsteht, die zu neuroinflammatorischen Symptomen führt (z. B. Optikusneuritis, einseitige Parästhesien) und mit der Bildung eines entzündlichen Herds im ZNS einhergeht. In der Folge kommt es zu keinen weiteren Symptomen bzw. keinem neuen Schub. Die Abgrenzung zur MS erfolgt durch die McDonald-Kriterien, die entwickelt wurden, um die Diagnose MS so sicher wie möglich stellen zu können. Wenn diese Kriterien (**Tab. 23.2**) erfüllt sind, gilt eine MS als gesichert. Sie unterscheiden zwischen räumlicher (mehr als ein Herd im ZNS) und zeitlicher (mehr als ein Schub) Dissemination (Streuung). 30–70 % aller Patienten mit einem klinisch isolierten Syndrom entwickeln im Lauf ihres Lebens eine MS.

### Red Flags

- Schwierig zu definieren, da extrem unterschiedliche Verläufe und demgemäß auch sehr unterschiedliche Symptombilder bestehen können
- plötzlicher Beginn im Rahmen von psychischem Stress, einem akuten Infekt, großer Hitze oder hormonellen Umstellungen
- einseitig auftretende Parästhesien
- Lhermitte-Zeichen positiv
- Doppelbildersehen
- Blasenstörungen und/oder einer Einschränkung der Gehfähigkeit

**Tab. 23.2** McDonalds-Kriterien in ihrer aktuellen Version (Rev. 2010).

| Symptome und Befunde | Dissemination | Welche Untersuchungen sind noch nötig, um eine MS sicher zu diagnostizieren? |
|---|---|---|
| ≥ 2 Schübe und ≥ 2 Läsionen | zeitlich und räumlich | keine, Diagnose ist sicher |
| ≥ 2 Schübe und 1 Läsion | räumliche Dissemination nicht erfüllt | MRT: weitere Läsionen, entweder in MS-typischen Hirnregionen oder gleichzeitiger Nachweis eines akuten, kontrastmittelaufnehmenden Herds in Kombination mit mindestens einem alten Herd oder Abwarten eines neuen Schubs |
| 1 Schub und ≥ 2 Läsionen | zeitliche Dissemination nicht erfüllt | MRT: gleichzeitiger Nachweis eines akuten, kontrastmittelaufnehmenden Herds in Kombination mit mindestens einem alten Herd oder Abwarten eines neuen Schubs |
| 1 Schub und 1 Läsion | räumliche und zeitliche Dissemination nicht erfüllt | MRT: weitere Läsionen, entweder in MS-typischen Hirnregionen oder gleichzeitiger Nachweis eines akuten, kontrastmittelaufnehmenden Herds in Kombination mit mindestens einem alten Herd oder Abwarten eines neuen Schubs |
| progrediente Verlaufsform | | Mindestens ein Jahr progredienter Krankheitsverlauf mit nachweisbarer Verschlechterung (neurologische Tests), Nachweis mehrerer Herde im ZNS bzw. Rückenmark, Nachweis von IgG-Antikörpern im Liquor |

# 23.4 Diagnostik

## 23.4.1 Schulmedizinische Diagnostik

### Untersuchung

Im Vordergrund steht, neben dem MRT und der Untersuchung des Liquors, bei der nach Leukozyten und IgG-Antikörpern gesucht wird („oligoklonale IgG-Banden"), die neurologische Untersuchung durch einen Facharzt. Zusätzlich zur Anamnese, bei der explizit nach Symptomen eines möglicherweise bereits vorher bestandenen Schubes (der aber nicht als solcher erkannt wurde) und nach typischen MS-Symptomen wie Fatigue oder Missempfindungen gefragt wird, erfolgt eine Untersuchung verschiedener Reflexe. Typische pathologische Befunde im Zusammenhang mit einer MS sind z. B.

- **Lhermitte-Syndrom**: Wird der Kopf nach vorne gebeugt, kommt es zu Missempfindungen (Kribbeln) in der Wirbelsäule.
- **Babinski-Reflex positiv**: Bestreicht man die laterale Fußsohle, bewegt sich die Großzehe in Richtung Fußrücken, während die anderen Zehen eine Greifbewegung ausführen (**Abb. 23.1**).
- **fehlender Bauchhautreflex**: Beim liegenden Patienten wird die Bauchhaut von der Seite zur Mitte hin zügig mit einer Nadel bestrichen, und zwar in 3 verschiedenen Segmenten. Normalerweise führt das zu einer Kontraktion der Bauchmuskulatur.

Eine weitere wichtige neurologische Untersuchung sind die **evozierten Potenziale**. Mittels eines EEGs werden die Hirnströme und deren Veränderung auf einen definierten Außenreiz getestet. Bestimmte Reize führen bei Gesunden dazu, dass in den Neuronen elektrische Impulse aufgebaut und weitergeleitet werden, was z. B. bei MS nur eingeschränkt funktioniert. Diese Einschränkung und ihr Grad sind im EEG nachweisbar. Man untersucht:

- visuell evozierte Potentziale (VEP) z. B. durch einen Lichtimpuls

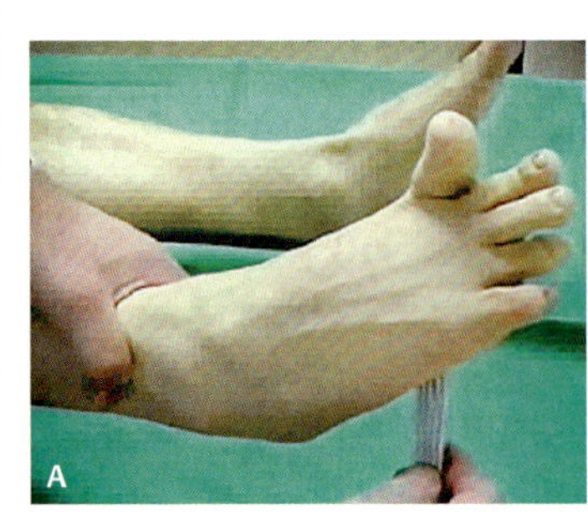


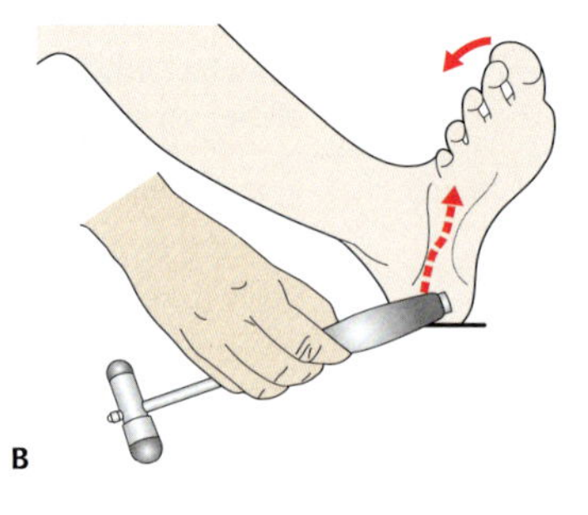


**Abb. 23.1** Babinski-Reflex. (Quelle: Masuhr K, Masuhr F, Neumann M. Untersuchung. In: Masuhr K, Neumann M, Hrsg. Duale Reihe Neurologie. 7. Auflage. Stuttgart: Thieme; 2013. doi:10.1055/b-003-106487)
**A** Auslösetechnik.
**B** Positives Babinski-Zeichen.

- somatosensibel evozierte Potentziale (SEP) z. B. durch Elektrostimulation
- motorisch evozierte Potenziale (MEP) z. B. durch transkraniale Magnetstimulation

## Labor

Die MS zeigt fast nie auffällige Abweichungen bei Standard-Laborparametern. Trotzdem spielt die Labordiagnostik eine wichtige Rolle bei der Differenzialdiagnostik einer MS. Die Leitlinie der Deutschen Gesellschaft für Neurologie (DGN) [1076] schreibt die folgenden Laboruntersuchung bei Verdacht auf das Vorliegen einer MS vor:

- internistisches Labor (großes Differenzialblutbild, CRP, Leber- und Nierenwerte, Blutzucker usw.)
- Vitamin $B_{12}$ im Serum (Ausschluss funikuläre Myelose)
- Rheumafaktor quantitativ (Ausschluss einer seropositiven rheumatoiden Arthritis)
- antinukleäre Antikörper (ANA; allgemeiner Parameter bei Autoimmunerkrankungen, allerdings mit nur eingeschränkter Aussagekraft)
- Anti-Phospholipid-Antikörper (Anti-Phospholipid-Syndrom als Begleiterkrankung anderer Autoimmunopathien, z. B. SLE)
- Antikörper gegen Doppelstrang-DNA (in Kombination mit anderen Parametern wie ANA oder Anti-Phospholipid-Antikörpern Hinweis auf das Vorliegen eines SLE)
- Lupus-Antikoagulans (Gefahr von Thrombosen im Rahmen eines Anti-Phospholipid-Syndroms)
- ACE (bei Erhöhung Verdacht auf Sarkoidose)
- Borrelien-IgM- und -IgG-ELISA (Antikörper gegen Borrelien)
- Urinstatus

Je nach Verlauf können verschiedene weitere Laboruntersuchungen sinnvoll sein, z. B. um das Spätstadium einer Syphilis abzuklären oder Autoantikörper vom Typ cANCA bzw. pANCA, die man bei verschiedenen Autoimmunerkrankungen wie Polymyositis, Sjögren-Syndrom oder Autoimmunhepatitis finden kann.

Bei der **Liquordiagnostik** ist v. a. der Nachweis oligoklonaler IgG-Banden von Bedeutung, da diese einen Entzündungsprozess im ZNS anzeigen. Zusätzlich werden u. a. die Zellzahl im Liquor und das Gesamtprotein bestimmt. Der Vergleich zwischen der Synthese von IgM, IgA sowie IgG im Liquor und im Serum bietet eine zusätzliche differenzialdiagnostische Möglichkeit, zwischen einer MS und anderen symptomatisch ähnlichen Erkrankungen zu unterscheiden.

### Beschwerden nach Lumbalpunktion

Manche Patienten klagen nach einer Lumbalpunktion über Beschwerden wie Kopfschmerzen, Benommenheit, Schwindel, Übelkeit oder Sehstörungen. Diese Symptome sollten zunächst immer neurologisch abgeklärt werden. Steht die Lumbalpunktion als Ursache fest, dann hat sich folgende Vorgehensweise in meiner Praxis bewährt:

- an 3 aufeinanderfolgenden Tagen Nadelung von Gb 20 und Tai Yang (Sonderpunkt in der Schläfengrube, in Richtung Gb 8 nadeln) beidseitig, Nadeln 40 Minuten liegen lassen
- Ledum C 30 Globuli (an 3 aufeinanderfolgenden Abenden jeweils 5 Globuli vor dem Schlafengehen)

Diskutiert wird, ob man mittels des Biomarkers NfL (Neurofilament Light Chain) den Grad der neuronalen Schädigung bei einer MS einschätzen kann. NfL sind der wesentliche Strukturanteil der Axone von Motoneuronen (Nervenzellen, die Muskeln innervieren und so für die Steuerung der Bewegung zuständig sind) und werden bei Entzündungen im ZNS freigesetzt. Die Detektion auch kleinster Mengen an NfL ist mit der modernen hochempfindlichen Messmethode Single Molecule Array möglich. Dieser Test wurde ursprünglich entwickelt, um eine amyotrophe Lateralsklerose (ALS) besser erkennen zu können. Bei ALS-Patienten liegen die NfL in höheren Konzentrationen im Serum vor als bei Patienten mit anderen neurologischen Erkrankungen. Allerdings findet man NfL auch bei Patienten mit MS und ein möglicher Anstieg im Krankheitsverlauf kann den vermehrten Untergang von Motoneuronen und damit eine Krankheitsprogredienz anzeigen. In einer prospektiven Studie [1031] wurde nachgewiesen, dass die Konzentration von NfL im Blut bei MS-Patienten signifikant mit dem Schweregrad der Entzündung im ZNS korreliert und dass durch die Bestimmung eine wesentlich genauere Auswahl der Behandlung ermöglicht wird. Dies trifft sowohl bei bisher unbehandelten Neuerkrankungen als auch bei bereits erkrankten und behandelten MS-Patienten zu und kann das bisherige Prozedere sinnvoll ergänzen.

### Bildgebende Verfahren

Um eine MS zu diagnostizieren oder ihren Verlauf zu dokumentieren, hat sich bei den bildgebenden Verfahren seit vielen Jahren das **MRT** als die Diagnosemethode der Wahl herauskristallisiert. Üblicherweise erfolgt die Untersuchung zuerst ohne und dann mit Kontrastmittel. Dadurch kann zwischen aktiv-entzündlichen und damit frischen Herden, die Kontrastmittel aufnehmen, und alten Herden, die Vernarbungen bereits durchgemachter Entzündungsschübe darstellen und kein Kontrastmittel aufnehmen, unterschieden werden.

Verschiedene Studien konnten zeigen, dass sich Gadolinium in einigen Organen anlagert, dort zu Fibrosen führt [1146] und Einlagerungen im ZNS bilden kann [1068], u. a. im Nucleus dentatus und Globus pallidus [1067]. Deswegen haben die Europäische Arzneimittelbehörde (EMA) und das Bundesinstitut für Arzneimittel und Medizinprodukte (BfArM) die Zulassung für einige gadoliniumhaltige Kontrastmittel ruhen lassen und für bestimmte Gadoliniumverbindungen die Zulassung bis Februar 2022 eingeschränkt [1183].

Über die Entfernung von Gadolinium aus dem Körper besteht kein Konsens. Einige mit Chelattherapie arbeitende Ärzte bevorzugen DTPA (Diethylentriaminpentaessigsäure) in Form von Zn-DTPA, was aber in manchen Fällen zu Erstverschlimmerungen führen kann [1152]. In den USA wird auch EDTA als Chelatsubstanz für Gadolinium eingesetzt. Persönlich bevorzuge ich α-Liponsäure, speziell bei der Entfernung von Gadolinium aus dem ZNS, allerdings empfehle ich die Durchführung grundsätzlich im Rahmen einer evolutionsadaptierten Entgiftung (S. 143).

Es finden sich immer wieder Patienten, bei denen die Diagnose MS irrtümlich diagnostiziert wurde, allerdings gibt es diesbezüglich keine Statistiken. Einige Krankheiten können ebenfalls dazu führen, dass man im Hirn-MRT Herde nachweisen kann, z. B. Migräne oder Diabetes mellitus [1179].

## 23.4.2 Naturheilkundliche Diagnostik

Neben einer ausführlichen Anamnese und einer gründlichen Inspektion gibt es eine Reihe von Untersuchungen, die im Rahmen der Behandlung einer MS sinnvoll sind.

### Ernährung

Da es bei Autoimmunerkrankungen im Allgemeinen und bei der MS im Besonderen meiner Erfahrung nach keine pauschal gültige Diätempfehlung gibt, sollten im Rahmen der Diagnostik die wichtigsten Schnittstellen zwischen Ernährung und Autoimmunität abgeklärt werden:

- **PräScreen®IgG**: Ausschluss einer IgG-vermittelten Lebensmittelallergie (S. 270)
- **Zonulin im Stuhl**: Ausschluss eines Leaky Guts (S. 266). Bei erhöhtem Zonulin sollte an eine

IgG-vermittelte Lebensmittelallergie, eine Kohlenhydrat- (S. 257) oder Lektinintoleranz (S. 251) gedacht werden.

- **polyvalente fäkale Antikörper gegen Gliadin bzw. Transglutaminase** (S. 280): Ausschluss einer Immunreaktion gegen Gliadin bzw. Transglutaminase
- **sCD14 im Serum**: Ausschluss einer Belastung mit bakteriellen Endotoxinen wie LPS (S. 635)

## Fettsäurediagnostik

Da Nahrungsfette als Vorstufen proinflammatorischer Serie-II- bzw. antiinflammatorischer Serie-III-Prostaglandine dienen, ist meiner Erfahrung nach die Mindestanforderung an eine geeignete Fettsäurediagnostik die Bestimmung der **Arachidonsäure** und der **Lipidperoxide** im Serum. Beide sollten möglichst niedrig sein. Erhöhte Lipidperoxide zeigen an, dass es in diesem Kompartiment vermehrt zu oxidativem Stress kommt. In der Folge oxidieren die Doppelbindungen zwischen den Kohlenstoffatomen, die Fette verlieren ihre Fluidität und damit eine ihrer wichtigsten biochemischen Eigenschaften. Arachidonsäure ist die biochemische Ausgangssubstanz für die Synthese proinflammatorischer Serie-II-Prostaglandine.

Diese beiden Parameter können noch durch folgende Untersuchungen ergänzt werden: Die Bestimmung der **Omega-3-** bzw. **Omega-6-Fettsäuren** zeigt die Versorgung mit diesen wichtigen Gegenspielern bei der Prostaglandinbiosynthese. **Transfettsäuren** sind ein Hinweis auf die Belastung des Körpers mit Isomeren ungesättigter Fettsäuren, die einerseits physiologisch (z. B. in Butter) vorkommen, andererseits aber in größerer Menge beim Hocherhitzen (z. B. in der Fritteuse, auf dem Grill) und bei der industriellen Fettverarbeitung (z. B. durch Härten) entstehen. Transfette (S. 525) sind meiner Meinung nach für Patienten mit Autoimmunopathien hochproblematisch, weil sie entzündungsfördernde Wirkungen im Körper [1112] und im ZNS haben, u. a., weil sie in der Lage sind, Mikrogliazellen zu aktivieren [1157] und die neuronale Kommunikation zu beeinträchtigen [1062].

Da die Fettsäuren und ihre Metaboliten sehr wirksam in das Entzündungsgeschehen eingreifen können, ist es sinnvoll, die folgenden Parameter im Serum untersuchen zu lassen:

- **Gesamt-Omega-3-Fettsäuren** (α-Linolensäure, EPA, DHA): Sie sehen, wie hoch der Konsum an Omega-3-Fettsäuren, wie die Verteilung zwischen der „Muttersubstanz" α-Linolensäure und den wichtigen Zwischenprodukten EPA bzw. DHA ist und ob eventuell an der Versorgung noch etwas verbessert werden sollte. Liegt DHA zu niedrig, sollten Sie an den Einsatz eines Algenölprodukts denken, da Algenöle hohe Mengen DHA enthalten (z. B. Norsan® Omega-3 Vegan Algenöl, 1 × tgl. 1 TL nach dem Essen). DHA wirkt im ZNS reparativ, während EPA antientzündlich wirkt und sich sehr konzentriert in Fischöl findet (z. B. Norsan® Omega-3 Arktis Fischöl, 1 × tgl. 1 EL nach dem Essen).
- **Gesamt-Omega-6-Fettsäuren** (Linolsäure, γ-Linolensäure, Arachidonsäure): Die γ-Linolensäure wirkt schwach antientzündlich, während die Arachidonsäure als Vorstufe der Serie-II-Prostaglandine eine wichtige Rolle im Entzündungsprozess spielt. Speziell der Spiegel der Arachidonsäure sollte so niedrig wie möglich gehalten werden. Dies kann man auf zweierlei Wegen erreichen: Eine linolsäurearme Kost nach Frazer/Hebener oder durch die Gabe von 1–2 EL Leinöl pro Tag nach dem Essen. Leinöl enthält große Mengen α-Linolensäure (der Lein, Linum ussitatissimum, hat dieser Fettsäure ihren Namen verliehen), die bei manchen MS-Patienten dazu führt, dass die Arachidonsäure kompetitiv verdrängt wird, allerdings enthält Leinöl auch eine gewisse Menge an Linolsäure (12–18 %), die für die Bildung von Arachidonsäure essenziell ist. Deswegen sollten unnötige weitere Belastungen mit Arachidonsäure vermieden werden, z. B. fette Wurst, Sonnenblumenöl. Man kann zwar den Spiegel an γ-Linolensäure anheben, indem man Nachtkerzen- oder Borretschsamenöl einsetzt, muss dazu aber wissen, dass dabei immer auch die Gefahr besteht, dass es zu einem Anstieg der Arachidonsäure kommt.
- **Transfettsäuren**
- **Lipidperoxide**

## LTT Herpesviren

Haben Sie den Verdacht, dass eine reaktivierte Infektion mit Viren aus der Herpesgruppe vorliegt, können Sie zur ersten Abklärung einen LTT Herpesviren durchführen. Das kann z. B. hilfreich sein, um in einer Schubsituation mögliche Zusammenhänge mit einer solchen Infektion erkennen zu können (Cave: Die Blutabnahme sollte immer vor der ersten Kortisoninfusion erfolgen.) oder wenn aufgrund der Krankengeschichte oder Symptomatik (z. B. häufig subfebrile Temperatur, Lymphknotenschwellungen, Müdigkeit, latente Halsschmerzen, rezidivierende Infektionen mit HSV 1 bzw. HSV 2, speziell wenn diese in Verbindung mit einem MS-Schub auftreten) Hinweise auf das Vorliegen einer solchen Infektion bestehen. Beim LTT Herpesviren werden die folgenden Viren untersucht:

- Herpes simplex Virus Typ 1 (HSV 1)
- Herpes simplex Virus Typ 2 (HSV 2)
- Zytomegalievirus (CMV)
- Epstein-Barr-Virus (EBV)
- Varizella-zoster-Virus (VZV)

## Ausschluss einer Neuroborreliose

Je nachdem, auf welche Weise und wann eine Neuroborreliose (S. 195) differenzialdiagnostisch ausgeschlossen wurde, kann es sinnvoll sein, bei vermehrter Krankheitsaktivität der MS an einen Borrelien-Westernblot bzw. Borrelien-Immunoblot oder einen aktiven Test (Borrelien-LTT bzw. T-Cellspot®) zu denken.

## Mikronährstoffdiagnostik

Eine **Tab. 23.3** ist bei MS oft sinnvoll [1064].

## Kryptopyrrol im Urin

Beim Abbau des roten Blutfarbstoffs Häm entstehen Abbauprodukte, die eine typische Ringform aufweisen. Zu diesen gehört ein Metabolit, der als Kryptopyrrol (verborgenes Pyrrol) bzw. Hämopyrrollaktam bezeichnet wird. Einen Anstieg von Kryptopyrrol kann man im Urin nachweisen, was als **Kryptopyrrolurie** (KPU) bzw. Hämopyrrollaktamurie (HPU) bezeichnet wird. Kryptopyrrol hat die Eigenschaft, Zink und die aktive Form von Vi-

**Tab. 23.3** Mikronährstoffdiagnostik bei MS.

| Parameter | Aussage |
|---|---|
| • Zink, Kupfer, Mangan, Selen, Eisen im Vollblut<br>• Ferritin und Transferrin im Serum | Vorstufen der wichtigsten körpereigenen Scavenger wie SOD, Katalasen, GPX |
| Vitamin $B_{12}$ und Methylmalonsäure im Serum | Bedarf an Vitamin $B_{12}$ |
| Kryptopyrrol im Urin (S. 513) | wenn Parästhesien, Fatigue und/oder kognitive Störungen vorliegen |
| Homozystein | Entsteht auf Basis eines SNP in Kombination mit einem Mangel an Vitamin $B_6$, $B_{12}$ und Folsäure. Wenn kognitive Störungen vorliegen und dieser Parameter positiv ist, kann er als Orientierung für die Dosierung der Vitamine des B-Komplexes dienen. |
| Magnesium und Kalium im Vollblut | wichtige Mengenelemente für den Muskelstoffwechsel, z. B., wenn eine Spastik oder eine Muskelschwäche vorliegen |
| Aminosäuren im Serum | Speziell bei Muskelschwäche ist es sinnvoll, die Gesamtversorgung mit Aminosäuren im Auge zu behalten |
| Calcidiol und Calcitriol | Vitamin $D_3$ (S. 98) sollte wenigstens im Optimalbereich von 140–160 nmol/l liegen. Außerdem spielt das Verhältnis zwischen der Depotform und der aktiven Form bei manchen Menschen eine Rolle, was die Verträglichkeit hoher Tagesdosen von Vitamin $D_3$ angeht. Ideal ist ein Verhältnis von maximal 1. Je höher es steigt, desto umsichtiger sollte man bei einer eventuellen Dosissteigerung über den physiologischen Bereich hinaus sein |

tamin $B_6$ (Pyridoxin-5-phosphat) zu binden und über die Niere vermehrt zur Ausscheidung zu bringen. In geringen Mengen kann dies ein gesunder Körper i. d. R. gut tolerieren. Kommt es jedoch zu einem bedeutsamen isolierten Mangel an diesen beiden Mikronährstoffen, kann das zu vielfältigen Symptomen und Syndromen führen, da beide für die Produktion verschiedener Neurotransmitter essenziell sind. Im Kontext einer MS sind das Patienten mit **Parästhesien**, die oft auch über mehr oder weniger ausgeprägte **kognitive Störungen** klagen, z. B. Konzentrationsprobleme, oder eine Fatigue. Da diese Symptome auch typischerweise bei einer MS vorkommen können, wird eine KPU meist übersehen, zumal diese Stoffwechselstörung bis heute keinen Eingang in die klassische Medizin gefunden hat. Die KPU kann mit einer Mitochondriopathie bzw. einer verminderten Entgiftungsfähigkeit des Körpers verbunden sein. Bei Vorliegen einer KPU sollte man mit einem dafür geeigneten Präparat substituieren, z. B. KPU-Formula® Kapseln (1 × tgl. 1 Kps. mit viel Flüssigkeit). Eine weitere Erklärung für kognitive Störungen bei einer MS sind meiner Erfahrung nach ZNS-gängige Biozide (z. B. toxische Metalle, Formaldehyd, Pyrethroide, Lösungsmittel).

### Nebennierenfunktion

Liegt eine Fatigue vor und ist diese auch noch ausgeprägt, sollte an die Überprüfung der Nebennierenfunktion (S. 213) gedacht werden. Dieses Symptom kann neben einer funktionellen Nebennierenschwäche auch andere Ursachen haben, z. B.

- chronische virale Belastung, speziell mit EBV
- eingeschränkte ATP-Produktion, z. B. durch eine Mitochondriopathie auf Basis einer Umweltbelastung
- schwerer Mangel an Vitamin $D_3$

Da die Funktion der Nebennieren so essenziell ist, um wieder mehr Kontrolle über den Entzündungsprozess zu bekommen, stelle ich diese Diagnostik bei Vorliegen einer Fatigue oft an den Anfang (Adrenaler Stressindex®). Dabei sollten sowohl der Kortisolspiegel als auch DHEA basal und nach 12 Stunden untersucht werden. Speziell bei SPMS bzw. PPMS kann die damit verbundene Fatigue mit niedrigen DHEA-Werten einhergehen. Das ist sowohl meine eigene Erfahrung in der Praxis als auch das Ergebnis einer Studie aus Spanien [1159] [1165]. Liegt eine Nebennierenschwäche vor, gehört nach meiner Erfahrung die Behandlung dieser – neben der Optimierung der Ernährung und der Mikronährstoffversorgung – zu den ersten Maßnahmen, um eine Stabilisierung des Patienten zu erreichen.

Zur Differenzialdiagnostik geeignet sind z. B.:

- LTT Herpesviren: Abklärung einer immunologischen Auseinandersetzung mit Viren aus der Herpesfamilie
- ATP-Test: Wird ausreichend ATP produziert?
- Calcidiol im Serum: Liegt ein schwerer Mangel an Vitamin D vor?

# 23.5 Therapie

## 23.5.1 Schulmedizinische Therapie

### Therapiegrundsätze

Bei der Behandlung unterscheidet man verschiedene Stadien und Verläufe einer MS:

- Sowohl bei **akuten Schüben** als auch als **intermittierende Behandlung progredienter MS-Formen** wird Methylprednisolon (Kortison) in Form von Infusionen eingesetzt, bei Schüben meist 3–5 × mit je 1000 mg.
- Beim **schubförmigen Verlauf** unterscheidet man u. a. nach der Anzahl der Schübe, den aufgetretenen Läsionen und des Erkrankungsverlaufs eine **Basistherapie** und eine **Eskalationstherapie**, die bei schwereren Verläufen eingesetzt wird.
- Für die Behandlung **progredienter** MS-Verläufe standen viele Jahre lediglich Stoßtherapien mit Kortison oder eine Chemotherapie mit Mitoxantron oder Cyclophosphamid zur Verfügung. Im Jahr 2018 wurde dem monoklonalen B-Zell-Antikörper Ocrelizumab (Ocrevus®) von der Europäischen Kommission eine Zulassung zur Behandlung der PPMS erteilt.

Bei genauerem Hinsehen fällt auf, dass bei einer ganzen Reihe Medikamente zur Behandlung einer MS der genaue Wirkmechanismus nicht bekannt ist, es bestehen allerdings theoretische Wirkmodelle. Das betrifft nicht nur die neu zugelassenen Substanzen, sondern auch seit Jahren eingesetzte wie Interferon 1-β oder Glatirameracetat.

### Schubbehandlung bzw. Stoßtherapie bei progredienten Formen

Beim akuten Schub gilt die kurzfristige Behandlung mit **Glukokortikoiden**, v. a. Methylprednisolon als Therapiestandard.

### Basis- und Eskalationstherapie

Die klassische Medizin verfolgt bei der Behandlung einer MS außerhalb des entzündlichen Schubs 4 Strategien, mit denen sie auf das adaptive Immunsystem einwirkt:

- **Immunmodulation**: z. B. Interferone, Glatirameracetat, Dimethylfumarat
- **Hemmung der Proliferation** (Wachstum der Immunzellen): z. B. Teriflunomid, Cladibrin, Zytostatika
- **Hemmung der Migration** (Auswandern von Lymphozyten aus dem lymphatischen Gewebe): z. B. Fingolimod, Siponimod, Natalizumab
- **Depletion** (bestimmte Immunzellen werden durch monoklonale Antikörper inaktiviert): z. B. Alemtuzumab, Ocrelizumab

### Rekombinante Interferone/ Interferon-β-1b

(Handelsname: Rebif®, Avonex ®, Betaferon®, Extavia®, Plegridy®)

Rekombinante Interferone gehören zu den ersten Medikamenten zur Behandlung der MS, die gentechnisch hergestellt wurden, und wirken immunmodulierend, wahrscheinlich über eine Hemmung der zytotoxischen Aktivität von T-Zellen. Sie können die Schubrate im Vergleich zu Plazebo um etwa 30 % reduzieren [1076]. Ein wichtiges Problem ist das Auftreten von neutralisierenden Antikörpern, d. h. das Immunsystem des Patienten bildet Antikörper gegen das jeweils eingesetzte rekombinante Interferon, was zu einer mehr oder weniger deutlichen Wirkungsabschwächung führt. Rekombinante Interferone werden in bestimmten Abständen 1–3 ×/Woche subkutan (Betaferon®, Extavia®, Rebif®, Plegrody®) oder intramuskulär (Avonex®) injiziert. Die pegylierte Form von Interferon-β-1 (Plegridy®), die an Polyethylenglykol gebunden ist, was zu einer verzögerten Freisetzung führt, wird nur alle 2 Wochen injiziert.

**Nebenwirkungen** sind grippeartige Beschwerden, die auch zu einer Verstärkung einer MS-bedingten Spastik führen können, Schmerzen an der Einstichstelle, Entzündungen und Nekrosen, Verstärkung einer Depression, Verwirrtheitszustände, Menstruationsstörungen (Menorrhagie), Veränderungen im Blutbild (Anämie, Bilirubinämie), Hypothyreose, Gelenkschmerzen.

### Glatirameracetat

(Handelsname: Copaxone®)

Glatirameractetat ist ein Gemisch synthetisch hergestellter Polypeptide aus den Aminosäuren Glutamin, Tyrosin, Alanin und Lysin, die in ihrer Zusammensetzung dem basischen Myelinprotein (MBP) ähneln. Es kam im Jahr 2001 als Basistherapie zur Behandlung der schubförmigen MS in Deutschland auf den Markt. Unter der immunmodulierenden Behandlung mit Glatirameracetat kann man beobachten, dass es zu einem immunologischen Shift bei den T-Helferzellen kommt, d. h. die Zahl der TH1-Zellen nimmt ab, während die Zahl der TH2-Zellen zunimmt. Vermutet wird, dass der Wirkstoff nach der Injektion an antigenpräsentierende Zellen bindet und es dadurch zur Bildung von TH2-Zellen kommt, die über die Blut-Hirn-Schranke in das ZNS einwandern und im Rahmen einer Kreuzreaktion mit humanem MBP reaktiviert werden. Vor Ort sezernieren sie dann antiinflammatorisch wirkende TH2-Zytokine wie IL-4, IL-5 oder TGF-β, was zu einer Abschwächung der pathologischen autoimmunen TH1-Immunreaktion führt.

**Nebenwirkungen** sind lokale Reaktionen an der Einstichstelle bis hin zu Lipolyse, sofortige Postinjektionsreaktion mit Herzrasen, Schweißausbruch und Atemnot, die 30 Sekunden bis 30 Minuten anhält und meist von allein wieder abklingt, Lymphknotenschwellungen, grippeartige Symptome, Infektionen, Fieber mit/ohne Schüttelfrost, Neoplasien der Haut (meist benigne Formen), Gewichtsveränderungen, psychische Symptome wie Angst, Nervosität oder Depressionen, Blasensymptome (Harnverhalt, Reizblase).

## Dimethylfumarat

(Handelsname: Tecfidera®)

Bereits in den 1980er-Jahren wurde Fumarsäure erfolgreich bei der Behandlung von Psoriasis eingesetzt, seit 2014 ist Dimethylfumarat zur Behandlung der MS zugelassen. Beim Dimetyhlfumarat wird die Fumarsäure mit 2 Molekülen Methanol verestert. Der genaue Wirkmechanismus ist nicht geklärt; man vermutet eine Kombination aus Immunmodulation und antioxidativen Effekten, weil Dimethylfumarat wahrscheinlich mit intrazellulären Thiolen interagiert und der Wirkstoff möglicherweise den Transkriptionsfaktor NrF2 aktiviert, der in der Folge die Produktion antioxidativ wirkender Proteine ankurbelt. Ungeklärt ist, ob die dauerhafte Aktivierung von NrF2 die Bildung von bösartigen Tumoren fördert [1191].

Dimethylfumarat wird nicht über die Leber verstoffwechselt, sondern über die Atmungskette und hat eine Halbwertszeit von 4 Stunden. Deswegen ist eine Interaktion mit vielen Pharmaka eher unwahrscheinlich. Das Präparat liegt in Form einer Hartkapsel vor und wird 2 × täglich eingenommen.

Die häufigsten **Nebenwirkungen** sind Flush, Leuko-, Lymphopenie und gastrointestinale Beschwerden. Das Auftreten einer PML ist nicht auszuschließen. In einem Rote-Hand-Brief aktualisierte der Hersteller Biogen® seine Erkenntnisse zum Auftreten einer PML [1182]. Bis zu diesem Zeitpunkt war eine solche in 8 Fällen aufgetreten, die alle mit einer mäßigen bis schweren Lymphopenie assoziiert waren. Ende 2020 warnt der Hersteller nun, dass eine PML auch bei leichten Lymphopenien auftreten kann; insgesamt wird über 3 Fälle berichtet und auch bei leichten Lymphopenien eine erhöhte Wachsamkeit empfohlen.

Die **progressive multifokale Leukenzephalopathie** (PML) ist eine entzündliche und progredient fortschreitende Erkrankung des ZNS, die durch das JC-Virus ausgelöst wird und praktisch nur bei immunsupprimierten Patienten vorkommt, bei denen die T-Zell-Abwehr deutlich reduziert ist (Patienten mit AIDS, immunsupprimierte Patienten z. B. nach Knochenmarktransplantation, Patienten unter Behandlung mit Rituximab oder Natalizumab). Im Rahmen der Entzündung kommt es zur Schädigung von Myelin, was in der Folge verschiedene Symptome wie sensomotorische Störungen, Lähmungen, Sprachstörungen oder Störungen der Kognition verursachen kann. Gewöhnlich führt diese Erkrankung innerhalb von wenigen Monaten bis maximal 3 Jahren zum Tod.

## Intravenöse Immunglobuline

(Handelsname: sehr viele Präparate unterschiedlicher Hersteller)

Die intravenöse Gabe von Immunglobulinen fristet ein Nischendasein und gilt bei zunehmender Anzahl neuer Therapieoptionen als überholt. Sie hat auch offiziell keine Zulassung zur Behandlung einer MS und wird als Off-Label-Use eingesetzt. Diese Ausnahme muss begründet werden und die Krankenkassen haben grundsätzlich keine Pflicht, die für diese Behandlung entstehenden Kosten zu tragen. Der Patient kann eine Einzelfallentscheidung beantragen oder versuchen, die Kosten auf dem Klageweg von der Krankenkasse erstattet zu bekommen.

Trotzdem können intravenöse Immunglobuline ihren Platz bei der schulmedizinischen Behandlung einer MS haben, z. B. bei Schwangerschaftswunsch sowie zur Behandlung von MS-Schüben während der Schwangerschaft und Stillzeit. Die Infusion erfolgt alle 4 Wochen.

Mögliche **Nebenwirkungen** sind Schüttelfrost, gastrointestinale Beschwerden, Gelenkschmerzen, allergische Reaktionen und Fieber.

## Teriflunomid

(Handelsname: Aubagio ®)

Teriflunomid ist ein Immunsuppressivum, das selektiv die Proliferation von Lymphozyten hemmt, indem es ein für diese wichtiges Enzym, die Dihydroorotat-Dehydrogenase, blockiert. Täglich wird 1 Filmtablette eingenommen, die Halbwertszeit des Medikaments liegt bei 19 Tagen.

Zu den möglichen **Nebenwirkungen** gehören u. a. allergische Reaktionen, schwere Hautreaktionen, Sepsis, Pankreatitis, Erhöhung der CK-NAC, Beschwerden am Bewegungsapparat, Menstruationsstörungen und Bluthochdruck.

## Cladribin

(Handelsname: Mavenclad®)

Der Wirkstoff Cladribin wurde ursprünglich als Zytostatikum per Infusion gegen die Haarzell-Leukämie eingesetzt. Zur Behandlung der schubförmigen MS wurde es 2017 als orales Präparat zugelassen. Cladribin hemmt selektiv die Proliferation von B- und T-Zellen, aber nicht die Abwehrzellen des inerten Immunsystems (dendritische Zellen, Makrophagen). Es wird nur kurz eingenommen, in den ersten beiden Behandlungsmonaten nur jeweils 1–2 Tabletten für 5 Tage. Dann erfolgt eine Einnahmepause für ein Jahr, bis die Therapie im 2. Jahr mit der gleichen Dosierung wiederholt wird. Im 3. und 4. Jahr wird kein Cladribin eingenommen. Ob eine Wiederaufnahme nach dem 4. Jahr sinnvoll und indiziert ist, wurde noch nicht untersucht.

Nebenwirkungen sind eine Immunsuppression (bei < 1 % der Patienten Lymphopenien, außerdem Neutropenien), Knochenmarksdepression, Hautausschlag, Haarausfall und gastrointestinale Symptome. Bei der parenteralen Gabe als Zytostatikum bei Haarzell-Leukämie sind mehrere Fälle von PML bekannt geworden, die bisher (Stand: Februar 2021) bei der oralen Behandlung der MS aber nicht aufgetreten sind.

## Mitoxantron

(Handelsname: Rovantron®, Ralenova®)

Mitoxantron, ein Zytostatikum, gilt als Mittel der 2. Wahl bei der Behandlung der RRMS, wenn der Patient nicht auf Mittel der 1. Wahl anspricht, außerdem wird es zur Behandlung einer SPMS eingesetzt. Insbesondere prolieferierende T- und B-Zellen werden durch Mitoxantron in ihrem Wachstum gehemmt bzw. durch Apoptose abgetötet.

Nebenwirkungen sind eine Knochenmarksuppression mit Anämie, Leuko- und Thrombopenie und, weil es kardiotoxisch ist, Herzschädigungen (v. a. eine toxische Herzinsuffizienz). Unter Mitoxantron kann es zu einer Leukämie kommen.

## Cyclophosphamid

(Handelsname: Endoxan®)

Cyclophosphamid, ein Zytostatikum, ist zur Behandlung der MS nicht zugelassen und wird nur in Ausnahmefällen eingesetzt, z. B., wenn eine schwere Form der RRMS oder eine SPMS nicht auf andere Medikamente anspricht.

Cyclophosphamid hat ein umfangreiches Nebenwirkungsprofil, weil es als alkylierendes Zytostatikum auf schnell proliferierende Zellpopulationen wirkt. Es ist kardio-, nephro- und hepatotoxisch.

## Fingolimod

(Handelsname: Gilenya®)

Fingolimod ist ein Immunmodulator (Sphingosin-1-Phosphat-Rezeptorantagonist), der 2011 zur Behandlung der RRMS zugelassen wurde. Er bindet an 4 von 5 Sphingosid-1-Phosphat-Rezeptoren an der Lymphozytenoberfläche, sodass diese von den Zellen internalisiert, also in das Zellinnere aufgenommen, werden. Dadurch stehen sie auf der Zelloberfläche nicht mehr zur Verfügung, was dazu führt, dass die Lymphozyten die lymphatischen Gewebe, v. a. die Lymphknoten, nicht mehr verlassen können. Es erfolgt durch Fingolimod sozusagen ein „Einsperren" der Lymphozyten in das lymphatische Gewebe, sodass weniger Lymphozyten zirkulieren und dadurch auch weniger in das ZNS einwandern können. Gilenya® liegt in Form einer Hartkapsel vor (1 × tgl. 1 Kps.).

Nebenwirkungen sind eine Erhöhung der Transaminasen, Leukopenie, Infektanfälligkeit (z. T. mit schwerem Infektverlauf), Bradykardie (speziell, wenn Herzmedikamente parallel verabreicht werden oder der Patient herzkrank ist, denn Sphingosid-1-Phosphat-Rezeptoren befinden sich auch im Reizleitungssystem des Herzens), AV-Block, Melanom, Basaliom, hämophagozytisches Syndrom (in Einzelfällen, Patienten verstarben daran), Schwindel, Parästhesien, migränoide Kopfschmerzen, Haarausfall, Juckreiz, Gewichtsverlust, depressive Verstimmung, Makulaödem (speziell bei Diabetikern), sehr selten

Lymphome, akutes Leberversagen [1181] (trat in insgesamt drei Fällen auf und zog jeweils eine Lebertransplantation nach sich). Bei der Lebendimpfung mit abgeschwächten Erregern besteht eine Infektionsgefahr. Fingolimod ist in der Schwangerschaft und bei gebärfähigen Frauen, die keine wirksame Verhütungsmethode anwenden, kontraindiziert.

## Siponimod

(Handelsname: Mayzent®)

Siponimod wurde 2019 in den USA zur Behandlung sowohl der RRMS, der SPMS als auch des klinisch isolierten Syndroms (CIS) zugelassen. In der EU besteht eine Zulassung der EMA für die RRMS und bestimmte Formen der SPMS, bei denen trotz progredienter MS-Form noch Schübe bzw. eine MRT-Aktivität auftreten. Es ist laut Hersteller eine Weiterentwicklung von Fingolimod, also ein selektiver Sphingosin-1-Phosphat-Rezeptormodulator, der sich durch günstigere pharmakokinetische Eigenschaften auszeichnet, u. a. was das kardiale Risikoprofil angeht. Da der Wirkstoff von manchen Menschen, genetisch bedingt, langsamer abgebaut wird und es so zu einer unerwünschten Anreicherung im Körper kommen kann, muss vor Therapiebeginn ein Gentest durchgeführt werden (Untersuchung der Allele CYP2C 9*1, *2 und *3 des CYP2C 9-Gens).

Das **Nebenwirkungspotenzial** dürfte aufgrund des ähnlichen Wirkprofils dem von Fingolimod entsprechen. Die Anwendung von Lebendimpfstoffen sollte während der Behandlung mit Siponimod und 4 Wochen nach deren Ende nicht durchgeführt werden.

## Ozanimod

(Handelsname: Zeposia®)

Auch Ozanimod ist ein Sphingosin-1-Phosphat-Rezeptorantagonist, der in der EU zur Behandlung der RRMS zugelassen ist.

Zu den häufigsten **Nebenwirkungen** gehören Kopfschmerzen und Hypertonie. Wechselwirkungen bestehen u. a. mit Antiarrhythmika und Kalziumblockern. Die Anwendung von Lebendimpfstoffen sollte während der Behandlung mit Ozanimod und 4 Wochen nach deren Ende nicht durchgeführt werden.

## Natalizumab

(Handelsname: Tysabri®)

Natalizumab war der erste monoklonale Antikörper, der bei einer neurologischen Indikation eingesetzt wurde. Die Wirkung beruht darauf, dass $\alpha$4-Integrin blockiert wird, ein Oberflächenrezeptor auf aktivierten CD4- bzw. CD8-T-Lymphozyten. Dadurch können diese nicht die Blut-Hirn-Schranke passieren. Bei bereits ins ZNS eingedrungenen aktivierten T-Zellen wirkt Natalizumab pro-apoptotisch, allerdings nicht in einem Maß, dass es allein in der Lage wäre, einen akuten Schub zu beherrschen. Das Immunsystem kann gegen Natalizumab Antikörper entwickeln, was die Wirksamkeit des Medikaments einschränkt.

Das Risiko einer PML steigt, je länger Natalizumab eingesetzt wird und beginnt etwa 18 Monate nach Therapiebeginn. Patienten, die vorher immunsupprimierend behandelt wurden, scheinen ein erhöhtes Risiko zu haben, jedenfalls bei einer Vorbehandlung mit Cyclophosphamid, Methotrexat oder Azathioprin [1150]. Ob auch ein erhöhtes Risiko vorliegt, wenn die Patienten vorher mit neueren MS-Medikamenten behandelt wurden (z. B. Fingolimod, Teriflunomid, Cladibrin), lässt sich derzeit nicht einschätzen. Bei einer Vorerkrankung mit dem JC-Virus, einem ubiquitär vorkommenden potenziell pathogenen Virus, entscheidet der Antikörpertiter über das Risiko einer PML. Je höher dieser liegt, desto größer ist auch das Risiko, unter Natalizumab an einer PML zu erkranken.

**Nebenwirkungen** sind ein erhöhtes Infektionsrisiko, Erschöpfung, Müdigkeit, Kopfschmerzen, Schwindel, Schüttelfrost, Fieber, Hyperbilirubinämie, Hepatosen und gastrointestinale Symptome.

## Alemtuzumab

(Hansdelsname: Lemtrada®)

Die Zulassung für diesen monoklonalen Antikörper, der ursprünglich zur Behandlung von Leukämie entwickelt wurde, wird vom Pharmavigilanz-Ausschuss der Europäischen Arzneimittelbehörde (EMA) aktuell (Stand: Februar 2021) überprüft, da es unter der Behandlung zu z. T. schweren und tödlichen Nebenwirkungen kam [1187]. Bereits mit Alemtuzumab behandelte Patienten ohne Auffälligkeiten werden weiterbehandelt, ansonsten dürfen nur noch Patienten mit rasch fortschreitender, schubförmiger MS bzw. Patienten, die mit mindestens einem anderen MS-Therapeutikum behandelt wurden und weiterhin Krankheitsaktivität zeigen, damit behandelt werden. Auch wenn der Patient an weiteren Autoimmunerkrankungen leidet und bei bestimmten Herz-, Kreislauf- und Blutungsstörungen, darf Alemtuzumab nicht mehr angewendet werden. Der Hersteller empfiehlt [1177], dass Alemtuzumab nur bei hochaktiven RRMS-Formen eingesetzt und die Infusion nur noch in einem Krankenhaus durchgeführt werden sollte, das über eine intensivmedizinische Abteilung verfügt.

Alemtuzumab bindet spezifisch an das CD25-Oberflächenprotein von B- und T-Zellen und löst in diesen die Apoptose aus. Es kam aber auch zu unerwarteten Autoimmunreaktionen gegen die Schilddrüse, die Niere und die Thrombozyten, was bei der Anwendung von Alemtuzumab im Rahmen der Krebsbehandlung in dieser Form nicht aufgetreten war.

**Nebenwirkungen** sind eine erhöhte Infektanfälligkeit, Blutdruckabfall, Fieber, ARDS (Acute Respiratory Disstress Syndrome, akutes Lungenversagen, das nicht selten tödlich endet), kardiale Arrhythmien, Myokardinfarkt, Immunthrombozytopenie mit erhöhter Blutungsneigung und Autoimmunreaktionen. Bisher wurde über einen Fall von PML berichtet, allerdings wurde dieser Patient vorher mit Natalizumab behandelt.

### Ocrelizumab

(Handelsname: Ocrevus®)

Ocrelizumab, eine Weiterentwicklung von Rituximab, ist ein monoklonaler Antikörper gegen B-Lymphozyten, die auf ihrer Oberfläche das Protein CD20 exprimieren. B-Lymphozyten spielen sowohl bei der schubweisen als auch bei der primär progredienten Form der MS eine wichtige Rolle. Nach den Angaben des Herstellers werden von Ocrelizumab zwar die Prä-B-Lymphozyten, die reifen B-Zellen und die B-Gedächtniszellen beeinflusst, nicht aber die Stammzellen, die frühen Vorläuferzellen der B-Lymphozyten und die reifen Plasmazellen, sodass es dadurch nicht zur Beeinträchtigung der Bildung gesunder B-Zellen und des B-Zell-Langzeitgedächtnisses kommt [1189].

**Nebenwirkungen** sind Juckreiz, Flush, Erythem, Urtikaria, Blutdruckabfall, Fieber, Kopfschmerzen, Fatigue, Atemstörungen, Übelkeit, Tachykardie, Ödeme in Rachen und/oder Kehlkopf, Infektionen (Atem-, Harnwege, virale Infektionen wie HSV 1/2), Konjunktivitis, Gastroenteritis, Neutropenie, verminderte Blutspiegel von IgM und IgG. Ein erhöhtes Risiko für maligne Erkrankungen kann nicht ausgeschlossen werden. Ähnlich wie bei Alemtuzumab kam es auch bei Ocrelizumab zu einer Carry-Over-PML bei einer Patientin, die vorher 3 Jahre mit Natalizumab behandelt worden war.

In den USA ist wurde im Sommer 2020 der Wirkstoff Ofatumumab (Handelsname: Kesimpta®) zur Behandlung des klinisch isolierten Syndroms, der RRMS und der SPMS zugelassen und setzt in seiner Wirkung ebenfalls an den B-Lymphozyten an. Im Gegensatz zu Ocrelizumab, das als Infusion durch einen Arzt verabreicht werden muss, kann Ofatumumab in Form einer monatlichen Injektion mit einem Autoinjektor-Pen vom Betroffenen selbst verabreicht werden.

### Ausblick

Eine noch in der klinischen Versuchsphase befindliche Substanz ist **Opicinumab**, ein rekombinanter Antikörper, der sich gegen das körpereigene Protein LINGO-1 richtet. LINGO-1 reguliert die Myelinproduktion von Oligodendrozyten, indem es diese hemmt. Durch Einschränkung dieses Proteins hofft man, die Bildung von Myelin zu beschleunigen [1017].

**Ibudilast**, ein Phosphodiesterasehemmer, der bei progredienten MS-Formen eingesetzt werden soll, befindet sich aktuell (Stand: Februar 2021) ebenfalls in der klinischen Versuchsphase.

## 23.5.2 Naturheilkundliche Therapie

### Naturheilkundliche Sichtweise

### Neuroborreliose

Überprüfen Sie bei Ihren Patienten, bei denen die Diagnose MS gestellt wurde, auf welche Weise es zum Symptomausschluss Neuroborreliose (S. 195) kam. Diese Unterscheidung ist nämlich gar nicht so einfach zu treffen. Liegen z. B. lediglich Borrelien-IgG-Antikörper im Serum vor und lassen sich keine Borrelien-Antikörper im Liquor nachweisen, führt das i. d. R. bereits zum Ausschluss einer Neuroborreliose. Borrelien können sich im ZNS in eine zystische Form umwandeln, die einen serologischen bzw. den Nachweis im Liquor erschwert. Auch spheroblastische L-Formen, also Borrelien ohne Zellmembran, sind nur schwer nachweisbar. Außerdem wurde bis 2012 serologisch i. d. R. nur der Antikörper gegen B. burgdorferi untersucht. Wenn man davon ausgeht, dass ein Antikörper immer genau zu seinem jeweiligen Antigen passt, wurden Borrelienarten wie B. garinii, B. afzelii, B. spielmanii usw. mit diesen Tests möglicherweise gar nicht berücksichtigt. Um eine eventuelle Neuroborreliose auszuschließen oder zumindest einzugrenzen, haben sich folgende Vorgehensweisen gut bewährt:

- Kontrolle der **Borrelien-IgM- und -IgG-Antikörper** in einem Abstand von 3–4 Monaten: Kam es in dieser Zeit zu keinem Zecken- oder Bremsenstich, aber der Borrelien-IgG ist trotzdem angestiegen, ist das in jedem Fall verdächtig. Steigt zusätzlich der vorher normwertige Borrelien-IgM an, was in vielen Fällen ein Zufallsbefund ist, kann man von der Reaktivierung einer Borreliose ausgehen. Der Vergleich eines Borrelien-LTT ist ebenfalls eine gute Methode, aber deutlich teurer.
- Untersuchung des **Borrelien-Westernblots** im Rahmen eines MS-Schubes: Der Westernblot ist nach meiner Erfahrung zuverlässiger als der Borrelien-ELISA. Auch hier kann der Borrelien-LTT als Vergleichsuntersuchung herangezogen werden.
- Im Schub kann auch an den **Borrelien-T-Cellspot®** gedacht werden. Dieser Test zeigt eine akute Auseinandersetzung der T-Zellen mit Borrelien-Antigenen in den letzten 4–6 Wochen, sofern eine stattfand.

## Uthoff-Phänomen, Oszillation oder Schub?

Jede MS verläuft unterschiedlich und ich kenne kaum eine Autoimmunerkrankung, die sowohl hinsichtlich der Symptome als auch des Verlaufs individueller ist. Man sollte bei akuten Verschlechterungen einer MS zwischen einem **Schub, einer Oszillation** und dem **Uthoff-Phänomen** unterscheiden. Bei allen dreien kommt es zu einer mehr oder weniger plötzlichen Symptomverstärkung, allerdings unterscheiden sich diese in mehreren Punkten (**Tab. 23.4**). Beim Uthoff-Phänomen kommt es durch Abkühlung (z. B. in kaltem Wasser) i. d. R. zu einer schnellen Besserung. Im engeren Sinn beschränkt sich das Uthoff-Phänomen auf die Symptomverstärkung durch heißes Wetter oder Hitze (z. B. in der Sauna), allerdings kann diese auch durch Infekte, psychischen Stress und hormonelle Umstellungen ausgelöst werden. Da diese Ursachen nicht unter

**Tab. 23.4** Unterschiede zwischen Uthoff-Phänomen, Oszillation und Schub.

| | Uthoff-Phänomen | Oszillation | Schub |
|---|---|---|---|
| Auslöser | Hitze | Hitze, Infekt, Stress, hormonelle Umstellung | Hitze, Infekt, Stress, hormonelle Umstellung |
| Verstärkung bekannter Beschwerden | ja | ja | ja |
| Auftreten neuer Symptome | nein | nein | in diesem Fall Hinweis auf einen Schub |
| beständige Beschwerdezunahme | nein | nein | ja |
| Besserung durch | Kühlung | Vermeidung der Ursache | weder besser durch Kühlung noch durch Ursachenvermeidung |

dem Begriff „Uthoff-Phänomen" subsummiert werden, spreche ich in der Praxis davon, dass die **MS oszilliert**.

Liegt ein echtes Uthoff-Phänomen vor, also eine Verstärkung von MS-Symptomen durch Hitze, dann hat es sich an heißen Tagen sehr gut bewährt, **Cooling Towels** einzusetzen, um den Uthoff erträglicher zu machen. Das sind Handtücher, die befeuchtet und dann z. B. in den Nacken gelegt werden. Sie sind schnell wiederverwendbar und wirken durch die Verdunstungskälte.

Die **Oszillation** zeichnet sich im Unterschied zum **Schub** dadurch aus, dass es zu keiner weiteren Symptomverstärkung kommt und dass keine neuen Beschwerden auftreten, die mit einer MS assoziiert sein können. Der Patient erlebt einen Impact (z. B. Erkältung, akuter psychischer Stress) und es kommt zu einer mehr oder weniger diskreten Verstärkung bereits bekannter Symptome ohne weitere Progredienz („mein Gesicht kribbelt mehr als sonst, aber es wird nicht schlimmer"). Nachdem der Impact beendet ist, bilden sich diese Beschwerden im Sinne einer Vollremission zurück. Allerdings kann sich aus einer Oszillation auch ein Schub entwickeln.

## PPMS- bzw. SPMS-Erklärungsmodell

Der schubweise Verlauf der MS zeichnet sich durch Entzündungsschübe aus, die meist mit der Bildung neuer bzw. der Aktivierung alter Herde einhergehen, was im MRT sichtbar ist. Bei der progredienten MS kommt es hingegen zu einer **schleichenden Verschlechterung**, ohne dass neue Marklagerläsionen auftreten. Die genauen Hintergründe einer PPMS bzw. SPMS sind noch weitgehend ungeklärt, allerdings bietet das **Modell der mitochondrialen Dysfunktion** eine mögliche Erklärung dafür, da es sowohl neuroinflammatorische als auch neurodegenerative Elemente miteinander verbindet.

Im Liquor von MS-Patienten findet sich im Unterschied zu einem gesunden Klientel eine gesteigerte Aktivität der iNOS (S. 235), zusätzlich kann man im Liquor von Patienten mit SPMS Metaboliten des extramitochondrialen Glukosestoffwechsels nachweisen, die bei Gesunden bzw. Patienten mit RRMS im schubfreien Intervall nicht nachweisbar sind [1139]. Der mitochondriale Komplex IV ist bei Patienten mit progredienter MS in seiner Aktivität vermindert. Mitochondriale Defekte lassen sich bei MS-Patienten vorrangig in Oligodendrozyten, Axonen und Astrozyten nachweisen, was daran liegen könnte, dass diese im Gegensatz zu Makrophagen oder Mikroglia in vitro anfälliger gegen oxidativen Stress sind. Für dieses Modell spricht die folgende Entdeckung [1119]: Bisher nahm man an, dass die Nervenschädigung bei MS-Patienten das Myelin betrifft. Ein internationales Forscherteam konnte im Mausmodell bei MS Nervenzellen nachweisen, deren Myelinschicht zwar noch vollkommen intakt war, bei denen aber eine **axonale Schädigung** vorlag, die dadurch entstanden war, weil ROS und nitrosativer Stress die Mitochondrien so weit zerstörten, dass die neuronale Energieproduktion zusammenbrach, da nicht mehr ausreichend ATP zur Verfügung stand. Der oxidative bzw. nitrosative Stress stammte von Immunzellen, die sich im ZNS aufhielten.

Wie lässt sich diese Beobachtung erklären? Wenn man den Nerv mit einem Stromkabel vergleicht, könnte man sagen, dass der innere Draht rostet, ohne dass dabei die umhüllende Schicht beschädigt wird. Dies legt nahe, dass die Ursache von SPMS bzw. PPMS nicht dieselbe wie bei der **RRMS** ist: Bei dieser kommt es durch fehlgeleitete Immunzellen und ROS zu einem **Angriff von außen**. Dadurch wird äußere Hülle des Nervs beschädigt, was die Signalübertragung stört oder diese sogar unterbricht. Dreh- und Angelpunkt bei der **SPMS** und **PPMS** ist der ATP-Mangel in den Mitochondrien der betroffenen Neuronen, der zu axonalen Schädigungen führt, ohne dass Marklagerläsionen auftreten. Hier ist es also ein **Angriff von innen**, der zum Funktionsverlust der Neuronen führt.

Dazu gibt es **2 biochemische Modelle.** Axone übertragen neuronale Signale durch Verschiebung ihres Membranpotenzials. Dies geschieht über eine Konzentrationsänderung von Natrium- und Kalium-Ionen. Alle damit verbundenen Funktionen, also die Aufrechterhaltung des intraaxonalen Ionengleichgewichts, des Ruhepotenzials und die Auslösung des Aktionspotenzials, sind von der $Na^+/K^+$-Pumpe abhängig. Diese arbeitet energieabhängig unter ATP-Verbrauch. Wenn durch eine

**Mitochondriopathie** weniger Energie zur Verfügung steht, führt dies zu einem schleichenden Funktionsverlust des Axons und damit des gesamten Neurons, ohne dass es zu Marklagerläsionen kommt.

Durch den ATP-Mangel kommt es aber noch auf einem anderen Weg zu einer neuronalen Schädigung. Als Folge des Energiemangels kommt es zur **Aktivitätserhöhung des Glutamatrezeptors**, der normalerweise im Ruhezustand durch Magnesium stabilisiert wird („Magnesiumblock" des Glutamatrezeptors). Dieser Magnesiumblock verläuft aber unter ATP-Verbrauch und steht durch den Energiemangel nur eingeschränkt zur Verfügung. Die Veränderung am Glutamatrezeptor führt zu einem vermehrten Einstrom von Kalzium-Ionen in den Rezeptorkanal und dadurch zu einer zunehmenden Verdrängung des Magnesiums. Dies wiederum lässt den Kalziumeinstrom steigen und es kommt zu einer eingeschränkten neuronalen Funktion, einem zunehmenden Funktionsverlust und am Ende zum Absterben der Nervenzelle.

Bei fortschreitender MS steht also weniger die Demyelinisierung als vielmehr der **Axonverlust** im Vordergrund, der wahrscheinlich der Grund für die bleibende Behinderung ist. Anders als Myelin, das der Körper reparieren kann, gilt der Axonverlust als irreparabel und damit unumkehrbar.

Bei genauerem Beobachten finden sich zahlreiche Schnittstellen zwischen dem Pathomechanismus der axonalen Schädigung bei progredienten MS-Formen und dem biochemischen Modell des US-Forschers Martin Pall zum nitrosativen Stress [1132]. Das könnte einer der Gründe sein, warum nach meiner Beobachtung Vitamin $B_{12}$ in Form von Methylcobalamin, kombiniert mit Tetrahydrofolsäure, bei manchen Patienten mit progredienten MS-Formen zu einer gewissen Stabilisierung beitragen kann.

## Milch

Es gibt verschiedene mögliche Zusammenhänge zwischen Ernährung und MS, v. a. bezüglich Milch und Gluten. In einer Studie[1161] konnten die Forscher nachweisen, das bovines Butyrophilin, ein Protein aus Kuhmilch, im Tierexperiment aufgrund einer Kreuzreaktion eine T-Zell-Immunantwort gegen ein Glykoprotein des Myelins auslösen kann. Bereits davor konnte eine Studie [1065] zeigen, dass Ratten, die mit Butyrophilin immunisiert wurden, Entzündungen im ZNS entwickelten, die auf einer Kreuzreaktion zwischen Butyrophilin und Myelin-Oligondendrozyten-Glykoprotein beruhen. Allerdings ist diese Reaktion beim Menschen mit großer Wahrscheinlichkeit von weiteren Faktoren abhängig, u. a. dem Zustand des Mikrobioms und dem Vorhandensein bestimmter HLA-Motive.

Andererseits reagieren manche MS-Patienten seitens ihres weiteren Krankheitsverlaufs, ganz speziell was die Funktion von Blase und Darm und die allgemeine Infektanfälligkeit angeht, nach meiner Beobachtung gut auf **Kolostrum**. Kolostrum oder kolostrale Erstmilch wird von allen Säugetieren inkl. dem Menschen in den ersten Stunden nach der Geburt produziert und hat nichts mit der Brustmilch zu tun, die v. a. der Ernährung des Nachwuchses dient. Kolostrale Erstmilch kann man am ehesten als ein konzentriertes Immuntherapeutikum bezeichnen. Die Studienlage zu Kolostrum ist allerdings äußerst dünn und uneinheitlich, wobei die jeweiligen Ergebnisse ganz offensichtlich sowohl von der Qualität der kolostralen Erstmilch als auch von der verwendeten Tagesdosis abhängig sind. Ich setze in meiner Praxis kolostrale Erstmilch nicht häufig ein, da meiner Erfahrung nach die folgenden Voraussetzungen erfüllt sein sollten:

- Es besteht eine SPMS oder eine PPMS.
- Der Patient klagt über Störungen der Blasen- bzw. Darmfunktion oder Infektanfälligkeit.
- Milch wird immunologisch gut vertragen. Es liegen keine IgE- bzw. IgG-Antikörper gegen Milch vor, Zonulin und sIgA im Stuhl liegen im Normalbereich.
- Es wird keine Immuntherapie mit Ocrelizumab durchgeführt.
- Es wird keine Hochdosisbehandlung mit Vitamin $D_3$ durchgeführt.

Diese Patienten profitieren v. a. dann vom Einsatz von Kolostrum, wenn gleichzeitig eine latente virale Infektion besteht, die in solchen Fällen nicht selten auch als Krankheitspromotor fungiert. Bei diesen Patienten setze ich i. d. R. 1000–1500 mg Kolostrum pro Tag ein.

## Gluten

Speziell bei MS-Patienten, die an therapieresistenter bzw. progredient fortschreitender **Ataxie** leiden, sollte man an eine Interaktion mit Gluten denken. Dabei spielt es keine Rolle, ob diese Patienten eine klinisch gesicherte Zöliakie haben. Gluten ist in den meisten Getreidesorten enthalten, die zur typisch westlichen Kost gehören, v. a. in Weizen, Roggen, Hafer, Gerste und Dinkel.

Als Kreuzallergen spielen die **Transglutaminasen** (TG) eine wichtige Rolle. Dies sind körpereigene Enzyme, die zur Familie der Transferasen gehören. Beim Menschen sind insgesamt 8 Transglutaminasen bekannt, die als TG1–TG8 bezeichnet werden. Zur Diagnosestellung der Zöliakie wird TG2 (Gewebstransglutaminase) als wichtiger Parameter untersucht und bei der Dermatitis herpetiformis Duhring, einer Hauterkrankung, die mit Zöliakie assoziiert ist, die TG3. Auch im ZNS ist eine Transglutaminase nachweisbar, die als TG6 bezeichnet wird.

Es kann im Rahmen einer Sensibilisierung gegen Gluten auch zu einer gegen körpereigene Transglutaminasen kommen, was für den Körper u. U. weitreichende Folgen hat. Besteht gleichzeitig eine Immunreaktion gegen TG6, kann man bei diesen Patienten verschiedene neurologische Phänomene bzw. Symptome beobachten, die von Verhaltensauffälligkeiten, Hyperaktivität, depressivem Syndrom bis hin zu Gedächtnisstörungen, Kopfschmerzen, Migräne, epileptoiden Syndromen, peripheren Neuropathien und ataktischen Gangstörungen reichen [1071].

Klagt ein MS-Patient über eine Ataxie, kann diese natürlich mit der MS in einem direkten Zusammenhang stehen, allerdings neigt man erfahrungsgemäß nicht unbedingt dazu, nach anderen, ergänzenden bzw. alternativen Erklärungen zu suchen. Bei Ataxie können verschiedene Faktoren eine Rolle spielen, Gluten ist eine von ihnen. Klagt der Patient darüber, dass seine Ataxie persistiert und sich trotz Behandlung, Physiotherapie und Training nicht verbessert, sollte man auch an das Vorhandensein einer Kreuzreaktion gegen TG6 denken. Eine einfache Diagnosemöglichkeit besteht darin, dem Patienten zu empfehlen, einige Zeit auf Gluten zu verzichten und zu beobachten, ob sich dadurch die Ataxie bessert. Da der Verlauf einer Ataxie allerdings von sehr vielen Faktoren abhängig ist, u. a. dem Trainingszustand des Patienten, Uthoff-Phänomen und Stress, ist eine Laboruntersuchung die eindeutig sicherere Methode, um herauszufinden, ob es einen Zusammenhang zwischen einer Ataxie und einer Reaktion gegen die TG6 gibt.

Ein möglicher weiterer Pathomechanismus zwischen einer Sensibilisierung gegen Gluten und MS wurde in einer Untersuchung aufgedeckt [1107] (**Abb. 23.2**). Die meisten Menschen, die an einer Glutensensibilität leiden, weisen in diesem Zusammenhang auch Antikörper gegen ein glutenspezifisches Eiweiß auf, das als α-Gliadin 33-mer Peptid bezeichnet wird. Dieses kann Kreuzreaktionen mit verschiedenen neuronalen Strukturen aufweisen wie Synapsinen (Membranproteine synaptischer Vesikel), bestimmte Gangliosiden (Lipide in der äußeren Membran von Nervenzellen, die hier untersuchten Asialganglioside finden sich speziell in den Ranvier-Schnürringen) und basischem Myelinprotein (MBP). Gleichzeitig kommt es im Zuge der Sensibilisierung gegen Gluten zur Bildung von IL-17, zirkulierenden Immunkomplexen und Antikörpern, die sich auf die Stabilität der Blut-Hirn-Schranke auswirken, was u. a. zu einem Übertritt von Antikörpern gegen α-Gliadin 33-mer Peptid in das ZNS führt. Im Rahmen einer Kreuzreaktion werden dann neuronale Strukturen von diesen Antiköpern opsoniert und es entsteht eine Inflammation im ZNS. Wichtig dabei zu wissen ist, dass das Ergebnis dieser Studie nur für Menschen gilt, die genetisch zu einer Zöliakie neigen, also die entsprechenden HLA-Allele aufweisen.

Eine andere Studie untersuchte [1156] die Prävalenz von Antikörpern gegen Gluten bei MS-Patienten im Vergleich zu einer gesunden Kontrollgruppe. Diese zeigte, dass MS-Patienten im Vergleich zu einer gesunden Kontrollgruppe signifikant höhere Titer von IgG-Antikörpern gegen Gliadin und Gewebstransglutaminase haben. Allerdings waren es insgesamt nur 11 von 98 MS-Patienten, bei denen solche Antikörper nachgewiesen wurden (Kontrollgruppe: 2 Personen

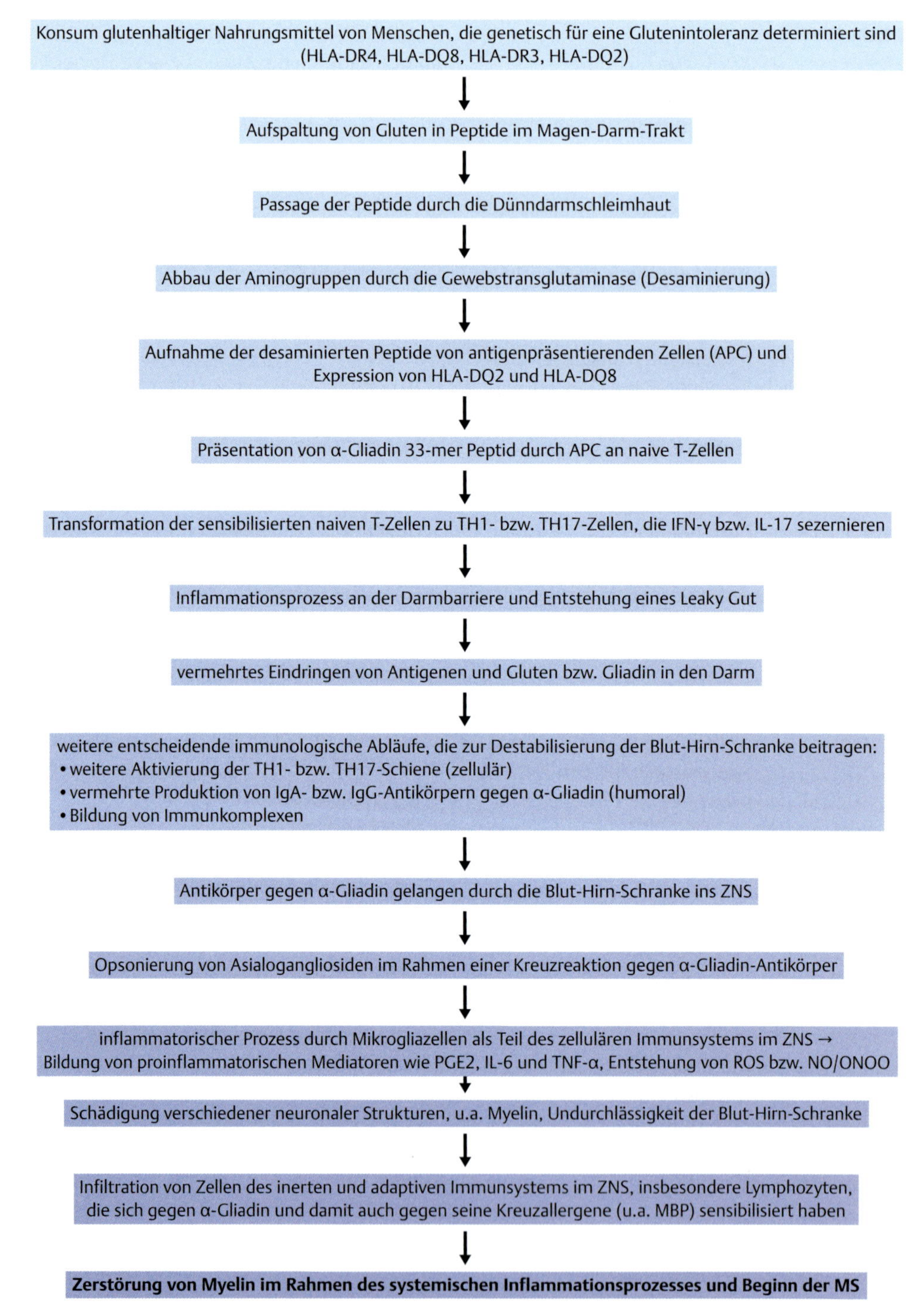


**Abb. 23.2** Pathomechanismus bei Sensibilisierung gegen α-Gliadin 33-mer Peptid.

mit erhöhten Antikörpern). Jedoch ist die serologische Nachweismethode meiner Erfahrung nach bei Weitem nicht so sensibel wie die Bestimmung der polyvalenten fäkalen Antikörper gegen Gliadin bzw. Transglutaminase im Stuhl. In einer anderen Studie [1140] fanden die Autoren bei MS-Patienten signifikant höhere IgA-Antikörper gegen die Getreideklebeeiweiße Gluten und Gliadin als in einer gesunden Vergleichsgruppe. Insgesamt sind die Ergebnisse der Studien, die sich mit dem Einfluss von Gluten bzw. Gliadin auf MS beschäftigen, inkohärent. Das kann verschiedene Gründe haben. Bei Metaanalysen, also dem Vergleich verschiedener, bereits durchgeführter Studien, hängt das Resultat u. a. davon ab, welche Studien für den Vergleich ausgewählt wurden. Außerdem definieren manche Publikationen eine Glutenintoleranz als Vorliegen einer klinisch gesicherten Zöliakie. Das greift aber meines Erachtens zu kurz, denn eine Zöliakie ist nur eine Variante der verschiedenen Formen von Unverträglichkeiten gegen Gluten bzw. Gliadin (S. 632).

## Junk Food und Softdrinks

Bei Patienten mit Autoimmunopathien sind es besonders die in Junk Food enthaltenen Fette, die sich negativ auf die Erkrankung auswirken können. Es wird auch diskutiert, ob in diesem Zusammenhang die vermehrte Aufnahme von Salz einen Einfluss auf die Bildung immunpathogener TH17-Subsets hat (zu möglichen Zusammenhängen zwischen erhöhtem Salzkonsum und dem Auftreten autoaggressiver TH17-Zellen (S. 75). Dabei sind es nicht nur die gesättigten Fette und die Omega-6-Fettsäure Arachidonsäure, die im Verdacht stehen, an der Pathogenese autoimmuner Erkrankungen beteiligt zu sein bzw. deren Progredienz zu fördern, sondern v. a. **Transfette**, die an inflammatorischen Prozessen mitbeteiligt sind und dadurch auch Auswirkungen auf eine MS haben können, u. a., weil sie Mikrogliazellen aktivieren [1053]. Bei den Transfetten oder Transfettsäuren (TFS) (S. 512) handelt es sich um **ungesättigte Fettsäuren**. Bei der Härtung von ungesättigten Fetten, z. B. bei industriellen Herstellungsprozessen, aber auch beim Hocherhitzen in der Fritteuse, ändert sich deren Molekülkonfiguration. Physiologisch enthalten diese eine cis-Konfiguration und durch das Erhitzen bzw. den industriellen Verarbeitungsprozess wird diese zu einer unphysiologischen trans-Konfiguration isomerisiert. Dadurch sind die chemischen Eigenschaften der so umgewandelten Fettsäuren anders, u. a. haben sie einen höheren Schmelzpunkt, sodass sie im Blut wesentlich visköser werden und z. B. Ablagerungen in den Gefäßen verursachen, die dann dazu führen, dass Fresszellen auf den Plan gerufen werden, um diese zu entfernen. Dies führt zu Entzündungsprozessen z. B. am Endothel.

Ein zweites Problem stellen Softdrinks dar, die sehr lange unterschätzt wurden. Eine Untersuchung fand Folgendes heraus [1103]: Wenn MS-Betroffene täglich etwa 290 kcal aus gezuckerten Limonaden oder anderen gezuckerten Softgetränken zu sich nehmen, haben sie ein 5-fach erhöhtes Risiko für eine Verschlechterung der MS als Patienten, die nur selten Softdrinks zu sich nehmen [1190].

## Nikotin

Bei Rauchern schlägt eine MS-Behandlung, auch eine schulmedizinische, nie so gut an wie sie könnte. Jedenfalls ist das meine Erfahrung nach 27 Praxisjahren. Eine Studie zeigte, dass Raucher mit MS ein um 64 % erhöhtes Risiko für EDSS 4 haben bzw. ein 49 %iges Risiko, EDSS 6 zu erreichen, was eine sehr deutliche Einschränkung der Gehfähigkeit bedeutet [1100]. Wer an MS erkrankt ist und mit dem Rauchen aufhört, der senkt sein Risiko für EDSS 4 bzw. 6 immerhin um ⅓.

## Darm-Hirn-Achse

Die Darm-Hirn-Achse beeinflusst die MS auf vielfältige Art und Weise. Die Zusammensetzung der **Mikrobiota** (S. 289) ist ein Schlüsselelement, damit autoaggressive TH17-Zellen in Tregs umgewandelt werden bzw., dass diese überhaupt entstehen. Diese im MALT und GALT gebildeten T-Zellen sind im Tierversuch auch im ZNS nachweisbar [1092]. Es existiert auch physiologisch eine intensive Kommunikation zwischen der Mikrobiota und dem ZNS. Diese läuft u. a. über epitheliale rezeptorvermittelte Signale, Immunmodulation und durch die Stimulation von enterischen Neuronen durch bakterielle Metaboliten.

Dabei spielt sicher auch die Fähigkeit der Mikrobiota eine wichtige Rolle, die Serotoninsynthese über die Verfügbarkeit von Tryptophan mittels enteraler Resorption zu regulieren bzw. die Expression verschiedener Rezeptoren im ZNS zu beeinflussen [1106].

Forscher der Duke-University [1084] entdeckten im Mausmodell, dass hierbei der **N. vagus** eine entscheidende Rolle spielt. Sie nutzten für diesen Versuch mit fluoreszierendem Farbstoff markierte Tollwutviren, die sie den Mäusen ins Futter mischten. Über enteroendokrine Zellen erreichten die Viren den N. vagus und von dort direkt den Hirnstamm, wo dieser Nerv entspringt. Unter dem Begriff enteroendokrine Zellen versteht man hormonbildende Darmzellen, die in der Lage sind, eine synaptische Verbindung zum N. vagus herzustellen. Diese neuronalen Schaltkreise übertragen ihre Impulse in wenigen Millisekunden in das ZNS.

In einer Studie konnte festgestellt werden [1046], dass die zusätzliche Gabe von **Propionsäure**, einer kurzkettigen Carbonsäure, die von bestimmten Teilen der Mikrobiota gebildet wird, sowohl die Schubrate als auch die Hirnatrophie bei MS vermindert. Dabei wurden, parallel zur durchgeführten Basistherapie, 2 × täglich 500 mg Propionat eingesetzt, was bereits nach 14 Tagen der Anwendung einen signifikanten Anstieg der Tregs um fast 50 % ergab, während sich die TH17-Zellen deutlich verminderten. Im Beobachtungszeitraum kam es zusätzlich zu einer Verminderung der Schubrate. Vor allem jüngere MS-Patienten, die an RRMS leiden, weisen zu Beginn ihrer Erkrankung einen Propionsäuremangel auf. Zusätzlich konnte die Studie den Mechanismus aufzeigen, der auf die Tregs wirkt: Propionat verändert den Crosstalk zwischen Mikrobiota und adaptivem Immunsystem, was dazu führt, dass vermehrt Tregs gebildet werden. Gleichzeitig kommt es zu einer deutlichen Verbesserung ihrer zellulären Funktionalität, da Propionat auch die Energieproduktion der Tregs steigert.

Man kann bei Mäusen, die kein Mikrobiom besitzen, experimentell auch keine MS induzieren [1092]. Implantiert man diesen aber einen Darmkeim, der mit der Aktivierung bestimmter TH17-Subsets assoziiert ist, entwickeln diese Mäuse sowohl eine TH17-dominierte Immunantwort im Darm als auch im ZNS. Das Mikrobiom erscheint auf Basis dieser Daten als zentraler Vermittler adaptiver Immunität.

Propionat zeigt bereits kurze Zeit nach der Anwendung signifikante Verbesserungen, was die Ratio TH17 zu Tregs betrifft. Diese Wirkung hält allerdings nur für die Dauer der Anwendung an und verliert sich nach wenigen Wochen wieder. Für die Wirkung spielt die funktionelle Verbesserung der Tregs also weniger eine Rolle als der Crosstalk zwischen Mikrobiota und adaptivem Immunsystem. Wenn Sie Propionsäure in der Behandlung von MS-Patienten einsetzen möchten, sollten Sie eine zweigleisige Strategie verfolgen: Immunmodulierende Effekte von Propionat als mittelfristige Strategie, gleichzeitig aber die Teile der Mikrobiota in ihrem Wachstum fördern, die selbstständig kurzkettige Carbonsäuren wie Propionat oder Butyrat bilden, z. B. durch den Einsatz von resistenter Stärke.

## Vitamin D

Vitamin $D_3$ spielt bei der Genese aller Autoimmunerkrankungen eine wichtige Rolle. Bei der MS allerdings gibt es besonders viele Schnittstellen, da Vitamin $D_3$ bzw. der VDR zahlreiche Funktionen im ZNS haben. Eine gute Vitamin-$D_3$-Versorgung schützt vor dem Ausbruch einer MS. So konnte im Rahmen der Nurses Health Study [1145] gezeigt werden, dass diejenigen Teilnehmerinnen, die regelmäßig Vitamin D supplementierten, ein um 40 % geringeres Risiko aufwiesen, an einer MS zu erkranken. Diese Beobachtung wurden eindrucksvoll durch eine Studie untermauert, in der die Daten von 700000 Angehörigen der US-Army aus den Jahren 1992–2004 auf die Inzidenz zwischen Vitamin D und dem Ausbruch einer MS untersucht wurden [1113]. Die Probanden mit den höchsten Blutspiegeln (99,1–152 nmol/l) hatten gegenüber der Gruppe mit der schlechtesten Vitamin-D-Versorgung (15,2–63,2 nmol/l) ein um 62 % verringertes Risiko, an einer MS zu erkranken.

Im Jahr 2010 erregte eine Publikation [1036] einige Aufmerksamkeit. Die Wissenschaftler untersuchten dabei in einer offenen Phase-I/II-Studie nicht nur die Wirkung von Vitamin D bei MS, sondern v. a. die Anwendungssicherheit. 49 Patienten mit RRMS wurden dabei wie folgt behandelt: 25 Patienten erhielten 28 Wochen lang eine Tagesdosis von bis zu 40000 IE Vitamin $D_3$ (im Schnitt 14000 IE), anschließend 12 Wochen lang 10000 IE täglich. Während der gesamten Zeit wurden zusätzlich täglich 1200 mg Kalzium eingenommen. 24 Patienten erhielten in dieser Zeit maximal 4000 IE Vitamin $D_3$. Es gab keinen signifikanten Unterschied im Serumkalziumspiegel zwischen beiden Gruppen, es traten auch keine Hyperkalzämien in der Gruppe auf, in der Vitamin D in hohen Dosen eingesetzt wurde – und das bei einem durchschnittlichen Serumspiegel von 413 nmol/l (162,5 ng/ml). Nach einem Jahr hatte die Schubrate bei den mit hohen Dosen Vitamin $D_3$ behandelten Patienten um 41 % gegenüber der Vergleichsgruppe abgenommen, außerdem war der Behinderungsgrad EDSS leicht zurückgegangen.

In verschiedenen Untersuchungen [1021] [1169] mit MS-Patienten reduzierten sich unter der Supplementierung mit Vitamin D sowohl die Krankheitsschübe als auch die neu aufgetretenen Läsionen signifikant. In manchen Fällen konnte sogar eine Reduzierung bereits entstandener Läsionen beobachtet werden. Auch auf den EDSS wirkte sich die Supplementierung mit Vitamin D aus: Je höher die Serumwerte lagen, desto geringer war der Grad der Behinderung. Jede Erhöhung des Serumspiegels von Calcidiol um 10 ng/ml reduzierte das Risiko für das Auftreten neuer Läsionen um 15 % bzw. für einen neuen Schub um 32 %, bei hohen Tagesdosen Vitamin $D_3$ sogar um 41 % [1110]. Eine Untersuchung aus dem Jahr 2012 kommt zu dem Schluss [1111], dass man alleine aus dem Vitamin-D-Status eines MS-Patienten die Wahrscheinlichkeit für das Auftreten neuer Läsionen in einer MRT-Kontrolle vorhersagen kann.

Bei einer Optikusneuritis, die im Verlauf zu einer MS transformieren kann, reduzierte eine Hochdosistherapie mit 50000 IE Vitamin $D_3$ pro Woche das Risiko für das Entstehen einer MS um 68 % gegenüber der Plazebogruppe. Diese Studie wurde mit einem randomisierten, plazebokontrollierten doppelblinden Design durchgeführt [1044]. Bei 50000 IE Vitamin D alle 5 Tage konnte eine randomisierte plazebokontrollierte Doppelblindstudie [1021] einen signifikanten Anstieg des antiinflammatorisch wirkenden Zytokins IL-10 beobachten. Bei MS-Patienten, die dieselbe Supplementierung erhielten, aber zusätzlich mit rekombinantem Interferon-β behandelt wurden, konnte in einer Studie [1169] mit demselben Design sogar ein signifikanter Rückgang des für Autoimmunerkrankungen entscheidenden Schlüsselzytokins IL-17 nachgewiesen werden.

Wenn unter einer Behandlung mit rekombinantem Interferon-β gleichzeitig so viel Vitamin D supplementiert wird, dass entweder der Serumspiegel von Calcidiol auf einen Wert > 85 nmol/l ansteigt oder der Parathormonspiegel auf < 20 ng/l absinkt, kann damit, so eine Studie aus dem Jahr 2012 [1159], die Krankheitsaktivität einer RRMS sowohl hinsichtlich der Schubrate als auch der Zahl neuer Läsionen signifikant abgesenkt werden.

Aber selbst eine moderate Erhöhung des Serumspiegels von Calcidiol führte bei MS-Patienten zu einer signifikanten Zunahme des antiinflammatorischen Zytokins TGF-β [1098].

Eine Studie [1160] untersuchte die Sicherheit höherer Tagesdosierungen von Vitamin $D_3$ bei MS. Es bestand höchste Evidenz dafür, dass die Supplementierung mit 10400 IE Vitamin $D_3$ bei MS-Patienten sicher ist und gut vertragen wird. In vivo zeigten sich dabei unterschiedliche immunmodulierende Effekte.

In einer anderen Publikation hingegen [1079] erhielten Patienten mit RRMS, die eine Basistherapie mit Interferon-β-1a bekamen, über 48 Wochen entweder Plazebo oder eine Tagesdosis von 14007 IE Vitamin $D_3$. Primäres Outcome war, dass die Probanden der Verumgruppe innerhalb der Beobachtungszeit keine MS-Aktivität aufwiesen. Es gab allerdings in dieser Zeit keinen signifikanten Unterschied, auch wenn die Probanden der Verumgruppe weniger aktive Läsionen in ihren Kontroll-MRT als diejenigen in der Plazebogruppe hatten.

Wie kann es sein, dass Vitamin D in dieser Studie nur eine Plazebowirkung hatte? Das widerspricht vielen Untersuchungen, die zu anderen Ergebnissen gekommen sind [1021] [1036] [1159] [1169]. Möglicherweise lag es am Outcome der

Studie: Keine Aktivität einer RRMS innerhalb eines Jahres. Andere Studien hatten einen anderen Fokus, z. B. die Wirkung einer Vitamin-D-Supplementierung auf bestimmte Zytokine oder die Mortalitätsrate von MS. Hier zeigten sich deutliche Unterschiede zwischen den untersuchten Gruppen. Was hätte sich verändert, wenn diese Studie über einen längeren Zeitraum durchgeführt oder wenn während 48 Wochen eine höhere Tagesdosis (z. B. 50000 IE) angewendet worden wäre? Bei der Studie [1036], bei der ebenfalls durchschnittlich 14000 IE Vitamin $D_3$ eingesetzt worden waren, lag ein anderes Studiendesign vor (14000 IE über 28 Wochen, dann 10000 IE über 12 Wochen, zusätzlich 1200 mg Kalzium täglich) und mit der Reduzierung der Schubrate ein anderes Outcome.

Im Sinne der Hochdosistherapie mit Vitamin D (S. 98) sind v. a. die zugeführte Menge mit Ausrichtung auf den individuellen Parathormonlevel des Patienten, aber auch die Begleitmedikation (z. B. mit Kofaktoren des Vitamin-D-Stoffwechsels) und der Zeithorizont die wesentlichen Faktoren, die zur Wirkung beitragen. Wenn man bedenkt, dass in diesem Kontext Tagesdosen zwischen 50000 und 100000 IE Vitamin D üblich sind und auch bei anderen Autoimmunerkrankungen wenigstens 30000–60000 IE pro Tag eingesetzt werden, erscheinen in dieser Relation 14000 IE Vitamin D zu gering, der Beobachtungszeitraum von einem knappen Jahr zu kurz und für die Kürze der Beobachtungsdauer die Messlatte (keine Aktivität der MS) zu hoch. Außerdem wurden keine Kofaktoren des Vitamin-D-Stoffwechsels eingesetzt (z. B. Magnesium, Riboflavin), die nach meiner Beobachtung und der allgemeinen Erfahrung mit dieser Therapie aber notwendig sind, um die erwünschten Langzeiteffekte zu erzielen.

**! Vorsicht**

Eine Hochdosisbehandlung mit Vitamin $D_3$ ist trotz der ermutigenden Ergebnisse diverser Studien nicht ohne Gefahr und benötigt deswegen eine solide Ausbildung und regelmäßiges Labor-Monitoring.

## Biotin und SPMS bzw. PPMS

Wissenschaftler in Frankreich untersuchten die Wirkung von hoch dosiertem Biotin auf SPMS bzw. PPMS [1151]. Das ist sehr interessant, weil für diese Formen der MS im Vergleich zur RRMS nur sehr wenige Therapieoptionen zur Verfügung stehen: Kortison-Stoßtherapie, Low-Dose-Zytostatika oder Ocrelizumab (Ocrevus®). Biotin ist essenziell u. a. für die Produktion von Enzymen, die an der Synthese langkettiger Fettsäuren beteiligt sind, aus denen im ZNS von Oligodendrozyten Myelin gebildet wird. Außerdem steigert Biotin bei demyelinisierten Axonen die Energieproduktion. Auf diese Weise spielt Biotin sowohl bei der Myelinreparatur als auch bei der neuronalen ATP-Synthese eine Rolle.

Die Studien zur Wirkung einer Hochdosisbehandlung mit Biotin bei progredienten MS-Formen waren allerdings relativ klein: 23 Patienten wurden in einer offenen Pilot-Studie mit 100–600 mg Biotin/Tag (im Schnitt lag die Tagesdosis bei 300 mg) über einen Zeitraum von bis zu 36 Monaten behandelt, in einer plazebokontrollierten Doppelblindstudie erhielten 154 Patienten mit SPMS bzw. PPMS über ein Jahr täglich 3 × 100 mg Biotin oder Plazebo [1170]. Die Effekte waren bei einzelnen Patienten erstaunlich: So besserten sich bei einigen die Lähmungserscheinungen, bei anderen verzögerte sich die Krankheitsprogression. Kritikpunkte an den beiden Studien sind die geringe Probandenzahl, ein relativ kurzes Follow-up nach einem Jahr (die Studienergebnisse wurden ein Jahr nach Studienende gesammelt und auf dieser Basis beurteilt) und eine nicht wirklich ausgewogene Randomisierung (die Verum- und die Plazebogruppe waren nicht optimal miteinander vergleichbar). Aber die Behandlung wurde sehr gut vertragen und das Ergebnis hat für einzelne Patienten einen gewaltigen Unterschied gemacht.

In einer kleinen Studie [1066] mit 19 Patienten mit SPMS oder PPMS wurde die Wirkung von Biotin untersucht. Es kam zu signifikanten Verbesserungen bei den klinischen Symptomen. Bei 7 Patienten besserte sich der EDSS, bei 12 Patienten trat während des Bobachtungszeitraums keine weitere Krankheitsprogredienz auf.

Es gibt aber auch Gegenstimmen. In einer randomisierten, plazebokontrollierten Doppelblindstudie aus dem Jahr 2020 [1042], bei der 642 Patienten von 18–65 Jahren mit SPMS oder PPMS entweder 3 × 100 mg Biotin (n = 326) oder Plazebo (n = 316) erhielten, kam es zu keinen signifikanten Unterschieden zwischen den einzelnen Gruppen. Primäres Ziel der Studie war, entweder eine Verbesserung des EDDS oder eine Verbesserung der Geschwindigkeit, mit der eine Gehstrecke von 25 Foot (= 7,62 m) auf dem Hin- und Rückweg, also insgesamt 15,24 m, bewältigt werden kann. In der Verumgruppe konnte das zwar bei 12 % der Probanden erreicht werden, allerdings stellten sich auch bei 9 % der Patienten aus der Plazebogruppe Verbesserungen ein; der Unterschied war also statistisch nicht signifikant. Es traten unter Hochdosis-Biotin zwar keine bedeutenden Nebenwirkungen auf, jedoch wirkte sich diese Medikation auf das Ergebnis bestimmter Labortests aus, v. a. Schilddrüsenparameter. Nicht, weil die Körperfunktionen durch Biotin verschlechtert werden, sondern weil hoch dosiertes Biotin die laborchemischen Testsysteme beeinflusst und sich dadurch Ergebnisse zeigen, die in Wahrheit gar nicht existieren.

Wahrscheinlich bedeutet das Ergebnis diese Studie das Ende der Forschung rund um Biotin und MS. Persönlich finde ich das schade, denn offensichtlich ist hoch dosiertes Biotin in der Lage, sowohl die Myelinbildung als auch – und das erscheint mir das Wesentliche zu sein – die Energiebildung in den Nervenzellen zu verbessern. Bei SPMS bzw. PPMS steht weniger die Schädigung des Myelins im Vordergrund als vielmehr eine Kombination aus axonaler Schädigung und mitochondrialer Dysfunktion – das macht Biotin bei dieser Indikation so interessant. Möglicherweise muss Biotin, damit eine optimale Wirksamkeit erzielt werden kann, mit anderen, synergistisch wirkenden Substanzen kombiniert werden. Kandidaten für eine solche Kombination wären Methylcobalamin und 5-Methyltetrahydrofolat (Neutralisierung von Nitrostress), Ubichinon (Neutralisierung von ROS in der fettigen Phase, Elektronentransport in den mitochondrialen Enzymkomplexen I–III), Riboflavin-5-phosphat und Magnesium (mitochondriale Energiebildung), Vitamin D, Taurin (Myelinbildung) oder Propionsäure (Differenzierung von TH17-Zellen zu Tregs).

## Bewegung und Training

In den vielen Jahren in meiner Praxis habe ich sehr unterschiedliche Krankheitsverläufe und Behandlungsergebnisse bei MS-Patienten gesehen, allerdings haben so gut wie alle der beobachteten Fälle eine Gemeinsamkeit: Sämtliche Verbesserungen, die hinsichtlich der Beweglichkeit, der Gehfähigkeit oder der Gehstrecke erzielt werden, hängen direkt mit dem vom Patienten geleisteten Trainingsaufwand zusammen. Die Art des Trainings kann dabei durchaus unterschiedlich sein, wobei ich die mit Abstand häufigsten positiven Rückmeldungen von denjenigen Patienten bekomme, die das Programm von Trevor Wicken (www.themsgym.com) nutzen. Manche profitieren auch von der sehr sanften SOWI-Therapie nach Sonja Wierk [1195] bzw. von der Feldenkrais®-Methode. Im Rahmen von Anwendungen in Reha-Kliniken oder spezialisierten Physiotherapie-Praxen sah ich auch gute Ergebnisse hinsichtlich der Gehfähigkeit beim Thera-Trainer Lyra® und – falls eine Rüttelplatte vertragen wird – vom Galileo-Training®. Eine vom Patienten durchgeführte Bewegungstherapie kann keine Behandlung, z. B. Physiotherapie (Neurophysiotherapie wie Bobath®) oder Osteopathie, ersetzen. Sie stellt aber nach meiner Beobachtung nicht nur eine sinnvolle, sondern vielmehr eine notwendige Ergänzung dar – ich kenne keine Autoimmunerkrankung, bei der Betroffene noch stärker gefordert sind, aktiv etwas für ihre Gesundheit zu tun.

Wie kommt es zu den beobachteten Verbesserungen? Eine mögliche Erklärung bietet das Modell der **Neuroplastizität**. Wenn sich ein Mensch mit einer Körperbehinderung bewegt bzw. versucht sich zu bewegen, z. B. im Rahmen von gezielten Übungen, werden Hirnregionen angesprochen, die vor dem Eintreten der Behinderung mit dieser Bewegung verknüpft waren. Dies führt zu einer Aktivierung auf neuronaler, aber auch auf muskulärer und faszialer Ebene – der Körper erinnert sich wieder an die ursprüngliche Bewegung. Die Gesamtheit dieser Aktivierung führt dazu, dass sich Nervenäste, Rezeptoren in Neuronen und Faszien oder Muskelketten neue

Wege suchen, um diese Bewegung wieder ausführen zu können. Je regelmäßiger und gezielter die Bewegung ausgeführt wird, desto intensiver stimuliert das die neuronale Plastizität im ZNS – es kommt dort zu neuen synaptischen Verschaltungen.

Interessanterweise ist daran auch Vitamin D beteiligt, allerdings sind die genauen Mechanismen dazu bisher noch nicht ausreichend erforscht. Sicher ist, dass ein Mangel an Vitamin D je nach Ausprägung zu einer mehr oder weniger deutlichen Limitierung der Neuroplastizität führt [1102].

## Neuroplastizität

Unter diesem Begriff versteht man die Fähigkeit des Gehirns, sich immer wieder an neue Umweltbedingungen anzupassen. Diese geht, ein gesundes ZNS vorausgesetzt, niemals verloren, d. h. theoretisch kann sich auch noch ein sehr alter Mensch entsprechend neuronal anpassen, wobei klar sein muss, dass es in zunehmendem Alter zu weiteren beeinflussenden Faktoren kommen kann, z. B. Durchblutungsstörungen im ZNS oder geringere Energiebereitstellung durch Mitochondriopathien. Der wesentliche Grund, warum Neuroplastizität funktioniert, ist das stetige Üben. Wenn man wiederholt, z. B. ein Bewegungsmuster, fällt das nach einiger Zeit immer leichter und gelingt irgendwann automatisch. Diese Erfahrung machen wir z. B., wenn wir Gehen, Fahrradfahren oder ein Instrument erlernen. Ein weiterer wichtiger Effekt von regelmäßigem Ausdauertraining ist, dass sich die Mitochondrien in den Muskelzellen vermehren [1075].

Die Neuroplastizität kann also auf ganz unterschiedliche Weise gefördert werden, z. B. durch das Erlernen eines Instruments, aber auch durch optoakustische Reize, wie sie z. B. bei Mindmachines verwendet werden [1080] oder durch ein gezieltes Training wie Life-Kinetik®. Bei Life-Kinetik® handelt es sich um Übungsabläufe, die im Grunde aus mehr oder weniger simplen Bewegungen bestehen, die ständig wechseln und gleichzeitig mit visuellen Wahrnehmungsübungen und Gedächtnistraining kombiniert werden. Life Kinetik® wird zur Verbesserung der Alltagstauglichkeit, aber auch bei der Arbeit mit Behinderungen oder im Spitzensport eingesetzt, z. B. im Profi-Fußball.

## Melatonin

Melatonin wird von der Epiphyse produziert und erfüllt im Körper zahlreiche Aufgaben, u. a. bei der Aktivierung intrazellulärer Stoffwechselwege, der Genexpression oder als potentes Antioxidans. Beeinträchtigungen des Melatoninstoffwechsels führen an Neuronen zu vermehrtem oxidativem Stress, Apoptose und Demyelenisierung [1143]. Diese Wirkung beruht auf der Fähigkeit von Melatonin, die Differenzierung von naiven T-Helferzellen zu pathogenen TH17-Subsets zu blockieren und gleichzeitig die Bildung von Tregs zu verstärken. Dies geschieht über die Aktivierung des Transkriptionsfaktors Nfil3, der den für die Bildung von TH17-Zellen essenziellen Transkriptionsfaktor RORγt inaktiviert [1192]. Die Verstärkung von MS-Symptomen bzw. eine Schubauslösung durch wetterbedingte Hitze im Sommer wird als Uthoff-Phänomen bezeichnet. Die reduzierte Melatoninausschüttung während der helleren Jahreszeit wäre eine zweite Erklärung für dieses häufig beobachtete Phänomen [1055]. Melatonin war bis vor Kurzem in Deutschland rezeptpflichtig, aktuell ist es in Niedrigdosen von 1 mg frei verkäuflich. Oral appliziertes Melatonin kann die Blut-Hirn-Schranke durchdringen.

## Myelinreparatur

Kommt es im ZNS zu einem Schaden am Myelin, wandern adulte Stammzellen (Oligodendrozyten-Vorläuferzellen), angelockt durch Signalmoleküle, an den Ort der Verletzung, differenzieren sich zu Oligodendrozyten und bilden zusammen mit Schwann-Zellen aus dem Axon neues Myelin. Allerdings findet diese Remyelenisierung nur begrenzt statt, da diese Fähigkeit im weiteren Verlauf der Erkrankung verloren geht – so jedenfalls die offizielle Lehrmeinung [1101]. Allerdings berücksichtigt diese nicht unbedingt neuere Erkenntnisse, u. a. zu Pregnenolon, Vitamin D, Vitamin $B_{12}$ und Taurin.

An der Reparatur von Myelin ist ein Rezeptor im Zellkern der Oligodendrozyten beteiligt, der als **Retinoid-X-Rezeptor-γ** (RXR) bezeichnet wird und der mit Vitamin A, Vitamin D und Schilddrüsenhormonen bestimmte Verbindungen, Heterodimere, eingehen kann. Allerdings ist RXR allein nicht dazu in der Lage, die Myelinreparatur komplett zu induzieren. Forscher entdeckten [1070], dass es die heterodimere Verbindung von **Vitamin D** und dem RXR-γ ist, die zu einer bis zu 80 % gesteigerten Bildung von Oligodendrozyten führt. Mit anderen Worten: Vitamin D ist in der Lage, bei Schädigungen am Myelin (z. B. durch eine MS-bedingte Entzündung), zelluläre Reparaturprozesse zu induzieren.

**Vitamin $B_{12}$** ist in Form von Methylcobalamin an der Myelinreparatur beteiligt, zusätzlich bremst es die Aktivität von nitrosativem Stress, dem bei Schädigungen im ZNS im Rahmen von MS-Schüben und wahrscheinlich auch bei der SPMS bzw. PPMS eine wesentliche Schlüsselfunktion zukommt [1032] [1069] [1120].

**Pregnenolon** ist eine Zwischenstufe bei der Produktion verschiedener Hormone bzw. Neurosteroide wie Progesteron und Kortisol. Der neuroaktive Metabolit, Pregnenolonsulfat, hat vielfältige Funktionen im ZNS, u. a. verbessert er kognitive Funktionen und hat Einfluss auf verschiedene Neurotransmitter wie GABA, Acetylcholin und Dopamin [1056]. Die antiinflammatorischen Effekte von Pregnenolon, die in verschiedenen Studien beobachtet wurden, sind wahrscheinlich darauf zurückzuführen, dass es die Aktivität des inerten Immunsystems moduliert. Pregnenolon inaktiviert die für die Funktion der Toll-like-Rezeptoren TLR2 und TLR4 wichtigen Proteine TIRAP bzw. CLIP-170, was zu einer Synthesehemmung proinflammatorischer Zytokine wie TNF-α bzw. IL-6 in Makrophagen und Mikrogliazellen führt [1114] [1121]. Als Vorstufe von Progesteron und seinem neuroaktiven Metaboliten Allopregnanolon wirkt Pregnenolon auf die Myelinsynthese und -reparatur.

Die Aminosulfonsäure **Taurin** wirkt laut einer Studie [1029] signifikant bei der Reparatur und dem Aufbau von Myelin. Allerdings kann Taurin selbst die Myelinreparatur nicht anregen, sondern benötigt einen Zündfunken, also eine Therapie oder Substanz, mit der das Myelin repariert wird. Dessen Wirkung wird dann deutlich verstärkt. In dieser Untersuchung wurde der konzentrationsabhängigen Wirkung von Taurin auf das Wachstum und die Reifung von Oligodendrozyten das Potenzial für deutliche Verbesserungen bescheinigt. Da auch Vitamin D die Myelinbildung anregt, setze ich bei manchen MS-Patienten parallel u. a. Taurin ein (Taurin 600 mg Kapseln, 1–5 Kps. tgl.), um den Effekt auf die Myelinreparatur zu verstärken. Vereinzelt wird bei dieser Kombination auch von einer Reduzierung der Spastik berichtet.

## Osteoporose

Bei MS-Patienten kann es je nach Grad der Behinderung bzw. eingesetzter Therapie (z. B. Hochdosistherapie mit Vitamin $D_3$) zu einer Osteoporose (S. 114) kommen. Aktuell werden zur Behandlung Bisphosphonate und der monoklonale Antikörper Denosumab (Prolia®) eingesetzt. Wenn diese Therapie aufgrund einer frühen Phase der Knochenentkalkung nicht indiziert ist, stehen verschiedene naturheilkundliche Optionen offen.

## Low-Dose-Naltrexon (LDN)

Der rezeptpflichtige Opoidantagonist Naltrexon wird in Tagesdosen von 50–150 mg bei der Behandlung der Alkohol- und Drogensucht eingesetzt. In niedrigeren Dosierungen bis 4,5 mg allerdings zeigt Naltrexon positive Wirkungen bei Patienten, die an MS erkrankt sind [1137]. Naltrexon bindet für ca. 5 Stunden an den $\mu_1$-Opioid-Rezeptor im ZNS und blockiert diesen. Das führt zu einer Vermehrung von Met-Enkephalin im ZNS, das auch als Opioid-Wachstumsfaktor (OGF) bezeichnet wird. OGF hat u. a. Einfluss auf Zellwachstum und -reparatur. Lässt nach 5 Stunden die Wirkung des niedrig dosierten Naltrexons nach, dann steht vermehrt OGF zur Verfügung, was u. a. antiinflammatorische und neuroregenerative Prozesse im ZNS auslöst. Zusätzlich verbessert Naltrexon in niedriger Dosis die Funktion des Glutamatrezeptors im ZNS, was den Kalziumeinstrom in die Neuronen herunterreguliert.

Naltrexon darf nicht in Kombination mit immunsupprimierenden Medikamenten oder Therapien eingesetzt werden. Die Anwendung findet als Off-Label-Use statt, da Naltrexon keine Zulassung für die Behandlung einer MS hat. Es muss in Deutschland von Ärzten verschrieben werden.

## EBV

Über den Zusammenhang zwischen einer latent verlaufenden Infektion mit dem EBV (S. 183) und einer MS wird seit vielen Jahren kontrovers diskutiert. Das liegt daran, dass die Durchseuchung der Bevölkerung in den Industriestaaten mit EBV sehr hoch ist, und wenn das Virus der alleinige Auslöser für MS wäre, hätte sich diese bereits epidemieartig ausgebreitet. Andererseits zeigen Studien, dass das Virus bei den einzelnen Patienten auch unterschiedlich aktiv ist, d. h. je aktiver es ist, desto wahrscheinlicher kann eine latente Infektion, wenn sie viele Jahre andauert, auch zu Irritationen im Immunsystem führen [1081]. Einer der weltweit führenden MS-Experten, Prof. Gavin Giovannoni [1144], ist fest davon überzeugt, dass das EBV als Auslöser der MS immer noch zu sehr unterschätzt wird. Seiner Ansicht nach ist die Entzündung im ZNS, die im Rahmen einer MS auftritt, die direkte Antwort des Immunsystems auf das EBV (Modell des Bystander Damage, also der Zerstörung von Nervenzellen im Sinne eines Kollateralschadens bei der Virusvernichtung). Zu diesem Schluss kommt auch eine aktuelle Studie [1153], bei der post mortem die Gehirne von MS-Patienten untersucht wurden. Dabei konnte man feststellen, dass sich im ZNS dieser Patienten große Mengen zytotoxischer T-Zellen befanden, die sich sowohl gegen virale Proteine der Latenzphase als auch gegen solche der lytischen Phase (Infektphase) sensibilisiert hatten. Möglicherweise machen einige Kofaktoren einen Unterschied, ob ein Virusträger an MS erkrankt oder nicht. Dazu gehören bestimmte HLA-Muster (HLA-DRB1*15:01-positiv), eine inadäquate Viruskontrolle durch das adaptive Immunsystem und das Rauchen.

Anders als in vielen Tiermodellen der MS, bei denen im ZNS $CD4^+$-Zellen dominieren, findet man im ZNS von MS-Patienten v. a. $CD8^+$-Zellen [1086]. Interessant dabei ist, dass nach Kontakt mit Viren wie z. B. EBV in $CD8^+$-Zellen der Transkriptionsfaktor TOX (Thymocyte-Selection-Associated High Mobility Group Box Protein) aktiviert wird, dessen Aufgabe darin besteht, die Widerstandsfähigkeit von $CD8^+$-Zellen z. B. bei Virusinfekten zu verstärken [1019]. Das bedeutet konkret: Der Transkriptionsfaktor TOX sorgt dafür, dass $CD8^+$-Zellen länger leben und aggressiver angreifen, u. a., weil die Produktion von Zytokinen verstärkt wird. Außerdem lassen sie sich nicht so einfach von diesem Vorhaben abbringen, weil sie, anders als $CD4^+$-Zellen, gegenüber der Wirkung von Tregs relativ resistent [1019]. Im Tierversuch lässt sich dieser Effekt bei TOX-Knockout-Mäusen, die nicht über diesen Transkriptionsfaktor verfügen, auch nicht reproduzieren [1131]. Wenn man das Ergebnis dieses Modells zu Ende denkt, wäre die im Rahmen einer MS entstehende Entzündung im ZNS nicht autoimmun bedingt, sondern die Folge einer mehr oder weniger exzessiven Virusbekämpfung durch das adaptive Immunsystem im ZNS, dem in diesem Kontext sozusagen die Rolle des Elefanten im Porzellanladen zukommt. Auch dies wäre wieder ein Argument für das Modell des Bystander Damage.

Ich bin davon überzeugt, dass bei manchen Patienten mit MS das EBV eine wichtige Rolle spielt. Allerdings braucht es, damit das Virus eine MS auslöst, weitere Kofaktoren, wie z. B. ein bestimmtes HLA-Muster. In der Praxis sehe ich aber auch MS-Patienten, bei denen das EBV weniger am Geschehen beteiligt ist. Stattdessen spielen z. B. andere herpoide Viren wie HSV 1/2, Schwermetalle wie Quecksilber oder somato- bzw. psychotraumatische Prozesse und Stress eine wesentliche Rolle. Möglicherweise wird man in der Zukunft diese Erkrankung nach ihrer Ätiologie unterteilen (z. B. EBV-MS, metalltoxisch-induzierte-MS). Ob genmanipulierte T-Zellen der Weisheit letzter Schluss sind? Daran habe ich ehrlich gesagt meine Zweifel und bin davon überzeugt, dass wir noch lange nicht alle feinen und ausgewogenen, hochkomplexen immunologischen Mechanismen und Verbindungen zwischen inertem und adaptivem Immunsystem so vollständig verstanden haben, als dass daraus eine gefahrlose Behandlung abgeleitet werden kann. Wenn es stimmt, dass die wesentlichen Schädigungen im ZNS durch Bystander Damage entstehen, ist es sinnvoller, einerseits das Virus in seiner Aktivität zu schwächen (z. B. durch pflanzliche Virostatika, isopathische Mittel, L-Lysin) und gleichzeitig die

Reaktion der zytotoxischen T-Zellen unter Kontrolle zu bringen, z. B. durch Stärkung der Tregs. Außerdem erklärt dieses Modell nur die schubweise Form der MS (RRMS), während sich, zumindest nach meinem Verständnis, der Pathomechanismus der progredienten Varianten (SPMS, PPMS) nicht befriedigend darlegen lässt.

## Protein-Kinase CK2, Ernährung und Schafgarbe

Ein wichtiges Merkmal einer Autoimmunerkrankung ist das Überwiegen autoaggressiver TH17-Helfer-Zellen im Unterschied zu den immunmodulierend wirkenden Tregs. Die Transformation einer naiven T-Zelle (S. 72) in eine autoaggressive TH17-Helfer-Zelle wird zunächst durch 3 Zytokine vermittelt: IL-6, IL-23 und IL-17. Sie regulieren die Expression der Transkriptionsfaktoren STAT 3 bzw. RORγt im Genom der naiven T-Zelle. An dieser Umwandlung ist die Protein-Kinase CK2 beteiligt. Hemmt man diese, entsteht anstatt einer autoaggressiven TH17-Zelle eine Treg-Zelle, wahrscheinlich weil der Transkriptionsfaktor FOXP3 aktiviert wird.

**Schafgarbe** (Achillea millefolium) enthält die Flavonoide Apigenin und Luteolin, die u. a. eine hemmende Wirkung auf die Protein-Kinase CK2 haben. Wissenschaftler [1022] untersuchten die Wirkung von 250 mg bzw. 500 mg Schafgarbenextrakt oder Plazebo als Add-On-Therapie bei RRMS hinsichtlich des Auftretens neuer Läsionen und des Volumens im MRT. Zusätzlich wurden verschiedene neurologische und kognitive Tests vor und nach Studienende durchgeführt und die Ergebnisse miteinander verglichen. In beiden Gruppen, die mit Schafgarbe behandelt wurden, kam es zu einer signifikant reduzierten Schubrate, einem geringeren Rezidivrisiko, einem geringeren Volumen bei neu aufgetretenen Läsionen und moderaten Verbesserungen bei kognitiven Leistungen, z. B. dem Gedächtnis oder der Wortfindung, insgesamt also einer Verbesserung des EDSS.

Die Protein-Kinase CK2 kann aber auch über die Ernährung beeinflusst werden. Bereits 2012 wurden in einer Studie [1095] 16 verschiedene Flavonoide auf ihre Fähigkeit hin untersucht, 3 verschiedene Enzyme aus der Familie der Serin/Threonin-Kinasen zu hemmen: G-CK1, Protein-Kinase CK1 und CK2. Dabei zeigten verschiedene Flavonoide u. a. aus Weintrauben, Orangen, Kamille oder Tee eine hemmende Wirkung auf die Protein-Kinase CK2 (**Tab. 23.5**).

**Tab. 23.5** Flavone mit hemmender Wirkung auf die Protein-Kinase CK2.

| Flavon | enthalten in |
|---|---|
| Apigenin | Sellerie, Kamille, Schafgarbe |
| Quercetin | Tee, Zwiebel, Heidelbeere, Apfel, Grünkohl |
| Myricetin | Tee, schwarze Johannisbeere, Heidelbeere, rote Weintraube, Walnuss |
| Fisetin | Erdbeere, Apfel, rote Weintraube, Orange |
| Kaempferol | rote Weintraube, Ginkgo, Grapefruit, alle Kohlgewächse |
| Luteolin | Petersilie, Artischocke, Orange, Karotte, Sellerie, Olivenöl, grüner Pfeffer, Schafgarbe |

## Kinderwunschbehandlung

Ein großer Teil der Menschen, die an MS erkranken, sind junge Frauen im gebärfähigen Alter. Bei unerfülltem Kinderwunsch steht für manche eine assistierte Reproduktion (ART) in einem Kinderwunschzentrum im Raum. Nach 27 Praxisjahren ist meine Erfahrung, dass es insgesamt 4 schubfördernde Faktoren bei MS gibt: Stress, Infekte, Hitze und stärkere hormonelle Schwankungen. Letztere können im Rahmen einer ART durchaus entstehen. Eine Studie [1041], die prospektiv und mit einer homogenen Kohorte durchgeführt wurde, ergab, dass 75 % der Patientinnen nach der Infertilitätsbehandlung einen akuten MS-Schub bekamen, außerdem ging die ART mit einem 7-fach höheren Risiko für eine weitere Verschlechterung der MS einher. Dabei hatten sich die folgenden immunologischen Veränderungen unter der Infertilitätsbehandlung eingestellt:

- Anstieg von IL-6, IL-12, γ-Interferon und TGF-β durch $CD4^+$-T-Helferzellen
- Anstieg von Antikörpern gegen Myelinproteine
- gesteigerte Durchlässigkeit der Blut-Hirn-Schranke, was durch die Induktion von IL-8, VEGF (vaskulär-endothelialer Wachstumsfaktor) und das Chemokin CXCL-12 moduliert wird

Die Studie zieht den Rückschluss, dass diese Wirkung auf die ART zurückzuführen ist und empfiehlt, dass MS-Patientinnen mit Kinderwunsch über mögliche Risiken aufgeklärt werden sollten.

## Progesteron

Progesteron hat neuroprotektive Eigenschaften [1028], stimuliert die Myleinbildung, reduziert die neuronale Inflammation und die damit verbundenen lokalen Schwellungen. Es schützt im Tierversuch bei experimentell induzierter autoimmuner Enzephalomyelitis nicht nur das Myelin vor Schäden, sondern auch das Axon [1060]. Darüber hinaus besitzen auch die Neuronen und Gliazellen im Rückenmark intrazelluläre Progesteronrezeptoren, d. h. es wirkt auch dort neuroprotektiv und stimuliert die Myelinsynthese [1061] [1063] [1193]. Wenn im Rahmen einer autoimmunen Enzephalomyelitis Progesteron angewendet wird, schützt es nicht nur Myelin und Axone, sondern reduziert dadurch auch die Schwere des klinischen Bildes und senkt die proinflammatorischen Zytokine IL-2 und IL-17. Gleichzeitig erhöht sich das immunmodulierende und antiinflammatorische IL-10 [1193]. Progesteron kann als Neurosteroid auch von Neuronen und Gliazellen synthetisiert werden [1090] [1148] [1149]. Bei T-Lymphozyten scheint Progesteron das Ansprechen auf die immunmodulierende Wirkung von Vitamin D zu verbessern [1166].

Auch während der Schwangerschaft, die mit einem Anstieg des Progesteronspiegels verbunden ist, zeigt sich bei der weitaus größeren Zahl von Patientinnen eine Pause bei der Krankheitsprogredienz oder sogar eine symptomatische Verbesserung, während in den ersten 3 Monaten nach der Geburt die Schubrate deutlich zunimmt. Diese häufige Beobachtung aus der Praxis wurde mittlerweile auch studienmäßig untersucht [1057]. Möglicherweise hängt das erhöhte Schubrisiko mit dem Absinken des Progesteronspiegels und der typischerweise erhöhen Stresssituation in den ersten Monaten nach der Geburt zusammen (gestörte Nachtruhe, Verlust von Mikronährstoffen durch das Stillen usw.). Dabei spielt nicht nur der Progesteronspiegel eine Rolle, sondern auch das Verhältnis von Progesteron zu Östradiol. Bei einer Östradioldominanz (S. 220) finden sich im MRT von MS-Patienten deutlich mehr Herdläsionen [1027]. Frauen im reproduktiven Alter, die eine Östradioldominanz aufweisen, können, je nachdem, wie ausgeprägt diese ist, klinische Symptome wie ein PMS oder PCO-Syndrom entwickeln, bei Männern mit einem Progesteronmangel zeigen sich je nach Alter allerdings oft kaum oder auch gar keine Beschwerden.

Bei Verdacht auf eine Östradioldominanz sollten Progesteron, Östradiol und Testosteron im Speichel bestimmt werden. Finden sich hier Auffälligkeiten, dann gibt es unterschiedliche Möglichkeiten der Behandlung. Der Einsatz von Progesteron kann bei MS durchaus eine sinnvolle Therapieergänzung sein, allerdings sollte es dabei nicht zu starken Schwankungen der Hormonbalance kommen. Da ohnehin nur die freie Form von Progesteron wirkt, bietet sich die Applikation in Form einer Salbe an. Ausgangssubstanz der Geschlechtshormone bzw. von Kortisol und DHEA ist LDL-Cholesterin, das über verschiedene Synthesewege v. a. in Form von Pregnenolon für die weitere Hormonsynthese zur Verfügung steht. Deswegen setze ich in meiner Praxis hauptsächlich 2 Behandlungsverfahren ein, wenn es um die Substitution von Progesteron geht: Entweder in Form einer Salbe, die homöopathisiertes Progesteron enthält, oder in Form der Hormonvorstufe Pregnenolon entweder in Kapselform (1 × tgl. 30 oder 50 mg) oder in Form einer 1 %igen Pregnenolon-Salbe (1–2 × tgl. 1–2 Hübe), die ich mit homöopathisiertem Progesteron kombiniere.

## 23.5.3 Spezifischer Therapievorschlag

### Basics

Wurde ein Patient bisher noch nicht naturheilkundlich behandelt, sind aus meiner Sicht die wichtigsten Basics, um die sich der Behandler zuerst kümmern sollte, die folgenden:

- Differenzialdiagnose Neuroborreliose überprüfen
- Ernährung optimieren
- Mikronährstoffversorgung anpassen
- Vitamin-D-Spiegel optimieren
- optional: Nebennierenfunktion unterstützen, Osteopathie
- optional: Ausschalten einer evtl. bestehenden chronischen Blasenentzündung (S. 539)

Generell sollte mit diesen Maßnahmen zuerst eine Stabilisierung des Patienten erreicht werden. Diese dient dann als Basis dafür, um weitere Schritte in Richtung Entgiftung bzw. Behandlung einer chronischen Erregerbelastung zu unternehmen.

### Hochdosisbehandlung mit Vitamin $D_3$

Sofern es keine absoluten Kontraindikationen gibt (z. B. Schwangerschaft, Hyperparathyreoidismus, Niereninsuffizienz) sollten Sie bei Ihren MS-Patienten zumindest optimale Serumspiegel von Calcidiol anstreben. In diesem Bereich, er bewegt sich von 140–160 nmol/l (56–64 ng/ml) können Sie nach meiner Erfahrung oft schon viel hinsichtlich einer Schubprophylaxe und des Bremsens der weiteren Krankheitsprogression erreichen. Es besteht höchste Evidenz dafür, dass die Supplementierung mit 10400 IE Vitamin $D_3$ bei MS-Patienten sicher ist und gut vertragen wird [1160]. Diese Patienten erreichen nach meiner Beobachtung leicht einen Serumspiegel von 200–250 nmol/l (80–100 ng/ml) und trotz der studienmäßig beobachteten Unbedenklichkeit empfehle ich Ihnen ausdrücklich, trotzdem alle notwendigen Labortests (S. 104) durchzuführen, damit Ihr Patient zu jeder Zeit sicher ist.

Je höher Vitamin $D_3$ dosiert wird, desto eher sollten Sie auch an den zusätzlichen Einsatz von **Vitamin $K_2$** denken, damit immer ausreichend decarboxylierte Gla-Proteine zur Verfügung stehen, um einerseits zu verhindern, dass mögliches überschüssiges Kalzium in den Geweben und Gefäßen abgelagert wird, und andererseits möglichst viel Kalzium in die Knochen einzulagern. Eine Studie [1091] konnte nachweisen, dass Patienten mit RRMS, speziell Frauen, einen im Verhältnis zu einer gesunden Kontrollgruppe niedrigen Blutspiegel an Vitamin $K_2$ haben. Je häufiger Schübe auftraten, desto niedriger war auch der $K_2$-Spiegel im Blut. Außerdem war auffällig, dass das Vorliegen einer Optikusneuritis ebenfalls mit einem niedrigen $K_2$-Spiegel einherging. Je höher also der Blutspiegel an Vitamin $K_2$ ist, desto seltener treten Schübe auf. Wer bei dieser Korrelation nun Ross und wer Reiter ist, ist bisher unklar. In jedem Fall besteht bei der Behandlung mit Vitamin $K_2$ aber möglicherweise noch ein zusätzlicher Benefit für die Patienten.

### Vitamin $B_2$

Vitamin $B_2$ ist indirekt an der enzymatischen Umwandlung von Vitamin D in seine verschiedenen Metabolite beteiligt, da es essenzieller Teil der Koenzyme Nikotinamidadenindinukleotid (NAD) und Flavon-Adenin-Nukleotid (FAD) als Elektronenüberträger ist. Bei MS kommt Riboflavin allerdings noch eine weitere Rolle zu. Ein massiver Mangel an Vitamin $B_2$ triggert neurologische Störungen wie demyelinisierende Neuropathien [1135]. Wird Riboflavin therapeutisch eingesetzt, kann es neurologisch bedingte Bewegungsstörungen verbessern [1117] [1167]. Im Tierversuch konnte gezeigt werden, dass es für höhere Spiegel des Wachstumsfaktors BDNF (Brain-Derived Neurotropic Factor) im ZNS sorgt [1117]. Bei MS setze ich 100–200 mg Riboflavin pro Tag in Kombination mit supraphysiologischen Dosen von Vitamin $D_3$ ein. Klagt der Patient neben der MS auch über Migräne, kommen auch höhere Tagesdosen von 300–400 mg zum Einsatz.

Man findet immer wieder Studien, die Riboflavin keine signifikante Wirkung bei MS attestieren, allerdings werden bei diesen i. d. R. zu niedrige

Tagesdosen eingesetzt (z. B. 10 mg), der Beobachtungszeitraum ist zu kurz oder die Therapie wird bei Non-Respondern nicht auf aktives Riboflavin-5-phosphat umgestellt [1117].

## Behandlung kognitiver Störungen

Neben Störungen der Motorik und der Sensibilität kann sich eine MS auch negativ auf die Kognition auswirken, was sich v. a. als Gedächtnis- und Konzentrationsstörungen äußert. Bei manchen Patienten sind diese mit einer Fatigue vergesellschaftet, bei manchen treten sie unabhängig von dieser auf. Je stärker kognitive Störungen im Vordergrund der beklagten Beschwerden stehen, desto eher sollten Sie an eine **toxische Belastung** des ZNS denken, v. a. mit Metallen wie **Quecksilber** oder **Aluminium,** aber auch mit **Bioziden** – so jedenfalls meine Erfahrung. Eine weitere mögliche Ursache kann eine **HPU** bzw. **KPU** (S. 513) sein, speziell wenn zusätzlich Parästhesien bestehen.

Die folgenden Maßnahmen haben sich bewährt, wenn kognitive Störungen die MS-Symptomatik dominieren:

- Pregnenolon je nach Speichelhormonbefund, meist 30–100 mg/Tag oder als 1 %ige topische Anwendung und unter Monitoring der Speichelhormone
- Entgiftung des ZNS, z. B. mittels α-Liponsäure oder S-Acetylglutathion - evolutionsadaptierte Entgiftung (S. 143)
- Cognitive Aminos Kapseln (3 × tgl. 1 Kps. vor dem Essen oder zwischen den Mahlzeiten): die Tagesdosis von 3 Kapseln enthält 375 mg Acetyl-L-Carnitin, 375 mg DL-Phenylalanin, 300 mg L-Tryptophan, 375 mg L-Tyrosin und 375 mg Taurin
- regelmäßige Anwendung von Qi-Gong-Kugeln, am besten wechselweise in beiden Händen: Neuroplastizität entwickelt sich am besten durch motorische Reize, d. h. die Kugeln können die Entwicklung neuer Verknüpfungen im ZNS fördern. Sehr gut geeignet sind diese in Kombination mit Brainwave® Entrainment und, falls der Patient motorisch dazu in der Lage ist, Life Kinetik®.

## Behandlung einer Spastik

Schulmedizinisch werden v. a. das Muskelrelaxans **Baclofen** und das Cannabis-Mundspray **Sativex®** eingesetzt. Beide werden unterschiedlich gut vertragen und können als Nebenwirkungen u. a. Müdigkeit, Benommenheit, Desorientierung, gastrointestinale Beschwerden, aber auch Halluzinationen oder Atemdepression verursachen.

### Mikronährstoffe

Wenn ein MS-Patient an einer Spastik leidet, dann sollte man zuerst nach einem Mangel an **Mikronährstoffen** fahnden und diesen ggf. ausgleichen (**Tab. 23.6**).

In der Praxis konnte ich manche MS-Patienten beobachten, bei denen lediglich eine optimale Behandlung mit ausreichend elementarem Magnesium zu einer spürbaren Verbesserung der Spastik führte. Bedenken Sie bei der Verordnung, dass Magnesiumsalze sehr unterschiedlich resorbiert werden. Anorganische Verbindungen wie

**Tab. 23.6** MS-bedingte Spastik und Mikronährstoffe.

| Mikronährstoff | Diagnostik | Mangel beheben |
|---|---|---|
| Magnesium | Vollblutdiagnostik | Magnesiumglycinat oder -citrat, z. B. Magnesiumcitrat Kapseln (3 × tgl. 1 Kps. vor dem Essen) |
| Kalium | Vollblutdiagnostik | Kaliumcitrat, z. B. Kalinor Brausetabletten (1 × tgl. 1 Tbl.); cave: Kalium niemals ohne regelmäßige Kontrollen über einen längeren Zeitraum einsetzen |
| Kupfer | Vollblutdiagnostik | ionisiertes Kupfer z. B. in Form von Liquid Mineral #4 Copper (4 Tr. in 200 ml Wasser oder Saft) |
| Vitamin $B_{12}$ | Methylmalonsäure im Serum | B Complex # 12 Kapseln (1 × tgl. 1 Kps. zum Essen) |

Oxid oder Carbonat haben eine wesentlich geringere Bioverfügbarkeit als organische, z. B. Citrat, Aspartat, Malat oder das an die Aminosäure Glycin chelierte Magnesiumglycinat. Patienten reagieren auch sehr unterschiedlich hinsichtlich des Auftretens von Durchfall auf die verschiedenen Magnesiumverbindungen. Bei den organischen Verbindungen führt Citrat nach meiner Beobachtung häufiger zu Durchfällen als z. B. Glycinat. Die Einnahme vor dem Essen scheint die Empfindlichkeit für Durchfälle deutlich zu reduzieren, außerdem hat es sich in dieser Hinsicht bewährt, die Tagesdosis auf mehrere Portionen über den Tag zu verteilen.

## L-Threonat

L-Threonat ist ein Metabolit von Ascorbinsäure (Vitamin C) und die aus Threonat abgeleitete Threonsäure kann mit Magnesium eine chemische Verbindung eingehen, die als Magnesiumthreonat bezeichnet wird, also das Magnesiumsalz der Threonsäure. **Magnesiumthreonat** wird eine besondere Affinität zum ZNS nachgesagt und eine Studie [1094] konnte zeigen, dass sich diese Magnesiumverbindung günstig auf den Verlauf bei Morbus Alzheimer auswirken kann. Im Tiermodell konnte gezeigt werden, dass Magnesiumthreonat neuroprotektive Effekte hat [1087]. Übliche Dosen sind 2000 mg Magnesiumthreonat, was 144 mg elementarem Magnesium entspricht. In der Praxis sieht man, dass ein Teil der MS-Patienten mit einer Verbesserung der Spastik reagiert, allerdings kann es auch zu Symptomverschlechterungen kommen, was nach meiner Erfahrung mit toxischen Belastungen im ZNS zusammenhängt. In diesem Fall sollte der Fokus der Behandlung auf entsprechende Entgiftungsmaßnahmen (S. 143) gelegt werden.

## Cannabidiol

Hanf (Cannabis sativa) hat seit dem Altertum eine Bedeutung als Nutzpflanze, die u. a. Nahrung (Samen), Fasern (Seile, Kleidung, Sehnen von Langbögen) und Medizin (z. B. als Schmerzmittel) liefert. In manchen Hanfsorten finden sich darüber hinaus auch psychoaktive Substanzen, von denen Tetrahydrocannabinol (THC) die bekannteste ist und als Droge benutzt wird. Als Marihuana werden die getrockneten Blüten und kleinen Blätter bezeichnet, Haschisch ist das getrocknete und gepresste Harz. THC-haltige Cannabisprodukte fallen wegen ihrer psychoaktiven Wirkung und des möglichen Abhängigkeitspotenzials in Deutschland unter das Betäubungsmittelgesetz.

**Hanföl** wird als Speiseöl aus dem Hanfsamen gewonnen und enthält keine psychoaktiven Substanzen. Hanfblüten enthalten, neben THC, auch **Cannabidiole**, die ebenfalls keine psychoaktive Wirkung haben. Trotzdem lösen sie im ZNS verschiedene Effekte aus, u. a. wirken sie dort spasmolytisch und schmerzlindernd. Auch über eine beruhigende und schlaffördernde Wirkung wird berichtet. Aufgrund dieser Wirkungen sind **Endocannabinoide** in den wissenschaftlichen Fokus gerückt, v. a. in Bezug auf neuroinflammatorische Erkrankungen wie MS [1025] [1039]. Sie konnten im Tiermodell eine starke Evidenz bei der Kontrolle von MS-bedingter Spastizität zeigen [1025] und besitzen darüber hinaus Einfluss auf neuroinflammatorische Prozesse [1030] [1142].

Zu möglichen Unterschieden der Plasmaspiegel von Endocannabinoiden bei Gesunden und MS-Patienten gibt es unterschiedliche Untersuchungsergebnisse [1038] [1082] und dieses Argument wird von Gegnern der Behandlung gerne ins Feld geführt. Ob die betroffenen Patienten einen endogenen Mangel an Endocannabinoiden haben oder nicht, halte ich persönlich für die Frage eines therapeutischen Einsatzes für vollkommen irrelevant. Endocannabinoide sind keine Vitamine, bei denen ein Mangel zu entsprechenden Symptomen führt. Vielmehr haben Endocannabinoide eine pharmakologische Wirkung. Denn ein Schmerzmittel wie Novaminsulfon wirkt auch nicht deswegen, weil der Patient einen Mangel an dieser Substanz aufweist.

Cannabidiole fallen nicht unter das Betäubungsmittelgesetz und sind in Deutschland legal im Handel zu erwerben. Sie sind die Hauptwirkstoffe von **CBD-Öl** (Cannabidiol-Öl), das in verschiedenen Konzentrationen vorliegt. Handelsüblich sind CBD-Öl 5 %, 10 %, 15 % und 20 %. Ein Tropfen 15 %iges CBD-Öl enthält im Schnitt ca. 5 mg Cannabidiole, ein Topfen 20 %iges CBD-Öl etwa 6,7 mg. In der Praxis setze ich meist ein Vollspektrum-CBD-Öl in einer Konzentration von 15 bzw. 20 % ein, üblicherweise werden zur Behandlung einer MS-bedingten Spastik Tagesdosen zwischen 10–100 mg verwendet. Meiner Erfahrung nach sollte die Anwendung sehr individuell erfolgen, denn jeder spricht unterschiedlich sensibel auf Cannabidiole an.

### Fallbeispiel

Ein MS-Patient klagt über Streckspastiken der Beine, die v. a. nachts auftreten und dadurch die Nachtruhe stören. Außerdem fällt ihm dadurch das nächtliche Aufstehen, z. B. um zu urinieren, schwer und es besteht aufgrund der Streckspastik auch eine erhöhte nächtliche Sturzgefahr. CBD-Öl 20 % (2–4 Tr. vor dem Schlafengehen) führt zu einer deutlichen Besserung, darüber hinaus wird die beruhigende und schlaffördernde Wirkung von dem Patienten als angenehm empfunden.

Wenn Sie oder Ihr Patient unsicher in der Anwendung von Cannabidiolen sind, sollten Sie mit einem niedrig konzentrierten Öl starten, z. B. CBD-Öl 5 %, und sich langsam an eine wirksame Dosis herantasten (z. B. 1 × tgl. 1 Tr., 1 × tgl. 2 Tr., 2 × tgl. 1 Tr. usw.) und ggf. die Konzentration oder die Dosis verändern.

Cannabidiol wird, wie viele Arzneimittel, in der Leber über das Cytochrom-P450-System abgebaut und kann so den Abbau anderer Stoffe, speziell Pharmaka, verlangsamen, wenn diese ebenfalls über Cytochrom P450 metabolisiert werden, z. B. Psychopharmaka wie Sertralin (Zoloft®). CBD-Öl kann folgende **Nebenwirkungen** verursachen: Appetitlosigkeit, Mundtrockenheit, Hypotonie, Tagesmüdigkeit, Ein- oder Durchschlafstörungen (konzentrationsabhängig). Bei langfristiger Anwendung sollten regelmäßig die Leberenzyme überprüft werden.

**Kontraindikationen** für die Anwendung von Cannabidiol sind: Schwangerschaft, Stillzeit, kachektische Zustände, Hepatosen, Glaukom, Morbus Parkinson, Einnahme von $H_2$-Blockern wie Omeprazol oder Pantoprozol, Antikoagulanzien vom Marcumar®-Typ, Diclofenac, Risperidon, Haloperidol, Clobazam und Cannabisderivaten wie z. B. Sativex® Ich setze generell kein CBD-Öl ein, wenn parallel vom Patienten Psychopharmaka eingenommen werden. Wenden Sie sich im Zweifelsfall an einen Arzt bzw. einen Pharmazeuten.

## Glycin

Glycin ist die strukturell kleinste Aminosäure im Körper und u. a. für die Synthese von Kollagen und Glutathion essenziell. Im Nervensystem befindet sich das meiste Glycin im Rückenmark und hat dort, ähnlich wie GABA, eine inhibitorische (hemmende) Wirkung. Seine spasmolytische Wirkung setzt daher nicht an der Muskulatur an, so wie z. B. Magnesium, sondern im ZNS [1196]. Das macht seinen Einsatz bei MS-bedingter Spastik so interessant. Da Glycin aus Serin synthetisiert werden kann, zählt sie zu den nicht essenziellen Aminosäuren. Dennoch kann es im Körper zu einer Unterversorgung kommen. Für die Kollagensynthese benötigt der Körper täglich etwa 12 g Glycin, für die Synthese anderer Eiweiße zusätzlich ca. 2,5 g. Die Eigensynthese beträgt ca. 3 g Glycin/24 Stunden, zusätzlich nimmt der Mensch im Schnitt etwa 3 g Glycin aus der täglichen Nahrung auf. Ein Mangel an Glycin wird, wenn man diese Zahlen als Grundlage nimmt, für viele Menschen wahrscheinlich. Die in meiner Praxis eingesetzten Tagesdosen Glycin schwanken zwischen 1000 mg und 10 g. Wenn man Glycin therapeutisch einsetzt, sollte man die Parameter des Protein- und des Nierenstoffwechsels im Auge behalten: Harnstoff, Harnsäure, anorganisches Phosphat und Kreatinin.

Glycin hat zahlreiche Schnittstellen mit MS. Unter anderem hemmt es die Entzündungsreaktion, indem es den Kalziumeinstrom in Leukozyten bremst. Eine Folge ist, dass die leukozytäre Phospholipase A2 (PLA2) weniger Arachidonsäure bildet, was dazu führt, dass auch weniger entzündungsfördernde Serie-II-Prostglandine gebildet werden. Durch den verminderten Kalziumeinstrom werden auch weniger proinflammatorische Zytokine wie TNF-α, IL-1 oder IL-6 gebildet, darüber hinaus hemmt Glycin die Aktivierung von NFκB im Zellkern. Diese Wirkung legt nahe, dass Glycin dazu beitragen kann, überschießende immunologische Prozesse zu bremsen [1196].

Da Glycin ein wichtiger Teil des Kollagens ist und dieses wiederum der wichtigste Proteinbestandteil des Knochens, liegt es nahe, dass Glycin neben anderen Nähstoffen wie Kalzium, Magnesium, Vitamin D oder Vitamin $K_2$ Bedeutung für den Knochenstoffwechsel hat. Das kann man gut an der Pathologie der genetisch bedingten Osteogenesis imperfecta (Glasknochenkrankheit) sehen, bei der statt Glycin eine andere Aminosäure in den Knochen eingebaut wird. Es kommt dadurch zu einer verminderten Kollagensynthese und damit zu einer deutlichen Instabilität des Knochens. Setzt man bei einem MS-Patienten supraphysiologische Dosen von Vitamin $D_3$ ein, kann es im Verlauf aufgrund des gesteigerten Kalziumstoffwechsels bzw. des absinkenden Parathormons zu einer Verminderung der Knochendichte kommen. Nach meiner Erfahrung kann hier Glycin entgegenwirken – ausreichende Bewegung vorausgesetzt.

### Homöopathie

Homöopathische Mittel sind in meiner Praxis nicht unbedingt die 1. Wahl, wenn es um die Behandlung einer MS-bedingten Spastik geht. Das liegt daran, dass sie im Vergleich zu CBD-Öl oder Glycin meistens schwächer wirken. Dafür haben sie 3 entscheidende Vorteile:

- Sie können analog der Symptomatik des Patienten sehr individuell ausgewählt und bei Änderung der Modalitäten entsprechend angepasst werden.
- Ihre Anwendung ist mit jeder Art von schulmedizinischer Therapie vollkommen kompatibel.
- Es gibt keine Nebenwirkungen, wenn man davon absieht, dass Patienten mit starker Laktoseintoleranz keine laktosehaltigen Tabletten einnehmen sollten und dass alkoholhaltige Tropfen verschiedene Kontraindikationen haben (u. a. Schwangerschaft, Stillzeit, Leberkranke, Epileptiker, Alkoholiker).

Einige Mittel, die sich bei der Behandlung einer MS-bedingten Spastik bewährt haben, sind:

- Spascupreel® Tropfen bzw. Tabletten (4–6 × tgl. 10 Tr. bzw. 4–6 × tgl. 1 Tbl.): Ein allgemein krampflösendes Mittel mit breiter Indikation. Gerade der Zusatz von Gelsemium macht es auch bei MS-Patienten interessant, da Gelsemium ein häufiges klinisch-homöopathisches Mittel bei dieser Erkrankung ist.
- Cicuta virosa Synergon® Nr. 124 Tropfen (3–4 × tgl. 10–15 Tr.): wirkt v. a. auf zentral ausgelöste Spastik
- Magnesium phosphoricum D6 als „heiße Sieben" (10 Tbl. auf 1 Tasse kochendes Wasser, auflösen, warm trinken): Die „heiße Sieben" ist ein schnell wirkendes, akutes Spasmolytikum.
- Kalium phosphoricum D6 Tabletten (3 × tgl. 3–5 Tbl.): Das Nervenmittel der Schüßlerschen Biochemie hat nach meiner Beobachtung in Einzelfällen ebenfalls eine Wirkung auf die MS-bedingte Spastik.

## Behandlung einer Trigeminusneuralgie

Auch bei MS-Patienten ist nicht jede Trigeminusneuralgie durch die autoimmune Grunderkrankung bedingt. Differenzialdiagnostisch ist es sinnvoll, die Kiefermechanik zu untersuchen und eine Dysfunktion des Kiefergelenks bzw. eine kraniomandibuläre Dysfunktion auszuschließen.

Ist die MS ursächlich verantwortlich, sollte im Rahmen der Diagnostik nach Varizella-zoster-Viren (VZV) gesucht werden, v. a. aber sollte die Frage geklärt werden, ob es im Rahmen einer Aktivierung der MS und der damit verbundenen Trigeminusneuralgie auch zu einer Erhöhung von VZV-Antikörpern kommt oder ob eine lymphozytäre Reaktion gegen VZV im LTT-Test vorliegt. Das VZV startet seine Reaktivierungsphase von einem Spinal- oder einem Trigeminusganglion und kann so für eine Trigeminusneuralgie im Rahmen einer MS-Erkrankung verantwortlich sein. In diesem Fall ist es sinnvoll, die latente Infektion (S. 183) zu behandeln.

## Behandlung einer rezidivierenden Zystitis

Gerade bei MS-Patientinnen spielt eine mehr oder weniger ständig bestehende bzw. rezidivierende Zystitis eine wichtige Rolle als Therapiehindernis, da sie das adaptive Immunsystem aktiv hält und so die Erkrankung kaum zur Ruhe kommen kann. Dies betrifft nach meiner Beobachtung fast nur Frauen; die Ursache ist meist eine Kombination aus Beckenbodenpathologien (S. 540), Restharn und der kurzen Harnröhre. Aus grundlegenden Überlegungen heraus ist eine immunstimulierende Behandlung hinsichtlich der bestehenden Grunderkrankung keine Option. Eine Langzeitantibiose, wie sie in manchen Fällen von urologischer Seite empfohlen wird, mag hinsichtlich der Keimeradikation sinnvoll sein, kann aber die Zusammensetzung des Mikrobioms verändern, was sich unter Umständen negativ auf den autoimmunen Prozess auswirkt.

Die folgenden naturheilkundliche Strategien haben sich in meiner Praxis gut bewährt:

- Messung des Urin-pHs und Behandlung über eine **Urin-pH-Kontrolle**: Die Patientin misst an wenigstens 3 Tagen, die hinsichtlich der Nahrungsauswahl und des Trinkverhaltens ganz typisch sind, den Urin-pH von möglichst allen Urinabgängen. Daraus ergeben sich drei pH-Tagesprofile des Urins.
  - Liegen diese hauptsächlich im **basischen** Bereich, kann es sein, dass residente Keime in der Blase ein alkalisches Milieu aufbauen, das sie für ihren Stoffwechsel benötigen. In diesem Fall sollte der Urin mittels der Aminosäure Methionin (3 × tgl. 500–1000 mg vor dem Essen mit Wasser) angesäuert werden. Kontraindikationen sind eine metabolische bzw. renale tubuläre Azidose, schwere Leberinsuffizienz, Hyperurikämie, Hyperurikosurie, Oxalose, Nierensteine vom Typ Harnsäure-Cystein, Homocysteinämie, schwere Niereninsuffizienz, Allergie gegen den Wirkstoff. Am besten ergänzen Sie die Behandlung mit Methionin immer mit einem Vitamin-B-Komplex (z. B. Basic B Complex, 1 × tgl. 1 Tbl. zum Essen), da Methionin im Körper in Homocystein umgewandelt wird und B-Vitamine eine Homocysteinämie verhindern können.
  - Sind die Urin-pH-Werte zu **sauer** und es konnte dafür eine Stoffwechselstörung ausgeschlossen werden, sollte der Urin alkalisiert werden. Dazu stehen diverse Basenpräparate und Basentees zur Verfügung, z. B. Basentabs® Pascoe (3 × tgl. 2–3 Tbl. zu oder nach dem Essen mit ausreichend Flüssigkeit). Cave: Manche Basenpräparate enthalten Kalzium, was im Rahmen einer Hochdosisbehandlung mit Vitamin $D_3$ absolut kontraindiziert ist.
- **pflanzliche Antibiose**: Hier haben sich Angozin® Anti Infekt Tabletten (akut 6 × tgl. 5 Tbl., als Prophylaxe 1–2 × tgl. 4–5 Tbl.) seit Jahren in meiner Praxis sehr gut bewährt.
- **Aromatogramm**: Findet man bei einem Aromatogramm ätherische Öle, gegen welche die Blasenkeime des Patienten sensibel sind, kann aus diesen im Rahmen einer Individualrezeptur von einer darauf spezialisierten Apotheke ein Kapselpräparat hergestellt werden, das dann in der Blase gegen diese Bakterien wirkt.

## Beckenboden

Störungen im Tonus der Beckenbodenmuskulatur finden sich in ausgeprägter Form häufiger bei weiblichen MS-Patienten, können aber durchaus auch Männer betreffen. In der Praxis kann man die **atonische Form** (schwacher Beckenboden) von der **Beckenbodenspastik** unterscheiden. Symptomatisch können Harnverhalt, imperativer Harndrang, Pollakisurie und alle Symptome rund um eine mehr oder weniger ausgeprägte Blasenschwäche alleine oder auch in Kombination vorhanden sein. Die Unterscheidung der atonischen von der spastischen Form gelingt mit dem osteopathischen Beckenbodengriff nach Viola Fryman. Dabei zeigt sich der spastische Beckenboden fest, außerdem geben die Patientinnen bereits beim Tastversuch Schmerzen an. Der atonische Beckenboden ist im Gegensatz dazu schlaff oder kaum tastbar.

### Beckenbodengriff nach Viola Fryman

Der Patient liegt auf dem Rücken, stellt ein Bein auf und führt es nach außen. Der Therapeut sitzt neben dem Patienten und führt seine Hand medial vom Os ischium in Richtung des M. transverusus perinei profundus, bis die Fingerspitzen Kontakt mit dem Beckenboden bekommen. Dann bittet er den Patienten tief einzuatmen und zu versuchen, beim Ausatmen mit seinem Beckenboden die Finger des Therapeuten nach kaudal aus dem Becken herauszupressen. Kontraindikationen sind Menstruation, Spiralträgerin und das Auftreten akuter Schmerzen während der Untersuchung (S. 343).

Bei der Behandlung von Beckenbodenstörungen existiert keine pauschale Therapieempfehlung mit Erfolgsgarantie. Das liegt daran, dass die Ursachen höchst unterschiedlich sein können. Häufig ist die neurologische Schädigung durch die MS die alleinige Ursache – aber eben nicht in allen Fällen. Liegt eventuell ein Bandscheibenproblem in der unteren LWS vor? Eventuell hätte sich das bei einem Schmerzpatienten ohne MS weniger deutlich auf die Harnblasenfunktion ausgewirkt. In den Geweben rund um den Bandscheibenvorfall lassen sich in über 70 % der Fälle sowohl TH17-Zellen als auch IL-17 nachweisen [1154]. Hat das Beckenbodenproblem zu einer chronischen Zystitis geführt, die den autoimmunen Entzündungsprozess eventuell mitunterhält? Dann sollten Sie parallel sowohl die Beckenbodenfunktion im Fokus haben als auch die Blasenentzündung dauerhaft unter Kontrolle bringen.

## Ernährung

**Fasten** bzw. **Intervallfasten** zeigen im Tierversuch eine Reduzierung der Symptome bei MS [1040]. Laut dem Studienleiter wird während des Fastens vom Körper Kortison produziert, durch das autoimmune Zellen abgetötet werden. Gleichzeitig führt dieser Prozess dazu, dass zusätzlich neue und gesunde Zellen entstehen. In dieser Studie mussten Mäuse in 3 Zyklen jeweils 7 Tage essen und dann 3 Tage fasten. Sämtliche Mäuse zeigten symptomatische Verbesserungen, 20 % der Mäuse hatten eine komplette Symptomremission. Im Labor sah man u. a. eine Reduzierung proinflammatorischer Zytokine und erhöhte Kortisonlevel. Sechzig MS-Patienten wurden einer ähnlichen Behandlung unterzogen [1024] und dabei in verschiedene Gruppen unterteilt:

- 18 Personen wurden für einen einzigen Sieben-Tage-Zyklus auf eine Fast-Mimicking-Diät (Scheinfasten-Diät, z. B. Intervallfasten) gesetzt und erhielten danach für 6 Monate eine mediterrane Ernährung.
- 18 Personen führten eine Keto-Diät durch.
- 12 Personen bekamen eine kontrollierte Diät, also keine in diesem Kontext wirksame Ernährungsform.
- 12 Personen dienten als Kontrollgruppe.

Die Effekte, die in der US-Studie mit Mäusen erzielt wurden, konnten nicht abgebildet werden, allerdings darf man dabei nicht übersehen, dass auch das Studiendesign nicht wie im Original übernommen wurde (1 Fastenzyklus statt 3 Fastenzyklen, statt 3-tägigem Fasten wurde eine einwöchige Fasting-Mimicking-Diät angewendet).

Unabhängig von dem gewählten Ernährungsmodell, z. B. linolsäurearme Kost nach Frazer/Hebener, Paleodiät nach Terry Wales, vegane Kost oder Blutgruppendiät kann im Rahmen der diätetischen Behandlung einer MS auch an Fastenperioden bzw. eine Fast-Mimicking-Diät gedacht werden, z. B. an ein 16:8-Intervallfasten. Bei solchen Überlegungen spielen immer auch der BMI des Patienten eine Rolle (je untergewichtiger, desto eher sollte auf Fasten in jeder Art verzichtet werden) und das persönliche Ansprechen auf eine solche Intervention. Außerdem kann man in der Praxis beobachten, dass speziell Frauen unterschiedlich auf das Intervallfasten reagieren, v. a. was ihren Hormonhaushalt angeht. Während Männer ein solches Verfahren i. d. R. nebenwirkungsfrei vertragen, traten bei manchen der von mir auf diese Weise behandelten Patientinnen Zyklusveränderungen auf. Dies betraf sowohl die Zykluslänge als auch die Blutungsdauer und -menge. Tritt solch ein Fall ein, sollte das Intervallfasten abgebrochen und auf eine andere diätetische Maßnahme gewechselt werden. Außerdem ist diese Reaktion immer ein Grund, sich den Hormonhaushalt (S. 221) bzw. die zirkadiane Kortisol- bzw. DHEA-Produktion der Nebenniere (S. 215) anzuschauen.

Generell gehören Junk Food, hoch erhitzte Fette und gezuckerte Softdrinks nicht auf den täglichen Speiseplan von MS-Patienten. Außerdem sollten Sie in der Ernährungsanamnese auch nach dem Konsum glutenhaltiger Lebensmittel, Milch- und Milchprodukten fragen. Finden sich bei diesen Patienten zusätzlich z. B. ein ungewöhnlich aufgeblähter Bauch, Zwerchfellhochstand, Stuhlanomalien und Blähungsbeschwerden, sollten Sie an das Vorliegen einer Sensibilisierung gegen Lebensmittel denken und z. B. im Stuhl nach polyvalenten fäkalen Antikörpern gegen Gliadin und Transglutaminase bzw. IgG-Nahrungsmittelantiköpern im Serum suchen. Liegt eine Ataxie vor, sollte man zusätzlich eine glutenfreie Testdiät durchführen lassen. Finden sich beim IgG-Nahrungsmitteltest auffällige Lebensmittel, sollten diese über einige Monate im Sinne einer Auslassdiät gemieden werden. Denken Sie in diesem Zusammenhang auch daran, dass MPB (Siglec-4a) bzw. Schwann-Zellen (Siglec-4b) mit Lektinen (S. 251) z. B. aus der Nahrung interagieren können und dies aus meiner Sicht bei Verdacht auf eine Glutenintoleranz bzw. Milchallergie eine entsprechende Ernährung rechtfertigt. Bei manchen Patienten kann unterstützend eine Ernährung eingesetzt werden, die hemmend auf die Protein-Kinase CK2 wirkt, speziell in Kombination mit Schafgarbenextrakt.

## Behandlung einer Optikusneuritis

Im Rahmen einer Optikusneuritis kann es zu Schädigungen des Sehnervs kommen, die sich in Sehstörungen bzw. Einschränkungen des Gesichtsfelds äußern. Wenn keine akute Entzündung vorliegt, setze ich i. d. R. Nervus opticus comp. Augentropfen ein (2 × tgl. in die Augen tropfen). Allerdings braucht es sehr viel Zeit und möglichst keine weiteren Entzündungen am Sehnerv, damit es dort zu Reparaturprozessen kommt. Bitte denken Sie auch daran, dass Belastungen mit Arsen, Blei (Untersuchung im Vollblut oder Haar-Mineral-Analyse), Nikotin und Alkohol diesen empfindlichen Nerv ebenfalls schädigen können. Taurin, Carotinoide (v. a. Astaxanthin) und alle Vorstufen der Superoxid-Dismutasen (Zink, Kupfer, Mangan) schützen den Sehnerv vor weiteren Schädigungen durch freie Radikale.

## Maritime Omega-3-Fettsäuren

Bereits Anfang der 1990er-Jahre konnte man empirisch feststellen, dass eine Ernährung, bei der tierische Fette reduziert (weniger als 15 g/Tag) und vermehrt maritime Omega-3-Fettsäuren konsumiert werden, die Schubrate bei MS senken kann. Wie wirkt sich diese Diät aus? Einerseits modifiziert sie die Entzündung auf Ebene der Leukotriene und Eicosanoide (früherer Name: Prostaglandine). Die in tierischen Fetten vermehrt vorkommende Arachidonsäure, eine Omega-6-Fettsäure, ist die Vorstufe für proinflammatorische Zytokine und Isoprostane, während sich die maritimen Omega-3-Fettsäuren positiv auf die Produktion antiinflammatorischer Zytokine auswirken. Des Weiteren senken Omega-3-Fettsäuren die Produktion der Matrix-Metallproteinase-9 (MMP-9), was dazu führt, dass sich die Permeabilität der Blut-Hirn-Schranke reduziert [1155]. Dadurch kann dem Abbau von Myelinscheiden entgegengewirkt werden. Aber auch allgemeine Entzündungsparameter, wie z. B. TNF-α werden durch Omega-3-Fettsäuren reduziert. Zusätzlich hemmen diese in Kombination mit Vitamin A die Expression des Transkriptionsfaktors RORγt und damit die Entstehung von TH17-Helfer-Zellen.

## Fatigue

Dieses Symptom tritt sehr häufig auf und es kann nach meiner Erfahrung auf verschiedene Ursachen zurückzuführen sein bzw. auf sehr unterschiedliche Therapien ansprechen. Typische Ursachen sind:

- nachlassende zirkadiane Kortisolproduktion der Nebenniere (Diagnostik: 12-Stunden-Kortisoltest)
- verringerte Energieproduktion in den Mitochondrien, z. B. durch nitrosativen Stress, eine Belastung mit Xenobiotika oder einfach einen Mangel an für die ATP-Produktion notwendigen Mikronährstoffen (Diagnostik: ATP in Granulozyten, Glutathionstatus, Methylmalonsäure im Serum; zusätzlich ist es meiner Erfahrung nach sinnvoll, Vitamin $B_2$ und $B_3$ im Serum zu kontrollieren, auch wenn bereits eine Substitution erfolgt – manchmal sieht man trotzdem zu niedrige Spiegel)
- nitrosativer Stress (Diagnostik: Nitrotyrosin im EDTA-Blut, Methylmalonsäure im Serum)
- massiver Mangel an Vitamin D (Diagnostik: Calcidiol im Serum)
- eine latente Infektion mit Viren der Herpesfamilie, allen voran EBV und CMV (Diagnostik: LTT Herpesviren)
- Kryptopyrrolurie bzw. Hämopyrrollaktamurie (Diagnostik: Kryptopyrrol im Urin)

Unter einer Hochdosisbehandlung mit Vitamin $D_3$ sieht man empirisch häufig eine deutliche symptomatische Verbesserung der Fatigue.

## Injektionstherapie

Als adjuvante Schubbegleitung hat sich folgende Kombination gut bewährt, da sie die Myelinreparatur unterstützt:

- Medulla spinalis GL D 30 Ampullen (im Schub bis täglich 1 Ampulle s. c., z. B. im Nackenbereich): Ist die MS seit Längerem inaktiv, können Sie testweise eine Serienpackung III anwenden, bei der Medulla spinalis Ampullen in den Potenzen D 30, D 15, D 12, D 10, D 8, D 6 und D 5 vorliegen. Injizieren Sie 1 Ampulle/Woche und achten Sie gemeinsam mit dem Patienten darauf, welche Potenz sich subjektiv gut anfühlt. Dies ist, wenn die MS länger inaktiv war, oft bei den mittleren Potenzen der Fall, z. B. D 15 oder D 12. Sie können dann eine Ampullenpackung in der Potenz anwenden, die sich für den Patienten gut angefühlt hat. Je tiefer eine Potenz ist, desto stärker ist der regenerative Aspekt, je höher eine Potenz ist, desto stärker der antientzündliche Aspekt. In diesem Kontext sind tiefere Potenzen, sofern verträglich, also durchaus hilfreich. Denken Sie daran, dass Sie bei einer Aktivierung der MS pausieren bzw. wieder die Potenz D 30 einsetzen. Solch ein Vorgehen ist nur mit MS-Patienten möglich, die ein gutes Körpergefühl und ein ebenso gutes Gespür für ihre Erkrankung haben. Sind Sie unsicher oder wollen kein Risiko eingehen, dann bleiben Sie einfach bei der D 30.
- Bei manchen Patienten, speziell wenn Herde in der oberen HWS bestehen, kann Medulla oblongata das passendere Organpräparat sein.
- Methylcobalamin 5 mg Ampullen und 5MTHF-Ampullen (im Schub 2–3 ×/Woche je 1 Ampulle s. c. bzw. i. m.): Gerade hinsichtlich der Entdeckung, dass bei MS auch axonale Schädigungen zugrunde liegen können, die durch nitrosativen Stress verursacht werden [1037] [1197], macht den Einsatz von Methyl-$B_{12}$ und 5MTHF so wertvoll bei MS. Dabei geht es ausdrücklich nicht darum, einen Vitamin-$B_{12}$-Mangel zu beheben. Bereits nach wenigen Injektionen liegt das Serum-Vitamin-$B_{12}$ bei diesen Patienten i. d. R. bereits weit über dem oberen Normwert. Vielmehr geht es darum, nitrosativen Stress so weit wie möglich unter Kontrolle zu bringen, damit axonale Schädigungen vermieden werden können.

## Infusionstherapie

Wenn keine Hochdosisbehandlung mit Vitamin $D_3$ durchgeführt wird, sind Infusionsserien mit **Kalzium-2,3-ethylaminophosphat** (Calcium EAP®) eine gute Begleitmaßnahme. Diese Behandlung geht auf den deutschen Arzt Dr. Hans Nieper (1928–1998) zurück, der sie viele Jahre bei seinen MS-Patienten eingesetzt hat. Nieper bezeichnete Calcium EAP® als Membranschutzfaktor, der die Nervenzellen bei MS vor Schädigungen schützen und die Zellmembranfunktion reparieren soll. Er beschrieb Calcium EAP® als essenziell für die Integrität der Zellmembranen und die Aufrechterhaltung des Membranpotenzials, die er als elementar für die neuronale Funktion ansah. Biochemisch gesehen ist EAP eine wichtige Ausgangssubstanz der Phospholipidsynthese – das Myelin besteht v. a. aus Phospholipiden. Geeignet ist Calcium EAP® (1 Ampulle 1–2 ×/Woche als langsame Bolusinfusion im Sinne einer Kuranwendung). An den infusionsfreien Tagen kann Calcium EAP® als Dragee (3 × tgl. 2–3 Drg.) eingenommen werden.

## Osteopathie

Die Osteopathie ist bei MS keine ursächlich ansetzende Therapie, trotzdem hat sie seit 27 Jahren in meiner Praxis einen festen Platz bei der Behandlung. Im Rahmen der Inspektion und der körperlichen Untersuchung nehme ich eine innere neutrale Haltung ein (innerer Reset) und stelle mir die Frage, welche biomechanischen Faktoren die von dem Patienten geschilderten Beschwerden auslösen könnten. Nach meiner Erfahrung ist diese Grundhaltung bei der osteopathischen Evaluation sehr wichtig, damit mögliche, bisher unerkannte Zusammenhänge erspürt werden können und man sich nicht von irgendwelchen Ideen und Konzepten aufs Glatteis führen lässt. Im Kontext der kraniosakralen Osteopathie wird dieser Zustand als „Listening“ bezeichnet.

Bei MS-bedingter Blaseninkontinenz liegt in manchen Fällen, neben einer neurologischen Störung des Beckenbodens, auch eine Beckenbodenschwäche vor. Diese ist durch ein entsprechendes Training sehr viel mühsamer zu beseitigen, als wenn keine MS bestehen würde – trotzdem lohnt sich in vielen Fällen das regelmäßige Üben über viele Monate. Andere Patienten mit dieser Diagnose haben zusätzlich einen stark aufgeblähten Darm, der sich biomechanisch bis in das kleine Becken auswirkt. MS-bedingter Schwindel kann eine (Teil-)Ursache in funktionellen Veränderungen im Bereich Atlas, obere HWS und Kiefermuskulatur haben. Hier ist die osteopathische Behandlung dieses Bereichs oft sehr hilfreich.

Auch das Taping hat sich als unterstützende Therapie als hilfreich erwiesen, z. B. beim Behandeln einer Schwäche der Oberschenkelmuskulatur oder in Form des Organ-Tapings bei MS-bedingter Obstipation oder Blasenstörungen.

MS-bedingte Parästhesien in den Armen stellen sich nach genauerer Untersuchung bei manchen Patienten als schmerzhafte Verspannung der oberen Nacken- und Oberarmmuskulatur heraus (Brachialgie), gerade wenn zusätzliche Gehhilfen genutzt werden müssen. Nach osteopathischer Behandlung der HWS, der Faszienmechanik und des zervikothorakalen Übergangs, begleitet von Infiltrationen mit Secale/Bleiglanz Ampullen, der Verordnung eines Vitamin-B-Komplexes und Baunscheidtbehandlungen in diesem Bereich, kommt es bei den Patienten nicht selten zu deutlichen Verbesserungen oder sogar zum Verschwinden der Parästhesien.

Sehr häufig finde ich bei MS-Patienten, die an einer kombinierten Gang- und Gleichgewichtsstörung leiden, eine mehr oder weniger stark reduzierte Rumpfstabilität. Ohne diese aber ist es für einen Menschen mit Behinderung gar nicht möglich, korrekt zu gehen. Hier hat es sich bewährt, im Rahmen von Körperübungen vermehrt auf die Rumpfstabilität zu achten, z. B. mittels Planks (eine einfache Gymnastikübung) oder dem physiotherapeutischen Training mit Slings – soweit das für den Patienten möglich ist.

In MRT-Aufnahmen der Wirbelsäule sieht man bei Rückenmarksläsionen von MS-Patienten nach meiner Beobachtung nicht selten, dass sich im selben Segment, in dem sich die Läsionen befinden, auch Auffälligkeiten bei den Wirbelkörpern und den Bandscheiben zeigen, z. B. deutliche Spinalarthrosen oder Bandscheibenvorwölbungen bzw. -vorfälle. Das ist keine Regel, aber es ist mir immer wieder aufgefallen. Eine Studie [1154] fand heraus, dass TH17-Zellen in den Pathomechanismus von Bandscheibendegeneration involviert sind und hier möglicherweise als Folge der mechanischen Belastung eine Entzündungsreaktion ausgelöst wird. Bei mechanisch verursachten Inflammationsprozessen handelt es sich um keine Autoimmunreaktion, ich sehe allerdings bei MS-Patienten, bei denen die biomechanische Situation der Wirbelsäule verbessert werden kann, dass neue Herde im Rückenmark eher seltener auftreten. Eventuell existiert hier eine Korrelation. In meiner Praxis setze ich bei MS-Patienten, bei denen Rückenmarksläsionen bestehen, die mit biomechanischen Einschränkungen der Wirbelsäule segmental korrelieren, oft osteopathische Behandlungen ein. Allerdings sollte man dabei auf „harte" Techniken wie z. B. Thrusts verzichten.

Bei MS-Patienten mit Bewegungsstörungen lohnt es sich oft, neben den betroffenen Muskeln das jeweilige WS-Segment und die jeweilige Muskelkette im Blick zu haben [1035], z. B. M. tibialis anterior und Segment L4–L5 (gibt es dort z. B. Bandscheibenprozesse?), Dorsalflexorenkette M. tibialis anterior – ischiokrurale Muskulatur – Lig. sacrotuberale – M. latissimus dorsi bzw. M. erector spinae – M. trapezius bzw. M. rhomboideus (gibt es hier Bewegungseinschränkungen irgendeiner Art, z. B. muskulärer Hypertonus, Adhäsionen?).

## Homöopathie

Homöopathische Mittel können, ähnlich wie Komplexmittel oder Spagyrika, symptomanalog angewendet werden, um dem Patienten eine Erleichterung zu verschaffen oder Beschwerden abzumildern. Da die MS ein sehr vielschichtiges und uneinheitliches Krankheitsbild ist, gibt es keine pauschale Empfehlung. Geeignet sind z.B:

- Alumina D 6 (Heilerde): Blasenschwäche, deutliche atonische Obstipation (der Patient muss den Stuhl manchmal mit den Fingern aus dem Anus befördern), Koordinationsstörungen, Parese der Beinmuskulatur

- Lathyrus sativus C 12 (Saat-Platterbse): spastische Blase, spastische Paresen im Körper, zunehmende Schwäche und Lähmung der unteren Extremitäten
- Causticum C 30 (Hahnemannscher Ätzkalk): Blasenlähmung, Inkontinenz, rechtsbetonte Gangstörungen
- Cuprum metallicum C 12 (metallisches Kupfer): spastische Diathese
- Agaricus muscarius C 6 (Fliegenpilz): Schwindel, Zittern, Gangunsicherheit bzw. ataktischer Gang, Steifigkeit in den Bewegungen, Parästhesien fühlen sich an „wie von stechenden Eisnadeln“, Blasenlähmung, skandierende Sprache
- Guaco C 9 (Mikania guako): vom Rückenmark ausgehende Lähmungen mit zunehmender Paralyse der unteren Extremitäten, Bulbärparalyse, die Sprache ist verwaschen, weil die Zunge nur schwer bewegt werden kann, paravertebral auftretende Schmerzen

## Komplexmittelhomöopathie bzw. Spagyrik

Komplexmittel bzw. Spagyrika können ebenfalls symptomanalog eingesetzt werden, z. B.

- Oenanthe crocata Synergon® Nr. 8 Tropfen (3 × tgl. 15 Tr.): Diese Kombination verschiedener klinischer Homöopathika mit Wirkrichtung auf das ZNS passen irisdiagnostisch gut bei spasmophiler Diathese mit Krampfringen, die im Hirnfeld (11:00–1:00) unterbrochen sind, außerdem bei Solarstrahlen im Hirnfeld oder anderweitigen Reizzeichen in diesem Bereich.
- Phönix® Plumbum spag. Tropfen (3 × tgl. 20 Tr.): Bei MS-Patienten mit spastischer Obstipation passt dies manchmal sehr gut, zumal das Blei dem Saturn zugeordnet wird, also erkalteten, verhärteten Prozessen.

Als spagyrische Basistherapie bei MS kann adjuvant die folgende Kombination von Solunaten eingesetzt werden:

- Solunat® Nr. 3 (ehemaliges Azinat; 2–3 × tgl. 5–10 Tr.): Hauptwirkstoffe sind 2 spagyrische Antimondestillate, wirkt auf entzündliche Prozesse im Körper
- Solunat® Nr. 4 (ehemaliges Cerebretik; 2–3 × tgl. 4–8 Tr.): ein Spagyrikum auf Basis von Silber, das zerebrale Prozesse im Fokus hat
- Solunat® Nr. 14 (ehemaliges Polypathik; 2–3 × tgl. 5–10 Tr.): wirkt allgemein sedierend und spasmolytisch
- Solunat® Nr. 17 (ehemaliges Sanguisol; 2–3 × tgl. 5–10 Tr.): solares Goldmittel als Gegenentwurf zum saturnischen Bleiprozess bei MS

Ich setze Homöopathika bzw. Spagyrika oft begleitend bei der Hochdosisbehandlung mit Vitamin D ein, v. a. um die Niere zu unterstützen und einer möglichen Konkrementbildung entgegenzuwirken. Geeigent sind z. B.

- RELIX® spag. Peka Tropfen (3 × tgl. 20 Tr.): zur Unterstützung der Niere, wenn es im Laborbefund zu einem Anstieg der Harnsäure kommt
- Solunat® 16 Tropfen (ehemaliges Renalin; 3 × tgl. 10 Tr.) als allgemeines Nierenmittel
- Phönix® Tartarus spag. Tropfen (3 × tgl. 20 Tr.): zur Prophylaxe einer Konkrementbildung in der Niere, dies in Kombination mit Tee aus Chanca de Piedra

## Sanierung der Darmflora

Die Sanierung der Darmflora ist als langfristiges Ziel sehr wichtig, da es immer mehr Publikationen gibt, die einen direkten Zusammenhang zwischen dem Zustand des Mikrobioms und dem Auftreten bzw. dem Verlauf einer MS nahelegen [1034] [1093] [1106] [1141]. Insbesondere spielen hier Darmbakterien eine Rolle, die kurzkettige organische Säuren wie Proprion- bzw. Butyrsäure produzieren. Dabei sind wohl weniger die organischen Säuren als vielmehr der Crosstalk zwischen säurebildender Mikroflora und adaptivem Immunsystem für die positiven Effekte verantwortlich, der von den Fettsäuren unterstützt wird.

Eine fördernde Wirkung auf diesen Teil des Mikrobioms kann man mit resistenter Stärke erreichen, die sich z. B. in gekochten kalten Kartoffeln findet, aber auch Äpfel, Vollkorngetreide, Linsen, Nüsse und Pistazien sind gut geeignet. In der Praxis setze ich Akazienfaserpulver (Arktis Grow Akazienfaserpulver, 1 EL in 200 ml stilles Wasser einrühren, etwas stehenlassen, erneut umrühren und trinken), resistentes Dextrin (Resistentes Dextrin Pulver, 1–2 × tgl. 1 Messlöffel in Flüssigkeit) oder SymbioIntest® Pulver (1 × tgl. 1 Beutel in 200 ml Wasser auflösen und trinken) ein.

### Humoraltherapie

Baunscheidtieren hat sich bei verschiedenen spastischen Zuständen der MS als Begleitbehandlung in meiner Praxis hervorragend bewährt. Typische Einsatzgebiete sind:

- M. tibialis anterior bei Fußheberspastik
- Michaelis-Raute bei spastischer Blase

Die Behandlungsfrequenz richtet sich danach, wie gut der therapeutische Impuls des Baunscheidtierens vom Patienten angenommen wird, i. d. R. 1–2 ×/Woche. Bei Überreaktionen kann man den Reiz verringern und z. B. nur das Baunscheidtöl einreiben.

### Wechselwirkungen Schulmedizin – Naturheilkunde

Bei Patienten mit Autoimmunerkrankungen, speziell der MS, sollten keine Phytopharmaka eingesetzt werden, die stark immunstimulierend wirken, wie Echinacea in der Urtinktur. In meiner Praxis habe ich bisher bei MS-Patienten weder Eigenblutbehandlungen noch Autovakzine eingesetzt. Das Ziel sowohl einer klassischen Eigenblut- als auch einer Autovakzinbehandlung ist die Immunmodulation, allerdings ist diese gewünschte Wirkung immer von verschiedenen Faktoren abhängig, u. a. der eingesetzten Dosis, der Behandlungsfrequenz und dem individuellen Ansprechen des Patienten auf die Behandlung. Beide Therapien sind allerdings ebenfalls in der Lage, immunstimulierend zu wirken, was bei einer MS nicht erwünscht ist. In der Literatur gibt es eine Einzelfallschilderung, in der ein Zusammenhang zwischen dem ersten Auftreten einer MS und der Behandlung mit Autovakzinen beobachtet wurde [1180]. Außerdem ist Heilpraktikern die Eigenblutbehandlung aktuell (Stand: Februar 2021) ohnehin untersagt. Zusätzlich finde ich es schwierig einzuordnen, ob es nicht auch zu einer Wechselwirkung mit den eingesetzten Präparaten kommen könnte, speziell wenn es sich um solche aus der Eskalationstherapie der MS handelt.

## 23.6 Meine Erfahrung

Es gibt keine Autoimmunerkrankung die bei den Patienten sowohl hinsichtlich der Symptomausbildung als auch des Verlaufs so uneinheitlich verläuft wie die MS. Zu Beginn der Behandlung ist es immer sinnvoll, für ausreichend Stabilität zu sorgen. Dazu dienen v. a. eine individuell passende Ernährung und eine möglichst optimale Mikronährstoffversorgung mit Vitamin D, Vitamin A, Vitaminen des B-Komplexes, Selen, Zink, Kupfer, Magnesium, Kalium, Aminosäuren und Omega-3-Fettsäuren. Auch Pregnenolon hat in der Behandlung der MS eine wichtige Bedeutung als Vorstufe verschiedener Neurosteroide, v. a., wenn es sich um eine progrediente MS-Form handelt. Viele der eingesetzten Substanzen zeigen in ihrer Anwendung bereits als Monosubstanz immunmodulierende, neuroprotektive und neuroregenerative Effekte, die sich im Rahmen eines patientenindividuellen synergistischen Behandlungskonzepts bündeln lassen, was nach meiner Beobachtung die Wirkungen verstärkt. Hier ist offensichtlich das Ganze mehr als die Summe seiner Teile, um es mit den Worten von Aristoteles zu sagen. Der nächste Schritt ist dann die Behandlung von Belastungen wie Viren, Herden oder Umweltnoxen. Es ist i. d. R. nicht sinnvoll, eine Entgiftung zu beginnen, wenn der Patient instabil ist.

Stress spielt bei MS in den meisten Fällen eine wichtige Rolle als Krankheitspromotor. Um Stressfolgen abzumildern bzw. die Stressverarbeitung zu verbessern, stehen die verschiedensten Möglichkeiten zur Verfügung, z. B. Spagyrik, Bachblüten, CBD-Öl oder Brainwave® Entrainment. Neben Stress gehören toxische Belastungen und chronische Entzündungen zu den häufigsten Heilhindernissen bei MS. Achten Sie in diesem Zusammenhang besonders auf Herpesviren, allen voran HSV 1 und 2, die speziell bei MS-Patienten häufig zu immunologischen Irritationen führen. Aber auch das EBV, Zahnherde und eine wenig spürbare und doch mehr oder weniger ständig persistierende Zystitis werden Ihnen bei der Behandlung von MS-Patienten häufiger begegnen und können eine gut gewählte Therapiestrategie torpedieren.

Speziell die Zystitis, im Praxisalltag normalerweise eher eine Banalität, verdient Ihre volle Aufmerksamkeit. In den meisten Fällen sind meine MS-Patientinnen, die Betroffenen sind zu über 90 % weiblichen Geschlechts, standardmäßig mit einer Packung Combur-5® Urinteststreifen ausgestattet und kontrollieren regelmäßig den Urin, damit ein mögliches Rezidiv gleich zu Beginn entdeckt wird, da frühe Stadien im Allgemeinen oft gut auf eine naturheilkundliche Behandlung ansprechen. Außerdem dient ein regelmäßig durchgeführter Test der Erfolgskontrolle: Sind die eingeleiteten Maßnahmen in der Lage, weitere Rezidive zu verhindern oder muss die Therapiestrategie verändert werden?

Bei allen vom Patienten geschilderten Beschwerden sollten Sie immer auch nach alternativen Erklärungen bzw. anderen Ursachen suchen (innerer Reset, Listening). Das ist wichtig und Sie sollten sehr achtsam sein, denn Sie werden öfter fündig werden als Sie es im Moment vielleicht vermuten. Außerdem sind Sie wahrscheinlich der einzige Therapeut, der die Beschwerden hinterfragt. Möglicherweise sind Ihre Neugier und Hartnäckigkeit für den Patienten die einzige Chance auf eine Besserung.

Die Behandlung mit Vitamin D in supraphysiologischen Dosen wurde bisher v. a. bei Patienten mit RRMS eingesetzt und zeigt hier nicht selten sehr gute Ergebnisse, insbesondere hinsichtlich einer Verhinderung der weiteren Krankheitsprogredienz. Sie sollten Vitamin D, sofern es keine Kontraindikationen gibt, mindestens in Tagesdosierungen einsetzen, durch die der Patient optimal mit Vitamin D versorgt ist, d. h. dass sein Calcidiol-Serumspiegel wenigstens bei 140–160 nmol/l (56–64 ng/ml) liegt. Oft sind höhere Dosen bzw. Blutspiegel angezeigt, bedürfen aber regelmäßiger Kontrollen und sollten nur eingesetzt werden, wenn entsprechende Kenntnisse vorhanden sind.

Bei SPMS bzw. PPMS, bei denen der akut-entzündliche Aspekt in den Hintergrund getreten ist, sind kurmäßige Injektionsbehandlungen mit Methyl-$B_{12}$ und 5MTHF sinnvoll, ebenso wie eine Unterstützung des Glutathionstoffwechsels, da hier zunehmend axonale Schädigungen eine Rolle spielen. Man sieht bei diesen Patienten zwar einen zunehmenden neuronalen Funktionsverlust, allerdings sind neue Läsionen nur selten nachweisbar – ein Hinweis darauf, dass der Untergang von Myelin nur noch eine untergeordnete Rolle spielt und stattdessen die mitochondriale Schädigung der Neuronen mit ATP-Mangel und axonalem Untergang in den Vordergrund treten. Als Basistherapie nutze ich die Hochdosisbehandlung mit Biotin und wende Vitamin D, anders als bei RRMS, in Tagesdosen bis 10000 IE ein, außerdem das bereits erwähnte Pregnenolon.

Noch ein Wort zur Progredienz einer MS: Bei der RRMS geht man im Allgemeinen davon aus, dass es nur innerhalb eines Krankheitsschubs zu einer Verschlechterung des EDSS kommt, die sich nach Ende des Schubs im Rahmen der Remissionsphase entweder komplett oder inkomplett zurückbildet. In letzterem Fall hat dann der Schub zu einer dauerhaften Verschlechterung geführt. Die langsame, schleichende Progredienz wird normalerweise der SPMS bzw. PPMS zugeordnet. Das entspricht aber nicht unbedingt der Beobachtung in der Praxis. Ich treffe immer wieder Patienten mit RRMS, die trotz gut eingestellter schulmedizinischer Therapie und ohne, dass Schübe auftreten, über eine schubunabhängige Progredienz ihrer Erkrankung über einen längeren Zeithorizont berichten. Dieses Phänomen hat mittlerweile eine Bezeichnung: PIRA (Disability Progression Independent of Relapse Activity). Schulmedizinisch geht man davon aus, dass PIRA ursprünglich auf initiale Inflammationsprozesse im ZNS zurückgeht, die sich anscheinend im Krankheitsverlauf verselbstständigen [1085]. Man empfiehlt, dass bereits in Frühphasen der Erkrankung möglichst effizient gegen solche Prozesse vorgegangen werden sollte.

Wenn man sich vor Augen hält, dass es bei PIRA nicht zu Schädigungen am Marklager kommt (sonst würde man bei diesen Patienten in einer MRT-Untersuchung neue Herde nachweisen können), erscheint mir eine beginnende axonale Schädigung durch eine im Vergleich zur SPMS bzw. PPMS (S. 521) viel milder verlaufende Mitochondriopathie als die naheliegendste Erklärung. Im Lauf der Erkrankungsjahre kommt es dann früher oder später zu einer SPMS, bei der dann die axonalen Schädigungen dominieren und die

Mitochondriopathie, die bereits Jahre vorher entstanden ist, an Fahrt aufnimmt, weil bereits zu Beginn der SPMS ein Teil der zur Verfügung stehenden Mitochondrien zerstört und damit schon längst eine Verminderung der ATP-Produktion eingetreten ist. Patienten, die bereits seit Längerem an RRMS erkrankt sind, profitieren nach meiner Beobachtung sowohl von der Gabe antioxidativer Mikronährstoffe, die sich gegen ROS und nitrosativen Stress richten, als auch von Substanzen, die das Potenzial haben, die Reparatur von Myelin anzuregen und die Fluidität neuronaler Membranen zu verbessern. Unterstützend haben sich sportliche Betätigung, Life Kinetik®, Feldenkrais® und generell gezielte Bewegung ebenfalls sehr bewährt.

## 23.7 Literatur


[1017] Ahmed Z, Fulton D, Douglas MR. Opicinumab: is it a potential treatment for multiple sclerosis? Ann Transl Med 2020; 8 (14): 892

[1018] Al-Amin MM, Sullivan RKP, Kurniawan ND et al. Adult vitamin D deficiency disrupts hippocampal-dependent learning and structural brain connectivity in BALB/c mice. Brain Struct Funct 2019; 224 (3): 1315–1329

[1019] Alfei F, Kanev K, Hofmann M et al. TOX reinforces the phenotype and longevity of exhausted T cells in chronic viral infection. Nature 2019; 571 (7764): 265–269

[1020] Arpaia N, Campbell C, Fan X et al. Metabolites produced by commensal bacteria promote peripheral T-cell generation. Nature 2013; 504 (7480): 451–455

[1021] Ashtari F, Toghianifar N, Zarkesh-Esfahani SH et al. Short-term effect of high-dose vitamin D on the level of interleukin 10 in patients with multiple sclerosis: a randomized, double-blind, plecebo-controlled trial. Neuroimmunomodulation 2015; 22 (6): 400–404

[1022] Ayoobi F, Moghadam-Ahmadi A, Houshang A et al. Achillea millefolium is benefical as an add-on therapy in patients with multiple sclerosis: A randomized placebo-controlled clinical trial. Phytomedicine 2018; 52: 89–97

[1023] Bagasra O, Michaels FH, Zheng YM et al. Activation of the inducible form of nitric oxid synthase in the brains of patients with multiple sclerosis. Proc Natl Acad Sci 1995; 92 (26): 12041–12045

[1024] Bahr LS, Bock M, Liebscher D et al. Ketonic diet and fasting diet as nutritional approaches in multiple sclerosis (NAMS): protocol of a randomized controlled study. Trials 2020; 21 (1): 3

[1025] Baker D, Pryce G, Croxford JL et al. Endocannabinoids control spasticity in a multiple sclerosis model. FASEB J 2001; 15 (2): 300–302

[1026] Baker D, Pryce G. The endocannabinoid system and multiple sclerosis. Curr. Pharmaceut. Design 2008; 14 (23): 2326–2336

[1027] Bansil S, Lee HJ, Jindal S. Correlation between sex hormones and magnetic resonance imaging lesions in multiple sclerosis. Acta Neurolog Scand 2009; 99 (2): 91–94

[1028] Baulieu EE, Schumacher M. Progesterone as a neuroactive neurosteroid, with special reference to the effect of progesterone on myelination. Hum Reproduct 2000; 15 (1): 1–13

[1029] Beyer BA, Fang M, Sadrian B etr al. Metabolomics-based discovery of a metabolite that enhances oligodendrocyte maturation. Nat Chem Biol 2018; 14: 22–28

[1030] Bisogno T, Di Marzo V. Cannabinoid recpetors and endocannabinoids: role in neuroinflammatory and neurodegenerative disorders. Drug Targets 2010; 9 (5): 564–573

[1031] Bittner S, Steffen F, Uphaus T et al. Clinical implications of serum neurofilament in newly diagnosed MS patients: A longitudinal multicentre cohort study. doi:org/10.1016/j.ebiom.2020.102807

[1032] Bizzozero OA, DeJesus G, Bixler HA et al. Evidence of nitrosative damage in the brain white matter of patients with multiple sclerosis. Neurochem Res 2005; 30 (1): 139–149

[1033] Blum, P. Infektion durch Herpes simplex Virus 1 + 2 und Varizella zoster Virus. Fokus Mikroimmuntherapie 2012; 2: 2–7

[1034] Boziki MK, Kesidou E, Theotokis P et al. Microbiome in multiple sclerosis: where are we, what we know and do not know. Brain Sci 2020; 10 (4): 234

[1035] Buch D, Spies A, Münter F. Osteopathische Muskelkettentherapie nach D. Buch. Netphen: Selbstverlag Daniel Buch; 2014

[1036] Burton JM; Kimball S, Vieth R et al. A phase I/II dose-escalation trial of vitamin D 3 and calcium in multiple sclerosis. Neurology 2010; 74 (23): 1852–1859

[1037] Calabrese V, Scapagnini G, Ravagna A et al. Disruption of thiol homeostasis and nitrosative stress in the cerebrospinal fluid of patients with active multiple sclerosis: evidence for a protective role of acetylcarnitine. Neurochem Res 2003; 28 (9): 1321–1328

[1038] Centonze D, Bari M, Rossi S et al. The endocannabinoid system is dysregulated in multiple sclerosis and in experimental autoimmune encephalomyelitis. Brain 2007; 130 (10): 2543–2553

[1039] Chiurchiù V, van der Stelt M, Centonze D. The endocannabinoid system and its therapeutic exploitation in multiple sclerosis: clues for other neuroinflammatory diseases. Progr Neurobiol 2018; 160: 82–100

[1040] Choy IY, Piccio L, Childress P et al. A diet mimicking fasting promotes regeneration and reduces autoimmunity and multiple sclerosis symptoms. Cell Reports 2016;15(10):2136–2146

[1041] Correale J, Farez MF, Ysrraelit MC. Increase in multiple sclerosis activity after assisted reproduction technology. Ann Neurol 2012; 75 (5): 682–693

[1042] Cree BA, Cutter G, Wolinsky JS et al. Safety and efficacy of MD1003 (high-dose biotin) in patients with progressive multiple sclerosis (SPI2): an randomised, double-blind, placebo-controlled, phase 3 trial. Lancet Neurol 2020; 19 (12): 988–997

[1043] De Nicola AF, Labombarda F, Gonzales Deniselle MC et al. Progesterone neuroprotection in traumatic CNS injury and motoneuron degeneration. Front Neuroendocrinol 2009; 30 (2): 173–187

[1044] Derakhshandi H, Etemadifar M, Feizi A et al. Preventive effect of vitamin D 3 supplementation on conversion of optic neuritis to clinically definite multiple sclerosis: a double-blind, randomized, placebo-controlled clinical trial. Acta Neurol Belg 2013; 113 (3): 257–263

[1045] Disanto G, Barro C, Benkert P et al. Serum Neurofilament light: A biomarker of neuronal damage in multiple sclerosis. Ann. Neurol. 2017;81(6):857–870

[1046] Duscha A, Gisevius B, Hirschberg S et al. Propionic acid shapes the multiple sclerosis disease course by an immunmodulatrory mechanism. Cell 2020; 180 (6): 1067–1080

[1047] Dyment DD, Ebers GC, Sadovnick AD. Genetics of multiple sclerosis. Lancet Neurology 2004; 3 (2): 104–110

[1048] Egli RS. Physiotherapie bei MS. VPT Magazin 2017; 1: 16–17

[1049] El-Etr M, Vukusic S, Gignoux L et al. Steroid hormones in multiple sclerosis. J Neurolog Sci 2005; 233 (1–2): 49–54

[1050] Engler JB, Kursawe N, Solano ME et al. Glucocorticoid receptor in T cells mediates protection from autoimmunity in pregnancy. PNAS 2017; 114 (2): E181–E190

[1051] Erasmus U. Fats that heal, fats that kill. 14. Aufl. Stoke-on-Trent: Alive-Books; 1993

[1052] Esplugues E, Huber S, Gagliani N et al. Control of Th 17 cells occurs in the small intestine. Nature 2011; 475: 514–518

[1053] Esposito S, Bonavita S, Sparaco M et al. The role of diet in multiple sclerosis: a review. Nutr Neurosci 2018; 21 (6): 377–390

[1054] Fagnani C, Neale MC, Nistico L et al. Twin studies in multiple sclerosis: A meta-estimation of heritability and environmentally. Mult Scler J 2015; 21 (11): 1404–1413

[1055] Farez MM, Mascanfroni ID, Méndez-Huergo SP et al. Melatonin contributes the seasonality of multiple sclerosis. Cell 2015; 162 (6): 1338–1352

[1056] Faroni A, Magnaghi V. The neurosteroid allopregnanolone modulates specific functions in central and peripheral glial cells. 10.3389/fendo.2011.00103. eCollection 2011

[1057] Flachenacker P, Hartung HP. Multiple sclerosis and pregnancy. Overview and status of the European multicenter PRIMS study. Nervenarzt 1995; 66 (2): 97–104

[1058] Furusawa Y, Obata Y, Fukuda S et al. Commensal microbe-derived butyrate induces the differentation of colonic regulatory T cells. Nature 2013; 504: 446–450

[1059] Galli E, Hartmann FJ, Schreiner B et al. GM-CSF and CXCR4 define a T helper cell signature in multiple sclerosis. Nat Med 2019; 25 (8): 1290–1300

[1060] Garay L, Deniselle MC, Meyer M et al. Protective effects of progesterone administration on axonal pathology in mice with experimental autoimmune encephalomyelitis. Brain Res 2009; 1283: 177–185

[1061] Garay L, Gonzalez Deniselle MC, Lima A et al. Effect of progesterone in the spinal cord of a mouse model of multiple sclerosis. J. Steroid Biochem. Mol Biol 2007; 107 (3–5): 228–237

[1062] Ginter E, Simko V. New data on harmful effects of trans-fatty acids. Bratisl. Lek Listy 2016; 117 (5): 251–253

[1063] Gonzalez SL, Labombarda F, Gonzalez-Deniselle MC et al. Progesterone up-regulates neuronal brain-derived neurotrophic factor expression in the injured spinal cord. Neurosciene 2004; 125 (3): 605–614

[1064] Gröber U. Kurzschluss im Nervensystem: Ausgewählte Umweltfaktoren und Mikronährstoffe bei Multipler Sklerose. OM Zeitschr. Orthomol Med 2019; 2: 5–15

[1065] Guggenmos J, Schubart AS, Ogg S et al. Antibody cross-reactivity between myelin oligodendrocyte glycoprotein and the milk protein butyrophilin in multiple sclerosis. J Immunol 2004; 172 (1): 661–668

[1066] Guillevin C, Agius P, Naudin M et al. 1 H-31 P magnetic resonance spectroscopy: effect of biotin in multiple sclerosis. Ann Clin Transl Neurol 2019; 6 (7): 1332–1337

[1067] Gulani V, Calamante F, Shellock FG et al. Gadiolinum deposition in the brain: summary of evidence and recommendations. Lancet Neurology 2017; 16 (7): 564–570

[1068] Guo BJ, Yang ZL, Zhang LJ. Gadiolinum deposition in brain: current scientific evidence and future perspectives. Front Mol Neurosci 2018; 11: 335

[1069] Guptar JK, Qureshi SS. Potential benefis of methylcobalamine: a review. Austin J Pharmacol Ther 2015; 3 (3): 1076

[1070] Guzman de la Fuente A, Errea O, van Wijngaarden P et al. Vitamin D receptor – retinoid X receptor heterodimer signaling regulates oligodendrocyte progenitor cell differentiation. J Cell Biol 2015; 211 (5): 975–985

[1071] Hadjivassiliou M, Arschlimann P, Sanders DS et al. Transglutaminase 6 antibodies in the diagnosis of gluten ataxia. Neurology 2013; 80 (19): 1740–1745

[1072] Hebener O. Fundamente der Hoffnung – Theorie und Therapie der Multiplen Sklerose. 2. Aufl. o.O.: Verlag für Medizin und Gesundheit; 1998

[1073] Heinz UJ. Das Handbuch der modernen Pflanzenheilkunde. Freiburg: Bauer; 1984

[1074] Heshmatzadeh Behzadi A, Gupta A, Prince MR. Potential role of lipoic acid as a chelator in prevention and treatment of gadiolinum brain retention. Med Hypothesis 2018; 114: 29

[1075] Hood DA. Mechanisms of exercise-induced mitochondrial biogenesis in skeletal muscle. Appl Phyiol Nutr Metabol 2009; 34 (3): 465–472

[1076] https://dgn.org/neuronews/neuronews/konsultationsfassung-der-s2k-leitlinie-diagnose-und-therapie-der-multiplen-sklerose/ (Stand: 30.12.2020)

[1077] https://nemos-net.de/fuer-patienten-was-ist-die-nmo.html Stand: (Stand: 30.12.2020)

[1078] https://yourfunctionalmedicine.com/glycin-iss-nicht-nur-das-steak-teil-1/ Stand: (Stand: 30.12.2020)

[1079] Hupperts R, Smolders J, Vieth R et al. Randomized trial of daily high-dose vitamin D 3 in patients with RRMS receiving subcutaneous interferon β-1a. Neurology 2019; 93 (20): e1906-e1916

[1080] Hutchison M. Megabrain – Geist und Maschine. 2. aktualisierte Aufl. Basel: Sphinx; 1990

[1081] Jacobs BM, Giovannoni G, Cuzick J et al. Systematic review and meta-analysis of the association between Epstein-Barr virus, multiple sclerosis, and other risk factors. Mult Scler 2020; 26 (11): 1281–1297

[1082] Jean-Gilles L, Feng S, Tench CR et al. Plasma endocannabinoid level in multiple sclerosis. J Neurol Sci 2009; 287 (1–2): 212–215

[1083] Johnson AW, Land JM, Thompson EJ et al. Evidence for increased nitric oxide production in multiple sclerosis. J Neurol Neurosurg Psychiatr 1995; 58 (1): 107–115

[1084] Kaelberer MM; Buchanan KL, Klein ME et al. A gut-brain neural circuit for nutrient sensory transduction. Science 2018;361(6408): eaat5236. doi:10.1126/science.aat5236

[1085] Kappos L, Wolinsky JS, Giovannoni G et al. Contribution of relapse-independent progression vs relapse-associated worsening to overall confirmed disability accumulation in typical relapsing multiple sclerosis in a pooled analysis of 2 randomized trials. JAMA Neurol 2020; 77 (9): 1–9

[1086] Kaskow BJ, Baecher-Allan C. Effector T Cells in Multiple Sclerosis. Cold Spring Harb Perspect Med 2018; 8 (4): a029025

[1087] Kim YS, Won YJ, Lim BG et al. Neuroprotective effects of magnesium L-threonate in a hypoxic zebrafish model. BMC Neurosci 2020; 21: 29

[1088] Kracke A. Die Bedeutung des Aromatogramms. SANUM-Post 2017; 118: 25–29

[1089] Kremer D, Förster M, Warnke C et al. Therapie der Multiplen Sklerose: Management der Nebenwirkungen. Dtsch Arztebl 2018; 115 (37): 4

[1090] Labombarda F, Gonzalez Demiselle MC, de Nicola AF et al. Progesterone and the spinal cord: a good friend in bad times. Neuroimmunomodulation 2010; 17 (3): 146–149

[1091] Lasemi R, Kundi M, Moghadam NB et al. Vitamin K2 in multiple sclerosis patients. Wien Klin Wochenschr 2018; 130: 307–313

[1092] Lee YK, Menezes JS, Umesaki Y et al. Proinflammatory T-cell responses to gut microbiota promote experimental autoimmune encephalomyelitis. Proc Natl Acad Sci 2011; 108 (Suppl 1): 4615–4622

[1093] Li B, Selmi C, Tang R et al. The microbiome and autoimmunity: a paradigm from the gut-liver axis. Cell Mol Immunol 2018; 15 (6): 595–609

[1094] Li W, Yu J, Liu Y et al. Elevation of brain magnesium prevents synaptic loss and reverses cognitive deficits in Alzheimer's disease mouse model. Mol Brain 2014; 7: 65

[1095] Lolli G, Cozza G, Mazzorana M et al. Inhibition of protein kinase CK2 by flavonoids and tyrphostins: A structural insight. Biochemistry 2012; 51 (31): 6097–9107

[1096] Lutz H. Life Kinetik® Bewegung macht Hirn. Aachen: Meyer & Meyer; 2017

[1097] Mahad D, Ziabreva I, Lassmann H et al. Mitochondrial defects in acute multiple sclerosis lesions. Brain 2008; 131 (Pt 7): 1722–1735

[1098] Mahon BD, Gordon SA, Cruz J et al. Cytokine profile in patients with multiple sclerosis following vitamin D supplementation. J Neurolimmunol 2003; 134 (1–2): 128–132

[1099] Mamum Al-Amin M, Sullivan RKP, Kurniawan ND et al. Adult vitamin D deficiency disrupts hippocampal-dependent learning and structural brain connectivity in BALB/c mice. Brain Struct Funct 2019; 224: 1315–1329

[1100] Manouchehrinia A, Tench CR, Maxted J et al. Tobacco smoking and disability progression in multiple sclerosis: United Kingdom cohort study. Brain 2013; 136 (Pt 7): 2298–2304

[1101] Mattle H, Mumenthaler M. Neurologie. 13. Aufl. Stuttgart: Thieme; 2013

[1102] Mayne PE, Burne THJ. Vitamin D in synaptic plasticity, cognitive function, and neuropsychiatric illness. Trends Neurosci 2019; 42 (4): 293–306

[1103] Meier-Gerdingh E, Fitzgerald K, Gold R et al. Dietary intake and the effect of disease progression in people with multiple sclerosis (P4.2–063). Neurology 2019; 92 (15 Supplement): P4.2–063

[1104] Miller A, Korem M, Almog R et al. Vitamin B12, demyelination, remyelination and repair in multiple sclerosis. J Neurol Sci 2005; 233 (1–2): 93–97

[1105] Mitrovic B, Ignarro LJ, Montestruque S et al. Nitric oxide as a potential pathologic mechanism in demyelination: its differential effects on primary glial cells in vitro. Neuroscience 1994; 61: 575–585

[1106] Mohajeri MH, La Fata G, Steinert RE et al. Relationship between the gut microbiome and brain function. Nutr Rev 2018; 76 (7): 481–496

[1107] Mokarizadeh A, Esmaeili P, Soraya H et al. Antibody against α-gliadin 33-mer peptide: Is the key initiating factor for development of multiple sclerosis during gluten sensitivity? J Med Hypothes Ideas 2015; 9: 38–44

[1108] Montalban X, Gold R, Thompson AJ et al. ECTRIMS/EAN guideline on the pharmacological treatment of people with multiple sclerosis. Mult Scler 2018; 24 (2): 96–120

[1109] Mousavi Nasl-Khameneh A, Mirshafiey A, Naser Moghadasi A et al. Combination treatment of docosahexaenix acid (DHA) and all-trans-retinoic acid (ATRA) inhibit IL-17 and RORγt gene expression in PBMCs of patients with relapsing-remitting multiple sclerosis. Neurol Res 2018; 40 (1): 11–17

[1110] Mowry EM, Krupp LB, Milazzo M et al. Vitamin D status is associated with relapse rate in pediatric-onset multiple sclerosis. Ann Neurol 2010; 67 (5): 618–624

[1111] Mowry EM, Waubant E, McCulloch CE et al. Vitamin D status predicts new brain magnetic resonance imaging activity in multiple sclerosis. Ann Neurol 2012; 72: 234–240

[1112] Mozzafarian D. Trans fatty acids – effects on systemic inflammation and endothelial function. Atheroscler Suppl 2006; 7 (2): 29–32

[1113] Munger KL, Levin LI, Hollis BW et al. Serum 25-hydroxyvitamin D levels and risk of multiple sclerosis. JAMA 2006; 296 (23): 2832–2838

[1114] Murugan S, Jakka P, Namani S et al. The neurosteroid pregnenolone promotes degradation of key proteins in the innate immune system to supress inflammation. J Biol Chem 2019; 294 (12): 4596–4607

[1115] Naghashpour M, Amani R, Sarkaki A et al. Riboflavin may ameliorate neurological motor disability but not spatial learning and memory impairments in murine model of multiple sclerosis. Clin Nutr Exp 2019; 23: 1–14

[1116] Naghashpour M, Jafarirad S, Amani R et al. Update on riboflavin and multiple sclerosis: a systematic review. Iran J Basic Med Sci 2017; 20 (9): 958–966

[1117] Naghashpour M, Majdinasab N, Shakerinjead G et al. Riboflavin supplementation to patients with multiple sclerosis does not improve disability status nor is riboflavin supplementation correlated to homocysteine. Int J Vitamin Nutr Res 2013; 83 (5): 281–290

[1118] Nieper H. Revolution in Medizin und Gesundheit; 4. Aufl. Oldenburg: MIT; 1983

[1119] Nikic I, Merkler D, Sorbara C et al. A reversible form of axon damage in experimental autoimmune encephalomyelitis and multiple sclerosis. Nat Med 2011; 17 (4): 495–499

[1120] Nishimoto S, Tanaka H, Okamoto M et al. Methylcobalamin promotes the differentiation of Schwann cells and remyelination in lysophosphatidylcholine-induced demyelination of the rat sciatic nerve. Front Cell Neurosci 2015; 9: 298

[1121] Noorbakhsh F, Baker GB, Power C. Allopregnanolone and neuroinflammation: a focus on multiple sclerosis. Front Cell Neurosc 2014; 8: 134

[1122] Noschinski DR. Osteopathie bei Multipler Sklerose. Paracelsus-Magazin 2013; 3: 11–13

[1123] Noschinski DR. Multiple Sklerose – Orthomolekulare Aspekte einer Autoimmunerkrankung. J Orthomol Med 2005; 2: 212–214

[1124] Noschinski DR. Multiple Sklerose in der Naturheilpraxis. CoMed 2009; 3: 61–63

[1125] Noschinski DR. Multiple Sklerose und Naturheilkunde. Dabei – Zeitschrift der DMSG Landesverband Hessen 2002; 74: 14–16

[1126] Noschinski DR. Multiple Sklerose, Ernährung und Orthomolekulare Medizin. J Orthomol Med 2004; 2: 161–170

[1127] Noschinski DR. Multiple Sklerose. Paracelsus-Magazin 2010; 6: 4–7

[1128] Ohnishi H, Saito Y. Eicosapentaenoic acid (EPA) reduces cardiovascular events: relationship with the EPA/archidonic acid ratio. J Atheroscler Thromb 2013; 20 (12): 861–877

[1129] Online-Kongress Metalltoxikologie, IMD Berlin, 13.6.2020

[1130] Opazo MC, Ortega-Rocha EM, Coronado-Arrázola I et al. Intestinal microbiota influences non-intestinal related autoimmune diseases. Front Microbiol 2018; 9: 432

[1131] Page N, Klimek B, De Roo M et al. Expression of the DNA-binding factor TOX promotes the encephalitogenic potential of microbe-induced autroreactive CD8 + T cells. Immunity 2018; 48 (5): 937–950

[1132] Pall ML. Common etiology of posttraumatic stress-disorder, fibromyalgia, chronic fatigue syndrome and multiple chemical sensitivity via elevated nitric oxide/peroxynitrite. Med Hypotheses 2001; 57: 139–145

[1133] Pasztoi M, Pezoldt J, Huehn J. Microenvironment Matters: Unique conditions within gut-draining lymph nodes favor efficient de novo induction of regulatory t-cells. Prog Mol Biol Transl Sci 2015; 136: 35–56

[1134] Piancone F, Saresella M, Marventano I et al. B lymphocytes in multiple sclerosis: Bregs and BTLA/CD272 expressing CD19 + lymphocytes modulate disease severity. Sci Rep 2016; 6: 29699

[1135] Powers HJ. Riboflavin: Physiology. In: Caballero B, Finglas P, Toldra F. Encyclopedia of Food and Health. Cambridge: Academic; 2015

[1136] Proeller H. Das Therapiehandbuch der Solunate. Hohenfurch: Erasmus-Grasser; 2007

[1137] Raknes G, Smabrekke L. Low-dose naltrexone in multiple sclerosis: a quasi-experimental study. PLoS One 2017; 12 (11): e0187423

[1138] Ramirez-Ramirez V, Macias-Islas MA, Ortiz GG et al. Efficacy of fish oil on serum TNF-α, IL-1β, and IL-6 oxidative stress markers in multiple slcerosis treated with interferon β. Oxid Med Cell Longev 2013; 2013: 709493. doi:10.1155/2013/709493

[1139] Regenold WT, Phatak P, Markley MJ et al. Cerebrospinal fluid evidence of increased extra-mitochondrial glucose metabolism implicates mitochondrial dysfunction in multiple sclerosis disease progression. J Neurol Sci 2008; 275 (1–2): 106–112

[1140] Reichelt K, Jensen D. IgA antibodies against gliadin and gluten in multiple sclreosis. Acta Neurol Scand 2004; 110 (4): 239–241

[1141] Reynolds T, Devolder L, Valles-Colomer M et al. Gut microbiome variation is associated to multiple sclerosis phenotypic subtypes. Ann Clin Transl Neurol 2020; 7 (4): 406–419

[1142] Saito MV, Rezende MR, Teixeira AL. Cannabinoid modulation of neuroinflammatory disorders. Curr Neuropharmacol 2012; 10 (2): 159–166

[1143] Salehpour MY, Mollica A, Momtaz S et al. Melatonin and Multiple Sclerosis: from Plausible Neuropharmacological Mechanisms of Action to Experimental and Clinical Evidence. Clin Drug Interact 2019; 39: 607–624

[1144] Salvetti M, Giovannoni G, Aloisi F. Epstein-Barr virus and multiple sclerosis. Curr Opin Neurol 2009; 22 (3): 201–206

[1145] Salzer J, Hallmanns G, Nyström M et al. Vitamin D as protective factor in multiple sclerosis. Neurology 2012; 79 (2): 2140–2145

[1146] Sanyal S, Marckmann P, Scherer S et al. Multiorgan gadiolinum (Gd) deposit and fibrosis in a patient with nephrogenic systemic fibrosis – an autopsy-based review. Nephrol Dial Transplant 2011; 26 (11): 3616–3626

[1147] Schmidt RM, Hoffmann F, Faiss JH et al. Multiple Sklerose. 7. Aufl. München: Elsevier; 2018

[1148] Schumacher M, Guennoun R, Stein DG et al. Progesterone: therapeutic opportunities for neuroprotection and myelin repair. Pharmacol Ther 2007; 116 (1): 77–106

[1149] Schumacher M, Sitruk-Ware R, De Nicola AF. Progesterone and progestins: neuroprotection and myelin repair. Curr Opin Pharmacol 2008; 8 (6): 740–746

[1150] Schwab N, Schneider-Hohendorf T, Melzer N et al. Natalizumab-associated PML. Neurology 2017; 88 (12): 1197–1205

[1151] Sedel F, Papeix C, Bellanger A et al. High doses of biotin in chronic progressive multiple sclerosis: a pilot study. Mult Scler Relat Disord 2015; 4 (2): 159–169

[1152] Sennelka R, Ramalho M, Jay M. Intravenous Calcium/Zinc Diethylene Triamine Penta-Acid in patients with presumed gadiolinum deposit disease. Invest Radiol 2018; 53 (6): 373–379

[1153] Serafini B, Rosicarelli B, Veroni C et al. Epstein-Barr virus-specific CD8 T cells selectively infiltrate the multiple sclerosis brain and interact locally with virus infected cells: clue for a virus-driven immunopathological mechanism. J Virol 2019; 93 (24): e00980–19

[1154] Shamji MF, Setton LA, Jarvis W et al. Proinflammatory cytokine expression profile in degenerated and herniated human intervertebral tissues. Arthritis Rheum 2010; 62 (7): 1974–1982

[1155] Shinto L, Marracci G, Balduf-Wagner S et al. Omega-3-fatty acid supplementation decreases matrix metalloproteinase-9 production in relapsing-remitting multiple sclerosis. Prostaglandins Leukot Essent Fatty Acids 2009; 80 (2–3): 131–136

[1156] Shor DBA, Barzilai O, Ram M et al. Gluten sensitivity in multiple sclerosis: experimental myth or clinical truth? Ann NY Acad Sci 2009; 1173: 343–349

[1157] Slavich GM, Irwin MR. From stress to inflammation and major depressive disorder: a social signal transduction theory of depression. Psychol Bull 2014; 140 (3): 774–815

[1158] Smolders J, Menheere P, Kessels A et al. Association of vitamin D metabolite levels with relapse rate and disability in multiple sclerosis. Mult Scl 2008; 14 (9): 1220–1224

[1159] Soilu-Hänninen M, Aivo J, Lindström BM et al. A randomised, double-blind, placebo-controlled trial with vitamin D as an add-on treatment to interferon β-1b in patients with multiple sclerosis. J Neurol Neurosurg Psychiatry 2012; 83 (5): 565–571

[1160] Sotirchos ES, Bhargava P, Eckstein C et al. Safety and immunologioc effects of high-dose vs. low-dose cholecalciferol in multiple sclerosis. Neurology 2016; 86 (4): 382–390

[1161] Stefferl A, Schubert A, Storch M et al. Butyrophilin, a milk protein, modulates the encephalitogenic T-cell response to myelin oligodendrocyte glycoprotein in experminental autoimmune encephalitis. J Immunol 2000; 165 (5): 2859–2865

[1162] Swank RL, Dugan BB. Effect of low saturated fat diet in early and late cases of multiple sclerosis. Lancet 1990; 336 (8706): 37–39

[1163] Takei Y, Ando H, Tsutsui K. Handbook of Hormones. Comparative Endocrinology for Basic and Clinical Research. London: Elsevier; 2015

[1164] Tallantyre EC, Bo L, Al-Rawashdeh O et al. Clinicopathological evidence that axonal loss underlies disability in progressive multiple sclerosis. Mult Scler 2010; 16 (4): 406–411

[1165] Téllez N, Comabelle M, Julia E et al. Fatigue in progressive multiple sclerosis is associated with low levels of dehydroepiandrosterone. Mult Scler 2006; 12 (4): 487–494

[1166] Thangamani S, Kim M, Son Y et al. Cutting edge: progesterone directly upregulates vitamin D receptor gene expression for efficient regulation of T cells by calcitriol. J Immunol 2015; 194 (3): 883–886

[1167] Timmermann V, de Jonghe P. Promising riboflavin treatment for motor neuron disorder. Brain 2014; 137 (1): 2–3

[1168] Thomsen HL, Jessen EB, Passali M et al. The role of gluten in multiple sclerosis: a systematic review. Mult Scler 2019; 27: 156–163

[1169] Toghianifar N, Ashtari F, Zarkesh-Esfahani SH, Mansourian M. Effect of high dose vitamin D intake on interleukin-17 levels in multiple sclerosis: a randomized, double-blind, placebo-controlled clinical trial. J Neuroimmunol 2015; 285: 125–128

[1170] Tourbah A, Lebrun-Frenay C, Edan G et al. MD1003 (high dose biotin) for the treatment of progressive multiple sclerosis: A randomised double-blind, placebo-controlled study. Mult Scler 2016; 22 (13): 1719–1731

[1171] Ulges A, Witsch EJ, Pramanik G et al. Protein kinase CK2 governs the molecular decision between encephalitogenic TH17 cell and Treg cell development. PNAS 2016; 113 (36): 10145–10150

[1172] Van der Mei IA, Ponsonby AL, Dwyer T et al. Vitamin D levels in people with multiple sclerosis and community controls in Tasmania, Australia. J Neurol 2007; 254 (5): 581–590

[1173] Verde F, Steinacker P, Weishaupt JH et al. Neurofilament light chain in serum for the diagnosis of amyotrophic lateral sclerosis. J Neurol Neurosurg Psychiatr 2019; 90 (2): 157–164

[1174] Vukusic S, Hutchinson M, Hours M et al. Pregnancy and multiple sclerosis (the PRIMS-study): clinical predictors of post-partum relapse. Brain 2004; 127 (Pt6): 1353–1360

[1175] Wang XX, Chen T. Meta-analysis of the association of IL 2RA polymorphisms rs2104286 and rs12722489 with multiple sclerosis risk. Immunol Invest 2018; 47 (5): 431–442

[1176] Wingerchuk DM, Lesaux J, Rice GP et al. A pilot study of oral calitriol (1,25-dihydroxyvitamin D 3) for relapsing-remitting multiple sclerosis. J Neurol Neurosurg Psychiatr 2005; 76 (5): 1294–1296

[1177] www.abda.de/fuer-apotheker/arzneimittelkommission/amk-nachrichten/detail/online-nachricht-informationen-der-hersteller-rote-hand-brief-zu-lemtradar-alemtuzumab-einschraenkung-der-indikation-und-zusaetzliche-gegenanzeigen/ (Stand: 13.2.2021)

[1178] www.aerzteblatt.de/archiv/200302/Therapie-der-Multiplen-Sklerose-Management-der-Nebenwirkungen (Stand: 10.2.2021)

[1179] www.aerztezeitung.de/Medizin/Viele-MS-Diagnosen-sind-falsch-295615.html (Stand: 29.12.2020)

[1180] www.arznei-telegramm.de/html/2003_02/0302023_05.html (Stand: 13.2.2021)

[1181] www.arznei-telegramm.de/html/2020_11/2011087_02.html (Stand: 10.2.2021)

[1182] www.bfarm.de/SharedDocs/Risikoinformationen/Pharmakovigilanz/DE/RHB/2020/rhb-tecfidera.html (Stand: 10.2.2021)

[1183] www.bfarm.de/SharedDocs/Risikoinformationen/Pharmakovigilanz/DE/RV_STP/g-l/gadolinium-kernspin-neu.html (Stand: 30.12.2020)

[1184] www.deutsche-apotheker-zeitung.de/daz-az/2001/daz-49–2001/uid-5141 (Stand: 30.12.2020)

[1185] www.ema.europa.eu/en/news/emas-final-opinion-confirms-restrictions-use-linear-gadolinium-agents-body-scans (Stand: 30.12.2020)

[1186] www.i-rm.org/neuroplastizitaet/ (Stand: 30.12.2020)

[1187] www.pei.de/DE/newsroom/veroffentlichungen-arzneimittel/sicherheitsinformationen-human/2020/ablage2020/2020–01–24-rhb-lemtrada-alemtuzumab.html (Stand: 10.2.2021)

[1188] www.pharmazeutische-zeitung.de/nur-noch-fuer-schwere-faelle/ (Stand: 30.12.2020)

[1189] www.roche.de/presse/hintergrundinformationen/produkte/ocrevus/ (Stand: 31.12.2020)

[1190] www.sciencedaily.com/releases/2019/03/190305162008.htm (Stand: 31.12.2020)

[1191] www.wissenschaft.de/umwelt-natur/wenn-die-guten-zu-den-boesen-werden/ (Stand: 13.2.2021)

[1192] Xiaofei Y, Rollins D, Ruhn KA et al. Th 17 cell differentation is regulated by the circadian clock. Science 2013; 342 (6159): 727–730

[1193] Yates MA, Li Y, Chlebeck P et al. Progesterone treatment reduces disease severity and increases IL-10 in experimental autoimmune encephalomyelitis. J Neuroimmunol 2010; 220 (1–2): 136–139

[1194] Yeh WZ, Gresle M, Jokubaitis V et al. Immunregulatory effects and therapeutic potential of vitamin D in multiple sclerosis. Br J Pharmacol 2020; 177: 4113–4133

[1195] Zaruba B, Wierk S. Dem Leben wiedergeben. 6. Aufl. München: FA Herbig; 2011

[1196] Zeschnigk T., Kauerz U., Weisner B. Glycin als inhibitorischer Transmitter mit antispastischer Wirkung – Konzentration und Pharmakokinetik in Liquor und Serum. In: Fischer PA, Baas H, Enzensberger W. Verhandlungen der Deutschen Gesellschaft für Neurologie. Vol 5. Berlin: Springer: 1989

[1197] Zhang SY, Gui LN, Liu YY et al. Oxidative stress marker aberrations in multiple sclerosis: a meta-analysis study. Front Neurosci 2020; 14: 823

# 24 Polymyalgia rheumatica und Riesenzellarteriitis

## 24.1 Definition und Epidemiologie

Die **Polymyalgia rheumatica** ist eine entzündlich-rheumatische Autoimmunerkrankung und zählt zu den Vaskulitiden. Die entzündlichen Veränderungen treten an den großen Gefäßen auf. Vorwiegend ist der Bereich von Schulter, Nacken und Oberarmen betroffen, später auch von Beckengürtel und Oberschenkeln. In ca. 20 % der Fälle geht die Polymyalgia rheumatica mit einer **Riesenzellarteriitis** einher, bei der die Entzündung der Schädelarterien im Vordergrund steht, v. a. der A. temporalis (Arteriitis temporalis). Uneinigkeit besteht darüber, ob die Polymyalgia rheumatica eine milde Form der Riesenzellarteriitis darstellt oder ob es sich um 2 verschiedene Krankheitsbilder handelt.

Die Polymyalgia rheumatica betrifft hauptsächlich Menschen im Alter über 55 Jahre. Frauen erkranken 3-mal so häufig wie Männer, insgesamt tritt die Erkrankung bei 3–4 von 100000 Menschen über 55 Jahre auf.

## 24.2 Pathophysiologie

Die Pathogenese ist unbekannt. Angenommen werden eine genetische Prädisposition und virale Infekte, die dann eine fehlerhafte, T-Zell-abhängige Immunreaktion triggern, die zu einer granulomatösen Panarteriitis führt. Dabei wandern Leukozyten in die Gefäßwände der mittelgroßen und großen Arterien ein und verdicken das dortige Endothel. Sowohl diese Verdickungen als auch der autoimmun-entzündliche Prozess verengen das Gefäßlumen und es kommt so zu einer Minderdurchblutung der zu versorgenden Gewebe mit Schmerzen in den betroffenen Gebieten. Wenn die A. ophthalmica betroffen ist, kann es zu einer Minderdurchblutung der Augen mit irreversiblen Schäden bis hin zur Erblindung kommen. Bei der Polymyalgia rheumatica finden sich zusätzlich zu den Durchblutungsstörungen entzündliche Infiltrate in den betroffenen Gelenken.

## 24.3 Klinik

Die **Polymyalgie** geht mit symmetrischen **Schmerzen** und **Steifigkeit** der **proximalen Muskulatur** (Schultergürtel, Nacken, Becken und proximale Extremitäten) ohne objektive Einschränkung der Muskelkraft einher, obwohl es sein kann, dass der Patient dies so empfindet (**Abb. 24.1**). Meist besteht gleichzeitig eine Bursitis eines oder beider Schultergelenke, seltener eine Synovitis oder eine Tendinitis der langen Bizepssehne. **Morgens** und **nach Ruhe** sind die Schmerzen stärker und es tritt eine **Morgensteifigkeit** der betroffenen Partien auf, die länger als 60 Minuten anhält. Zusätzlich liegen mitunter **All-**

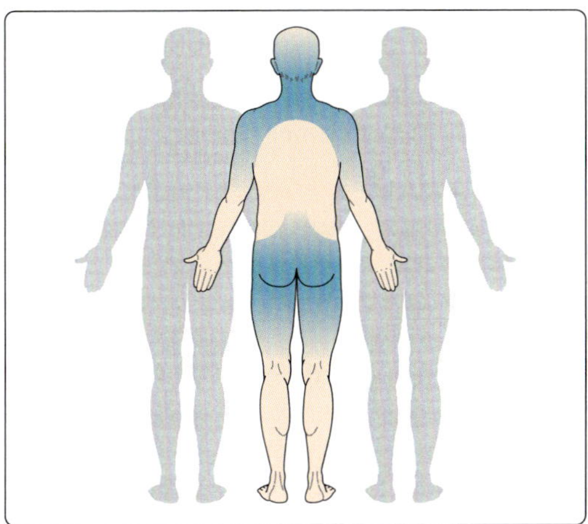

**Abb. 24.1** Myalgiezonen (farbig markiert) bei Polymyalgia rheumatica. (Quelle: Schoser B. Rheumatologische Krankheitsbilder: Polymyalgia rheumatica. In: Müller-Wohlfahrt H, Ueblacker P, Hänsel L, Hrsg. Muskelverletzungen im Sport. 2., vollständig überarbeitete und erweiterte Auflage. Stuttgart: Thieme; 2014. doi:10.1055/b-002-96273)

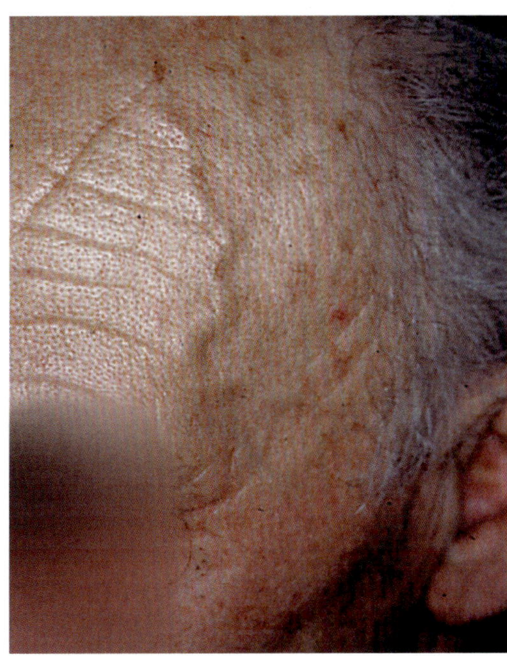

**Abb. 24.2** Verdickte Temporalarterie bei Arteriitis temporalis. (Quelle: Tab. B-1.59 Beispiel Nr. 59. In: Füeßl H, Middeke M, Hrsg. Duale Reihe Anamnese und Klinische Untersuchung. 6., aktualisierte Auflage. Stuttgart: Thieme; 2018. doi:10.1055/b-006-149437)

**gemeinsymptome** vor, z. B. ein allgemeines Krankheitsgefühl, Müdigkeit und Appetitlosigkeit, sowie eine depressive Verstimmung.

Typische Symptome der **Riesenzellarteriitis** sind:

- Kopfschmerzen, besonders im Bereich der A. temporalis (**Abb. 24.2**)
- Schmerzen im Bereich der Kiefermuskeln und Verstärkung beim Kauen
- Sehstörungen
- Überempfindlichkeit der Kopfhaut
- allgemeines Krankheits- oder Schwächegefühl, Erschöpfung, Appetitlosigkeit, Gewichtsverlust und erhöhte Temperatur

**! Vorsicht**

Eine nicht rechtzeitig bzw. nicht adäquat behandelte Riesenzellarteriitis kann im schlimmsten Fall innerhalb eines Tages zur Erblindung führen. Ferner besteht die Gefahr eines Schlaganfalls. Schicken Sie daher diese Patienten im Zweifelsfall zur Abklärung umgehend zu einem Facharzt.

Die Erkrankung kann durch eine Behandlung vollständig verschwinden, allerdings liegt die **Rezidivrate** bei ca. 30 %, d. h. bei jedem 3. Betroffenen kommt es wieder zu einem Krankheitsschub.

Die Crux bei der Polymyalgia rheumatica ist die Diagnose, da es viele mögliche **Differenzialdiagnosen** mit ähnlichen Symptomen gibt, speziell dann, wenn diese nicht mit einer Arteriitis temporalis einhergehen. Die wichtigsten sind:

- **rheumatoide Arthritis (rA)**: Sie kann auch kleine Gelenke befallen, was bei der Polymyalgia rheumatica nicht der Fall ist. Bei der Polymyalgia rheumatica sind zwar CRP und BSG deutlich erhöht, was auch bei der rA vorkommen kann, allerdings findet sich bei der Polymyalgia rheumatica keine Erhöhung des Rheumafaktors RF quantitativ. Rheumaknoten finden sich nur bei rA.
- **Polymyositis**: Der Patient fühlt sich, genau wie bei der Polymyalgia rheumatica, schwach, allerdings ist er das auch tatsächlich, d. h. bei Poly-

myositis findet sich i. d. R. auch eine Muskelschwäche. Die Kreatin-Kinase CK-NAC ist meist erhöht (ein Muskelenzym, das bei der Polymyositis aufgrund destruierender Prozesse in der Muskulatur freigesetzt wird).

- **Hypothyreose**: Manche Formen der Hypothyreose, speziell aber die Hashimoto-Thyreoiditis, können mit Schmerzen und Beschwerden am Bewegungsapparat einhergehen. Es finden sich entsprechende Laborhinweise (S. 408): Schilddrüsenantikörper sind nachweisbar, TSH kann erhöht sein.
- **multiples Myelom**: Dabei ist in der Serumelektrophorese das γ-Globulin erhöht, was als monoklonale Gammopathie bezeichnet wird. (Allerdings gibt es dafür verschiedene mögliche Ursachen und nicht jede Erhöhung bedeutet automatisch, dass ein multiples Myelom vorliegt. Daher sollte dieser Befund fachärztlich abgeklärt werden.) Bei der Polymyalgia rheumatica sind hingegen nicht selten $\alpha_1$- bzw. $\alpha_2$-Globulin in der Serumelektrophorese als Zeichen einer Entzündung erhöht.
- **andere Krebserkrankungen**: Die primäre Fehldeutung von Symptomen maligner Erkrankungen als Polymyalgia rheumatica kann Ihnen durchaus in der Praxis begegnen. Hohe BSG, Knochenschmerzen und Erschöpfung können in beiden Fällen zutreffen, die Polymyalgia rheumatica bessert sich auf Prednison. Rheumatische Symptome im Rahmen paraneoplastischer Syndrome können auf okkulte Neoplasien hinweisen. Tumormarker sind als Differenzierungskriterium manchmal geeignet, manchmal nicht. Solche suspekten Fälle sollten daher immer fachärztlich abgeklärt werden.
- **SLE** (S. 612): Dabei ist häufig das $C_3$-Komplement erniedrigt, außerdem finden sich Autoantikörper wie Anti-Sm oder Phospholipid-Antikörper. In dieser Hinsicht ist die Polymyalgia rheumatica unauffällig.
- **Fibromyalgie**: Die Fibromyalgie geht mit keiner Erhöhung von CRP oder BSG einher.
- **Nebenwirkung von Medikamenten**: Einige Medikamente können z. T. heftige Muskelschmerzen auslösen, z. B. Kortison, Statine oder Chloroquin (Resochin®), das einerseits als Malariaprophylaxe, andererseits aber auch als Rheumamittel eingesetzt wird. Bei diesen Patienten sind BSG und CRP normal (Ausnahme: rheumatoide Arthritis), außerdem lässt sich die Medikamenteneinnahme bzw. -anwendung anamnestisch abklären.

**Red Flags**

**Polymyalgia rheumatica**
- Patient älter als 55 Jahre
- Schmerzen der proximalen Muskulatur, speziell Schultern, die ganz plötzlich innerhalb von ca. 2 Wochen aufgetreten sind
- Morgensteifigkeit > 60 Minuten
- BSG stark ↑ und CRP ↑
- Krankheitsgefühl mit subfebrilen Temperaturen, Appetitlosigkeit, Fatigue

**Riesenzellarteriitis**
- Patient älter als 55 Jahre
- plötzlich aufgetretene Kopfschmerzen ohne erkennbare Ursache
- plötzlich aufgetretene Sehstörungen
- Druckdolenz der Schläfenarterie (bitte vorsichtig tasten)

## 24.4 Diagnostik

### 24.4.1 Schulmedizinische Diagnostik

#### Labor

Typisch sind im Schub eine starke Erhöhung der **BSG** (manchmal > 100 mm in der 1. Stunde, Ergebnisse ab 40 mm/h sind bei entsprechender Klinik immer suspekt) und des **CRP**.

#### Bildgebende Verfahren

Im Röntgenbild sieht man, anders als z. B. bei der rA, keine Erosionen in den Gelenken oder gar eine Gelenkdestruktion. Bei Schulterschmerzen sieht man im Ultraschall u. U. das Bild einer Bursitis, sehr viel seltener einer Synovitis oder eine Entzündung der Bizepssehne.

Der Nachweis einer Arteriitis temporalis erfolgt mittels Biopsie eines kleinen Stücks der A. temporalis, ferner erfolgt eine Angiografie.

### 24.4.2 Naturheilkundliche Diagnostik

Neben der **Versorgung mit Mikronährstoffen**, allen voran Vitamin D, Vitamin A, Zink, Selen und Omega-3-Fettsäuren, ist es sinnvoll, dass ein **Adrenaler Stressindex** (S. 215) durchgeführt wird (Kortisol-Tageskurve inkl. DHEA basal und DHEA nach 12 Stunden. Ist das aufgrund einer bereits begonnen Behandlung mit Prednison nicht mehr möglich, verzichten Sie auf die Untersuchung, nehmen aber trotzdem die Nebenniere sicherheitshalber in die Behandlung mit auf, speziell dann, wenn der Patient über Müdigkeit, Abgeschlagenheit oder Infektanfälligkeit geklagt hat. Der Wunsch nach einer Durchführung des adrenalen Stressindex ist allerdings kein Grund dafür, eine Behandlung mit Prednison verspätet zu beginnen, zu unterbrechen oder gar abzubrechen. Im Vordergrund steht immer die Kontrolle über den Entzündungsprozess und das Verhindern einer Arteriitis temporalis.

Das Vorliegen von **nitrosativem Stress** (S. 235) sollte mit einer geeigneten Methode, z. B. Nitrotyrosin im EDTA-Blut oder Citrullin im Urin, abgeklärt werden. Liegt dieser vor, hat die Erkrankung auf der molekularen Ebene eine Komponente, bei der es durch die Bildung hochtoxischer Radikale wie Peroxynitrit zu deutlichen Schädigungen betroffener Gewebe kommen kann.

## 24.5 Therapie

### 24.5.1 Schulmedizinische Therapie

Schulmedizinisch wird die Polymyalgia rheumatica mit **Prednison** (Kortison) behandelt, das nach Besserung sehr langsam ausgeschlichen und ggf. auf eine möglichst niedrige Erhaltungsdosis reduziert wird. Das Ansprechen auf diese Therapie bzw. die Normalisierung von CRP und BSG dienen als hauptsächliches Diagnosekriterium.

Spricht der Patient nicht bzw. nicht ausreichend auf Prednison an, wird zusätzlich **Methotrexat** (MTX) eingesetzt (wöchentlich 10–15 mg). Bisher haben Studien [1199] [1201] mit monoklonalen TNF-α-Hemmern keinen Nutzen bei Polymyalgia rheumatica gezeigt. Die Möglichkeiten und Grenzen der Behandlung mit rekombinanten IL-6-Blockern werden allerdings diskutiert [1202].

Die **Arteriitis temporalis** wird **zusätzlich** mit **Acetylsalicylsäure** behandelt, um eine Thrombose zu vermeiden.

### 24.5.2 Naturheilkundliche Therapie

#### Naturheilkundliche Sichtweise

Anfang der 2000er-Jahre wurde in einer Studie [1200] bei Patienten mit aktiver Polymyalgia rheumatica die Kortisolproduktion der Nebenniere untersucht. Dabei fanden die Wissenschaftler heraus, dass bei diesen Patienten die Nebenniere nicht adäquat auf den entzündlichen Stressreiz durch IL-6 reagiert und eine nur eingeschränkte Produktion von Kortisol bzw. DHEA aufweist. Außerdem spricht die Nebenniere nicht adäquat auf die Stimulation mit ACTH an. Man findet bei diesen Patienten allerdings die Kortisolvorstufe 17-Hydroxy-Progesteron erhöht, was darauf schließen lässt, dass eine mehr oder weniger permanente Überstimulation der Hypothalamus-Hypophysen-Nebennieren-Achse vorliegt. Für akute Anforderungen, z. B. einen Entzündungsschub bei Polymyalgia rheumatica, ist das System dann unempfindlicher als es normalerweise der Fall sein sollte.

#### Wechselwirkungen Schulmedizin – Naturheilkunde

Da in der Regel nur Prednison und MTX eingesetzt werden, gibt es keine besonderen Wechselwirkungen.

### 24.5.3 Spezifischer Therapievorschlag

#### Injektions- und Infusionstherapie

##### Akute Phase

Die Domäne der Akutbehandlung einer Polymyalgia rheumatica bzw. einer Arteriitis temporalis ist die Kortisontherapie durch den Facharzt. Apis D 30 („anthroposophisches Kortison") kann hier unterstützend wirken, weil es eine abschwellende Komponente hat. Eine homöopathische Zubereitung aus Hochmoortorf (Solum oliginosum) mit Rosskastanie und Ackerschachtelhalm wirkt auf das Bindegewebe abschwellend und gewebsstärkend, was sich empirisch bei Polymyalgia rheumatica bewährt hat. Folgende Mittel sind z. B. geeignet:

- Apis Gl D 30 Ampullen (bis 1 × tgl. s. c.)
- Solum Inject 10 ml Ampullen (bis 1 × tgl. 1 Ampulle i. v.)
- Methylcobalamin 5 mg in Kombination mit 5MTHF, falls nitrosativer Stress vorliegt
- Manchmal ist es notwendig, die von der Entzündung betroffene Struktur mitzubehandeln, damit der lokale Entzündungsprozess möglichst rasch ausheilt, z. B. Musculus deltoideus Komplex Gl D 30 oder Arteria Gl D 30.

##### Subakute Phase

- Umstimmungstherapie: Acidum formicicum, z. B. Formasan® Ampullen (1–2 ×/Woche s. c.)
- Zur Regeneration der Nebenniere bzw. Regulation gestörter Organprozesse:
  - Glandula suprarenalis GL D 5 Ampullen (2 ×/Woche) in Kombination mit Glandula suprarenalis comp. Globuli (3 × tgl. 5–10 Globuli).
- Zur allgemeinen Stabilisierung der hormonellen Balance:
  - bei Männern: Glandula M Gastreu® R19 Tropfen (2–3 × tgl. 5–10 Tr.)
  - bei Frauen: Glandula F Gastreu® R 20 Tropfen (2–3 × tgl. 5–10 Tr.)

#### Vitamin D

Die Studienlage speziell zu Polymyalgia rheumatica und einem Vitamin-D-Mangel ist äußerst mager, allerdings existiert eine Publikation [1198], in der sowohl Patienten mit CED als auch solche mit Erkrankungen des rheumatischen Formenkreises bzw. Polymyalgia rheumatica hinsichtlich ihrer Versorgung mit Vitamin D untersucht wurden. Laut dieser Studie haben knapp 62 % der Patienten, die an Erkrankungen des rheumatischen Formenkreises inkl. Polymyalgia rheumatica leiden, einen Vitamin-D-Mangel.

Wenn man sich die Bedeutung von Vitamin D bei Autoimmunerkrankungen vor Augen hält, ist es meiner festen Überzeugung nach absolut sinnvoll, bei Patienten mit Polymyalgia rheumatica Vitamin D einzusetzen, damit wenigstens ein Serumspiegel von 160–200 nmol/l (64–80 ng/ml) erreicht wird. Nach meiner Erfahrung haben diese Patienten erstens einen schnelleren Heilungsverlauf und erleiden zweitens seltener ein Rezidiv.

#### Osteopathie

Um bei Polymylagia rheumatica Verklebungen der Muskulatur und des Bindegewebes zu vermeiden, können sanfte Behandlungen des Bindegewebes vorgenommen werden.

#### Komplexmittelhomöopathie bzw. Spagyrik

Meist geht es den mit Prednison und Solum Inject behandelten Patienten sehr schnell sehr viel besser. Insofern ist ein symptomanaloges Mittel nur in den seltensten Fällen notwendig. In diesen Fällen hat sich mir AREUTID® spag. Peka Tropfen gut bewährt (3–6 × tgl. 20 Tr.).

#### Sanierung der Darmflora

Ob zwischen Polymyalgia rheumatica bzw. Riesenzellarteriitis und Störungen im intestinalen Mikrobiom explizit Zusammenhänge existieren, wurde bisher in Studien nicht untersucht. Allerdings gibt es eine Untersuchung [1203], bei der die Arterienwände von Patienten mit Arteriitis temporalis mikrobiologisch mit der 16S-rRNA-Gensequenzmethode untersucht wurden. Es fanden sich Hinweise auf das Vorhandensein eines Mikrobioms in den untersuchten Arterien, und es gab zwischen Gesunden und Erkrankten Unterschiede in dessen Zusammensetzung, u. a. was Bifido- und Proteobakterien betrifft. Allerdings bleibt unklar, welche Bedeutung das für die Erkrankung selbst hat.

Die Zusammensetzung des intestinalen Mikrobioms (S. 289) hat Einfluss auf immunologische Prozesse. Deshalb erscheint es zumindest in diesem Kontext sinnvoll, auch bei dieser Autoimmunerkrankung bei Verdacht das intestinale Mikrobiom untersuchen zu lassen und Dysbiosen entsprechend zu behandeln.

## 24.6 Meine Erfahrung

Die Behandlung der akuten Phase einer Polymyalgia rheumatica ist eine Domäne der Schulmedizin und auch die regelmäßige Kontrolle der Augen bzw. des betroffenen Gefäßes gehört bei der Arteriitis temporalis in fachärztliche Hände. Trotzdem kann die Naturheilkunde für diese Patienten eine ganze Menge Gutes bewirken, v. a. was die Verkürzung der Behandlungszeit angeht, das Vermeiden von Methotrexat und die Rezidivprophylaxe.

Es spielen viele Faktoren eine Rolle, die man im Rahmen einer allgemeinen Behandlung bei Autoimmunerkrankungen beachten sollte, v. a. aber die Ernährung und die Versorgung mit Mikronährstoffen, allen voran Vitamin D. Im Vordergrund steht meiner Erfahrung nach, dass die Nebenniere, so weit möglich, in ihrer Funktion wiederhergestellt werden sollte. Dazu gehört v. a. die Organregeneration, die Sie mit Organotherapeutika erreichen können, z. B. Glandula suprarenalis Gl D 5 Ampullen. Langfristig profitieren diese Patienten in der Nachsorge von Glandula F Gastreu® bzw. Glandula M Gastreu®, da diese das gesamte glanduläre System im Blick haben. Bitte achten Sie, speziell bei der Rezidivprophylaxe und bei der Behandlung therapieresistenter Fälle, auch auf unerkannte Umweltbelastungen und latente virale Infektionen. Nicht selten liegt hier die Ursache und wartet auf ihre Entdeckung.

## 24.7 Literatur


[1198] Bruzzese V, Ridola L, Zullo A et al. High prevalence of vitamin D deficiency and insufficiency in patients with either rheumatic or inflammatory bowel diseases. Presented at the European League Against Rheumatism Annual Congress; June 2015; Rome. Abstract AB0400

[1199] Castaneda S, Garcia-Castaneda N, Prieto-Pena D et al. Treatment of polymyalgia rheumatica. Biochem Pharmacol 2019; 165: 221–229

[1200] Cutolo M, Straub RH, Foppiani L et al. Adrenal gland hypofunction in active polymyalgia rheumatica: Effect of glucocorticoid treatment on adrenal hormones and interleukin 6. J Rheumatol 2002; 29 (4): 748–756

[1201] Gonzalez-Gay MA, Matteson E, Castaneda S. Polymaylagia rheumatica. Lancet 2017; 390 (10103): 1700–1712

[1202] Hagihara K, Kawase I, Tanaka T et al. Tocilizumab ameliorates clinical symptoms in polymyalgia rheumatica. J Rheumatol 2010; 37 (5): 1075–1076

[1203] Hoffman GS, Getz TM, Padmanabhan R et al. The microbiome of temporal arteries. Pathol Immun 2019; 4 (1): 21–38

[1204] Kane J, Menon S. Carcinoma of the prostate presenting as polymyalgia rheumatica. Rheumatology 2003; 42: 385–387

# 25 Psoriasis

## 25.1 Definition und Epidemiologie

Die Psoriasis (Schuppenflechte) ist eine entzündliche Hauterkrankung. Sie geht mit einer Schuppung und Hyperproliferation der Epidermis einher.

Sie ist die zweithäufigste chronische Hauterkrankung, man schätzt, dass 2–3 % aller Erwachsenen an ihr leiden. Bei etwa ⅓ der Betroffenen beginnt sie vor dem 18. Lebensjahr, nicht selten zeigen sich erste Symptome in der Zeit der Pubertät. Allerdings können auch Kinder an Schuppenflechte erkranken, etwa 4 % aller Kindern und Jugendlichen unter 16 Jahren haben Psoriasis. Sehr selten sieht man Erstmanifestationen bei Säuglingen und sehr alten Menschen.

## 25.2 Pathophysiologie

Der genaue Pathomechanismus ist bisher unklar. Vermutet wird eine **genetische Komponente**. Wenn beide Elternteile an Psoriasis erkrankt sind, liegt die **Wahrscheinlichkeit** für den Ausbruch einer Schuppenflechte bei 60–70 %, ist nur ein Elternteil erkrankt, sinkt diese auf etwa 30 % ab [1242]. Neben der Wahrscheinlichkeit zu erkranken, hat die Genetik auch einen Einfluss auf den weiteren **Krankheitsverlauf**, daher unterscheidet man die Psoriasis nicht nur bezüglich ihrer symptomatischen Ausprägung, sondern auch hinsichtlich der Frage der genetischen Disposition in eine **Psoriasis Typ I und Typ II** (**Tab. 25.1**).

Die genetische Komponente allein reicht aber für den Krankheitsausbruch nicht aus. Viele Pa-

**Tab. 25.1** Unterschiede zwischen Psoriasis Typ I und Typ II.

| | Psoriasis Typ I (frühe Form) | Psoriasis Typ II (späte Form) |
|---|---|---|
| Erstmanifestation | <40. Lebensjahr | >40. Lebensjahr |
| Krankheitsgipfel | 15.–25. Lebensjahr | 50.–60. Lebensjahr |
| betrifft etwa | 75 % aller Erkrankten | 25 % aller Erkrankten |
| genetische Disposition | häufig | selten |
| HLA-Assoziation | ausgeprägt (HLA-Cw6, HLA-B13, HLA-B57, DRB1) | selten (HLA-Cw2, HLA-B27) |
| Verlauf der Erkrankung | schwerer Verlauf mit häufigen Rezidiven | stabiler Verlauf, nur wenig Schwankungen |

tienten berichten über ein **auslösendes Moment** [1244], z.B. eine bakterielle Infektion mit β-hämolysierenden Streptokokken oder Staphylokokken, einen Sonnenbrand, die Anwendung bestimmter Medikamente wie Betablocker, ACE-Hemmer, Antibiotika, NSAD, Amiodaron, Chloroquin, Lithium, Interferon oder eine besonders belastende Lebenssituation wie Dauerstress oder ein plötzliches traumatisches Ereignis.

Bisher gilt **epidermales Keratin** als einziges gesichertes **Autoantigen**. Diese wasserunlöslichen, schwefelhaltigen Faserstrukturen werden in der Haut von Keratinozyten gebildet, mit 80% der vorherrschende Zelltyp in der Epidermis. Die Keratinozyten differenzieren sich im Verlauf der Verhornung von der untersten Schicht der Epidermis bis in die oberste Schicht, das Stratum corneum. Dort werden sie als Korneozyt bezeichnet. **Keratinozyten** sind aktiv an den Entzündungsprozessen bei Psoriasis beteiligt, da sie zusammen mit neutrophilen Granulozyten in den Psoriasisläsionen antimikrobielle Peptide wie RNase-7 (R7) oder Psoriasin bilden [1234]. Dies führt zu einer Aktivierung dendritischer Zellen in der Epidermis, die ihrerseits nun proinflammatorische Zytokine wie TNF-α und IL-23 bilden, was zu einer Aktivierung der TH1/TH17-Schiene führt, wodurch vermehrt IL-17 und IL-22 entstehen, was eine weitere Verstärkung des Inflammationsprozesses nach sich zieht. Im Rahmen dieser Immunreaktion kommt es zur Aktivierung des Transkriptionsfaktors STAT3 in den Keratinozyten, sodass sich die Epidermis verändert. Die dadurch bedingte enorme Steigerung der Zellteilungsrate führt in Kombination mit der Entzündung zu den typischen Veränderungen in Psoriasisherden.

## 25.3 Klinik

Psoriasisherde zeichnen sich durch eine **scharf begrenzte Rötung** der Haut mit einer fest anhaftenden, **silbrig-weiß glänzenden Schuppung** aus (**Abb. 25.1**). In der Regel besteht **kein Juckreiz**, einzelne Herde können jedoch v.a. am Kopf und perianal jucken. Die Herdgröße variiert von einigen Millimetern bis zu großflächig konfluierenden Arealen. Eine Abheilung erfolgt ohne Narbenbildung. Die Psoriasis tritt häufig in **Schüben** auf, in denen sich die Hauteffloreszenzen verstärken, die aber auch während der schubfreien Zeit bestehen können.

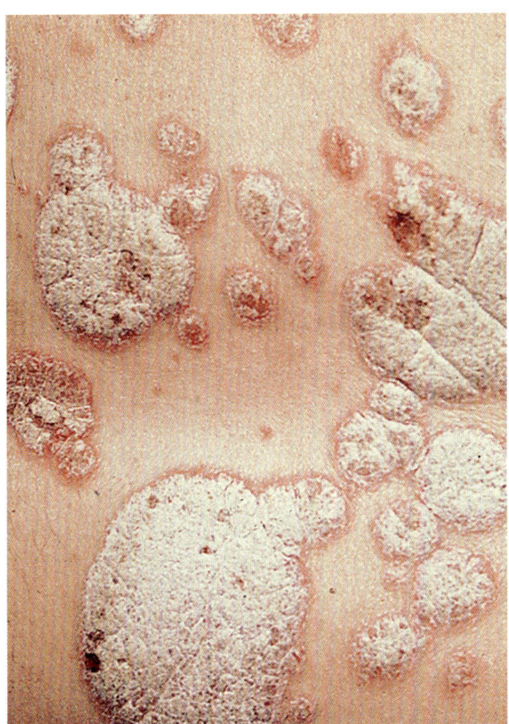

**Abb. 25.1** Psoriasis vulgaris mit typischen scharf begrenzten Herden mit starker Schuppung, die nicht fest haftet. (Quelle: Tsianakas A. Psoriasis vulgaris. In: Moll I, Hrsg. Duale Reihe Dermatologie. 8. vollständig überarbeitete Auflage. Stuttgart: Thieme; 2016. doi:10.1055/b-003-129293)

Die wichtigsten **Prädilektionsstellen** sind die **Streckseiten** der Extremitäten (v.a. Knie und Ellenbogen), die **behaarte Kopfhaut** (tritt die Schuppenflechte nur dort auf, wird sie als Psoriasis capitis bezeichnet), der Rumpf speziell um den Nabel herum und am Kreuzbein, die **Analfalte**, das Gesicht inkl. den Gehörgängen, die Handflächen, Fußsohlen und der Genitalbereich.

Typische **Nagelveränderungen** treten bei etwa der Hälfte der Betroffenen auf (**Abb. 25.2**):

- **Tüpfelnägel**: kleine, trichterförmige Einziehungen an der Nageloberfläche

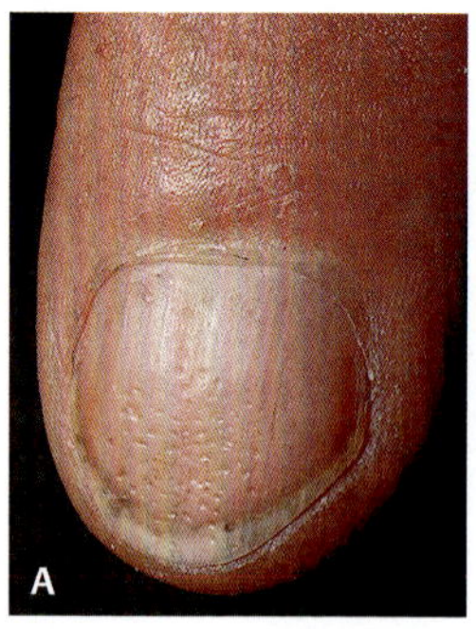


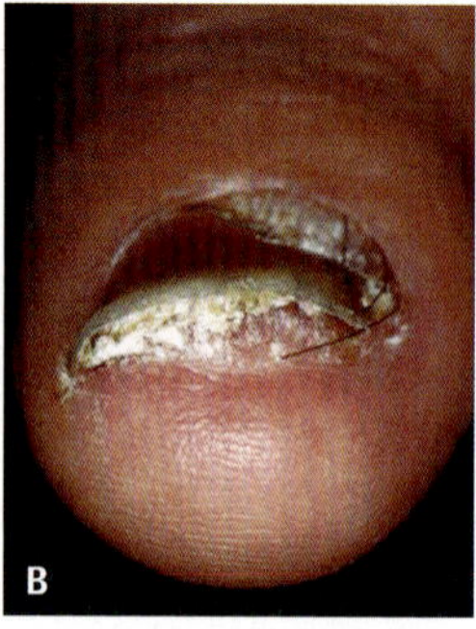


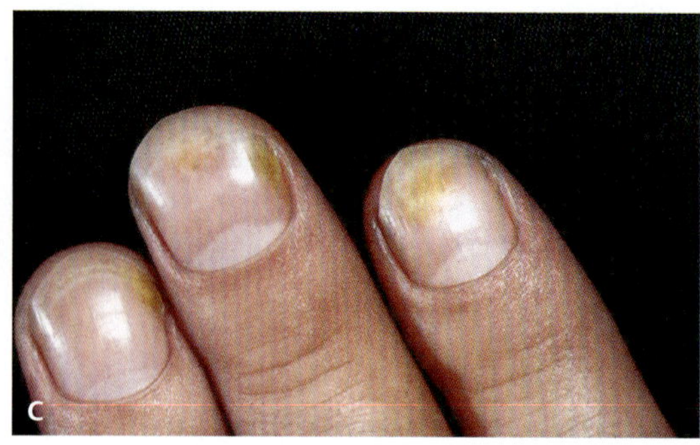


**Abb. 25.2** Nagelveränderungen bei Psoriasis vulgaris.
**A** Tüpfelnägel. (Quelle: Tsianakas A. Psoriasis vulgaris. In: Moll I, Hrsg. Duale Reihe Dermatologie. 8. vollständig überarbeitete Auflage. Stuttgart: Thieme; 2016. doi:10.1055/b-003-129293)
**B** Krümelnägel. (Quelle: Tsianakas A. Psoriasis vulgaris. In: Moll I, Hrsg. Duale Reihe Dermatologie. 8. vollständig überarbeitete Auflage. Stuttgart: Thieme; 2016. doi:10.1055/b-003-129293)
**C** Ölflecken. (Quelle: Tsianakas A. Psoriasis vulgaris. In: Moll I, Hrsg. Duale Reihe Dermatologie. 8. vollständig überarbeitete Auflage. Stuttgart: Thieme; 2016. doi:10.1055/b-003-129293)

- **Ölflecke**: scharf-begrenzte gelb-bräunliche Verfärbungen der Nägel
- **Krümelnägel**: Dystrophie der Nagelplatte

Je nach **Art der Ausprägung** unterscheidet man:
- **Psoriasis vulgaris**: Mit dem Begriff Psoriasis vulgaris bezeichnet man die klassische Form der Schuppenflechte, also großflächige Herde mit einem schmalen, scharf abgegrenzten Randsaum und deutlich silbrig-weißer Schuppenbildung im Herd. Die Psoriasis vulgaris kann sich auch über den gesamten Körper ausbreiten.
- **Psoriasis geographica**: Dabei dominieren großflächige Herde, deren Umrisse an eine Landkarte erinnern.
- **Psoriasis pustulosa**: Die Schuppenflechte geht mit der Bildung eitriger Pusteln einher, sie gilt als schwerer Krankheitsverlauf.
- **Psoriasis pustulosa palmaris et plantaris**: Sie zeigt sich im Wesentlichen mit Pusteln an den Handinnenflächen und Fußsohlen.
- **Psoriasis punctata**: Diese erkennt man an den typischen kleinen Herden, die sich v. a. am Rumpf befinden.

Es können auch die Gelenke mit den zugehörigen Bändern entzündlich verändert sein. Dies wird als **Psoriasis arthropathica (Arthritis psoriatica, Psoriasisarthritis)** bezeichnet (**Abb. 25.3**). Man schätzt, dass etwa jeder 10. Patient zusätzlich daran erkrankt. Sie kann sehr unterschiedlich verlaufen, betrifft aber meistens Hände, Füße und Wirbelsäule, seltener große Gelenke. Andere Ausprägungen sind von einer rheumatoiden Arthritis kaum zu unterscheiden, da sie wie diese ganz typische Symptome wie Morgensteifigkeit und akute Gelenkentzündung zeigen und v. a. ein symmetrischer Befall der distalen und proximalen Finger- und Zehengelenke dominiert. Allerdings sind bei der Psoriasisarthritis keine typischen Rheumafaktoren nachweisbar. Die Psoriasis arthropathica kann in **2 Typen** unterschieden werden (**Abb. 25.3**):
- **peripherer Typ**: Dieser tritt am häufigsten auf, befällt die kleinen Gelenke der Finger und der Zehen, im weiteren Verlauf kommt es zu Gelenkzerstörung und gelenknaher Osteoporose. Typisch ist eine wurstförmige Veränderung der betroffenen Extremitäten (Wurstfinger bzw. -zehen). Nicht selten leiden die Patienten zusätzlich an Tendinopathien.
- **zentraler Typ**: Er befällt die Wirbelsäule und es entwickelt sich ein Symptombild, das an einen Morbus Bechterew erinnert, u. a., weil es hier auch zu einer Sakroiliitis und Versteifungen von Sakrum und Wirbelsäule kommen kann. Er ist häufig HLA-B27-positiv. Einzig das Vorhan-

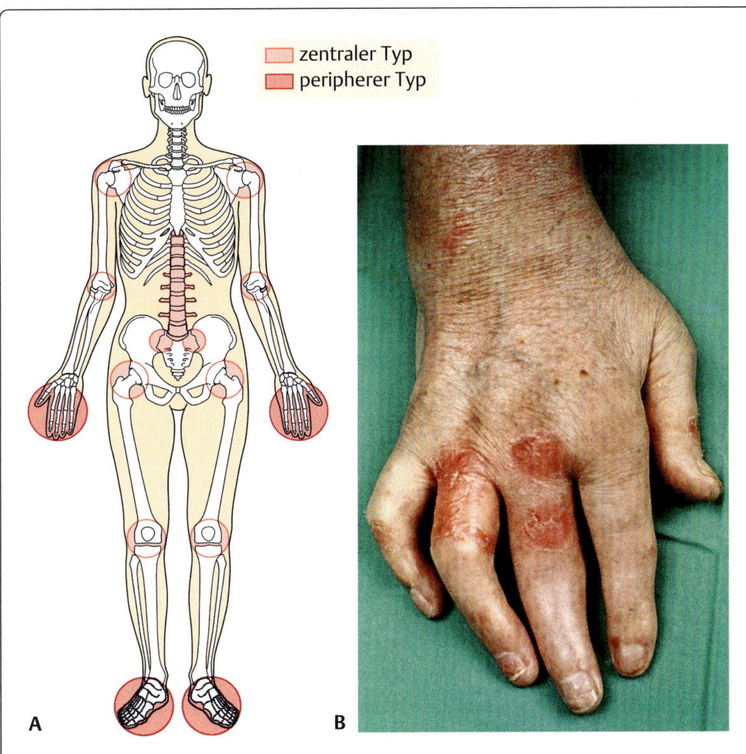


**Abb. 25.3** Gelenkbefall bei Psoriasisarthritis. (Quelle: Tsianakas A. Psoriasis-Arthritis. In: Moll I, Hrsg. Duale Reihe Dermatologie. 8. vollständig überarbeitete Auflage. Stuttgart: Thieme; 2016. doi:10.1055/b-003-129293)
**A** Gelenkbefall vom peripheren und zentralen Typ.
**B** Arthritische Hand mit einzelnen Psoriasisplaques.

densein psoriatischer Herde auf der Haut weist auf die Arthritis psoriatica als Ursache hin.

Generell sollte man bei Rheumapatienten, welche die für Psoriasis typischen Nagelveränderungen aufweisen, immer auch an eine Arthritis psoriatica denken, denn es gibt sogar Varianten, bei denen die Hautsymptome gar nicht mehr im Vordergrund stehen, weil sich mit der Besserung der Hauterscheinungen mehr oder weniger plötzlich rheumatische Beschwerden einstellen.

**Vorsicht**

Da sich eine Psoriasis sehr unterschiedlich manifestieren kann und verschiedene Komorbiditäten bestehen, sollten die Erstdiagnostik von einem Facharzt durchgeführt werden.

Zusätzlich besteht bei Psoriasis eine höhere **Krankheitsprävalenz** für kardiovaskuläre Erkrankungen und Stoffwechselstörungen wie Hyperlipidämie oder Diabetes mellitus. Da es sich bei der Psoriasis um eine Autoimmunerkrankung handelt, haben diese Patienten ein größeres Risiko dafür, im Lauf ihres Lebens an weiteren Autoimmunopathien zu erkranken. Es besteht eine Komorbidität speziell für Morbus Crohn, Zöliakie, Vitiligo und Alopecia areata.

**Red Flags**

- Auftreten typischer roter, scharf umgrenzter Herde mit silbriger Schuppung
- typische Zeichen bei Psoriasis: Köbner-, Kerzenwachsphänomen, Phänomen des letzten Häutchens und Auspitz-Phänomen
- positive Familienanamnese
- Auslöser: Stress, bakterielle Infekte, bestimmte Medikamente, mechanische bzw. klimatische Reize, Alkoholkonsum

# 25.4 Diagnostik

## 25.4.1 Schulmedizinische Diagnostik

### Untersuchung

Vier typische **klinische Zeichen** bei Psoriasis sind:

- **Köbner-Phänomen** (isomorpher Reizeffekt): Durch verschiedene Reize an der Haut (z. B. Kratzen, Druck, Kälte) bilden sich neue psoriatische Herde.
- **Kerzenwachsphänomen**: Die silbergrauen Schuppen können von den betroffenen Hautstellen abgekratzt werden und sehen dann wie abgeschabtes Kerzenwachs aus.
- **Phänomen des letzten Häutchens**: Nach dem Abkratzen der Schuppen liegt in der Läsion nur noch eine letzte, dünne Hautschicht vor, die als letztes Häutchen bezeichnet wird.
- **Auspitz-Phänomen** (blutiger Tau): Wird das letzte Häutchen z. B. durch Kratzen entfernt, kommt es zu einer punktförmigen Blutung durch Eröffnen der Kapillaren im Stratum papillare.

### Labor

Bei gleichzeitigem Auftreten einer Arthritis psoriatica ist der Rheumafaktor quantitativ meist negativ, bei etwa einem Fünftel der Betroffenen findet sich aber ein positiver Antikörper gegen zyklisches zitrulliniertes Peptid (Anti-CCP). Der zentrale Typ der Arthritis psoriatica ist meist mit einem positiven Befund für HLA-B27 vergesellschaftet.

### Bildgebende Verfahren

Bei der Arthritis psoriatica werden zur Diagnosesicherung bzw. Verlaufskontrolle Röntgenaufnahmen und ein CT durchgeführt, durch die u. a. der Grad der Knochenerosion und -destruktion beurteilt wird, außerdem der Zustand der Gelenke und der Wirbelsäule. Bei einer Ultraschalluntersuchung und im MRT kann man zusätzlich Weichteilschwellungen erkennen.

## 25.4.2 Naturheilkundliche Diagnostik

### Laboruntersuchungen

Als Basisdiagnostik sollten Sie die Ernährung des Patienten im Blick haben, außerdem den Zustand der Dünndarmschleimhaut, die Versorgung mit essenziellen Mikronährstoffen und den Glutathionstatus. Geeignete Laboruntersuchungen sind:

- Ausschluss einer IgG-vermittelten Nahrungsmittelallergie
- Mikronährstoffdiagnostik: Zink, Kupfer, Mangan, Eisen und Selen im Vollblut, Vitamin A und Vitamin D im Serum
- Fettsäurestatus inkl. Arachidonsäure, Transfettsäuren und Lipidperoxidation
- Aminosäurediagnostik in Serum bzw. Urin
- Glutathionstatus
- Zonulin im Stuhl
- TNF-α-Hemmtest (S. 357), v. a., wenn gleichzeitig eine Arthritis psoriatica besteht oder sich die Psoriasis als therapieresistent erweisen sollte

### Gluten

Entdeckt man bei der Inspektion oder Palpation des Patienten einen Blähbauch, sollte an die Untersuchung einer **Glutensensitivität** gedacht werden, am besten mit einer Kombination aus polyvalenten fäkalen Antikörpern gegen Gliadin und Transglutaminase und einem PräScreen® IgG. Nicht selten reagieren Patienten, die an Schuppenflechte leiden, auf das Getreideklebeeiweiß Gluten. In diesem Fall lohnt sich der Versuch mit einer glutenfreien Ernährung, die dann oft zu einer generellen Verbesserung des Krankheitsbilds führt.

# 25.5 Therapie

## 25.5.1 Schulmedizinische Therapie

### Lokale Behandlung

Basistherapie ist die Anwendung von **harnstoff- und salicylsäurehaltigen Externa** auf wirkstofffreien Grundlagen, wobei Salicylsäure v. a. zur Ablösung der Hautschuppen dient. Außerdem werden **kortisonhaltige Salben** eingesetzt, die meist mit Salicylaten kombiniert werden. Das Risiko bei der Langzeitanwendung besteht v. a. in einer Atrophie der Epidermis (die Haut wird dünner) und beim Absetzen kann eine akute Verschlechterung des Hautbilds auftreten (Rebound-Effekt). Außerdem wird die topische Anwendung als mögliche Ursache für einen erhöhten Augeninnendruck diskutiert.

In Deutschland bisher noch nicht zugelassen, also nur im Off-Label-Use möglich, ist die topische Anwendung von Calcineurininhibitoren in Form von Salben mit dem Wirkstoff **Pimecrolimus bzw. Tacrolimus**. Sie sind für die Langzeitanwendung weitaus besser geeignet als Kortisonsalben, da sie zu keiner Hautatrophie führen. Allerdings haben sie andere Risiken: Sie dürfen nicht zusammen mit einer Fototherapie angewendet werden, da sie die Fotosensitivität der Haut erhöhen, und nicht bei immunsupprimierten Patienten, da dies die Gefahr einer Bildung von Hautkrebs und möglicherweise auch von Lymphdrüsenkrebs erhöht.

**Vitamin-D-Analoga** wie Calcipotriol, mit und ohne Kombination mit Kortison, sind eine weitere Therapieoption. Calcipotriol wird lokal aufgetragen und unterdrückt die Produktion proinflammatorischer Zytokine, außerdem wird die Proliferation von Keratinozyten gehemmt. Mögliche Nebenwirkungen sind lokale Rötung, Brennen oder Juckreiz. Kontraindiziert ist die Anwendung in der Schwangerschaft, Stillzeit und bei Patienten mit einer Störung des Kalziumstoffwechsels (z. B. Hyperparathyreoidismus).

Stationär wird in manchen Hautkliniken mit **Teerpräparaten** gearbeitet, die zu starkem Brennen, Rötungen und Hautverfärbungen führen können. Teerpräparate werden schon sehr lange in der Medizin zur Behandlung der Schuppenflechte eingesetzt.

### Physikalische Therapie

Bei der physikalischen Behandlung der Psoriasis steht die Bestrahlung im Vordergrund:

- PUVA-Therapie (S. 63)
- Auch Sonnenbestrahlungen sind hilfreich, weil auch der UV-B-Anteil positive Effekte aufweist. Dies gilt v. a. in Verbindung mit salzhaltigem Wasser.

### Systemische Therapie

Bei schweren Formen der Psoriasis, therapieresistenten Verläufen und bei Arthritis psoriatica wird eine systemische Behandlung empfohlen.

- **Retinoid Acitretin**: Dies gehört zur Gruppe der Vitamin-A-Analoga, die in der Haut u. a. das Zellwachstum und kutane Immunreaktionen beeinflussen. Vor allem die Bildung einer Hyperkeratose wird gebremst. Mögliche Nebenwirkungen sind Mundtrockenheit, Rhagadenbildung, Rhinitis, Nasenbluten, Hauttrockenheit, -schuppung und -ablösung, Sehstörungen, Hypercholesterinämie und eine Erhöhung der Transaminasen. Eine gleichzeitige Behandlung mit Tetrazyklinen ist kontraindiziert, da dies zu einer Erhöhung des Schädelinnendrucks führen kann. Absolute Kontraindikation sind Schwangerschaft und Stillzeit.
- **Fumarsäurester** (z. B. Fumaderm®): Fumarsäure wirkt in Form von Dimethylfumarat immunsupprimierend bzw. immunmodulierend, u. a. auf die TH1-Helfer-Zellen bzw. die T- und B-Lymphozyten. Mögliche Nebenwirkungen sind allergische Hautreaktionen, Juckreiz, Flushes (kurzzeitige Hitzewallungen), Verdauungsbeschwerden (Übelkeit, Durchfall, Bauchweh, Sodbrennen, Blähungen), erhöhte Leberwerte, Kopfschmerzen, Benommenheit, Müdigkeit und stark verminderte Lymphozyten. Schwere Nebenwirkungen sind Nierenversagen und das mögliche Auftreten einer progressiven multifokalen Leukenzephalopathie (PML; tödlich verkaufende Entzündung im ZNS).
- **Immunsuppressiva**: Es werden Methotrexat bzw. Ciclosporin eingesetzt. Ciclosporin kann

selbst bei kleinsten Dosisreduktionen zu einer generalisierten pustulösen Psoriasis führen [1215].

- **Biologicals**: Biologicals der 1. Wahl sind Adalimumab und Secukinumab, der 2. Wahl Apremilast, Etanercerpt, Infliximab und Ustekinumab. Außerdem können Ixekizumab, Brodalumab, Guselkumab und Certolizumab eingesetzt werden.
- **PDE4-Hemmer**: Der Phosphodiesterase-4-Inhibitor Apremilast ist bereits für die Behandlung der Psoriasis bzw. Arthritis psoriatica zugelassen. Im Sommer 2020 wurde in einer Phase-IIb-Studie erstmals die topische Anwendung des PDE4-Hemmers Roflumilast bei Psoriasis erfolgreich getestet [1224]. Innerhalb von 6 Wochen erreichten, je nach Wirkstoffkonzentration in der Creme, 28 bzw. 23 % ein fast erscheinungsfreies bzw. erscheinungsfreies Hautbild. Durch die PDE-4-Hemmung steigt der intrazelluläre cAMP-Spiegel, was dazu führt, dass die Bildung proinflammatorischer Zytokine wie IL-23, IL-17 und TNF-α gehemmt wird. Gleichzeitig kommt es zu einem Anstieg antiinflammatorischer Zytokine wie IL-10. Kritikpunkt an dieser Studie ist der kurze Beobachtungszeitraum von 12 Wochen. Zum Zeitpunkt der Drucklegung dieses Fachbuchs wird eine Studie mit Roflumilast Tabletten bei Schuppenflechte durchgeführt [1221].

## 25.5.2 Naturheilkundliche Therapie

### Naturheilkundliche Sichtweise

Das Rauchen sollte bei Schuppenflechte, falls irgendwie möglich, aufgegeben werden. Speziell bei der palmaren Psoriasis spielen 3 Faktoren eine Rolle: Rauchen, Gluten und eine Östradioldominanz. Gerade wegen Letzterer sieht man diese Form der Schuppenflechte häufiger bei Frauen als bei Männern.

### Vitamin A

Vitamin A hat eine essenzielle Bedeutung bei der Differenzierung aller Körperzellen. Weil dieser Mechanismus bei Psoriasis gestört ist, liegt es nahe, dieses fettlösliche Vitamin zur Behandlung zu verwenden. Da dies früher oft in Form einer Monotherapie geschah, mussten zum Teil sehr hohe Tagesdosen (1 Million IE über mehrere Wochen) eingesetzt werden, die zum Teil heftige Neben- und Nachwirkungen hatten [1214]. Retinol lagerte sich in Leberzellen ab und war dort auch noch 3 Jahre nach Therapieende nachweisbar. Der Fall einer Patientin, die dadurch an einer kleinzelligen Leberzirrhose mit portaler Hypertonie erkrankte, wurde als Case Report publiziert [1213].

Solch hohe Dosierungen sind nach meiner Erfahrung nicht nötig, wenn man Vitamin A nicht als Monotherapie, sondern **im Rahmen eines multimodalen Therapiekonzepts** einsetzt, zu dem u. a. eine gezielte orthomolekulare Nährstofftherapie, diätetische Maßnahmen und ein Rauchstopp zählen. In meiner Praxis setze ich Tagesdosen zwischen 10000 und 20000 IE Vitamin A ein. Gegenanzeigen sind Schwangerschaft, Stillzeit, Glaukom, Hirndrucksteigerung, schwere Formen von Bluthochdruck und schwere Formen von Diabetes mellitus.

### Fettsäuren

Ähnlich wie bei der MS und CED spielen auch die Fettsäuren bei Psoriasis eine nicht zu unterschätzende Rolle. In psoriatischen Hautläsionen findet man signifikant größere Mengen der Omega-6-Fettsäure Arachidonsäure, die eine essenzielle Vorstufe für die Bildung proinflammatorischer Serie-II-Prostaglandine bzw. Isoprostane ist [1219] [1220].

Die Wirkung von **Omega-3-Fettsäuren** bei Psoriasis-Patienten wurde bereits in der 1980er-Jahren untersucht [1246]. Ausreichende Tagesdosen an EPA und DHA vorausgesetzt, kann man histologisch bereits nach 8 Wochen eine signifikante Veränderung der Fettsäuremuster in den psoriatiaschen Herden nachweisen. Es kommt zu einem Absinken der Arachidonsäure und einem Anstieg der antiinflammatorisch wirkenden EPA und von DHA. Dieser geht mit einer leichten bis moderaten Besserung des Hautbilds einher – und das, obwohl lediglich Omega-3-Fettsäuren als Monotherapie eingesetzt wurden.

Es gibt aber auch eine Untersuchung, die keinen Unterschied zwischen der Anwendung von Omega-3- und Omega-6-Fettsäuren bei Psoriasis nachweisen konnte [1240]. In dieser doppelblinden Multicenterstudie mit einem Beobachtungszeitraum von 4 Monaten wurden Patienten behandelt, die an einer schweren Form von Psoriasis litten. Es wurden Omega-3-Fettsäurester in einer Tagesdosis von 1000 mg eingesetzt. Nach heutigem Kenntnisstand sollten jedoch mindestens 2000 mg Omega-3-Fettsäuren eingesetzt werden, um eine Wirksamkeit zu erreichen. Entsprechend unbefriedigend waren die Ergebnisse im Vergleich zu 1000 mg Maisöl. Außerdem sind Omega-3-Fettsäuren in Form von Ethylestern hinsichtlich ihrer Bioverfügbarkeit anderen Darreichungsformen, z. B. natürlichem Fischöl, unterlegen [1210].

In meiner Praxis setze ich durchschnittlich 4000 mg Omega-3-Fettsäuren ein, z. B. in Form von Norsan® Omega-3 Arktis oder Norsan® Omega-3 Total Fischöl (2 × tgl. 1 EL). Neben der Arachidonsäure als Promotor inflammatorischer Vorgänge sollten hoch erhitzte bzw. gehärtete Fette (z. B. Pommes frites, Chips, manche Margarinen und Lebensmittel, die aus solchen hergestellt wurden wie einige Backwaren) ebenfalls gemieden werden, da diese Transfettsäuren und verschiedene Epoxide mit entzündungsfördernder Wirkung enthalten.

Die Fette sollten nicht oxidieren, bevor sie die Zellen erreicht haben, die sie versorgen sollen. Deswegen ist der Nachweis erhöhter Lipidperoxide im Serum immer ein Hinweis darauf, dass die Versorgung mit lipophilen Antioxidanzien wie Tocopherolen oder Koenzym Q10 nicht ausreicht und entsprechend angepasst werden sollte.

## Entgiftung

Die Haut gilt seit dem Altertum als „3. Niere", und obwohl bei einer Autoimmunopathie eigentlich das Abwehrsystem erkrankt ist, haben sich Entgiftungstherapien bei Hauterkrankungen im Allgemeinen und auch bei Patienten mit Schuppenflechte gut bewährt. Das Gesamtsystem sollte dabei nicht überlastet werden, denn sonst kommt es eher zu einer Verschlechterung als zu einer Verbesserung der Erkrankung. Die Wahl des passenden Verfahrens sollte also sehr individuell erfolgen.

Eine sehr gute Möglichkeit bieten das klassische **Fasten** und auch die Variante als **Intervallfasten**. Um die Entgiftungskanäle zu öffnen, können diese Verfahren z. B. mit regelmäßigen Einläufen, einer Ableitung über den Darm mit salinischen Salzen (z. B. FX Passagsalz) und der Anwendung von abendlichen heißen Leberwickeln kombiniert werden. Damit erreicht man manchmal schon eine Stabilisierung der Gesamtsituation.

## Oxidativer Stress (ROS)

Inflammationsprozesse gehen mit der Bildung von ROS einher, die für die meisten zellulären Schäden im Entzündungsgebiet biochemisch gesehen verantwortlich sind. So finden sich auch bei Patienten mit Psoriasis vermehrt Biomarker, die auf ROS und die Folgeschäden hinweisen, z. B. 8-Hydroxydeoxyguanosin (8-OHdG) als Zeichen für Schäden an der DNA oder Malondialdehyd, das im Rahmen der Lipidperoxidation entsteht.

## Optimierung des Hautstoffwechsels

Damit die Haut als Organ ihre Funktionen ordnungsgemäß erfüllen kann, benötigt sie, so wie jedes andere Organ auch, verschiedene Mikronährstoffe. Die wichtigsten sind: Zink, Vitamin C, Fettsäuren, Silizium, alle Vitamine des B-Komplexes, Aminosäuren und Wasser.

## Vitamin D

Vitamin D scheint bei der Pathogenese der Psoriasis möglicherweise eine Schlüsselrolle zu spielen, und zwar nicht nur aufgrund seiner systemisch-immunmodulierenden Wirkung, sondern auch wegen einer Beeinflussung lokaler Entzündungsprozesse in der Haut. **Inflammasome** gehören zu den Abwehrmechanismen des inerten Immunsystems. Sie sind auf die Erkennung bestimmter Teile von Antigenen spezialisiert. Ihre Bindungsaffinität kommt i. d. R. durch Van-der-Waals-Kräfte zustande. Das Inflammasom AIM2 hat in Hautzellen die Aufgabe, an intrazelluläre virale bzw. bakterielle DNA zu binden und dadurch eine Immunreaktion auszulösen, bei der v. a. IL-1β eine Schlüsselrolle spielt. In den Hautläsionen von Patienten mit Schuppenflechte finden sich größere Mengen dieses proinflammatorischen Zytokins

[1222]. Man fand heraus, dass AIM2 im Kontext der Pathogenese einer Schuppenflechte an die DNA epidermaler Zellen bindet und zwar aus einem einfachen Grund: Normalerweise befindet sich die DNA im Zellkern, bei Patienten mit Schuppenflechte finden sich jedoch DNA-Fragmente der Hautzelle im Zytosol, also an einem Ort, an dem AIM2 virale DNA detektiert. So „verwechselt" AIM2 die Wirts-DNA mit mikrobieller DNA, weil sich in diesem Kompartiment der Zelle normalerweise nur DNA befindet, die von Erregern stammt [1217]. Wie die DNA in das Zytosol gelangt, ist noch unklar. Wenn allerdings das antimikrobielle Peptid Cathelicidin in das Zellmodell hinzugegeben wird, bindet es an die zytosolische DNA, und neutralisiert diese, woduch der Entzündungsreiz unterbrochen wird. Dieser Effekt könnte erklären, warum lokal aufgetragene Vitamin-D-Analoga und eine UV-Bestrahlung Wirkungen bei der Schuppenflechte zeigen. Sie aktivieren nämlich die Bildung von Cathelicidin in Zellen. Möglicherweise ist bei diesem Modell gar nicht die zytosolische DNA das Problem, sondern ein lokaler Mangel bzw. eine Fehlfunktion des Cathelicidins, das dann zur Neutralisierung fehlt bzw. dessen Wirkung bei der Neutralisierung eingeschränkt ist. Dafür spricht, dass verschiedene Untersuchungen zeigen konnten [1218] [1225] [1226] [1233], dass bestimmte Genpolymorphismen am VDR häufiger bei Patienten mit Psoriasis nachgewiesen werden können, was sich u. a. auf die Funktion der Hautbarriere auswirkt, bei der Cathelicidin eine wichtige Rolle spielt. Eine geringere Expression des VDR in Keratinozyten geht mit einer verminderten Bildung von Cathelicidin und einer reduzierten Zahl an Tight-Junction-Proteinen einher. Diese haben für die Funktion der Keratinozyten und für eine funktionierende Hautbarriere fundamentale Bedeutung.

Die Prävalenz für einen schweren Mangel an Vitamin D liegt bei Patienten, die an Psoriasis erkrankt sind, fast doppelt so hoch wie bei Gesunden [1216]. Das proinflammatorische Zytokin IL-1 wird bei Schuppenflechte durch TNF-α, IL-17 und UVB-Licht stimuliert, was durch Vitamin D und Vitamin A unterdrückt wird. In einer Studie [1212] mit einer kleinen Gruppe Patienten (9 Patienten litten an Psoriasis, 16 an Vitiligo) erhielten die Probanden über 6 Monate eine Tagesdosis von 35000 IE Vitamin $D_3$ zusammen mit einer kalziumarmen Ernährung. Bei ausnahmslos alles Psoriasispatienten kam es in dieser Zeit zu signifikanten Verbesserungen.

### Wechselwirkungen Schulmedizin – Naturheilkunde

Bei Therapien, welche die Fotosensitivität der Haut erhöhen, sollten parallel keine Phytopharmaka mit derselben Wirkung eingesetzt werden, z. B. Johanniskraut (Hyperici herba), und keine, die Furanocumarine enthalten wie Angelikawurzel (Angelicae radix), Bibernellwurzel (Pimpinellae radix), Bischofskrautfrüchte (Ammeos visnagae fructus), Liebstöckelwurzel (Levistici radix), Steinkleekraut (Meliloti herba) und Waldmeisterkraut (Galii odorati herba).

Wird ein Vitamin-D-Analogon eingesetzt, ist die gleichzeitige Anwendung von Vitamin D kontraindiziert, bei der Anwendung von Vitamin-A-Analoga die gleichzeitige Anwendung von Vitamin A. In beiden Fällen können kumulative Effekte auftreten.

## 25.5.3 Spezifischer Therapievorschlag

### Basisbehandlung

Die Ernährung sollte möglichst frei von immunologischen Reizen sein, d. h. **allergenfrei**, falls eine IgG-Nahrungsmittelallergie besteht, **glutenfrei**, falls eine Glutensensitivität vorliegt, **lektinfrei**, falls es einen Hinweis auf eine Belastung geben sollte (z. B. Zonulin im Stuhl erhöht, ohne dass eine immunologisch vermittelte Nahrungsmittelallergie vorliegt). Hoch erhitzte bzw. gehärtete Junk-Fette sollten generell gemieden werden, die tägliche Zufuhr an mineralarmem Wasser sollte ca. 2 l betragen (Glasflaschen bevorzugen).

Zusätzlich ist die **Optimierung der Mikronährstoffe** sinnvoll, um die Versorgung der Haut sicherzustellen und um freie Radikale unter Kontrolle zu bringen.

Jod kann das klinische Bild einer Psoriasis verschlechtern. Deswegen sollten Sie bei einem Patienten mit Schuppenflechte, der gleichzeitig einen Jodmangel hat, eine Substitution genau abwägen. **Jod in Form von Kelp** (Braunalgen) wird im Allgemeinen besser vertragen als Kaliumjodid.

Die Immunmodulation sollte wenigstens mit **Vitamin D** (Ziel: Calcidiolspiegel 140–160 nmol/l, bei guter Verträglichkeit und regelmäßigem Monitoring können auch höhere Spiegel angestrebt werden), **Vitamin A** (bis 20000 IE pro Tag) und **Omega-3-Fettsäuren** (z. B. Norsan® Omega-3 Total Fischöl 2 × tgl. 1 EL) erfolgen.

Damit sich das Hautbild nicht verschlechtert, sollten vor Beginn einer Entgiftungsmaßnahme der **Glutathionstatus** (S. 569) optimiert und, falls es für den Patienten möglich ist, ein **Intervallfasten** begonnen werden. In Kombination mit einer guten Versorgung mit Zink, Mangan, Kupfer, Eisen und Selen zur Versorgung der wichtigsten körpereigenen **Entgiftungssysteme** (Katalasen, SOD, GPX) kann einiges erreicht werden. Bei akuten Inflammationsprozessen sollte **Eisen** am besten in organischer Form verabreicht werden, da es stabiler „verpackt" und weniger anfällig für Oxidation ist, z. B. SpiruEisen® Tabletten (1–3 × tgl. 3 Tbl.) oder MoFerrin® Kapseln (1 × tgl. 1 Kps.).

**Osteopathisch** kann bereits in dieser Zeit damit begonnen werden, eventuell vorhandene Auffälligkeiten im abdominalen Bereich und die zahlreichen Verbindungen von Leber und Gallenblase zu behandeln, damit diese Organe entlastet werden. Denn häufig besteht eine funktionelle Schwäche von Leber und Gallenblase und es ist sinnvoll, z. B. eine eingeschränkte Lebermotilität zu behandeln.

Nicht selten sieht man unter diesem Regime schon erste Verbesserungen. Kommt es zu Verschlechterungen, sollte man die Ursachen detektieren: War es ein Diätfehler? Oder Stress? Oder einfach ein banaler Infekt? Aus Verschlechterungen im Therapieverlauf kann man unendlich viel lernen, Schwachstellen der Behandlungsstrategie aufdecken und entsprechende Optimierungen durchführen, z. B. indem ein **Mentaltraining** forciert wird. Je nach Veränderung im klinischen Bild können nun symptomatisch wirkende **Homöopathika** eingesetzt werden. Außerdem kann auch an eine **gezielte Entgiftung** gedacht werden, falls das notwendig sein sollte. In schweren bzw. therapieresistenten Fällen kann auch ein TNF-α-Hemmtest eingesetzt werden.

## Glutathion

Eine Optimierung des Glutathionstaus kann das Hautbild bei Psoriasis signifikant verbessern [1236]. Besteht keine Milchallergie oder Laktoseintoleranz, kann dies sehr einfach mit der Gabe von **nicht denaturiertem Molkenprotein** geschehen (30 g auf 1–3 × am Tag in 200 ml Wasser lösen und trinken). Diese Behandlung sollte wenigstens 3 Monate durchgeführt werden, damit erste Therapieerfolge sichtbar werden. Kontraindikation sind Nierenfunktionsstörungen, Hyperurikämie und erhöhte Harnstoffwerte.

Alternativ können bei Patienten mit einer **Milchunverträglichkeit** z. B. gegeben werden:

- S-Acetyliertes Glutathion SAG Kapseln (in 1 Kps. 250 mg SAG; 1–4 Kps. tgl.)
- Intradoxx® Kapseln (1 × tgl. 3 Kps.): enthält alle Precursor für die Glutathionbildung außer Selen, das extra zugeführt werden sollte (z. B. 100–200 mg Selenmethionin)
- Infusionen mit S-Acetylglutathion (Eumetabol®), z. B. 2 ×/Woche 1000–3000 mg auf 250 ml physiologische NaCl-Lösung

## Leber-Gallen-Schwäche

Oft muss bei Patienten, die an Psoriasis leiden, die Leber-Gallen-Funktion unterstützt werden. Dies bedeutet nicht unbedingt, dass auch Laborwerte wie Transaminasen oder Bilirubin erhöht sein müssen, weil diese einen bereits eingetretenen Schaden an den Hepatozyten oder einen Gallestau anzeigen. Bei der Schuppenflechte ist es eher die funktionelle Einschränkung der Entgiftung und des Gallentransports, die eine Rolle spielen. In meiner Praxis behandle ich solche Störungen mit Quassia Similiaplex® Tropfen (3 × tgl. 15 Tr. mit etwas Wasser). Diese enthalten:

- Quassia amara Urtinktur: Bitterholz, ein von dem naturheilkundlichen Arzt Johann Gottfried Rademacher (1772–1850) bevorzugtes Mittel bei Hepatosen
- Carduus marianus Urtinkur: Mariendistel, eine der am meisten verwendeten Leberdrogen in der Phytotherapie

- Taraxacum D 3: Löwenzahn, zählt zu den wichtigsten Antidyskratika der Humoralmedizin
- Juglans cineraria D 3: graue Walnuss, wirkt als Antidyskratikum auf die Lymphe und die Leber und hat einen Bezug zur Ausscheidung von Lebertoxinen über die Haut
- Leptandra D 3: Virginischer Ehrenpreis, wirkt cholagog und choleretisch, außerdem tonisierend auf den Pfortaderkreislauf
- Myrica cerifera D 3: Wachsmyrte, hat ausgeprägte Leber- und Gallesymptome im Mittelbild, u. a. Appetitlosigkeit, Blähungen, dumpfer Schmerz in der Lebergegend, Ikterus
- Dolichos pruriens D 3: Juckbohne, zur Behandlung von Ekzem bei Leberschädigung empfohlen
- Vipera berus D 8: Gift der Kreuzotter, bietet an Lebersymptomen u. a. die Hepatomegalie mit Druck und Schmerzen in der Lebergegend

## Injektionstherapie

Mit der Injektionstherapie kann einerseits der Hautstoffwechsel positiv beeinflusst werden (Amnion, Cutis suis), andererseits kann auf diesem Weg auch eine Umstimmungstherapie erfolgen (Acidum formicicum). Die parenterale Applikation symptomanaloger Mittel wie Arsenicum album oder Graphites (als Einzelmittel oder in Form eines Injeels bzw. Homaccords) rundet die Therapie ab.

- Amnion Gl D 30 Ampullen (1–3 ×/Woche s. c.): Amnion ist die Eihülle des Fetus, die ihn einhüllt und schützt, und hat einen Bezug zum gesamten Ektoderm. Diese können gut mit Arsenicum album D 30 Ampullen (1–3 ×/Woche s. c.) kombiniert werden.
- Acidum formicium als allgemeines Umstimmungsmittel bei Schuppenflechte, z. B. Formasan® Ampullen (1–2 ×/Woche i. m.)
- Cutis suis Injeel® Ampullen (2–3 ×/Woche s. c.)

## Infusionstherapie

Infusionen mit S-Acetylglutathion SAG (Eumetabol®; z. B. 1000–3000 mg SAG gelöst in 250 ml physiologischer NaCl-Lösung 1–2 ×/Woche) verbessern den Glutathionstatus und unterstützen die körpereigene Entgiftung. SAG kann auch in oraler Form anstatt als Infusion verabreicht werden, z. B. S-Acetyliertes Glutathion SAG Kapseln (1 Kps. enthält 250 mg SAG; 1–4 Kps. tgl.).

Coenzyme comp. im Wechsel mit Ubichinon comp. ist zur Anregung des Intermediärstoffwechsels geeignet (je 1 Ampulle in 100 ml physiologischer NaCl-Lösung 1–2 ×/Woche). Auch die subkutane Anwendung dieser Ampullen ist möglich.

## Komplexmittelhomöopathie bzw. Spagyrik

Mahonia Gastreu® R65 Tropfen (je nach Intensität der Beschwerden 3–4 × tgl. 10–15 Tr.) sind ein Spezifikum bei Psoriasis. Es enthält die folgenden Einzelmittel:

- Arsenicum album D 12: Wird in der klinischen Homöopathie häufig bei Psoriasis verordnet, da viele Symptome dieses Polychrests mit der Schuppenflechte übereinstimmen, u. a. trockene Haut mit Schuppenbildung, Jucken und Brennen sowie die Beziehung zwischen Hautsymptomen und inneren Beschwerden.
- Berberis aquifolium D 4: Wird auch als Mahonie bezeichnet und ist ein weiteres Hauptmittel bei Schuppenflechte, v. a., wenn die Kopfhaut betroffen ist, was häufig der Fall ist.
- Hydrocotyle asiatica D 4: Zeigt im Mittelbild übermäßige Verdickung und ausgeprägte Abschuppung der Epidermis, verbunden mit starkem Juckreiz.
- Graphites D 12: Hat einen Bezug zum Kopfhautekzem und zu nässenden borkenbildenden Hauteffloreszenzen, die leicht bluten.

Breiter aufgestellt, aber dadurch auch etwas weniger spezifisch, sind Hydrocotyle N Synergon® Tropfen (3–4 × tgl. 10 Tr. mit etwas Wasser). Sie enthalten

- Hydrocotyla asiatica D 2
- Arsenicum album D 5
- Graphites D 9
- Hepar sulfuris D 9 (übelriechende nässende Ekzeme)
- Kalium bichromicum D 4 (heiße, gerötete und trockene Haut)

- Kalium iodatum D4 (ein wichtiges Mittel für die psoriatische Konstitution) [1241]
- Sulfur D5 (wichtiges Reaktionsmittel)
- Thuja occidentalis D2 (heftige, juckende Hautausschläge)
- Viola tricoloris D3 (Verbesserung des Hautstoffwechsels)
- Madar D10 (empirisch zur Verbesserung der Hautatmung und der Zirkulation)
- Silicea D10 (trockene, schuppige Ekzeme)

### Sanierung der Darmflora

Untersuchungen [1223] [1245] weisen auf eine Evidenz zwischen der Zusammensetzung des intestinalen Mikrobioms, speziell einer Veränderung der Ratio zwischen Firmicutes und Bacteroidetes, und Auswirkungen auf die Pathogenese der Psoriasis bzw. Arthritis psoriatica hin. Da das intestinale Mikrobiom (S.289) die Balance zwischen TH17-Zellen und Tregs beeinflussen kann, scheint es in jedem Fall sinnvoll, bei Psoriasispatienten eine intestinale Dysbiose zu behandeln.

## 25.6 Meine Erfahrung

Patienten mit Psoriasis und ihre Therapeuten brauchen nach meiner Erfahrung leider jede Menge Geduld, wenn es um eine stabile Besserung des klinischen Bildes geht. Eine Überforderung des Hautstoffwechsels sollte in jedem Fall vermieden werden, z.B. indem eine Entgiftung erst dann stattfindet, wenn anderweitig genügend Entlastung erfolgt ist, wie durch eine optimale Ernährung, eine gute Versorgung mit Mikronährstoffen, die Entlastung der Leber als Ausscheidungsorgan und einen ausgeglichenen Glutathionstoffwechsel.

Sie werden trotzdem auch immer wieder Patienten erleben, bei denen eine Veränderung der Ernährung, der Einsatz von Mikronährstoffen oder ein Intervallfasten schon zu deutlichen Verbesserungen des Hautbilds führen. Lassen Sie bzw. der Patient sich trotzdem nicht von eventuellen Rückschlägen entmutigen und nutzen Sie diese als Möglichkeit, eine gute Behandlungsstrategie noch etwas besser zu machen.

## 25.7 Literatur


[1205] Abel EA, DiCicco LM, Orenberg EK et al. Drugs in exacerbation of psoriasis. J Am Academ Dermatol 1986; 15 (5): 1007–1022

[1206] Balato A, Schiattarella M, Lembo S et al. Interleukin-1 family members are enhanced in psoriasis and suppressed by vitamin D and retinoic acid. Arch Dermatol Res 2013; 305: 255–262

[1207] Barrea L, Savanelli MC, di Somma C et al. Vitamin D and its role in psoriasis: an overview of the dermatologist and nutrionist. Rev Endocrin Metabol Dis 2017; 18: 195–205

[1208] Boehncke WH, Friedrich M, Kaltwasser JP et al. Psoriasis-Arthritis – eine interdisziplinäre Herausforderung. Dtsch Ärztebl 2006; 103 (21): A1455–1461

[1209] Camp RDR, Mallet AI, Woollard SD et al. The identification of hydroxy fatty acids in psoriatic skin. Prostaglandins 1983; 26 (3): 431–447

[1210] Dyerberg J, Madsen P, Molller JM et al. Bioavailability of marine n-3 fatty acid formulations. Prostagland. Leukot. Essent. Fatty Acids PLEFA 2010; 83 (3): 137–141

[1211] Eyerich S, Eyerich K, Pennino D et al. Th22 cells represent a distinct human T cell subset involved in epidermal immunity and remodeling. J Clin Invest 2009; 119 (12): 3573–3585

[1212] Finamor DC, Sinigaglia-Coimbra R, Neves LCM et al. A pilot study assessing the effect of prolonged administration of high daily doses of vitamin D on the clinical course of vitiligo and psoriasis. Dermato-Endocrinol. 2013;5(1):222–234

[1213] Fleischmann R, Schlote W, Schomerus H et al. Kleinknotige Leberzirrhose mit ausgeprägter portaler Hypertension als Folge einer Vitamin-A-Intoxikation bei Psoriasis-Behandlung. Dtsch Med Wochenschr 1977; 102 (45): 1637–1640

[1214] Frey JR, Schoch MA. Therapeutische Versuche bei Psoriasis mit Vitamin A, zugleich ein Beitrag zur A-Hypervitaminose. Dermatologica 1952; 104: 80–86

[1215] Georgala S, Koumantaki E, Rallis E et al. Generalized pustular psoriasis developing during withdrawal of short-term cyclosporin therapy. Br J Dermatol 2000; 142 (5): 1057–1058

[1216] Gisondi P, Rossini M, di Cesare A et al. Vitamin D status in patients with chronic plaque psoriasis. Brit J Dermatol 2012; 166 (3): 505–510

[1217] Göß CE. Zytosolische DNA aktiviert das AIM2-Inflammasom in Keratinozyten bei Psoriasis [Dissertation]. München: Ludwig-Maximilians-Universität; 2013

[1218] Halsall JA, Osborne JE, Pringle JH et al. Vitamin D receptor gene polymorphisms, particularly the novel A-1012G promotor polymorphism, are associated with vitamin D3 responsiveness and non-familial susceptibility in psoriasis. Pharmacogen Genom 2005; 15 (5): 349–355

[1219] Hammarström S, Hamberg M, Samuelsson B et al. Increased concentrations of nonesterified arachidonic acid, 12-L-hydroxy-5,8,10,14-eicosatetraenoic acid, prostaglandin E, and prostaglandin F2alpha in epidermis of psoriasis. PNAS 1975; 72 (12): 5130–5134
[1220] Hammarström S, Lindgren JA, Marcelo C et al. Arachidonic acid transformations in normal and psoriatic skin. J Investig Dermatol 1979; 73 (2): 180–183
[1221] https://clinicaltrials.gov/ct2/show/study/NCT04549870 (Stand: 25.1.2020)
[1222] Kopfnagel V, Wittmann M, Werfel T. Human keratinocytes express AIM2 and respond to dsDNA with IL-1β secretion. Exp Dermatol 2011; 20 (12): 1027–1029
[1223] Le ST, Toussi A, Maverakis N et al. The cutaneous and intestinal microbiome in psoriatic disease. doi:10.1016/j.clim.2020.108537
[1224] Lebwohl MG, Papp KA, Stein Gold L et al. Trial of Roflumilast cream for chronic plaque psoriasis. N Engl J Med 2020; 383: 229–239
[1225] Lee YH, Choi SJ, Song GG. Vitamin D receptor ApaI, TaqI, BsmI, and FokI polymorphisms and psoriasis susceptibility: a meta-analysis. Mol Biol Rep 2012; 39: 6471–6478
[1226] Liu J, Wang W, Liu K et al. Vitamin D receptor gene polymorphisms are associated with psoriasis susceptebility and the clinical response to calipotriol in psoriatic patients. Exper Dermatol 2020; 29 (12): 1186–1190
[1227] Mayser P, Grimm H, Grimminger F. n3-fatty acids in psoriasis. Brit J Nutr 2002; 87 (Suppl. 1): 877–882
[1228] Michaelsson G, Gerdén B, Hagforsen E et al. Psoriasis patients with antibodies to gliadin can be improved by a gliadin-free diet. Br J Dermatol 2000; 142: 44–51.
[1229] Michaelsson G, Kristijansson G, Pihl Lundin I et al. Palmoplantar pustulosis and gluten sensitivity: a study of serum antibodies against gliadin and tissue transaminase, the duodenal mucosa and effects of gluten-free diet. Br J Dermatol 2007; 156: 659–666
[1230] Nakai K, Yoneda K, Maeda R et al. Urinary biomarker of oxidative stress in patients with psoriasis vulgaris and atopic dermatitis. J Eur Acad Dermatol Venerol 2009; 23 (12): 1404–1408
[1231] Noschinski DR. Ernährung und Mikronährstoffe bei Schuppenflechte (Psoriasis). DHZ 2009; 3: 35
[1232] Okita H, Ohtsuka T, Yamakage A et al. Polymorphism of the vitamin D 3 receptor in patients with psoriasis. Arch Dermatol Res 2002; 294: 159–162
[1233] Park B-S, Lee DY, Youn JI et al. Vitamin D receptor polymorphism is associated with psoriasis. J Investig Dermatol 1999; 112 (1): 113–116
[1234] Peric M, Koglin S, Kim SM et al. IL-17A enhances vitamin D 3-induced expression of cathelicidin antimicrobial peptide in human keratinocytes. J Immunol 2008; 181 (12): 8504–8512
[1235] Phatak SR. Homöopathische Arzneimittellehre. 2. Aufl. München: Urban & Fischer; 2004
[1236] Prussick R, Prussick L, Gutmann J. Psoriasis improvement in patients using glutathione-enhancing, nondenaturated whey protein isolate: a pilot study. J Clin Aesthet Dermatol 2013; 8 (10): 23–26
[1237] Reckeweg HH. Homoeopathica antihomotoxica Band I. 3. Aufl. Baden-Baden: Aurelia; 1983
[1238] Schauber J, Gallo R. The vitamin D pathway: a new target for control of the skin's immune response? Exp Dermatol 2008; 17 (8): 633–639
[1239] Shelley W. Generalized pustular psoriasis induced by potassium iodide: a postulated role for dihydrofolic reductase. JAMA 1967; 201 (13): 1009–1014
[1240] Soyland E, Funk J, Rajka G et al. Effect of dietary supplementation with very-long-chain n3-fatty acids in patients with psoriasis. N Engl J Med 1993; 328: 1812–1816
[1241] Stauffer K. Klinisch-homöopathische Arzneimittellehre. 14. Aufl. Stuttgart: Johannes Sonntag; 2002
[1242] www.amboss.com/de/wissen/Psoriasis_vulgaris (Stand: 25.1.2021)
[1243] www.pharmazeutische-zeitung.de/ausgabe-162010/koerpereigene-antibiotika-schuetzen-haut-und-schleimhaut/ (Stand: 25.1.2021)
[1244] www.psoriasis-bund.de/wissen/psoriasis/ (Stand: 25.1.2021)
[1245] Yegorov S, Babenko D, Kozhakhmetov S et al. Psoriasis is associated with elevated gut Il-1a and intestinal microbiome alterations. Front Immunol 2020; 11: 571319
[1246] Ziboh VA, Cohen KA, Ellis CN. Effects of dietary supplementation of fish oil on neutrophil and epidermal fatty acids. Modulation of clinical course of psoriatic subjects. Arch Dermatol 1986; 122 (11): 1277–1282

# 26 Raynaud-Syndrom

## 26.1 Definition und Epidemiologie

Das Raynaud-Syndrom (**Weißfingerkrankheit**) ist nach dem Arzt Maurice Raynaud (1834–1881) benannt, der es 1862 in seiner Dissertation erstmals ausführlich beschrieben hat. Dabei handelt es sich um eine spastische Kontraktion der glatten Gefäßmuskulatur, die besonders Arterien und Arteriolen der Finger und seltener der Zehen betrifft.

Die Prävalenz für ein primäres Raynaud-Syndrom liegt bei 7–12 % der Bevölkerung, das zu 90 % **junge Frauen** betrifft. Typisch für ein primäres Raynaud-Syndrom ist der frühe Krankheitsbeginn, meist zu Beginn oder in der Pubertät. Bei diesen Patienten schwächen sich die Symptome mit Beginn der Wechseljahre i. d. R. ab. Liegt die Erstmanifestation eines Raynaud-Syndroms über dem 40. Lebensjahr, ist die Wahrscheinlichkeit relativ groß, dass es sich um ein sekundäres Raynaud-Syndrom handelt.

## 26.2 Pathophysiologie

Die Pathophysiologie des **primären** Raynaud-Syndroms ist bisher ungeklärt, man vermutet eine verstärkte Aktivierung sympathischer Nerven auf Kältereize oder Stress. Bei Kältereizen konnte gezeigt werden[1255], dass die $\alpha_{2C}$-Adrenorezeptoren der Fingerarterien empfindlicher reagieren und es so zu einer übersteigerten Vasokonstriktion kommt. Die Ursache dafür ist bisher unbekannt.

Beim **sekundären** Raynaud-Syndrom hängt die Ursache von der jeweiligen Grunderkrankung bzw. biochemischen Interaktionen ab. In Frage kommen:

- Autoimmunerkrankungen:
  - systemische Sklerose (Raynaud-Syndrom tritt bei 90 % der Fälle auf)
  - Sharp-Syndrome (Mixed Connective Tissue Disaese; in 85 % der Fälle)
  - SLE (40 % der Fälle)
  - Dermatomyositis oder Polymyositis (25 % der Fälle)
  - rheumatoide Arthritis (10 % der Fälle)
  - Sjögren-Syndrom
  - Vaskulitis
- hämatologische Erkrankungen:
  - Polycythaemia vera
  - Leukämie
  - Thrombozytose
  - Kälteagglutinie (Mykoplasma-Infektion)
  - Paraproteinämien
  - Mangel an Protein C
  - Mangel an Protein S
  - Mangel an Antithrombin III
  - Faktor-V-Leiden-Mutation
  - Hepatitis B und Hepatitis C (assoziiert mit Kryoglobulinämie)

- arterienokkluierende Leiden:
  - externe neurovaskuläre Kompression
  - Karpaltunnelsyndrom
  - Throacic-Outlet-Syndrom
  - Thrombose
  - Thrombangitis obliterans
  - Embolisierung
  - Arteriosklerose
- Medikamente:
  - Betablocker
  - Ergotamin
  - Bleomycin (Antibiotikum, das zusammen mit Zytostatika bei Hodenkrebs eingesetzt wird)
  - Amphetamine („Speed")
  - Interferon
  - Bromocriptin und Cabergolin
  - manche Antidepressiva
- Chemikalien:
  - Vinylchlorid (PVC)
  - Arsen (aus Trinkwasser, Reis, Landwirtschaft, Metallindustrie)
- Nikotinabusus

## 26.3 Klinik

In etwa 80 % der Fälle handelt es sich um ein **primäres** Raynaud-Syndrom, d. h. es tritt nicht im Zusammenhang mit anderen Grunderkrankungen auf und wird meist durch **Kältereize** oder **Stress** getriggert. Die Finger und Zehen sind dabei symmetrisch, Daumen und Großzehen meist nicht betroffen.

Man spricht von einem **sekundären** Raynaud-Syndrom, wenn es auf dem Boden einer **systemischen oder lokalen Ursache** auftritt oder von **Medikamenten** oder **Nikotin** getriggert wird. Da Nikotin generell zu einem Vasospasmus führt, sollte so weit wie möglich auf eine Nikotinkarenz geachtet werden.

Typisch ist ein dreiphasiges Auftreten nach einem entsprechenden Reiz:

- **Phase 1** (Ischämie): Es treten an einem oder mehreren Fingern Schmerzen und ein Kältegefühl auf, die mit einem plötzlichen **Abblassen** einhergehen (**Abb. 26.1**).

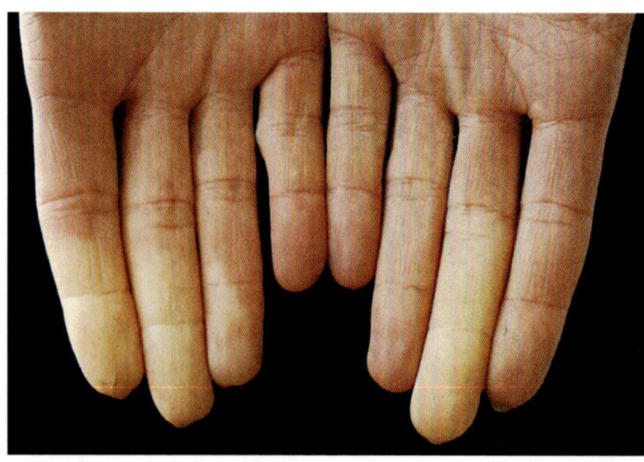

**Abb. 26.1** Raynaud-Syndrom: vasospastische Attacke mit Weißfärbung der Finger. (Quelle: Hoffmann U, Tató F. Definition. In: Battegay E, Hrsg. Differenzialdiagnose Innerer Krankheiten. 21., vollständig überarbeitete und erweiterte Auflage. Stuttgart: Thieme; 2017. doi:10.1055/b-004-129980)

- **Phase 2** (Hypoxie): Durch die mangelnde Sauerstoffzufuhr kommt es im betroffenen Bereich zu einer Zyanose und damit zu einer **lividen** Verfärbung.
- **Phase 3** (reaktive Hyperämie): Im Rahmen der wiedereinsetzenden lokalen Durchblutung erwärmt sich der Bereich und verfärbt sich **rot**.

Diese 3 Phasen (weiß–blau–rot) werden auch **Tricolore-Phänomen** genannt, da die französische Flagge (Trikolore) aus diesen 3 Farben besteht. Die verfärbten Finger wurden in der älteren Literatur als „Leichenfinger" oder „Madonnenfinger" bezeichnet. Der ganze Anfall dauert wenige Minuten bis eine Stunde.

### Red Flags

- plötzliches Auftreten der Symptome, typischerweise auf Kältereize z. B. im Winter, beim Griff ins Eisfach des Kühlschranks, bei Kontakt mit sehr kaltem Wasser
- Trikolore-Phänomen
- Dauer Minuten bis maximal 1 Stunde
- Erstmanifestation:
  - um die Pubertät: primäres Raynaud-Syndrom wahrscheinlicher
  - > 40. Lebensjahr: sekundäres Raynaud-Syndrom wahrscheinlicher

# 26.4 Diagnostik

## 26.4.1 Schulmedizinische Diagnostik

### Untersuchung

#### Faustschlussprobe

Der Patient hält die Hände über den Kopf und schließt diese zu einer Faust. Dabei umschließt der Therapeut die Handgelenke mit festem Druck, damit die Handgelenkarterien in dieser Zeit verschlossen werden. Wird der Druck aufgehoben, sollten sich die Finger innerhalb weniger Sekunden wieder gleichmäßig mit Blut füllen, was man am besten an den Innenflächen der Finger sehen kann. Kommt es zu einer deutlichen Zeitverzögerung bei der Füllung bzw. bleibt diese aus, darf man von einer generellen Durchblutungsstörung in den oberen Extremitäten ausgehen. Kommt es während des Tests zu Schwindel und Schwäche, kann das ein Hinweis auf ein Subclavian-Steal-Syndrom sein, eine meist durch Arteriosklerose bedingte Stenose bzw. ein Verschluss der A. subclavia proximal des Abgangs der A. vertebralis.

#### Allen-Test

Der Patient legt seinen Arm ab und führt einige Faustschlüsse durch, danach ballt er seine Hand zur Faust. Der Therapeut komprimiert nun am Handgelenk die A. radialis und die A. ulnaris. Der Patient öffnet seine Faust, der Handteller ist blass und nicht durchblutet. Nun löst der Therapeut die Kompression der A. radialis. Füllt sich der Handteller nun rasch mit Blut, ist die Durchblutung dieser Arterie in Ordnung. Dann löst der Therapeut auch die Kompression der A. ulnaris und der Test wird noch einmal vom Beginn an wiederholt. Diesmal allerdings genau umgekehrt, d.h. nun wird zuerst die Kompression der A. ulnaris gelöst. Füllt sich der Handteller daraufhin rasch mit Blut, ist auch die Durchblutung dieser Arterie in Ordnung. Falls nicht, sollte nach mechanischen Verengungen bzw. Verschlüssen gesucht werden (Facharzt!).

### Labor

Labortests werden v.a. zum Ausschluss anderer Erkrankungen durchgeführt, mit denen das Raynaud-Syndrom assoziiert sein kann (sekundärer Raynaud). Das primäre Raynaud-Syndrom zeigt hinsichtlich veränderter Laborparameter i.d.R. keine Auffälligkeiten.

### Bildgebende Verfahren

#### Kapillarmikroskopie der Finger

Bei einem primären Raynaud-Syndrom sind die Kapillaren morphologisch unauffällig. Liegt ein sekundäres Raynaud-Syndrom vor, sieht man typische strukturelle Veränderungen, wie z.B. Areale ohne Gefäßdurchblutung oder andere pathologische Befunde, die Rückschlüsse auf die dahinterliegende Erkrankung zulassen.

#### Plethysmografie

Bei der Fingerplethysmografie wird die Durchblutung der Finger mit Hilfe eines Lichtstrahls untersucht. Der Patient taucht seine Hände für 3 Minuten in 10–12 °C kaltes Wasser, was dazu führt, dass sich die Durchblutung der Finger vermindert oder sogar ein akutes Raynaud-Syndrom ausgelöst wird. Werden die Hände aus dem Wasser gezogen, erwärmen sie sich wieder und die Durchblutung normalisiert sich. Ist das nicht der Fall, liegt kein Raynaud-Syndrom vor, sondern eine Durchblutungsstörung.

#### Ultraschalluntersuchung

Mit Hilfe der modernen Farbduplex-Sonografie mit hochfrequenten Schallköpfen ist es möglich, einzelne Fingerarterien darzustellen, um einen Gefäßverschluss festzustellen. Dies ist sinnvoll, weil der Körper in manchen Fällen Kollateralen bildet, mit denen er einen Verschluss umgeht, sodass die Faustschlussprobe unauffällig ausfällt. Allerdings sind die Kollateralen oft kälteempfindlich, was dann im betroffenen Bereich zu einem Raynaud-Syndrom führen kann.

### Angiografie

Mit Hilfe der Angiografie lassen sich die Hand- und Fingergefäße besonders umfassend darstellen. Sie ist immer dann indiziert, wenn der Verdacht auf einen Gefäßverschluss besteht.

## 26.4.2 Naturheilkundliche Diagnostik

Wie bei vielen Autoimmunerkrankungen spielen Mikronährstoffe auch bei der Raynaud-Erkrankung als Vorstufen enzymatischer Scavenger und bei der Immunregulation eine wichtige Rolle. Zusätzlich sollte ein Augenmerk auf die Endothelfunktion und auf den Ausschluss einer Östrogendominanz gelegt werden. Man findet bei Raynaud-Patienten häufiger erhöhte Homozysteinwerte [1248] [1249] [1259], die bei diesen mit einer endothelialen Dysfunktion assoziiert sind [1271]. In diesem Fall ist eine Behandlung mit B-Vitaminen in aktiver Form, v. a. Methylcobalamin, Pyridoxal-5-phosphat und 5-Metyltetrahydrofolat, angezeigt. Findet sich bei Patienten mit Raynaud-Phänomen ein erhöhtes Fibrinogen im Blut, sollte die Behandlung um proteolytische Enzyme ergänzt werden.

- Zink, Kupfer, Mangan, Eisen und Selen im Vollblut (Vorstufen der körpereigenen Scavenger SOD, GSH, Katalase)
- Vitamin A im Serum (Differenzierung der Zellen)
- Calcidiol im Serum (immunregulierende Wirkung)
- Fettsäurestatus inkl. Arachidonsäure und Transfettsäuren (immunregulierende Wirkung)
- Lipidperoxidation (Belastung mit freien Radikalen)
- Homozystein, Fibrinogen, ADMA (Endothelfunktion)
- Glutathionstatus
- bei Frauen: Östradiol und Progesteron im Speichel, die Probe sollte zwischen dem 20. und dem 22. Zyklustag gewonnen werden

# 26.5 Therapie

## 26.5.1 Schulmedizinische Therapie

Bei ausgeprägter Symptomatik werden die Gefäße mit Hilfe von **Kalziumantagonisten** wie Nifedipin, Amlodipin oder Felodipin entspannt. Eine ähnliche Wirkung wird mit Prazosin erreicht, einem hochwirksamen α-Rezeptorblocker. Topische Anwendungen von Nitroglyzerin und die Einnahme von Pentoxifyllin sind ebenfalls wirksam, werden aber nicht routinemäßig eingesetzt.

## 26.5.2 Naturheilkundliche Therapie

### Naturheilkundliche Sichtweise

#### L-Arginin

Beim Raynaud-Syndrom kommt es zu lokalen Durchblutungsstörungen in den Akren. Die Weitstellung bzw. Entspannung des Gefäßendothels wird von **Stickstoffmonoxid** (NO) als Neurotransmitter gesteuert. Die wichtigste Quelle für dessen Bereitstellung ist die semiessenzielle Aminosäure **L-Arginin**, aus der das NO enzymatisch durch das Enzym NO-Synthase freigesetzt wird. Patienten, die im Rahmen einer systemischen Sklerodermie an einem sekundären Raynaud-Syndrom leiden, haben in ihrem Blut niedrigere Spiegel an Stoffwechselmetaboliten, die aus dem NO-Stoffwechsel stammen.

Aus dieser Grundüberlegung heraus wurde an der Frage geforscht, ob man mit L-Arginin positive Effekte beim Raynaud-Syndrom erreichen kann. Eine Studie [1251] untersuchte die Wirkung von Infusionen mit L-Arginin auf die Symptome eines sekundären Raynaud-Syndroms, in diesem Fall als Komorbidität bei Sklerodermie. Die Forscher konnten L-Arginin eine signifikante dosisabhängige Wirkung attestieren. Aus anderen Arbeiten [1257] ist bekannt, dass L-Arginin am Endothel von Raynaud-Patienten zu einer besseren Vasodilatation führt – und das auch unter Kältereizen. In einer Einzelfallschilderung [1266] konnten mit oralen Gaben von L-Arginin sogar Fingernekrosen rückgängig gemacht werden, die im Rahmen eines Raynaud-Syndroms entstanden waren.

Bei der Pathophysiologie eines sekundären Raynaud-Syndroms als Komorbidität einer systemischen Sklerodermie spielt **asymmetrisches Dimethylarginin** (ADMA) eine wichtige Rolle. ADMA entsteht physiologisch durch Methylierung von Arginin und ist als Surrogat-Parameter eng mit dem Risiko einer Arteriosklerose verbunden. Es hat immer dann eine **pathologische Bedeutung**, wenn im Blut ein unphysiologischer Anstieg von ADMA nachweisbar ist oder das Verhältnis von L-Arginin zu ADMA unter eine kritische Grenze fällt. Biochemisch gesehen konkurrieren L-Arginin und ADMA bei der Bindung an die NO-Synthase. Bindet L-Arginin, entsteht NO, bindet hingegen ADMA, kommt es nicht zur NO-Synthese und die durch ADMA gebundene NO-Synthase kann auch nicht an ein anderes Molekül L-Arginin binden. Als Folge steht im Endothel weniger NO zur Verfügung, was letztendlich zu einer endothelialen Dysfunktion führt. Solange L-Arginin und ADMA in Balance sind, ist die Versorgung des Endothels mit NO gesichert. Im Idealfall verfügt der Körper über 160-mal mehr L-Arginin als ADMA. Ein Risiko besteht dann, wenn dieses Verhältnis unter die Grenze von 100 : 1 absinkt.

Um erhöhte **ADMA-Spiegel** zu **senken**, hat sich aktive Folsäure (5-Methyltetrahydrofolat, 5MTHF) sowohl in meiner Praxis als auch in verschiedenen Studien [1254] [1264] als hocheffizient erwiesen (**Tab. 26.1**). Unabhängig davon verbessert auch 5MTHF eine endotheliale Dysfunktion.

Trotz eigener exzellenter Erfahrungen mit **L-Arginin** bei Raynaud-Syndrom ist die Studienlage uneinheitlich. Die unterschiedlichen Ergebnisse mancher Untersuchungen lassen sich relativ einfach erklären, denn die **Wirkung** ist von folgenden Faktoren **abhängig**:

- Dosis von L-Arginin
- Einnahmezeitpunkt
- Einzeldosis oder Aufteilung auf mehrere Dosen
- Grunderkrankungen: Beim sekundären Raynaud-Syndrom, z. B. kommt es bei einer systemischen Sklerodermie im Spätstadium durch die Hypertrophie von Intima bzw. Media zu einer zunehmenden mechanischen Einschränkung der Vasodilatation, auf die L-Arginin keinen Einfluss nehmen kann.
- ob und wieviel ADMA im Körper vorliegt

Da es bei L-Arginin nur wenige Kontraindikationen gibt und die Anwendung insgesamt risikoarm ist, lohnt sich nach meiner Erfahrung ein Therapieversuch in jedem Fall. Da es in der Praxis i. d. R. nicht darum geht, eine Studie durchzuführen, sondern einem kranken Menschen bestmöglich zu helfen, empfehle ich Folgendes:

- Man kann **L-Arginin** per **Infusion** verabreichen (2000 mg auf 100–250 ml physiologische Kochsalzlösung, 2 ×/Woche). Für die Wirkung bei Raynaud-Syndrom ist dies allerdings nicht unbedingt notwendig; man sieht mit **oralen** Gaben ebenfalls sehr gute Therapieergebnisse.
- Die **Kombination** von **L-Arginin und L-Citrullin** ist in der Orthomolekularmedizin nicht unüblich. Citrullin wird im Körper in L-Arginin umgewandelt, d. h., man erreicht durch die Kombination sowohl einen „Soforteffekt“ von L-Arginin als auch eine Retardwirkung, die durch die verzögerte Umwandlung von L-Citrullin entsteht. Bei **Autoimmunerkrankungen** kombiniere ich L-Arginin **nicht** mit L-Citrullin, obwohl diese Vorgehensweise z. B. bei KHK oder Atherosklerose durchaus Vorzüge hat. Dies hat 2 Gründe: Ich bevorzuge die direkte Wirkung von L-Arginin und lasse es den Patienten über den Tag verteilt auf 2–3 Gaben einnehmen. Außerdem spielen citrullinierte Peptide in der Pathogenese verschiedener Autoimmunopathien

**Tab. 26.1** Um das Risiko eines Mangels an L-Arginin bzw. eines zu hohen Spiegels an ADMA für eine Veränderung der Endothelfunktion besser einschätzen zu können, dienen die angegebenen Kennzahlen.

| | Idealwerte | Normwerte | Risikobereich |
|---|---|---|---|
| ADMA | < 0,5 µmol/l | 0,7 µmol/l | > 0,7 µmol/l |
| L-Arginin | > 120 µmol/l | 80–120 µmol/l | < 60 µmol/l |
| Verhältnis Arginin/ADMA | > 160 : 1 | 160–100 : 1 | < 100 : 1 |

wie CED oder rheumatoider Arthritis eine Rolle und treten u. a. gemeinsam mit nitrosativem Stress auf. Die genauen Pathomechanismen sind bis dato noch nicht geklärt.

## Homozystein

Patienten, die an einem sekundären Raynaud-Syndrom erkrankt sind, haben häufig **erhöhte Homozysteinspiegel**, was mit einer endothelialen Dysfunktion assoziiert ist. Zusätzlich zeigt er an, dass sowohl hinsichtlich der körpereigenen Entgiftung als auch der Neutralisierung von freien Radikalen Einschränkungen bestehen können. Bei diesen Patienten ist eine Behandlung mit Methyl-$B_{12}$, 5-Methyltetrahydrofolat und Pyridoxal-5-Phosphat sinnvoll.

Die **Methylierung** ist einer der grundlegenden Stoffwechselprozesse im Körper, der u. a. bei der Genexpression, der Funktion verschiedener Proteine oder der Entgiftung essenzielle Bedeutung hat. Methylierung bedeutet, dass eine Methylgruppe (-$CH_3$) auf ein anderes Molekül übertragen wird, was dessen biochemische Eigenschaften verändert. An dieser Übertragung sind Enzyme beteiligt, die als Methyltransferasen bezeichnet werden. Eine zentrale Funktion kommt dabei der Aminosäure L-Methionin zu, die in ihrer aktiven Form als S-Adenosylmethionin (**SAM**) der wichtigste **Methylgruppendonator** im Körper ist. **SAM** ist im Stoffwechsel u. a. an der Synthese von Acetylcholin, Adrenalin, Dopamin, Ubichinon, Melatonin, verschiedenen Nukleinsäuren, Histidin und Taurin beteiligt, außerdem an der Transmethylierung von Glutathion. Glutathion hat für den Stoffwechsel essenzielle Bedeutung: Es ist am mitochondrialen Elektronentransport und damit an der Energiebildung beteiligt, Teil der Phase-2-Entgiftung in der Leber und einer der wirkungsvollsten Radikalfänger.

SAM wird im Körper immer wieder recycelt, was auch als **Methylierungszyklus** bezeichnet wird. Dabei gibt es eine Methylgruppe ab, wird dadurch zu Homozystein und durchläuft dann eine Reihe von biochemischen Reaktionen, bei denen es wieder eine neue Methylgruppe erhält (Remethylierung), um dann als SAM wieder eine Methylgruppe abzugeben usw. Für ein reibungsloses Funktionieren ist das Enzym Methionin-Synthase verantwortlich, das wiederum direkt von Methylcobalamin, also einer bestimmten Form von Vitamin $B_{12}$, und indirekt von Methyltetrahydrofolat, also aktiver Folsäure, abhängig ist.

Neben der Remethylierung zu SAM kann Homozystein aber auch in die Aminosäuere Cystein umgebaut werden. Dieser Vorgang, der als **Transsulfuration** bezeichnet wird, findet nur in bestimmten Geweben statt, v. a. der Leber. Dabei kommt es zu einem Austausch der SH-Gruppe aus Homozystein gegen die OH-Gruppe aus der Aminosäure Serin, woraus dann Cystein und Propionyl-CoA bzw. Succinyl-CoA entstehen. Für die dabei ablaufenden chemischen Reaktionen sind aktives Vitamin $B_6$ (Pyridoxal-5-phosphat) als Kofaktor für die beiden Enzyme Cystathion-β-Synthase, Cystathionase und Vitamin $B_{12}$ notwendig.

Sowohl die Methylierung als auch die Transsulfuration sind beide eng mit der **Glutathionsynthese** verknüpft. SAM ist als Methylgruppendonator an der Glutathionsynthese beteiligt, außerdem stammt etwa die Hälfte des für die Bildung von Glutathion notwendigen Cysteins aus der Transsulfuration von Homozystein in der Leber [1263] [1273]. Man kann sich **Homozystein** als eine Art Kreuzung vorstellen, an der sich sowohl Methylierung als auch Transsulfuration treffen. Diese beiden essenziellen Stoffwechselwege müssen vom Körper stets fein ausbalanciert werden, da sie grundsätzliche Lebensvorgänge steuern.

Bei Patienten mit Raynaud-Syndrom liegt statistisch häufiger ein erhöhter Homozysteinspiegel vor, was als therapeutische Konsequenz den Einsatz von Vitamin $B_{12}$, Vitamin $B_6$ und Folsäure, allerdings jeweils in ihrer bioaktiven Form, sinnvoll macht. Führt man sich vor Augen, dass ein erhöhtes Homozystein bedeutet, dass es einen „Stau“ an der erwähnten Kreuzung gibt, wird klar, dass sich hieraus auch indirekt Konsequenzen für die Bildung von SAM bzw. Glutathion ergeben. Um es einfach auszudrücken: Staut es sich an der Homozystein-Kreuzung, sind sowohl der Weg in die Methylierungsstraße als auch der in die Glutathion-Allee blockiert. Beides kann sich nicht nur negativ auf einen Morbus Raynaud, sondern auf viele basale Stoffwechselvorgänge auswirken.

## Hormone und Fibrinogen

Bereits im Jahr 1976 veröffentlichte Prof. Paul Jarrett einen Leserbrief, in dem er auf eine wichtige Beobachtung bezüglich des Raynaud-Syndroms hinwies [1256]. Er hatte beobachtet, dass bei Patientinnen mit Raynaud-Syndrom, die gleichzeitig Östrogenpräparate bzw. Östrogen/Progesteron-Kombinationen einnahmen, signifikant höhere Fibrinogenspiegel im Blut vorlagen. Diese sanken in den Normbereich, wenn die Östrogenpräparate abgesetzt bzw. ein reines Progesteronpräparat verordnet wurden. In allen Fällen, so Jarretts Beobachtung, ging diese Veränderung mit einer deutlichen klinischen Besserung des Raynaud-Syndroms einher.

## Lipidperoxidation und Erythrozytenmembranfluidität

Bei Patienten, die an systemischer Sklerodermie leiden, eine Autoimmunerkrankung, die sehr häufig mit einem sekundären Raynaud-Syndrom einhergeht, spielen sowohl **nitrosativer** als auch **oxidativer Stress** bei der Pathogenese eine Rolle. Beide führen zu **Beeinträchtigungen in der Fluidität der Erythrozytenmembran**, was v. a. im Bereich der Kapillaren weitreichende Folgen haben kann. Besteht dort zusätzlich eine endotheliale Dysfunktion, treten 2 Probleme gleichzeitig auf: Es kommt bei den Erythrozyten zur Geldrollenbildung, bei der sie analog einer Rolle Münzen aneinanderhaften, und gleichzeitig ist die Vasodilatation eingeschränkt – optimale Voraussetzungen zur Bildung von **Mikrothromben**.

Deshalb ist es sinnvoll, bei einem Raynaud-Syndrom eine Belastung mit ROS bzw. Nitrostress abzuklären und diesem durch ausreichend dosierte Gaben aufeinander abgestimmter **Antioxidanzien bzw. Vitamin $B_{12}$** zu begegnen. Für eine gute Membranfluidität der Erythrozyten sind darüber hinaus **Omega-3-Fettsäuren** wichtig.

## Vitamin D

Im Jahr 2013 wurde erstmals eine randomisierte plazebokontrollierte Studie [1253] veröffentlicht, in der Patienten mit Raynaud-Syndrom über 12 Wochen 1 ×/Monat 600000 IE Vitamin $D_3$ als orale Einmalgabe erhielten. In der Verumgruppe zeigten sich nach 8 Wochen signifikante Verbesserungen.

Mich hat das Ergebnis dieser Publikation überrascht, da Vitamin $D_3$ nach einer Einmalgabe normalerweise nur etwa 24 Stunden ungebunden im Körper vorliegt und im Verlauf an das VDP bindet, wo es primär der Kalzium-Phosphat-Homöostase zur Verfügung steht. Ganz offensichtlich ist es bei Extremdosen anders. Ich selbst habe noch nie 600000 IE Vitamin $D_3$ als Einmalgabe verabreicht und empfehle dieses Vorgehen auch nicht. Allerdings ist es interessant, wenn man einmal umrechnet: 600000 IE Vitamin $D_3$: 30 Tage = 20000 IE Vitamin $D_3$/Tag. Diese Dosis liegt im Bereich der Vitamin-$D_3$-Hochdosisbehandlungen, sollte allerdings nur dann appliziert werden, wenn der Behandler über eine entsprechende Ausbildung und Erfahrung verfügt.

## Wechselwirkungen Schulmedizin – Naturheilkunde

Es sind keine bekannt.

### 26.5.3 Spezifischer Therapievorschlag

Es ist z. B. bei Raynaud-Patienten hilfreich, wenn die Behandlung mit L-Arginin, Glutathion, B-Vitaminen und symptomatisch ansetzenden Homöopathika an den Anfang gesetzt wird, damit die mit der Erkrankung verbundenen Beschwerden möglichst rasch gebessert werden.

- **L-Arginin**: Basis der Behandlung ist die orale Gabe von L-Arginin in einer Tagesdosis von 6000–8000 mg, am besten verteilt auf 2–3 Gaben jeweils 60 Minuten vor dem Essen mit reichlich Wasser. Gleichzeitig sollten keine anderen Aminosäuren gegeben werden, da diese die Aufnahme von L-Arginin einschränken können. Gegenanzeigen sind Schwangerschaft, Stillzeit, Kinder, Jugendliche, schwere Herz- und Gefäßerkrankungen wie Herzinfarkt oder Schlaganfall, Gicht, Infektionen mit Herpesviren sowie die Einnahme von Gerinnungshemmern, Nitraten oder Phosphodiesterasehemmern.

- **Vitamin D**: Beim Raynaud-Syndrom sollte meiner Erfahrung nach der Serumspiegel von Calcidiol im Normalbereich liegen, ideal um 120 nmol/l. Zu hohe Spiegel können sich u. U. negativ auf die Vasodilatation auswirken, bei der Kalzium physiologisch eine hemmende Rolle spielt. Das ist bei vielen Autoimmunerkrankungen zu vernachlässigen, allerdings ist eine gestörte Vasodilatation beim Raynaud-Syndrom zentraler Teil der Pathologie. Kommt es durch die eingeleiteten Therapiemaßnahmen, z. B. L-Arginin, zu einer symptomatischen Verbesserung, können auch höhere Vitamin-D-Blutspiegel angestrebt werden, damit mehr Einfluss auf den autoimmunen Prozess genommen werden kann.
- **Vitamin A**: Zur Unterstützung einer normalen Zelldifferenzierung und zur Modulation der Tregs werden Tagesdosen von 5000–10000 IE gegeben, Ziel ist ein Serumspiegel von 400–800 µg Retinol/l im Serum. Gegenanzeigen sind Schwangerschaft, Stillzeit, Glaukom, Hirndrucksteigerung, schwere Formen von Bluthochdruck und schwere Formen von Diabetes mellitus. Bitte denken Sie daran, dass auch Omega-3-Fettsäuren einen blutverdünnenden Effekt haben und dieser sich mit dem von L-Arginin addieren kann. Ein geeignetes Präparat ist Fischöl, z. B. Norsan® Omega-3 Arktis oder Norsan® Omega-3 Total (1 × tgl. 1 EL nach dem Essen).
- **B-Vitamine**: Ein geeigneter Vitamin-B-Komplex sollte wenigstens Vitamin $B_6$, $B_{12}$ und Folsäure in einer bioaktiven Form enthalten, um die Methionin-Synthase und damit den Methylierungszyklus mit den für ihre Funktion notwendigen Mikronährstoffen zu versorgen, z. B. WOSCHA® B-Aktiv EmboCaps® (1 × tgl. 1 Kps. zu oder nach dem Essen).
- **Antioxidanzien**: Eine Mischung lipophiler bzw. hydrophiler Antioxidanzien unterstützt den Körper darin, wieder Kontrolle über ROS zu bekommen. Bei jeder autoimmunen Entzündungsreaktion sind es immer freie Radikale (S. 230), die für die Schäden an den betroffenen Geweben verantwortlich sind, z. B. Antioxidans Formula Kapseln Biogena® (1 × tgl. 2 Kps. zu oder nach dem Essen).
- **Vitamin C**: Ascorbinsäure, oder besser noch natürliches Vitamin C, ist das wichtigste hydrophile Antioxidans im Körper, zusätzlich steigert es im Tierversuch die intrazelluläre Glutathionsynthese [1262] [1267] [1275], z. B. Vitamin-C-Komplex Ultra Bioflavonoide (3 × tgl. 1 Kps. nach dem Essen).
- **Isopathie**: Mucokehl® D 5 Tropfen setze ich seit vielen Jahren ergänzend bei der Behandlung des Raynaud-Syndroms ein. Gegenanzeige ist eine Allergie gegen Schimmelpilze (Mucor racemosus). Es wirkt der Geldrollenbildung bei den Erythrozyten entgegen und kann so die Mikrozirkulation verbessern.
- **Hormone**: Falls eine Östradioldominanz (S. 220) vorliegt, sollte diese entsprechend behandelt werden. Prüfen Sie in diesem Fall auch, ob ein erhöhtes Fibrinogen im Serum vorliegt. Bei Patienten mit Raynaud-Syndrom konnte ich dieses Phänomen immer wieder beobachten. In diesem Fall kann man proteolytische Enzyme wie Bromelain oder Wobenzym® Plus einsetzen. Allerdings sollten Sie dabei bedenken, dass sowohl L-Arginin und Omega-3-Fettsäuren als auch proteolytische Enzyme blutverdünnend wirken und sich diese Wirkung u. U. verstärken kann, wenn mehrere Substanzen mit derselben Wirkung eingesetzt werden. Eventuell müssen Sie in einem solchen Fall die Anwendung der einzelnen Substanzen priorisieren oder die Dosis entsprechend anpassen.

## Injektionstherapie

Injektionen sind bei der Behandlung des Raynaud-Syndroms immer dann angezeigt, wenn Sie eine intensivere Wirkung Ihrer Therapie erreichen wollen. Geeignet sind z. B.

- Circulo-Injeel® (bis täglich s. c.): Ist ein homöopathisches Komplexmittel in Ampullenform, das aufgrund der homöopathischen Mittelbilder der in ihm zusammengesetzten Einzelmittel einen Bezug zur arteriellen Durchblutung hat (Nicotiana tabacum, Secale cornutum), verbunden mit vegetativer Dysregulation (Solanum nigrum), brennenden Sensationen (Acidum arsenicosum), Krampfschmerz (Argentum metallicum), Gefäßsklerose (Barium iodatum) und Kälteempfindlichkeit (Kalzium carbonicum).

- Sympathicus suis Injeel (1–3 ×/Woche s. c.), z. B. im Nackenbereich: Es enthält einen Potenzakkord aus sympathischem Grenzstrang (D 10, D 30, D 200) und wurde von H.H. Reckeweg u. a. bei Raynaud-Syndrom und dem komplexen regionalen Schmerzsyndrom (Morbus Sudeck) empfohlen.
- Methylcobalamin 5 mg Ampullen und 5MTHF-Ampullen (kurmäßig 2–3 ×/Woche getrennt voneinander s. c. oder i. m., insgesamt 10 Injektionen)

## Infusionstherapie

Infusionen mit S-Acetylglutathion SAG (Eumetabol®, z. B. 1000–3000 mg SAG gelöst in 250 ml physiologischer NaCl-Lösung 1–2 ×/Woche) substituieren das intrazelluläre Glutathion. Dies ist immer dann wichtig, wenn eine starke Belastung mit freien Radikalen vorliegt, bzw. wenn die Glutathionsynthese gestört ist. SAG kann auch in oraler Form statt als Infusion verabreicht werden, z. B. S-Acetyliertes Glutathion SAG Kapseln (in 1 Kps. 250 mg SAG; 1–4 Kps. tgl.).

## Osteopathie

Durchblutungsstörungen in den Akren können verschiedene Ursachen haben, die auch durch eine autoimmuner Genese bedingt sein können. Allerdings spielen erfahrungsgemäß nicht selten auch biomechanische und stressorische Faktoren eine Rolle. Deswegen ist es beim Raynaud-Syndrom generell sinnvoll, sowohl nach funktionellen Ursachen zu suchen (z. B. fasziale Adhäsionen) als auch das Zusammenspiel zwischen Sympathikus und Parasympathikus zu beachten. Für Ersteres kenne ich keine bessere Methode als die Osteopathie, bei Letzterem ist es immer die Individualität des Patienten, die den Rahmen für eine Behandlung setzt: Stress-Release mittels Brainwave® Entrainment, kraniosakrale Osteopathie bzw. Therapie, Autogenes Training, Ohrakupunktur, Bindegewebsmassage oder Yoga – viele Wege führen nach Rom, und die Kunst besteht darin, den passenden Weg für den Patienten zu finden.

## Komplexmittelhomöopathie bzw. Spagyrik

Neben dem Isopathikum Mucokehl® D 5 gehört der Einsatz eines symptomatisch passenden homöopathischen bzw. spagyrischen Mittelkomplexes in meiner Praxis zur Basistherapie beim Raynaud-Syndrom. Zwei Präparate haben sich besonders gut bewährt:

- Spiraphan® Tropfen (3 × tgl. vor dem Essen 15–25 Tr. mit etwas Wasser) enthalten:
  - Aesculus hippocastanum Urtinktur, Pulsatilla pratensis D 6 (venöse Stauungen, Pfortaderstau)
  - Arnica montana D 2 (arterielle Durchblutung)
  - Ginkgo biloba D 3 (allgemeines Durchblutungsmittel)
  - Lactrodectus mactans D 8, Secale cornutum D 6 (Durchblutungsstörungen durch Gefäßkrämpfe)
  - Chininum hydrochloricum D 4, Spirea ulmaria Urtinktur (Menier-Symptomkomplex)
  - Melilotus officinalis Urtinktur, Ruta graveolens Urtinktur (Krampfaderleiden)
- Clauparest® spag. Peka Tropfen ein (3 × tgl. vor dem Essen 20 Tr. mit etwas Wasser): Diese setze ich ein, wenn Patienten auf Spiraphan mit Völlegefühl und Übelkeit reagieren, was meines Erachtens auf die Rosskastanientinktur zurückzuführen ist. Auch bei Überempfindlichkeit gegenüber Chinin oder Korbblütlern ist Spiraphan nicht angezeigt. Clauparest® spag. Peka Tropfen enthalten:
  - Arnika montana spag. Peka D 4 (arterielle Durchblutung)
  - Plumbum aceticum D 6 (Krampfzustände, Lähmungen)
  - Cuprum aceticum D 4 (Krampfzustände)
  - Araneus Diadematus D 9 (Kälteverschlechterung)
  - Ruta graveolens spag. Peka D 4 (venöse Durchblutungsstörungen)
  - Melilotus officinalis spag. Peka D 4 (Krampfaderleiden)
  - Mandragora e radice spag. Peka D 6 (Brachialgia paraesthetica nocturna)
  - Nicotiana tabacum D 6 (Gefäßspasmen)

### Sanierung der Darmflora

Beim Raynaud-Syndrom steht die Behandlung der störenden Symptomatik im Vordergrund. Langfristig ist es aber bei allen Autoimmunerkrankungen sinnvoll, das intestinale Mikrobiom zu behandeln, sofern dort eine Dysbiose vorliegt, v. a. aus grundsätzlichen Überlegungen heraus: Ein gesundes Mikrobiom, das in der Lage ist, ausreichende Mengen kurzkettiger Fettsäuren wie Propion- und Buttersäure zu bilden, hat einen positiven Einfluss auf das Verhältnis von TH17- zu Treg-Zellen und damit auf den autoimmunen Prozess.

### Humoralpathologie

Kleine Aderlässe (30–60 ml) als unterstützende Maßnahme zur Verbesserung der allgemeinen Fluidität der Erythrozyten sind manchmal hilfreich, z. B. 1 ×/Monat, jeweils an den ersten Tagen nach Vollmond, v. a. bei einer plethorischen Konstitution oder wenn der Raynaud bei Frauen mit Beginn der Wechseljahre einsetzte. Als Kontraindikationen gelten z. B. eine Behandlung mit Antikoagulanzien, Anämie, Tumorerkrankungen, Kachexie und Schwächezustände.

## 26.6 Meine Erfahrung

Das Raynaud-Syndrom wird von vielen Patienten als unangenehm wahrgenommen, aber nicht unbedingt als dramatische Krankheit. Dabei steht es in Verbindung mit zahlreichen anderen Pathologien, viele davon haben eine autoimmune Genese. Bis heute ist nicht ausgeschlossen, dass auch das primäre Raynaud-Syndrom eine Autoimmunerkrankung ist. Insofern sollte nach meiner Erfahrung genau hingeschaut werden, v. a. was die Komorbiditäten angeht. Das ist eine Domäne der konventionellen Medizin und Sie können die Ergebnisse dieser Untersuchungen dafür nutzen, sich ein Bild über mögliche Krankheitshintergründe zu machen, damit Sie Ihre Therapie breiter aufstellen können.

Achten Sie auch auf ADMA und Homozystein, denn diese können Vorboten von Gefäßerkrankungen, Schlaganfall oder Herzinfarkt sein, und mit den vorgestellten Behandlungsmöglichkeiten hat der Patient eine Chance darauf, diesen vorzubeugen. ADMA können Sie mit 5MTHF absenken, Homozystein mit 5MTHF, Methyl-$B_{12}$ und Pyridoxal-5-Phosphat.

Rein symptomatisch sprechen viele Betroffene auf die Kombination aus L-Arginin, SAG, B-Vitaminen, Mucokehl® und symptomanalogen Komplexmitteln sehr gut an. Das Rauchen sollte in jedem Fall eingestellt werden, bevor Sie einen Patienten mit Raynaud-Syndrom behandeln.

## 26.7 Literatur


[1247] Agostoni A, Marasini B, Biondi ML et al. L-arginine therapy in Raynaud's phenomenon? Int J Clin Lab Res 1992; 21 (2–4): 202–203

[1248] al-Awami M, Schillinger M, Maca T et al. Homocysteine levels in patients with Raynaud's phenomenom. VASA Zeitschr Gefäßkrank 2002; 31 (2): 87–90

[1249] Cheng TT, Chiu CK. Elevated homocysteine levels in patients with Raynaud's phenomenon secondary to systemic Lupus erythematosus. Clin Rheumatol 2002; 21 (3): 251–254

[1250] DGA Ratgeber: Die Durchblutungsstörungen. Raynaud-Phänomen. Berlin: Deutsche Gesellschaft für Angiologie DGA – Gesellschaft für Gefäßmedizin e. V.; 2011

[1251] Freedman RR, Girgis R, Maves MD. Acute effect of nitric oxide on Raynaud's phenomenon in scleroderma. Lancet 1999; 354 (9180): 739

[1252] Gori T, Burstein JM, Ahmed S et al. Folic acid prevents nitroglycerin-induced nitric oxide synthase dysfunction and nitrate tolerance. Circulation 2001; 104: 1119–1123

[1253] Hélou J, Moutran R, Maatouk I et al. Raynaud's phenomenon and vitamin D 3. Rheumatol Int 2013; 33: 751–755

[1254] Holven KB, Haugstad TS, Holm T et al. Folic acid treatment reduces elevated plasma levels of asymmetric dimethylarginine in hyperhomocysteinaemic subjects. Br J Nutr 2003; 89 (3): 359–363

[1255] Janztschak F. Der $\alpha_{2C}$-Adrenorezeptor als Zielstruktur für Arzneistoffe zur Behandlung des Raynaud-Phämonens, von Lungenödemen und der Schizophrenie. Berlin: Freie Universität; 2016

[1256] Jarrett P. Raynaud's disaese and oral contraceptives. BMJ 1976; 2 (6037): 699

[1257] Khan F, Belch JJ. Skin blood flow in patients with systemic sclerosis and Raynaud's phenonemon: effects of oral L-arginine supplementation. J Rheumatol 1999; 26 (11): 2389–2394

[1258] Kundu D, Abraham D, Black CM et al. Reduced levels of S-nitrosothiols in plasma of patients with systemic sclerosis and Raynaud's phenomenon. Vasc Pharmacol 2014; 63 (3): 178–181

[1259] Levy Y, George J, Langevitz P et al. Elevated homocysteine levels in patients with Raynaud's syndrome. J Rheumatol 1999; 26 (11): 2383–2385

[1260] Löffler G. Funktionelle Biochemie. 2. Aufl. Heidelberg: Springer; 1994

[1261] Mavrikakis ME, Lekakis JP, Papamichael M et al. Ascorbic acid does not improve endothelium-dependent flow-mediated dilatation of the brachial artery in patients with Raynaud's phenomenom secondary to systemic sclerosis. Int J Vitamin Nutr Res 2003; 73: 3–7

[1262] Meister A. On the antioxidant effect of ascorbic acid and glutathione. Biochem Pharmacol 1992; 44 (10): 1905–1915

[1263] Mosharov E, Cranford MR, Banerjee R. The quantitativeley important relationship between homocysteine metabolism and glutathione synthesis by the transsulfuration pathway and its regulation by redox changes. Biochemistry 2000; 39 (42): 13005–13011

[1264] Paul B, Whiting MJ, De Pasquale CG et al. Acute effects of 5-methyltetrahydrofolate on endothelial function and asymmetric dimethylarginine in patients with chronic heart failure. Nutr Metabol Cardiovasc Dis 2010; 20 (5): 341–349

[1265] Reckeweg HH. Homoeopathica Antihomotoxica. 3. Aufl. Baden-Baden: Aurelia; 1983

[1266] Rembold CM, Ayers CR. Oral L-arginine can reverse digital necrosis in Raynaud's phenomenon. Mol Cell Biochem 2003; 244 (1–2): 139–141

[1267] Rougemont M, Do KQ, Castagne V. New model of glutathione deficit during development: effect on lipid peroxidation in the rat brain. J Neurosci Res 2002; 70 (6): 774–783

[1268] Solans R, Motta C, Solá R et al. Abormalities of erythrocyte membran fluidity, lipid composition, and lipid peroxidation in systemic sclerosis: Evidence of free radical-mediated injury. Arthr Rheumat 2000; 43 (4): 894–900

[1269] Stroes ES, van Faassen EE, Yo M et al. Folic acid reverts dysfunction of endothelial nitric oxide synthase. Circ Res 2000; 86 (11): 1129–1134

[1270] Title LM; Ur E, Giddens K et al. Folic acide improves endothelial dysfunction in type-2 diabetes – an effect independent of homocysteine-lowering. Vasc Med 2006; 11 (2): 101–109

[1271] Usui M, Matsuoka H, Miyazaki H et al. Endothelial dysfunction by acute hyperhomocyst(e)inaemia: restoration by folic acid. Clin Sci 1999; 96 (3): 235–239

[1272] Verhaar MC, Wever RM, Kastelein JJ et al. 5-methyltetrahydrofolate, the active form of folic acid, restores endothelial function in familial hypercholesterolemia. Circulation 1998; 97 (3): 237–241

[1273] Vivitsky V, Mosharov E, Tritt M et al. Redox regulation of homocysteine-dependent glutathione synthesis. Redox Rep 2003; 8 (1): 57–63

[1274] www.amboss.com/de/wissen/Raynaud-Syndrom (Stand: 23.1.2020)

[1275] Wang Y, Kashiba M, Kasahara E et al. Metabolic cooperation of ascorbic acid and glutathione in normal and vitamin C-deficient ODS rats. Physiol Chem Phys Med NMR 2001; 33 (1): 29–39

# 27 Rheumatoide Arthritis

## 27.1 Definition und Epidemiologie

Bei der rheumatoiden Arthritis (rA) handelt es sich um eine autoimmun bedingte, schmerzhafte und chronische Entzündung eines oder mehrerer Gelenke, die meist in Schüben auftritt. Man unterscheidet dabei die **systemische Arthritis**, also den Befall mehrerer Gelenke, von der **Oligoarthritis**, bei der nur ein Gelenk befallen ist. Zusätzlich kann sie sich **extraartikulär** manifestieren, z. B. als Perikarditis, Pleuritis, Keratokonjunktivitis sicca, Vaskulitis oder Glomerulonephritis.

Weltweit sind ca. 0,5–1 % aller Menschen betroffen. Frauen erkranken 3 × häufiger als Männer, außerdem ist eine familiäre Häufung zu beobachten. Letzteres impliziert, dass es eine genetische Komponente gibt, und die genetische HLA-Variante HLA-DRB1*04 (DR4) gehört zu den häufigsten mit dieser Erkrankung assoziierten Allelen. Die rheumatoide Arthritis kann in jedem Alter auftreten, selbst im Kindesalter ist dies möglich. Allerdings finden Erstmanifestationen am häufigsten zwischen dem 40. und 60. Lebensjahr statt.

## 27.2 Pathophysiologie

Die **Entzündungsreaktion** richtet sich bei der rheumatoiden Arthritis gegen die **Synovia**, also die Innenhaut der Gelenke. Dabei bilden Immunzellen wie Makrophagen verstärkt proinflammatorische Zytokine, speziell TNF-α und IL-1, außerdem kann es zur Bildung von Autoantikörpern kommen, die sich gegen bestimmte körpereigene Proteinstrukturen wie IgG oder zyklisches citrulliniertes Peptid richten. Der Entzündungsprozess führt zu einer Erweiterung der Blutgefäße in der Synovia, wodurch vermehrt Flüssigkeit austritt und eine Gelenkschwellung entsteht. In diesem Gelenkerguss befindliche Leukozyten, Gerinnungsfaktoren und proentzündliche Zytokine regen die Zellteilung synovialer Zellen an, wodurch die Gelenkinnenhaut immer mehr verdickt und in benachbartes Knochen- und Knorpelgewebe einwächst, was als Pannusbildung bezeichnet wird. Das Gelenk verliert mehr und mehr seine Form (Gelenkdeformation) und Beweglichkeit, bis es versteift.

Wenn bei einer rheumatoiden Arthritis ein Antikörper gegen zyklisches citrulliniertes Peptid nachweisbar ist (CCP-AK), erleiden diese Patienten einen erhöhten Knochenverlust. Das liegt daran, dass CCP-AK die vermehrte Bildung von Osteoklasten anregen und es so zu einem vermehrten Knochenabbau kommt. Unabhängig davon, dass auch bestimmte Pharmaka, wie z. B. Kortison, eine Osteoporose fördern, kann also die Erkrankung selbst unter bestimmten Voraussetzungen zu einem vermehrten Knochenabbau führen.

Bei jedem Entzündungsprozess sind verschiedene Ebenen des Immunsystems involviert, z. B. Enzyme, Zytokine oder Immunzellen. Bei der rheumatoiden Arthritis spielen das Enzym **Cyclooxygenase-2** (COX-2) und das Zytokin **TNF-α** eine wichtige Rolle. COX-2 wird im Rahmen des Entzündungsprozesses aktiviert und oxidiert die Omega-6-Fettsäure Arachidonsäure in 2 biochemischen Schritten in das proinflammatorische Prostaglandin $H_2$. TNF-α wird bei Entzündungen v. a. von Makrophagen ausgeschüttet und stimuliert u. a. die Phagozytose, die Migration neutrophiler Granulozyten und die Bildung von Akute-Phase-Proteinen wie CRP.

In der Schulmedizin spielen die Hemmung von COX-2 bzw. TNF-α bei der Behandlung der rheumatoiden Arthritis und anderen chronischen Entzündungen eine wichtige Rolle. Bei den **COX-2-Hemmern** unterscheidet man die nicht selektiven von den selektiven.

- Die **nicht selektiven** COX-2-Hemmer, zu denen v. a. NSAR wie ASS, Ibuprofen oder Diclofenac gehören, hemmen sowohl COX-2 als auch COX-1. COX-1 ist ein Enzym, das vom Körper, anders als COX-2, nicht nur bedarfsweise bei Entzündungen, sondern stetig gebildet wird, da COX-1 an verschiedenen physiologischen Funktionen wie Magensäurebildung, Nierendurchblutung oder Blutgerinnung beteiligt ist. Entsprechend sieht das Nebenwirkungsprofil von NSAR und anderen nicht selektiven COX-2-Hemmern aus, u. a. zählen Magenbeschwerden und Nierenschädigungen dazu.
- Die **selektiven** COX-2-Hemmer (Coxibe), z. B. Etoricoxib (z. B. Arcoxia®), hemmen ausschließlich COX-2, was zu weniger Magenproblemen führt. Da aber andererseits durch die selektive Hemmung von COX-2 vermehrt Arachidonsäure im Körper zur Verfügung steht, kommt es zur vermehrten Bildung von COX-1 und auch Thromboxan 2, einem Eicosanoid, das die Aggregation der Thrombozyten anregt. Gleichzeitig hemmen manche COX-2-Hemmer das Eicosanoid Prostacyclin, das hemmend auf die Thrombozytenaggregation wirkt und vasodilatative Effekte hat. Wohl aus diesen Gründen kam es unter dem 2004 vom Markt genommenen Rofecoxib (Vioxx®) zum vermehrten Auftreten von Herzinfarkten [1317]. Ein anderer COX-2-Hemmer, Lumiracoxib (Prexige®), der sich aufgrund seiner biochemischen Struktur weniger auf die Blutgerinnung auswirkt, musste 2007 wegen schwerer Leberreaktionen mit Todesfällen vom Markt genommen werden [1312]. Derzeit (Stand: Februar 2021) sind in der EU die folgenden selektiven COX-2-Hemmer zugelassen: Etoricoxib (z. B. Arcoxia®), Celecoxib (z. B. Celebrex®) und Parecoxib (Dynastat®, Zulassung zur kurzfristigen postoperativen Schmerztherapie, z. B. nach orthopädischen Eingriffen).

Verschiedene nicht patentierbare Substanzen wirken ebenfalls auf COX-2. Vitamin $K_2$ und Tocotrienole aus Vitamin E hemmen COX-2, während der Hopfenbitterstoff Humulon bzw. Cannabidiole aus Cannabis sativa die COX-2-Synthese auf transkriptioneller Ebene hemmen.

Die Hemmung von TNF-α erfolgt mittels **TNF-α-Inhibitoren** (TNF-α-Blocker, TNF-α-Hemmer), von denen die meisten zur Gruppe der Biologicals gehören und hochselektiv TNF-α hemmen. Bei der rheumatoiden Arthritis werden in Deutschland häufig Adalimumab (Humira®) oder Biosimilars eingesetzt.

Neben synthetischen Wirkstoffen können auch **pflanzliche Substanzen** hemmend auf TNF-α wirken, z. B. Curcumin aus Curcuma longa bzw. elongata, das Polyphenol Resveratrol aus Weintrauben oder einige Katechine aus grünem Tee. Auch Vitamin C zeigt eine hemmende Wirkung auf TNF-α. Die Austestung individueller **biogener TNF-α-Hemmer** (S. 357) ist ebenfalls eine gute Option, um das oder die passenden naturheilkundlichen Präparate für einen Rheumapatienten zu finden.

## 27.3 Klinik

Die **Frühsymptome** einer rheumatoiden Arthritis sind:

- allgemeines Krankheitsgefühl mit **Müdigkeit** und **subfebrilen Temperaturen**
- intermittierend auftretende Gelenkschmerzen mit oder ohne Gelenkschwellungen, die fast immer symmetrisch auftreten und hauptsächlich die Finger betreffen
- Morgensteifigkeit, die sich bei Bewegung schnell bessert
- Begrüßungsschmerz (Gaenslen-Zeichen): Druckschmerz der Fingergrundgelenke beim Händedruck
- diffuse Schmerzen an den Sehnenscheiden (Tendovaginitis)

Im weiteren Verlauf kommt es innerhalb von einigen Wochen bzw. Monaten zur **symmetrischen Entzündung** der **kleinen Gelenke zwischen der Grund- und Mittelphalanx** der Finger sowie der **Fingergrundgelenke**. Auch die Fuß- und Kniegelenke können betroffen sein. Ferner bestehen eine ausgeprägte **Morgensteifigkeit**, die trotz Bewegung erst nach einer ganzen Weile verschwindet und über eine Stunde anhält, und eine zunehmende **Kraftlosigkeit** in den Händen. Außerdem verstärken sich die **Gelenkschmerzen** bzw. -schwellungen und der Begrüßungsschmerz (**Abb. 27.1**). Im Laufe von Wochen bzw. Monaten kann es zu Entzündungen an anderen Gelenken wie Knie, Schulter oder Ellenbogen kommen, die zunehmend auch auf die Schleimbeutel (Bursitis) und die Sehnenscheiden (Tendinitis) übergreifen. Auch die Wirbelsäulengelenke können betroffen sein.

In späteren Stadien kommt es dann zu **Deformationen** der Hand- bzw. Fingergelenke durch die Gelenkdestruktionen:

- **ulnare Deviation**: die Finger II–V weichen durch (Sub-)Luxation in den Grundgelenken nach ulnar ab (**Abb. 27.2**)
- **Knopflochdeformität**: Beugung im Mittelgelenk und Überstreckung im Endgelenk (**Abb. 27.1**)
- **Schwanenhalsdeformität**: Überstreckung im Mittelgelenk und Beugung im Endgelenk (**Abb. 27.3**)

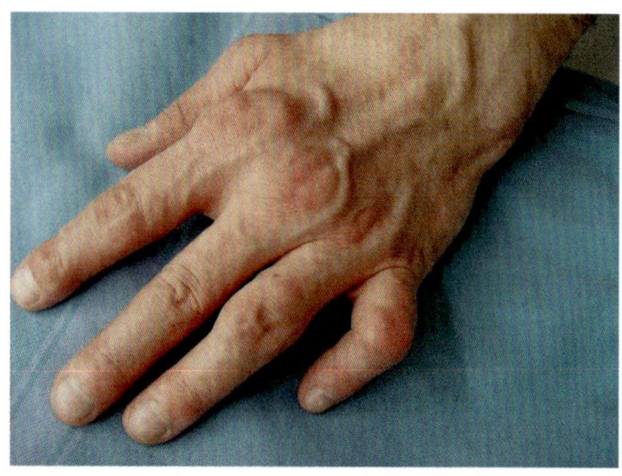

**Abb. 27.1** Rheumatoide Arthritis. Schwellung der Grundgelenke I und II sowie des Mittelgelenkes IV und Knopflochdeformität am Kleinfinger. (Quelle: Keyßer G. Klinik. In: Battegay E, Hrsg. Differenzialdiagnose Innerer Krankheiten. 21., vollständig überarbeitete und erweiterte Auflage. Stuttgart: Thieme; 2017. doi:10.1055/b-004-129980)

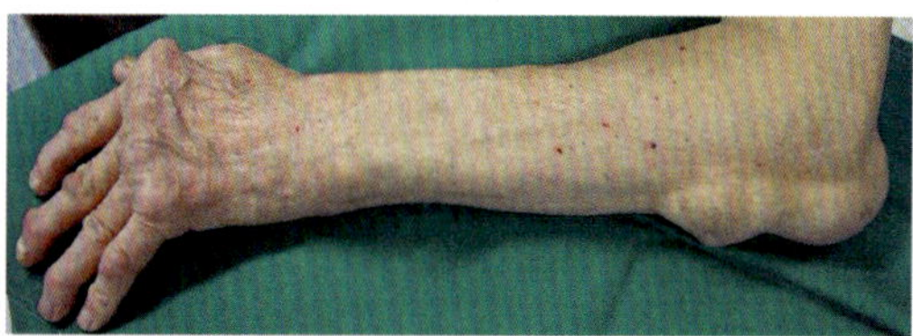

**Abb. 27.2** Rheumaknoten am Ellenbogen, Ulnardeviation der Langfinger und Subluxation der Grundgelenke II und III. (Quelle: Keyßer G. Klinik. In: Battegay E, Hrsg. Differenzialdiagnose Innerer Krankheiten. 21., vollständig überarbeitete und erweiterte Auflage. Stuttgart: Thieme; 2017. doi:10.1055/b-004-129980)

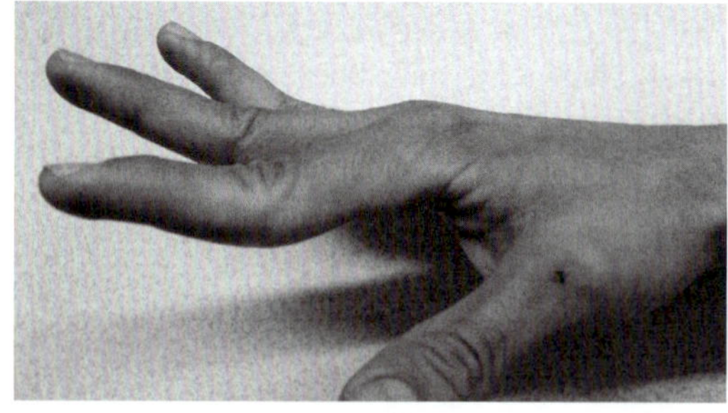

**Abb. 27.3** Schwanenhalsdeformität. (Quelle: Trieb K. Klinik. In: Ruchholtz S, Wirtz D, Hrsg. Orthopädie und Unfallchirurgie essentials. 4., unveränderte Auflage. Stuttgart: Thieme; 2021. doi:10.1055/b000000470)

Begleitend können auftreten:

- **Rheumaknoten**: noduläre granulomatöse tastbare Herde in den Geweben, die sich wie Gummi anfühlen (**Abb. 27.2**)
- Pleuritis
- Perikarditis
- eine oft schmerzhafte Uveitis
- Sicca-Syndrom
- Hautdefekte v. a. an den Unterschenkeln und am Fußrücken
- Selten eine Glomerulonephritis

Bei Kindern beginnt eine rA häufig als seronegative Oligoarthritis, es gibt auch Fälle, bei denen eine kombinierte Entzündung von Gelenken und Sehnenansätzen (Enthesitis) vorliegt, was als enthesitisassoziierte Arthritis (EAA) bezeichnet wird.

Eine Sonderform ist die juvenile idiopathische Arthritis (Still-Syndrom). Sie beginnt typischerweise mit hochgradigen Fieberschüben, die sich v. a. morgens und abends verstärken und nicht auf Antibiotika ansprechen, und geht mit einem typischen juckenden Hautexanthem und Lymphknotenschwellungen einher. Nicht selten kommt es in dieser Krankheitsphase auch zu Entzündungen innerer Organe, z. B. einer Perikarditis oder Pleuritis, der Allgemeinzustand ist meist stark beeinträchtigt. Auch eine Hepato- bzw. Hepatosplenomegalie tritt häufig auf. Im Krankheitsverlauf nehmen diese systemischen Symptome ab und an deren Stelle treten Arthritiden, die verschiedene Gelenke betreffen können und oft über Jahre persistieren. Manchmal entwickeln sich diese Gelenkentzündungen auch erst Jahre nach der ersten akuten systemischen Erkrankungsphase.

**Red Flags**

- Morgensteifigkeit > 60 Minuten Dauer
- Gelenkschwellungen bzw. -erguss an mehr als 3 Gelenken
- Arthritis der Hand- und/oder Fußgelenke
- symmetrischer Befall derselben Gelenke beider Körperhälften
- Begrüßungsschmerz
- positiver Rheumafaktor quantitativ

# 27.4 Diagnostik

## 27.4.1 Schulmedizinische Diagnostik

**Vorsicht**

Die Diagnose sollte immer von einem Facharzt gestellt werden.

### Untersuchung

Bei der **Inspektion** erkennt man geschwollene, eventuell auch entzündlich gerötete Gelenke. Bei der **Palpation** bestehen eine Druckdolenz und Überwärmung an den betroffenen Gelenken, manchmal kann man Verdickungen ertasten, z. B. an den Fingergelenken oder den Sehnen. Auffallend ist ein Kraftverlust der Hände.

Ist das **Gaenslen-Zeichen** schmerzhaft, weist das auf eine rheumatoide Arthritis hin. Zur Prüfung werden mit leichtem Druck die Finger- bzw. Zehengrundgelenke des Patienten vom Untersucher komprimiert.

Der **Bewegungsumfang** eines Gelenks kann mit der **Neutral-Null-Methode** im Krankheitsverlauf objektiviert werden. Er wird in Winkelgraden angegeben, wobei die Grundlage immer die Neutral-Null-Stellung des jeweiligen Gelenks ist.

- Die **1. Zahl** ist die Bewegung des Gelenks vom Körper weg, also Extension, Abduktion, Pronation, Retraktion, Ulnarabduktion, Elevation, Retroversion oder Horizontalextension.
- Die **2. Zahl** ist eine 0, zumindest dann, wenn das betreffende Gelenk seine Nullstellung erreichen kann. Ist dies nicht der Fall, dann steht die 0 entweder vor der minimal möglichen Beugung oder nach dem Wert der minimal möglichen Streckung.
- Die **3. Zahl** beschreibt die Bewegung zum Körper hin, also Flexion, Adduktion oder Supination.

Hat ein Gelenk mehrere Bewegungsachsen, werden diese einzeln untersucht, vermessen und notiert. Beispiele für den Bewegungsumfang von Gelenken:

- Hüftgelenk:
  - Extension/Flexion 10°/0°/120°
  - Abduktion/Adduktion 45°/0°/30°
  - Außenrotation/Innenrotation 50°/0°/40°
- Kniegelenk:
  - Extension/Flexion 5–10°/0°/130°
  - Außenrotation/Innenrotation bei gebeugtem Knie 30–40°/0°/10°
- Schultergelenk: Abduktion/Adduktion 180°/0°/20–40°
- Sprunggelenk: Dorsalextension/Plantarflexion 20–30°/0°/20–40°
- beim Spitzfuß (Pes equinus), einer Fehlstellung des Sprunggelenks in Plantarflexion, kann die Beweglichkeit z. B. wie folgt eingeschränkt sein: Dorsalextension/Plantarflexion 0°/20°/40°; das Sprunggelenk erreicht die Nullstellung nicht

## Labor

Im Labor sind folgende Befunde auffällig:

- **BSG ↑**
- **CRP ↑**
- **Leukozytose**
- **Ferritin ↑**
- Thrombozytose
- normo- bis mikrozytäre Anämie (aufgrund der Entzündung)

Um eine rheumatoide Arthritis nachzuweisen, werden für diese Erkrankung typische Antikörper im Labor untersucht. Der klassische **Rheumafaktor** (eigentlich: Rheumafaktor quantitativ) ist im Vergleich zu neueren Parametern, allen voran dem **Antikörper gegen zyklisches citrulliniertes Peptid** (CCP-AK), allerdings weniger sensitiv und spezifisch. Ein erhöhter CCP-AK weist auf einen schwereren Rheumaverlauf mit vermehrter Gelenkdestruktion. Außerdem haben diese Patienten i. d. R. ein wesentlich größeres Risiko für das Auftreten einer Osteopenie bzw. Osteoporose, weil der CCP-AK die Osteoklastenaktivität anregt [1280]. Die rheumatoide Arthritis kann mit und ohne den Labornachweis klassischer Rheumafaktoren auftreten; Letztere bezeichnet man dann als seronegativ.

Neben dem klassischen Rheumafaktor und dem CCP-AK werden zunehmend auch Autoantikörper gegen citrullinierte Proteine/Peptide (ACPA) untersucht. Diese korrelieren stärker mit der Krankheitsaktivität einer rA als die Anti-CCP, außerdem ist die Kombination aus Anti-CCP und ACPA hochspezifisch für eine rA [1306].

Mit Hilfe klinischer Untersuchungsparameter und der Bestimmung von BSG, CRP, Rheumafaktor und CCP-AK kann das Vorliegen einer rheumatoiden Arthritis nach der aktuellen **Klassifikation** des American College of Rheumatology (ACR) bzw. der European League Against Rheumatism (EULAR) verifiziert werden. Ab einer Punktzahl von 6 Punkten liegt eine rA sehr wahrscheinlich vor.

- Gelenkbeteiligung:
  - 0 Punkte: 1 großes Gelenk
  - 1 Punkt: 2–10 große Gelenke
  - 2 Punkte: 1–3 kleine Gelenke (mit/ohne Beteiligung der großen Gelenke)
  - 3 Punkte: 4–10 kleine Gelenke (mit/ohne Beteiligung der großen Gelenke)
  - 5 Punkte: 10 Gelenke (mit mindestens einem kleinen Gelenk)
- Serologie:
  - 0 Punkte: negativer Rheumafaktor und negative CCP-AK
  - 2 Punkte: Rheumafaktor oder CCP-AK niedrig positiv
  - 3 Punkte: Rheumafaktor oder CCP-AK hoch positiv
- Dauer der Symptome:
  - 0 Punkte: < 6 Wochen
  - 1 Punkte: ≥ 6 Wochen
- Akute-Phase-Proteine:
  - 0 Punkte: normales CRP und normale BSG
  - 1 Punkt: erhöhtes CRP oder erhöhte BSG

## Bildgebende Verfahren

Bei der **Gelenksonografie** können Synovitis, Tendinitis, Bursitis oder Gelenkzysten auffallen. Im **Röntgenbild** lassen sich im fortgeschrittenen Verlauf typische Gelenkdeformationen, v. a. an den Händen und Füßen, nachweisen. Bei der **Skelettszintigrafie** sieht man Entzündungsherde in den knöchernen Anteilen von Gelenken und Wirbelkörpern. Im **MRT** kann man Knochenmarksödeme als Frühzeichen einer rheumatoiden Arthritis nachweisen und sieht ansonsten das typische Bild von Entzündung und Gelenkzerstörung.

## 27.4.2 Naturheilkundliche Diagnostik

### Borreliose

Rheumapatienten kommen i. d. R. bereits mit der gesicherten Diagnose in Ihre Praxis. Trotzdem sollten Sie sicherheitshalber überprüfen, ob, wann und wie differenzialdiagnostisch eine Borreliose (S. 195) ausgeschlossen wurde und im Zweifelsfall noch einmal nachtesten, speziell dann, wenn sich der Patient in diesem Zusammenhang noch an einen Zeckenstich erinnern kann.

### Herdsuche

Anamnese und Inspektion sind bei Rheumapatienten wichtige Teile der Diagnostik, speziell was die Suche nach möglichen Herden (S. 199) angeht:

- Sieht man Rötungen am Zahnfleisch?
- Klagt der Patient über Beschwerden im Zahnbereich, z. B. Schmerzen beim Kauen?
- Gibt es auffällige Symptome im HNO-Bereich?
- Kann man eine Schleim- oder Eiterstraße im Rachen sehen?
- Ist der Waldeyer-Rachenring mit einem roten Saum eingefärbt?
- Wie ist der Zustand der Lymphknoten im Bereich von Hals und Nacken?
- Klagt der Patient über wiederkehrende Halsschmerzen oder ist er generell an den Tonsillen anfällig für Erkältungen?
- Wie fühlt sich der Bauch des Patienten an? Gibt es Resistenzen? Wie ist der Klopfschall bei der Perkussion?

### Citrullin im Urin

Die Aminosäure Citrullin entsteht als stabiles Nebenprodukt bei der Katalyse von NO aus Arginin und ist im Urin gut nachweisbar. Erhöhte Werte (Referenzbereich: < 2,9 mg/g Kreatinin) erlauben einen Rückschluss auf eine erhöhte Katalyse von NO. Das anfallende Citrullin kann nur schwer abgebaut werden und lagert sich u. a. in den Gelenken an, was als (Mit-)Ursache bei rheumatoider Arthritis diskutiert wird. Außerdem ist ein erhöhtes Citrullin im Urin ein Parameter für nitrosativen Stress.

### TNF-α-Hemmtest

In der Naturheilkunde gibt es eine ganze Reihe an Phytopharmaka bzw. Substanzen, die sich empirisch bei der Behandlung der rheumatoiden Arthritis bewährt haben. Wenn Sie die Patienten genau befragen, werden Sie in der Praxis immer wieder feststellen, dass der eine mit einer bestimmten Substanz eine sehr gute Erfahrung gemacht hat, während der andere mit genau dem gleichen Präparat eine Verstärkung seiner autoimmunen Entzündung erlebte. Wie kann das sein? Die in der Naturheilkunde typischerweise eingesetzten biogenen Immunmodulatoren, z. B. Weihrauch, Curcuma, Brennnessel oder Methylsulfonylmethan, unterscheiden sich hinsichtlich ihrer Inhaltsstoffen und bei Naturprodukten kann es zu Schwankungen in der Stoffkonzentration kommen. Das ist sicher einer der Faktoren, der bei diesem Phänomen eine Rolle spielen kann, zumindest bei Pflanzen, aus denen Produkte gewonnen werden, die nicht pharmazeutisch standardisiert werden. Je nachdem, wie sorgfältig bei dem einen oder anderen Produkt die jeweilige Charge auf eine Belastung mit Rückständen wie Schwermetallen oder anderen Bioziden kontrolliert wurde, kann es bei einer Kontamination zur Aktivierung einer Typ-IV-Reaktion (S. 131) gegen die jeweilige Noxe kommen. Dies betrifft sicher nicht die zugelassenen apothekenpflichtigen pharmazeutischen Präparate, aber es kann bei Nahrungsergänzungen nicht ausgeschlossen werden, da diese anderen gesetzlichen Bestimmungen unterliegen. Eine weitere Erklärung liegt in der Individualität des erkrankten Menschen: Die Versorgung mit Mikronährstoffen, Genpolymorphismen, stressorische Einflüsse und andere Faktoren haben nach meiner Erfahrung wahrscheinlich die größte Bedeutung.

Beim TNF-α-Hemmtest lasse ich immer eine Testreihe mit Prednisolon (Kortison) durchführen, damit ich einen Eindruck bekommen, wie stark Kortison bei diesem Patienten in einer Schubsituation die Produktion von TNF-α absenken kann. Es stehen verschiedene Substanzen zur Auswahl, z. B. mehrere Arten Weihrauch, Methylsulfonylmethan, diverse Phytotherapeutika wie Koriander, Zistrose und Kurkuma, chinesische Heilpilze und Darmpräparate. Außerdem besteht die Möglichkeit, nach Rücksprache mit dem Labor auch Substanzen einzusenden, die nicht routinemäßig getestet werden.

TNF-α steht, was die Aktivierung des Immunsystems bei Entzündungen angeht, am Beginn des Inflammationsprozesses und wird bei der rA von synovialen Fibroblasten bzw. Makrophagen aufgrund der Aktivierung des Transkriptionsfaktors NFkB ausgeschüttet. Insofern bedeutet die Hemmung der TNF-α-Produktion, dass dadurch auch in weitere Bereiche der Entzündungskaskade eingegriffen werden kann. Das macht die Hemmung dieses Schlüsselzytokins meiner Erfahrung nach zu einem wertvollen Instrument bei der Behandlung bestimmter Autoimmunerkrankungen wie der rA.

## Verlaufsbeurteilung

Für die weitere Verlaufsbeobachtung nutze ich verschiedene Parameter:

- um den Grad der Entzündung einschätzen zu können: BSG und CRP
- um den Grad der Autoimmunität und seine Veränderungen einschätzen zu können: Rheumafaktor IgM

### Rheumafaktor IgM (RF-IgM)

In der Praxis konnte ich häufig feststellen, dass der RF-IgM schon in sehr frühen Phasen bei Erkrankungen des rheumatischen Formenkreises bzw. Kollagenosen nachweisbar ist. Bei Patienten mit einer rheumatoiden Arthritis ist er in 70–80 % der Fälle erhöht. Laut Literatur findet man RF-IgM auch bei Gesunden, die dann aber im Lauf ihres Lebens ein deutlich erhöhtes Risiko für eine Erkrankung des rheumatischen Formenkreises haben, je nach Studie um den Faktor 5–40 [1282] [1288] [1304].

Nach über 27 Praxisjahren bin ich fest davon überzeugt, dass Autoimmunerkrankungen nicht einfach so über Nacht auftreten. Meist ist der Beginn, also der 1. Schub, mit einem Impact verbunden (Infekt, Hitze, akuter Stress, seelisches oder körperliches Trauma). Diese erste spürbare Krankheitsmanifestation bedeutet, dass die dahinterstehende Pathogenität erstmalig in die Sichtbarkeit gelangt ist und dass spätestens zu diesem Zeitpunkt die körpereigenen Regulationsmechanismen (z. B. Tregs) nicht mehr in der Lage sind, das Geschehen zu kompensieren. Aufgrund der Erkrankung erfolgt nun zum 1. Mal eine zielführende Diagnostik (Labor, bildgebende Verfahren) – aber wer kann sagen, welche Veränderungen z. B. im Labor schon Jahre zuvor bestanden haben?

Ich konnte immer wieder bei Patienten, die über latent bestehende rheumatoide Symptome wie Morgensteifigkeit oder aus der Biomechanik heraus nicht erklärbare Schmerzen am Bewegungsapparat geklagt haben, einen erhöhten RF-IgM nachweisen, während andere, bei Rheuma typischerweise erhöhten Laborwerte, z. B. RF quantitativ oder CCP-AK völlig unauffällig waren. Bei einer geeigneten Behandlung verschwanden die Beschwerden und mit diesen auch der erhöhte RF-IgM. Autoimmunität scheint also in bestimmten und frühen Stadien ein umkehrbares Phänomen zu sein.

Tipp für die Labordiagnostik bei rheumatoider Arthritis bzw. rheumatoider Diathese:

- frühe Formen von Autoimmunreaktionen gegen das Bindegewebe: RF-IgM und ANA
- deutlicher Hinweis auf das Vorliegen einer rA: Anti-CCP und ACPA
- Verlaufskontrolle einer akuten rA: BSG und CRP

# 27.5 Therapie

## 27.5.1 Schulmedizinische Therapie

Die Therapie ist rein palliativ und umfasst folgende Maßnahmen:

- **Allgemeinmaßnahmen**: Nikotinverzicht, fleischarme sowie obst- und gemüsereiche Ernährung
- **physikalische Therapie**:
  - Physio- und Ergotherapie, um Funktion und Beweglichkeit der Gelenke möglichst lange zu erhalten
  - Wärmeanwendungen im symptomenfreien Stadium
  - Kälteanwendungen im akuten Schub
- **medikamentöse Therapie**: Ziel ist es, die Entzündungsreaktion zu reduzieren und eine Symptomfreiheit zu erreichen
  - Analgetika/Antiphlogistika: NSAR, ASS, Ibuprofen, Diclofenac, Paracetamol, Metamizol (Novaminsulfon)
  - Kortison
  - Basistherapeutika: Gold, D-Penicillamin und Resochin werden wegen ihrer starken Nebenwirkungen kaum noch eingesetzt
  - Zytostatika: Cyclophosphamid
  - Immunsuppressiva: Methotrexat (MTX), Azathioprin, Ciclosporin, Leflunomid, Sulfasalazin, Penicillamin
  - Biologicals: monoklonale Antikörper gegen TNF-α (z. B. Adalimumab), monoklonale Antikörper gegen den IL-6-Rezeptor (z. B. Tocilizumab), monoklonale Antikörper gegen B-Lymphozyten (z. B. Rituximab), ein Fusionsprotein aus Teilen von humanem $IgG_1$ bzw. CTLA-4, das die Kostimulation von T-Zellen durch APC verhindert (z. B. Abatacept)
  - JAK-Inhibitoren: Diese Gruppe von Wirkstoffen blockiert die Janus-Kinasen, die bei der Aktivierung der STAT-Transkriptionsfaktoren eine wichtige Schlüsselrolle spielen. JAK-Inhibitoren werden derzeit für die Behandlung von Krebserkrankungen untersucht bzw. pharmazeutisch entwickelt und haben seit 2016 in der EU eine Zulassung zur Behandlung der rheumatoiden Arthritis. Mögliche Nebenwirkungen sind gastrointestinale Symptome wie Übelkeit, Erbrechen, Bauchschmerzen, Diarrhö, Kopfschmerzen, Leberenzymerhöhung, Blutbildveränderungen wie Anämie oder Thrombozytopenie, Arthralgien, Hautekzeme, Fatigue, Ödeme, Hypercholesterinämie und aufgrund der immunsupprimierenden Wirkung Infektionen der Atem- bzw. Harnwege, Gürtelrose und Herpesinfektionen. Im März 2019 veröffentlichte das Bundesamt für Arzneimittelsicherheit eine Sicherheitswarnung für den JAK-Inhibitor Tofacitinib (Xeljanz®) [1313], da es zum vermehrten Auftreten von Lungenembolien und Todesfällen gekommen ist.

## 27.5.2 Naturheilkundliche Therapie

### Naturheilkundliche Sichtweise

#### Herde

Bei Rheumapatienten finden sich nicht selten chronische Herde, z. B. an den Zähnen (Zahnwurzeln, Granulome), im HNO-Bereich (chronische Sinusitis), Tonsillen (chronische Tonsillitis) und Darmmukosa (Leaky Gut). Diese ständig persistierenden Entzündungsherde können eine gut gewählte Rheumabehandlung zum Scheitern bringen, mindestens aber deren Wirkung vermindern. Deswegen sind speziell bei Rheumapatienten Herdsuche und -behandlung (z. B. Neuraltherapie, nasale Reflextherapie, diätetische Maßnahmen, Abdichten der Darmschleimhaut) bzw. zur Abklärung des Zahnbereichs das Verweisen an einen Zahnarzt oft wichtig und geboten.

#### Omega-3-Fettsäuren

In der heutigen Zivilisationskost ist das Verhältnis zwischen Omega-3- und Omega-6 Fettsäuren größer als es bei den Menschen vor 10000 Jahren war. Je nach Ernährung liegt es bei 1 : 15 oder sogar 1 : 25, ideal wäre ein Verhältnis von 1 : 5 bis 1 : 2 [1307]. Insofern sind Omega-6-Fettsäuren nicht grundsätzlich krank machend, das Problem ist in der heutigen Zeit die aufgenommene Tagesmenge, gemäß Paracelsus „dosis facit venenum".

Omega-3-Fettsäuren setzen bei rheumatoider Arthritis an 2 Stellen an: Zum einen sind sie für die Produktion von antiinflammatorischen Serie-III-Prostaglandinen notwendig, zum anderen senken sie, allen voran die α-Linolensäure, bei manchen Patienten die Arachidonsäure aufgrund einer kompetitiven Hemmung, da sie um dieselben Enzyme für den Umbau von Linolsäure bzw. α-Linolensäure in andere Omega-6- bzw. Omega-3-Fettsäuren konkurrieren. Symptomatisch berichten Rheuma-Patienten unter einer Therapie mit Omega-3-Fettsäuren, alleine oder ergänzend zu einer schulmedizinischen Behandlung, von einer Verbesserung der morgendlichen Gelenksteifigkeit und einer Reduzierung der Schmerzen und Gelenkschwellungen, außerdem kommt es zu einem Absinken der entzündlichen Aktivität [1284] [1293] [1301]. Wirft man einen Blick in die Studienlage, findet man allerdings ein eher uneinheitliches Bild, was die antiinflammatorische Wirkung angeht [1283] [1309]. Das liegt nach meiner Meinung daran, dass bei den Studien, die eine weniger günstige Wirkung zeigen, einige Fallstricke bei der Anwendung nicht beachtet wurden:

- Reduktion von Omega-6-Fettsäuren: Werden Omega-3-Fettsäuren eingesetzt, sollten Lebensmittel, die reich an Linolsäure sind, reduziert werden, z. B. Schweinefleisch und -wurst, Gänseschmalz, Hühnerschenkel, verschiedene Pflanzenöle wie Distel-, Sonnenblumen-, Soja-, Maiskeim- oder Weizenkeimöl, Samen, v. a. Sonnenblumenkerne (viele vegane Aufstriche), Sesamsamen (Sesammus, Tahini), und Nüsse sollten stets ungeröstet und nur in kleinen Mengen verzehrt werden.
- ausreichende Tagesdosis: Die Tagesdosis an Omega-3-Fettsäuren sollte zu Beginn 4–5 g betragen und nach Besserung der Beschwerden auf eine Erhaltungsdosis von 2 g abgesenkt werden.
- Therapiedauer: Die Omega-Fettsäuren befinden sich in den Zellmembranen und je nachdem, wie ungünstig das Verhältnis von Omega-3- zu Omega-6-Fettsäuren in der Vergangenheit war, kann es durchaus einige Monate dauern, bis es zu einem vollständigen Austausch zwischen diesen Fettsäuren kommt. Erst dann ist auch eine vollständige Wirkung zu erwarten, jedenfalls was die Biochemie der Prostaglandine angeht.
- Lipidperoxidation: Die beste Behandlung mit Omega-3-Fettsäuren kann nicht wirken, wenn diese im Körper oxidiert werden. Ob dies der Fall ist, lässt sich mittels der Bestimmung der Lipidperoxide einfach und preiswert untersuchen. Bei erhöhten Lipidperoxiden im Serum sollte parallel zur Anwendung der Omega-3-Fettsäuren an die Substitution lipophiler Antioxidanzien gedacht werden, allen voran gemischte Tocopherole (z. B. Natural E 1000 – Mixed Tocopherols Kapseln, 1 × tgl. 1 Kps.), die für ihre Regeneration nach Kontakt mit freien Radikalen einen passenden Redoxpartner wie z. B. Vitamin C benötigen (z. B. WOSCHA Vitamin C-1000 Tabletten, 1–2 × tgl. 1 Tbl.).

Ich bevorzuge natürliches Fischöl anstatt Omega-3-Ester, u. a. deswegen, weil in der Natur Omega-3-Fettsäuren eben als solche vorkommen und der Körper seit Jahrtausenden an diese adaptiert ist (z. B. Norsan® Omega-3 Arktis Fischöl, Norsan® Omega-3 Total Fischöl). Zusätzlich sollten diese Produkte auf Rückstände kontrolliert sein.

Wichtige **Kontraindikationen** für die Anwendung von Omega-3-Fettsäuren sind akute und subakute Bauchspeicheldrüsenentzündungen, Leber-, Gallenerkrankungen wie Cholezystitis und Empyem, Störungen in der Fettverdauung, z. B. nach Gallenentfernung, und Gerinnungsstörungen. Bei Patienten mit Gallensteinen bin ich bei der Anwendung von hochdosierten Fischölpräparaten äußerst zurückhaltend, nicht nur, weil die Fettverdauung gestört ist, sondern auch, weil größere Mengen an (Nahrungs-)Fetten den Gallefluss anregen, was u. a. dazu führen könnte, dass die Steine in Bewegung kommen und es auf diesem Weg zu einer chronischen Reizung der Gallenblase kommt. Ebenso vorsichtig mit Omega-3-Fettsäuren bin ich bei Patienten, die gerinnungshemmende Medikamente einnehmen, z. B. ASS, Clopidogrel, Marcumar®, denn Omega-3-Fettsäuren wirken ebenfalls blutverdünnend. In der Regel setze ich Omega-3-Fettsäuren nicht bei Patienten ein, die Blutverdünner einnehmen.

Es ist sinnvoll, bei Gabe von Omega-3-Fettsäuren sowohl die Lipidperoxidation abzuklären (Lipidperoxide im Serum) als auch die Frage, ob die eingesetzte Dosis tatsächlich zum objektiv gewünschten Ergebnis führt. Dazu kann man z. B. einen Omega-3-Status nach Schacky durchführen.

## Ernährung

Wenn die rheumatoide Arthritis von einer bakteriellen Infektion gegen **Proteus mirabilis** getriggert wurde, lohnt sich eine Kombination aus **Fasten** und **vegetarischer Ernährung**. In einer Studie [1291] führte ein Teil der Probanden nach einer 10-tägigen Fastenphase für ein Jahr eine glutenfreie vegetarische Ernährung durch. Die Kontrollgruppen bestanden aus Rheumapatienten, die sich mit einer Mischkost ernährten, und solchen, bei denen keine Antikörper gegen Proteus mirabilis vorlagen, sondern gegen Escherichia coli. In der Proteus-Gruppe, die einer glutenfreien vegetarischen Ernährung folgte, sanken die Antikörper gegen Proteus signifikant ab, gleichzeitig kam es zu deutlichen symptomatischen Verbesserungen hinsichtlich von Schmerzen und Gelenkschwellungen. In den anderen Gruppen waren derartige Verbesserungen nicht zu beobachten.

Nicht selten reagieren Rheumapatienten ungünstig auf glutenhaltige Getreide, was verschiedene Gründe haben kann, u. a. deren Gehalt an Lektinen (S. 253). Es finden sich bei manchen bei einer glutenhaltigen Ernährung im Stuhl polyvalente fäkale Antikörper gegen Gliadin bzw. Transglutaminase. Bei den Transglutaminasen handelt es sich um Enzyme, die einerseits im Knorpel, andererseits aber auch auf retikulärem Bindegewebe in der Darmwand vorkommen. Da kreuzreagierende Antikörper gegen Transglutaminasen auch als Folge einer Glutensensibilisierung entstehen können, erscheint eine Bestimmung der Transglutaminasen-Antikörper im Stuhl sehr empfehlenswert, da sich eine **glutenfreie Kost** bei einer hohen Antikörperkonzentrationen meist sehr positiv auf den Krankheitsverlauf auswirkt.

Im Rahmen einer individuell möglichst passenden Ernährung ist es wichtig, den Darm als chronischen Entzündungsherd in den Fokus zu stellen: Sekretorisches IgA und Zonulin sollten unter einer geeigneten Diät unauffällig sein.

## Übersäuerung

Ein weiterer wichtiger Punkt bei der Ernährung von Rheumapatienten ist der **Säure-Basen-Haushalt**. Die typische Zivilisationskost mit ihrem hohen Anteil an tierischen Proteinen, Zucker, raffinierten Mehlen und allen möglichen Zusatzstoffen hat im Körper eine übersäuernde Wirkung. Übersäuernd bedeutet in diesem Kontext, dass etwas sauer verstoffwechselt wird. Schokolade z. B. schmeckt süß, wird aber sauer verstoffwechselt, Zitrone schmeckt sauer, wird aber basisch verstoffwechselt. Dabei sollte man die akute von der chronischen Azidose unterscheiden. Die akute Azidose ist ein lebensgefährlicher Zustand, der sich z. B. bei einer diabetischen Krise einstellen kann und unbehandelt in einem ketoazidotischen Koma endet. Hier geht es um die **chronische Übersäuerung** oder **latente Azidose**. Diese entsteht im Lauf des Lebens und ist von verschiedenen Faktoren abhängig. Dazu gehören das Verhältnis von säure- zu basenbildenden Lebensmitteln in der täglichen Ernährung und die Fähigkeit der Niere, Säuren auszuscheiden, was auch mit der Menge und der Auswahl der täglich zugeführten Getränke zu tun hat.

Durch die Säurelast verliert das Bindegewebe zunehmend an Elastizität und es kommt lokal zu Verklebungen, was sich symptomatisch als unspezifische Muskel- und Gelenkschmerzen ausdrücken kann. Da der Körper, neben dem Bikarbonatpuffer im Blut, Säuren durch basische Mineralien, wie Magnesium- oder Kalziumverbindungen, abpuffert, kommt es zu einer zunehmenden Knochenentkalkung, die sich dann in weiter fortgeschrittenen Stadien zu einer Osteopenie bzw. Osteoporose entwickeln kann. Typisch für eine Übersäuerung sind auch Antriebsschwäche, Lustlosigkeit, Konzentrationsstörungen und Stimmungsschwankungen. Bestehen diese bereits, z. B. durch eine hormonelle Dysbalance in den Wechseljahren, werden diese Befindlichkeitsstörungen durch eine latente Azidose noch verstärkt. Auch die Anfälligkeit gegenüber Stress nimmt zu. Haut, Haare und Nägel leiden ebenfalls unter einer Übersäuerung. Die Haare werden stumpf und es kommt vermehrt zu Haarausfall, Zellulitis und brüchigen Nägeln. Auch das Immunsystem kann unter einer latenten Azidose leiden, die zu einer vermehrten Infektanfälligkeit führt.

Es gibt verschiedene Meinungen, wie man eine Übersäuerung erkennt. Die traditionelle Sichtweise setzt v. a. auf Urin-pH-Messungen, die über den Tag verteilt durchgeführt werden und auf diese Weise eine pH-Tageskurve ergeben. Wird das mehrere Tage unter normalen Lebens- und Ernährungssituationen durchgeführt, erhält man mehrere Urin-pH-Tageskurven mit jeweils typischen Veränderungen. Die wissenschaftliche Sichtweise kritisiert daran, meiner Meinung nach durchaus zu Recht, dass der Urin-pH-Wert sehr störanfällig ist. Es werden bei dieser Methode nur etwa 1 % der ausgeschiedenen Säuren erfasst, außerdem kann der Urin-pH z. B. bei residenten Keimen in der Blase durch diese beeinflusst werden und zusätzlich ist nicht gesichert, inwieweit der Urin-pH-Wert tatsächlich die Säure-Basen-Verhältnisse im Gewebe widerspiegelt. Eine gute Möglichkeit bietet der Säure-Basen-Test nach Sander, einem Pionier auf dem Gebiet der Erforschung einer latenten Azidose. Dabei werden mehrere Urinproben, die über den Tag gesammelt werden, auf ihren pH-Wert und das Vorhandensein von Pufferkapazitäten überprüft.

Hinsichtlich der Frage, welche Lebensmittel sauer und welche basisch sind, gibt es v. a. 2 verschiedene Sichtweisen, die sich in einigen Punkten aber überschneiden.

- **PRAL-Wert** als Grundlage der wissenschaftlichen Sichtweise: Der PRAL-Wert (Potential Renal Acid Load) eines Lebensmittels errechnet sich aus der potenziellen Säurebelastung der Niere [1303]. Die Maßeinheit sind Milliäquivalent/100 g Lebensmittel (mEq/100 g). Er errechnet sich aus der Säureausscheidung über die Niere pro 100 g genossenes Lebensmittel, wobei biochemisch gesehen hauptsächlich der Abbau von schwefel- bzw. phosphorhaltigen Lebensmitteln gewürdigt wird. Im Modell des PRAL-Werts werden tierische Produkte (Fleisch, Milchprodukte), aber auch phosphorhaltige Softdrinks und Getreideprodukte als säurebildend, Gemüse und Obst aber als Basenbildner eingestuft. Das deckt sich z. B. mit der traditionellen Sichtweise zum Säure-Basen-Haushalt. Allerdings sind nach diesem Modell auch Rotwein, Kaffee, Zucker und Margarine basenbildend, während Butter ein Säurebildner ist – aus traditioneller Sicht vollkommen unakzeptabel.
- **Urin-pH** als Grundlage der traditionellen Sichtweise: Einer meiner Lehrer, der Heilpraktiker Erich Ausmeier, setzte bei der Diagnostik einer latenten Azidose auf die Erstellung von Urin-pH-Tageskurven, die durch mehrere Messungen über den Tag verteilt ermittelt wurden. Im Unterschied zur Methode nach Sander erfolgt hier keine zusätzliche Bestimmung der Pufferkapazitäten. Dabei war es ihm u. a. wichtig, dass es im Lauf des Nachmittags zu einer physiologischen Basenausscheidung kommt. Der Magen verdaut am Mittag bzw. frühen Nachmittag die Nahrung und muss dazu Magensäure bilden. Für jedes Molekül Magensäure, das in das Mageninnere sezerniert wird, muss ein Molekül Natriumbikarbonat ins Blut abgegeben werden. Diese postprandiale Basizität, Ausmeier bezeichnete diese als „Basenfluten“, zeigen sich normalerweise im Urin als Anstieg des Urin-pH-Werts. In diesem empirischen Modell erzeugen z. B. Filterkaffee oder Süßigkeiten einen sauren Urin-pH. Das wissenschaftliche Modell interpretiert diese Säureausscheidungen als physiologisch und als Zeichen, dass die Niere in der Lage ist, Säuren auszuscheiden. Fehlen die Basenfluten nach dem Essen, kann das entweder bedeuten, dass Magensäure fehlt und deswegen im Gegenzug auch kein Bikarbonat ins Blut abgegeben werden kann, oder dass bereits so viel Säuren im Gewebe vorliegen, dass das vom Magen abgegebene Bikarbonat von diesen zu ihrer Neutralisierung quasi aufgebraucht wird.

Wie wird nun in der Praxis der Urin-pH am besten gemessen? Ich führe zuerst eine Ernährungsanamnese durch, um herauszufinden, inwieweit der Patient eine eher säure- oder basenlastige Kost zu sich nimmt. Gibt es im Urintest (z. B. Combur 5®) keinen Hinweis auf eine latente Blaseninfektion (z. B. diskrete Leukozyten oder Nitritnachweis, ohne dass der Patient über Beschwerden klagt), bitte ich um die Messung und Dokumentation möglichst aller Urinabgänge über mehrere Tage. Folgende Fragen möchte ich mit diesen Urin-pH-Tagesprofilen beantworten:

- Liegt der Urin-pH tendenziell im sauren oder basischen Bereich?
- Kann man typische Basenfluten im Verlauf des Nachmittags feststellen?
- Wie ist die Amplitude zwischen den gemessenen Werten?

Eine sehr niedrige Amplitude kann, obwohl eventuell nur leicht saure Werte gemessen wurden, auf eine „Säurestarre“ hinweisen, die man traditionell als Ausscheidungsstörung interpretiert. Ihre Ursachen können entweder ein Zinkmangel sein (Zink ist essenziell für das Enzym Carboanhydrase, das für die Säureausscheidung über die Niere verantwortlich ist) oder aber der Körper kann die Säuren aus dem Gewebe nur schlecht lösen. Dies würde dafür sprechen, den Behandlungsfokus auf die Säurebindung und -ausscheidung zu legen, z. B. durch die Gabe von Zink, Basenpräparaten und eine forcierte Ausscheidung (durch Baunscheidtieren, Schröpfmassage, Saunagänge, Trockenbürsten, Salzhemd usw.).

Liefert der Urin-pH-Test uneinheitliche oder nur schwer interpretierbare Werte, lasse ich den Patienten einen Säure-Basen-Test nach Sander durchführen, um Klarheit zu bekommen.

Die Frage, welche Lebensmittel denn nun basisch und welche sauer verstoffwechselt werden, wird also ganz unterschiedlich beantwortet. Persönlich bevorzuge ich ein ganz einfaches Modell:

- Alles vom Tier, Getreideprodukte, Zucker, zuckerhaltige Produkte, Alkohol, Kaffee und jede Art von Convenience-Food sind mehr oder weniger sauer.
- Obst, Gemüse, Nüsse und Kartoffeln sind basisch.
- Ein gutes Trinkwasser ist pH-neutral.

Mir ist klar, dass es hier Fallstricke gibt. So ist z. B. der Morgenstund-Getreidebrei der Firma Jentschura® – korrekt zubereitet – basisch. Ein gutes Porridge ist zwar etwas säurebildend, aber je nach Konstitution des Patienten ein ideales Frühstück und meist für das Mikrobiom ein Segen. Der Patient sollte sich also nicht strikt danach richten, nur noch basische Kost zu sich zu nehmen. Vielmehr kann er damit beginnen, vermehrt basische Produkte zu essen, sein Konsumverhalten damit zu ändern und in diesem Rahmen u. a. seinen Urin-pH phasenweise zu beobachten.

Liegt eine Indikation für eine Umstellung der Ernährung vor, z. B. eine Typ-III-Allergie (S. 270), hat diese ohnehin Vorrang und sollte, so gut es geht, auch mit einem Blick auf den Säure-Basen-Haushalt durchgeführt werden, was auch über die Einnahme eines Basenpräparats möglich ist, z. B. Basentabs® (3 × tgl. 2–3 Tbl. zu oder nach dem Essen mit ausreichend Flüssigkeit).

## Vitamin D

Bei rheumatoider Arthritis besteht eine Korrelation zwischen den Vitamin-D-Serumspiegeln und der Zahl der befallenen Gelenke, der Krankheitsaktivität und dem CRP. Je höher der Serumspiegel an Vitamin D ist, desto weniger Gelenke sind befallen bzw. desto geringer sind Krankheitsaktivität, die Schubrate und das CRP der Rheuma-Patienten [1286] [1298] [1320].

## Spenglersan® Kolloide

Bei den Spenglersanen handelt sich um homöopathisierte Antigene und Antitoxine abgetöteter Erreger, die auf die Haut aufgebracht werden, um auf diese Weise das Immunsystem zu beeinflussen. Für die Behandlung von Erkrankungen des rheumatischen Formenkreises stehen Spenglersan® Kolloid R Tropfen zur Verfügung, die auf die Haut aufgesprüht und danach eingerieben werden (Wirkstoff: Antigene und Antitoxine aus Mycobacterium bovis Spengler ad us. int. D 9 bzw. Antigene und Antitoxine aus Streptococcus pyogenes Spengler ad us. int. D 9). Die Dosierung erfolgt individuell und sollte an den Erkrankungsverlauf angepasst werden (S. 596).

## Weihrauch

Weihraucharten mit ihrem Wirkstoff Boswelliasäuren werden schon lange in der traditionellen Heilkunde bei verschiedenen Autoimmunerkrankungen wie rA oder MS eingesetzt. Der Wirkmechanismus auf molekularer Ebene war aber bisher unklar. Eine Studie [1281] konnte nachweisen, dass der antientzündliche Effekt von Weihraucharten auf einer biochemischen Modifikation des Enzyms 5-Lipoxygenase (5-LOX) beruht. Dieses körpereigene Enzym ist an der Bildung entzündungsfördernder Leukotriene beteiligt. Boswelliasäuren binden an einer ganz bestimmten Stelle im Enzym-Molekül an, was 2 Effekte nach sich zieht: Einerseits wird die 5-LOX dadurch in ihrer Funktion gehemmt. Andererseits zeigt sich ein weiteres Phänomen: Das

Enzym ändert seine Spezifität. Anstatt im Immunsystem für die Produktion entzündungsfördernder Leukotriene zu sorgen, werden unter dem Einfluss von Boswelliasäuren von der 5-LOX antientzündliche Botenstoffe gebildet.

### Wechselwirkungen Schulmedizin – Naturheilkunde

Wenn ein Patient bereits mit Biologicals behandelt wird, verwende ich keine Autovakzinebehandlungen oder Spenglersane in der Therapie. Außerdem setze ich den TNF-α-Hemmtest bzw. die darin als wirksam getesteten biologischen Immunmodulatoren i. d. R. nicht ein, wenn der Patient gleichzeitig einen TNF-α-Inhibitor anwendet. Stattdessen liegen bei diesen Patienten meine Behandlungsschwerpunkte zunächst auf Herdsanierung, Omega-3-Fettsäuren, Vitamin D, Antioxidanzien, Ernährung und einer symptomatischen Therapie.

## 27.5.3 Spezifischer Therapievorschlag

### Methylsulfonylmethan (MSM)

Organischer Schwefel in Form von Methylsulfonylmethan (MSM) kann versuchsweise in einer Tagesdosis von 2000–3000 mg zum Essen und verteilt auf mehrere Portionen eingesetzt werden, z. B. Formula Kapseln (2 × tgl. 2 Kps.).

MSM hemmt u. a. Inflammasome, die IL-1β stimulieren, außerdem die Freisetzung von NO, PGE2, IL-6 und TNF-α in LPS-stimulierten Makrophagen sowie die Aktivierung von NFκB.

### Umstimmungstherapie

Zur allgemeinen Umstimmung bei Erkrankungen des rheumatischen Formenkreises im subakuten Stadium ist Acidum formicium als Potenzakkord geeignet, z. B. Acidum formicicum Homaccord® oder Formasan® (1–2 ×/Woche i. m. oder s. c.).

Wenn noch keine Biologicals eingesetzt werden, kann man bei rheumatoider Arthritis (aber auch bei anderen Erkrankungen des rheumatischen Formenkreises) als Umstimmungstherapie ohne Injektion Spenglersan Kolloid R Tropfen einsetzen. Es handelt sich beim Wirkstoff um verdünnte Antigene und Antitoxine immunisierter Kaninchen, die in die Haut eingerieben und perkutan in den Körper aufgenommen werden. Da sie einen Sprühaufsatz haben, wird die Dosierung in Hub angegeben. Es gibt verschiedene Spenglersane, deren Anwendung für unterschiedliche Indikationen empfohlen wird. Bei Rheumapatienten beginne ich i. d. R. mit einer vorsichtigen Dosierung, z. B. 2–3 × tgl. 2 Hübe, und beobachte zunächst die Reaktion des Patienten. Je nach individuellem Ansprechen und Verträglichkeit kann dann gesteigert werden, z. B. 3 × tgl. 5 Hübe, jeweils in die Innenseite der Arme eingerieben. In meiner Praxis setze ich die Spenglersane bei Rheumapatienten im Sinne einer Umstimmungs- und Reiztherapie ein, d. h. ihre Anwendung erfolgt zunächst mittelfristig über 2–3 Monate und wird von anderen Maßnahmen flankierend ergänzt, z. B. Ernährung, Mikronährstoffe oder Neuraltherapie.

### Infusionstherapie

In meiner Praxis setze ich bei Patienten mit rheumatoider Arthritis häufig Infusionsserien mit Vitamin C ein (Pascorbin® 7,5 g/50 ml Infusionsflaschen), meist in einer Dosis von 7,5–15 g/Infusion. Gerade bei der Behandlung akuter Entzündungsschübe haben sich Vitamin-C-Infusionen in meiner Praxis gut bewährt. In Kombination mit einer Hochdosisbehandlung mit Vitamin D sollten Sie allerdings kein Vitamin C einsetzen, weder oral noch als Infusion. Außerdem sollten Sie vor Beginn der Behandlung einmalig kontrollieren, ob der Patient an einem Mangel an Glucose-6-Phosphat-Dehydrogenase (G6PDH) leidet. Dieser Mangel gehört, so wie eine eingeschränkte Nierenleistung und eine Hämochromatose, zu den Kontraindikationen der Infusionsbehandlung mit Vitamin C.

Eine gut bewährte parenterale Strategie bei akutem Rheuma sind zusätzliche subkutane Injektionen mit Apis ex animale Gl D 30 und, falls zusätzlich Nitrostress vorliegt, ergänzend dazu Injektionen mit Methylcobalamin (2–3 ×/Woche s. c. oder i. m. in Kombination mit 5MTHF-Ampullen).

Nach meiner Beobachtung liegt die Domäne von Vitamin C einerseits in der adjuvanten Begleitung akuter Rheumaschübe, andererseits eignen sie sich auch hervorragend zum Therapieeinstieg, um die allgemeine Belastung mit oxidativem Stress zu bereinigen, oder intermittierend im Sinne einer Kur.

## Osteopathie

Je nach Beschwerdebild des Patienten ist es sinnvoll, speziell außerhalb von Entzündungsschüben nach anderen bzw. weiteren Ursachen für die beklagten Symptome zu suchen und diese dann zu behandeln.

> **Fallbeispiel**
>
> Einer meiner Patienten mit rheumatoider Arthritis klagt auch außerhalb der entzündlichen Rheumaschübe über Schmerzen in der rechten Schulter im Bereich des Akromioklavikulargelenks (ACG). Eine Röntgenuntersuchung ergab, dass bereits Abnutzungen im Sinne einer Gelenkarthrose bestehen. Man muss dazu aber wissen, dass das Schultergelenk ohnehin nur einen schmalen Kontakt zwischen Oberarmkopf und Schultergelenkfläche besitzt und dass bei Schulterbeschwerden nicht selten eher funktionelle Ursachen zugrunde liegen – auch bei Schmerzen bei ACG-Arthrose. Der Mann übt eine Bürotätigkeit aus und hatte im Rahmen der Behandlung seiner rheumatoiden Arthritis immer wieder Phasen mit mehr oder weniger häufiger Einnahme von NSAR.
>
> Die osteopathische Evaluation zeigt eine leichte Schwellung der Leberkapsel (die Transaminasen waren im Labor unauffällig), außerdem typische Verhärtungen im Bereich der rechten BWS-Muskulatur, wie sie bei Rechtshändern entstehen, die viel mit der Computermaus arbeiten. Die Verbesserung der Motilität der Leber, u. a. durch die Leber-Pumpe, strukturelle osteopathische Behandlungen der BWS und des Schultergelenks in Kombination mit Baunscheidtieren der Rückenstecker und die Behandlung mit Ferrum Homaccord® Ampullen s. c. über dem ACG führten zu einer schnellen und vollständigen Besserung.

## Homöopathie

Bei Rheumapatienten setze ich homöopathisierte Einzelmittel im Sinne der klinischen Homöopathie eher selten ein und wenn, dann rein symptomanalog.

> **Fallbeispiel**
>
> Der Patienten mit Schulter-Arm-Syndrom auf der rechten Seite ist dafür ein gutes Beispiel. Eines der Hauptmittel in der klinischen Homöopathie für diese Indikation ist neben Chelidonium (Schöllkraut) Ferrum (Eisen).

Oft sind allerdings Komplexmittel breiter aufgestellt und bieten eine größere Erfolgswahrscheinlichkeit. Typisch ist bei Rheuma die Kälteverschlechterung, gerade bei feuchter Kälte; hier hilft manchmal Dulcamara, z. B. als Dulcamara-Homaccord® Tropfen (enthält Solanum dulcamara und Aranea diadema; 3–4 × tgl. 10 Tr.). Bei Verschlechterung durch Bewegung (ungewöhnlich, in der subakuten Phase bessert Bewegung meistens) kann an Medorrhinum (z. B. Medorrhinum C 12 Globuli, 2 × tgl. 5 Globuli) gedacht werden, das ich in diesem Fall aber eher im Rahmen einer allgemeinen Entgiftung und dann in Form des Nosodengemischs Metabiarex® Tropfen (3 × tgl. 5 Tr.) einsetze.

## Komplexmittelhomöopathie bzw. Spagyrik

Bei Rheuma der kleinen Gelenke (Finger, Zehen) hat sich ergänzend als symptomatische Behandlung Folgendes bewährt:

- Larifikehl® D 5 Tropfen (morgens nüchtern 8 Tr. perlingual)
- Actaea spicata N Synergon® 95 Tropfen (3–6 × tgl. 15 Tr. mit etwas Wasser vor oder zwischen den Mahlzeiten)

## Sanierung der Darmflora

Das Mikrobiom (S. 289) spielt bei der Pathogenese von Autoimmunerkrankungen eine wichtige Rolle. Die Darmbakterien können sowohl an NOD-like-Rezeptoren als auch an TLR binden und auf diesem Weg eine Immunantwort auslösen, außerdem interagiert das intestinale Mikrobiom mit dem adaptiven Immunsystem und hat Einfluss auf die Balance zwischen Tregs und TH17-Zellen bzw. deren Pathogenität. So konnte gezeigt werden [1299] [1305], dass bestimmte Prevotella-Arten, die sich im Mikrobiom der Mundhöhle und des Darms befinden, ein molekulares Mimikry mit HLA-Mustern aufweisen, die bei der Pathogenese der rA eine Rolle spielen.

Normalerweise findet der Kontakt zwischen Darmbewohnern und Immunsystem ausschließlich in einer kontrollierten Umgebung statt, und zwar in den lymphatischen Strukturen des MALT (Peyer-Plaques). Dieser Kontakt ermöglicht es den Abwehrzellen, stets genau über den Zustand der Körperaußenwelt informiert zu sein, ohne dass es zu einer Sensibilisierung des adaptiven Immunsystems gegen die Mikrobiota kommt. Bei dieser Immunhomöostase spielen auch TH17-Zellen eine wichtige Rolle, da sie eine irrtümlich entstehende TH1-Antwort gegen Darmbakterien herunterregulieren können. Kommt es aufgrund einer Schleimhautschädigung im Dünndarm jedoch zu einem vermehrten Antigeneinstrom in die Lamina propria (das ist die Definition für ein Leaky-Gut-Syndrom (S. 266)), geschieht dieser Kontakt unter unkontrollierten Bedingungen. Das adaptive Immunsystem sensibilisiert sich nun gegen Oberflächeninformationen eindringender Darmbakterien, die auch von TH17-Zellen im Rahmen der Immunantwort bekämpft werden. Die Kombination aus einem Leaky Gut und dem unkontrollierten Kontakt zwischen adaptiven Immunzellen und Darmbakterien, die ganz bestimmte Oberflächeninformationen besitzen (evtl. spielen hier u. a. Clostridien und Klebsiellen eine Rolle), könnte laut verschiedener Studien [1278] [1279] an der Pathogenese einer rA maßgeblich beteiligt sein – wenn der Erkrankte bestimmte HLA-Motive besitzt.

Die Behandlung des intestinalen Mikrobioms sollte sich am jeweiligen Befund orientieren, wobei das Vorliegen eines Leaky Guts zusätzlich überprüft und ggf. miteinbezogen werden sollte.

## Humoralpathologie

### Ausleitung über die Haut

In der Humoralpathologie gilt die Haut als unedles, aber starkes Organ, das durch seine Fähigkeit auszuscheiden in der Lage ist, den Körper zu entgiften, z. B. über die Schweißbildung. Scheidet die Haut nicht gut aus, belastet das die inneren serösen Häute, also einerseits fasziale Strukturen, wie z. B. Organhüllen, aber andererseits auch die Schleimhäute von Magen, Bronchien, Blase, Herz (das Perikard hat in diesem Modell die Qualität einer Schleimhaut) usw. Es kommt darüber hinaus zu Lymphstauungen und durch die Schärfe der zurückgehaltenen Toxine auch zu Verklebungen und Verhärtungen, z. B. Lymphknotenschwellungen und Lymphstauungen. Die Milz, die ebenfalls zum lymphatischen System gehört und besondere Bedeutung für das adaptive Immunsystem hat, wird im Rahmen dieser Entwicklung irritiert, was zu Funktionsstörungen innerhalb der Milz führen kann, die aus traditioneller Sicht auch Auswirkungen auf das adaptive Immunsystem im Sinne einer Irritation hat. Im weiteren Verlauf wird die Niere zunehmend belastet, die vermehrt ausscheiden muss.

Kommt es zu keiner Entlastung, werden diese Möglichkeiten der Kompensation zunehmend ausgereizt und aus traditioneller Sicht entstehen vermehrt Katarrhe innerer Schleimhäute, z. B. der Synovia. Deswegen gehören humoralpathologisch alle Verfahren, die zu einer vermehrten Hautausscheidung führen, zu einer Rheumabehandlung dazu. Je nach Konstitution des Patienten können das z. B. Saunagänge, Trockenbürsten oder auch das Baunscheidtverfahren sein.

### Fasten und Ableitung über den Darm

Das Fasten wurde bereits im Altertum bei Erkrankungen des rheumatischen Formenkreises eingesetzt, da es dabei häufig zu einem Symptomrückgang kommt. Im Modell der Humoralpathologie wirkt das Fasten antiphlogistisch, speziell wenn dabei mit salinischen Salzen (z. B. Glauber-, Bittersalz, FX Passagesalz®) gleichzeitig eine Ableitung über den Darm erfolgt. Auch Bernhard Aschner beschreibt den auffallenden Nutzen des Fastens in Verbindung mit ausleitenden Verfahren bei übergewichtigen Rheumatikern. Besteht gleichzeitig eine Plethora, sollte auch an die Durchführung von weiteren ausleitenden Maßnahmen wie z. B. Aderlässe gedacht werden. Die Kombination aus Fasten und Ausleitung über den Darm wirkt oft noch intensiver, wenn gleichzeitig die Entgiftung über Leber (z.B. heiße Leberwickel) und Niere (z. B. Brennnesseltee) unterstützt wird.

**Plethora**

Unter diesem Begriff versteht man in der Humoralpathologie im Grunde ein „zu viel". Man erkennt die klassische Plethora meist anhand folgender Pathologien:

- hoher BMI
- Bluthochdruck
- Labor: Erythrozyten ↑, Hämoglobin ↑, Hämatokrit ↑
- Transaminasen ↑
- Blutfette ↑
- Harnsäure ↑

Später kann noch ein Prädiabetes dazukommen, außerdem leiden nicht wenige Patienten an einer zunehmenden Erschöpfung, die leicht als Depression fehlinterpretiert werden kann. Auch eine Obstipation und chronische Kopfschmerzen finden sich auffällig häufig. Diese Patienten sind auf dem allerbesten Weg zu einem metabolischen Syndrom, aber schulmedizinisch wird meist nur ein Teilbereich gesehen und es werden Betablocker, Harnsäuresenker, Metformin, Abführmittel, Analgetika und ein Antidepressivum verordnet – anstatt eine Ursachenbehandlung durchzuführen. Dazu gehören u. a.

- nachhaltige Gewichtsreduktion
- passende Ernährung (die von Patient zu Patient sehr unterschiedlich sein kann, aber in jedem Fall möglichst wenig Zucker und Junk-Food enthalten sollte)
- Fasten oder Intervallfasten
- Ausleitung über den Darm, langfristig eine Stuhlregulierung
- Aderlässe und/oder blutiges Schröpfen
- Verbesserung der täglichen Trinkmenge
- Behandlung der harnsauren Diathese, z. B. mit Berberis C 3 Globuli (3 × tgl. 5 Globuli)
- angepasste Bewegung

## 27.6 Meine Erfahrung

Beginnen Sie bei Ihrem Rheumapatienten möglichst frühzeitig, nach Herden zu suchen und setzen Sie die Herdsanierung an den Anfang Ihrer Behandlung – das erspart Ihnen und dem Patienten Zeit und Frustration.

Um eines oder mehrere geeignete Präparate zu finden, die bei Ihrem Patienten entzündungshemmend wirken, ist es sinnvoll, diese Mittel mit dem TNF-α-Hemmtest austesten zu lassen. Wenn Sie mehrere geeignete Präparate finden, können Sie diese auch kombinieren. Bekommt Ihr Patient ein Biological, sollten Sie zunächst andere Aspekte seiner rA behandeln, z. B. das Mikrobiom, eine Verbesserung des Stoffwechsels bzw. des Säure-Basen-Haushalts, die Versorgung mit Mikronährstoffen oder die Ernährung.

Wie Sie beim jeweiligen Patienten vorgehen, ist immer eine sehr individuelle Angelegenheit, kein Verlauf gleicht einem anderen. Eine praxisbewährte Vorgehensweise ist diese:

- Herdsuche und -sanierung
- Umstellung der Ernährung inkl. Fastenphasen bzw. Intervallfasten und Entgiftung
- MSM: 2000–3000 mg auf mehrere Gaben verteilt zum Essen, bei guter Verträglichkeit sind auch höhere Dosierungen möglich
- Omega-3-Fettsäuren, z. B. Norsan® Omega-3 Arktis Fischöl (1–2 × tgl. 1 EL zu oder nach dem Essen)
- Infusionen mit Vitamin C, Injektionen mit Apis ex animale D 30 und ggf. mit Methylcobalamin, falls eine messbare Belastung mit nitrosativem Stress besteht
- Dosierung von Vitamin $D_3$ zunächst so, dass ein hochnormaler Spiegel von 140–160 nmol/l erreicht wird, da die Niere für die Vitamin-C-Infusionen geschont werden sollte
- Vitamin A ergänzt die Wirkung, da es bei rheumatoider Arthritis antiinflammatorische Effekte hat
- homöopathische symptomanaloge Mittel je nach Ausprägung oder Gelenkbefall
- eventuell schon in dieser Phase Durchführung eines TNF-α-Hemmtests, falls die genannten Maßnahmen nicht ausreichen

Ergänzende Verfahren wären dann z. B.

- Ernährungsumstellung (je nach Befund Meiden von Typ-III-Allergenen, lektinfreie Ernährung, basenbetonte Kost, Blutgruppendiät)
- Unterstützung der Nebenniere
- Umstimmung mit Acidum formicicum
- Mitbehandlung einer Plethora

## 27.7 Literatur

[1276] Ahn H, Kim J, Lee MJ et al. Methylsulfonylmethane inhibits NLRP3 inflammasome activation. Cytokine 2015; 71 (2): 223–231

[1277] Ates A, Kinikli G, Turgay M et al. Effects of rheumatoid factor isotypes on disease activity and severity in patients with rheumatoid arthritis: a comparative study. Clin Rheumatol 2007; 26 (4): 538–545

[1278] Bergot AS, Giri R, Thomas R. The microbiome and rheumatoid arthritis. Best Pract Res Clin Rheumatol 2019; 33 (6): 101497

[1279] Breban M, Beaufrère M, Glatigny S. The microbiome in spondylarthritis. Best Pract Res Clin Rheumatol 2019; 33 (6): 101495

[1280] Frieser RLI. Korrelation rheumatoide Arthritis-spezifischer Autoantikörper mit der Krankheitsaktivität [Dissertation]. Regensburg: Universität Regensburg; 2018

[1281] Gilbert NC, Gerstmeier J, Schexnaydre EE et al. Structural and mechanistic insights into 5-lipoxygenase inhibition by natural products. Nat Chem Biol 2020; 16 (7): 783–790

[1282] Gioud-Paquet M, Auvinet M, Raffin T et al. IgM rheumatoid factor (RF), IgA RF, IgE RF, and IgG-RF detected by ELISA in rheumatoid arthritis. Ann Rheum Dis 1987; 46: 65–71

[1283] Gioxari A, Kaliora AC, Marantidou F et al. Intake of w3-polyunsaturated fatty acids in patients with rheumatoid arthritis: a systematic review and meta-analysis. Nutrition 2018; 45: 114–124

[1284] Goldberg RJ, Katz J. A meta-analysis of the analgesic effects of omega-3 polyunsaturated fatty acid supplementation for inflammatory joint pain. Pain 2007; 129 (1–2): 210–223

[1285] Harre U, Georgess D, Bang H et al. Induction of osteoclastogenesis and bone loss by human autoantibodies against citrullinated vimentin. J Clin Invest 2012; 122 (5): 1791–1802

[1286] Herly M, Stengaard-Petersen K, Vestergaard P et al. The vitamin D-metabolite 1,25(OH)2 D in serum is associated with disaese activity and anti-citrullinated protein antibodies in active and treatment naïve, early rheumatoid arthritis patients. doi:10.1111/sjj.12704.

[1287] Hoffmann K. Rheuma heilt man anders. 3. Aufl. Rheine: Vier-Flamingos; 1995

[1288] Kallerup HE, Egeskjold EM, Graudal H. IgG-, IgM-, and IgA-rheumatoid factors in healthy adults and rheumatoid patients determined by an indirect immunofluorescense method. Scand J Rheumatol 1979; 8 (1): 1–9

[1289] Karl J. Neue Therapiekonzepte für die Praxis der Naturheilkunde. München: Pflaum; 1995

[1290] Kim YH, Kim DH, Lim H et al. The anti-inflammatory effects of methylsulfonylmethane on lipopolysaccharide-induced inflammatory responses in murine macrophages. Biol Pharm Bull 2009; 32 (4): 651–656

[1291] Kjeldsen-Kragh J, Rashid T, Dybwad A et al. Decrease in anti-Proteus mirabilis, but not anti-Escherichia coli antibody levels in rheumatoid arthritis patients treated with fasting and a one year vegetarian diet. Ann Rheum Dis 1995; 54: 221–224

[1292] Knijff-Dutmer E, Drossaers-Bakker W, Verhoeven A et al. Rheumatoid factor measured by fluoroimmunoassay: a responsive measure of rheumatoid arthritis disease activity that is associated with joint damage. Ann Rheum Dis 2002; 61 (7): 603–607

[1293] Lee YH, Bae SC, Song GG. Omega-3 polyunsaturated fatty acids in the treatment of rheumatoid arthritis: a meta-analysis. Arch Med Res 2012; 43 (5): 356–362

[1294] Mateen S, Moin S, Khan AQ et al. Increased reactive oxygen species formation and oxidative stress in rheumatoid arthritis. doi:10.1371/journal.pone.0152925

[1295] Nadig A. Untersuchungen zur entzündungshemmenden Wirkung von Cannabis sativa L.-Extrakten im Modell der Gewebekulturen [Dissertation]. München: Ludwig-Maximilians-Universität; 2008

[1296] Natarajan C, Bright JJ. Curcumin inhibits experimental allergic encephalomyelitis by blocking IL-12 signaling through Janus kinase-STAT pathway in T-lymphocytes. J Immunol 2002; 168 (12): 6506–6513

[1297] Nozaki Y, Yamagata T, Sugiyama M et al. Anti-inflammatory effect of all-trans-retinoic acid in inflammatory arthritis. Clin Immunol 2006; 119 (3): 272–279

[1298] Patel S, Farragher T, Berry J et al. Association between serum vitamin D metabolite levels and disease activity in patients with early inflammatory polyarthritis. Arthr Rheum 2007; 56: 2143–2149

[1299] Pianta A, Arvikar S, Strle K. Evidence of the immune relevance of Prevotella copri, a gut microbe, in patients with rheumatoid arthritis. Arthritis Rheumatol 2017; 69: 964–975

[1300] Plaza SM, Lamson DW. Vitamin K2 in bone metabolism and osteoporosis. Altern Med Rev 2005; 10 (1): 24–35

[1301] Rajaei E, Mowla K, Ghorbani A et al. The effects of omega-3 fatty acids in patients with active rheumatoid arthritis receiving DMARDs therapy: double-blind randomized placebo-controlled trial. Glob J Health Sci 2016; 8 (7): 18–25

[1302] Reckeweg HH. Homoeopathia antihomotoxica Band II. 2. Aufl. Baden-Baden: Aurelia-Verlag; 1983

[1303] Remer T, Dimitriou T, Manz F. Dietary potential renal acid load in healthy, free-living children and adolescents. Am J Clin Nutr 2003; 77 (5): 1255–1260

[1304] Rodriguez MA, Ceuppens J, Goodwin JS. Regulation of IgM rheumatoid factor production in lymphocyte cultures from young an old subjects. J Immunol 1982; 128 (6): 2422–2428

[1305] Scher JU, Abramson SB. Periodontal disease, Porphyromonas gingivalis, and rheumatoid arthritis: what triggers autoimmunity and clinical disease? Arthritis Res Ther 2013; 15: 122–122

[1306] Schlattl M. Welchen Rheumafaktor braucht man wirklich? Vergleich der Wertigkeit von anti-CCP2 und anti-MCV-AK sowie des Rheumafaktors (IgM) für die Diagnostik der frühen rheumatoiden Arthritis [Dissertation]. Graz: Medizinische Universität; 2010

[1307] Simopoulos AP. Evolutionary aspects of omega-3 fatty acids in the food supply. Prostaglandins Leukot Essent Fatty Acids 1999; 60 (5–6): 421–429

[1308] Vollbracht C, Gündling PW. Immunmodulation mit Vitamin C. EHK 2017; 66 (01): 36–43

[1309] von Schacky C. Verwirrung um die Wirkung von Omega-3-Fettsäuren. Der Internist 2019; 60: 1319–1327

[1310] Withrington RH, Teitsson I, Valdimarsson H et al. Prospective study of early rheumatoid arthritis. II Association of rheumatoid factor isotypes with fluctuations in disease activity. Ann Rheum Dis 1984; 43 (5): 679–685

[1311] Wu SJ, Liu PL, Ng LT. Tocotrienol-rich fraction of palm oil exhibits anti-inflammatory property by suppressing the expression of inflammatory mediators in human monocytic cells. Mol Nutr Food Res 2008; 52 (8): 921–929

[1312] www.aerzteblatt.de/archiv/57807/Cox-2-Inhibitoren-Ab-sofort-ruht-die-Zulassung-fuer-Prexige (Stand: 27.1.2021)

[1313] www.bfarm.de/SharedDocs/Risikoinformationen/Pharmakovigilanz/DE/RHB/2020/rhb-xeljanz.html (Stand: 30.1.2021)

[1314] www.deutsche-apotheker-zeitung.de/daz-az/2010/daz-34–2010/neue-klassifikationskriterien-fuer-die-rheumatoide-arthritis (Stand: 27.1.2021)

[1315] www.pharmazeutische-zeitung.de/ausgabe-272013/immunbiologika-bei-entzuendungen/ (Stand: 27.1.2021)

[1316] www.saeure-basen-ratgeber.de/grundlagen/saeure-basen-haushalt-einfach-erklaert/ (Stand: 27.1.2021)

[1317] www.welt.de/print-welt/article386602/140–000-Herzkranke-in-den-USA-durch-Einnahme-von-Vioxx.html (Stand: 21.1.2021)

[1318] Xie Q, Shi R, Xu G et al. Effects of AR7 Joint Complex on arthralgia for patients with osteoarthritis: results of a three-month study in Shanghai, China. Nutr J 2008; 7: 31

[1319] Yamamoto K, Wang J, Yamamoto S et al. Suppression of Cyclooxygenase-2 Gene Transcription by Humulone. In: Honn KV, Marnett LJ, Nigram S, Dennis E, Serhan C. Eicosanoids and other bioactive lipids in cancer, inflammation, and radiation injury. Band 5. Berlin: Springer; 2002

[1320] Yang J, Liu L, Zhang Q et al. Effect of vitamin D on the recurence rate of rheumatoid arthritis. Exp Ther Med 2015; 10 (5): 1812–1826

# 28 Sjögren-Syndrom

## 28.1 Definition und Epidemiologie

Das Sjögren-Syndrom gehört zur Gruppe der Kollagenosen und geht mit einer langsamen **Zerstörung** verschiedener **exokriner Drüsen** einher, gegen die sich die autoimmune Reaktion richtet. Besonders betroffen sind die Tränen- und Speicheldrüsen und in vielen Fällen spielt sich das Sjögren-Syndrom auch vorrangig in diesem Bereich ab. Es können aber auch andere exokrine Drüsen befallen werden, z. B. in den Schleimhäuten von Nase, Rachen, Bronchien, Verdauungs- und Urogenitaltrakt.

Man unterscheidet das **primäre** Sjögren-Syndrom von einem **sekundären** Sjögren-Syndrom, das als Folge einer Strahlenbehandlung im Kopf-Hals-Bereich auftreten kann oder mögliche Begleiterscheinung verschiedener anderer Erkrankungen ist:

- AIDS
- aktive Hepatitis C
- Amyloidose
- Sarkoidose
- Graft-versus-Host-Syndrom als Folge einer Knochenmark- oder Stammzelltransplantation
- $IgG_4$-assoziierte Erkrankungen (eine Gruppe von immunologischen Systemerkrankungen wie z. B. Autoimmunpankreatitis Typ 1, Küttner-Tumor, $IgG_4$-assoziierte Hepatitis)

Außerdem kann sich ein sekundäres Sjögren-Syndrom im Rahmen einer bereits bestehenden Autoimmunerkrankung manifestieren. Häufig trifft das für den SLE zu, in meiner Praxis habe ich das aber auch z. B. bei Patientinnen mit MS gesehen. Außerdem ist in der Literatur diese Manifestation z. B. bei rheumatoider Arthritis, Hashimoto-Thyreoiditis oder chronischer Autoimmunhepatitis beschrieben [1335].

Die Patienten sind zu 90 % Frauen im Alter zwischen dem 20. und 60. Lebensjahr. Oft wird die Erkrankung erst in den Wechseljahren besonders spürbar; daher muss das Augenmerk speziell auf Patientinnen > 50 Jahre liegen.

## 28.2 Pathophysiologie

Es besteht eine Assoziation mit dem HLA-DQA1-*0501 Allel [1337]. Ferner wird vermutet, dass diese Erkrankung durch eine Infektion mit Enteroviren, z. B. Coxsackie-Viren, aktiviert wird, weil ein molekulares Mimikry zwischen einer Peptidsequenz des Virus und dem Autoantigen Ro60 kd besteht, das sich auf B-Zellen befindet [1340]. Mir persönlich erscheint aber EBV als wesentlich bedeutsamer für das Sjögren-Syndrom, einerseits weil auch dieser Zusammenhang in verschiedenen Studien untersucht wurde [1326] [1329] [1330] [1333] [1336] [1339], andererseits weil ich in der Praxis bei Patienten mit Sjögren-Syndrom im Rahmen eines LTT häufig eine Viruslatenz mit diesem Erreger sehe.

## 28.3 Klinik

Typische Symptome des Sjögren-Syndroms sind:

- **Keratokonjunktivitis sicca (Sicca-Syndrom)**: chronische Bindehautentzündung, trockene Augen, Lichtempfindlichkeit, Fremdkörpergefühl, Brennen (**Abb. 28.1**)
- **Mundtrockenheit** (Xerostomie), der Patient muss ständig schlucken und Bonbons, Lutschpastillen oder Kaugummi führen zu keiner echten Besserung (**Abb. 28.2**)
- Karies, Mundwinkelrhagaden, Lippenentzündung (Cheilitis)
- Vergrößerung der Ohrspeicheldrüse
- trockener Husten und Atemnot bei pulmonaler Beteiligung
- Trockenheit im Urogenitalbereich, dadurch z. B. Schmerzen beim Verkehr
- Verdauungsstörungen mit dem Gefühl, dass die Nahrung nicht mehr richtig verdaut wird (z. B. Blähbauch, Stuhlanomalien)
- zunehmende Nahrungsmittel- und Medikamentenunverträglichkeit
- Gelenkschmerzen, Arthritis, Myalgien
- Fatigue, Depressionen
- Vaskulitis: bei renaler Beteiligung Ausbildung einer Nephropathie z. B. mit verringerter renaler Filtrationsleistung oder interstitiellen Nephritis, Symptome eines Morbus Raynaud
- Hauttrockenheit mit Juckreiz, spröde brüchige Haare, brüchige Finger- und Fußnägel
- Bei Beteiligung des PNS bzw. ZNS kann es zu peripheren Neuropathien kommen, die sich speziell beim Sjögren-Syndrom durch zum Teil massive motorische Störungen bzw. Paresen an Armen und Beinen äußern können, manche dieser Patienten haben große Schwierigkeiten, sich überhaupt noch zu bewegen. Diese Form des Sjögren-Syndroms soll laut aktuellen Berichten häufiger vorkommen als gedacht. Die Medizinische Hochschule Hannover spricht von ¼ der bei ihnen betreuten Patienten [1331] [1338], die an einer schweren Form der **Polyneuropathie** leiden, hinter der eigentlich ein Sjögren-Syndrom steckt. Dieser wird als **Neuro-Sjögren** bezeichnet.

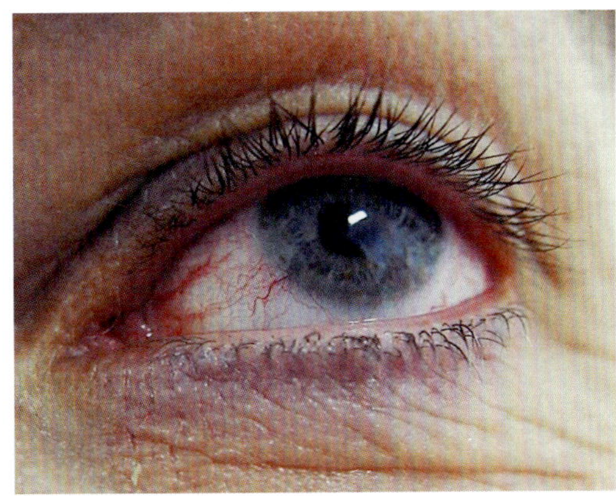

**Abb. 28.1** Keratoconjunctivitis sicca. (Quelle: Keyßer G. Klinik. In: Battegay E, Hrsg. Differenzialdiagnose Innerer Krankheiten. 21., vollständig überarbeitete und erweiterte Auflage. Stuttgart: Thieme; 2017. doi:10.1055/b-004-129980)

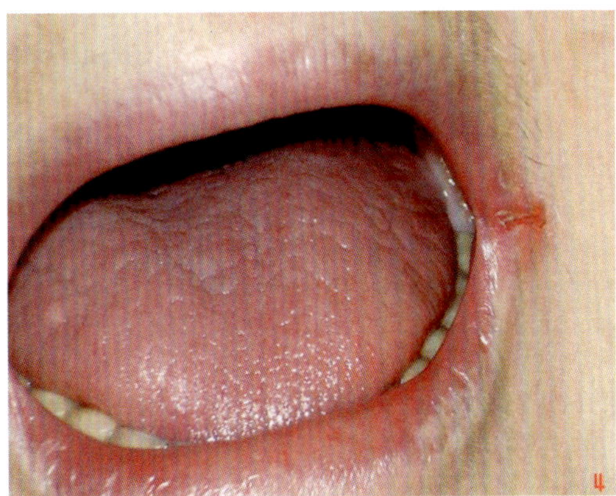

**Abb. 28.2** Xerostomie mit Cheilitis. (Quelle: Keyßer G. Klinik. In: Battegay E, Hrsg. Differenzialdiagnose Innerer Krankheiten. 21., vollständig überarbeitete und erweiterte Auflage. Stuttgart: Thieme; 2017. doi:10.1055/b-004-129980)

Bei der **extraglandulären Manifestation** treten bei ca. der Hälfte der Patienten Gelenkschmerzen auf, die aber keine destruierende Wirkung haben. Etwa ⅓ der Patienten erkrankt im Rahmen des Sjögren-Syndroms an einer Arthritis. Häufiger finden sich auch eine Lymphadenopathie, ein Morbus Raynaud mit Durchblutungsstörungen der Hände, Vaskulitiden und eine interstitielle Lungenerkrankung mit Belastungsdyspnoe. Außerdem steigt bei einem Sjögren-Syndrom das Risiko für ein Non-Hodgkin-Lymphom um den Faktor 40.

**Red Flags**

- weibliche Patientin zwischen dem 20. und 60. Lebensjahr,
- Sicca-Syndrom: trockene Augen und ständig trockener Mund
- langsamer Beginn
- Polyneuropathie als neurologische Manifestation eines Sjögren-Syndroms

## 28.4 Diagnostik

### 28.4.1 Schulmedizinische Diagnostik

#### Untersuchung

Die Diagnosestellung erfolgt durch einen Facharzt oder eine Fachklinik und ist nicht immer leicht und eindeutig zu treffen. Im Rahmen der Anamnese werden typische Symptome erfragt.

Die Augen werden mittels **Spaltlampe** auf Veränderungen untersucht. Mit dem **Schirmer-Test** kann die Menge an Tränenflüssigkeit gemessen werden, die in einer bestimmten Zeit produziert wird. Dazu werden Papierstreifen ins untere Augenlid eingehängt. Beim Sjögren-Syndrom bleiben diese nahezu trocken. Die **Tränenfilmaufrisszeit** ist verkürzt. Um diese beurteilen zu können, wird der Tränenfilm angefärbt und die Zeit gemessen, nach der bei Vermeidung des Lidschlags die ersten trockenen Stellen erscheinen.

Die Mundspeicheldrüsen können histologisch untersucht werden. Eine Beteiligung der Lungen findet man im histologischen Befund sehr häufig, allerdings entwickelt etwa nur jeder 10. Patient eine schwerwiegende pulmonale Verlaufsform mit einer für das Sjögren-Syndrom typischen lymphozytären interstitiellen Pneumonie mit Dyspnoe und Husten.

#### Labor

Die Autoantikörperdiagnostik (ANA, SS-A/Ro-, SS-B/La-Antikörper) ist beim Sjögren-Syndrom nur von begrenzter Sensitivität und hat darüber hinaus auch nur eine geringe Spezifizität, da die Autoantikörper auch bei anderen Autoimmunerkrankungen wie dem SLE oder der rheumatoiden Arthritis erhöht sein können. Man findet bei etwa 70 % der Patienten einen erhöhten Rheumafaktor.

Liegt eine ZNS-Beteiligung vor, lassen sich Antikörper gegen Aquaporin 4 nachweisen, ein Transmembranprotein aus dem ZNS, das man ansonsten nur bei der Neuromyelitis optica findet, einer seltenen Erkrankung, die auch symptomatisch anders verläuft.

#### Bildgebende Verfahren

Mit der Speicheldrüsensonografie kann man z. B. Speichelsteine als Ursache einer Mundtrockenheit ausschließen.

### 28.4.2 Naturheilkundliche Diagnostik

Mit Hilfe der naturheilkundlichen Diagnostik sollte abgeklärt werden, ob bei dem Patienten eine latente Belastung mit Viren aus der Herpesfamilie vorliegt. Diese kann im schlimmsten Fall zu einem mehr oder weniger ständigen immunologischen Reiz führen, durch den die autoimmune Situation nicht zur Ruhe kommt. Dabei kann auch die Kortisolproduktion der Nebenniere eine Rolle spielen, die spätestens dann kontrolliert werden sollte, wenn der Patient auch über eine Fatigue klagt. Das Sjögren-Syndrom kann mit Scheidentrockenheit einhergehen. Ist die Patientin älter als 50 Jahre, ist es aber durchaus möglich, dass sich hormonelle und immunologische Phänomene überlagern. Deswegen sollten Sie an einen Speichelhormontest denken, um eine Östradioldominanz bzw. einen Progesteronmangel auszuschließen. Der Rheumafaktor IgM dient in meiner Praxis seit langer Zeit als Surrogatparameter für die Aktivität der autoimmunen Reaktion gegen bindegewebige Strukturen und sollte im Rahmen von Verlaufskontrollen regelmäßig überprüft werden.

Folgende Untersuchungen empfehle ich daher beim Sjögren-Syndrom:

- LTT Herpesviren
- bei Vorliegen einer Fatigue bzw. eines depressiven Syndroms: Adrenaler Stressindex
- bei Scheidentrockenheit und Patientinnen > 50. Lebensjahr: Östradiol und Progesteron im Spei-

chel am 20. Zyklustag bzw. in der Postmenopause an jedem beliebigen Tag
- Rheumafaktor IgM: Dieser ist bei einem Teil der Patienten erhöht. In meiner Praxis nutze ich diesen, falls vorhanden, als Surrogatparameter für die Wirkung der eingesetzten Therapiestrategie auf die Autoimmunität. Sinkt der RF-IgM, ist das i. d. R. mit einer Beruhigung der Gesamtsituation verbunden. Insofern ist der RF-IgM ein einfacher, schnell verfügbarer und vergleichsweise kostengünstiger Kontrollparameter.

## 28.5 Therapie

### 28.5.1 Schulmedizinische Therapie

Zu den **Allgemeinmaßnahmen** zählen:
- ausreichende Flüssigkeitsaufnahme
- feuchte Raumluft, Meiden von Klimaanlagen, Gebläse vom Gesicht wegrichten
- Tränenersatzpräparate
- Vermeiden eines zu seltenen Lidschlags
- Verzicht auf Nikotin

Die Behandlung in der Schulmedizin orientiert sich an der jeweiligen **Organmanifestation** des Sjögren-Syndroms:
- Bei trockenem Mund kommen Lutschpastillen, Speichelersatzmittel, aber auch das Parasympathomimetikum Pilocarpin (Salagen®) zur Anregung der Speichelproduktion oder die lokale Anwendung des Immunsuppressivums Cyclosporin zur Anwendung.
- Trockene Augen werden mit Tränenersatzflüssigkeit, Parasympathomimetika, Augentropfen mit Kortison oder der kurzfristigen lokalen Anwendung von stark verdünntem Cyclosporin behandelt.
- Bei systemischen Verläufen, z. B. mit Arthritis, Muskelschmerzen und Fatigue, werden am häufigsten Hydroxychloroquin (Quensyl®), Methotrexat, Cyclosporin, Kortison oder NSAR wie Diclofenac eingesetzt. Allerdings gibt es unterschiedliche Studienergebnisse zum Effekt von Hydroxychloroquin beim Sjögren-Syndrom [1328].
- Spezielle Regimes werden z. B. bei peripherer Neuropathie (Gabapentin, Antidepressiva, Infusionen mit Immunglobulinen) oder interstitieller Pneumonie (Kortison, Cyclophosphamid, Tyrosin-Kinase-Inhibitoren) angewendet.
- Nur bei schwersten Verläufen setzt man Plasmapherese und Rituximab (z. B. MabThera®) ein. Rituximab ist ein monoklonaler Antikörper, der sich gegen das Oberflächenmerkmal CD20 richtet, das sich v. a. auf B-Lymphozyten befindet und bei rheumatoider Arthritis sowie beim Non-Hodgkin-Lymphom eigesetzt wird.

#### Pilocarpin und Tyrosin-Kinase-Inhibitoren

**Pilocarpin**, der Wirkstoff aus den Blättern des Jaborandi-Baums, ist ein Parasympathomimetikum. Zu den Wirkungen gehören die Erweiterung der Abflusswege für das Kammerwasser des Auges und die Anregung der Sekretion von Tränen-, Speichel-, Schweiß-, Magen- und Darmdrüsen, außerdem führt es zur vermehrten Produktion von Verdauungsenzymen und Anregung von schleimproduzierenden Zellen in den Atemwegen. Zusätzlich kann es zu einer Erhöhung des Tonus der glatten Muskulatur kommen, z. B. in der Gallen- oder Harnblase. Mögliche Nebenwirkungen sind grippeähnliche Symptome, Schwitzen, Kopfschmerzen, Durchfall und Blasenentleerungsstörungen. Häufig treten Frösteln, Schnupfen, Schwindel, Bauchschmerzen, Übelkeit, Erbrechen und vermehrter Speichelfluss auf, gelegentlich Bindehautreizungen (v. a. bei der Anwendung als Augentropfen), Blähungen oder verstärkter Harndrang. Selten kommt es zu allergischen Reaktionen wie Juckreiz, Hautausschlag oder einem Brennen auf der Haut.
**Tyrosin-Kinase-Inhibitoren** hemmen verschiedene Tyrosin-Kinasen. Diese Enzymgruppe spielt eine wichtige Rolle bei der Signaltransduktion innerhalb von Körperzellen, indem sie Proteine phosphorylieren. Die Übertragung einer Phosphatgruppe auf ein Protein (Phosphorylierung) dient in der Zelle wie eine Art Ein-Aus-Schalter für verschiedene Stoffwechselprozesse. In der Schulmedizin werden sie bei der Behandlung von Tumorerkrankungen eingesetzt, außerdem bei Morbus Crohn, Colitis ulcerosa und rheumatoider Arthritis.

## 28.5.2 Naturheilkundliche Therapie

### Naturheilkundliche Sichtweise

#### EBV

Eine besondere Rolle spielt EBV bei der Pathogenese bzw. beim Verlauf eines primären Sjögren-Syndroms. EBV befindet sich in der Latenzphase u.a. in den Speicheldrüsen, und zwar sowohl bei gesunden Probanden als auch bei Menschen, die am Sjögren-Syndrom leiden. Allerdings weisen Letztere weitaus höhere Mengen an viraler DNA auf als gesunde Vergleichsgruppen, woraus man den Rückschluss ziehen kann, dass das adaptive Immunsystem bei den Betroffenen die virale Reaktivierung weitaus weniger effizient unter Kontrolle hat [1336]. Epitheliale Speicheldrüsenzellen von Patienten, die am Sjögren-Syndrom leiden, exprimieren große Mengen an HLA-DR-Antigenen auf ihrer Oberfläche, präsentieren wahrscheinlich aber auch EBV-assoziierte Antigene. Besteht eine entsprechende genetische Prädisposition, liegt der Verdacht nahe, dass die Infektion mit EBV bzw. die mangelhafte Kontrolle über die virale Aktivität bei entsprechend prädisponierten Menschen zu einer mehr oder weniger ständigen, aber wenig effizienten T-Zell-Antwort gegen EBV führt und es im Rahmen dieser ständigen Belastung auch zu Kreuzreaktionen zwischen viraler DNA und DNA-Bestandteilen der Wirtszellen kommen kann. Für die Korrelation EBV und Sjögren-Syndrom spricht auch die Korrelation zum Lymphom, bei dem das EBV häufig eine pathogenetische Schlüsselrolle spielt [1333].

Sie sollten mittels LTT feststellen, inwieweit latent aktive Infektionen mit herpoiden Viren, speziell EBV, bei Ihren Patienten mit Sjögren-Syndrom vorliegen und diese virale Belastung entsprechend behandeln. Allerdings ist dabei der richtige Zeitpunkt ausschlaggebend.

#### Hormonelle Regelkreise

Treten eine Fatigue oder ein depressives Syndrom auf, ist es sinnvoll, die zirkadiane Produktion von Kortisol und DHEA zu kontrollieren, bei Scheidentrockenheit und Patientinnen ab dem 50. Lebensjahr zusätzlich Östradiol und Progesteron am 20. Zyklustag, vorausgesetzt, dass eine regelmäßige Menstruation besteht und keine Hormonpräparate eingenommen werden. Nicht selten vermischen sich hier Symptome der Autoimmunerkrankung und Anzeichen der Wechseljahre.

#### Vitamin $B_{12}$ und nitrosativer Stress

Auch über mögliche Zusammenhänge zwischen einem Mangel an Vitamin $B_{12}$ im Rahmen eines Sjögren-Syndroms findet sich nur wenig Literatur [1322] [1345]. In meiner Praxis konnte ich feststellen, dass es weniger ein absoluter Mangel an Vitamin $B_{12}$ ist als vielmehr eine Erhöhung der Methylmalonsäure im Serum als Zeichen eines funktionellen Defizits an Vitamin $B_{12}$. Wenn man bedenkt, dass das Sjögren-Syndrom einerseits Schädigungen an verschiedenen exokrinen Drüsen, auch im Magen-Darm-Trakt, verursacht (bereits kleinste Schädigungen der Mukosa im Mund oder im terminalen Ileum können die Resorption von Vitamin $B_{12}$ beeinträchtigen) und andererseits als autoinflammatorische Erkrankung mit der vermehrten Bildung von nitrosativem Stress assoziiert ist, wird schnell klar, warum ein vermehrter Bedarf an Cobalaminen bei diesen Patienten vorliegt.

#### Vitamin D

Patienten, die an einem Sjögren-Syndrom leiden, haben oft einen niedrigen Vitamin-D-Serumspiegel, speziell dann, wenn auch eine extraglanduläre Beteiligung vorliegt, z.B. eine Neuropathie. Beim Sjögren-Syndrom besteht ferner eine negative Korrelation zwischen der Höhe des Rheumafaktors IgM und dem Serumspiegel an Calcidiol [1334] und eine weitere zwischen der Schwere des Verlaufs und dem Serumspiegel von Calcidiol.

### Wechselwirkungen Schulmedizin – Naturheilkunde

Wird bereits Pilocarpin eingesetzt, wende ich keine Infusionen mit Cholincitrat an, da sich beide miteinander verstärken und es so zu unerwünschten Nebenwirkungen im Sinne einer Verstärkung parasympathischer Symptome kommen kann.

Bei der – seltenen – Anwendung von Tyrosin-Kinase-Inhibitoren, es handelt sich bei diesen Patienten i.d.R. um sehr schwere Fälle, gibt es kaum Erfahrung mit möglichen Interaktionen.

### 28.5.3 Spezifischer Therapievorschlag

#### Vitamin A

Man findet leider nur sehr wenige Untersuchungen, die sich mit der Wirkung von Vitamin A bei primärem Sjögren-Syndrom beschäftigen [1342]. In meiner Praxis hat es sich bewährt, Tagesdosen bis 10000 IE Vitamin A einzusetzen, allerdings nicht als Monotherapie, sondern als Teil eines multimodalen Behandlungskonzepts, speziell auch im Verbund mit einer Vitamin-D-Behandlung. Vitamin A

- ist essenziell für die Zelldifferenzierung
- fördert die Bildung von Tregs (S. 77) bzw. unterdrückt die Differenzierung naiver T-Zellen in TH17-Zellen
- schützt Netzhaut und Linse des Auges vor ROS, speziell wenn zusätzlich ein guter Status für die Versorgung mit Zink, Kupfer und Mangan besteht (Bildung von Superoxid-Dismutasen)
- wirkt antioxidativ, u. a. durch Senkung von Malondialdehyd als Parameter der Lipidperoxidation

#### B-Vitamine

Da naive CD4-Zellen von betroffenen Patienten häufig Genpolymorphismen aufweisen, die zu einer Limitation der Genmethylierung führen [1321], ist ein Therapieversuch mit Trimethylglycin und aktiven B-Vitaminen, speziell Methyl-$B_{12}$, Metafolin und Pyridoxal-5-phosphat, sinnvoll. In der Praxis sieht man, dass zumindest ein Teil dieser Patienten mit einer Reduzierung der subjektiv empfundenen Trockenheitsbeschwerden reagiert. Geeignet sind z. B. Vitamin B Komplex bioaktiv Kapseln (1–2 × tgl. 1 Kps.) und TMG/Betain Kapseln 500 mg. Beginnen Sie diese Behandlung mit 1 × tgl. 1 Kps. und bitten Sie den Patienten, seine Symptome zu beobachten. Man muss in vielen Fällen TMG/Betain höher als 500 mg/Tag dosieren, nicht selten sind 1000–1500 mg, verteilt auf mehrere Dosen, notwendig. Allerdings sollte es nicht zu einer Verschlechterung der Beschwerden kommen; wenn es keine andere Erklärung als TMG/Betain gibt, sollte die Behandlung abgebrochen bzw. die Dosis reduziert werden.

Nebenwirkungen höherer Dosen TMG/Betain (meist ab 6000 mg Tagesdosis) sind Magen-Darm-Beschwerden, Kopfschmerzen und kardiale Arrhythmien, außerdem eine typische Veränderung des Körpergeruchs (Fischgeruch). So hohe Dosen sind auch nicht notwendig. Wenn Sie bei maximal 1500 mg TMG/Betain keine symptomatische Verbesserung erzielen können, hat eine Dosissteigerung meiner Erfahrung nach auch keinen Sinn.

Zusätzlich zu dem B-Komplex und TMG/Betain sollten Sie gelegentlich eine Injektionsserie mit Methylcobalamin 5 mg und 5MTHF durchzuführen, weniger, um den Serumspiegel von Vitamin $B_{12}$ zu steigern, der i. d. R. allein durch die Einnahme des B-Komplexes oberhalb der Norm ist, sondern zur Bereitstellung von Methylgruppen und zur Kontrolle von nitrosativem Stress.

#### Injektionstherapie

Die Injektionsbehandlung dient als Teil des Therapiekonzepts beim Sjögren-Syndrom zur Pflege der Schleimhäute und zur Bereitstellung von aktivem Vitamin $B_{12}$ bzw. aktiver Folsäure als Methylgruppendonator zur Regeneration von verbrauchtem Methylcobalamin. Geeignete Präparate sind z. B.

- Mucosa comp. kurmäßig als rein symptomatisches Schleimhautpflegemittel (z. B. 2–3 ×/Woche s. c. oder i. m.)
- Methylcobalamin 5 mg Ampullen und 5MTHF-Ampullen (kurmäßig 2–3 ×/Woche getrennt voneinander s. c. oder i. m.

#### Infusionstherapie

Da bei Patienten mit Sjögren-Syndrom sehr häufig eine Mundtrockenheit vorliegt, kann man an die Infusion mit **Cholincitrat** denken. Cholin ist die Vorstufe des parasympathischen Neurotransmitters Acetylcholin. Bei Infusionen mit Acetylcholin kann man 2 Effekte beobachten: Als direkter Effekt wird der Parasympathikus aktiviert, d. h., es kommt zu vermehrtem Schwitzen, Speichelfluss und einer Anregung der Produktion von Verdauungssäften. Das Auftreten von Schwindel zeigt, dass zu schnell infundiert wurde. Wenn Sie bisher in der Praxis kein Cholincitrat eingesetzt haben, sollten Sie diese Behandlung zuerst bei einem erfahrenen Kollegen an sich selbst durchführen lassen, damit Sie Erfahrungen damit sammeln können. Wird der Patient bereits mit Parasympathomimetika behandelt, sollten Sie keine Infusionen mit Cholincitrat einsetzen. Geeignet sind Cholincitrat-Ampullen (1 Ampulle auf 100 ml physiologische NaCl-Lösung, langsam infundieren).

### Sanierung der Darmflora

Patienten mit einem Sjögren-Syndrom weisen im Vergleich zu Gesunden eine unterschiedliche Zusammensetzung sowohl ihres intestinalen Mikrobioms als auch von Bakterienbesiedlungen anderer Schleimhäute, z. B. der Konjunktiven, auf [1343] [1344] [1347], wobei eine inverse Korrelation zwischen der Schwere des Verlaufs der Erkrankung und der Zusammensetzung der Mikrobiota besteht [1325]. Deswegen sollten Sie die Zusammensetzung des intestinalen Mikrobioms überprüfen und ggf. behandeln.

## 28.6 Meine Erfahrung

Das Sjögren-Syndrom erweist sich in der Praxis als Chamäleon der Autoimmunerkrankungen, da es sehr viele verschieden Manifestationen aufweisen kann. Die Entdeckung des Neuro-Sjögrens im Jahr 2019 zeigt, dass diese Erkrankung in der Zukunft möglicherweise noch für weitere Überraschungen gut ist. Genauso wenig, wie ein Krebsleiden eine isolierte Erkrankung eines Organbereichs ist, ist eine Autoimmunerkrankung, die scheinbar nur ein Organ betrifft, ein lokales Phänomen. Vielmehr sollte man Autoimmunerkrankungen stets als systemische Erkrankung verstehen: Nicht das Organ ist erkrankt, es ist das erkrankte Immunsystem, welches das jeweilige Organ angreift.

Sie sollten Patienten mit Sjögren-Syndrom also genau zuhören und in bestimmten Abständen die Anamnese erneut erheben, damit Ihnen eventuell kleine Änderungen auffallen, die evtl. entscheidende Hinweise auf eine Veränderung des Krankheitsbilds geben. Bei der Behandlung sollten Sie multifaktoriell vorgehen, um den autoimmunen Prozess an möglichst vielen Schaltstellen zu regulieren. Dazu gehören in jedem Fall die Basics, also Ernährung, eine möglichst optimale Mikronährstoffversorgung und die Immunmodulation über das Mikrobiom.

Achten Sie auf den Zustand der Darmschleimhäute (Leaky-Gut-Syndrom) und das Vorliegen einer Glutenintoleranz bzw. einer IgG-vermittelten Nahrungsmittelallergie. In diesem Fall sollten eine Ernährungsumstellung bzw. die Regeneration der Mukosa an den Beginn der Behandlung gestellt werden.

Auch die Behandlung mit Vitamin D gehört dazu und das Ziel ist mindestens eine optimale Versorgung von 140–150 nmol/l, wenn die Niere des Patienten nicht betroffen ist und Sie über die Möglichkeit regelmäßiger Laborkontrollen verfügen, dann durchaus auch höher (160–200 nmol/l, ggf. auch eine moderate Hochdosistherapie mit Vitamin D). Behalten Sie aber immer die Niere im Auge: Kreatinin, Harnstoff, Harnsäure, anorganisches Phosphat im Serum, Kalzium im Serum, Gesamteiweiß oder Albumin – damit erkennen Sie bei regelmäßigen Kontrollen, am besten alle 2 Monate, rechtzeitig mögliche unerwünschte Veränderungen und können Ihre Behandlung entsprechend anpassen bzw. den Patienten zum Facharzt überweisen.

Da psychischer Stress bei Autoimmunerkrankungen immer eine pathologische Wirkung im Sinne einer Verstärkung autoreaktiver Prozesse hat, sollte auch dieser Aspekt in der Behandlungsstrategie einen Platz haben. Je nach individueller Situation können das z. B. eine Psychotherapie, Bachblüten, spagyrische Mittel oder Brainwave Entrainment® sein.

Da das Sjögren-Syndrom zur Progredienz neigt, sollten Sie möglichst rasch eine möglichst breite Basis schaffen, auf der es zu einer nachhaltigen Beruhigung der immunologischen Lage kommt. Dazu gehört, falls notwendig, auch die Behandlung der Nebenniere bzw. eines Progesterondefizits. Wenn es dort Auffälligkeiten gibt, werden Sie i. d. R. eine Östradioldominanz mit den entsprechenden Beschwerden vorfinden. Auch bei Männern mit Sjögren-Syndrom lohnt sich die Kontrolle von Progesteron im Speichel; Sie werden hier häufiger Defizite finden. Ein Progesteronmangel bei einem Mann löst nicht dieselben Allgemeinsymptome aus, wie es bei einer Frau der Fall ist.

Allerdings zeigt ein funktionelles Defizit freier Formen von Testosteron bzw. Progesteron, dass der Körper Schwierigkeiten damit hat, Hormone zu produzieren, deren Vorstufe Pregnenolon ist. Bei Patienten, die an Autoimmunerkrankungen leiden, ist meist eine funktionelle Nebennierenschwäche die Ursache dafür.

## 28.7 Literatur


[1321] Altorok N, Coit P, Hughes T et al. Genome-wide DNA methylation patterns in naive CD4+ T cells from patients with primary Sjögren's syndrome. Arthritis Rheumatol 2014; 66 (3): 731–739

[1322] Andrés E, Blicklé F, Sordet C et al. Primary Sjögren's syndrome and vitamin B12 deficiency: preliminary results in 80 patients. Am J Med 2006; 119 (6): e9–10

[1323] Andrés E, Goichot B, Perrin AE et al. Sjögren's syndrome: a potential new aetiology of mild cobalamine deficiency. Rheumatol 2001; 40 (10): 1196–1197

[1324] Bang B, Assmussen K, Sorensen OH et al. Reduced 25-hydroxyvitamin D 3 levels in primary Sjögren's syndrome: Correlation to disease manifestations. Scand J Rheumatol 1999; 28: 180–183

[1325] de Paiva CS, Jones DB, Stern ME et al. Altered mucosal microbiome diversity and disease severity in Sjögren syndrome. Sci Rep 2016; 6: 23561

[1326] Fox RI, Luppi M, Kang HI et al. Reactivation of Epstein-Barr virus in Sjögren's syndrome. Semin Immunopathol 1991; 13 (2): 217–231

[1327] Garcia-Carrasco M, Jiménez-Herrera EA, Galvez-Romero JL et al. Vitamin D and Sjögren Syndrome. Autoimmun Rev 2017; 16 (6): 587–593

[1328] Gottenberg JE, Ravaud P, Puéchal X et al. Effects of Hydroxychloroquine on symptomatic improvement in primary Sjögren Syndrome. JAMA 2014; 312 (3): 249–258

[1329] Harley JB, Zoller EE. What caused all these trouble's, anyway? Epstein Barr virus in Sjögren's syndrome re-evaluated. Arthritis Rheumatol 2014; 66 (9): 2328–2330

[1330] Horiuchi M, Yamano S, Inoue H et al. Possible involvement of IL-12 expression by Epstein-Barr-virus in Sjögren's syndrome. J Clin Pathol 1999; 52 (11): 833–837

[1331] https://healthcare-in-europe.com/de/news/neuro-sjoegren-forscher-entdecken-neues-krankheitsbild.html (Stand: 30.1.2021)

[1332] Imgenberg-Kreuz J, Almlöf JC, Leonard D et al. Shared and unique patterns of DNA methylation in systemic kupus erythematosus and primary Sjögren's syndrome. Front Immunol 2019; 10: 1686

[1333] Máslinska, M. The role of Epstein-Barr virus in primary Sjögren's syndrome. Curr Opin Rheumatol 2019; 31 (5): 475–483

[1334] Müller K, Oxholm P, Sorensen OH et al. Abnormal vitamin D 3 metabolism in patients with primary Sjögren's syndrome. Ann Rheum Dis 1990; 49: 682–684

[1335] Nevares AM. MSD-Manual: Sjögren-Syndrom (SS). www.msd.de (Stand: 30.1.2021)

[1336] Onuora S. Epstein-Barr virus in Sjögren's syndrome salivary glands drives local autoimmunity. Nature Rev Rheumatol 2014; 10: 384

[1337] Reveille JD, Macleod MJ, Whittington K et al. Specific amino acid residues in the second hypervariable region of HLA-DQA1 and DQB1 chain genes promote the Ro (SS-A)/La (SS-B) autoantibody response. J Immunol 1991; 146 (11): 3871–3876

[1338] Seeliger T, Prenzler NK, Gingele S et al. Neuro-Sjögren: peripheral neuropathy with limb weakness in sjögren's syndrome. doi:10.3389/fimmu.2019.01600

[1339] Sorgato CC, Lins-E-Silva M, Leao JC et al. EBV and CMV viral load in rheumatoid arthritis and their role in associated Sjögren's syndrome. J Oral Pathol Med 2020; 49 (7): 693–700

[1340] Stathopoulou EA, Routsias JG, Stea EA et al. Cross-reaction between antibodies to the major epitope of Ro60 kd autoantigen and a homologous peptide of Coxsackie virus protein. Clin Exp Immunol 2005; 141 (1): 148–154

[1341] Szöcsik K, Gonzáles-Cabello R, Vien CV et al. Effect of vitamin A treatment on immune reactivity and lipid peroxidation in patients with Sjögren's syndrome. Clin Rheumatol 1988; 7 (4): 514–519

[1342] Szodaray P, Horvath IF, Papp G et al. The immunregulatory role of vitamins A, D and E in patients with primary Sjögren's syndrome. Rheumatol 2010; 49 (2): 211–217

[1343] Trujillo-Vargas CM, Schaefer L, Alam J et al. The gut-eye-lacrimal gland-microbiome axis in Sjögren syndrome. The Ocular Surface 2020; 18 (2): 335–344

[1344] van der Meulen TA, Vissink A, Bootsma H et al. Microbiome in Sjögren's syndrome: here we are. doi:10.1136/annrheumdis-2020-218213. Online ahead of print

[1345] Wegelius O, Fyhrquist F, Adner PL. Sjögren's syndrome associated with vitamin B12 deficiency. Scand J Rheumatol 1987; 16 (1): 184–190

[1346] www.msdmanuals.com/de-de/profi/erkrankungen-des-rheumatischen-formenkreises-und-des-bewegungsapparats/rheumatische-autoimmunerkrankungen/sj%C 3 %B6gren-syndrom-ss#v37724185_de (Stand: 30.1.2021)

[1347] Zaheer M, Wang C, Bian F et al. Protective role of commensal bacteria in Sjögren syndrome. J Autoimmunol 2018; 93: 45–56

# 29 Systemischer Lupus erythematodes (SLE)

## 29.1 Definition und Epidemiologie

Der systemische Lupus erythematodes (SLE) ist eine chronische Autoimmunerkrankung, die zu den Kollagenosen gerechnet wird, weil primär das Bindegewebe beteiligt ist. Man unterscheidet 3 Verlaufsformen:

- Formen, die sich im Wesentlichen auf die **Haut** beschränken:
  - **chronisch-diskoider LE**: Er ist die häufigste Form des kutanen Lupus. Bei weniger als 5 % der Patienten kann er sich in einen systemischen Lupus umwandeln und auch an anderen Stellen im Körper manifestieren.
  - **subakut-kutaner LE**: Dabei kommt es zu Hautveränderungen, die aber im akuten Schubstadium zusätzlich von Muskel- und Gelenkschmerzen begleitet werden. Auch diese Form entwickelt sich selten zu einem systemischen Lupus.
- **systemischer LE**: Er befällt außer der **Haut** auch andere **Organe** oder Gewebe.

Der SLE betrifft v. a. Frauen im gebärfähigen Alter (ca. 90 % der Patienten) und hat eine Inzidenz von 6–8 Erkrankungen pro 100000 Einwohner. Sowohl die Symptomatik als auch der Krankheitsverlauf können äußerst unterschiedlich sein und reichen von chronisch-unspezifischen Gelenkbeschwerden oder Hautirritationen bis hin zu schnellen fulminanten Verläufen mit letalem Ausgang.

## 29.2 Pathophysiologie

Bei der Pathogenese des SLE spielt eine gesteigerte Aktivität von **B-Lymphozyten** eine Rolle, weswegen man bei SLE-Patienten veränderte Zytokinmuster im Blut findet. So ist bei SLE das IL-10, ein wichtiges Zytokin der TH2-Immunantwort, das normalerweise antiinflammatorische und immunregulative Wirkungen hat, oft erhöht und korreliert mit einer vermehrten Krankheitsaktivität. Es besteht ferner ein Zusammenhang mit bestimmten HLA-Mustern, z. B. HLA-DR3, -DR9 und -DR15 [1384], außerdem sind über 50 Risiko-Loci bekannt, die nicht zum Haupthistokompatibilitätskomplex gehören, aber ebenfalls mit der Entstehung von SLE assoziiert sind [1374] [1375] [1378] [1380]. Es gibt zahlreiche Verbindungen u. a. zum Interferon-α-Stoffwechselweg, zur DNase 1 oder zum Komplementsystem. Das zeigt, wie vielschichtig der SLE sich seitens seiner Pathogenität auf den betroffenen Organismus auswirken kann und erklärt die unterschiedlichen Symptombilder. So findet man eine geringere Aktivität der DNase, die mit einer erhöhten Produktion von Autoantikörpern verbunden ist [1395]. Krankheitsauslöser sind u. a. Stress, Infekte, UV-Licht und hormonelle Veränderungen, z. B. eine Schwangerschaft.

Konkret unterscheidet man autoimmune Lupusformen und solche, die durch ein Medikament ausgelöst wurden. In letzterem Fall besteht eine gute Prognose, da nach Absetzen des Medikaments oft eine rasche Besserung einsetzt. Bei Verdacht auf einen SLE sollte also zuerst immer eine Arzneimittelanamnese durchgeführt werden. Die Entscheidung, ob und welche Medikamente in welcher Zeit abgesetzt werden, darf nur der Haus- oder Facharzt treffen. Folgende **Medikamente bzw. Wirkstoffe** können einen SLE auslösen:

- Hydralazin (Zweitlinientherapie bei schwersten Formen von Bluthochdruck)
- Isoniazid (Antibiotikum bei Tuberkulose)
- Procainamid (Antiarrhythmikum bei Herzrhythmusstörungen)
- Phenytoin (Neuroleptikum, Antiarrhythmikum)
- Interferon α (Immuntherapie bei Hepatitis B, C und malignem Melanom)
- Chlorpromazin (Neuroleptikum)
- Methyldopa (Antihypertonikum, v. a. zur Behandlung einer Schwangerschaftshypertonie)
- Sulfasalazin (Behandlung von CED, primär chronischer Polyarthritis)
- Penicillamin (Rheumamittel, außerdem Chelatsubstanz bei Schwermetallvergiftung)

## 29.3 Klinik

Anfangs bestehen oft nur gering ausgeprägte, unspezifische Allgemeinbeschwerden wie Müdigkeit, Schwäche, Gewichtsverlust und Fieber. Der SLE kann zahlreiche Symptome verursachen und sehr unterschiedliche Krankheitsverläufe zeigen. Speziell die Organmanifestationen verlaufen oft stumm und werden meist zufällig im Rahmen eines Check-ups entdeckt. In manchen Fällen besteht dann aber schon eine mehr oder weniger deutliche Schädigung des betreffenden Organs. Da der SLE nur schwer fassbar ist, hat die American Rheumatism Association (ARA) einen gleichnamigen Kriterienkatalog festgelegt, um die Diagnosestellung zu erleichtern. Bestehen wenigstens 4 der aufgeführten **ARA-Kriterien**, ist das Vorliegen eines SLE wahrscheinlich:

- **Schmetterlingserythem** im Gesicht (wird oft nach Sonnenbestrahlung schlechter) (**Abb. 29.1**)
- kreisrunde, rote Hautveränderungen an anderen Körperstellen

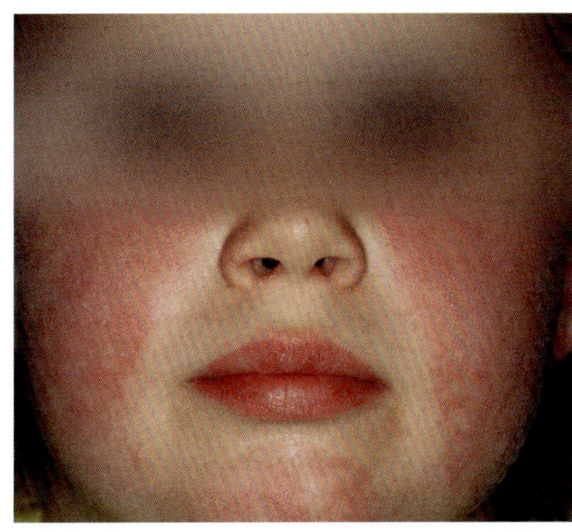

**Abb. 29.1** Schmetterlingserythem beim systemischen Lupus erythematodes. (Quelle: Philipp S. Lupus erythematodes. In: von Stebut-Borschitz E, Maurer M, Berneburg M et al., Hrsg. Facharztprüfung Dermatologie und Venerologie (2. Auflage). 2., aktualisierte Auflage. Stuttgart: Thieme; 2020. doi:10.1055/b000000044)

- rezidivierende schmerzlose ulzerierende Geschwüre der Mund- bzw. Nasenschleimhaut ohne erkennbare Ursache
- Lichtempfindlichkeit im Sinne einer Fotosensibilität
- Proteinurie ohne erkennbare Ursache
- Gelenkentzündungen an wenigstens 2 Gelenken
- Pleuritis, die nicht im Rahmen eines akuten Infekts des Atemtrakts aufgetreten ist
- Perikarditis ohne erkennbare Ursache
- Kopfschmerzen oder Migräne
- epileptoide Krampfanfälle oder Psychosen ohne erkennbare Ursache, z. B. Medikamente (Nebenwirkung)
- dauerhafte Verminderung der Erythrozyten, Leukozyten oder Thrombozyten
- ANA positiv
- Nachweis weiterer Autoantikörper wie Anti-ds-DNA

**Organbeteiligungen** betreffen besonders häufig:

- **Nieren**: Glomerulonephritis mit Proteinurie, Erythrozyturie → Cystatin C/GFR, Kreatinin, Harnstoff, CRP, Nieren-Sonografie. Die **Lupusnephritis** ist die häufigste Organmanifestation beim SLE und tritt bei nahezu jedem 2. Patienten im Lauf seines Lebens auf.

- **Muskulatur**: Schwäche, Schmerzen
- **Gelenke**: Schmerzen, Arthritis
- **Herz und Gefäße**: Karditis, Perikarderguss, Arteriosklersoe, KHK → EKG, Herzultraschall, Augenhintergrundspiegelung
- **Lungen**: Pneumonie → Belastungsdyspnoe oder Husten, Auskultation, CRP, Spirometrie mit Messung der CO-Diffusionskapazität, CT der Lunge
- **ZNS**: Wortfindungsstörungen, Vergesslichkeit, unerklärliche Kopfschmerzen, Migräne, ischämische Attacken (z. B. TIA), psychotische Symptome wie Ich-Störungen, Verfolgungswahn, Beziehungswahn, Depressionen, Ängste, Halluzinationen
- **Leber und Milz**: Hepatosplenomegalie, Hepatitis

**Red Flags**

- Schmetterlingserythem im Gesicht mit Verschlechterung nach Sonnenbestrahlung
- schmerzlose orale bzw. nasopharyngeale Ulzera
- rheumatoide Beschwerden ohne ersichtliche Ursache, die mit einer Proteinurie einhergehen
- ANA ↑, Anti-ds-DNA ↑, RF-IgM ↑, evtl. Anti-Sm ↑

## 29.4 Diagnostik

### 29.4.1 Schulmedizinische Diagnostik

#### Labor

In ca. 90 % der Fälle finden sich positive **ANA**, allerdings ist nur maximal jeder 4. Patient mit erhöhten ANA auch an SLE erkrankt. Wesentlich spezifischer sind **Anti-ds-DNA**, Antikörper gegen körpereigene Doppelstrang-DNA. In frühen Stadien sind diese aber nur bei jedem 2. Patienten nachweisbar, während sie in späteren Stadien in den meisten Fällen positiv sind. Zusätzlich finden sich bei etwa ¼ aller SLE-Patienten **Sm-Antikörper**, einer Untergruppe der DNS-Antikörper. Anti-Sm richten sich gegen Spliceosomen, im Zellkern liegende große RNA-Proteinkomplexe, die an der Informationsübertragung der RNA beteiligt sind. Sm-Antikörper deuten sehr spezifisch auf das Vorhandensein eines SLE hin, denn sie finden sich bei nahezu keiner anderen Autoimmunopathie oder Kollagenose. Patienten mit positiven Anti-Sm haben häufig schwere klinische Verläufe mit Organbeteiligung von Lunge, Nieren, Herz und ZNS. **Anti-Phospholipid-Antikörper** sind zwar nicht spezifisch für einen SLE, wenn sie aber im Blut nachgewiesen werden, kann das zu einem Anti-Phospholipid-Syndrom führen, das v. a. von Embolien und Thrombosen gekennzeichnet ist.

In meiner Praxis habe ich oft gesehen, dass bei Patienten mit Kollagenosen jeder Art der Rheumafaktor IgM (RF-IgM) bereits in Frühstadien erhöht ist. Deswegen untersuche ich diesen bei V. a. eine Kollagenose wie z. B. SLE stets mit. Ebenfalls häufig findet man beim SLE eine Verminderung der Komplementfaktoren $C_3$ und $C_4$.

#### Bildgebende Verfahren

Bildgebende Verfahren werden eingesetzt, um Organmanifestationen beim SLE zu evaluieren, z. B. Herzultraschall, Lungen-CT, Nieren-Sonografie, kraniales MRT.

### 29.4.2 Naturheilkundliche Diagnostik

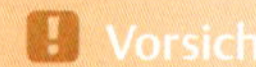


Die Primärdiagnostik eines SLE sollte immer einem Facharzt vorbehalten sein.

Einen Verdacht erhärten erhöhte ANA in Verbindung mit erhöhten Anti-ds-DNA. Steht die Diagnose fest, verwende ich, sofern bei Diagnosestellung erhöht, den Rheumafaktor IgM und Entzündungsparameter wie CRP oder BSG als Verlaufsparameter.

Bei der 1. Kontrolle des **DHEA-Spiegels** untersuche ich i. d. R. sowohl den basalen DHEA-Wert als auch den nach 12 Stunden, zusätzlich lasse ich ein **Kortisolprofil** über 12 Stunden bestimmen (Adrenaler Stressindex®). Damit kann festgestellt werden, ob ausreichend DHEA vom Körper produziert wird bzw. inwieweit die Nebenniere kompensatorisch in der Lage ist, mit dem autoimmunen Entzündungsstress umzugehen.

Beim SLE sollte in bestimmten Abständen der Urin auf eine **Proteinurie** untersucht werden. In meiner Praxis leite ich die Patienten dazu an, ihren Urin mit einem geeigneten Uro-Stick selbst zu untersuchen, z. B. Combur® 3 Test oder Combur® 5 Test. Erhöhte Werte zeigen meist eine vermehrte Krankheitsaktivität an, außerdem sieht man, dass die Niere vom SLE betroffen ist (Lupusnephritis). Je früher man diese Information bekommt, desto schneller kann eine geeignete Therapie begonnen werden. Laut einer Studie [1363] ist beim SLE und gleichzeitiger Proteinurie das Arterioskleroserisiko deutlich erhöht (das betrifft Werte > 3,5 mg/24 Stunden). Die Nierenfunktion sollte ferner mittels Kreatinin, Harnstoff, Harnsäure und Cystatin C kontrolliert werden.

Um einen **Schub** zu überprüfen, eignen sich BSG, CRP und evtl. das Differenzialblutbild (Leukozytose).

Beim SLE steigt das Risiko für eine **Schilddrüsenunterfunktion** vom autoimmunen Typ. Deswegen ist es sinnvoll, die Schilddrüsenwerte (TSH, $fT_3$, $fT_4$) und die Schilddrüsenautoantikörper (TPO, TAK, TRAK) zu kontrollieren, speziell, wenn Symptome vorliegen, die für eine mögliche Unterfunktion der Schilddrüse sprechen, wie Müdigkeit, Frieren, Haarausfall oder Gewichtszunahme.

Da es beim SLE auch zur Beteiligung des ZNS kommen kann, sollte man immer dann hellhörig werden, wenn Patienten im Verlauf über vermehrte Kopfschmerzen, Konzentrationsstörungen, Parästhesien oder Depressionen klagen, und diese dann zur Abklärung an einen Facharzt verweisen.

# 29.5 Therapie

## 29.5.1 Schulmedizinische Therapie

Inwieweit man schulmedizinisch einen SLE therapiert, hängt von seinem Stadium und seiner Ausprägung ab. Folgende Medikamente werden eingesetzt:

- Chloroquin und seine Derivate (z. B. Resochin®)
- Kortison
- Immunsuppressiva: Azathioprin (z. B. Imurek®), seltener Mycofenolat (z. B. Myfortic®)
- Zytostatika: Cyclophosphamid (Endoxan®), Methotrexat (z. B. Lantarel®)
- Belimumab (Benlysta®, monoklonaler Antikörper, der Wachstum und Lebensdauer der B-Zellen verkürzt)
- Antiphlogistika bei Myalgien und Gelenkbeteiligung: ASS, Ibuprofen, Diclofenac
- Antibiotika: Da die meisten Patienten an den Folgen einer Infektion versterben, werden oft schon in Frühstadien von Infekten Antibiotika eingesetzt.
- Antikoagulanzien beim Anti-Phospholipid-Syndrom wegen der Gefahr von Embolien oder Thrombosen: ASS, Marcumar®
- Bisphosphonate: Durch Methotrexat, Cyclophosphamid und Kortison kann es zur Osteoporose kommen, die dann z. B. mit Bisphosphonaten wie Alendronsäure bzw. Biological Denosumab (Prolia®) behandelt wird, um die Aktivität knochenabbauender Zellen zu bremsen.

Impfungen mit Lebendimpfstoffen sollten nur nach Rücksprache mit dem behandelnden Arzt durchgeführt werden. Operationen sind immer dann problematisch, wenn Gerinnungsstörungen vorliegen, außerdem kann durch die immunsupprimierende Therapie oft ein erhöhtes Infektionsrisiko bestehen (Krankenhauskeime!). Patienten mit SLE neigen darüber hinaus zu Wundheilungsstörungen.

### 29.5.2 Naturheilkundliche Therapie

## Naturheilkundliche Sichtweise

### EBV

Ein häufiges Argument gegen die Bedeutung chronisch-viraler Infektionen, speziell was das EBV betrifft, ist die hohe Durchseuchungsrate erwachsener Menschen in den Industrieländern. Wenn das EBV die primäre Ursache verschiedener Autoimmunerkrankungen wie SLE oder MS wäre, müssten diese Erkrankungen im Rückschluss auch den weitaus größten Teil der Bevölkerung betreffen und sich edpidemieartig ausbreiten. Ein wichtiges Gegenargument ist, dass das EBV eben nur einen **Kofaktor** darstellt, der erst in Kombination mit weiteren Ursachen, z. B. genetischen Polymorphismen, zur Pathogenese beiträgt.

Eine Forschergruppe untersuchte, ob es einen Unterschied zwischen Gesunden mit positivem EBV-Befund und solchen, die gleichzeitig an SLE erkrankt sind, gibt [1382]. Sie wendeten dabei die PCR-Methode an, mit der bereits kleinste Mengen an DNA nachgewiesen werden können. Dadurch konnten die Forscher u. a. genaue Informationen über die virale Belastung einzelner Zellen erhalten. Dabei fanden sie heraus, dass es weniger die virale Aktivität selbst ist, die eine Rolle spielt, denn hier lagen die beiden Gruppen fast gleich. Der entscheidende Unterschied lag in der **Belastung der B-Lymphozyten mit EBV-Genomen**: Die Patienten, die an SLE erkrankt waren, hatten eine 15-fach höhere Belastung ihrer B-Lymphozyten mit viraler DNA als die gesunde Vergleichsgruppe.

Aber wie unterscheiden sich Patienten, die das EBV in sich tragen und keine Autoimmunerkrankung entwickeln von denen mit einer Autoimmunerkrankung? Dazu gibt es verschiedene Theorien, eine mögliche Erklärung hat man bei Patienten mit SLE untersucht [1388]. Diese zeigen im Vergleich zu einer gesunden Kontrollgruppe eine **abgeschwächte Immunantwort der zytotoxischen T-Lymphozyten** auf virale Infektionen, die durch einen SNP verursacht wird, einen **CTL 4-Polymorphismus**. Dieser kann die Immunantwort der zytotoxischen T-Zellen auf virale Infektionen abschwächen.

Eine Studie [1364] belegt, dass das EBV verschiedene **Risikogene** für Autoimmunerkrankungen **aktiviert**. Während der Infektion befällt das Virus B-Lymphozyten und legt in deren DNA verschiedene Transkriptionsfaktoren ab, die wahrscheinlich für die Bildung neuer EBV-Viren notwendig sind. Einer dieser Transkriptionsfaktoren, EBNA2, bindet an die Hälfte aller Risikogene für den Ausbruch eines SLE und erhöht das Risiko, daran zu erkranken, um den Faktor 50. Zusätzlich erhöht sich das Risiko für 6 weitere Autoimmunerkrankungen: MS, rheumatoide Arthritis, juvenile idiopathische Arthritis, CED, Diabetes Typ 1 und Zöliakie. Auch hier spielt die Interaktion mit EBNA2 eine Rolle, allerdings nicht so ausgeprägt wie beim SLE. Möglicherweise hängt die Frage, welche Autoimmunerkrankung ausbricht, auch daran, an welcher Stelle im Genom EBNA2 bindet. Im Sinne der Epigenetik dürfen wir derzeit davon ausgehen, dass das EBV zwar das Risiko für bestimmte Autoimmunerkrankungen erhöht, dass aber auch hier weitere Risikofaktoren notwendig sind, damit es zum Ausbruch kommt, v. a. genetische Polymorphismen.

Der Transkriptionsfaktor EBNA-1 weist eine homologe Sequenz mit Lupus-Autoantigenen auf, die v. a. in der Frühphase eines SLE auftreten [1365] [1381].

### Vitamin D

In einer randomisierten kontrollierten Studie [1349] wurde untersucht, ob sich eine Vitamin-D-Supplementation auf den Krankheitsverlauf bei SLE auswirken kann. In die Studie wurden 267 Patienten mit SLE aufgenommen, von denen 178 die Verumgruppe bildeten. Diese erhielt über ein Jahr 2000 IE Vitamin D täglich. Neben der Plazebogruppe (n = 89) wurde eine Kontrollgruppe mit 175 gesunden Probanden in die Studie mit aufgenommen. Zu Beginn der Untersuchung wurde der Blutspiegel von Calcidiol bestimmt. Die Patienten mit SLE hatten signifikant niedrigere Blutspiegel (durchschnittlich 19,8 ng/ml) als die gesunde Kontrollgruppe (durchschnittlich 28,7 ng/ml). Zusätzlich wurden verschiedene Parameter für die Krankheitsaktivität des SLE zu Beginn und nach Ende der Untersuchung betrachtet. Nach 12 Monaten hatte sich der durchschnittliche Blutspiegel in der Verumgruppe deutlich erhöht (37,8 ng/ml), während er in der Plazebogruppe gleich geblieben war. Im Lauf des Jahres entwickelten 10% der Patienten in der Verumgruppe eine Verschlechterung ihres SLE gegenüber 24% in der Plazebogruppe. Im Vergleich zur Plazebogruppe konnte man in der Verumgruppe einen signifikanten Rückgang von SLE-spezifischen Autoantikörpern beobachten. Bei den Patienten mit den niedrigsten Vitamin-D-Spiegeln verlief der SLE im Beobachtungszeitraum schlechter (mehr Symptome, schlechtere Laborwerte) und ihr SLE war insgesamt aktiver.

## Vitamin A

Vitamin A (Retinol) gehört mit den Vitaminen D, E und K zu den fettlöslichen Vitaminen. Seine Rolle bei der Entstehung und der Regulation von autoimmunen Prozessen wird seit einigen Jahren untersucht. Beim SLE wirkt sich Vitamin A in vitro signifikant auf die Balance zwischen TH17- und Treg-Zellen aus, was daran liegen könnte, dass Retinolsäure einerseits die Bildung von TH17-Zellen hemmt und andererseits die Expression des Transkriptionsfaktors FOXP3 erhöht, sodass sich naive T-Zellen vermehrt zu Treg-Zellen umwandeln [1361].

Japanische Wissenschaftler berichten über gute Ergebnisse im Mausmodell bei der Behandlung der Lupusnephritis mit Vitamin A, das ergänzend zu Kortison eingesetzt wurde [1370] [1371].

## Genetische Polymorphismen (SNP)

Bei SLE-Patienten finden sich verschiedene genetische Polymorphismen (SNP), die auf den autoinflammatorischen Prozess Einfluss nehmen. Ein SLE mit einem SNP im -1149G/T geht mit einem erhöhten Prolaktinspiegel und einem verminderten DHEA-Spiegel einher, gleichzeitig findet eine vermehrte Produktion proinflammatorischer Zytokine im Blut wie IL-6 oder TNF-α statt [1398]. Das Steroidhormon DHEA dient im Körper als Gegenspieler von Kortisol, z. B. bei chronischem Stress. Bei Patienten mit SLE senken moderate Tagesdosen von DHEA sowohl IL-6 als auch TNF-α, was zu einer verringerten Krankheitsaktivität führt.

Ein anderer SNP führt bei Patienten mit SLE zu einer verminderten Produktion von IL-2, das lange Jahre ausschließlich als Zytokin der Aktivierung von T-Helferzellen und der klonalen Expansion von T-Zellen galt. Die wichtige Rolle dieses Zytokins bei SLE wurde erstmals entdeckt als man herausfand, dass Mäuse, die kein IL-2 produzieren, eine schwere Autoimmunopathie entwickeln, die einem SLE sehr ähnlich ist [1397]. Diese Mäuse verfügen nur über wenige Treg-Zellen. Derzeit (Stand: Februar 2021) wird das IL-2-Analogon Aldesleukin (Proleukin®) auf seine Wirksamkeit und Sicherheit bei der Behandlung von SLE untersucht. Allerdings führen auch niedrige DHEA-Spiegel bei Patienten mit SLE zu einer verringerten IL-2-Produktion in Lymphozyten.

Ein weiterer, für die Genese und den Verlauf eines SLE wichtiger SNP wirkt auf die Produktion von IL-10, das hauptsächlich von TH2-Helferzellen und Treg-Zellen produziert wird und zusammen mit TGF-β und IL-11 als wichtigstes antiinflammatorisches bzw. immunregulierendes Zytokin gilt [1362]. Allerdings finden sich beim SLE erhöhte IL-10-Spiegel, die mit einer vermehrten Krankheitsaktivität und einem erhöhten CRP korrelieren. Beim SLE verhält sich die Wirkung von IL-10 also genau andersherum, als es üblicherweise der Fall ist. Möglicherweise spielen hier Immunkomplexe eine entscheidende Rolle. Diese entstehen, wenn Antikörper, die von Plasmazellen gebildet werden, an Antigene binden und so einen Antigen-Antikörper-Komplex bilden. Allerdings wirkt IL-10 möglicherweise in frühen Phasen des SLE noch eher immunregulativ, während es im weiteren Verlauf bei zunehmender Bildung von Immunkomplexen zu einer Veränderung kommt. Beim SLE scheint es so zu sein, dass diese Immunkomplexe dazu führen, dass Makrophagen vermehrt Zytokine bilden, die zu einer Stimulation der Plasmazellen führen. Diese bilden dann vermehrt Antikörper, die dann wieder zusammen mit Antigenen Immunkomplexe bilden – ein Teufelskreis.

Zusätzlich wurden in einer Studie [1399] Antikörper gegen IL-10 nachgewiesen, was ebenfalls einen neuen Aspekt auf dieses Zytokin und seine Rolle in der Pathogenese des SLE darstellt. Nach meiner Meinung könnte hier dem EBV eine

Schlüsselrolle zukommen. Das EBV befällt B-Lymphozyten und baut Teile seiner DNA in dieses ein, v. a. verschiedene Transkriptionsfaktoren wie EBNA-2 oder EBNA-3. Zusätzlich ist es in der Lage, virales IL-10 (vIL-10) zu produzieren, also ein Homologon zum humanen IL-10. Forscher untersuchten die Wirkung von vIL-10 auf die Monozyten [1369]. Dabei kam heraus, dass Patienten mit SLE signifikant höhere Plasmaspiegel an vIL-10 als Gesunde haben und die Höhe dieser Plasmaspiegel mit der Aktivität reaktivierter EBV korreliert. Je aktiver die Viren waren, desto höher war der Plasmaspiegel an vIL-10. Dieses vIL-10 benutzt denselben Rezeptor für die Signalübertragung wie humanes IL-10, d. h. sowohl das virale als auch das menschliche IL-10 wirken auf die Immunzellen über denselben Signalweg. Dabei wirkt vIL-10 deutlich schwächer wie humanes IL-10 und hebt auf diese Weise die antiinflammatorische Wirkung von IL-10 teilweise auf bzw. schwächt diese ab. Die Autoren der Studie vermuten, dass die Abschwächung der antientzündlichen Wirkung von IL-10 eine Rolle bei der Pathogenese des SLE durch EBV spielen könnte.

## DHEA

Das Prohormon DHEA wird bei Männern in der Nebenniere und bei Frauen in der Nebenniere und den Ovarien gebildet und in der Leber zum wasserlöslichen Dehydroepiandrosteronsulfat (DHEAS) sulfatiert. Wird die Gesamtmenge an DHEAS im Serum oder Plasma bestimmt, liegt es zum größten Teil gebunden an Albumin bzw. SHBG vor. Nur etwa 0,2 % des gesamten DHEAS liegen als freies DHEA vor, der bioaktiven Form. Dabei enthält das ZNS 5–6-mal mehr DHEA als jedes andere Organ, weswegen es auch als Neurosteroid bezeichnet wird. DHEAS kann vom Körper sowohl für die Bildung der männlichen Geschlechtshormone Androstendion und Testosteron als auch der weiblichen Östradiol und Östron genutzt werden.

Im Alter lässt die Produktion von DHEA nach, wahrscheinlich liegt der Grund in einem Rückgang des für die Produktion nötigen Enzyms CYP17A1 (17,20-Desmolase). Die Bestimmung des freien DHEA erfolgt am einfachsten über eine Untersuchung des Speichels.

Man findet bei Patientinnen mit SLE erhöhte Prolaktin- und niedrige DHEA-Spiegel im Blut, was mit einem Polymorphismus im Promotor des Prolaktin-Gens einhergeht [1398]. Dieser SNP führt im Blut zu erhöhten Prolaktinspiegeln und der Expression des Prolaktin-Gens in T-, B- und NK-Zellen. Prolaktin verstärkt die T-Zell-Proliferation und die Expression von IL-2-Rezeptoren an Immunzellen, außerdem erhöht es den Spiegel an proinflammatorischem IFN-γ im Blut. Dabei weisen Trägerinnen des -1149TT Genotyps die niedrigsten DHEA-Spiegel auf. Werden sie mit DHEA behandelt, sinkt die Expression des Prolaktin-Gens und die Krankheitsaktivität nimmt signifikant ab [1398].

In Deutschland ist die Anwendung von oralem DHEA im Milligrammbereich nur auf ärztliche Verschreibung möglich, diese Option wird allerdings nach meiner Beobachtung bei der Behandlung von SLE so gut wie nicht genutzt. Für Heilpraktiker steht homöopathisiertes DHEA ab der Potenzstufe D4 zur Verfügung. Allerdings sollte man sich an dieser Stelle vor Augen halten, dass nur die freie Form von DHEA auch bioaktiv ist und das oral zugeführte DHEA nach kurzer Zeit in der Leber zu DHEAS sulfatiert wird. Nach meiner Erfahrung ist es also durchaus sinnvoll, DHEA in Form einer DHEA D4 Creme einzusetzen, nachdem DHEA im Speichel untersucht wurde, und die Speicheldiagnostik auch zur weiteren Verlaufskontrolle einzusetzen.

## Omega-3-Fettsäuren

Die Studienlage zu SLE und Omega-3-Fettsäuren ist indifferent, was an verschiedenen Ursachen liegen könnte. Die meisten Untersuchungen haben die Entzündungsaktivität bei SLE im Fokus, was verständlich ist, da Omega-3-Fettsäuren über eine Beeinflussung der Prostaglandinbiosynthese antientzündliche Eigenschaften haben. Hier zeigten sich keine nennenswerten Effekte, allerdings wurden in nicht wenigen Studien Ethylester von Omega-3-Fettsäuren anstatt Fischöl verwendet [1354], es wurde nur eine kurze Beobachtungszeit von maximal 12 Wochen durchgeführt [1360] oder die eingesetzte Tagesdosis war zu gering. Eine Studie [1355] untersuchte, ab welcher Tagesdosierung überhaupt mit einem antientzündlichen Effekt zu rechnen ist: Erst ab Tagesdosen zwischen 1350 und 2700 mg EPA ist mit einem solchen zu rechnen. Wenn man darüber hinaus bedenkt, dass es einige Monate dauert, bis die Fettsäuren in den Geweben ausgetauscht worden sind, kann man folgende Rückschlüsse ziehen:

- Omega-3-Fettsäuren wirken erst ab einer bestimmten Dosierung von EPA relevant antientzündlich.
- Es sollte über einige Monate therapiert werden, bis diese Effekte tatsächlich sichtbar werden.
- Natürliches Fischöl bzw. Lebertran sind zu bevorzugen.

Das deckt sich mit meiner eigenen Erfahrung. Ich setze Omega-3-Fettsäuren i. d. R. so ein, dass wenigstens 2000 mg EPA als Tagesdosis eingenommen werden. Zusätzlich sollte man bei diesen Dosierungen die Lipidperoxide im Auge behalten, weil diese anzeigen, ob ungesättigte Fettsäuren in zu hohem Maße oxidieren, was nicht nur deren Wirkung vermindert, sondern zusätzlich oxidative Effekte haben kann. Bei erhöhten Lipidperoxiden setze ich lipophile Antioxidanzien wie Vitamin E in Form gemischter Tocopherole oder Koenzym Q 10 ein. Nach 3–4 Monaten erfolgt die erste Kontrolle der Therapie in Form eines Omega-3-Status nach Schacky. Dieser sollte im hohen oberen Normbereich liegen.

Bei einer Behandlung mit Omega-3-Fettsäuren kann es zu einer Verbesserung der SLE-bedingten Fatigue, einer verbesserten Schlafqualität und einer Verminderung der häufig mit SLE assoziierten Depression kommen. Zusätzlich ergibt sich ein weiterer Nutzen: Bei der Pathogenese des SLE wird u. a. auch eine Belastung mit kristallinen Siliziumdioxid-Toxinen (cSi02) diskutiert. Bei cSi02 handelt es sich um Quarzfeinstaub mit Kristallgrößen im Mikrometerbereich, der in der Lunge toxisch wirkt [1352]. Im Rahmen der Entzündungsreaktion gegen die abgestorbenen Gewebe kann es zu Autoinflammation kommen. Bestimmte Berufsgruppen, z. B. im Bergbau oder in der Bauindustrie, können im Rahmen ihrer Tätigkeit mit diesem Feinstaub in Berührung kommen. Im Tierversuch fördert cSi02 die Entstehung von SLE, der in diesem Fall die Lungen und die Nieren befällt [1352]. Setzt man im Mausmodell die Omega-3-Fettsäure DHA ein, dann kann das die Entstehung der autoimmunen Entzündung verhindern [1352].

### Wechselwirkungen Schulmedizin – Naturheilkunde

Bei allen immunsupprimierenden Therapien sollte man mit der Anwendung intramuskulärer Injektionen vorsichtig sein, da eine Abszessbildung nicht ausgeschlossen werden kann. Intra- oder subkutane Anwendungen, speziell homöopathischer Ampullen auf Basis von Kochsalzlösung, sind weitaus unproblematischer. Im Zweifelsfall sollte vor Beginn bzw. während einer Behandlungsphase ein Differenzialblutbild angefertigt werden.

Werden Medikamente verabreicht, die von der Leber verstoffwechselt oder renal ausgeschieden werden, ist es sinnvoll, die Leber- und Nierenwerte regelmäßig zu überwachen, sofern dies fachärztlich nicht sowieso schon durchgeführt wird.

## 29.5.3 Spezifischer Therapievorschlag

### Koenzym Q 10 beim Anti-Phospholipid-Syndrom

Besteht ein Anti-Phospholipid-Syndrom, lohnt sich der Einsatz von **Koenzym Q 10** in Form von Ubiquinol. Es sollte dabei so dosiert werden, dass ein Vollblutspiegel von wenigstens 3,5 mg/l Q 10 im Vollblut entsteht. Beginnen Sie bei guter Verträglichkeit mit 2 × tgl. 100 mg Ubiquinol vor dem Essen, kontrollieren Sie nach 4 Wochen und passen Sie die Tagesdosis ggf. an. Bereits nach 4 Wochen treten verschiedene Effekte ein, die sich alle günstig auf die Endothelsituation und damit auf das Anti-Phospholipid-Syndrom auswirken:

- Verbesserung der Endothelfunktion
- Normalisierung von Laborparametern, die mit Inflammation bzw. Thrombosen assoziiert sind (z. B. TNF-α, oxidiertes LDL)
- Verbesserung der mitochondrialen Energieproduktion

## Prophylaxe nephrogener Schäden

Zur Prophylaxe nephrogener Schäden bei SLE stehen schulmedizinisch nur Immunsuppressiva zur Verfügung. Die Lupusnephritis (LN) ist eine gefürchtete Komplikation. Im Tiermodell fällt auf, dass LN-anfällige Mäuse signifikant häufig auch Dysbiosen aufweisen (Lactobazillen vermindert, übermäßig hohe Blutspiegel an bakteriellen Endotoxinen LPS und ein Leaky-Gut-Syndrom) [1383]. Verabreicht man solchen Mäusen einen **Lactobazillenmix**, stärkt das die Nierenfunktion bei LN. Die Darmbarriere wird wieder repariert und man sieht im Blut antiinflammatorische Effekte (IL-6 sinkt ab). Auch in den Nieren der so behandelten Mäuse findet sich weniger $IgG_{2a}$. Dieses Immunglobulin akkumuliert in den Nieren LN-erkrankter Tiere. Hauptsächlich weibliche Tiere und männliche Kastraten profitierten von diesem Effekt. Zusätzlich sollte bei LN an die Behandlung mit Vitamin A gedacht werden; ich setze 5000–10000 IE täglich ein.

## DHEA D 4 Creme

DHEA D 4 Creme (1 × tgl. 1 Hub bis 3 × tgl. 2 Hübe) setze ich je nach Ergebnis des Adrenalen Stressindex® ein. Zur Kontrolle bestimme ich alle 3 Monate das basale DHEA und DHEA nach 12 Stunden. Es sollte mindestens eine Normalisierung des DHEA-Spiegels angestrebt werden.

## Injektionstherapie

Um die entzündliche Tendenz in den jeweils betroffenen Organen positiv zu beeinflussen, können diese als Organampulle in der Potenz D 30 appliziert werden, z. B. Renes Gl D 30 Ampulle, Cutis (feti) Gl D 30 Ampulle oder Pleura Gl D 30 Ampulle. Diese Ampullen können auch gut zur Nacht als Trinkampulle gegeben werden, z. B. am Montag, Mittwoch und Freitag oder bis täglich, je nach Schwere der Erkrankung, aber auch subkutan injiziert werden, z. B. 2–3 ×/Woche.

Im Schub erfolgt eine Injektionsserie mit Methylcobalamin 5 mg Ampullen, 5MTHF-Ampullen (Montag, Mittwoch und Freitag je 1 Ampulle) und Apis ex animale Gl D 30 Ampullen (bis 1 × tgl.).

Die Nebenniere kann kurmäßig unterstützt werden, z. B. mittels Glandula suprarenalis (Cortex) Gl D 5 Ampullen oder NeyDil Nr. 20 D 7 Ampullen (3 ×/Woche 1 Ampulle s. c.).

## Infusionstherapie

Da beim SLE in knapp 50 % der Fälle die Niere mitbetroffen ist, sollte man immer abwägen zwischen dem Vorteil, Mikronährstoffe parenteral zu applizieren, und dem Nachteil, dass die Niere bei einer Infusion auch vermehrt ausscheiden muss. Persönlich setze ich bei Patienten mit SLE eher selten Infusionen in meiner Praxis ein, dazu gehören:

- Coenzyme comp. Ampullen (1 Ampulle auf 100 ml physiologische NaCl-Lösung)
- Ubichinon comp. Ampullen (1 Ampulle auf 100 ml physiologische NaCl-Lösung)
- Funiculus umbilicalis suis Injeel Ampullen (1 Ampulle auf 100 ml physiologische NaCl-Lösung)

Ziel ist es, so weit wie möglich den zellulären Stoffwechsel zu verbessern.

## Osteopathie

Die Osteopathie kann unterstützend eingesetzt werden, z. B. um nach einer akuten Nephritis entstandene fibrinöse Adhäsionen vorsichtig zu lösen und damit für eine verbesserte Motilität der Niere zu sorgen oder bei Pleuraverklebungen eine größere Beweglichkeit der Atemmechanik zu erreichen.

## Homöopathie, Komplexmittelhomöopathie und Spagyrik

Mittel der Homöopathie bzw. der Spagyrik haben den großen Vorteil, dass sie i. d. R. parallel zu schulmedizinischen Regimes aller Art eingesetzt werden können. Es gibt so gut wie keine Kontraindikationen, außer Echinacea in Tiefpotenzen. Man kann also sehr gut symptomatisch wirkende Mittel je nach Krankheitsverlauf einsetzen, z. B.

- Stärkung der Nebennierenfunktion: Phytocortal® Tropfen, die Bellis perennis D 5 (Gänseblümchen), Chelidonium majus D 5 (Schöllkraut) und Discorea villosa D 5 (Yamswurzel) enthalten (3 × tgl. 30–50 Tr. mit Wasser vor oder zwischen den Mahlzeiten)
- Unterstützung der Nierenfunktion, speziell bei erhöhter Harnsäure und Lupusnephritis: RELIX spag. Peka Tropfen (3 × tgl. 20 Tr.). Sie kombinieren Solidago (Goldrute) als wichtigstes Nieren-

funktionsmittel und Coccus cacti (weibliche Kochenillelaus), das in der Spagyrik als Nierendesinfizienz und allgemein nierenanregendes Mittel eingesetzt wird, mit Berberis (Berberitze), Colchicum (Herbstzeitlose) und Acidum benzoicum (Benzoesäure) mit ihrer harnsäureausscheidenden Wirkung. Eine Erhöhung der Harnsäure kann zwar auch aufgrund eines vermehrten Konsums von Nahrungsproteinen und Alkohol entstehen, in der Praxis sehen Sie aber eine erhöhte Harnsäure immer dann, wenn die Niere signalisiert, dass sie unter Volldampf arbeiten muss. Nicht selten befinden sich zu diesem Zeitpunkt noch Kreatinin, GFR und Harnstoff im Normbereich. Apis mellifica (Honigbiene) und Acidum nitricum (Salpetersäure) sind zwei klinisch-homöopathische Mittel bei Nierenentzündung. Capsella bursa-pastoris (Hirtentäschel) wirkt im Kontext der Spagyrik auf die Salzkonzentration (Urate, Phosphate) in den Nieren und bringt diese zur Lösung und Ausscheidung.

### Sanierung der Darmflora

Im Mausmodell kann durch die Behandlung des intestinalen Mikrobioms mit Laktobakterien eine Lupus-Nephritis positiv beeinflusst werden [1383]. Außerdem können sich Veränderungen in der Mikrobiota auf den Verlauf und die Schwere eines SLE auswirken [1403]. Da sich ein gesundes intestinales Mikrobiom auch auf die Balance zwischen TH17-Zellen und Tregs auswirkt, erscheint die Behandlung einer Dysbiose bei SLE sehr sinnvoll.

### Humoralpathologie

Humoralpathologische Maßnahmen sind bei Patienten mit SLE immer dann mit Vorsicht anzuwenden, wenn ein Anti-Phospholipid-Syndrom und damit verbundene Gerinnungsstörungen bestehen. Das Baunscheidtverfahren sollte nicht bei Patienten mit eingeschränkter Nierenfunktion angewendet werden. Ansonsten fügen sich allgemein stoffwechselregulierende Maßnahmen oft gut in ein bestehendes Therapieregime ein.

Bei plethorischen Patienten mit SLE und ohne Anti-Phospholipid-Syndrom kann an vorsichtige Aderlässe gedacht werden, besteht zusätzlich eine Adipositas, dann v. a. in Verbindung mit einem 16:8-Intervallfasten (sofern es vertragen wird). Dadurch können regulative zelluläre Mechanismen angeregt werden. Der große Humoralmediziner Bernhard Aschner bezeichnete diese Maßnahmen, die er bei Obstipation noch mit Darmausleitung begleitete (z. B. mittels Glauber- oder Bittersalz) als „stoffwechselausleerende Verfahren“, mit denen körpereigene Detoxifikationsmaßnahmen wirkungsvoll unterstützt werden.

## 29.6 Meine Erfahrung

Beim SLE spielt das EBV eine Schlüsselrolle. Sofern eine latente Infektion vorliegt, ist deren Behandlung ein wichtiger Schritt zu mehr immunologischer Stabilität. Ebenso beachtenswert sind das Prähormon DHEA und dessen Substitution, entweder über ein homöopathisches oder ein verschreibungspflichtiges Präparat.

Sie sollten zu Beginn der Behandlung ein Augenmerk auf die Stabilisierung des Patienten legen, v. a. über Ernährung, Mikronährstoffe und eine Verbesserung des DHEA-Status. Das EBV sollten Sie dann in den Behandlungsfokus nehmen, wenn der Patient stabil ist.

Wie bei vielen Autoimmunerkrankungen sollte auch beim SLE an den Einsatz von Vitamin D und Omega-3-Fettsäuren gedacht werden, ferner an Vitamin A in Form von Retinol und seine Derivate. Beim SLE kommt speziell diesem fettlöslichen Vitamin eine wichtige Bedeutung zu. Da die Niere häufig mitbetroffen ist, sollten Sie immer sehr individuell die Höhe der Tagesdosis von Vitamin $D_3$ entscheiden und die Nierenfunktion in jedem Fall regelmäßig im Auge behalten. Nach meiner Erfahrung sprechen Patienten, die an Kollagenosen wie SLE leiden, ohnehin nicht gut auf Ultra-Hochdosen mit Vitamin D an und reagieren eher mit Verschlechterungen.

Weil die Niere das mit Abstand am häufigsten geschädigte Organ ist, sollten nicht nur regelmäßig die Nierenwerte kontrolliert werden, sondern der Patient sollte in regelmäßigen Abständen mittels UroStick seinen Urin auf eine mögliche Proteinurie untersuchen. Im Falle einer Nierenschädigung sollte dieses wichtige Ausscheidungsorgan frühzeitig phytotherapeutisch, homöopathisch oder spagyrisch unterstützt werden. Besteht zusätzlich ein Anti-Phospholipid-Syndrom, denken Sie an die Substitution von Koenzym Q 10.

## 29.7 Literatur


[1348] Abd Elazeem M, Mohammed RA, Abdallah NH. Correlation of serum interleukin-10 level with disease activity and severity in systemic lupus erythematosus. Egypt Rheumatol Rehabil 2018; 45 (1): 25–33

[1349] Abou-Raya A, Abou-Raya S, Helmi M. The effect of vitamin D supplementation on inflammatory and hemostatic markers and disease activity in patients with systemic lupus erythematosis: A randomized placebo-controlled trial. J Rheumatol 2013; 40 (3): 265–272

[1350] Aschner B. Technik der Konstitutionstherapie. 4. Aufl. Heidelberg: Haug-Verlag; 1984

[1351] Baillie CS, Pelloso PM, Blocka KL. Two less common causes of headache in systemic lupus erythematosus that may require specifiic measures. J Clin Rheumatol 2000; 6: 75–79

[1352] Bates MA, Brandenberger C, Langohr II et al. Silica-Triggered Autoimmunity in Lupus-Prone Mice Blocked by Dosocahexaenoic Acid Consumption. doi:10.1371/journal.pone.0160622

[1353] Beebe AM, Cua DJ, de Waal Malefyt R. The role of interleukin-10 in autoimmune disease: systemic lupus erythematosus (SLE) and multiple sclerosis (MS). Cytokine Growth Factor Rev 2002; 13 (4–5): 403–412

[1354] Bello KJ, Fang H, Fazeli P et al. Omega-3 in SLE: a double-blind, placebo-controlled randomized trial of endothelial dysfunction and disease activity in systemic lupus erythematosus. Rheumatol Int 2013; 33 (11): 2789–2796

[1355] Calder PC. Marine omega-3 fatty acids and inflammatory processes: Effects, mechanisms and clinical relevance. Biochim Biophys Acta 2015; 1851 (4): 469–484

[1356] Chang DM, Chu SJ, Chen HC et al. Dehydroepiandrosterone suppresses interleukin 10 in women with systemic lupus erythematosus. Ann Rheum Dis 2004; 63 (12): 1623–1626

[1357] Charoenwoodhipong P, Harlow SD, Marder W et al. Dietary omega polyunsaturated fatty acid intake and patient-reported outcomes in systemic lupus erythematosus: The Michigan Lupus Epidemiology & Surveillance (MILES) Programm. doi:10.1002/acr.23925

[1358] Chen TS, Chen YT, Liu C-H et al. Steroidogenic enzymes of adipose tissue in modulation of trivalent chromium in mouse model of PCOS. Gyn Endocrinol 2016; 33 (1): 1–5

[1359] Ciupka K. Untersuchungen zu den zytokinartigen Eigenschaften des Hormons Prolaktin [Dissertation]. Lübeck: Universität zu Lübeck; 2007

[1360] Curado Borges M, de Miranda Moura Dos Santos F, Weiss Telles R et al. Omega-3-faty acids, inflammatory status and biochemical markers of patients with systemic lupus erythematosus: a pilot study. Rev Bras Rheumatol Engl 2017; 57 (6): 526–534

[1361] Elias KM, Laurence A, Davidson TS et al. Retinoic acid inhibits Th 17 polarization and enhances FoxP3 expression through a Stat-3/Stat-5 independent signaling pathway. Blood 2008; 111 (3): 1013–1020

[1362] Eskdale J, Wordsworth P, Bowman S et al. Association between polymorphisms at the human IL-10 locus and systemic lupus erythematosus. Tissue Antigens 1997; 49 (6): 635–639

[1363] Falaschi F, Ravelli A, Martignoni A et al. Nephrotic-range proteinuria, the major risk factor for early atherosclerosis in juvenile-onset systemic lupus erythematosus. Arthritis Rheum 2000; 43: 1405–1409

[1364] Harley JB, Chen X, Pujato M. Transcription factors operate across disease loci, with EBNA2 implicated in autoimmunity. Nature Genetics 2018; 50: 699–707

[1365] Harley JB, James JA. Everyone comes from somewhere: systemic lupus erythematosus (SLE) and Epstein-Barr virus, induction of host interferon (IFN) and humoral anti-EBNA1 immunity. Arthritis Rheum 2010; 62 (6): 1571–1575

[1366] Heinz UJ. Das Handbuch der modernen Pflanzenheilkunde. Freiburg: Bauer; 1984

[1367] Humrich JX, von Spee C, Riemkasten G. Stärkung der regulatorischen T-Zellen durch Interleukin-2 Therapie. Drug Res 2015; 65 (S 01): S 23

[1368] James JA, Neas BR, Moser KL et al. Systemic lupus erythematosus in adults is associated with previous Eppstein-Barr virus exposure. Arthr Rheum 2001; 44: 1122–1126

[1369] Jog NR, Chakravarty EF, Guthridge JM et al. Epstein Barr Virus interleukin 10 suppresses anti-inflammatory phenotype in human monocytes. Front Immunol 2018; 9: 2198

[1370] Kinoshita K, Funauchi M. Therapeutic effect of retinoic acid in lupus nephritis. Nihon Rinsho Meneki Gakkai Kaishi 2012; 35 (1): 1–7

[1371] Kinoshita K, Kishimoto K, Shimazu H et al. Successful treatment with retinoids in patients with lupus nephritis. Am J Kidney Dis 2010; 55 (2): 344–347

[1372] Koreth J, Matsuoka K, Kim HT et al. Interleukin-2 and regulatory T-cells in graft-versus-host-disease. N Engl J Med 2011; 365 (22): 2055–2066

[1373] Lamson DW, Plaza SM. The safety and efficacy of high-dose chromium. Altern Med Rev 2002; 7 (3): 218–235

[1374] Langenfeld CD, Ainsworth HC, Graham DSC et al. Transancestral mapping and genetic load in systemic lupus erythematosus. Nature Communic 2017; 8: 16021

[1375] Lee-Kirsch MA, Wolf C, Günther C. Aicardi-Goutières syndrome: a novel disease for systemic autoimmunity. Clin Exp Immunol 2014; 175 (1): 17–24

[1376] Liebermann LA, Tsokos GC. The IL-2 defect in systemic lupus erythematosus disease has an expansive effect on host immunity. doi:10.1155/2010/740619

[1377] Liu D, Ahmet A, Ward L et al. A practical guide to the monitoring and management of the complications of systemic corticosteroid therapy. Allergy Asthma Clin Immunol 2013; 9 (1): 30

[1378] Lopez P, Gutiérrez C, Suárez A. IL-10 and TNF-α genotypes in SLE. doi:10.1155/2010/838390

[1379] Malek TR, Bayer AL. Tolerance, not immunity, crucially depends on IL-2. Nat Rev Immunol 2004; 4 (9): 665–674

[1380] Manderson AP, Botto M, Walport MJ. The role of complement in the development of systemic lupus erythematosus. Annu Rev Immuol 2004; 22: 431–456

[1381] McClain MT, Poole BD, Bruner BF et al. An altered immune response to Epstein-Barr nuclear antigen 1 in pediatric systemic lupus erythematosus. Arthritis Rheum 2006; 54 (1): 360–368

[1382] Moon UV, Park SJ, Oh ST et al. Patients with systemic lupus erythematosus have abnormally elevated Epstein-Barr-virus load in blood. Arthritis Res Ther 2004; 6 (4): R295–302

[1383] Mu Q, Zhang H, Liao X et al. Control of lupus-nephritis by changes of gut microbiota. doi:10.1186/s40168-017-0300-8

[1384] Niu Z, Zhang P, Tong Y. Value of HLA-DR genotype in systemic lupus erythematosus and lupus nephritis: a meta-analysis. Int J Rheum Dis 2015; 18 (1): 17–28

[1385] Noschinski, D.-R. Systemischer Lupus erythematodes naturheilkundlich behandeln. DHZ 2012; 3: 42–45

[1386] Nozaki Y, Yamagata T, Sugiyama M et al. Anti-inflammatory effect of all-trans-retinoic acid in inflammatory arthritis. Clin Immunol 2006; 119 (3): 272–279

[1387] Nozaki Y, Yamagata T, Yoo BS et al. The benefical effects of treatment with all-trans-retinoic acid plus corticosteroid on autoimmune nephritis in NZB/WF mice. Clin Exp Immunol 2005; 139 (1): 74–83

[1388] Parks CG, Cooper GS, Hudson LL et al. Association of Epstein-Barr virus with sysetmic lupus erythematosus: effect modification by race, age, and cytotoxic T-lymphocyte-associated antigen 4 genotype. Arthritis Rheum 2005; 52 (4): 1148–1159

[1389] Perez-Sanchez P, Aguirre MA, Ruiz-Limon, P et al. Ubiquinol effects on antiphospholipid syndrome prothrombotic profile: a randomised, placebo-controlled trial. Arterioscler Thromb Vasc Biol 2017; 37 (10): 1923–1932

[1390] Pyne D, Isenberg DA. Autoimmune thyroid disease in systemic lupus erythematosus. Ann Rheum Dis 2002; 61: 70–72

[1391] Reckeweg HH. Homoepathica Antihomotoxica. Band I bzw. Band II. 2. Aufl. Baden-Baden: Aurelia; 1983

[1392] Renz H. Praktische Labordiagnostik: Lehrbuch zur Laboratoriumsmedizin, klinischen Chemie und Hämatologie. Berlin: de Gruyter; 2014

[1393] Rönnelied J, Teide A, Mathsson L et al. Immune complexes from SLE sera induce IL 10 production from normal peripheral blood mononuclear cells by an FcγRII dependent mechanism: implications for a possible vicious cycle maintaining B cell hyperactivity in SLE. Ann Rheum Dis 2003; 62 (1): 37–42

[1394] Sawalha A, Kovats S. Dehydroepiandrosterone in systemic lupus erythematosus. Curr Rheumatol Rep 2008; 10 (4): 286–291

[1395] Shin HD, Park BL, Kim LH et al. Common DNase I polymorphism associated with autoantibody production among systemic lupus erythematosus patients. Hum Mol Gen 2004; 13 (20): 2343–2350

[1396] Signorelli F, Balbi GGM, Domingues V et al. New and upcoming treatments in antiphospholipid-syndrome: a comprehensive review. doi:10.1016/j.phrs.2018.04.012

[1397] Suzuki T, Suzuki N, Englemann EG et al. Low serum levels of dehydroepiandrosterone may cause deficient IL-2production by lymphocytes in patients with systemic lupus erythematosus. Clin Exp Immunol 1995; 99 (2): 251–255

[1398] Treadwell EL, Wiley K, Word B et al. Prolactin and dehydroepiandrosterone levels in women with systemic lupus erythematosus: the role oft he extrapituitary prolactin promotor polymorphism at -1149G/T. doi:org/10.1155/2015/435658

[1399] Uchida M, Ooka S, Goto Y et al. Anti-IL-10 antibodies in systemic lupus erythematosus. doi:10.2147/OARRR.S 191953

[1400] Verdolini R, Bugatti L, Giangiacomi M et al. Systemic lupus erythematosus induced by Eppstein-Barr-virus infection. Br J Dermatol 2002; 146: 877–881

[1401] Waljee AK, Rogers MA, Lin P et al. Short term use of oral corticosteroids and related harms among adults in the United States: population based cohort study. BMJ 2017; 357: j1415

[1402] www.rheuma-liga.de/hilfe-bei-rheuma/therapie/medikamentenfuehrer/basismedikamente/einteilung/immunsuppressiva/ (Stand: 30.1.2021)

[1403] Yacoub R, Jacob A, Wlaschin J et al. Lupus: the microbiome angle. Immunbiol 2018; 223 (6–7): 460–465

# 30 Vitiligo

## 30.1 Definition und Epidemiologie

Die Vitiligo oder Weißfleckenkrankheit ist eine chronische Hauterkrankung, die zu weißen, pigmentfreien Hautflecken führt, die sich in den meisten Fällen progredient ausbreiten, manchmal aber auch in ihrer Größe und Verbreitung unverändert persistieren.

Sie betrifft etwa 1–2 % der Bevölkerung, Männer wie Frauen gleichermaßen, und hat ihre Erstmanifestation häufig in jungen Jahren. Bei einem Drittel bis die Hälfte aller Fälle ist auch mindestens eine weitere Person in der Verwandtschaft betroffen. Vitiligopatienten erkranken statistisch häufiger an Autoimmunerkrankungen und speziell die Autoimmunthyreoiditis (AIT) ist häufiger mit der Vitiligo assoziiert. Dies liegt wahrscheinlich daran, dass sich verschiedene Risiko-Allele, die bei Vitiligo eine Rolle spielen, auch bei anderen Autoimmunopathien finden [1433].

## 30.2 Pathophysiologie

In der Basalschicht der Epidermis befinden sich **Melanozyten**, die bei Exposition mit UV-Licht die schützende Braunfärbung der Haut bilden. Dies geschieht mit Hilfe des Farbpigments Melanin, das in den Melanozyten in Form von Granula eingelagert ist und dessen Synthese durch UV-Licht stimuliert wird. Es wird von den Melanozyten bedarfsweise über dendritische Ausläufer an die umgebenden Keratinozyten weitergegeben.

Ausgangssubstanz der **Melaninsynthese** ist die essenzielle Aminosäure Phenylalanin (**Abb. 30.1**). Diese wird zuerst in Tyrosin umgebaut und dann durch das kupferhaltige Enzym Tyrosinase zu Dihydroxyphenylalanin (DOPA) umgebaut. Es folgen weitere Syntheseschritte, die schlussendlich zu Melanin führen. Dabei sind Kupfer, aktives Vitamin $B_6$ (Tyrosinase) und Vitamin $B_1$ (Decarboxylase) für die enzymatische Umwandlung essenziell notwendig. (**Abb. 30.1**). Dieser Syntheseweg dient gleichzeitig der Katecholaminbildung, einem zentralen Teil der neurohormonellen Stressreaktion. Bei der Vitiligo kann sich das Immunsystem sowohl gegen die Melanozyten als auch gegen melanozytäre Proteine sensibilisieren [1432], was zu deren Zerstörung führt bzw. die Produktion von Melanin einschränkt oder verhindert.

Bei manchen Patienten ist eine Schwangerschaft auslösend, außerdem besteht eine Assoziation mit Autoimmunerkrankungen, allen voran AIT, aber auch SLE, Perniziosa, Morbus Crohn oder Alopezia areata. Man schätzt, dass etwa ⅓ der Vitiligo-Patienten im weiteren Verlauf an einer oder mehreren weiteren Autoimmunerkrankungen erkranken wird [1406].

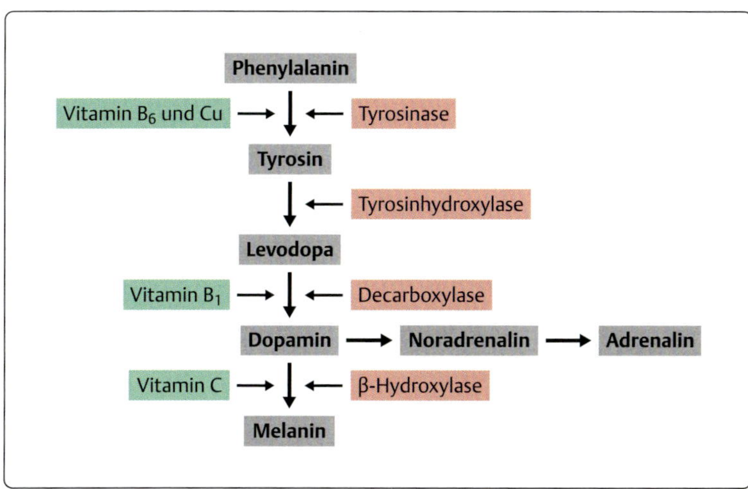


**Abb. 30.1** Melaninsynthese. Cu = Kupfer

Zur Pathogenese der Vitiligo gibt es verschiedene Modelle, am wahrscheinlichsten aber ist eine **autoimmune Genese**. Dafür sprechen verschiedene Gründe:

- Vergesellschaftung der Vitiligo mit anderen Autoimmunerkrankungen
- Entzündungshemmende Substanzen wie Calcineurininhibitoren oder Kortison können den Erkrankungsverlauf beeinflussen. Der Janus-Kinase-Hemmer Tofacitinib, der in den USA, nicht aber in der EU zur Behandlung der rheumatoiden Arthritis zugelassen ist, wirkt ebenfalls bei Vitiligo.
- Man findet im Blut von Vitiligopatienten Autoantikörper, die sich gegen spezifische Antigenstrukturen an Melanozyten richten und deren Blutspiegel mit der Krankheitsaktivität korreliert.
- Eine symptomatische Therapie, z. B. Fototherapie, führt zwar sehr häufig zu einer partiellen, seltener zu einer totalen Repigmentierung, die Erkrankung schreitet aber in den meisten Fällen weiter voran.

Weitere **Hypothesen** zur Pathogenese der Vitiligo sind:

- **Selbstzerstörungshypothese**: Im Rahmen der Melaninbildung fallen freie Radikale (ROS) an, die von den Melanozyten aufgrund eines Defekts der Katalase, einem wichtigen körpereigenen Scavenger, nicht mehr ausreichend entgiftet werden können. Der Katalase kommt u. a. eine Bedeutung bei der Entgiftung von Wasserstoffperoxid ($H_2O_2$) zu, das auch in der Kosmetik und beim Friseur als Bleichmittel eingesetzt wird. Als Folge gehen die Melanozyten zugrunde. Diese Hypothese könnte sich auch aus der vermehrten Produktion von ROS im Rahmen eines autoimmunen Inflammationsprozesses erklären, welche dann ebenfalls zum Untergang von Melanozyten führen. Die Katalase könnte aufgrund des vermehrten Anfalls von ROS lokal verbraucht werden oder es gibt tatsächlich auch einen Defekt in der Katalase, der dann die zerstörerische Wirkung von ROS, die im Rahmen der autoimmunen Entzündung entstehen, noch verstärkt.
- **neurohormonelle Hypothese**: Psychischer Stress führt im Rahmen der Stressantwort u. a. zu einer vermehrten Bildung von Katecholaminen, die für ihre Synthese dieselben Aminosäuren benötigen wie Melanin und die Schilddrüsenhormone: die nicht essenzielle Aminosäure Tyrosin, die aus der essenziellen Aminosäure Phenylalanin gebildet wird. Da Stress gleichbedeutend ist mit Überleben, versorgt der Körper im Zweifelsfall lieber die Stressantwort zur kurzfristigen Sicherung des Überlebens als die Schilddrüse oder die Hautpigmentierung.
- **Genpolymorphismus**: Die Umwandlung von Tyrosin ist bei Vitiligo beeinträchtigt, wofür verschiedene Ursachen diskutiert werden. Eine

davon ist ein Genpolymorphismus an dem Enzym 4-α-Hydroxytetrahydrobiopterin Dehydratase, sodass die Umwandlung von Tyrosin nicht ordnungsgemäß funktioniert. Eine andere ist, dass das Enzym Dihydropteridinreduktase von ROS gehemmt wird. Beide führen zu einem Anstieg von Tetrahydrobiopterin bzw. seinem Metaboliten 7-Tetrahydropterin im betroffenen Gewebe.

## 30.3 Klinik

Kennzeichnend sind **scharf begrenzte depigmentierte Flecken** an Haut und Kopfhaut sowie den Schleimhäuten mit meist etwas stärker pigmentiertem Randsaum (**Abb. 30.2**). An den befallenen Stellen können sich auch die Haare und die Wimpern weiß färben. Es kann selten zu lokalem Juckreiz an den betroffenen Stellen kommen, ansonsten besteht dort aufgrund des Mangels an Melanin eine Empfindlichkeit gegenüber UV-Strahlung. Sehr selten ist die Netzhaut mitbetroffen, was zu Sehstörungen führt.

Man kann 2 **Formen** der Vitiligo unterscheiden:

- Bei der **generalisierten** Vitiligo, der häufigsten Form, treten symmetrische Depigmentierungen in ganz unterschiedlichen Körperregionen auf. Besonders betroffen sind Knie, Ellenbogen, Finger, Knöchel, Augenlider, Mundwinkel, Anogenitalbereich und Achseln. Die depigmentierten Hautareale können sich über einen Zeitraum von 10–20 Jahren ausbreiten, danach findet häufig ein Stillstand der Erkrankung statt.
- Die **lokale** Vitiligo tritt nicht symmetrisch auf und befällt nur wenige Körperbereiche. Der Krankheitsbeginn ist im Vergleich zur generalisierten Form weitaus plötzlicher, es kommt innerhalb von kurzer Zeit zu Depigmentierungen, die sich dann aber auch nicht weiter ausbreiten.

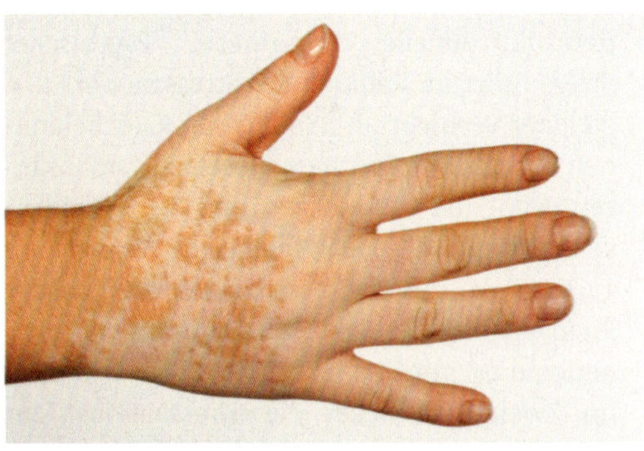

**Abb. 30.2** Vitiligo. (Quelle: Röcken M, Schaller M, Sattler E et al. Vitiligo und Albinismus. In: Röcken M, Schaller M, Sattler E et al., Hrsg. Taschenatlas Dermatologie. 2., überarbeitete Auflage. Stuttgart: Thieme; 2021. doi:10.1055/b-002-40826)

Da es bei der Vitiligo bei vielen Hauttypen zu einem deutlichen optischen Unterschied zwischen befallenen und gesunden Stellen kommt, die auch dem Laien auffällt, fühlen sich die Patienten oft stigmatisiert, manche werden deswegen depressiv und haben Schwierigkeiten, mit der Situation umzugehen. Ein Beispiel, das Mut macht, ist das kanadische Topmodel Winnie Harlow, die offensiv zu ihrer Vitiligo steht. Sie gewann 2014 die TV-Show American's Next Topmodel und wurde das Gesicht der 2015er-Werbekampagne der Modefirma Diesel. Darüber hinaus löste sie das brasilianische Topmodel Adriana Lima als Markenbotschafterin des Modekonzerns Desigual ab.

Zu den wichtigsten **Differenzialdiagnosen** zählen:

- postinflammatorische Hypopigmentierung
- ekzematöse Erkrankungen wie Schuppenflechte und Sarkoidose
- Verbrennungen
- Pityriasis versicolor: Eine Infektion der Haut mit dem Pilz Malassezia furfur führt zu hellen, schuppigen, flachen Hautverfärbungen am Rumpf und den Extremitäten.
- Pityriasis alba: Dieses Ekzem befällt etwa 5 % aller Kinder, oft fallen nach einem Sommerurlaub auf der gebräunten Haut weiße schuppige Flecken auf, die typischerweise an den Wangen, dem Kinn und den Armen auftreten.
- Halo-Nävus: Wenn ein benigner melanozytärer Nävus langsam vom Immunsystem angegriffen wird, werden auch die umliegenden Melanozyten dabei beschädigt oder zerstört. Da ein Halo-Nävus auch mit einem malignen Melanom assoziiert sein kann, sollte bei dieser Diagnose

immer eine vollständige Hautuntersuchung in einer dermatologischen Facharztpraxis erfolgen.

**Red Flags**

- weiße, depigmentierte und scharf abgegrenzte Hautareale
- erhöhte Sonnenempfindlichkeit an den betroffenen Stellen

# 30.4 Diagnostik

## 30.4.1 Schulmedizinische Diagnostik

### Untersuchung

Ähnlich wie bei der Psoriasis kann man auch bei einem Teil der Vitiligo-Patienten das **Köbner-Phänomen** beobachten. Dabei entstehen an Hautstellen, die verletzt wurden (z. B. Wunde, Sonnenbrand), neue Vitiligo-Herde, typisches Zeichen einer erhöhten Krankheitsaktivität.

Dermatologisch wird zur Diagnose einer Vitiligo das **Wood-Licht** eingesetzt, eine UVA-Lampe mit einer Wellenlänge von 351 nm. Sie lässt Vitiligo-Herde auch auf sonst unauffälligen Haustellen erkennen, da sie bei Bestrahlung eine typische gelb-grüne Fluoreszenz erkennen lässt, Folge einer erhöhten Konzentrationen von Tetrahydrobipoterin in der Haut.

Mit Hilfe der **Fourier-Transform-Raman-Spektroskopie** (ein Analyzer zur Identifizierung von Proben) kann eine erhöhte Konzentration von Wasserstoffperoxid in Vitiligo-Herden gezeigt werden.

**Histologisch** lässt sich in gesunder pigmentierter Haut DOPA nachweisen, während dies in Vitiligo-Herden nicht gelingt. Zusätzlich lässt sich durch Untersuchung eines Hautbiopsats eine Differenzialdiagnose zu Pityriasis versicolor stellen, bei der es ebenfalls zu kleinfleckigen weißen Herden auf der Epidermis kommt. In Pityriasis-Herden sieht man den für diese Erkrankung typischen Pilzbefall.

### Labor

Da die Vitiligo mit anderen Autoimmunerkrankungen assoziiert sein kann, v. a. mit einer AIT, werden häufig bei der Diagnosestellung im Blut die Schilddrüsenwerte ($fT_3$, $fT_4$, TSH) und die Schilddrüsenautoantikörper TPO, TAK und TRAK untersucht. Es gibt Erkrankungsfälle, bei denen es nach der Behandlung einer AIT auch zu einem Stillstand der Vitiligo kommt.

## 30.4.2 Naturheilkundliche Diagnostik

Schwerpunktmäßig steht bei der naturheilkundlichen Diagnostik der Vitiligo die Versorgung mit Mikronährstoffen im Vordergrund, weil es zahlreiche Schnittstellen mit der Pathogenese der Vitiligo gibt. Dazu gehören die Belastung mit ROS und deren Kontrolle mittels enzymatischer und nicht enzymatischer Scavenger, die Bildung von Melanin und die Modulation autoimmuner Entzündungsprozesse, z. B. über die Fettsäuren. Darüber hinaus sollten eine Glutenunverträglichkeit und das Vorliegen einer AIT abgeklärt werden.

Ich untersuche Folgendes:

- Belastung mit freien Radikalen und Unterstützung der Bildung körpereigener Scavenger wie Katalase, SOD und GPX (dies steht im Vordergrund der Diagnostik.)
- Mikronährstoffdiagnostik des Hautstoffwechsels: Zink, Kupfer, Mangan, Eisen und Selen im Vollblut, Vitamin A im Serum, Homozystein im Plasma, Fettsäurestatus inkl. Arachidonsäure, Transfettsäuren und Lipidperoxidation, antioxidative Kapazität, Aminosäurediagnostik in Serum bzw. Urin
- Glutathionstatus
- Abklärung einer Glutenunverträglichkeit bzw. Zöliakie: polyvalente fäkale Antikörper gegen Gliadin bzw. Transglutaminase
- TSH, $fT_3$, $fT_4$, TPO, TAK, TRAK
- optional: TNF-α-Hemmtest, falls eine Vitiligo mit schnell fortschreitender Progredienz besteht und ein Therapieversuch mit MSM keine Stabilisierung bzw. Besserung brachte

# 30.5 Therapie

## 30.5.1 Schulmedizinische Therapie

Im Modell der konventionellen Medizin gilt die Vitiligo als nicht heil-, aber gut behandelbar. Das bedeutet, dass je nach Intensität des Krankheitsverlaufs eine lebenslange Behandlung notwendig ist. Die beiden wichtigsten Behandlungsziele sind die Unterdrückung des Immunsystems, um weitere Schäden zu verhindern, und die Repigmentierung der Haut. Zusätzlich sollten Schlüsselreize (Triggerfaktoren) vermieden werden, z. B. Hautverletzungen.

Folgende Maßnahmen kommen in Betracht:

- **Externa**:
  - **Kortisonsalben** zeigen einen guten Erfolg bei der Repigmentierung, allerdings muss regelmäßig über Monate behandelt werden, was zu den typischen Nebenwirkungen führt.
  - Topische **Calcineurininhibitoren** (Tacrolimus, Pimecrolimus) werden zum Teil in Kombination mit der Fototherapie eingesetzt. Da unter der systemischen Therapie mit Calcineurininhibitoren das Krebsrisiko, v. a. für Keratozytenkarzinome, ansteigt, wurde befürchtet, dass auch die topische Anwendung von Calcineurininhibitoren mit einem solchen verbunden ist. Eine Kohortenstudie [1409] mit über 90000 Patienten zeigte, dass kein erhöhtes Krebsrisiko für die Patienten bestand, die mit topischen Calcineurininhibitoren behandelt wurden.
- **Fototherapie**:
  - UVB-Schmalband
  - PUVA-Therapie: Diese führt bei der größten Zahl der Patienten zu einer Repigmentierung, allerdings verläuft diese nur bei maximal einem Fünftel vollständig. ¾ der Patienten berichten, dass die Vitiligo nach 1–2 Jahren wieder auftritt.
- **Camouflage**: Mit diesem Begriff sind das Abdecken der Vitiligo-Herde mit speziellem Make-up und der Einsatz von Selbstbräunern gemeint. Bei mancher Herdlokalisation können auch Tattoos eingesetzt werden.
- **Bleichung**: Dies ist ein eher selten eingesetztes Verfahren, da es nur bei ausgeprägtem Krankheitsbild zum Einsatz kommt und das Ergebnis nicht immer einheitlich ausfällt. So kann es zu unregelmäßig gefärbter und fleckiger Haut kommen, was nicht mehr rückgängig zu machen ist.
- **Pigmentzelltransplantation**: Bei stabiler Vitiligo kann eine sehr dünne Hautschicht aus einem gesunden Areal nach örtlicher Betäubung abgetragen werden. Aus diesem abgetragenen Hautstück werden direkt nach der Operation die Melanozyten isoliert und zu einer Pigmentzelllösung weiterverarbeitet. Parallel werden die obersten Hautschichten der zu behandelnden Vitiligostellen mit einem Erbium-YAG-Laser abgetragen. Danach erfolgt eine Verpflanzung der Pigmentzelllösung und eine nachfolgende Behandlung mittels 311 nm-Fototherapie oder 308 nm-Excimer-Laser.

## 30.5.2 Naturheilkundliche Therapie

### Naturheilkundliche Sichtweise

#### AIT

Es gibt eine gehäufte Korrelation zwischen Vitiligo und AIT. Daher ist es sinnvoll, darauf nicht nur im Rahmen der Erstdiagnostik zu achten, sondern bei negativem Erstbefund in regelmäßigen Abständen (z. B. alle 3–6 Monate) wenigstens den TPO-Autoantikörper zu kontrollieren. Wird eine AIT festgestellt, sollte diese parallel zur Vitiligo behandelt werden.

### Biogene Immunmodulatoren

Verläuft die Vitiligo progredient, ist in dieser Krankheitsphase Folgendes sinnvoll: MSM (Methylsulfonylmethan, organischer Schwefel) in einer Tagesdosis von 2000–3000 mg am besten zum Essen und verteilt auf mehrere Portionen, z. B. MSM-Formula Kapseln (2 × tgl. 2 Kps. zum Essen). Führt das nicht innerhalb von 3–6 Monaten zu einer deutlichen Verlangsamung der Krankheitsprogredienz, sollte ein TNF-α-Hemmtest durchgeführt und die „Testsieger“ zur Behandlung eingesetzt werden.

**Vorsicht**

Bei länger dauernder und stabiler Vitiligo sollte dieser Behandlungsschritt unterbleiben, da er bei dieser Krankheitsform eher zu einer Verschlechterung führt. Die Erfahrung aus der Praxis hat gezeigt, dass sich die Hemmung von TNF-α bei stabiler Vitiligo ohne weitere Progredienz eher negativ auswirkt oder im besten Fall gar nichts bewirkt.

## Antioxidanzien

Die beiden Laborparameter Lipidperoxide (ROS mit Bezug zu Fettsäuren und Zellmembranen, benötigt werden lipophile Antioxidanzien wie Koenzym Q 10 und gemischte Tocopherole) und antioxidative Kapazität (ROS aus dem wässrigen Milieu, hier sind hydrophile Antioxidanzien wie Vitamin C und Polyphenole angezeigt) geben bei pathologischer Veränderung einen Hinweis auf einen systemischen Bedarf an Antioxidanzien einer bestimmten Gruppe, wobei man sagen muss, dass es am Ort des autoimmunen Inflammationsprozesses auch anders aussehen kann. Oft ist der Einsatz eines Multipräparats zur allgemeinen Unterstützung der ROS-Kontrolle sinnvoll, z. B. Antioxidans Formula Kapseln (2 × tgl. 1 Kps.).

## Ginkgo biloba

Die im Tempelbaum Gingko biloba enthaltenen Flavonoide besitzen antioxidative und immunmodulierende Eigenschaften. Bei einer Dosierung von 3 × tgl. 40 mg Ginkgo-Extrakt gegen Plazebo konnte gezeigt werden, dass es in der Verumgruppe zu einem Stillstand der Erkrankung kam, in Einzelfällen war neben dem Stopp der Progression auch eine Remission möglich [1430]. Dies betrifft v. a. Vitiligo-Patienten, bei denen die Erkrankung nur langsam voranschreitet.

## Repigmentierung

Sanddorn-Fruchtfleischöl kann empirisch die Repigmentierung der Haut bei Vitiligo fördern (mehrmals täglich in die betroffenen Hautstellen einreiben).

## B-Vitamine und Methylierung

Ein Hauptaugenmerk bei der Behandlung von Vitiligo mit Mikronährstoffen liegt auf den Antioxidanzien wie Vitamin C, Vitamin E oder Koenzym Q 10. Dabei werden die Vitamine des B-Komplexes oft übersehen, obwohl diese bereits in den 1990er-Jahren erfolgreich bei dieser Indikation eingesetzt wurden, speziell Vitamin $B_{12}$ und Folsäure, allein oder in Kombination mit Vitamin C bzw. Fototherapie mit UVB-Schmalband (311 nm) [1419] [1434].

Vitamin $B_6$ ist in seiner aktiven Form als Pyridoxal-5-phosphat zusammen mit Kupfer für die Tyrosinase essenziell, während der später folgende Prozess der enzymatischen Decarboxylierung Vitamin $B_1$ benötigt. Darüber hinaus haben Vitiligo-Patienten signifikant niedrigere Spiegel an Vitamin $B_{12}$ und Folsäure, was verschiedene Ursachen haben könnte. Einer davon sind Genpolymorphismen im MTHFR (C 677, A1298C), ein anderer könnte nitrosativer Stress sein [1407] [1435] [1438]. Letzterem kann man mit Injektionen von Methylcobalamin bzw. Hydroxycobalamin in Kombination mit 5MTHF wirkungsvoll begegnen, erstere sind erfahrungsgemäß mit Riboflavin-5-phosphat (aktive Form von Vitamin $B_2$), Methylcobalamin, 5MTHF, SAM und reduziertem Glutathion bzw. SAG metabolisch weitaus besser zu kompensieren.

Vitamin $B_{12}$, Folsäure und Homocystein scheinen als biologische Marker mit der Aktivität der Vitiligo mancher Patienten direkt zu korrelieren [1426]. Da auch bei der Umwandlung von B-Vitaminen in ihre bioaktive Form mögliche Genpolymorphismen oder ein Mangel an Kofaktoren limitierend wirken können, sollten Sie einen B-Komplex einsetzen, bei dem bereits viele B-Vitamine in ihrer aktiven Form vorliegen. Ein Medikationsbeispiel ist SAMe 200 (1 × tgl. 1 Kps.), B-Complex #12 (1 × tgl. Kps.) und SAG (2–4 Kps. tgl.).

## Vitamin D

Laut einer Studie ist das Risiko, an Vitiligo zu erkranken, mit dem Vorliegen bestimmter Genpolymorphismen des VDR assoziiert [1424]. In einer Open-Label-Studie [1415] wurden 9 Patienten mit Psoriasis und 16 mit Vitiligo über 6 Monate mit einer Tagesdosis von 35000 IE Vitamin $D_3$ und kalziumarmer Ernährung behandelt. Alle 9 Psoriasispatienten profitierten deutlich von der Behandlung und nur bei 2 der 16 Patienten mit Vitiligo zeigte sich keine Repigmentation. Bei den anderen 14 Patienten kam es zu mehr oder weniger deutlichen Repigmentierungen.

### Wechselwirkungen Schulmedizin – Naturheilkunde

Bei Therapien, welche die Fotosensitivität der Haut erhöhen, sollten parallel keine Phytotherapeutika mit derselben Wirkung eingesetzt werden, z. B. Johanniskraut (Hyperici herba), und solche, die Furanocumarine enthalten wie Angelikawurzel (Angelicae radix), Bibernellwurzel (Pimpinellae radix), Bischofskrautfrüchte (Ammeos visnagae fructus), Liebstöckelwurzel (Levistici radix), Steinkleekraut (Meliloti herba), Waldmeisterkraut (Galii odorati herba).

## 30.5.3 Spezifischer Therapievorschlag

### Multifaktorieller Ansatz

Grundsätzlich ist es sinnvoll, die **Mikronährstoffversorgung** und den **Glutathionstatus** zu optimieren, damit die Belastung der Melanozyten mit ROS so weit möglich abgemildert wird.

Bei einer **schnellen Progredienz** sollten Sie zuerst einen Therapieversuch mit **MSM** durchführen. Bei nicht ausreichendem Ansprechen ist nach meiner Erfahrung ein TNF-α-Hemmtest indiziert. Bei einer **langsamen Progredienz** lohnt sich ein Therapieversuch mit **Ginkgo-biloba-Extrakt**, z. B. Rökan® 40 mg Tropfen (3 × tgl. 20 Tr.), da die meisten Tablettenpräparate der gängigen Hersteller Titandioxid enthalten. Gegenanzeigen sind Schwangerschaft, Stillzeit, Behandlung mit Gerinnungshemmern oder eine aus anderen Gründen herabgesetzte Gerinnung, Allergien auf Wirk- oder Hilfsstoffe.

Speziell der Kupferstoffwechsel ist bei Vitiligo von essenzieller Bedeutung, da das Schlüsselenzym der Melaninsynthese, die Tyrosin-Kinase, für seine Funktion Kupfer benötigt. Bei Vitiligo ist es daher oft sinnvoll, die physische Gabe von **Kupfer als Mikronährstoff** mit der energetischen Wirkung von **potenziertem Kupfer** zu kombinieren, da dies in der Praxis nach meiner Erfahrung bessere Ergebnisse zeigt als die alleinige Kupfergabe. Da die Nebenniere im Lauf chronischer Inflammationsprozesse fast immer gefordert bzw. langfristig überfordert wird, bietet sich in dem Präparat Glandula suprarenalis dextra cum Cupro Globuli (3 × tgl. 10 Globuli) eine nach meiner Erfahrung ideale Kombination aus Nebennierenunterstützung (Glandula suprarenalis dextra bovis Gl D 7) und homöopathisiertem Kupfer (Cuprum metallicum D 5) an.

Eine weitere Möglichkeit der Behandlung einer Vitiligo ist die Durchführung einer **Vitamin-$D_3$-Hochdosistherapie**, die sich erfahrungsgemäß am moderaten Dosisbereich von 20000–40000 IE (S. 100) orientieren sollte.

### Injektionstherapie

Bei der Injektionsbehandlung nutze ich Synergismen zwischen Reckeweg'scher Homotoxinlehre und anthroposophischer Medizin, mit z. B.

- Amnion Gl D 30 Ampullen (1–3 ×/Woche s. c.): Amnion ist die Eihülle des Fetus, die ihn einhüllt und schützt, und hat einen Bezug zum gesamten Ektoderm.
- Cutis comp. Ampullen (bis tgl. 1 Ampulle s. c.) rundet mit seinen zahlreichen Inhaltsstoffen, die sowohl symptomatisch als auch seitens der Stoffwechsels Bezug zur Haut haben, die Injektionsbehandlung ab.
- bei nitrosativem Stress: Methylcobalamin 5 mg Ampullen und 5MTHF-Ampullen entweder kurmäßig 2–3 ×/Woche getrennt voneinander s. c. oder i. m. (insgesamt 10 Injektionen) oder begleitend zu einer Fototherapie

### Infusionstherapie

S-Acetylglutathion hat bei der Behandlung der Vitiligo eine zentrale Bedeutung. Das liegt daran, dass es ein potenter Radikalfänger ist und dass der in der Aminosäure Cystein (Teil des Glutathionmoleküls) enthaltene Schwefel einen deutlichen Hautbezug aufweist.

- Infusionen mit S-Acetylglutathion SAG (Eumetabol®; z. B. 1000 bis 3000 mg SAG gelöst in 100 bzw. 250 ml physiologischer NaCl-Lösung 1–2 ×/ Woche). Manche Vitiligo-Patienten profitieren davon, wenn an den infusionsfreien Tagen N-Acetylcystein eingenommen wird, z. B. 1 Kapsel WOSCHA NAC Plus EmboCaps®. Einer der möglichen Gründe dafür könnte in der Verbesserung der körpereigenen Glutathionsynthese liegen.
- SAG kann auch oral verabreicht werden: S-Acetyliertes Glutathion SAG Kapseln (in 1 Kps. 250 mg SAG; 1–4 Kps. tgl.)
- Coenzyme comp. im Wechsel mit Ubichinon comp. zur Anregung des Intermediärstoffwechsels, z. B. im Wechsel je 1 Ampulle in 100 ml physiologischer NaCl-Lösung; auch die subkutane Anwendung dieser Ampullen ist möglich

### Homöopathie

Arsensulfat ist ein bewährtes Mittel der klinischen Homöopathie bei Vitiligo und weist viele Gemeinsamkeiten mit dieser Erkrankung auf. Eine weitere bewährte Möglichkeit bietet die Schüßler-Biochemie mit der Kombination von Natrium muriaticum und Calcium phosphoricum.

- Arsenum sulfuratum flavum C 12 Globuli (morgens nüchtern und abends vor dem Schlafengehen je 5 Globuli im Mund zergehen lassen)
- Natrium muriaticum D 3 Tabletten (3 × tgl. 1 Tbl. und an diesem Tag auch Natrium muriaticum Salbe auf die befallenen Hautstellen auftragen) im täglichen Wechsel mit Calcium phosphoricum D 3 Tabletten (3 × tgl. 1 Tbl. und an diesem Tag auch Calcium phosphoricum Salbe auf die befallenen Hautstellen auftragen)

### Sanierung der Darmflora

Das intestinale Mikrobiom von Vitiligo-Patienten unterscheidet sich signifikant von dem gesunder Probanden [1427], u. a. durch ein verändertes Verhältnis zwischen Firmicutes und Bacteroidetes. Außerdem korrelieren sowohl die Krankheitsdauer als auch der Serumspiegel von IL-1β mit dem Vorhandensein bestimmter Symbionten, u. a. Corynebakterien und Psychrobacter. Im Tiermodell (Mäuse, bei denen autoreaktive T-Zellen die Tyrosinase zerstören) triggert die Behandlung mit Antibiotika sowohl eine intestinale Dysbiose als auch die Entwicklung einer Vitiligo, allerdings ohne das Hautmikrobiom zu verändern [1413]. Es erscheint also mehr als sinnvoll, bei Vitiligo-Patienten das intestinale Mikrobiom auf eine Dysbiose zu kontrollieren und ggf. zu behandeln.

## 30.6 Meine Erfahrung

Obwohl die Vitiligo weder lebensbedrohlich ist noch die körperliche Beweglichkeit einschränkt und sie keinerlei Schmerzen verursacht, haben die Patienten trotzdem einen immensen Leidensdruck. Diese Erkrankung ist von außen sichtbar, stigmatisiert und führt dazu, dass sich der Betroffene immer wieder erklären muss („nicht ansteckend" usw.). Unabhängig von der somatischen Seite der Behandlung sollte die Psyche gut unterstützt werden. Diese Patienten brauchen Selbstbewusstsein, Zuversicht und oft auch Lebensmut. Dabei können Gespräche, gute Vorbilder (z. B. Winnie Harlow), die Auflösung von Glaubenssätzen (Hypnose, NLP, Klopftechniken) und Bachblüten bzw. Homöopathika sehr hilfreich sein. Sie sollten vorsichtig ausloten, wie viel Unterstützung der Betroffene auf dieser Ebene wünscht bzw. zulassen möchte.

Auf der somatischen Ebene stehen die Mikronährstoffversorgung (Kupfer) und die Optimierung der Funktion körpereigener Scavenger im Vordergrund, außerdem die Optimierung von Vitamin D, Vitamin A und der Versorgung mit B-Vitaminen. Ergänzen Sie die Gabe eines Kupfer-Mikronährstoffprärats mit Glandula suprarenalis dextra cum Cupro Globuli.

Verläuft die Vitiligo eher schnell, denken Sie an MSM oder den Einsatz des TNF-α-Hemmtests. Diese Patienten haben oft auch eine hohe Belastung mit ROS und profitieren nicht selten davon, wenn man mit B-Vitaminen und SAM den Körper darin unterstützt, MTHFR-Genpolymorphismen so weit möglich zu kompensieren.

Bei einem eher gemächlichen Krankheitsverlauf ist meistens Ginkgo-biloba-Extrakt eine gute

Wahl, allerdings sollte er wenigstens 6 Monate angewendet werden und ist nie als Monotherapie zu verstehen. Ich bevorzuge die flüssige Darreichung, da ich bisher bei den festen galenischen Formen der Pharmahersteller keine fand, in denen kein Titandioxid verarbeitet wurde.

Die Hochdosisbehandlung mit Vitamin $D_3$ sollten Sie ohne Erfahrung oder entsprechende Ausbildung niemals selbstständig durchführen. Allerdings zeigt die Praxis, dass die üblicherweise verwendeten Tagesdosen von 1000 IE/kg Körpergewicht pro Tag oft gar nicht nötig sind und bei vielen Patienten Tagesdosen im Bereich von 20000–40000 IE eine ausreichende Wirkung zeigen. Die gleichzeitige Anwendung von Antioxidanzien und B-Vitaminen verstärken den Effekt erfahrungsgemäß.

## 30.7 Literatur


[1404] Ahn H, Kim J, Lee MJ et al. Methylsulfonylmethane inhibits NLRP3 inflammasome activation. Cytokine 2015; 71 (2): 223–231

[1405] Al-Fouzan A, Al-Arbash M, Fouad F et al. Study of HLA class I/IL and T lymphocyte subsets in Kuwaiti vitiligo patients. Eur J Immunogenet 1995; 22: 209–213

[1406] Alkhateeb A., Fain PR, Thody A et al. Epidemiology of vitiligo and associated autoimmune diseases in Caucasian probands and their relatives. Pigment Cell Res 2003; 16: 208–214

[1407] Al-Shobaili HA, Rasheed Z. Mitochondial DNA acquires immunogenecity on exposure to nitrosative stress in patients with vitiligo. Human Immunol 2014; 75 (10): 1053–1061

[1408] Ando I., Chi HI, Nakagawa H et al. Difference in clinical features and HLA antigens between familial and non-familial vitiligo of non-segmental type. Br J Dermatol 1993; 129: 408–410

[1409] Asgari MM et al. Association Between Topical Calcineurin Inhibitor Use and Keratinocyte Carcinoma Risk Among Adults With Atopic Dermatitis. JAMA Dermatol 2020; 156: 1066–1073

[1410] Baldini E, Odorisio T, Sorrenti S et al. Vitiligo and autoimmune thyroid disorders. Front Endocrinol 2017; 8: 290

[1411] Blomhoff A. Kemp EH, Gawkrodger DJ et al. CTLA4 polymorphisms are associated with vitiligo, in patients with concomitant autoimmune diseases. Pigment Cell Res 2005; 18: 55–58

[1412] Craiglow BG, King BA. Tofacitinib citrate for the treatment of vitiligo: a pathogenesis-directed therapy. JAMA Dermatol 2015; 151 (10): 1110–1112

[1413] Dellacecca ER, Cosgrove C, Mukhatayev Z et al. Antibiotics drive microbioal imbalance and vitiligo imbalance in mice. J Investig Dermatol 2020; 140 (3): 676–678

[1414] Fain PR, Babu SR, Bennett DC et al. HLA class II haplotype DRB1*04-DQB1*0301 contributes to risk of familial generalized vitiligo and early disease onset. Pigment Cell Res 2006; 19: 51–57

[1415] Finamor DC, Sinigaglia-Coimbra R, Neves LCM et al. A pilot study assessing the effect of prolonged administration of high daily doses of vitamin D on the clinical course of vitiligo and psoriasis. Dermato-Endocrinol 2013; 5 (1): 222–234

[1416] Grunnet I, Howitz J. Vitiligo and pernicious anemia. Arch Dermatol 1979; 101: 82–85

[1417] Hasse S, Gibbons NCJ, Rokos H et al. Perturbed 6-tetrahydrobiopterin recycling via decreased dihydropteridine reductase in vitiligo: more evidence for H2O2 stress. J Investigat Dermatol 2004; 122 (2): 307–313

[1418] Hill JP, Batchelor JM. An approach to hypopigmentation. doi:10.1136/bmj.i6534

[1419] Juhlin L, Olsson MJ. Improvement of vitiligo after oral treatment with vitamin B12 and folic acid and the importance of sun exposure. Act Dermato-venerol 1997; 77 (6): 460–462

[1420] Kim YH, Kim DH, Lim H et al. The anti-inflammatory effects of methylsulfonylmethane on lipopolysaccharide-induced inflammatory responses in murine macrophages. Biol Pharm Bull 2009; 32 (4): 651–656

[1421] Kotb el-Sayed M-I Abd El-Ghany AA, Mohamed RR. Neural and endocrinal pathobiochemistry of vitiligo: comparative study for a hypothesized mechanism. Front Endocrinol 2018; 9: 197

[1422] Kraus D. Kein erhöhtes Hautkrebsrisiko unter topischen Calcineurin-Inhibitoren bei atopischer Dermatitis. Doi:org/10.1007/s15012-020-4170-6

[1423] Le Poole IC, Van Den Wijngaard RM, Westerhof W et al. Presence of T cells and macrophages in inflammatory vitiligo skin parallels melanocyte disappearance. Am J Pathol 1996; 148: 1219–1228

[1424] Li K, Shi Q, Yang L et al. The association of vitamin D receptor gene polymorphisms and serum 25-hydroxyvitamin D levels with generalized vitiligo. Br J Dermatol 2012; 167 (4): 815–821

[1425] Lindelöf B, Sigurgeirsson S, Tegner E et al. PUVA and cancer: a large-scale epidemiological study. Lancet 1991; 338: 91–93

[1426] Montes MF, Diaz ML, Lajous J et al. Folic acid and vitamin B12 in vitiligo: a nutritional approach. Cutis 1992; 50 (1): 39–42

[1427] Ni Q, Ye Z, Wang Y et al. Gut microbial dysbiosis and plasma metabolic profile in individuals with vitiligo. doi:10.3389/fmicb.2020.592248

[1428] Nizamutdinov AS, Telegina TA, Buglak AA et al. The role of photochemical transformations of tetrahydrobiopterin in the pathogenesis and phototherapy of vitiligo. Doi:org/10.1117/12.2555041

[1429] Ongenae K, Van Geel N, Naeyaert JM. Evidence for an autoimmune pathogenesis of vitiligo. Pigment Cell Res 2003; 16 (2): 90–100

[1430] Parsad D, Pandhi R, Juneja A. Effectiveness of oral Ginkgo biloba in treating limited, slowly spreading vitiligo. Clin Exp Dermatol 2003; 28: 285–287

[1431] Schallreuter KU, Wood JM, Ziegler I et al. Defective tetrahydrobiopterin and catecholamin synthesis in the depigmentation disorder vitiligo. Biochem Biophys Acta 1994; 1226 (2): 181–192

[1432] Song YH, Connor E, Li Y et al. The role of tyrosinase in autoimmune vitiligo. Lancet 1994; 344 (8929): 1049–1052

[1433] Spritz RA. The genetics of generalized vitiligo and associated autoimmune diseases. Pigment Cell Res 2007; 20 (4): 271–278

[1434] Tjoe M, Gerritsen MJP, Juhlin L et al. Treatment of vitiligo vulgaris with narrow band UVB (311 nm) for one year and the effect of addition of folic acid and vitamin B12. Act. Dermato-venerol 2002; 82 (5): 369–372

[1435] Tsai TY, Kuo CY, Huang YC. Serum homocysteine, folate, and vitamin B12 levels in patients with vitiligo and their potential roles as disease activity biomarkers: a systemic review and meta-analysis. J Am Acad Dermatol 2019; 80 (3): 646–654

[1436] Webb KC, Tung R, Winterflied LS et al. Tumor necrosis factor inhibiton can stabilize disease in progressive vitiligo. Br J Dermatol 2015; 173 (3): 641–650

[1437] Yaguboglu R, Wenk J, Hehr G. Vitiligo – Ursachen und Therapie. Fragen und Antworten. Informationsbroschüre des Deutschen Vitiligo Bundes e. V.; o. J.

[1438] Yasar A, Gunduz K, Onur E et al. Serum homocysteine, vitamin B12, folic acid levels and Methylenetetrahydrofolate Reductase (MTHFR) Gene Polymorphism in Vitiligo. Disease Markers 2012; 33 (2): 85–89

# 31 Zöliakie

## 31.1 Definition und Epidemiologie

Die Zöliakie wird auch als einheimische Sprue oder gluteninduzierte Enteropathie bezeichnet. Dabei handelt es sich um eine **Glutenunverträglichkeit**, die zur Entzündung der **Dünndarmschleimhaut** und folgenden Zerstörung der Darmepithelzellen führt.

Sie betrifft in Deutschland etwa 1 % der Bevölkerung.

## 31.2 Pathophysiologie

Glutenhaltige Getreide enthalten verschiedene Eiweißfraktionen, zu denen auch **Gluten** gehört. Man kann Gluten in 2 Gruppen aufteilen: in nicht extrahierbares Gluten, also unlösliches Eiweiß, das als **Glutelin** bezeichnet wird, und in in Alkohol lösbares Gluten, das **Prolamin**. Letzteres ist bei der Zöliakie die immunogene Substanz, gegen die sich das adaptive Immunsystem sensibilisiert. Dabei enthält jedes glutenhaltige Getreide andere Prolamine, die jeweils eine eigene Bezeichnung haben (**Tab. 31.1**). Die Prolamine binden Wasser, sind verformbar und damit gut zu kneten, während die Gluteline elastisch und formerhaltend sind. In Kombination ergeben sich somit die guten Verarbeitungseigenschaften von glutenhaltigen Getreiden. Gluten besteht fast zur Hälfte aus den Aminosäuren Glutamin und Prolin. Mittlerweile verwendet die wissenschaftliche Literatur immer häufiger den Begriff Gliadin Immunogenic Peptides (GIP) für Eiweiße aus Prolaminen, die bei dafür prädisponierten Menschen immuntoxische Reaktionen an der Darmschleimhaut triggern können [1440].

**Gluten** wird als Teil der Nahrung über die Darmzotten aufgenommen und passiert die Dünndarmschleimhaut, wo es von Enzymen, den Gewebstransglutaminasen, in Peptide deamidiert (gespalten) wird. Liegt ein entsprechend prädisponierendes HLA-Motiv bei der betroffenen Person vor, kommt es zur Aufnahme der Gliadinpeptide bzw. Gewebstransglutaminasen in Makrophagen, die ihr Antigen den T-Lymphozyten präsentieren. Das **Gliadinpeptid** fungiert dabei als Antigen und die Gewebstransglutaminase als Autoantigen. Im weiteren Verlauf kommt es zu einer Sensibilisierung der T-Zell-Abwehr gegen Gliadin

**Tab. 31.1** Prolamine in verschiedenen Getreidesorten.

| Getreide | Prolamin |
|---|---|
| Weizen, Dinkel, Grünkern, Emmer, Triticale, Kamut | Gliadin |
| Roggen | Secalin |
| Gerste | Hordein |
| Hafer | Avenin |

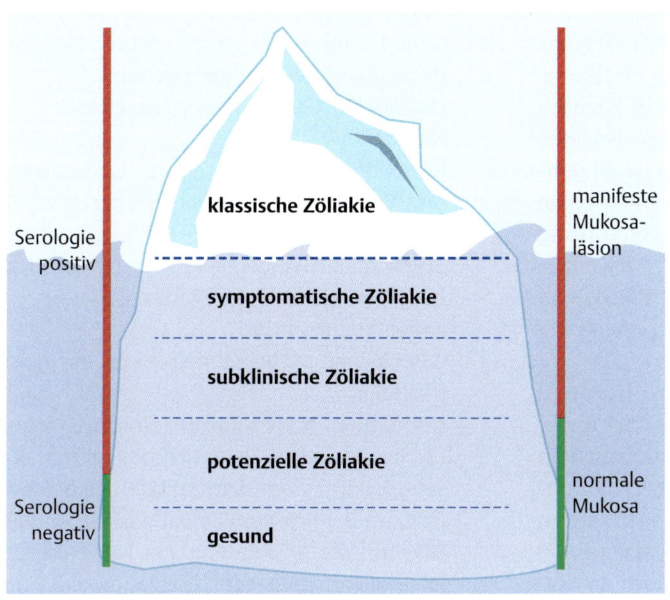


**Abb. 31.1** Eisbergphänomen: Verteilung der Zöliakie-Formen.

bzw. Gewebstransglutaminasen mit einer gegen das Darmepithel bzw. das Bindegewebe gerichteten Entzündungsreaktion. Zusätzlich produzieren Plasmazellen Antikörper gegen Gliadin, Transglutaminasen und Endomysium, einem zentralen Bestandteil des Bindegewebes. Endomysium findet sich nicht nur im Bindegewebe des Intestinaltrakts, sondern umgibt als Bindegewebsschicht sowohl glatte als auch quergestreifte Muskulatur im gesamten Körper. Man kann die Zöliakie also zu Recht als **Schnittstelle zwischen Allergie und Autoimmunität** bezeichnen. Dafür spricht auch, dass die Zöliakie mit weiteren Autoimmunerkrankungen assoziiert ist, v. a. Diabetes Typ 1, Vitiligo, rheumatoide Arthritis, Autoimmunthyreoiditis und Autoimmunhepatitis.

Gerade bei Zöliakie spielt die **genetische** Komponente eine wichtige Rolle. Blutsverwandte eines Zöliakiepatienten haben ein höheres Risiko für diese Erkrankung als Menschen, bei denen bisher kein Familienmitglied an Zöliakie leidet. Auffallend ist das Vorkommen bei Menschen mit den Merkmalen HLA-DQ2, HLA-DQ7 und HLA-DQ8. Nicht jeder Träger eines entsprechenden HLA-Motivs muss auch zwangsweise an Zöliakie erkranken, andererseits kann man verschiedene Ausprägungen dieser Erkrankung mit verschiedensten klinischen Bildern voneinander unterscheiden. Dies wird auch als Eisbergphänomen bezeichnet (**Abb. 31.1**).

## 31.3 Klinik

Die **Symptomatik** und die Schwere des Krankheitsbildes sind sehr **unterschiedlich**. Manche Patienten reagieren bereits auf die kleinsten Spuren von Gluten mit einer schweren Symptomatik, manche zeigen auch beim Verzehr größerer Mengen glutenhaltiger Nahrungsmittel nur leichte Symptome. Die Zottenatrophie führt zu einer **Maldigestion** und **Malabsorption** (Malabsorptionssyndrom) und betrifft alle Nahrungsbestandteile.

Gesunde sind weder Träger eines für Zöliakie typischen HLA-Musters noch finden sich für die Zöliakie typische Veränderungen an der intestinalen Mukosa. Liegt ein entsprechendes HLA-Motiv vor, dann kann man verschiedene **Formen** der Zöliakie voneinander unterscheiden:

- Bei der **potenziellen** (latenten) Zöliakie lassen sich histologisch keine Veränderungen der Mukosa nachweisen, nach meiner Beobachtung klagen manche dieser Patienten trotzdem über Symptome wie Blähbauch, Darmtenesmen, Stuhlanomalien oder schmierigen Stuhlgang. Anders als in der klassischen Medizin setze ich bei diesen Patienten einen Stuhltest ein, den ich seit vielen Jahren zur Diagnostik bei Glutenunverträglichkeit nutze. Bei diesem werden polyvalente fäkale Antikörper gegen Gliadin und Transglutaminase untersucht, die nach meiner Erfahrung bereits bei einer Zöliakie im ganz frühen Latenzstadium nachgewiesen werden können.

- Der Übergang zur **subklinischen** (silenten) Form der Zöliakie ist fließend. Da es bei dieser Form bereits zu Läsionen der Intestinalmukosa kommt, leiden diese Patienten neben den unspezifischen Bauchbeschwerden nicht selten auch an einem Eisen- und Folsäuremangel, der dann z. B. zur Anämie führt, aber auch an Müdigkeit, stumpfem Haar und Haarausfall.
- Die **symptomatische** (atypische) Zöliakie zeichnet sich dadurch aus, dass sich die Symptomatik vorrangig extraintestinal manifestiert. Dazu gehören u. a.
  - Transaminasen ↑, v. a. GOT und GPT
  - Gewichtsabnahme
  - Allgemeinsymptome: Müdigkeit, Konzentrationsstörungen, Nervosität, depressives Syndrom, Apathie, Zurückgezogenheit
  - Osteopenie, Osteomalazie, Osteoporose
  - Muskelschwäche
  - bei Kindern: Gedeihstörung, Gewichtsverlust, Verlust bereits erlernter motorischer Fähigkeiten, Schmelzdefekte beim Zahndurchbruch an den bleibenden Zähnen (**Abb. 31.2**)
  - bei Jugendlichen: verzögertes Einsetzen der ersten Menstruation
  - Gelenk- und Muskelschmerzen bis hin zu Arthritiden
  - Dermatitis herpetiformis Duhring (chronische, juckende Hautentzündung mit Blasenbildung an den Extremitäten, den Schultern, im Bereich der Glutealmuskeln und am Sakrum; die Anwendung von Jod, entweder lokal aufgetragen oder eingenommen, führt zu einer Verschlechterung der Symptome)
  - bei Frauen: Zyklusstörungen, Unfruchtbarkeit, Früh-, Fehl- bzw. Mangelgeburten, verfrühtes Einsetzen der Menopause
  - Eisen- und Folsäuremangel
- Bei der **klassischen** Zöliakie leiden die Patienten an ständig auftretender Diarrhö, die im Ex-

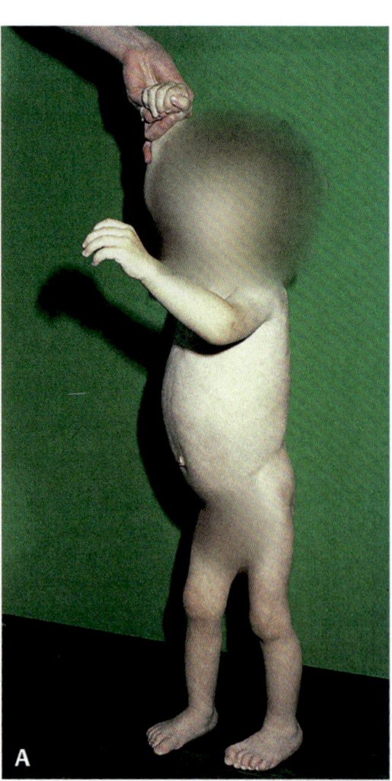

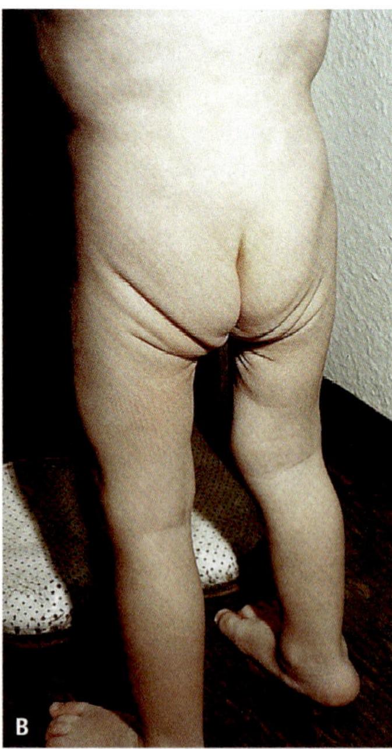

**Abb. 31.2** 18 Monate altes Kind mit Zöliakie.

**A** Es imponieren das große vorgewölbte Abdomen, der Schwund des Unterhautfettgewebes (Leiste) und die mageren Extremitäten. (Quelle: Engelmann G, Wirth S, Dockter G. Zöliakie (glutensensitive Enteropathie, einheimische Sprue). In: Gortner L, Meyer S, Hrsg. Duale Reihe Pädiatrie. 5., vollständig überarbeitete Auflage. Stuttgart: Thieme; 2018. doi:10.1055/b-005-145246)

**B** Tabaksbeutelgesäß. (Quelle: Engelmann G, Wirth S, Dockter G. Zöliakie (glutensensitive Enteropathie, einheimische Sprue). In: Gortner L, Meyer S, Hrsg. Duale Reihe Pädiatrie. 5., vollständig überarbeitete Auflage. Stuttgart: Thieme; 2018. doi:10.1055/b-005-145246)

tremfall zur Exsikkose führen kann, Steatorrhö, massivem Meteorismus und Flatulenz, Darmtenesmen und Übelkeit.

Zöliakie-Patienten haben ein 2,5-fach höheres Risiko als Gesunde, an einer peripheren Neuropathie zu erkranken – so das Ergebnis einer Studie [1459], bei der die Daten von 20000 Schweden mit histologisch gesicherter Zöliakie mit denen von 139473 Gesunden verglichen wurden.

**Red Flags**

- Diarrhö
- Bauchschmerzen
- massiver Blähbauch
- unerklärliche Hepatopathie, behandlungsresistente Osteoporose, Eisenmangel, der nicht auf orale Eisengaben anspricht, Reizdarmsyndrom, periphere Neuropathien ohne erkennbare Ursache, Gedeihstörungen von Kindern (speziell Minderwuchs), therapieresistente hormonelle Störungen, unerklärliche therapieresistente Mikronährstoffdefizite und psychische Affektionen, für die es in der Vita des Betroffenen keine Erklärung gibt – speziell, wenn zusätzlich ein Blähbauch vorliegt

## 31.4 Diagnostik

### 31.4.1 Schulmedizinische Diagnostik

#### Untersuchung

Bei Patienten mit Zöliakie dominiert meist ein Blähbauch mit dem typischen tympanitischen Klopfschall. Falls es durch die Zöliakie zu Reizungen oder Entzündungen im Bauchbereich gekommen ist, besteht bei der Palpation meist zusätzlich eine mehr oder weniger ausgeprägte lokale Abwehrspannung im Bereich des Dünndarms.

#### Labor

Die Schulmedizin definiert 3 Untersuchungen als beweisführend für das Vorliegen einer Zöliakie:

- Nachweis **zöliakiespezifischer IgA-Antikörper** im Serum (deamidierte Gliadin-AK, Endomysium-AK, Gewebstransglutaminase-AK). Da 2–6 % aller Patienten mit Zöliakie gleichzeitig an einem IgA-Mangel leiden, ist es sinnvoll, entweder parallel IgA gesamt im Serum bestimmen zu lassen oder neben den IgA-Antikörpern auch die entsprechenden IgG-Antikörper mit zu untersuchen.
- Vorliegen eines für Zöliakie typischen **HLA-Musters** (HLA-DQ 2, HLA-DQ 7, HLA-DQ 8)
- Eine im Dünndarmbiopsat histologisch nachgewiesene **Zottenatrophie**. Kompensatorisch sind die Krypten besonders tief. Dieser Nachweis gilt als Goldstandard und mit einem positiven Befund ist die Zöliakie dann im Sinne der Schulmedizin als gesichert zu betrachten.

### 31.4.2 Naturheilkundliche Diagnostik

Ich setze in meiner Praxis aufgrund der guten Erfahrungen als erste diagnostische Maßnahme eine Untersuchung ein, bei der der Patientenstuhl auf polyvalente fäkale Antikörper gegen Gliadin und Transglutaminase untersucht wird. Bei positivem Befund sollte man den Patienten dann an eine gastroenterologische Praxis zwecks weiterer Diagnostik verweisen. Die polyvalenten fäkalen Antikörper eignen sich ebenfalls hervorragend als Parameter, um den Erfolg der Diät zu überprüfen, da sie bei Diätfehlern nachweisbar sind.

Zur Feststellung eines Eisenmangels eignen sich Eisen im Vollblut, Ferritin und Transferrin, ein möglicher Folsäuremangel kann durch die Bestimmung von Folsäure im Erythrozyten überprüft werden.

Außerdem sollte die Mikronährstoffversorgung abgeklärt werden:

- Magnesium, Kalium, Selen, Zink, Mangan und Kupfer im Vollblut
- Kalzium, Natrium und Gesamteiweiß im Serum
- Vitamin A, Vitamin $B_{12}$, Calcidiol im Serum

- Vitamin $B_6$ in Erythrozyten
- Lipidperoxide (Belastung mit ROS in der lipophilen Phase) bzw. antioxidative Kapazität (Belastung mit ROS in der hydrophilen Phase)

Um den Zustand der intestinalen Mukosa einzuschätzen, sind geeignet:
- sekretorisches IgA im Stuhl (mukosale Immunität)
- Zonulin im Stuhl (Vorliegen eines Leaky Guts)
- Calprotectin im Stuhl (Entzündung)
- EPX im Stuhl (Entzündung, Parasitose, Typ-I-Allergie, Histaminbelastung)
- intestinales Mikrobiom (Zustand des Mikrobioms unter Diät)

Unverträglichkeiten bzw. -allergien können folgendermaßen abgeklärt werden:
- Nahrungsmittelscreen IgE (Typ-I-Allergie)
- PräScreen IgG (Typ-III-Allergie)
- Histamin im Stuhl bzw. DAO im Serum (Histaminintoleranz)
- bakterielle Spaltung von Fruktose, Xylit und Sorbit (Kohlenhydratintoleranz)
- Verdauungsrückstände im Stuhl (Malabsorption)
- Pankreas-Elastase im Stuhl (Maldigestion)

Wenn der Patient zwar auf eine Eliminationsdiät mit Besserung seiner Symptome reagiert, schulmedizinisch gesehen aber keine Zöliakie bzw. Weizenallergie (IgE- oder IgG-vermittelt) vorliegt, sollte an eine Reaktion gegen ATI (Amylase-Trypsin-Inhibitoren) oder WGA (Wheat Germ Agglutinine) gedacht werden. Untersucht werden in diesem Fall die beiden Biomarker FABP2 und sCD14 im Serum. FABP2 ist auch bei Zöliakie erhöht, die vor dem Test fachärztlich ausgeschlossen werden sollte. Im Blut befinden sich verschiedene Varianten des CD14-Moleküls. Die Aufgabe von mCD14 ist, bei einer Endotoxämie bakterielle Endotoxine wie LPS im Serum zu binden und zum TLR-4 zu transportieren, dem eigentlichen Endotoxinrezeptor des inerten Immunsystems. Das Molekül sCD14 wird von Monozyten und Makrophagen gebildet bzw. entsteht aus mCD14 als Abspaltung und verstärkt dessen neutralisierende Wirkung auf Endotoxine. Mit der Untersuchung von sCD14 im Serum kann demnach ein Rückschluss auf die Intensität der Belastung bakterieller Endotoxine aus dem Darm gezogen werden. Aus der Erhöhung beider Parameter kann dann indirekt der Rückschluss auf eine Schädigung der Darmwand mit vermehrten Endotoxinaustritt (sCD14) durch eine gliadinvermittelte immuntoxische Reaktion gezogen werden.

## 31.5 Therapie

### 31.5.1 Schulmedizinische Therapie

Die einzige Behandlung dieser Erkrankung besteht in einer lebenslangen **glutenfreien Ernährung**, d. h. glutenhaltige Getreideprodukte wie Brot, Backwaren, Bier, Panade oder Nudeln sind zu meiden. Gluten ist in den folgenden Getreidesorten enthalten:
- Weizen inkl. alle Unterarten wie Dinkel und Grünkern (Grünkern ist 2–3 Wochen vor der Reife geernteter Dinkel), Einkorn, Emmer, Kamut oder Triticale
- Roggen
- Gerste
- Hafer: Wenn dieser auf einem Boden angebaut wurde, auf dem vorher kein Anbau glutenhaltiger Getreidesorten stattgefunden hat, ist Hafer glutenfrei. Hersteller, z. B. Bauckhof®, bieten daher glutenfreien Hafer an.

### 31.5.2 Naturheilkundliche Therapie

#### Naturheilkundliche Sichtweise

Wenn Patienten mit bisher ungeklärter Krankheitsursache eine naturheilkundlich ausgerichtete Praxis aufsuchen, steht i. d. R. ausreichend Zeit für Anamnese und Inspektion zur Verfügung. Bei einer Zöliakie kann es sein, dass in diesem Rahmen zum ersten Mal der Verdacht auf eine Zöliakie gestellt wird. Das trifft sicher weniger auf die Fälle einer manifesten Zöliakie mit Diarrhö und Gewichtsverlust als vielmehr auf die Patienten zu, die an einer latenten Form leiden, v. a., wenn sich diese extraintestinal äußert, z. B. als therapieresistenter Eisenmangel oder eine Entwicklungsverzögerung bei einem Kleinkind. Hier ist ein gewisses detektivisches Geschick sehr nützlich.

Wurde bereits eine Zöliakie diagnostiziert, kann die Naturheilkunde für die Patienten eine Menge tun:

- Erkennen und Behandlung von Mikronährstoffdefiziten
- Restitution einer geschädigten Dünndarmmukosa
- Unterstützung des Mikrobioms in seiner Diversität
- Einstellen des Vitamin-D-Spiegels auf das individuelle Optimum
- Suche nach weiteren Nahrungsmittelunverträglichkeiten bzw. -allergien, wenn trotz Glutenkarenz weiterhin Restbeschwerden bestehen

#### Mikronährstoffe und Vitamin D

Patienten, die an Zöliakie leiden, haben häufiger einen Mangel an Vitamin D. Da sie auch eine höhere Prävalenz haben, an weiteren Autoimmunopathien zu erkranken, liegt es nahe, hier einen Zusammenhang zu vermuten. Die Studienlage dazu ist inhomogen, allerdings gibt es dabei auch Fallstricke zu beachten. So kommt eine Untersuchung [1458] zu dem Schluss, dass der Blutspiegel an Calcidiol bei Zöliakie-Patienten keinen Rückschluss auf die Entstehung von weiteren Autoimmunerkrankungen zulässt. Schaut man sich diese Studie genauer an, sieht man, dass die Patienten in 3 Gruppen aufgeteilt worden sind: Solche mit einem Vitamin-D-Spiegel < 20 ng/ml, einem zwischen 20 und 30 ng/ml und einem > 30 ng/ml. In der letzten Gruppe wird nicht mehr weiter unterschieden, weil 30 ng/ml in der Schulmedizin als ausreichend hoher Spiegel an Calcidiol angesehen werden. Aber wie sieht es mit Patienten aus, deren Blut einen therapeutischen Spiegel von Calcidiol aufweist, z. B. einen zwischen 50 und 70 ng/ml? Diese Frage lässt die Studie offen.

Frisch diagnostizierte Zöliakie-Patienten haben oft Mikronährstoffmängel, nicht nur an Vitamin D, sondern auch z. B. an Vitamin A, Vitamin $B_6$, Vitamin $B_{12}$, Folsäure, Zink und Eisen.

#### Wechselwirkungen Schulmedizin – Naturheilkunde

Es sind keine bekannt.

### 31.5.3 Spezifischer Therapievorschlag

#### Regeneration und Integrität der Intestinalmukosa

Die Intestinalmukosa, speziell des Dünndarms, erfüllt zahlreiche Funktionen: Sie grenzt die Körperaußenwelt von der Innenwelt ab, stellt sicher, dass es auf der immunologischen Ebene zu keinen Irritationen durch die Darmbewohner kommt, dient 24 Stunden am Tag als Ort des Informationsaustauschs zwischen adaptiver Immunabwehr und Mikrobiota und sorgt dafür, dass Nahrungsmittel nur in kleinster Form als Einfachzucker, Aminosäuren oder einfache Fettsäuren aufgenommen werden, damit die Zellen die Nährstoffe in genau der passenden Größe bekommen, die sie benötigen. Außerdem verhindert eine intakte Mukosa, dass es zu einem unkontrollierten Kontakt zwischen Körperaußenwelt und Immunabwehr kommt. Diese Funktionen können bei Patienten mit Zöliakie gestört sein und deswegen sollte die Restitution der Darmschleimhaut entsprechend unterstützt werden. Geeignet sind z. B.

- Mucozink®-Pulver (20 g Pulver = 2 gestrichene Messlöffel oder 1 Portionsbeutel tgl. in 200 ml stilles Wasser einrühren und zu oder nach einer Mahlzeit trinken, alternativ kann die Portion auch auf 2 Mahlzeiten verteilt werden): Dieses Nahrungsergänzungsmittel hat v. a. die Restitution der Intestinalmukosa im Fokus und enthält die Vitamine A, C, $B_1$, $B_2$, $B_6$, $B_{12}$, D, Niacin, Pantothensäure, Folsäure, Biotin, Magnesium, Zink, Selen, Kupfer, Chrom, L-Glutamin und Taurin.
- Synerga® Liquidum bzw. Colibiogen® (ohne Lactose) bei Patienten mit Laktoseintoleranz (2–3 × tgl. 1 TL unverdünnt 20–30 Minuten vor dem Essen)

## Injektionstherapie

In meiner Praxis setze ich ein:

- kurmäßige Injektionsserien mit Methylcobalamin und 5MTHF (z. B. 2 ×/Woche über 5 Wochen i. m. oder s. c.): Vitamin $B_{12}$ unterstützt die Restitution der Mukosa und neutralisiert anfallenden nitrosativen Stress
- Mucosa compositum Ampullen kurmäßig oder auch bei Bedarf i. m. bzw. s. c. (bis täglich)

## Osteopathie

Je nach Ausprägung einer akuten manifesten Zöliakie kann es sein, dass es durch den Inflammationsprozess oder auch durch die oft jahrelang bestehenden Blähungen zu Einschränkungen in der Motilität bzw. Mobilität des Dünndarms und des Zwerchfells gekommen ist. Durch die zahlreichen Verbindungen über Faszien, Muskelketten und knöcherne Verbindungen können hieraus zahlreiche Beschwerdebilder wie Lumbalgien, Nackenbeschwerden, kardiale Arrhythmien oder ein funktionelles Oberbauchsyndrom resultieren. Diese sind erfahrungsgemäß einer osteopathischen Behandlung zugänglich, sofern die Ursache, der geblähte und gereizte Bauch, mittels konsequenter Diät und ggf. weiteren Maßnahmen zur Restitution der Mukosa, bereits erfolgreich therapiert wurden.

## Homöopathie

Bei Zöliakie-Patienten, die durch erschöpfende Durchfälle geschwächt sind, hat sich China sehr gut bewährt, z. B. China D4 Globuli (3–4 × tgl. 5 Globuli). Bei stärkerer Schwäche, oder wenn zusätzlich das Arsen-Bild passt (Unruhe, Erschöpfung, Durst auf kleine Schlucke) Chininum arsenicosum D 6 Globuli (3 × tgl. 5 Globuli).

## Komplexmittelhomöopathie bzw. Spagyrik

Nicht selten benötigt der Magen-Darm-Trakt im Rahmen einer Zöliakie bzw. deren Nachbehandlung eine allgemeine Unterstützung seiner Verdauungsfunktion. Dafür hat sich das homöopathisch-spagyrische Präparat Speciol® spag. Peka Tropfen (3–4 × tgl. 20–25 Tr. – Achtung, andere Dosierung als im Beipackzettel angegeben) seit vielen Jahren gut bewährt. Es enthält:

- Chionanthus virginicus D 3 (Schneeflockenstrauch) ist ein bewährtes homöopathisches Leber- und Gallemittel, das als Hauptmittel bei hepatogenem Kopfschmerz eingesetzt wird.
- Iris versicolor D 3 (Schwertlilie) ist allgemein eher als regulierendes Magenmittel bekannt, hat aber auch Wirkung auf Leber, Pankreas und Gallenblase.
- Hedera helix spag. Peka D 6 (Efeu) wird hauptsächlich als Phytotherapeutikum bei Husten eingesetzt. Weniger bekannt ist seine Wirkung auf Dyskinesien der Gallenwege sowie ganz allgemein auf entzündliche Vorgänge im Magen-Darm-Trakt.
- Myristica fragrans D 4 (Nux moschata; Muskatnuss) hat einerseits Abgeschlagenheit und Schläfrigkeit im Mittelbild, aber auch Trockenheit der Schleimhäute mit starkem Meteorismus und Dyspepsie.
- Eichhornia crassipes D 2 (Wasserhyazinthe) ist in der klinischen Homöopathie ein Mittel zur Leistungssteigerung der exkretorischen Pankreasfunktion.
- Glechoma hederacea spag. Peka Urtinktur (Gundermann) ist nach Dr. Peter Beyersdorff ein tiefgreifendes und häufig unterschätztes Entgiftungsmittel.
- Iberis amara D 3 (Bittere Schleifenblume) hat in seinem Mittelbild alle Symptome eines gastrokardialen Symptomkomplexes, also Völle-, Druckgefühl im Abdomen und Verdauungsstörungen in Kombination mit funktionellen Herzbeschwerden.
- Das Polychrest Phosphorus D 10 (Phosphor) hat eine breite Indikation, was den Magen-Darm-Trakt angeht, u. a. Hepato-, Pankreatopathien und Magen-Darm-Katarrhe.

## Sanierung der Darmflora

Untersuchungen [1449] [1452] konnten im Tiermodell zeigen, dass sich der Einsatz von Lakto- und Bifidostämmen bei Zöliakie sowohl hemmend auf die TH1-Immunantwort als auch auf immuntoxische Reaktionen durch Gliadin am Endothel des Darms und die endotheliale Permeabilität auswirken. Außerdem reduziert sich unter der Gabe von Bifidobakterien die Produktion proinflammatorischer Zytokine wie TNF-α [1448]. Allerdings gibt es auch entgegengesetzte Erfahrungen: Manche Laktobazillen-Stämme scheinen die Produktion von TNF-α bei Zöliakie zu verstärken [1443] [1444]. In der täglichen Praxis ist es nach meiner Erfahrung sinnvoll, beim Einsatz von Probiotika bei Zöliakie-Patienten auf Verschiedenes zu achten: Verordnen Sie nicht pauschal irgendwelche Präparate, sondern orientieren Sie sich dabei an einer Untersuchung des Patientenstuhls, die am besten mittels einer molekulargenetischen Stuhldiagnostik durchgeführt wurde. Die verordneten Pre- bzw. Probiotika sollten glutenfrei sein, außerdem ist es gerade bei der Behandlung des intestinalen Mikrobioms bei Zöliakie-Patienten absolut sinnvoll, diesen genau zuzuhören, wenn sie über ihre Erfahrungen mit Darmpräparaten sprechen – auch mit denjenigen, die von Ihnen verordnet wurden. Passen Sie im Zweifel Ihre Medikation an. Die Behandlung der Intestinalmukosa mit Mucozink®, Colibiogen® usw. sollten Sie ebenfalls im Fokus haben, denn Sie werden feststellen, dass es hier immer wieder zu Problemen kommt – sei es durch Diätfehler, Stress, Magen-Darm-Infekte oder aufgrund anderer Ursachen. Den Kontakt mit Gluten im Alltag zu 100 % zu vermeiden, ist schwieriger als man denkt und gelingt auch Patienten mit Zöliakie nicht immer [1457]. Kommt es unter einer glutenfreien Ernährung während des Einsatzes von Pre- (S. 301) bzw. Probiotika zu einer Symptomverschlechterung, sollten Sie an das Vorliegen eines SIBO denken.

## 31.6 Meine Erfahrung

Die latenten bzw. stummen Formen der Zöliakie, die nicht immunologisch vermittelten Formen der glutensensitiven Enteropathie, und die Unverträglichkeit von Amylase-Trypsin-Inhibitoren bzw. WGA sind nicht selten Ursache oder zumindest Kofaktoren der verschiedensten Erkrankungen, Syndrome und Beschwerden. Wenn Sie bedenken, wie sehr der Darm mit dem Körper vernetzt ist, sollte Sie das auch nicht besonders verwundern. Kommt es zusätzlich zu einer autoimmunen Reaktion gegen das Bindegewebe (Endomysium), kann diese Erkrankung noch viel weitere Kreise ziehen. Die Kunst in der täglichen Praxis besteht v. a. darin, sich immer wieder daran zu erinnern, dass sich hinter den Beschwerden auch eine Unverträglichkeit gegen Gluten oder andere Inhaltsstoffe von Getreiden verbergen könnte.

Bei Verdacht auf eine Zöliakie ist es nach meiner Erfahrung i. d. R. sinnvoll, die polyvalenten fäkalen Antikörper gegen Gliadin und Transglutaminase bestimmen zu lassen, zumal sich die Erkenntnisse mehren [1441] [1442] [1445] [1446] [1447] [1453] [1455], dass die ersten Antikörpernachweise im Darmsekret gelingen, und zwar vor dem Erscheinen von Antikörpern in der Serologie oder der Entstehung einer Zottenatrophie. Den Standpunkt der Schulmedizin, dass die sichere Abklärung einer manifesten Zöliakie nur durch eine Kombination verschiedener Diagnosemethoden unter Einbeziehung der histologischen Untersuchung von Biopsat aus dem Jejunum möglich ist, teile ich. Trotzdem gebe ich an dieser Stelle zu bedenken, dass Sie in Ihrer täglichen Arbeit, wenn Sie meinem Rat folgen, wahrscheinlich häufiger, als Sie denken, auf Menschen treffen, bei denen weder eine positive Serologie noch eine Zottenatrophie vorliegen, und deren Beschwerden dennoch von Gluten verursacht werden: Es sind diejenigen mit einer potenziellen bzw. subklinischen Manifestationsform. Dazu kommen die Patienten, die nichtimmunologisch auf Getreidebestandteile reagieren, allen voran ATI (Amylase-Trypsin-Inhibitoren) bzw. WGA (Wheat Germ Agglutinine).

Zusätzlich spielen intestinale Entzündungsvorgänge im Sinne einer Herdwirkung nicht selten auch eine wichtige Rolle als Progredienzfaktor bei anderen Autoimmunerkrankungen.

Ein Problem bei Zöliakie ist, dass die Akutsymptome wie Durchfall und Bauchschmerzen unter Diät verschwinden, die Patienten allerdings trotz Symptomfreiheit weiterhin das Risiko in sich tragen, im Lauf ihres Lebens auch an anderen Autoimmunopathien zu erkranken. Gerade für diese Patienten können Sie eine Menge tun.

## 31.7 Literatur

[1439] Bledsoe AC, King KS, Larson JS et al. Micronutrient deficiencies are common in contemporary celiac disease despite lack of overt malabsorption symptoms. Mayo Clin Proc 2019; 94 (7): 1253–1260

[1440] Cebolla A, de Lourdes Moreno M, Coto L et al. Gluten immunogenic peptides as standard for the evaluation of potential harmful prolamin content in food and human specimen. Nutrients 2018; 10 (12): 1927

[1441] Comino I, Fernández-Banares F, Esteve M et al. Fecal gluten peptides reveal limitations of serological tests and food questionennaires for monitoring gluten-free diet in celiac patients. Am J Gastroenterol 2016; 111 (10): 1456–1465

[1442] Comino I, Real A, Vivas S et al. Monitoring of gluten-free diet compliance in celiac patients by assessment of gliadin 33-mer equivalent epitopes in feces. Am J Clin Nutr 2012; 95 (3): 670–677

[1443] D'Arienzo R, Maurano F, Lavermicocca P et al. Modulation of the immune response by probiotic strains in a mouse model of gluten sensitivity. Cytokine 2009; 48: 254–259

[1444] D'Arienzo R, Stefanile R, Maurano F et al. Immunomodulatory effects of Lactobacillus casei administration in a mouse model of gliadin-sensitive enteropathy. Scand J Immunol 2011; 74: 335–341

[1445] Di Tola M, Marino M, Casale R et al. Extension of the celiac intestinal antibody (CIA) pattern through eight antibiody assessments in fecal supernatants from patients with celiac disease. Immunbiol 2016; 221 (1): 63–69

[1446] Haas L, Meillet D, Kapel N et al. Increased concentrations of fecal anti-gliadin IgA antibodies in untreated celiac disease (Letter to the editor). Clin Chemistry 1993; 39 (4): 696

[1447] Halblaut JM, Renno J, Kempf A et al. Comparison of different salivary and fecal antibodies for the diagnosis of celiac disease. Clin Lab 2004; 50 (9–10): 551–557

[1448] Laparra JM, Olivares M, Gallina O et al. Bifidobacterium longum CECT 7347 modulates immune responses in a gliadin-induced enteropathy animal model. PLoS ONE 2012; 7: e30744

[1449] Lindfors K, Blomqvist T, Juuti-Uusitalo K et al. Live probiotic Bifidobacterium lactis bacteria inhibit the toxic effects induced by wheat gliadin in epithelial cell culture. Clin Exp Immunol 2008; 152: 552–558

[1450] Madaus G. Lehrbuch der biologischen Heilmittel Bd. 1–11. Nachdruck der Ausgabe Leipzig 1938. Ravensburg: Mediamed; 1988

[1451] Martin M. Diagnostisches Bulletin des AKODH e. V. Praxis-Telegramm 2000; 5: 9–10

[1452] Medina M, De Palma G, Ribes-Koninckx C et al. Bifidobacterium strains suppress in vitro the pro-inflammatory milieu triggered by the large intestinal microbiota of coeliac patients. J Inflamm 2008; 5: 19

[1453] Porcelli B, Ferretti F, Biviano I et al. Testing for fecal gluten immunogenic peptides: a useful tool to evaluate compliance with gluten-free diet by celiacs. Ann Gastroenterol 2020; 33 (6): 631–637

[1454] Rezeptierbuch der Fa. Pekana Naturheilmittel; 1996

[1455] Roca M, Donat E, Masip E et al. Detection and quantification of gluten immunogenic peptides in feces of infants and their relationship with diet. Rev Esp Enferm Dig 2019; 111 (2): 106–111

[1456] Schmidt EC. HPA-Prüfungswissen: Zöliakie. DHZ 2019; 6: 42

[1457] Stefanolo JP, Tálamo M, Dodds S et al. Real-world gluten exposures in patients with celiac disease on gluten-free diets, determinded from gliadin immunogenic peptides in urine and faecal samples. doi:10.1016/j.cgh.2020.03.038

[1458] Tavakkoli A, DiGiacomo D, Green PH et al. Vitamin D status and concomitant autoimmunity in celiac disease. J Clin Gastroenterol 2013; 47 (6): 515–519

[1459] Thawani SP, Brannagan TH III, Lebwohl B et al. Risk of neuropathy among 28232 patients with biopsy-verified celiac disease. JAMA Neurology 2015; 72 (7): 806–811

[1460] Tursi A, Brandimate G. The symptomatic and histologic response to a gluten-free diet in patients with borderline enteropathy. J Clin Gastroenterol 2003; 36: 13–17

[1461] Wierdsma NJ, van Bokhorst-de van der Schueren MAE, Berkenpas M et al. Vitamin and mineral deficiencies are highly prevalent in newly diagnosed celiac disease patients. Nutrients 2013; 5 (10): 3975–3992

[1462] www.mein-allergie-portal.com/zoeliakie-und-glutensensitivitaet/1979-symptomatische-zoeliakie-wie-sehen-die-untypischen-symptome-aus.html (Stand: 30.1.2021)

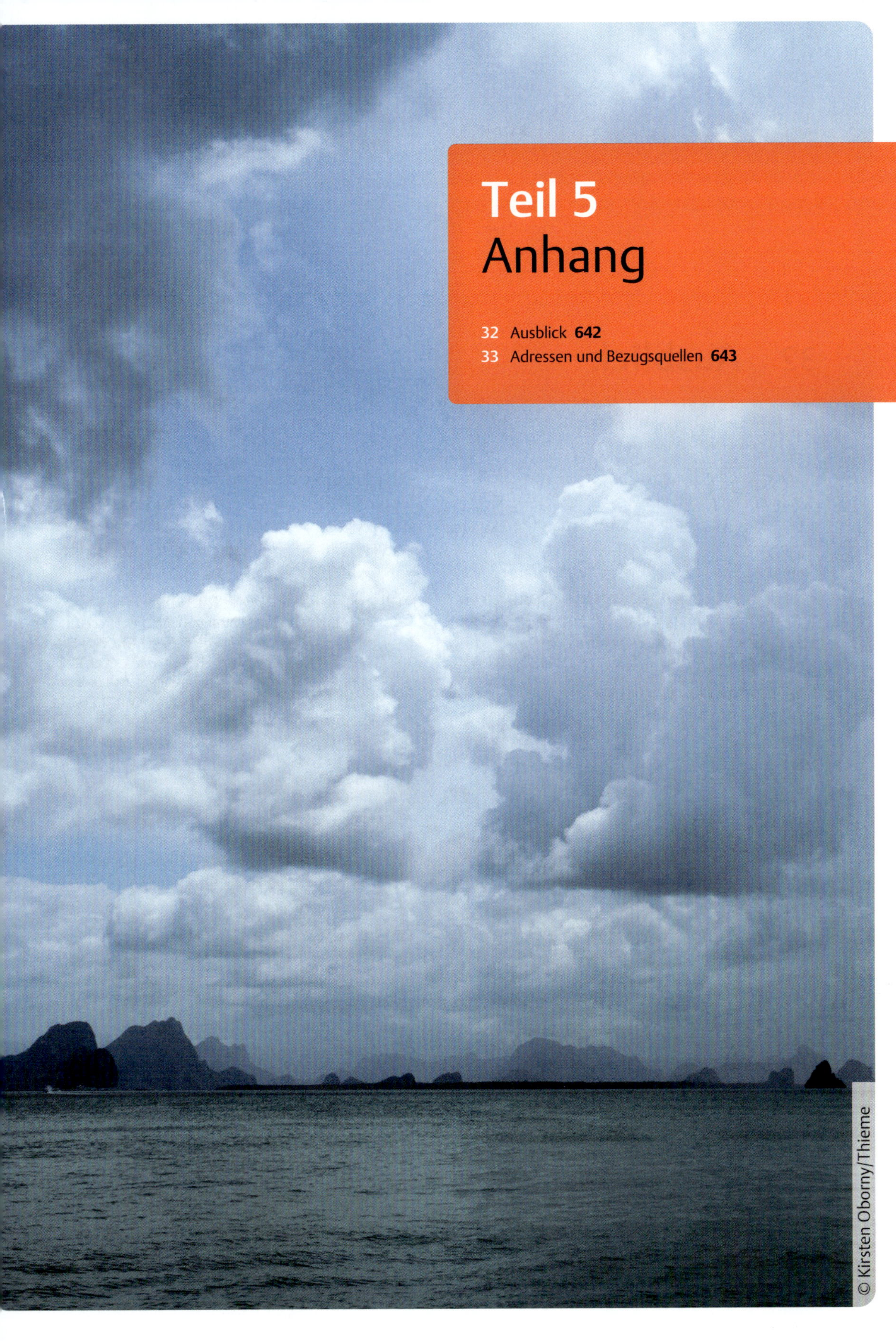

# Teil 5
# Anhang

# 32 Ausblick

*Die Zukunft soll man nicht voraussehen wollen, sondern möglich machen.*

Antoine de Saint-Exupery

Patienten, die an Autoimmunerkrankungen leiden, stellen aufgrund ihrer vielschichtigen Symptomatik und den miteinander vernetzten Pathomechanismen jeden Therapeuten vor eine komplexe Aufgabe. Bei beiden, beim Patienten und beim Behandler gleichermaßen, besteht eine Sehnsucht nach einer möglichst einfachen Lösung, so wie Alexander den gordischen Knoten löste.

In der Tat haben wir alle schon von Beispielen gehört, bei denen ein homöopathisches Mittel, eine oder mehrere Serien mit Chelatinfusionen, die strikte Durchführung einer bestimmten Diät oder eine Hochdosisbehandlung mit Vitamin $D_3$ dem Patienten in mehr oder weniger kurzer Zeit einen gesundheitlichen Durchbruch brachte, der schlicht an ein Wunder grenzt. Mir selbst sind solche Menschen in der Praxis persönlich begegnet und ich bin von der Wahrhaftigkeit der Ereignisse vollkommen überzeugt. Aber: Es waren völlig unterschiedliche Verfahren, die bei dem jeweiligen Menschen zu diesen Ergebnissen geführt hatten.

Nachdem Sie dieses Buch gelesen haben, bin ich absolut sicher, dass Sie, genau wie ich, zu der Überzeugung gekommen sind, dass es keine One-Size-Fits-All-Behandlung bei Autoimmunerkrankungen gibt, die bei allen Betroffenen gleichermaßen zu denselben bahnbrechenden Erfolgen führt. Wenn das so wäre, hätte dieses Buch höchstens den Umfang einer Broschüre, die den folgenden Titel tragen würde: „Durchbruch bei Autoimmunerkrankungen – Führen Sie ausschließlich die in diesem Buch beschriebene Behandlung durch und Sie werden garantiert gesund."

Stattdessen habe ich in 27 Praxisjahren gelernt, dass viele Wege nach Rom führen. Heilkunst bedeutet herauszufinden, welcher davon für den jeweiligen Patienten der individuell passende ist. Allein dieser Ansatz macht bereits einen gewaltigen Unterschied und ist im besten Wortsinn individualisierte Medizin.

Dieses Buch basiert auf meinen persönlichen Erfahrungen und der wissenschaftlichen Literatur zum Thema Autoimmunität. Jeder neue Patient und jede aktuelle Publikation hat das Potenzial, die Qualität dieser Arbeit weiter zu verbessern.

# 33 Adressen und Bezugsquellen

Die Reihenfolge der Namensnennung wurde der Einfachheit halber **alphabetisch** geordnet und hat nichts mit einer Rangliste oder einer speziellen Empfehlung zu tun.

## 33.1 Labore

Viele von den in diesem Buch beschriebenen Labortests gehören nicht zur allgemein üblichen Standarddiagnostik. Die folgenden Institute bieten ein breites Portfolio an geeigneten Untersuchungsparametern an.

Biovis Diagnostik MVZ GmbH
Justus-Staudt-Straße 2
65555 Limburg an der Lahn
Deutschland
Tel.: 06431/212480
www.biovis-diagnostik.eu (Stand: 11.11.2020)

Ganzimmun Diagnostics AG
Hans-Böckler-Straße 109/111
55128 Mainz
Deutschland
Tel.: 06131/72050
www.ganzimmun.de (Stand: 11.11.2020)

IMD Institut für Medizinische Diagnostik Berlin-Potsdam
Nicolaistraße 22
12247 Berlin
Deutschland
Tel.: 030/77001322
www.imd-berlin.de (Stand: 11.11.2020)

MTM Micro Trace Minerals
Röhrenstraße 20
91217 Hersbruck
Deutschland
Tel.: 09151/4332
www.microtrace.de (Stand: 11.11.2020)

## 33.2 Apotheken

Es gibt einige Apotheken, die homöopathisierte Hormone (Globuli, Salben), transdermales Magnesium oder homöopathische Spezialitäten, z. B. selbst hergestellte Nosoden, anbieten. Nur wenige fertigen Injektionspräparate wie Methylcobalamin-Ampullen an.

Arnika Apotheke
Am Sportpark 5
82008 Unterhaching
Deutschland
Tel.: 089/452468468
www.arnika-apo.de (Stand: 11.11.2020)

Bad-Apotheke
Frankfurter Straße 29
49214 Bad Rothenfelde
Deutschland
Tel.: 05424/21920
www.bad-apo-rothenfelde.de
(Stand: 11.11.2020)

Barlach-Apotheke
Hauptstraße 80
73087 Bad Boll
Deutschland
Tel.: 07164/6041
www.barlach-apotheke-boll.de
(Stand: 11.11.2020)

Burg-Apotheke
Frankfurter Straße 7
61462 Königstein/Taunus
Deutschland
Tel.: 06174/9929500
www.apotheke-koenigstein-app.de
(Stand: 11.11.2020)

Husaren-Apotheke
Zeppelinstraße 25
66557 Illingen
Deutschland
Tel.: 06825/4047910
www.apo-husaren.de (Stand: 11.11.2020)

Leonardo-Apotheke
Mittelweg 30
20148 Hamburg
Deutschland
Tel.: 040/456509
www.leonardo-apo.de (Stand: 11.11.2020)

Markt-Apotheke Greiff
Marktplatz 36
94094 Rotthalmünster
Deutschland
Tel.: 08533/919310
www.marktapotheke-greiff.de
(Stand: 11.11.2020)

Odilien-Apotheke
Röthgener Straße 26
52249 Eschweiler
Deutschland
Tel.: 02403/26830
www.odilien-apotheke.eu (Stand: 11.11.2020)

St. Gallus Apotheke
Hauptstraße 53
86853 Langerringen
Deutschland
Tel.: 08232/73970
www.willer-apotheken.de/st-gallus-langerringen/
(Stand: 11.11.2020)

Victoria-Apotheke
Bahnhofstraße 95 + 97
66111 Saarbrücken
Deutschland
Tel.: 0681/91005500
www.internet-apotheke.de (Stand. 11.11.2020)

## 33.3 Nahrungsergänzungsmittel

Bei Nahrungsergänzungen sind mir persönlich eine optimale Galenik und eine möglichst hypoallergene Formulierung wichtig. Außerdem sollten sie für den therapeutischen Alltag ausreichend dosiert sein.

Artgerecht GmbH
Börsenstraße 2–4
60313 Frankfurt am Main
Deutschland
Tel.: 069/24445730
www.artgerecht.com (Stand: 11.11.2020)

Biogena Naturprodukte GmbH & Co. KG
Strubergasse 24
5020 Salzburg
Österreich
Tel.: + 43–662/231111
www.biogena.com (Stand: 11.11.2020)

Biotikon/Dr. med. Alexander Michalzik
Wintergasse 144
69469 Weinheim
Deutschland
Tel.: 06201/878380
www.biotikon.de (Stand: 11.11.2020)

Centrosan GmbH
Struenseestraße 3
22767 Hamburg
Deutschland
Tel.: 040/30684440
www.centrosan.com (Stand: 11.11.2020)

Deltastar Nutrients BV
Floriadelaan 10
5928 RK Venlo
Niederlande
Tel.: + 31-77/3969161
www.deltastar.nl (Stand: 11.11.2020)

Hypo-A GmbH
Kücknitzer Hauptstraße 53
23569 Lübeck
Deutschland
Tel.: 0451/3072121
www.hypo-a.de (Stand: 11.11.2020)

Kyberg Vital GmbH
Keltenring 8
82041 Oberhaching
Deutschland
Tel.: 089/6138090
www.kyberg-vital.de (Stand: 11.11.2020)

Orthotherapia GmbH
Peilsteinerstraße 5–7
5020 Salzburg
Österreich
Tel.: 43-662/4350350
www.orthotherapia.net

Podo Medi Netherlands BV
Hinmanweg 9h
7575 BE Oldenzaal
Niederlande
Tel.: + 800/93151515
www.podomedi.com (Stand: 11.11.2020)

Pro Medico GmbH
Ottobrunner Straße 41
82008 Unterhaching
Deutschland
Tel.: 089/60090090
www.purecaps.net (Stand: 11.11.2020)

Sanatur GmbH
Im Haselbusch 16
78224 Singen
Deutschland
Tel.: 07731/87830
www.sanatur.de (Stand: 11.11.2020)

Sunday Natural Products GmbH
Potsdamer Straße 81c
10785 Berlin
Deutschland
Tel.: 030/2574 2918 (keine Bestellannahme, nur Kundendienst)
www.sunday.de (Stand: 11.11.2020)

# Sachverzeichnis